TRAITÉ

DES

ENTOZOAIRES

ET DES

MALADIES VERMINEUSES

DE L'HOMME ET DES ANIMAUX DOMESTIQUES

MÉMOIRES DE L'AUTEUR

CHEZ LES MÊMES LIBRAIRES.

De la paralysie générale ou partielle des deux nerfs de la septième paire, 1852.

(Mémoire couronné par l'Institut (Académie des sciences).

Recherches sur la génération des huîtres, 1854.

Mémoire couronné par l'Institut (Académie des sciences). Prix de physiologie expérimentale.

Recherches sur l'anguillule du blé niellé considérée au point de vue de l'histoire naturelle et de l'agriculture, 1857.

Mémoire couronné par l'Institut (Académie des sciences), prix de physiologie expérimentale pour la partie anatomique et physiologique, et couronné par la Société impériale et centrale d'agriculture. Médaille d'or.

Comptes rendus des séances et mémoires de la Société de Biologie.

Première série. — Années 1849 à 1853. Paris, 1850-1854, 5 vol. in-8 avec planches.

Le tome Ier, année 1849. Paris, 1850. In-8 de 206—170 pages, avec 4 planches lithographiées, est épuisé.

Tome II, année 1850. Paris, 1851. In-8 de 203—258 pages, avec 3 planches lithographiées. Épuisé.

Tome III, année 1851. Paris, 1852. In-8 de 166—284 pages, avec 5 planches lithographiées.

Tome IV, année 1852. Paris, 1853. In-8 de 192—514 pages, avec 7 planches lithographiées.

Tome V, année 1853. Paris, 1854. In-8 de 173—347 pages, avec 8 planches lithographiées.

Deuxième série. — Années 1854-1858.

Tome Ier, année 1854. Paris, 1855. In-8 de 175—366 pages, avec 9 figures intercalées dans le texte, et 6 planches lithographiées.

Tome II, année 1855. Paris, 1856. In-8 de 160—393 pages, avec 3 planches lithographiées.

Tome III, année 1856. Paris, 1857. In-8 de 253—495 pages, avec 9 planches lithographiées et figures intercalées dans le texte.

Tome IV, année 1857. Paris, 1858. In-8 de 189—334 pages, avec 2 planches lithographiées et figures intercalées dans le texte.

Tome V, année 1858. Paris, 1859. In-8 de 194—325 pages, avec 9 planches lithographiées.

Prix de chaque volume : 7 fr.

Paris. — Imprimerie de L. MARTINET, rue Mignon, 2.

TRAITÉ

DES

ENTOZOAIRES

ET DES

MALADIES VERMINEUSES

DE L'HOMME ET DES ANIMAUX DOMESTIQUES

PAR

C. DAVAINE

Membre de la Société de biologie,
correspondant de la Société impériale des sciences de Lille,
lauréat de l'Institut (Académie des sciences), et de la Société impériale et centrale d'agriculture,
chevalier de la Légion d'honneur, de l'ordre d'Isabelle la Catholique, etc.

Accompagné de 88 figures intercalées dans le texte

PARIS

J.-B. BAILLIÈRE ET FILS

LIBRAIRES DE L'ACADÉMIE IMPÉRIALE DE MÉDECINE

Rue Hautefeuille, 19

LONDRES	NEW-YORK
Hippolyte Baillière, 219, Regent street	H. et Ch. Baillière brothers, 440, Broadway

MADRID, C. BAILLY-BAILLIÈRE, CALLE DEL PRINCIPE, 11.

1860

1859

A

Monsieur RAYER

MÉDECIN ORDINAIRE DE S. M. L'EMPEREUR,
MEMBRE DE L'INSTITUT, DE L'ACADÉMIE IMPÉRIALE DE MÉDECINE,
COMMANDEUR DE LA LÉGION D'HONNEUR,
PRÉSIDENT DU COMITÉ CONSULTATIF D'HYGIÈNE PUBLIQUE DE FRANCE,
PRÉSIDENT DE LA SOCIÉTÉ DE BIOLOGIE, ETC.

Hommage de profond respect, de reconnaissance et d'affection,

DAVAINE.

PRÉFACE.

Les ouvrages publiés en France sur la pathologie vermineuse sont déjà anciens : ceux de Brera et de Bremser datent du commencement du siècle, celui de Chabert est plus ancien encore ; néanmoins les articles sur cette matière publiés dans nos traités modernes de pathologie ne sont généralement que des chapitres empruntés à ces ouvrages ; il faut en excepter toutefois l'article *acéphalocystes* du *Dictionnaire de médecine et de chirurgie pratiques*, excellent travail *ex professo* de M. Cruveilhier, mais ce travail même est déjà d'une date assez éloignée.

A l'époque où j'ai entrepris ce livre, la pathologie vermineuse n'était donc guère plus avancée qu'il y a quarante ans. Tout récemment, MM. Gervais et Van Beneden d'un côté, M. Moquin-Tandon de l'autre ont publié une Zoologie médicale, et M. Küchenmeister un traité des parasites du corps humain. L'histoire naturelle des entozoaires de l'homme a reçu une grande place dans ces savants ouvrages ; mais par leur nature, les deux premiers ne pouvaient admettre la pathologie que d'une manière accessoire ; quant au dernier, l'auteur, entraîné par des spéculations zoologiques, a souvent accordé une large part au parasite et a réduit celle de l'hôte à des emprunts faits au livre de Bremser.

La plupart des articles et des traités écrits à diverses époques, sur les affections vermineuses de l'homme et des animaux consistent dans la reproduction plus ou moins littérale des descriptions, des opinions et des faits contenus dans les œuvres de leurs devanciers, descriptions qui n'ont point toujours été puisées dans l'observation des faits, opinions souvent conçues et acceptées sans critique, faits quelquefois incomplets ou dénaturés par des citations successives et jamais vérifiées aux sources. Il importait de revoir ces faits, de rechercher les nouveaux et nombreux documents qui, disséminés dans les recueils périodiques, ont été complétement négligés, ainsi que des travaux savants ou estimables qui sont restés ignorés. Cette entreprise était considérable et devait demander beaucoup de temps et de recherches pour être menée à bien, mais j'ai trouvé de précieux secours tant dans la vaste bibliothèque de mon illustre maître M. Rayer, et dans les documents rassemblés pendant sa longue carrière scientifique, que dans les bibliothèques publiques de Paris dont l'accès m'a été rendu facile.

La pathologie vermineuse considérée chez l'homme et chez les animaux offre un vaste champ qui comprend les phénomènes les plus divers, les lésions les plus variées; considérée dans une espèce unique, le champ se rétrécit considérablement et n'offre plus aux méditations du pathologiste que des faits isolés ou incomplets et sans rapport entre eux. Quant à l'homme certaines affections vermineuses ne l'atteignent pas, d'autres ne l'atteignent que rarement et comme par exception; de là la nécessité pour les auteurs qui se sont occupés de ces affections de chercher des lumières dans les maladies analogues chez les animaux et réciproquement pour les auteurs de médecine vétérinaire de demander des éclaircissements à la pathologie de l'homme. Aussi l'on a lieu de s'étonner que le rapprochement dans un même ouvrage des maladies vermineuses qui atteignent l'homme et les animaux n'ait jamais été tenté. L'intérêt d'un semblable rapprochement, les lumières qu'il devait apporter dans notre sujet m'ont déterminé à l'entreprendre malgré la difficulté de coordonner des faits nombreux et variés, de les exposer d'une manière méthodique et lucide.

L'étude des affections vermineuses ne pouvant être indépendante de celle des êtres qui les occasionnent, j'ai cherché une division qui n'amenât pas l'interruption fréquente de la pathologie par la zoologie et de la zoologie par la pathologie. De leur séparation est résulté l'avantage de pouvoir exposer les caractères des entozoaires suivant la méthode naturelle. Pour les affections que la présence de ces parasites détermine, j'ai dû chercher une division qui présentât les faits semblables ou analogues par groupes homogènes, et, s'il était possible, peu nombreux. Celle que j'ai adoptée n'est pas irréprochable sans doute au point de vue d'une classification nosologique, mais elle m'a paru répondre mieux qu'aucune autre au but que je m'étais proposé. Relativement à la prééminence à donner soit à l'homme, soit à tel ou tel animal dans la formation des groupes pathologiques, je ne l'ai point accordée au rang que chaque espèce occupe dans l'échelle animale, mais généralement je l'ai donnée à l'espèce qui présente de la manière la plus évidente, et le plus fréquemment l'affection dont il était question ; ainsi les lésions que détermine le cysticerque ladrique ont été étudiées d'abord chez le porc, celles que détermine le distome hépatique l'ont été d'abord chez le mouton, animaux qui sont atteints de ces lésions et plus fréquemment et plus gravement.

J'ai joint à cet ouvrage un assez grand nombre de figures utiles à l'intelligence du texte. Ces figures, pour la plupart, ont été dessinées par moi-même d'après nature, ou sous mes yeux par Lackerbauer dont l'exactitude et le talent sont généralement connus. Celles qui ne m'appartiennent point sont accompagnées du nom des auteurs auxquels je les ai empruntées.

Pendant l'exécution de ce livre, j'ai souvent eu recours à l'obligeance d'un savant illustre, mon ami, M. Claude Bernard, qui a bien voulu mettre à ma disposition son temps et ses lumières ; j'ai trouvé dans plusieurs de mes collègues de la Société de biologie, qui se sont aussi fait un nom dans la science, un concours utile, un empressement dont j'ai été vivement touché ; je prie donc MM. Brown-Séquard, Charcot, Giraldès, Gubler, Laboulbène, Ch. Robin et Vulpian d'en recevoir ici mes remercîments.

Paris, le 30 septembre 1859.

TABLE MÉTHODIQUE

DES MATIÈRES.

SYNOPSIS.

PATHOLOGIE.

LIVRE PREMIER.

VERS A L'ÉTAT DE LIBERTÉ DANS LES CAVITÉS QUI COMMUNIQUENT AVEC L'EXTÉRIEUR.

LIVRE DEUXIÈME.

VERS DANS LES CAVITÉS CLOSES NATURELLES OU ACCIDENTELLES.

LIVRE TROISIÈME.

VERS DANS LES ORGANES PARENCHYMATEUX.

LIVRE QUATRIÈME.

VERS DANS DES ORGANES COMPLEXES OU APPAREILS.

PREMIER APPENDICE.

DEUXIÈME APPENDICE.

(*) *N. B.* — Cet index a pour but de faire arriver facilement le lecteur au livre ou au mémoire cité lorsqu'il est indiqué par un *loco citato*.

TABLE DES FIGURES

INTERCALÉES DANS LE TEXTE.

SYNOPSIS.

PATHOLOGIE (1).

(1) Les figures marquées d'un * sont déjà dans le *Synopsis*.

FIN DE LA TABLE DES GRAVURES.

ERRATA.

Page XXXVII, ligne 4, *après* paru, *ajoutez* avoir léur talon.
24, lignes 16 et 40, *au lieu de* Leuckaert, *lisez* Leuckart
50, 14, *ôtez le mot* tous.
76, 6, *ôtez le second mot* été.
121, 12, *au lieu de* rondo, *lisez* toudo.
175, 11, *au lieu de* fait, *lisez* fort.
187, 13, *au lieu de* perforation, *lisez* péritonite.
199, 1, *au lieu de* Boire, *lisez* Boirel.
201, 11, *au lieu de* D'Olaus, *lisez* Olaus.
204, 24, *au lieu de* Peyre, *lisez* Lapeyre.
237, 33, *au lieu de* sangsues, *lisez* sangsues ordinaires.
251, 30, *au lieu de* infectis, *lisez* infestis.
256, 6, *ôtez les* »
261, 26, *au lieu de* 0^{mm},55, *lisez* 0^{mm},055.
299, 9, *ajoutez* »
328, 27, *au lieu de* strongle, *lisez* sclérostome.
341, au titre de la page, *au lieu de* dans le sang, *lisez* chez le chien.
429, ligne 3, *au lieu de* XXXV, *lisez* XXXVI.
524, 30, *au lieu de* 1856, *lisez* 1656.
622, 3, *au lieu de* n° 6, *lisez* n° 9.
679, 27, *au lieu de* 27, *lisez* 28.
681. 29, note (1) *se trouve au verso de la page.*
698, 17, *au lieu de* medenæ, *lisez* medeme.
707, 24, *au lieu de* 65, *lisez* 350.
729, 4, *au lieu de* soient, *lisez* sont.
772, 32, *au lieu de* principia, *lisez* principes.

SYNOPSIS

DES ENTOZOAIRES DE L'HOMME

ET DES ANIMAUX DOMESTIQUES.

Les entozoaires sont des animaux qui vivent dans les organes des autres animaux, et qui n'ont point d'organes respiratoires distincts ou déterminés, ni d'appendices articulés propres à la locomotion (1).

Les entozoaires sont organisés d'après six types distincts ; ce sont : les PROTOZOAIRES, les CESTOÏDES, les TRÉMATODES, les ACANTHOCÉPHALES, les NÉMATOÏDES, les ACANTHOTHÈQUES.

TYPE I. — PROTOZOAIRES.

Animaux microscopiques, de forme ordinairement irrégulière, dont les divers systèmes d'organes ne sont pas, en général, nettement séparés ; chez les uns, l'organisation très simple est réductible au type de la cellule ; chez les autres, plus complexes, les fonctions s'accomplissent néanmoins par des organes simples et non par des appareils (2).

Les téguments des protozoaires sont tantôt mous, contractiles,

(1) La définition de Rudolphi n'est plus admissible aujourd'hui, car on sait qu'un certain nombre de vrais entozoaires passent une partie de leur vie hors de l'organisme de leur hôte ; celle que nous proposons ne change rien à l'ensemble du groupe ; toutefois, contrairement à Rudolphi, nous rapportons aux entozoaires les infusoires parasites qui en avaient été rejetés sans raison suffisante.

La classe des entozoaires est artificielle, mais la plupart des groupes secondaires qui la constituent, parfaitement définis par leurs caractères zoologiques, comprennent exclusivement, ou à peu près exclusivement, des parasites internes ; en sorte que les entozoaires forment en réalité un groupe assez homogène.

(2) La définition des protozoaires donnée par M. de Siebold (animaux réductibles au type de la cellule) ne convient qu'à un petit nombre de ces animaux ; la caractéristique de MM. Gervais et Van Beneden (animaux sarcodaires) comprendrait aussi des animaux plus élevés, tels que certains trématodes, des larves d'insecte, etc. Nous croyons notre définition plus précise, sans oser espérer qu'elle soit irréprochable.

non distincts du parenchyme du corps, susceptibles de s'agglutiner et de s'étirer; tantôt plus distincts et réticulés; tantôt solides et non contractiles, ou durs et cornés, et persistants après la destruction de l'animal. Ils sont ordinairement pourvus d'appendices variés qui servent à la préhension des aliments, à la locomotion, *à la respiration?*; telles sont des expansions contractiles, protéennes, tantôt courtes et larges, tantôt longues et filiformes, simples ou ramifiées que certains protozoaires (amibes, acinètes) émettent ou retirent dans leur propre substance, et qu'ils varient incessamment; tels sont, chez d'autres, les cils vibratiles toujours agités, les cirrhes qui paraissent suivre l'impulsion de la volonté; enfin des expansions roides et résistantes, comme les soies, les styles, les *crochets?*.

Le parenchyme du corps est une substance molle, transparente, diffluente, contractile (*sarcode*). Une ou plusieurs vésicules rougeâtres, qui apparaissent et disparaissent suivant un *rhythme non régulier*, représentent un système circulatoire rudimentaire. Le tube digestif est nul, incomplet ou complet. La génération s'accomplit par fissiparité, par gemmiparité ou par des organes sexuels. Ceux-ci, toujours très simples, sont constitués par des vésicules (ovaire ou noyau, testicule ou nucléole) distinctes, dans lesquelles se développent les spermatozoïdes ou les ovules. La fécondation a lieu par accouplement, et l'embryon, quelquefois différent des parents, subit alors des métamorphoses et devient adulte par une véritable *génération alternante* (1).

(1) L'appréciation exacte des phénomènes qui ont donné lieu à la théorie de la GÉNÉRATION ALTERNANTE étant assez récente et, peut-être, peu familière encore aux médecins praticiens, il importe de donner ici quelques éclaircissements à cet égard, d'autant plus que des exemples de ce mode de génération se présenteront fréquemment dans cet ouvrage.

Outre la reproduction par des organes génitaux, certains animaux se reproduisent encore par des gemmes; dans l'un et l'autre cas, il peut arriver que l'individu produit ne ressemble pas à l'individu producteur. — On sait que chez les batraciens, chez les insectes, la larve qui sort de l'œuf ne ressemble pas au parent, mais qu'elle acquiert tôt ou tard la forme et l'organisation du parent par une *métamorphose*. De l'embryon à l'adulte l'individualité est toujours la même, quoiqu'elle revête des formes différentes. — Chez d'autres animaux, l'individu qui sort de l'œuf, différant aussi par la forme et par l'organisation de l'individu qui a produit l'œuf, ne se métamorphose point cependant tôt ou tard en un individu semblable à son parent, il périt sans arriver jamais à l'état adulte; ce sont d'autres individus auxquels il donne naissance par des bourgeons ou des gemmes qui acquièrent la forme du premier parent et qui reproduisent des œufs à leur tour. L'individu issu de l'œuf, qui ne ressemble ni pour la forme, ni pour l'organisation à celui qui a produit l'œuf,

Le groupe des protozoaires n'a point encore de limites bien déterminées, soit parce qu'il est facile d'y comprendre des larves d'animaux plus élevés, soit parce qu'il est difficile d'en distinguer des végétaux doués de mouvement, ou même des parcelles séparées récemment d'un organisme vivant et participant encore de sa vie, comme il arrive aux fibres musculaires, aux cils vibratiles, aux spermatozoïdes, aux zoospores. C'est cette interprétation que nous donnons des mouvements que nous avons découverts dans les *globules*

ne ressemble point non plus à sa progéniture; celle-ci possède la forme du premier parent ou elle l'acquiert par une métamorphose. Il y a donc là deux phases de génération bien distinctes; mais quelquefois cette seconde génération n'arrive point non plus à l'état adulte, elle en reproduit une troisième, différente d'elle-même et de la précédente, et c'est cette troisième génération qui seule reprend le type du parent primitif.

On entend par *génération alternante* ou *digénèse* la succession des générations dissemblables, sexuelle et asexuelles, après lesquelles reparaît le type primitif.

Il arrive fréquemment que l'individu appartenant à l'une de ces phases de génération (ordinairement celle qui n'acquiert point d'organes génitaux) produise de nouveaux individus semblables à lui-même, et ceux-ci, à leur tour, donnent naissance à d'autres individus semblables à eux-mêmes avant que chacun d'eux ne produise des individus dissemblables. Ces individus semblables, nés d'une *souche* commune et successivement les uns des autres, ces *rejetons* ne peuvent être considérés comme constituant de nouvelles phases de génération, car ils ne forment point un degré plus avancé dans l'évolution de l'animal qu'ils représentent, ils ne font que multiplier *l'individu-souche;* les individus dissemblables, au contraire, forment toujours un acheminement vers l'état adulte, une phase nouvelle, un degré de plus dans l'évolution de l'animal auquel ils appartiennent : le puceron, qui produit une succession de dix et douze individus, plus ou moins, nés les uns des autres par gemmation et semblables les uns aux autres, n'a pas en définitive dix et douze phases de génération successives, mais deux seulement, l'une sexuelle et l'autre asexuelle; les hydatides produites successivement les unes par les autres ne représentent point chacune une nouvelle phase de génération, mais c'est l'échinocoque qui représente cette nouvelle phase; et, dans les plantes, la succession des bourgeons ne représente jamais qu'une même phase de génération.

M. Steenstrup, l'auteur de la théorie de la génération alternante, a appelé *nourrice* l'individu non sexué qui donne naissance à l'individu sexué; et *grand'-nourrice*, l'individu non sexué qui, lorsqu'il y a deux phases asexuelles de génération, donne naissance à la nourrice. On sait que M. Van Beneden appelle la nourrice *scolex* et la grand'nourrice *proscolex*.

Parmi les entozoaires dont nous allons nous occuper, les cestoïdes et les trématodes se propagent généralement par la génération alternante; mais les différentes phases de cette génération s'accomplissent dans des *terrains* différents. L'animal ne peut parcourir ses périodes de larve dans l'organe où il devient adulte, de là une migration nécessaire dans de nouveaux organes et chez de nouveaux animaux, migration correspondante à chaque nouvelle phase de son évolution.

blancs du sang de l'homme et des animaux (1), malgré l'opinion d'un observateur plus récent, M. Lieberkühn, qui regarde ces corpuscules comme de véritables protozoaires (2).

Les protozoaires sont les plus répandus de tous les animaux : ils existent dans les eaux courantes ou stagnantes, douces ou salées, dans l'humus, parmi les mousses, les conferves, etc. Ils apparaissent rapidement dans les matières végétales ou animales en décomposition; ils se trouvent sur les téguments des animaux qui vivent dans l'eau, dans divers organes des animaux à sang froid et même chez les animaux à sang chaud.

Les protozoaires qui vivent dans les organes des animaux sont de véritables *intestinaux* ou *entozoaires*, car ils périssent promptement lorsqu'on les retire de ces organes; et, d'autre part, les protozoaires libres périssent lorsqu'on les introduit dans un organisme animal (3).

Les protozoaires des animaux domestiques ont à peine été recherchés; nous n'indiquerons ici que ceux de l'homme. Ils appartiennent à plusieurs genres distincts.

(1) C. Davaine, *Recherches sur les globules blancs du sang* (*Mém. Soc. biologie*, 1850, t. II, p. 103).

(2) Lieberkühn, *Ueber psorospermien* (*Müller's Arch. für anat. und phys.* 1854, p. 11, pl. I).

(3) Nous rapporterons dans le courant de cet ouvrage des faits qui prouvent que les *protozoaires de l'homme* ne peuvent vivre hors des organes qui leur servent d'*habitat* (voy. ce que nous avons dit, *Pathol.*, p. 63, 67, 68). Ici nous nous bornerons à citer les suivants : M. Chaussat, ayant exposé dans un tube une certaine quantité de sang de grenouille qui contenait des protozoaires parasites (*paramecium costatum* et *amœba rotaria*), constata que ces hématozoaires avaient cessé généralement de vivre au bout de quarante-huit heures, tandis qu'au bout de vingt-quatre il s'y était déjà développé des vibrions (Chaussat, *thèse*). — M. Vogel, ayant tiré à un chat adulte 30 grammes environ de sang, les remplaça par 60 grammes d'une infusion qui contenait des milliers d'infusoires (espèce de monas ou *jeune âge* du *cyclidium glaucoma?*) ; au bout de vingt-trois heures, 30 grammes de sang tirés à ce chat n'offrirent pas la moindre trace de ces infusoires. Deux jours après, le chat fut tué et son sang, ayant été examiné avec soin, ne contenait pas d'infusoires; ceux-ci avaient disparu sans laisser aucun vestige, quoiqu'il en eût été injecté des millions (J. Vogel *Traité d'anat. path. gén.*, 1847, p. 396, note).

Il y a donc pour les protozoaires qui vivent en parasites des conditions physiologiques particulières qui les distinguent des autres infusoires et les rapprochent des entozoaires.

FAMILLE DES VIBRIONIENS (Dujardin).

Protozoaires filiformes, extrêmement minces, sans organisation appréciable, sans organes locomoteurs visibles, se multipliant par division transversale, et se mouvant par l'effet de leur contractilité générale.

Les vibrioniens sont les protozaires qui apparaissent les premiers dans toutes les infusions, et qui, en raison de leur petitesse extrême et de l'imperfection de nos moyens d'observation, doivent être considérés comme les plus simples. Il est probable que beaucoup d'êtres rapportés aux vibrioniens appartiennent au règne végétal.

1 GENRE BACTERIUM.

Corps filiforme, roide; mouvement vacillant, non ondulatoire; longueur, 0^{mm},002 *à* 0^{mm},005 ; *épaisseur*, 0^{mm},0004 à 0^{mm},0017.

Des protozoaires appartenant à ce genre se trouvent dans divers liquides animaux en décomposition, dans la matière blanche qui s'amasse autour des dents, etc.

2 GENRE VIBRION.

Corps filiforme, susceptible d'un mouvement ondulatoire comme un serpent ; longueur, 0^{mm},003 *à* 0^{mm},01 ; *épaisseur*, 0^{mm},0008 *à* 0^{mm},001.

On trouve de ces êtres dans les matières intestinales chez les malades atteints du choléra et de diarrhée, dans l'urine altérée, dans le pus de la balanite, de la leucorrhée, etc. (voy. *Path.*, p. 65, 66, 289).

FAMILLE DES MONADIENS (Dujardin).

Protozoaires ayant une forme déterminée, ronde ou ovoïde ; variables par leur mollesse, mais non d'une manière *protéenne;* corps en apparence homogène, sans tégument distinct, susceptible de s'agglutiner aux objets environnants et de s'étirer plus ou moins ; point d'intestin ni de bouche visibles ; un ou plusieurs filaments flagelliformes servant d'organes locomoteurs.

3 GENRE MONAS.

Corps nu, de forme arrondie ou oblongue, sans expansions variables ; un seul filament flagelliforme ; mouvement un peu vacillant.

Une espèce observée chez l'homme, dans l'urine des cholériques (voy. *Path.*, p. 289).

GENRE CERCOMONAS.

Corps nu, de forme arrondie, discoïde ou ovoïde ; un filament flagelliforme antérieur ; un prolongement postérieur en forme de queue, plus ou moins long, plus ou moins filiforme et variable qui s'agglutine quelquefois aux corps environnants et fixe momentanément l'animal.

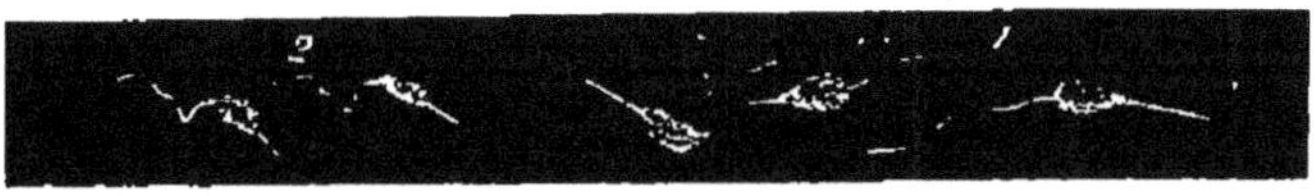

FIG. 1. — Cercomonas de l'homme grossis 350 fois. — 1, variété A ; 2, variété B.

4 CERCOMONAS DE L'HOMME (*Cercom. hominis*, DAVAINE).

Variété ou *espèce* A.

Corps pyriforme, variable, long de 0^{mm},01 à 0^{mm},012 ; extrémité amincie se terminant par un filament caudal épais aussi long que le corps ; filament flagelliforme antérieur situé à l'extrémité obtuse, opposé au précédent, très long (deux fois aussi long que le corps ?) et mince, toujours agité, très difficile à voir ; trait longitudinal vers l'extrémité antérieure, donnant l'apparence d'un orifice *buccal ?* ; point de nucléus bien appréciable. Locomotion assez rapide, quelquefois suspendue par l'agglutination du filament caudal aux corps environnants ; l'animal oscille alors, comme un pendule, autour du filament.

Ces protozoaires existent en nombre quelquefois considérable dans les garderobes récentes des malades atteints du choléra.

Variété ou *espèce* B.

Plus petite que la précédente ; corps moins pyriforme, à contours moins arrondis, long de 0^{mm},008 ; deux filaments, l'un antérieur, l'autre caudal, situés un peu latéralement ; longueur des filaments non déterminée ; locomotion très rapide. Cette variété se rapproche des *amphimonas*.

Protozoaires observés en grand nombre dans les déjections d'un individu atteint de fièvre typhoïde.

Ces protozoaires périssent et disparaissent dès que les garderobes se refroidissent. Leur petitesse, la continuité et la rapidité de leurs mouvements rendent une observation exacte très difficile, observation qui ne peut être complétée après la mort de l'animalcule, car il devient impossible alors de le distinguer des corpuscules de diverse nature, des cellules épithéliales plus ou moins altérées parmi lesquels il se trouve (voy. *Path.*, p. 64, 67).

GENRE TRICHOMONAS.

Corps ovoïde ou globuleux, susceptible de s'étirer en s'agglutinant au porte objet, et présentant quelquefois ainsi un prolongement caudal; filament flagelliforme antérieur, accompagné d'un groupe de cils vibratiles.

5 TRICHOMONAS VAGINAL (*Trich. vaginalis*, DONNÉ).

Corps glutineux, noduleux, inégal, *creusé de vacuoles?*, s'agglutinant souvent à d'autres corps, long de $0^{mm},01$; filament caudal non constant, variable; filament antérieur flagelliforme, flexueux, trois fois plus long que le corps; long. de $0^{mm},028$ $0^{mm},033$; sept à huit cils vibratiles situés à sa base. Mouvement vacillant.

Observé dans le mucus vaginal chez la femme. Les trichomonas sont souvent réunis par groupes de cinq ou six individus, plus ou moins, dans lesquels on ne distingue que quelques appendices flagelliformes en mouvement. Lorsque le mucus vaginal est refroidi, ces protozoaires ne tardent pas à disparaître (voy. *Path.*, p. 756).

FAMILLE DES PARAMÉCIENS (DUJARDIN).

Protozoaires à corps mou, flexible, de forme variable, ordinairement oblong, plus ou moins déprimé, pourvu d'un tégument réticulé, lâche et couvert de cils vibratiles nombreux en séries régulières; ayant une bouche distincte.

6 PARAMÉCIE DE L'HOMME (*Paramecium coli*, MALMSTEN).

Corps ovoïde, aminci en avant, long de $0^{mm},1$ environ, un peu variable; tégument couvert de cils serrés, disposés en séries obliques; bouche antéro-latérale, munie de cils plus longs; œsophage légèrement élargi et recourbé; anus situé en arrière, à la face *abdominale*, plus ou moins saillant et distinct par sa constitution; un noyau oblong, elliptique; deux vésicules contractiles, l'une plus petite, sub-centrale, l'autre située près de l'anus, très variables; — mouvements plus ou moins rapides, quelquefois tournoyants.

Observée dans le côlon et dans les garderobes chez l'homme (voy. *Path.*, p. 67).

TYPE II. — CESTOIDES (RUDOLPHI).

Animaux composés, à corps mou, ordinairement aplati, à tégument confondu; point de cavité générale; corpuscules calcaires ordinairement très nombreux, disséminés dans le parenchyme; point de bouche, d'anus ni d'intestin; ayant ordinairement une tête (nourrice, scolex) munie de deux ou quatre ventouses ou fossettes musculeuses très contractiles (oscules, suçoirs, bothries), et sou-

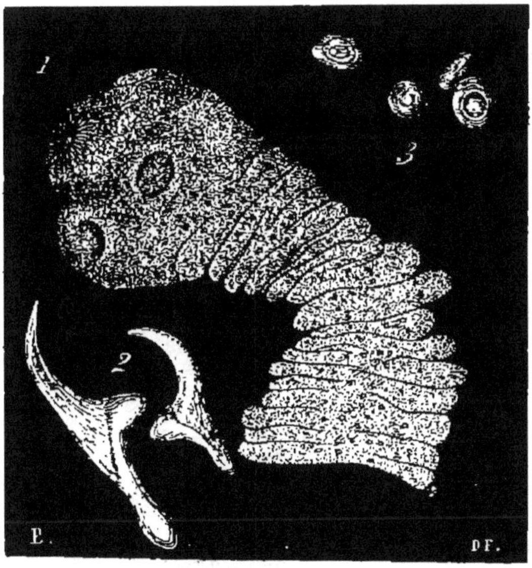

FIG. 2. — Cysticerque ladrique provenant d'un kyste situé dans la paroi abdominale, chez *l'homme*. — 1, scolex ou tête, col et portion du corps, grossis 40 fois et très légèrement comprimés. Le rostre est encore invaginé ainsi qu'une partie de la couronne de crochets; trois des quatre ventouses sont visibles; on voit aussi les corpuscules calcaires disséminés dans le col et le corps; ces parties sont marquées de plis transversaux qui simulent des anneaux.—2, crochets appartenant à la première et à la seconde rangées, grossis 200 fois. On leur distingue trois parties: la griffe ou lame, la garde ou talon, le manche. — 3, corpuscules calcaires grossis 350 fois.

vent en outre armée de crochets disposés soit en couronne terminale autour d'une sorte de petite trompe (rostre, rostellum), soit par paires en avant de chaque fossette ou très nombreux sur quatre trompes rétractiles; corps plus ou moins long (strobila), formé d'articles ou d'anneaux plus ou moins nombreux; articles restant longtemps réunis entre eux et à la tête, ou se détachant bientôt et vivant quelque temps libres (cucurbitins, proglottis); quatre canaux longitudinaux plus ou moins ramifiés, contractiles, occupant la tête et les anneaux, *s'ouvrant en arrière au dehors?* et formant un appareil *excréteur?*.—Organes génitaux des deux sexes réunis dans un seul article; organe mâle disparaissant *ordinairement?* lorsque sa fonction est accomplie, l'organe femelle persistant. — Spermatozoïdes filiformes; œufs pourvus d'une enveloppe simple, double ou triple, avec ou sans opercule. Embryon ordinairement ovoïde et muni de six crochets (hexacanthe),

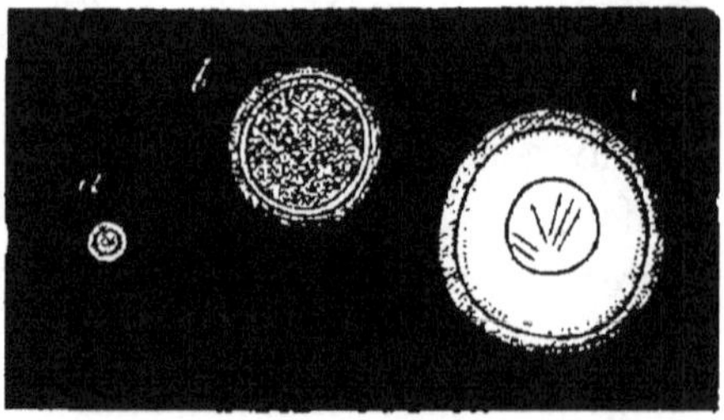

FIG. 3. — Œuf du *ténia solium armé.* — *a*, grossi 70 fois ; *b*, 340 fois ; *c*, même grossissement et traité par une solution de potasse caustique pour rendre apparent l'embryon hexacanthe qu'il renferme.

quelquefois sans crochets? Larve subissant des transformations, se multipliant quelquefois sous la même forme par gemmation.

Les cestoïdes sont les plus communs de tous les entozoaires ; ils forment un très grand nombre d'espèces qui, dans leurs divers états, vivent dans tous les organes chez les animaux vertébrés.

Les cestoïdes de l'homme et des animaux domestiques appartiennent à deux familles ou tribus distinctes.

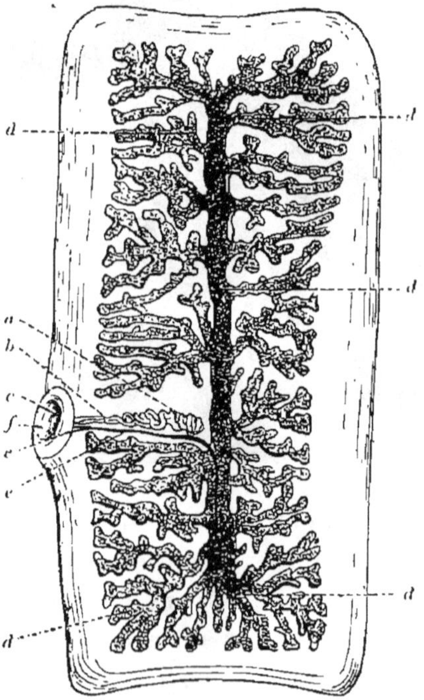

FIG. 4 (d'après MM. Gervais et Van Beneden). — Anneau ou proglottis adulte du *ténia solium*, grossi. — *a*, testicule ; *b*, spermiducte ; *c*, orifice du pénis ; *d*, *d*, *d*, *d*, matrice remplie d'œufs ; *e*, vagin ; *f*, cloaque sexuel.

TRIBU DES TÉNIADÉS.

Cestoïdes ayant une tête (scolex) munie de quatre ventouses et souvent d'une trompe armée de crochets ou inerme ; un corps (strobila) en forme de bandelette, composé d'articles plus ou moins nombreux ; les articles (cucurbitins, proglottis), agrégés ou libres, pourvus, lorsqu'ils sont adultes, d'organes génitaux mâle et femelle ; orifice des organes génitaux situés à la marge.

État embryonnaire : vésicule ovoïde, hexacanthe.

État de larve : forme hydatique ou acéphalocyste ; forme cystique (échinocoque, cœnure, cysticerque); forme inconnue pour le plus grand nombre; — scolex.

Etat parfait : cucurbitin ou proglottis.

A l'état de larve, les téniadés se trouvent dans les parenchymes ou dans les cavités séreuses exclusivement; à l'état parfait, ils n'existent que dans la cavité de l'intestin des animaux vertébrés. Communs chez les mammifères et les oiseaux, ils sont très rares chez les reptiles et les poissons.

Les cestoïdes de la tribu des téniadés se propagent par une *génération al-*

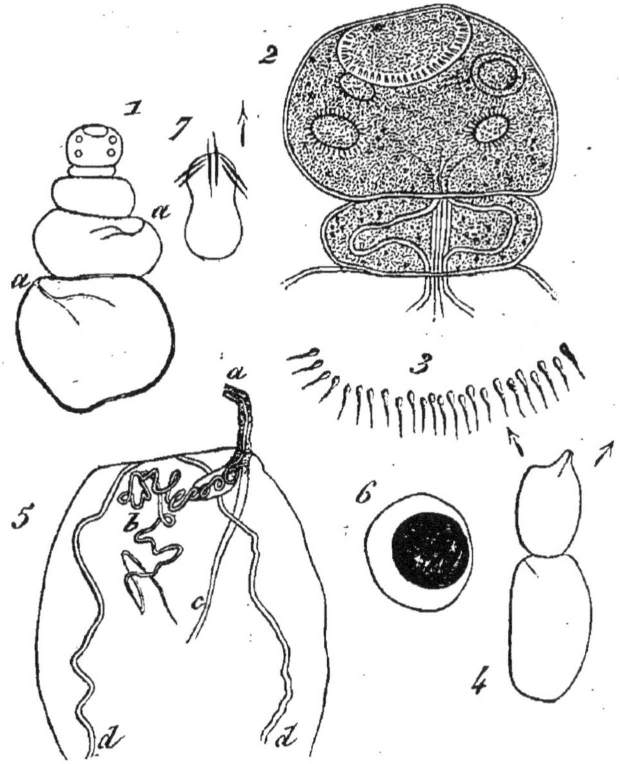

FIG. 5. — *Ténia proglottinien* (voy. *Syn.*, n° 28). — 1, individu grossi 40 fois ; pourvu de la tête et de quatre anneaux ; aux troisième et quatrième en *a*, orifice des organes génitaux. — 2, tête ou scolex et premier anneau, grossis 200 fois, un peu déformés par compression (des mouvements très vifs ne permettent de les observer que comprimés). Infundibulum et ventouses armés de crochets, corpuscules calcaires et deux des quatre canaux longitudinaux apparents; premier anneau nettement séparé de la tête et de l'anneau suivant, n'offrant point encore d'organes génitaux. — 3, crochets de l'infundibulum, disposés en deux rangées, grossis 540 fois. — 4, deux anneaux ou proglottis séparés de la tête et encore adhérents entre eux, grossis 20 fois ; organes génitaux alternes visibles à l'angle antérieur. — 5, partie antérieure d'un proglottis vivant libre, grossi 40 fois (même grossissement que le n° 1) ; *a*, pénis ; *b*, canal déférent ou spermiducte ; *c*, vagin ; *d*, *d*, canaux longitudinaux. — 6, œuf grossi 350 fois renfermant un embryon dont on aperçoit les crochets. — 7, embryon *mûr*, sorti de l'œuf, grossi 350 fois. Il est vu dans la situation où il se trouve à la fin d'un effort *perforatif*.

ternante (voy. ci-dessus, p. II, note) ; en effet, si l'on compare entre eux l'embryon, la tête et les anneaux d'un ténia, il est facile de voir qu'ils constituent trois individualités distinctes dont l'une, au moins, dérive de l'autre par gemmation.

La tête ou le scolex possède manifestement une individualité propre ; elle se distingue de chacun des anneaux par sa forme, par ses ventouses, souvent par la présence de crochets, par l'absence constante d'organes sexuels et, si, dans un certain nombre d'espèces, elle semble appartenir à la série des anneaux parce qu'elle n'en est pas nettement séparée, dans d'autres, la séparation est bien tranchée, comme chez le ténia *proglottinien* du coq domestique (fig. 5); d'ailleurs la tête de certains cestoïdes a été vue isolée, et même elle a été décrite comme un animal distinct sous le nom de scolex.

Les anneaux ou proglottis possèdent aussi une individualité propre qu'ils manifestent clairement dans un assez grand nombre d'espèces, car après être restés plus ou moins longtemps adhérents entre eux et à la tête ou scolex, ils se séparent par scission et vivent un certain temps indépendants. Chez plusieurs cestoïdes connus, la séparation d'avec le scolex se fait pendant que l'anneau est encore loin de sa maturité ; cet anneau vit, se meut, se nourrit, s'accroît en liberté et ses organes génitaux achèvent de se développer dans cet état. Cet anneau libre, qui possède tous les attributs de l'animalité, est le cestoïde adulte qui reproduit son espèce par des œufs.

Avant que l'œuf n'ait été expulsé des organes sexuels, il s'y est développé un embryon qui ne ressemble nullement au proglottis dont il provient, ni au scolex qui a produit le proglottis. Il est, en effet, dépourvu de ventouses et muni de six crochets qui, différant de ceux du scolex par le nombre, en diffèrent encore par la forme.

Voilà donc trois individualités successives et distinctes dont l'une forme l'animal parfait. Comment se complète le cercle interrompu entre l'embryon et le scolex? le second provient-il du premier par métamorphose ou par gemmation? avant d'aller plus loin, constatons dans ces individus successifs les phases d'une génération alternante : un anneau né de la tête par gemmation ; un embryon hexacanthe provenu de l'anneau par sexualité. La tête est donc une *nourrice* suivant la dénomination de Steenstrup, un *scolex* suivant celle de Van Beneden ; l'anneau ou *proglottis* est l'individu adulte.

Aucun observateur n'a suivi d'une manière positive l'embryon dans sa transformation en scolex; on ignore donc s'il reproduit celui-ci en se métamorphosant ou bien par gemmation, où s'il n'y a pas plusieurs générations entre la vésicule hexacanthe et le scolex. D'après quelques observations encore fort incomplètes, on est porté à admettre que l'embryon, parvenu dans *son habitat*, perd ses crochets et se développe en une vésicule qui produit le scolex par gemmation; dans ce cas l'embryon serait une *grand'nourrice* (Steenstrup), un *proscolex* (Van Beneden). Mais si l'on compare l'échinocoque au cœnure, on comprendra qu'il n'y a probablement point sous ce rapport uniformité de développement chez tous les téniadés ; il en est d'ailleurs un grand nombre qui probablement ne passent point par la forme vésiculaire.

Les différentes phases du développement d'un téniadé s'accomplissent dans des milieux différents, comme nous l'avons dit. L'individu adulte, le proglottis se développe et vit exclusivement dans l'intestin ; l'œuf est toujours expulsé au dehors, l'embryon qu'il renferme, avant d'être apte à vivre dans l'intestin, doit toujours sans doute acquérir un nouveau développement qui l'amène à l'état de scolex et qui s'accomplit dans un autre milieu. Les crochets dont l'embryon est armé, disposés pour avancer dans un milieu résistant et non dans un milieu fluide (voy. *Syn.*, n° 28), doivent faire préjuger que ce milieu est un tissu ou un parenchyme, présomption qui trouve en quelque sorte sa confirmation dans le fait de l'absence constante de larves de cestoïde dans les eaux douces ou salées et de la présence d'un certain nombre de cestoïdes imparfaits dans les organes parenchymateux ou dans les cavités closes des animaux ; en outre, aucun observateur n'a suivi le développement complet d'un cestoïde dans un organe déterminé.

Section A. — Téniadés à l'état de larve.

(*Forme vésiculaire. — Vers vésiculaires ou cystiques*) (1).

7 GENRE? HYDATIDE (ÉCHINOCOQUE, ensemble).

PREMIÈRE PHASE DE DÉVELOPPEMENT, HYDATIDE (*acéphalocyste*, LAENNEC).

Vésicule généralement sphérique ou ovoïde, d'un volume très variable (entre une tête d'épingle et une tête de fœtus à terme) ; renfermant un liquide limpide ; à parois plus ou moins minces, égales, non contractiles, constituées par une substance homogène, élastique, fragile, transparente, blanchâtre, opaline ou verdâtre, semblable, pour la consistance, à du blanc d'œuf caugulé, sans granulations élémentaires, sans fibres ni fibrilles, sans cellules, et disposée par lames stratifiées, toutes semblables entre elles, ayant à peine 0^mm^,002 *à* 0^mm^,003 *d'épaisseur ; produisant par gemmation, à sa surface externe ou interne, ou dans son épaisseur, des rejetons ou vésicules semblables, qui acquièrent plus ou moins de volume et se reproduisent à leur tour de la même manière ; l'hydatide souche et plus tard les rejetons subissant des altérations plus ou moins profondes, perdant leur liquide et se réduisant à une membrane aplatie et plus ou moins altérée* (voy. *Path.*, p. 359, 366, 617).

(1) Malgré les travaux nombreux entrepris dans ces derniers temps pour arriver à la détermination des espèces de ténias auxquels appartiennent les vers vésiculaires de l'homme et des animaux domestiques, il en reste encore plusieurs de tout à fait indéterminés ; en outre, sur la plupart des autres, sinon sur tous, il reste encore bien des incertitudes ; c'est ce qui justifie cette section provisoire. Quant à la distribution des vers vésiculaires en genres, d'après des caractères tirés de la vésicule, elle n'est probablement aussi que provisoire ; toutefois, il est possible que les

La vésicule hydatique, en se développant, donne naissance, par sa face interne, à une membrane qui la revêt intérieurement (membrane germinale), et qui est

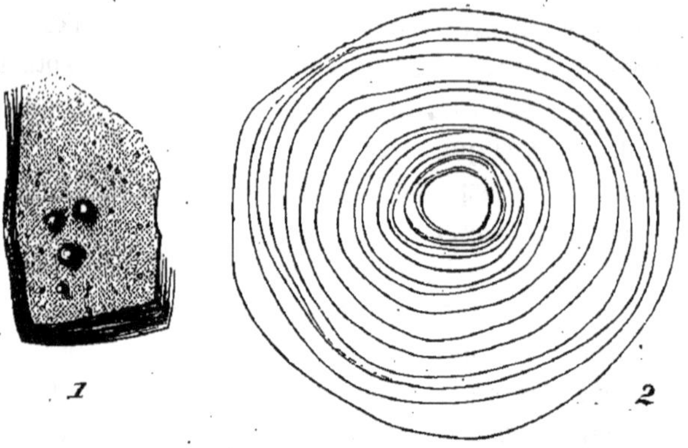

FIG. 6. — Hydatide de l'homme. — 1, fragment de grandeur naturelle ; la tranche montre les feuillets dont le tissu se compose ; à la surface externe existent des bourgeons hydatiques, à divers degrés de développement (acéphalocyste exogène de Kühn.) — 2, un des bourgeons comprimé et grossi 40 fois ; il est formé, comme l'hydatide souche, de feuillets stratifiés ; la membrane germinale ne s'est point encore développée dans la cavité centrale. Il n'y a pas de trace d'échinocoque.

formée d'un *stratum* fibrillaire, infiltré de granulations élémentaires, sans couches distinctes et bien différent du *tissu hydatique*. La membrane germinale est plus ou moins apparente en certaines régions de la vésicule hydatique ; elle adhère faiblement à la paroi de celle-ci, s'en détache facilement, s'altère et disparaît longtemps avant l'hydatide. Toutes les hydatides ne sont pas revêtues d'une membrane germinale.

SECONDE PHASE DE DÉVELOPPEMENT, ÉCHINOCOQUE (*échinococcus*, RUDOLPHI).

Corps oblong ou irrégulièrement ovoïde, à peine visible à l'œil nu, long de 0^mm^,2 , *large de* 0^mm^,11 *environ, séparé en deux parties par un étranglement circulaire plus ou moins prononcé ; la partie antérieure formant une tête ou scolex pourvue d'un rostre, munie d'une double couronne de crochets et de quatre ventouses musculaires contractiles ; les crochets au nombre de quarante-quatre ou plus ; ceux de la rangée* antérieure? *plus longs (longueur,* 0^mm^,02 *à* 0^mm^,022); *partie postérieure ou caudale vésiculaire, plus large que l'antérieure, déprimée en arrière où s'insère un funicule caduc.* Quatre canaux? excréteurs? *Corpuscules calcaires plus ou moins nombreux.*

Dans le plus grand nombre des cas, la tête se voit invaginée dans la vésicule caudale, l'échinocoque est alors régulièrement ovoïde ; le rostre, comme

différences si grandes que l'on observe chez les larves, correspondent chez les adultes, à des différences assez importantes pour maintenir ceux-ci dans des genres distincts.

un doigt de gant retourné, est invaginé aussi entre les ventouses, de telle sorte que les crochets se trouvent en arrière de celles-ci ; ils ont le plus souvent leur griffe dirigée en arrière.

Les échinocoques se développent dans l'épaisseur de la membrane germi-

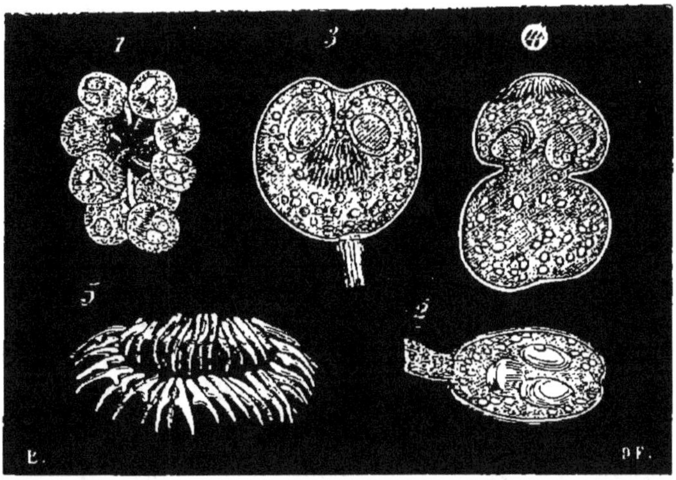

FIG. 7. — Échinocoques de l'homme. — 1, groupe d'échinocoques encore adhérents à la membrane germinale par un funicule, grossi 40 fois. —2, échinocoque grossi 107 fois ; la tête est invaginée à l'intérieur de la vésicule caudale ; il existe un funicule. — 3, le même comprimé ; la tête retractée, les ventouses, les crochets et les corpuscules calcaires sont apparents à l'intérieur. — 4, échinocoque grossi 107 fois ; la tête est sortie de la vésicule caudale. — 5, couronne de crochets grossie 350 fois.

nale, ou plutôt dans des expansions de celle-ci ; ils naissent plusieurs ensemble dans ces expansions auxquelles ils sont unis par un funicule inséré dans la dépression de la vésicule caudale ; lorsqu'ils ont acquis tout leur développement, le funicule se rompt ou se détache, et les échinocoques restent libres dans la cavité de l'hydatide. Après un certain temps, la membrane germinale se détruit et plus tard à leur tour les échinocoques ; il ne reste plus alors dans la cavité de l'hydatide que les crochets de ces vermicules. Les hydatides chez lesquelles la membrane germinale ne s'est pas développée, n'ont pas non plus d'échinocoques.

L'existence dans l'échinocoque d'un rostre et d'une double couronne de crochets, de quatre ventouses, de *quatre canaux excréteurs?*, des corpuscules calcaires, placent avec certitude cet animal dans l'ordre des cestoïdes et dans la tribu des téniadés. Considéré en lui-même, c'est-à-dire abstraction faite de l'hydatide, il représente un ver cystique, un cysticerque dont le corps ne serait point développé (cysticerque réduit à la tête et à la vésicule caudale).

PHASES DE DÉVELOPPEMENT PRIMITIVES ET ULTÉRIEURES DE L'HYDATIDE-ÉCHINOCOQUE.

L'hydatide et l'échinocoque étant deux phases successives et transitoires du développement d'un ver ténioïde(1), l'embryon hexacanthe du ténia a dû précéder l'hydatide ; mais celle-ci provient-elle de cet embryon par métamorphose ou par gemmation ? C'est ce que l'on ignore.

La phase scolex étant toujours l'avant-dernière, la *pénultième* dans la vie d'un cestoïde, l'échinocoque qui est une tête ou scolex ne peut plus produire qu'un proglottis, c'est-à-dire le cestoïde adulte, période *ultime*. Les diverses phases du développement du ver ténioïde qu'on pourrait appeler *Ténia hydatigène*, sont donc au moins au nombre de quatre, savoir :

1° Embryon hexacanthe... ; 2° Hydatide ; 3° Échinocoque ; 4° Proglottis.

Ou bien, suivant les dénominations de M. Steenstrup, l'hydatide serait appelée *grand' nourrice*, et l'échinocoque *nourrice ; proscolex* et *scolex*, suivant les dénominations de M. Van Beneden.

Des expériences faites par M. de Siebold, et répétées par M. Van Beneden, expériences qui ont consisté à faire avaler à des chiens un grand nombre d'échinocoques, ont porté ces savants à conclure que l'échinocoque se développe en ténia parfait dans le canal intestinal du chien (voy. ci-après, *Synops*, n° 24).

Les hydatides ne se développent point dans une cavité revêtue par une membrane muqueuse, mais dans des cavités séreuses ou dans les tissus des organes ; dans ce dernier cas, elles sont toujours renfermées dans un kyste adventif (voy. *Path.*, p. 343, 617, 646, 669, 739, 755, 757).

(1) Les rapports des échinocoques avec l'hydatide nous paraissent avoir été jusqu'à aujourd'hui méconnus (voy. les opinions à ce sujet, *Pathol.*, p. 355). Dans un mémoire publié en 1856, nous avons cherché à éclairer cette question par la comparaison des gemmes hydatiques et des gemmes échinocoques avec les gemmes de deux sortes que produisent certains polypes, les unes donnant naissance à des polypes, les autres à des méduses. Chez les hydatides comme chez les polypes, ces gemmes de deux sortes ne sont pas produites par le même tissu, on pourrait dire par le même organe, l'hydatide étant reproduite par la membrane hydatique, l'échinocoque par la membrane germinale. Nous avons eu plusieurs fois l'occasion d'observer un fait qui prouve l'indépendance de l'hydatide par rapport à l'échinocoque : on sait que la membrane germinale se détruit après un certain temps, que l'hydatide devient désormais incapable de reproduire des échinocoques, qu'elle perd son liquide, s'affaisse et que les échinocoques qu'elle renferme se détruisent. Or nous avons vu ces membranes hydatiques affaissées et désormais incapables de reproduire des échinocoques, recouvertes de bourgeons hydatiques ou renfermant entre leurs lames des hydatides à divers degrés de développement ; ces gemmes ou ces jeunes hydatides étaient pourvues ou non, suivant leur degré de développement, d'une membrane germinale et même d'échinocoques en nombre corrélatif. Ce fait nous paraît prouver l'individualité de l'hydatide, qui n'est point une simple enveloppe protectrice des échinocoques, ni un échinocoque anormalement développé ; il montre en outre que l'hydatide survit à la membrane germinale qu'elle a produite et aux échinocoques.

Les hydatides ont été observées chez l'homme, le singe, le bœuf, le mouton, l'antilope, le chamois, le chevreuil, la girafe, le cheval, le chameau, le dromadaire, le porc, le kanguroo; animaux qui se nourrissent généralement de végétaux. On n'en a point observé chez les *carnassiers ?*, et les rongeurs, ni chez les *oiseaux ?* (1), les reptiles et les poissons.

Les *hydatides-échinocoques* forment probablement plusieurs espèces, mais les différences qui ont été signalées, soit dans les hydatides de l'homme et des animaux, soit dans leurs échinocoques, ne sont point assez grandes ou assez précises pour constituer des caractères spécifiques distinctifs (2).

La présence ou l'absence d'échinocoques dans une hydatide n'indique point une différence dans la nature ou dans l'espèce de cette vésicule, car il n'est pas rare de rencontrer chez l'homme dans un même kyste, des hydatides entièrement semblables, dont les unes contiennent des échinocoques, et dont les autres n'en contiennent pas (3).

(1) M. Reynaud, dans l'art. HYDATIDE du *Dict. de méd.*, dit avoir trouvé un grand nombre d'acéphalocystes dans la plèvre et le péricarde d'un rat de Pharaon (ou mangouste d'Égypte), animal carnassier. Les caractères de ces acéphalocystes n'ont point été donnés.—M. Diesing donne, dans les *species inquirendæ*, l'ECHINOCOCCUS GALLO-PAVONIS (de Siebold).

(2) Kühn a cru trouver un caractère distinctif entre les hydatides de l'homme et celles des animaux en ce que les premières se reproduisent par des bourgeons qui naissent à la surface interne, les secondes par des bourgeons qui naissent à la surface externe de la vésicule ou acéphalocyste; il appelait les premières *endogènes* et les secondes *exogènes ;* il n'est point question d'échinocoques. — Les hydatides endogènes acquièrent souvent un volume beaucoup plus considérable que les exogènes et les bourgeons, chez ces dernières, restent ordinairement fort petits, de telle sorte que la vésicule primitive paraît souvent solitaire; celles-ci subissent aussi plus souvent et plus promptement la transformation athéromateuse. Les hydatides exogènes se rencontrent chez les ruminants; les endogènes chez l'homme, le singe, le porc, le cheval, etc.; cependant, soit qu'il n'y ait point une différence spécifique entre les deux sortes d'hydatides, soit que chaque espèce ne soit point la propriété exclusive de certains animaux, on rencontre quelquefois, mais rarement il est vrai, des hydatides endogènes chez les ruminants et des hydatides exogènes ou du moins à vésicule solitaire chez l'homme (voy. sur ce sujet *Path.*, p. 617 et suiv.).

(3) L'établissement du genre *acéphalocyste* est dû à une erreur d'observation; on sait aujourd'hui que les hydatides de l'homme contiennent des échinocoques comme celles des animaux; lorsque (ce qui est rare) les hydatides n'ont pas d'échinocoques, elles ne diffèrent cependant point, quant à leur constitution, de celles qui en contiennent. L'absence des échinocoques ne doit être considérée que comme un simple avortement, car dans des tumeurs qui renferment un grand nombre d'hydatides, on trouve ensemble des vésicules à échinocoques et des vésicules sans échinocoques, quoique sous tous les autres rapports ces vésicules ne diffèrent nullement. J'ai observé ce fait plusieurs fois et Bremser en a rapporté un exemple très explicite (voy. *Path.*, p. 353). Les médecins ont dit que les hydatides des

Rudolphi a distingué trois espèces d'*Échinocoques* (*echinoc. hominis*, — *echinoc. simiæ*, — *echinoc. veterinorum*), mais cette distinction a été établie sur l'*habitat* plutôt que sur des caractères zoologiques. M. Dujardin ne décrit que l'*echinoc. veterinorum;* M. Diesing confond tous les échinocoques dans une seule espèce, l'*echinoc. polymorphus.* M. Küchenmeister en distingue deux espèces : l'*echinoc. veterinorum* qu'il appelle *echinoc. scoliciparicns*, et l'*echinoc. hominis* qu'il appelle *echinoc. altriciparicns;* cette distinction nous paraît fondée plutôt sur des vues théoriques que sur des caractères précis. MM. Van Beneden et Gervais n'ont point d'opinion bien arrêtée sur cette question.

8 GENRE? CŒNURE.

Vésicule à forme globuleuse, atteignant jusqu'à la grosseur d'un œuf de poule, contenant un liquide limpide, rosé; à parois très minces, constituées par un seul feuillet; offrant à sa surface des groupes de corps longs de 4 à 5 millimètres, rétractiles à l'intérieur de la vésicule commune et terminés par une tête; *celle-ci est pourvue d'une double couronne de crochets au nombre de 28 à 32 et de quatre ventouses; longueur des grands crochets,* 0mm,15 *à* 0mm,17 ; *des petits* 0mm,10 *à* 0mm,13.

La vésicule du cœnure est une membrane très mince, simple, très contractile, au moins dans son *premier âge*, constituée par un *stratum* dans lequel on reconnaît des fibrilles ayant l'apparence de celles de la fibrine coagulée et non de véritables fibres ; parmi les fibrilles sont répandues un grand nombre de granulations élémentaires, d'un volume variable, semblables, pour l'apparence, aux globules du lait. L'acide acétique est sans action sur les fibrilles et les granulations.

Les *cous* et les *têtes* du cœnure qui naissent de cette membrane sont constitués par un tissu semblable, il s'y ajoute seulement des corpuscules calcaires, des crochets et cinq masses musculaires distinctes formant les ventouses et le rostre. Les *têtes* se produisent sur la vésicule par bourgeonnement; on les trouve ordinairement à des degrés divers de développement; elles ne deviennent jamais libres comme les échinocoques.

membres, des parois du tronc et des os, ne contiennent pas d'échinocoques, ce fait n'est pas aussi général qu'on le croit, car les hydatides de Bremser provenaient de la région sous-claviculaire; des hydatides observées par Werner à la région inguinale contenaient aussi manifestement des échinocoques (voy. *Path.*, p. 546). Il est possible néanmoins que dans, certaines conditions, les échinocoques avortent plus facilement. J'ai observé avec M. Charcot un cas dans lequel de nombreuses tumeurs hydatiques étaient disséminées dans plusieurs organes; un grand nombre de kystes, flottant dans la cavité abdominale, n'étaient rattachés aux parties que par un mince pédicule (voy. *Path.*, p. 364 et 491). Les hydatides de toutes les tumeurs contenaient des échinocoques, à l'exception de celles qui étaient renfermées dans les kystes pédiculés.

Le cœnure ne reproduit jamais par gemmation une autre vésicule semblable à celle qu'il constitue.

La vésicule du cœnure n'a aucun rapport de structure avec la vésicule hydatique, mais elle a, avec la membrane germinale de l'hydatide, une analogie complète autant sous le rapport de sa structure que sur le fait qu'elle ne se reproduit point d'elle-même et qu'elle produit des têtes de cestoïde; cependant les têtes du cœnure atteignent un développement moins complet que les têtes de la membrane germinale, c'est-à-dire que les échinocoques; en effet, les tissus des premières participent plus que ceux des secondes de la nature du tissu originaire; les échinocoques qui ont acquis leur maturité sont constitués par des tissus nouveaux, aussi se séparent-ils de la vésicule qui les a produits, ce qui n'arrive point aux têtes du cœnure.

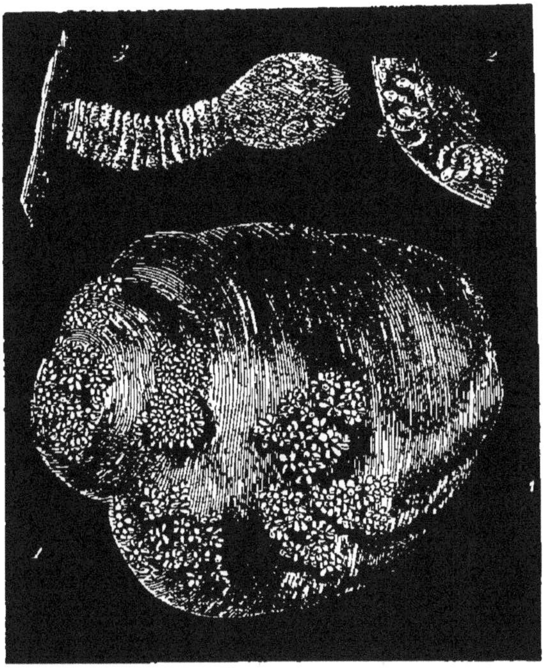

FIG. 8. — Cœnure du mouton. — 1, vésicule portant des groupes de têtes ou scolex, grandeur naturelle. — 2, deux groupes de têtes grossis 4 fois. — 3, une des têtes avec sa forme naturelle (non comprimée) et fortement grossie.

Le cœnure existe exclusivement dans le système nerveux central, soit libre dans les ventricules, soit renfermé dans une poche creusée à la surface de l'encéphale ou dans son épaisseur. Cette poche est constituée par une membrane mince, incomplète en plusieurs points et fournie par la pie-mère, ou bien par la matière cérébrale même, qui s'est condensée dans le voisinage du ver (voy. *Path.*, p. 636, 663, 667).

Le cœnure appartient exclusivement aux herbivores; il a été observé chez le bœuf, le mouton, le mouflon, l'antilope, le chevreuil, le renne, le dromadaire, le cheval et le *lapin sauvage?*

On ignore s'il y a plusieurs espèces de cœnures (1).

(1) POLYCÉPHALE DU LAPIN. — Jusqu'à aujourd'hui les vers vésiculaires semblables au cœnure avaient été rencontrés dans le système nerveux central exclusivement; un ver très analogue a été trouvé dernièrement chez un lapin, formant au cou, sur la parotide et le bas de l'oreille, une tumeur considérable. L'examen en a

PHASES PRIMITIVES ET ULTÉRIEURES DU DÉVELOPPEMENT DU CŒNURE.

D'après l'opinion théorique qui consiste à regarder la tête ou le scolex d'un ver vésiculaire comme la tête ou le scolex d'un ténia, lequel n'acquiert son

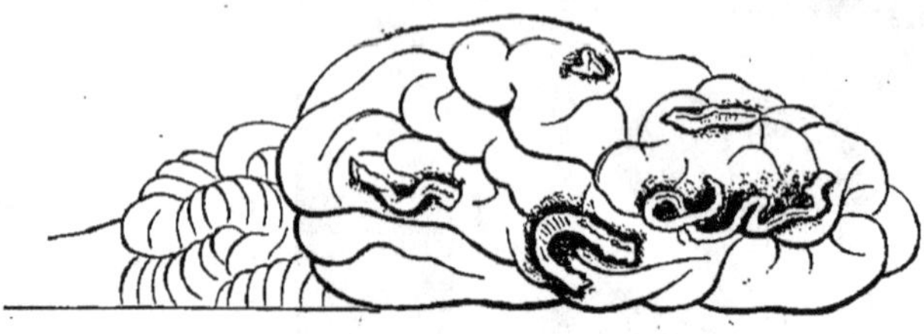

FIG. 9. — D'après Gervais et Van Beneden. — Cerveau de mouton qui a avalé des œufs du *ténia cœnure* depuis trois semaines et qui a été abattu après avoir donné les symptômes du tournis ; la surface offre des galeries parcourues par les jeunes vésicules du cœnure.

développement complet qu'après être arrivé dans l'intestin d'un animal, des expériences déjà nombreuses ont été tentées avec le cœnure. MM. Küchenmeister, Haubner, Eschricht, Van Beneden, etc. ont administré, soit à des chiens, des cœnures qui se sont développés en ténia, soit à des moutons, des anneaux ou des œufs de ces ténias, à la suite de quoi les moutons ont eu le tournis et ont offert des cœnures dans le cerveau.

D'après ces observateurs, le cœnure consiste, dans les premiers jours, en une simple vésicule, demi-transparente, qui chemine et se creuse une galerie à la surface du cerveau ; vers le seizième ou le dix-huitième jour, la vésicule a la grosseur d'une tête d'épingle (Haubner), 3 à 4 millimètres de diamètre (Van Beneden), et ne présente pas encore de bourgeon à sa surface ; vers le vingt-septième jour, elle offre les premières traces du bourgeonnement qui doit produire les scolex ; à six semaines, il existe des têtes munies de ventouses et de crochets (voy. sur ces expériences, *Synopsis*, n° 22).

été fait par M. Baillet ; la vésicule a le volume d'un œuf de poule et contient un liquide limpide ; elle est surmontée d'un grand nombre de scolex du volume d'un grain de blé (2 ou 3 fois le volume de celui du cœnure). La tête a une largeur de $1^{mm},50$; elle est munie de 4 ventouses, d'une trompe et de 30 crochets disposés sur deux rangs. Les grands crochets ont $0^{mm},14$ à $0^{mm},16$; les petits $0^{mm},09$ à $0^{mm},12$.

Ce polycéphale a été administré à deux chiens qui ont été tués quatre mois après ; on trouva chez l'un 70 ténias, chez l'autre 7. Les crochets, pour le nombre et les dimensions, étaient en rapport avec ceux du polycéphale. Ces ténias ressemblaient parfaitement à ceux que M. Baillet obtint avec le cœnure du mouton, c'est-à-dire au *tænia serrata*, que l'on rencontre très fréquemment chez le chien ; nous ne pouvons donc admettre toutes les conséquences que M. Baillet tire de ce fait (voy. *Ann. des sc. nat.*, 4e série, t. X, p. 227).

GENRE? CYSTICERQUE (*Cysticercus*, RUDOLPHI).

Cestoïde solitaire, muni d'une vésicule caudale plus ou moins volumineuse, d'une tête pourvue d'une double couronne de crochets et de quatre ventouses, d'un col, d'un corps plus ou moins développé, subcylindrique ou aplati, ridé transversalement.

Le corps du cysticerque offre des rides profondes, mais non des segments nettement séparés comme ceux du ténia ; il renferme un grand nombre de corpuscules calcaires ; la vésicule caudale n'en renferme généralement pas ; celle-ci est douée d'une contractilité très évidente, qu'elle perd probablement en vieillissant. Chez la plupart des cysticerques la tête et le corps rentrent par invagination dans la vésicule, qui est alors généralement dépourvue de tout appendice extérieur, et qui offre en un point de sa surface un pertuis peu apparent.

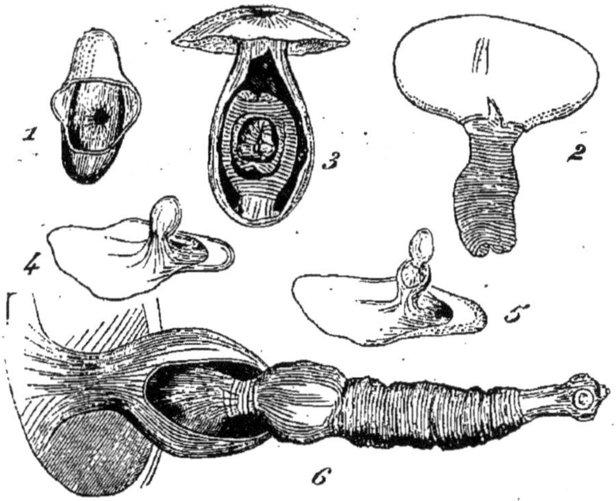

FIG. 10. — Disposition et mode d'invagination d'un cysticerque, (*C. ladrique*), d'après les dessins de M. Ch. Robin. — 1, kyste adventif (grandeur naturelle), un lambeau enlevé laisse voir le cysticerque (pertuis de la vésicule un peu trop marqué). — 2, corps du cysticerque (grossi) sorti de sa vésicule par pression, le pertuis a été un peu déchiré par le passage du corps ; dans cette situation la vésicule constitue un appendice caudal ; ce qui, selon M. Robin, n'est pas un état naturel. — 3, cysticerque invaginé dans sa vésicule. Celle-ci n'est représentée que par un segment correspondant au pertuis ; du pourtour du pertuis naît une vésicule, qui est contenue dans la précédente ; du fond de cette seconde vésicule, à l'opposé du pertuis, naît le corps du cysticerque. Deux segments ont été enlevés du corps pour montrer l'invagination de la tête, du col et du corps en lui-même. — 4, vésicule extérieure ouverte pour montrer la vésicule intérieure pisiforme renfermant le corps du cysticerque. — 5, même disposition ; par une incision pratiquée à la vésicule intérieure le corps du cysticerque a été renversé en dehors ; la tête est invaginée. — 6, figure grossie, même disposition que la précédente, avec cette différence que la tête n'est pas invaginée dans le corps.

L'âge fait subir au cysticerque des modifications profondes : un pigment noir envahit les ventouses, et surtout le rostre qui acquiert de la consistance ; les crochets tombent ou sont détruits ; le pertuis de la vésicule se rétrécit ou se ferme tout à fait, et ne laisse plus sortir la tête ; la vésicule, en outre, se déforme plus ou moins, acquiert un volume anormal ou se segmente et même se dédouble, mais il ne se produit point de nouvelles têtes de cysticerque.

Les cysticerques existent dans les cavités séreuses et dans les parenchymes; dans ce dernier cas, ils sont toujours renfermés dans un kyste. Ces vers sont propres aux mammifères; cependant MM. de Siebold et Chaussat ont trouvé un ver vésiculaire plus ou moins analogue dans un mollusque gastéropode, et M. Stein dans la larve du ténébrion de la farine (voy. *Path*, p. 347, 620).

9 CYSTICERQUE LADRIQUE (*cyst. cellulosæ*, RUDOLPHI).

Vésicule elliptique, à laquelle on ne voit ordinairement aucun appendice extérieur, pourvue d'un pertuis fort petit et peu visible; tête presque tétragone; double couronne de crochets, au nombre de 32 (*dans le cyst. de l'homme*); cou très court, grossissant en avant; corps cylindrique, plus long que la vésicule; grand diamètre de la vésicule, 10 millimètres; diamètre moyen, 6 millimètres; petit diamètre, 4 millimètres (*chez le cyst. du porc*); — longueur des grands crochets 0^{mm},17; des petits 0^{mm},11 (*chez le cyst. de l'homme*). Canaux longitudinaux très apparents dans la tête; corpuscules calcaires très nombreux.

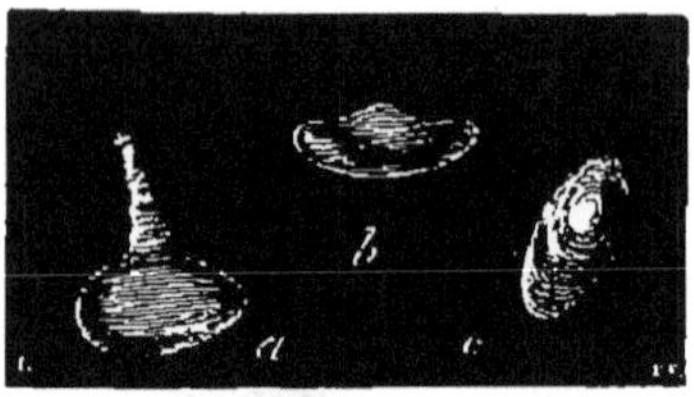

FIG. 11. — Cysticerque ladrique (*du porc*), grandeur naturelle. — *a*, tête, col et corps sortis de la vésicule; — *b*, *c*, vésicule vue sous deux aspects, la tête et le corps étant invaginés.

Espèces ou variétés admises par plusieurs auteurs.

Variété A. — Cyst. Fischerianus (LAENNEC).

Vessie caudale pyriforme, corps fixé à la grosse extrémité de la vésicule; corps et vessie plus petits que chez le cyst. ladrique, etc.

Dans les plexus choroïdes chez l'homme (voy. *Path.*, p. 662).

Variété B. — Tænia albo-punctata (TREUTLER).

Vésicule recouverte en quelques points d'une substance blanche, un suçoir, six crochets (vus à la loupe), etc.

Dans les plexus choroïdes chez l'homme (voy. *Path*, p. 662).

Variété C. — Cyst. dicystus (LAENNEC).

Deux vésicules dissemblables, un seul corps long de près d'un pouce, tête volumineuse; les suçoirs forment quatre points très noirs, visibles à l'œil nu; crochets enveloppés dans une masse noire, etc.

A l'intérieur du crâne d'un homme (voy. *Path.*, p. 659, obs. II).

Variété E. — Trachelocampylus (Frédault).

Cysticerque altéré, décrit dans son état de rétraction à l'intérieur de la vésicule caudale.

Dans le cerveau chez l'homme (voy. *Path.*, *p.* 661).

Le cysticerque ladrique subit avec le temps comme les autres cysticerques, les altérations que nous avons mentionnées ci-dessus. Des cysticerques trouvés

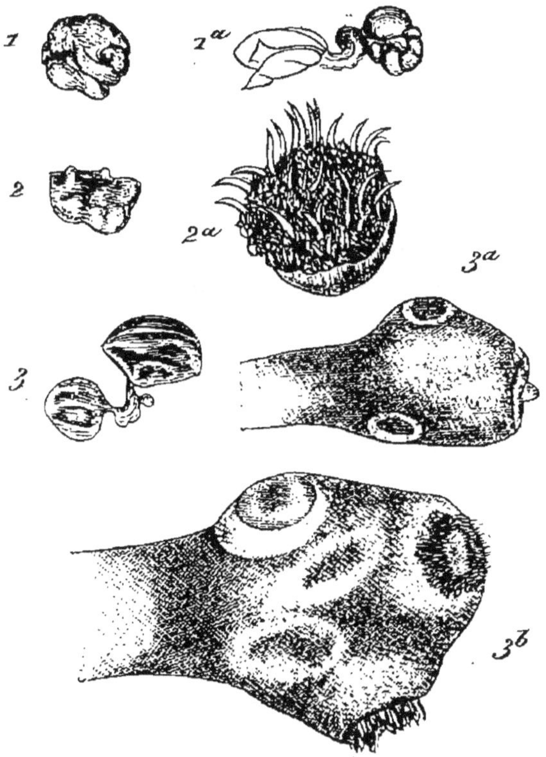

Fig. 12. — Cysticerques ladriques altérés par la vieillesse provenant des muscles et du cerveau de l'homme. — 1, individu (d'un muscle) dont la vésicule extérieure est devenue muriforme, le pertuis est presque oblitéré; 1*a*, le même; la vésicule extérieure incisée est renversée; la vésicule interne, par le côté opposé au pertuis, s'est couverte de renflements vésiculeux. — 2, individu (du cerveau); vésicule externe déformée, pertuis encore perméable; 2*a*, rostre et couronne de crochets de ce cysticerque, ensevelis dans un pigment noir; grossis 107 fois.— 3, individu (du cerveau) portant deux vésicules; le corps et la tête étaient situés dans le prolongement qui unit les vésicules; 3*a*, tête de ce cysticerque grossie 42 fois et avec sa forme; elle avait acquis une consistance anormale, ses crochets étaient tombés (deux ont été retrouvés libres dans le kyste; 3*b*, même tête, au même grossissement, mais comprimée; l'une des ventouses et le rostre sont envahis par du pigment.

chez l'homme dans les muscles et dans le cerveau, nous ont offert des déformations et des altérations variées : chez les uns, la vésicule était augmentée de volume et son pertuis était oblitéré; chez plusieurs, elle portait des expansions vésiculaires; chez l'un, elle était double (dicyste). Chez aucun, la tête n'était exsertile; chez tous, les ventouses étaient noircies par le pigment, et les crochets détruits ou tombés, ou ensevelis dans ce pigment. Il est évident que tous ces vers cystiques se trouvant chez un même individu, appartenaient à la même espèce; or, plusieurs des cysticerques décrits ci-dessus et dont les observateurs ont fait des espèces distinctes, offraient entre eux des différences semblables aux altérations et aux déformations de nos cysticerques; d'où l'on doit conclure que ces vers n'appartenaient point à des espèces, ni même à des variétés distinctes, mais qu'ils étaient simplement déformés ou altérés.

Plusieurs helminthologistes admettent que le cysticerque ladrique forme le scolex du ténia solium (voy. *Synops.*, n° 14).

Le cysticerque ladrique existe le plus généralement dans les muscles, le cerveau, l'œil, etc. (voy. *Path.*, p. 620 et suiv., 656, 736, 740). On l'a trouvé chez l'homme, le singe (simia inuus, rubra, cephus), le chien, l'ours, le rat, le porc et le chevreuil.

10 CYSTICERQUE DES RUMINANTS (*cystic. tenuicollis*, Rudolphi).

Vésicule très volumineuse, large de 15 à 50 millimètres et plus; tête tétragone; pourvue d'une double couronne de crochets; — nombre des crochets 30 à 48; les grands, longs de 0mm,19 à 0mm,21; les petits, longs de 0mm,12 à 0mm,15 (Baillet); — cou court, filiforme; corps cylindrique, long de 14 à 30 millimètres.

Existant dans des kystes de la plèvre, du péritoine, du mésentère et du foie chez les herbivores et principalement chez les ruminants, chez le porc, l'écureuil et chez les singes qui meurent tuberculeux en Europe, plus rarement chez ceux qui vivent en liberté dans leur patrie. Bremser l'a trouvé deux fois dans les parois du cœur, chez le bœuf (1) (voy. *Synops.*, n° 22).

11 CYSTICERQUE DU LIÈVRE (*cystic. pisiformis*, Zeder).

Corps long de 4 à 9 millimètres, cylindrique, aminci en avant; vésicule globuleuse de même longueur; cou mince; tête globuleuse, armée d'une double couronne de crochets au nombre de 34 à 46; — longueur des grands crochets, 0mm,22 à 0mm,25; des petits crochets, 0mm,13 à 0mm,16 (Baillet).

Plusieurs helminthologistes admettent qu'il forme le scolex du *ténia serrata* (voy. *Synops*, n° 22).

Commun dans les viscères de l'abdomen du lièvre et du lapin; il y est renfermé dans un kyste; on en trouve assez fréquemment plusieurs dans un même kyste.

12 CYSTICERQUE ALLONGÉ (*cystic. elongatus*, Leuckart).

Cou nul; corps allongé, déprimé; vésicule caudale mince, allongée, acuminée en arrière, presque de la longueur du corps; longueur 11 à 19 millimètres; largeur 2 à 4 millimètres.

Dans des kystes du péritoine chez le lapin.

13 CYSTICERQUE DU CHEVAL (*cystic. fistularis*, Rudolphi).

Cou nul; corps très court, subcylindrique; vésicule très longue, longueur 100 à 130 millimètres; largeur 6 à 9 millimètres.

Dans le péritoine du cheval, rare.

(1) Bremser, *op. infra cit.*, p. 19.

Section B. — Téniadés à l'état parfait.

(*Forme rubanée ou proglottis libre.*)

Les téniadés à l'état parfait se présentent dans deux conditions :

1° Dans l'une, le proglottis, formé depuis peu de temps, abandonne le scolex ou le strobila avant d'être complétement adulte ; il vit libre dans l'intestin, se meut, se nourrit, s'accroît et atteint son développement parfait aussi bien que celui qui reste indéfiniment adhérent.

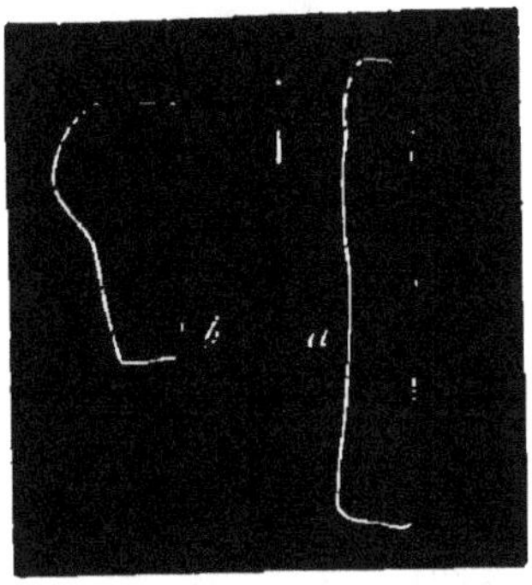

FIG. 13. — Figure au trait d'un proglottis du *tænia proglottina*, grossi 15 fois, pour faire voir son mode de progression. — *a*, individu dans sa plus grande protraction ; *b*, le même se renflant progressivement d'avant en arrière et amenant ainsi l'extrémité postérieure, à la manière du ver de terre.

2° Dans une autre condition plus commune peut-être, les *Proglottis*, adhérents les uns aux autres et au *Scolex*, forment une chaîne plus ou moins longue ou *strobila*. Les *Proglottis* acquièrent, dans cette situation, leur développement complet ; les plus rapprochés du scolex n'offrent encore aucune trace des organes génitaux, que déjà les derniers, tout à fait adultes, offrent des ovules complétement développés ; l'organe mâle disparaît d'abord (1) et plus tard l'organe femelle même, par la rupture des parois de l'ovaire, et cependant quelquefois, le proglottis, dont l'existence est terminée, adhère encore à la chaîne commune.

Les ovules mûrs renferment toujours un embryon hexacanthe. Ils existent en nombre prodigieux : M. Dujardin a calculé que chez un *ténia serrata*, cestoïde qui n'atteint pas une très grande lon-

(1) D'après mes recherches, j'ai lieu de croire qu'il se passe généralement dans l'anneau du ténia un phénomène analogue à celui que j'ai signalé chez l'huître : l'organe mâle peut être reconnu d'abord, et l'anneau paraît mâle ; plus tard, apparaissent les ovules, l'anneau est alors hermaphrodite ; après la fécondation des ovules, l'organe mâle disparaît et l'anneau semble exclusivement femelle. M Dujardin a déjà signalé un fait semblable pour le ténia pistillum : « les sept à quatorze premiers articles sont neutres, les cinq à six articles suivants sont mâles, un ou deux articles qui viennent ensuite sont souvent hermaphrodites, les cinq derniers articles sont femelles ou ovigères. » (*mém. cit.*, p. 344.) ; et il a vu que les organes mâles n'existaient pas dans les derniers anneaux du ténia perfolié. Chez plusieurs cestoïdes M. Van Beneden a signalé des faits qui rentrent dans ceux-ci ; chez le *coryophylleus mutabilis* l'appareil mâle est complété avant qu'il n'y ait un œuf à découvrir ; chez le *tænia dispar* les premières traces de l'organe sexuel appartiennent à l'organe mâle (*mém. cité*). Lorsqu'on examine des anneaux enchaînés les uns aux autres, on peut reconnaître facilement cette évolution en les prenant à diverses hauteurs, mais chez des proglottis libres, on pourrait être amené à conclure à l'indifférence des sexes, comme on a pu le faire chez des mollusques.

gueur, il y avait 25 000 000 d'œufs. Les ovules ont une grande ténacité de vie, et peuvent rester un temps très long (encore indéterminé) sans périr; il n'en est pas de même des larves vésiculaires qui meurent très vite et souvent tombent en *deliquium* au bout de peu de jours.

L'embryon ayant une forme bien différente de celle du ténia, ne peut régénérer ce ver que par une métamorphose ou par une nouvelle génération non sexuelle. On ne peut douter aujourd'hui que le ténia ne se reproduise, en effet, par *génération alternante;* il est certain même que la vie d'un ténia comprend plus de deux phases de génération. Ces phases sont sans doute plus nombreuses dans certaines espèces que dans d'autres : le ténia *hydatigène*, ou *tœnia echinococcus*, en offre probablement une de plus que celui qui provient d'un cysticerque.

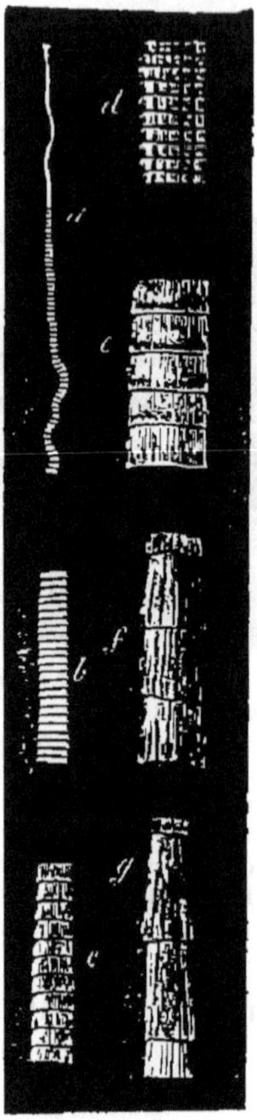

Fig. 14. — *Ténia solium armé* (grandeur naturelle) ; fragments pris de distance en distance depuis la tête jusqu'aux derniers anneaux, faisant voir la forme successive de ces anneaux ; l'ordre des lettres indique leur disposition d'avant en arrière. Aux fragments *c*, *f*, *g*, les pores génitaux sont apparents. (L'œuf de ce ténia a été représenté fig. 3.)

L'état vésiculaire doit être regardé comme l'une des phases de larve par lesquelles passe un ténia avant d'arriver à l'état parfait ; mais chaque ténia adulte a-t-il été d'abord un ver vésiculaire ? On peut répondre avec certitude, non ; en effet, on ne connaît pas moins de deux cents espèces de vers téniadés parfaits, et l'on ne connaît guère plus de vingt espèces de vers cystiques. D'ailleurs les ténias des animaux herbivores ne peuvent avoir été ingérés dans l'estomac sous la forme vésiculaire. Les phases primitives du développement de la plupart des téniadés sont donc encore tout à fait inconnues. Quant aux ténias adultes dont on croit avoir déterminé la forme vésiculaire, ils sont encore peu nombreux.

On s'est basé, pour arriver à cette détermination, d'une part, sur la similitude de la tête de tel ver vésiculaire avec celle de tel ténia : par exemple, celle du cysticerque fasciolaire du rat avec celle du ténia crassicollis du chat ; celle du cysticerque ladrique avec celle du ténia solium, etc., et d'une autre part, sur des expériences qui ont consisté à faire avaler à des animaux les vers vésiculaires que, pour une raison ou pour une autre, l'on supposait être les larves de ces ténias. Ces expériences, qui sont d'un haut intérêt, offrent néanmoins, généralement, une grande cause d'erreur dans l'existence très ordinaire de vers cestoïdes chez les animaux mis en expérimentation. L'expérience inverse qui consiste à faire avaler à des animaux des œufs de ténia d'un autre animal, dans le but de leur donner des vers vésiculaires, a été faite également, et peut en quelque sorte servir de contre-épreuve à la première ; mais ici, comme dans le cas précédent, il n'est guère possible de reconnaître rigoureusement si les animaux ne possèdent point déjà des vers semblables à ceux qu'on cherche à leur communiquer.

14 TÉNIA DE L'HOMME (*tœnia solium*, LINNÉ).

Variété ou *espèce* A. — Ténia armé.

Strobila long de 6 à 8 mètres (pouvant acquérir jusqu'à 40 mètres de longueur? *Dujardin*), composé d'articles ou anneaux (cucurbitins, proglottis) caducs; les articles postérieurs quadrangulaires-oblongs, d'autant plus allongés qu'ils sont plus éloignés de la tête, contenant un utérus dendritique (de 6 à 13 branches subdivisées, *Küchenmeister*) et un testicule claviforme, qui aboutissent ensemble vers le milieu d'un des bords; pores génitaux irrégulièrement alternes; scolex large de 0^{mm},56 à 0^{mm},75; avec *une?* (Dujardin) ou deux couronnes de crochets. Longueur des grands crochets 0^{mm},167; des petits 0^{mm},11 (Leuckart); 0^{mm},18 et 0^{mm},12 (Küchenmeister) — diamètre des ovules, 0^{mm},033..

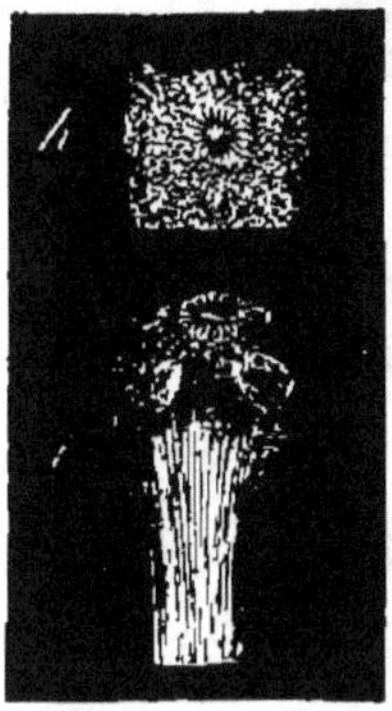

FIG. 15. — Tête du *ténia de l'homme, armé*, grossie 12 fois et vue sous deux aspects.

Les anneaux (proglottis, cucurbitins) se séparent fréquemment et vivent un certain temps libres.

Il existe dans l'intestin de l'homme, le plus souvent solitaire (voy. *Path.*, p. 69, 78, 87, 93, 114, 219).

Variété A'. — Fragile.

Nous avons vu quelquefois le *ténia solium armé* expulsé en fragments très petits et avec un nombre considérable de cucurbitins, à divers degrés de développement. L'individu que nous représentons ici (fig. 16), a été rendu à la suite de l'administration de l'huile de ricin; les fragments, en quantité considérable, étaient tous très courts; les articles, très faiblement adhérents entre eux par leurs extrémités marginales, se séparaient à la moindre traction. Beaucoup de ces fragments avaient leurs extrémités contournées en croissant, ce qui faisait juger qu'ils s'étaient séparés du reste du ténia avant leur sortie de l'intestin. Quoique nous n'ayons pas eu la tête, la constitution des anneaux, la forme et la dimension des ovules suffisaient à la détermination de l'espèce, elle appartenait au *ténia armé*. D'où vient la fragilité de ces individus? dépend-elle de l'âge du ver? c'est ce que nous ignorons. La femme qui a rendu celui-ci faisait remonter les premiers symptômes à sept ans. Dans les cas observés par nous, la tête n'a pu être chassée, probablement parce qu'elle se séparait très facilement des anneaux et que, comme nous l'avons dit (*Path.*, p. 220, note 3; 221, note 1), l'expulsion de la tête s'opère à l'aide de la traction exercée sur elle par le *strobila* lorsque les contractions intestinales le chassent vers le bas; d'où vient la nécessité d'attendre, pour administrer les anthelminthiques, que ce *strobila* ait acquis une certaine longueur.

La plupart des helminthologistes admettent d'après l'analogie de la forme et de la constitution de la tête du ténia solium avec celle du cysticerque ladrique, d'après des expériences de Küchenmeister, Van Beneden, Leuckart et Humbert (sur lui-même), que le cysticerque ladrique est le premier âge, l'état de larve du ténia solium.

Ces expériences ont été faites d'une part avec des cysticerques ladriques ingérés dans l'estomac de l'homme pour les transformer en ténia solium, d'une autre part avec des œufs de ce ténia ingérés chez le cochon pour développer en lui le cysticerque ladrique.

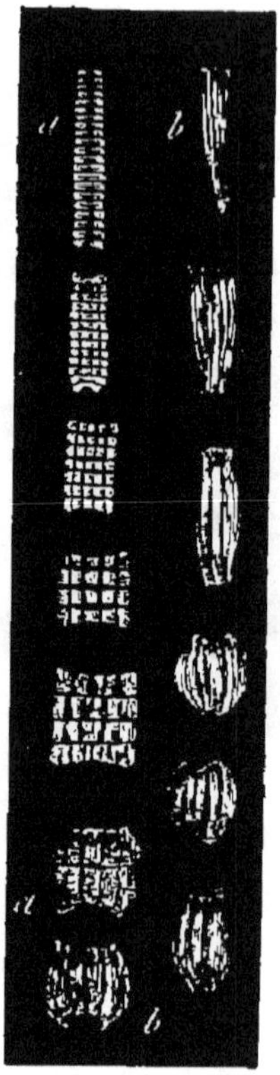

Fig. 16 (*).

Première série d'expériences. *Cysticerques transformés en ténias.*

Première expérience (Küchenmeister).

Une femme, condamnée à mort, a pris dans du boudin et du potage, à son insu, successivement 12, 18, 15, 12, 18 cysticerques ladriques, à des époques correspondantes à 72, 60, 36, 24, 12 heures avant l'exécution. Ces cysticerques provenaient d'un cochon tué quatre-vingt-quatre heures avant l'administration des 12 premiers vers; les suivants étaient donc conservés depuis plus longtemps. L'autopsie fut faite quarante-huit heures après l'exécution : on trouva dans le *duodénum*, *quatre jeunes ténias qui tous avaient encore sur la tête une ou deux paires de crochets ; l'un de ces vers avait encore la couronne de crochets presque complète.* On trouva en outre dans la lavure des intestins six autres ténias *qui manquaient de crochets* (1).

M. Küchenmeister n'hésite pas à regarder cette expérience comme tout à fait concluante; cependant elle peut soulever bien des doutes : comment n'a-t-on trouvé que 10 *ténias* sur 75 cysticerques ingérés? pourquoi des crochets à quatre de ces *ténias* seulement? La similitude des crochets du ténia solium avec ceux du cysticerque ladrique n'est-elle pas un des principaux arguments qui vous font juger que l'un de ces vers est le scolex de l'autre? Si les cysticerques étaient devenus des ténias, ils devaient donc avoir conservé leurs crochets; or, sur les dix *ténias* retrouvés, un seul avait conservé sa

(*) *Ténia de l'homme, armé* (grandeur naturelle). *Variété fragile.* — De *a* en *a*, fragments isolés les uns des autres et ayant séjourné un certain temps dans l'intestin avant d'avoir été expulsés, ce que l'on reconnaît à la forme en croissant que présentent les derniers anneaux de quelques-uns de ces fragments; la plupart des anneaux sont faiblement adhérents entre eux et seulement par deux points opposés. — De *b* en *b*, cucurbitins ou proglottis libres de ce ténia, de plus en plus développés (en allant de bas en haut). La forme primitive de l'anneau se modifie surtout par le rétrécissement des deux extrémités.

(1) *Ann. des sc. nat.*, 1855, t. III. p. 377.

couronne de crochets *presque* complète. Que conclure de là, si ce n'est que les premiers cysticerques ingérés avaient disparu ; que six des derniers étaient déjà assez altérés pour avoir perdu tous leurs crochets et que les quatre autres commençaient à en faire autant ? D'ailleurs a-t-on examiné si les vers cystiques, provenant d'un porc mort depuis plus de trois jours au moment de l'ingestion, étaient encore vivants? Pour nous, d'après les connaissances que nous avons acquises sur la vitalité du cysticerque ladrique, nous pensons qu'il ne survit pas si longtemps à la mort de son hôte.

Deuxième expérience (Leuckart).

Un homme âgé de quarante-cinq ans, affecté d'une maladie de Bright, prend environ douze cysticerques provenant d'un porc ladre ; les selles sont attentivement examinées pendant longtemps ; des purgatifs sont administrés, mais cet homme ne rend jamais aucun proglottis. L'expérimentateur conclut lui-même à l'absence de ténia.

Troisième expérience (Leuckart).

Douze cysticerques environ, provenant d'un porc ladre, sont administrés à un phthisique ; il meurt deux mois après. A l'autopsie on ne trouve pas trace de ténia.

Quatrième expérience (Leuckart).

Un jeune homme prend quatre cysticerques ; deux mois et demi après, il rend des proglottis ; un mois plus tard une dose de cousso expulse deux vers cestoïdes, dont l'un sans la tête. — L'auteur ne détermine pas l'espèce à laquelle le ver cestoïde appartient.

Cinquième expérience (Humbert).

L'expérimentateur avale, le 16 décembre 1854, quatorze cysticerques provenant d'un porc ladre. « Dans les premiers jours du mois de mars 1855 (trois mois après), j'ai senti, dit l'auteur de l'expérience, la présence désagréable des ténias et en même temps j'ai commencé à en trouver des fragments assez considérables ; le professeur Vogt, à qui je les ai montrés a constaté qu'ils appartenaient bien au ténia solium. Si mon expérience *n'a pas été faite avec tout le soin et toute l'exactitude que l'on aurait pu exiger*, c'est qu'après l'avoir commencée, j'ai vu dans les comptes rendus de l'Académie des sciences que M. le docteur Küchenmeister en avait entrepris de semblables (expérience première, rapportée ci-dessus) ; mes convictions sur les métamorphoses des cysticerques en ténias étaient d'ailleurs *trop arrêtées* pour que j'eusse besoin d'une preuve de plus à l'appui de la théorie soutenue en Allemagne. »

« Je dois ajouter, dit M. Bertolus qui rapporte ce fait, qu'après avoir tenté de se débarrasser de ces parasites au moyen d'un purgatif, notre observateur *resta longtemps* sans en être inquiété, lorsqu'au mois d'août dernier

(1856), il me dit ressentir de nouveau *quelques* symptômes caractéristiques de leur présence (1). »

A quels caractères M. Vogt a-t-il reconnu ce ténia solium? Le savant professeur a-t-il jugé le fait sur le simple vu des fragments dans un flacon, ou bien les a-t-il examinés de près et par le microscope? Certes l'expérience méritait bien qu'on le dît, car on a vu trop souvent du mucus ou des débris d'aliments pris, sur un examen superficiel, pour des fragments de ténia ; nous avons plusieurs fois été témoin de faits semblables. Comment, en effet, ne pas concevoir de doutes, lorsque l'on voit l'émission des fragments se suspendre spontanément pendant quinze mois, après lesquels on ne dit pas qu'ils aient reparu ?

Deuxième série d'expériences. — *OEufs de ténia produisant des cysticerques.*

Première expérience (Van Beneden).

« Nous avons donné à un cochon des œufs de ténia solium à avaler et, quand il a été abattu, il était ladre ; un grand nombre de cysticerques celluleux étaient logés dans ses muscles.

» Un autre cochon nourri et élevé dans les mêmes conditions que le précédent, né en même temps de la même mère et qui n'avait pas pris des œufs de ténia solium, n'en contenait pas (2). »

Deuxième a sixième expérience (Küchenmeister et Haubner).

1° — Le 30 mars et le 5 avril, des anneaux d'un ténia rendu la veille sont administrés à un cochon ; à l'autopsie faite le 15 mai suivant, on ne découvrit aucun cysticerque.

2° — Expérience semblable à la même époque ; autopsie le 20 mai, même résultat.

3°, 4°, 5° — Trois cochons de lait prennent des anneaux de ténia solium les 7, 24, 26 juin, les 2 et 13 juillet. L'un, tué le 26 juillet, avait de petits cysticerques, dont la tête était incomplétement développée. — Chez le second, tué le 9 août, on trouva un millier de cysticerques disséminés dans divers organes. — Le troisième, tué le 23 août, possédait un grand nombre de cysticerques. — Un quatrième cochon de lait, n'ayant pas pris d'œufs de ténia, n'avait aucun cysticerque (3).

D'après ces expériences les helminthologistes considèrent comme jugée la question des rapports du cysticerque ladrique avec le ténia solium ; exami-

(1) Gabriel Bertolus, *Diss. sur les métamorphoses des cestoïdes* (*Thèse de Montpellier*, n° 106, décembre 1856).

(2) P. J. Van Beneden, *Mém. sur les vers intestinaux,* couronné par l'Institut en 1853. Paris, 1858, p. 146.

(3) Küchenmeister, *op. infra cit.*, p. 120.

nons les faits : dans la première série, deux expériences (première et cinquième) peuvent être considérées comme nulles ; deux ont donné un résultat négatif ; une seule paraît irréprochable et cependant il y manque la détermination du ténia expulsé. Dans la seconde série, il n'y a que deux résultats négatifs sur six. Certes ces derniers faits ont beaucoup plus de valeur que les premiers et seraient tout à fait convaincants, si les auteurs avaient établi que la ladrerie est rare dans la contrée où ils ont expérimenté.

On a cherché d'autres arguments en faveur de l'identité du scolex du cysticerque ladrique et du ténia solium, dans la fréquence de ce ténia en Abyssinie, où l'on mange de la viande crue et à Saint-Pétersbourg chez les petits enfants que l'on nourrit de chair de bœuf cru. Mais nous avons montré (voy. *Path.*, p. 90) qu'en Abyssinie, ainsi qu'à Saint-Pétersbourg, la chair que l'on mange crue est celle du bœuf et non celle du porc ; or le bœuf ne contient point de cysticerque ladrique ; ce fait prouverait donc, au contraire, que le ténia solium ne provient point du cysticerque ladrique. Nous avons montré aussi que l'argument tiré de l'absence du ténia chez les juifs est puisé dans une assertion fausse.

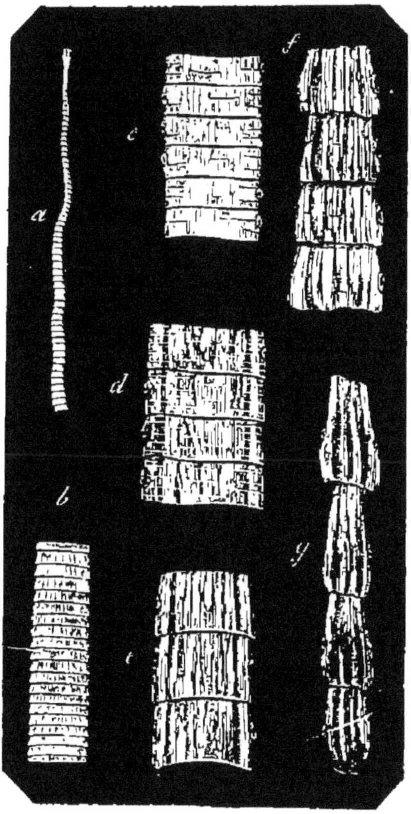

FIG. 17. — *Ténia de l'homme, inerme* (grandeur naturelle). Fragments pris de distance en distance, l'ordre des lettres indique leur succession d'avant en arrière ; — de *c* en *g*, les pores latéraux sont visibles.

Du rapprochement de tous ces faits, il résulte pour nous que la question de l'identité du scolex du cysticerque ladrique et du ténia solium armé, n'est point encore résolue.

Variété ou *espèce* B. — Ténia inerme.

Tænia mediocanellata (KÜCHENMEISTER).

Ténia très long, très large et très épais (beaucoup plus large que le ténia armé) ; tête inerme, grande, large de 2 millimètres, noirâtre, normalement inclinée sur l'une des faces du col ; rostre nul, ventouses très grandes ; cou très court, mais plus distinct que celui du T. solium armé ; système de canaux plus simple dans la tête que chez le ténia armé ; corpuscules calcaires plus grands et plus nombreux que chez ce dernier ; articles postérieurs très larges, ayant jusqu'à 17 millimètres, et de 9 à 14 millimètres en longueur ;

pores génitaux irrégulièrement alternes; proglottis très grands, très vivaces, sortant souvent d'eux-mêmes de l'anus dans l'intervalle des garderobes et très incommodes, ayant dans leur plus grande extension 25 à 30 millimètres de longueur et jusqu'à 7 millimètres de largeur; utérus ayant un grand nombre de divisions, jusqu'à trente de chaque côté, claviformes vers le bord libre, bifurquées vers le sommet et parallèles entre elles; ovules plus ovales, plus lisses et plus clairs que ceux du T. solium, laissant mieux voir leur embryon, longs de 0mm,036 et larges de 0mm,028 à 0mm,033 ; coque épaisse; embryons longs de 0mm,028 à 0mm,032 larges de 0mm,023 à 0mm,026.

Ce ténia forme probablement une espèce distincte et non une variété du ténia solium ; il a été figuré par plusieurs auteurs et confondu avec ce dernier ver ; M. Küchenmeister l'en a distingué. Le savant médecin de Zittau l'a observé plusieurs fois ; M. Van Beneden dit qu'un charcutier de Louvain et une jeune fille de Liège en ont rendu de semblables. Sur trois ténias qui ont été rendus en 1856 et 1857, dans le service de M. Rayer, à la Charité, et que nous avons en notre possession, deux appartiennent à cette *espèce?* Deux ténias qui nous ont été envoyés dernièrement de Beyrouth par M. le docteur Suquet, sont aussi des ténias inermes.

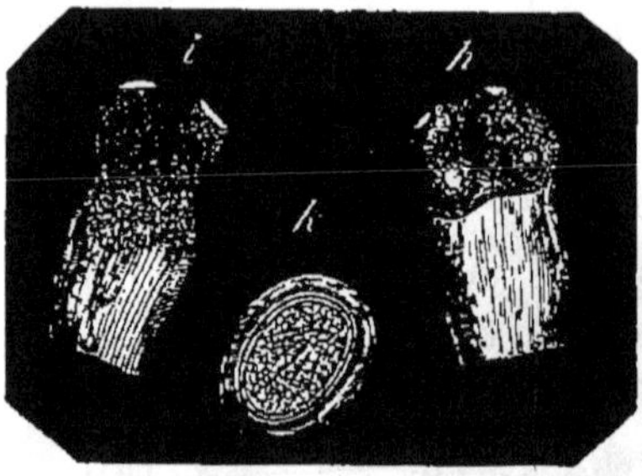

FIG. 18. — *i*, *h*, tête du *ténia de l'homme, inerme* vue sous deux aspects ; grossie 5 fois (voy. celle du *ténia armé*, fig. 15), —*k*, œuf mûr du même ténia, grossi 340 fois. (Voyez par comparaison avec l'œuf du ténia armé la figure 3.)

Variété ou *espèce* C.

Ténia du cap de Bonne-Espérance (Küchenmeister).

Scolex inconnu; partie postérieure du strobila seule observée. Articles épais et longs, pourvus sur toute la longueur du corps d'une crête longitudinale; pores génitaux marginaux, alternes; utérus et ovules semblables à ceux du ténia *mediocanellata*.

Variété ou *espèce* D. — Ténia des tropiques?

Bothriocephalus tropicus (Schmidtmüller).

Cestoïde indéterminé, observé par Schmidtmüller sur la moitié des nègres qui arrivent aux Indes, et sur quelques Européens qui avaient visité la côte de Guinée (1).

(1) Schmidtmüller, *in* Hamrop, *Annalen*, 7ter *jahrgang*, heft 5 und 6 (Gervais et Van Beneden).

15 TÉNIA NAIN (*Tænia nana*, BILHARZ, VON SIEBOLD).

Corps filiforme, déprimé; tête obtuse en avant, atténuée graduellement vers le cou; ventouses subglobuleuses; rostre pyriforme, armé d'une couronne de crochets bifides; articles plus larges que longs; cirrhes unilatéraux; ovules globuleux, ayant $0^{mm},02$ de diamètre, pourvus d'une coque lisse, épaisse, simple?; longueur totale du ténia 13 à 21 millimètres.

Trouvé une fois, en Égypte (mai 1851), par M. Bilharz, dans l'intestin grêle d'un jeune homme mort de méningite ; en nombre considérable.

16 TÉNIA DU MOUTON (*t. expansa*, RUDOLPHI).

Long de 30 millimètres à 30 mètres, large de 5 à 27 millimètres; tête très petite, arrondie, *inerme?*; ventouses dirigées en avant, presque contiguës; cou très court ou nul; bord postérieur de chaque article crénelé ou ondulé, recouvrant en partie l'article suivant; deux pores génitaux opposés à chaque anneau; pénis en forme de papille très petite.

Très commun en Allemagne, dans l'intestin grêle du mouton; se trouve aussi chez le bœuf, la gazelle, le chamois et le chevreuil (voy. *Path.*, p. 232).

17 TÉNIA DU BOEUF (*t. denticulata*, RUDOLPHI).

Long de 40 centimètres environ; tête petite, tétragone; point de crochets ni de rostre; ventouses dirigées en avant, presque contiguës; articles très courts, douze à vingt fois aussi larges que longs, à bord postérieur ondulé, recouvrant en partie le suivant; deux pores génitaux opposés sur chaque article; pénis en forme de dent aiguë, dure, saillante.

Trouvé dans l'intestin du bœuf, en France et en Allemagne.

18 TÉNIA DU LIÈVRE (*t. pectinata*, GOEZE).

Long de 20 centimètres, ovale-lancéolé ; tête inerme, nettement séparée des articles par un renflement annulaire; articles larges et très courts; pores génitaux unilatéraux?, papilliformes; œuf arrondi, pourvu de plusieurs enveloppes, l'interne pyriforme et terminée par un double prolongement simulant deux crochets.

19 TÉNIA PLISSÉ (*t. plicata*, RUDOLPHI).

Long de 16 à 80 centimètres; tête inerme, plus large que chez aucun autre ténia (5 à 6 millimètres), discoïde, tétragone, cou court, *plissé* transversalement; articles six à dix fois aussi larges que longs, se recouvrant en partie par leur bord postérieur; pores génitaux unilatéraux.

Dans l'intestin grêle et même dans l'estomac du cheval (voy. *Path.*, p. 227).

20 TÉNIA MAMILLAN (*T. mamillana*, MEHLIS).

Tête obtuse, tétragone, ventouses hémisphériques à ouverture allongée ; col nul ; articles cunéiformes ; pénis marginal entouré d'une grosse papille. Longueur totale 10 à 12 millimètres, largeur 4 millimètres.

Dans le gros intestin du cheval (voy. *Path.*, p. 227).

21 TÉNIA PERFOLIÉ (*T. perfoliata*, GOEZE).

Long de 18 millimètres à 8 centimètres, large de 3 à 9 millimètres ; formé de 44 articles? ; tête assez petite, tétragone, prolongée en arrière par des lobes latéraux ; ventouses larges, traversées par un sillon dirigé en avant ; cou nul ; premiers articles courts et très larges ; pénis finement hérissés, entourés d'une gaîne saillante, unilatéraux, existant jusqu'au 22e article seulement, les articles suivants ne possédant que l'organe femelle ; œuf à trois enveloppes.

Dans le cæcum et le côlon, quelquefois l'intestin grêle, chez le cheval (voy. *Path.*, p. 227).

22 TÉNIA EN SCIE (*T. serrata*, GOEZE).

Long de 50 à 130 centimètres, large de 3 à 6 millimètres ; tête arrondie, rostre très court et très épais ; 48 crochets, longs de $0^{mm},13$ sur deux rangs ; articles moyens ayant les angles postérieurs saillants en dents de scie ; pores génitaux irrégulièrement alternes, saillants au milieu des bords ; pénis lisse ; œuf presque globuleux, long de $0^{mm},04$, à coque dure, granuleuse.

Les jeunes, dit M. Dujardin, n'ont qu'un seul rang de douze à quatorze crochets, longs seulement de $0^{mm},08$ à $0^{mm},09$.

Très commun dans l'intestin grêle du chien (voy. *Path.*, p. 231).

De nombreuses expériences ont été faites pour arriver à la détermination du ver vésiculaire qui, ingéré dans le tube digestif du chien, produit le *tænia serrata*. Les plus importantes de ces expériences sont celles qui ont conduit à déterminer les rapports du cœnure cérébral avec un ténia du chien très voisin du *tænia serrata* suivant M. Küchenmeister, avec le *tænia serrata* même suivant plusieurs autres expérimentateurs. Il paraît certain que, quant au *tænia serrata* qui se rencontre le plus communément dans l'intestin du chien, ses œufs administrés au mouton ne produisent point chez ce ruminant le cœnure cérébral. M. Küchenmeister donne le nom de *tænia cœnurus* au ver cestoïde du chien qui se développe, à l'état de ver vésiculaire, dans le cerveau des herbivores. Une expérience remarquable provoquée par le médecin de Zittau, laisserait difficilement des doutes sur le développement en cœnure des embryons de cette espèce de ténia, si semblable au *tænia serrata* ; en effet, des œufs d'un ténia, provenant d'un chien auquel on avait fait prendre, un certain temps auparavant, des têtes de cœnure cérébral, furent envoyés à MM. Van Beneden à Louvain, Leuckart à Giessen, Gurlt à Berlin, et Eschricht à Copenhague (mai 1854). Les œufs furent administrés par ces divers observateurs à des moutons, qui présentèrent à la suite les symptômes du tournis (1). Dans le cerveau de ces moutons, on trouva des vésicules qui furent rapportées avec toute apparence de raison au cœnure cérébral (voy. *Synops.*, n° 3).

Si l'on considère l'ensemble des faits (concernant le *tænia serrata*) rapportés par les expérimentateurs, on voit que les résultats obtenus n'ont pas toujours été concordants, que les résultats négatifs ont été peut-être trop souvent négligés, que l'existence fréquente du *tænia serrata* chez le chien et des vers vésiculaires chez les herbivores n'a pas toujours été prise en considération. Les divergences d'opinion des expérimentateurs prouvent que la question attend encore une saine critique et de nouvelles recherches ; en effet, le *tænia serrata* serait produit par :

1° — Le *cysticercus pisiformis*, suivant Küchenmeister (2), Van Beneden (3), de Siebold (4), Baillet (5).

2° — Le *cysticercus tenuicollis*, suivant de Siebold (6).

3° — Le *cysticercus cellulosæ* suivant de Siebold (7).

4° — Le *cœnurus cerebralis*, suivant Haubner? (8), de Siebold (9), Van Beneden (10), Eschricht? (11), Leuckart? (12).

(1) Friedrich Küchenmeister, *Die in und an dem Korper des Lebenden Menschen vorkomenden parasiten*. Leipzig, 1855, p. 24. (Voy. aussi *Comptes rendus Acad. des sc.*, juillet, 1854, p. 46.)

(2) Küchenmeister, *Ueber die umwandlung der Finnen in tænien* (*Prager vierteljahrsschrift* 1852). — *Ueber den cestoden im Allgemeinen*, etc. Zittau, 1853. — *Mém. présenté à l'Acad. des sciences*, 1853.

(3) Van Beneden, *mém. cit.*, p. 152. — *Comptes rendus Acad. des sc.*, avril 1855, p. 997.

Valenciennes, *Remarques au sujet de la précédente communication* (*Comptes rendus Acad. des sc.*, avril 1855, p. 1000).

(4) De Siebold, *Zeitschrift für wissenschaftliche zoologie*, 1854. — *Mém. sur les vers rubanés de l'homme et des animaux*, etc., dans *Ann. des sc. nat.*, 1855, t. IV, p. 184. — Lewald, *De cysticercorum in tænias metamorphosi pascendi experimentis in inst. physiol. Vratislaviensi administratis illustrata* (*Thèse inaug.* Berlin, 1852).

(5) C. Baillet, professeur à l'École impériale vétérinaire de Toulouse, *Compte rendu des recherches et des expériences faites sur l'organisation et la reproduction des cestoïdes du genre ténia* (*Journ. des vétérin. du midi*, 1858, p. 604, reproduit par extrait dans *Ann. des sc. nat.*, 1858).

(6) De Siebold, *mém. cit.*, p. 188.

(7) De Siebold, *mém. cit.*, p. 192.

(8) Haubner, *Journ. agronomique de Hamm*, 1854, n° 10, p. 157, cité par de Siebold, *mém. cit.*, p. 202.

(9) De Siebold, *mém. cit.*, p. 195.

(10) Van Beneden, *mém. cit.*, p. 148. — *Comptes rendus Acad. des sc.*, communication de M. de Quatrefages, juillet, 1854, p. 46. — *Bull. Acad. roy. de Belgique*, t. XXI, n°s 5 et 7.

(11) Eschricht, communication de M. de Quatrefages, *Comptes rendus Acad. des sc.*, juillet, 1854, p. 47. — Voy. aussi Küchenmeister, cité.

(12) Communication de M. de Quatrefages citée.

Pour M. Küchenmeister aucun de ces trois derniers vers cystiques ne produit le *tænia serrata*; l'erreur des expérimentateurs provient en partie de ce que trois espèces distinctes de ténias sont confondues ensemble et sous la même dénomination de *tænia serrata*: l'une est, à l'état de larve, le *cysticercus pisiformis*; une autre le *cysticercus tenuicollis*, la troisième le *cœnurus cerebralis* (1). Dans de nombreuses expériences M. Baillet pense être arrivé aux mêmes résultats que le savant médecin allemand (2). Il conclut aux trois espèces de *tænia serrata*: « Ces trois espèces, bien que distinctes, dit-il, sont cependant assez rapprochées pour avoir, indépendamment des caractères génériques, de nombreux caractères communs. » M. Baillet donne les différences de ces trois espèces; mais les caractères des cestoïdes sont souvent tellement variables dans les individus d'une même espèce et si peu précis, qu'il serait difficile de reconnaître les uns des autres d'après la caractéristique donnée par ce savant vétérinaire, les individus des trois espèces de *tænia serrata*. L'expérimentation est, sans doute, le meilleur moyen de résoudre la question.

23 TÉNIA CUCUMERIN (*T. cucumerina*, BLOCH).

Long de 10 à 35 centimètres et jusqu'à 3 mètres, large de 2 à 3 millimètres; tête presque rhomboïdale; trompe armée de 48 crochets, très petits, à talon large et de forme ovale, sur trois rangs, très caducs; segments carrés, puis en forme de semences de melons; deux pores génitaux à chaque article, au milieu de la marge, opposés; œufs peu nombreux dans chaque article.

Dans l'intestin grêle du chien domestique, commun et souvent en grand nombre (voy. *Path.*, p. 231).

24 TÆNIA ECHINOCOCCUS (DE SIEBOLD).

Espèce presque microscopique quoique adulte; strobila composé d'un petit nombre de segments; le quatrième offrant déjà des œufs; le proglottis libre devenant aussi volumineux que le strobila tout entier.

Nous avons dit (*Synopsis* n° 7) comment l'hydatide se *multiplie* par des gemmes semblables et comment cette hydatide, et ses rejetons se *développent* par la production de gemmes dissemblables, les échinocoques. Ceux-ci possè-

(1) Küchenmeister, in Gurlt's, *Magazin für thierheilkunde*, 1854, 1855, et *op. cit.*, trad. angl., p. 28 et p. 70, note.

(2) Baillet, *mém. cit.*, p. 454. — *Expériences sur le* tænia cœnurus *et le* cœnurus cerebralis, p. 492. — *Expériences sur le* tænia e cysticerco tenuicolli *et le* cysticercus tenuicollis, p. 553. — *Expériences sur le* tænia serrata *et le* cysticercus pisiformis, p. 604. — Voyez *encore un premier mémoire avec* M. Lafosse, *même journal*, 1856, 2e série, t. IX, p. 97.

dent les attributs des vers téniadés dans leur pénultième phase de développement, c'est-à-dire à l'état de nourrice ou de scolex. MM. de Siebold et Van Beneden ont cherché par des expériences à déterminer les caractères de la phase ultime ou de proglottis.

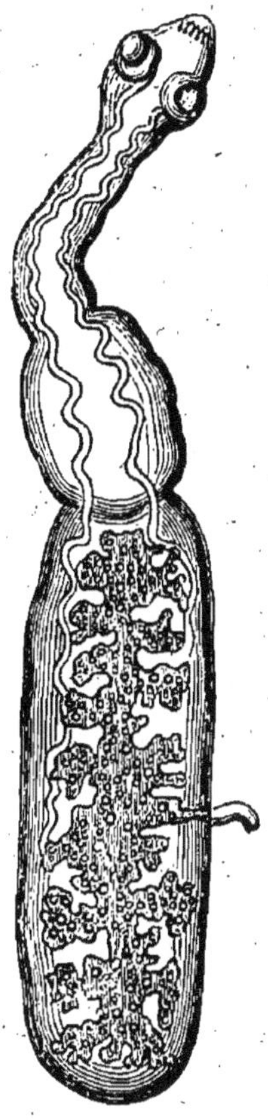

FIG. 19 (d'après M. Van Beneden). — *Tænia echinococcus* ou *tænia nana?* grossi 22 fois. Strobila complet montrant un proglottis adulte, rempli d'œufs et prêt à se détacher. Le pénis fait saillie sur le côté.

Le premier de ces savants donna, à douze jeunes chiens et à un jeune renard, des échinocoques pris dans des hydatides du foie et des poumons du bœuf et du mouton. Après un certain temps, il trouva dans l'intestin grêle de ces chiens un grand nombre de petits ténias. Du quinzième au vingtième jour, le scolex était pourvu de deux articulations; quelques jours plus tard, de trois. Au vingt-sixième jour, les œufs étaient formés et au vingt-septième, l'embryon était visible dans l'œuf. Vers cette époque, le scolex avait perdu, chez quelques-uns, sa couronne de crochets. Chez ce ténia, le nombre des articles reste borné à trois, et la longueur totale du ver ne dépasse pas 2 millimètres. Le scolex possède une couronne de crochets semblable à celle du scolex de l'*échinococcus veterinorum* (1).

M. de Siebold rapporte au *tænia echinococcus* de petits ténioïdes du chien que Rudolphi crut trouver en voie de formation aux dépens des papilles intestinales, et des ténias à trois anneaux observés aussi chez le chien par M. Röll et que cet observateur crut être de jeunes individus du *tænia serrata* (2).

En 1852, M. Van Beneden trouva, dans toute la longueur de l'intestin grêle d'un chien, un très grand nombre de petits ténias dont les plus grands avaient à peine la dimension d'un grain de millet. Il leur donna le nom de *tænia nana*, et attribua leur existence à des hydatides que le chien aurait mangées (3). En 1857, le savant zoologiste de Louvain administra des échinocoques du porc à deux chiens âgés de dix jours, et obtint des résultats concordants avec ceux de M. de Siebold; il vit que le dernier segment

(1) De Siebold, *Zeitschrift für Wissens. Zool.*, 1853, t. IV, p. 409, pl. XVI, fig. 1-9. — *Même recueil*, 1855, t. IV, p. 423. — *Ann. des sc. nat., mém. cit.*, p. 198.

(2) Rudolphi, *Entoz. hist. infra cit.*, vol. I, p. 411. — Röll, *Transact. de la Soc. physico-médicale de Würtzbourg*, 1855, t. III, p. 55.

(3) Van Beneden, *mém. cit*, p. 158, pl. XXI, fig. 15 à 20.

devient aussi volumineux que le strobila tout entier (1). Les crochets du *tænia nana* se font remarquer par un énorme talon, dit M. Van Beneden, et c'est un des caractères qui le rapprochent des échinocoques. Les crochets des échinocoques ne nous ont jamais paru aussi considérables que ne le dit M. Van Beneden et surtout aussi pyriformes et aussi proéminents que ceux du *tænia nana*. (Comparez notre fig. 7 avec la fig. 17, 18, pl. XXI, de Van Ben. *Mém.*)

Quelques médecins ont eu la pensée que les échinocoques introduits dans l'intestin de l'homme peuvent se développer en ténia ; M. Küchenmeister a partagé cette manière de voir, et il s'est demandé si le *tænia nana* observé par Bilharz n'avait pas une semblable origine (2). Les faits rassemblés dans cet ouvrage répondent à cette assertion. Nous avons rapporté trente-six cas de tumeurs hydatiques évacuées par le tube digestif et dans aucun l'on n'a noté l'invasion de ténias ; six fois l'autopsie a été faite, et l'on n'a trouvé dans l'intestin de ver cestoïde d'aucune espèce. On pourrait ajouter à ces faits ceux qui concernent des tumeurs hydatiques en communication avec les bronches, car dans ces cas, l'évacuation des échinocoques par la bouche ayant lieu souvent pendant des mois entiers, il est impossible que le malade n'en avale pas un grand nombre avec la salive ou les aliments. Or, sur trente-deux cas rapportés dans cet ouvrage, aucun malade n'a offert de ténias et cependant l'examen cadavérique a été fait douze fois. Si l'échinocoque de l'homme pouvait acquérir son développement complet dans l'intestin de l'homme, il est probable que le ténia qui lui correspond et qui, dans les soixante-huit cas cités, aurait dû exister souvent en nombre prodigieux, n'aurait point constamment échappé à l'œil des observateurs.

25 TÉNIA A COL ÉPAIS (*T. crassicollis*, RUDOLPHI).

Long de 15 à 60 centimètres ; tête hémisphérique, trompe très courte, 48 à 52 crochets; cou très épais ; premiers articles très courts, articles postérieurs plus longs que larges ; pores génitaux irrégulièrement ? alternes.

Assez commun dans l'intestin du chat domestique et de plusieurs animaux du genre chat (voy. *Path.*, p. 231).

La tête de ce ténia est semblable à celle du cysticerque fasciolaire qui se trouve dans le foie des rats et des souris. Cette ressemblance, indiquée par Pallas et confirmée par M. de Siebold, a porté ce dernier observateur à regarder le cysticerque fasciolaire comme un germe égaré du ténia du chat, et dans un état anormal ; on le considère aujourd'hui généralement comme un premier état, l'état de larve de ce ténia.

Quelques savants ont cherché par l'expérimentation à confirmer cette manière de voir : M. Leuckart a trouvé des cysticerques fasciolaires dans le foie

(1) Van Beneden, *Bull. Acad. roy. des sc. de Belgique*, 1857, t. XXIV, n° 4 et 1857, 2e série, t. II, p. 340. — *Zool. méd. cit.*, t. II, p. 275.

(2) Küchenmeister, *ouvr. cit.*, trad., t. II, p. 205.

de souris auxquelles il avait fait manger des articles mûrs du ténia crassicol du chat (1). M. Baillet a répété cette expérience sur plusieurs individus et il en a tiré des conclusions favorables à la génération du cysticerque de la souris par le ténia du chat : mais l'examen des expériences de ce savant mènerait, suivant nous, à une conclusion contraire (2). D'ailleurs il faut tenir compte de l'existence possible et même fréquente de cysticerques ou de vers cestoïdes chez des animaux qui paraissent avoir été mis complétement à l'abri de l'invasion de ces entozoaires ; ainsi M. Vulpian a montré à la Société de biologie, à plusieurs reprises, des foies de rat blanc contenant des cysticerques fasciolaires et cependant les rats, nés au muséum d'histoire naturelle, et constamment maintenus en cage, avaient été exclusivement nourris de pain et de carotte, n'avaient pas bu d'eau et n'avaient jamais eu le voisinage des chats. Ce n'est pas que nous voulions nier les rapports que l'analogie des formes établit entre le cysticerque fasciolaire et le ténia crassicol, mais nous ne pouvons accepter sans réserve des expériences souvent fort incomplètes ou incertaines et qui tendraient à introduire dans la science comme suffisamment prouvés des faits contestables.

(1) Cité par de Siebold, *mém. cit.*, p. 203.

(2) M. Baillet a donné des anneaux mûrs du *tænia crassicollis* à deux rats et six souris. Deux des animaux ayant été sacrifiés le jour même, ne pouvaient fournir aucun résultat quant à la question. Trois ont été examinés huit, douze, vingt-quatre jours après l'ingestion des œufs du ténia ; on trouva dans leur foie des vésicules plus ou moins nombreuses ; aucune de ces vésicules n'avait de *corps ni de tête* de cysticerque, *point de ventouses, point de crochets*. Sur les trois autres, examinés trois mois après, l'un avait un seul cysticerque fasciolaire, deux n'en avaient point (*mém. cité*). On conclura sans doute de cette expérience que les trois premiers animaux donnent un résultat nul ; car rien ne prouve que les vésicules observées fussent des cysticerques fasciolaires ; on conclura que les trois derniers infirment la transmission du cysticerque fasciolaire par les œufs du ténia du chat ; car deux étaient exempts de cysticerques, et l'unique individu qui se trouvait chez le troisième, pouvait venir d'autre part ; on sait, en effet, que le cysticerque fasciolaire est très commun chez la souris, et ce n'est pas une proportion trop forte que d'en trouver une fois sur six ; d'ailleurs serait-il probable que, parmi les centaines d'œufs qui ont dû être ingérés, un seul fût arrivé à bien ? Donc, sur les six expériences, on peut compter que trois sont nulles, et que trois prouvent la non-transmission du cysticerque fasciolaire par l'ingestion des œufs du *tænia crassicollis*. Ce ne sont pas là cependant les conclusions de l'expérimentateur ; il ne tient nul compte des résultats négatifs, ni de la possibilité, pour l'unique cysticerque observé, de sa provenance d'autre part. A ce sujet, on pourrait se demander pourquoi les expérimentateurs ne tiennent généralement pas de compte des résultats négatifs, et s'il suffit de dire, pour avoir le droit de les négliger, que le sujet était malade ou qu'il avait la diarrhée et moins encore, car il a suffi qu'on l'eût prévu. « Et comme je l'avais prévu, dit M. Baillet à propos de ses souris réfractaires, elles avaient échappé à l'intoxication vermineuse. » Est-ce mettre dans l'examen d'une question scientifique toute la rigueur que la science exige, et doit-on accepter sans contrôle, comme le font trop les auteurs de nos livres classiques, des faits autour desquels sont accumulées des causes d'erreur ?

26 TÉNIA ELLIPTIQUE (*T. elliptica*, BATSCH).

Long de 10 à 30 centimètres; tête obtuse, trompe en massue, armée de petits crochets disposés en plusieurs rangées, larges au talon et assez semblables aux *boucles* de la peau des raies; premiers articles très courts, les suivants presque carrés, puis arrondis, puis elliptiques; les derniers deux à trois fois aussi longs que larges; deux pores génitaux opposés à chaque article; œufs globuleux, à double enveloppe.

Suivant M. Van Beneden, ce ténia serait le même que le ténia cucumerin du chien.

Dans l'intestin grêle du chat domestique (voy. *Path.*, p. 231).

27 TÉNIA INFUNDIBULIFORME (*T. infundibuliformis*, GOEZE).

Long de 2 à 13 centimètres ; tête sphéroïde, ventouses petites, crochets au nombre de 208 sur deux rangs ; cou susceptible de se gonfler autant que la tête ; pores génitaux irrégulièrement alternes ; pénis court, tronqué et hérissé.

Dans l'intestin du coq domestique, de l'outarde, du canard et de l'oie.

28 TÉNIA PROGLOTTINIEN (*T. proglottina*, DAVAINE).

Long de $0^{mm},9$; tête ovalaire (diamètre transversal, $0^{mm},18$; longitudinal $0^{mm},10$) : *rostre remplacé par un infundibulum ? (ou ventouse ?)* très large ($0^{mm},08$), armé de plus de 80 crochets ayant la forme d'épingles, longs de $0^{mm},005$, sur deux rangs; quatre ventouses n'ayant que le tiers du diamètre de l'*infundibulum*, armées de crochets semblables, mais plus petits. Strobila ayant presque toujours moins de quatre articles; le premier nettement séparé de la tête, beaucoup plus petit que celle-ci, second article plus grand que la tête, troisième et quatrième successivement beaucoup plus grands; pore génital à l'angle antérieur du troisième article d'un côté et à l'angle antérieur du quatrième du côté opposé ; canal déférent très long, flexueux ; pénis dans une gaîne armée d'épines, rétractile ; zoospermes filiformes, très longs, en écheveau ; œufs relativement très grands ($0^{mm},05$), pourvus d'un embryon très vivace (voy. la fig. 5).

Les articles se séparent presque aussitôt après qu'ils sont formés ; ils vivent et se développent libres, ils acquièrent alors jusqu'au double de la longueur totale du ténia (la tête et quatre articles); dans leur plus grande protraction ils ont $1^{mm},8$ et la moitié de cette longueur dans la rétraction ; ces proglottis ont une grande vivacité, ils marchent, à la manière des sangsues (voy. fig. 13), le côté antérieur en avant (il se reconnaît à la situation du pore génital). Quelquefois deux articles séparés restent adhérents et marchent ensemble (voy. fig. 5).

Les embryons nous ont offert le curieux spectacle du travail de leurs crochets pour avancer dans les tissus, fait déjà vu dans une autre espèce par

M. Van Beneden ; mais la manière dont le petit animal se servait de ses crochets était un peu différente de celle qu'a décrite ce savant zoologiste. L'embryon du proglottis de la poule, enfermé dans un magma placé sous le microscope, s'efforçait d'en sortir : rassemblant ses six crochets en un faisceau unique et dirigé en avant, il se précipitait sur l'obstacle placé devant lui, puis, les deux crochets moyens formant la *proue*, les deux crochets latéraux de chaque côté étaient ramenés en arrière comme l'auraient fait des rames (voy. fig. 5, n° 7) ; à peine ce mouvement était-il terminé que l'embryon reculait, rassemblait de nouveau ses crochets et se précipitait encore en avant. Nous avons pu observer ce travail singulier pendant plus d'un quart d'heure, sans que des efforts précipités et incessamment renouvelés ralentissent l'ardeur du petit être.

Nous avons trouvé ces proglottis, en nombre considérable, dans le duodénum de toutes les poules que nous avons examinées, en octobre 1855, à Saint-Amand (Nord). Nous avons obtenu les têtes, en fort petit nombre toutefois, en raclant la membrane muqueuse du duodénum.

Les proglottis libres ont été vus et figurés, mais non décrits, par M. Dujardin, qui n'a pas observé le ténia auquel ils appartenaient (1).

La disposition de l'*infundibulum*, la forme des crochets, leur existence autour de chaque ventouse, doivent faire ranger ce ténia dans un genre distinct.

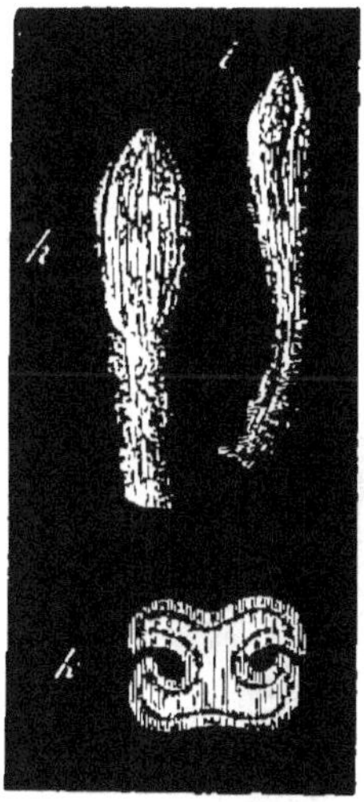

Fig. 20.— *i*, *h*, tête du bothriocéphale de l'*homme* grossie 6 fois et vue sous deux aspects. — *k*, tête du bothriocéphale du *turbot* grossie 12 fois ; coupe en travers faisant voir la disposition des ventouses latérales.

29. Plusieurs autres ténias, encore indéterminés, ont été observés chez le coq domestique. — Chez le pigeon, existe le TÆNIA CRASSULA ; chez l'oie et le coq domestiques, le TÆNIA MALLEUS ; chez plusieurs palmipèdes domestiques et chez les espèces sauvages correspondantes, le TÆNIA LANCEOLATA, le TÆNIA SETIGERA, le TÆNIA SINUOSA, le TÆNIA FASCIATA.

TRIBU DES BOTHRIOCÉPHALES.

Cestoïdes ayant une tête ou scolex et des anneaux pourvus d'organes sexuels mâle et femelle ; orifices des organes sexuels ouverts sur la ligne médiane de l'une des faces des anneaux.

État embryonnaire ?

État de larve : inconnu.

(1) Dujardin, *Ann. des sc. nat.*, 1843, t. XX, 2e série, p. 342.

GENRE BOTHRIOCÉPHALE (*Dibothrius*, Rudolphi).

Corps mou, déprimé, fort allongé, composé d'un très grand nombre d'articles; tête oblongue, pourvue de deux fossettes latérales, allongées longitudinalement, point de crochets ; proglottis restant réunis.

Le genre bothriocéphale comprend un grand nombre d'espèces, qui vivent presque toutes chez les poissons ; celles, en très petit nombre, qui ont été trouvées chez des mammifères et des oiseaux sont encore très peu connues, excepté toutefois l'espèce qui vit chez l'homme.

Les bothriocéphales existent dans le tube digestif.

30 BOTHRIOCÉPHALE DE L'HOMME (*Bothriocephalus latus*, Bremser).

Long de 6 à 20 mètres, filiforme en avant, large jusqu'à 27 millimètres en arrière, ordinairement de couleur foncée, d'un gris roussâtre (nous en possédons un parfaitement blanc) ; tête oblongue, avec deux ventouses latérales allongées ; cou presque nul ; premiers articles en forme de rides, les suivants courts, subcarrés, ensuite plus larges transversalement, les derniers toujours plus larges que longs, offrant un épaississement plus foncé au milieu, quelquefois perforés ; orifice mâle situé sur la ligne médiane, près du bord antérieur de l'anneau ; pénis court, lisse, faisant saillie par cet orifice ; pore génital femelle situé un peu en arrière. Œufs ovoïdes, longs de $0^{mm},068$, larges de $0^{mm},044$, pourvus d'un opercule ; embryon inerme ?

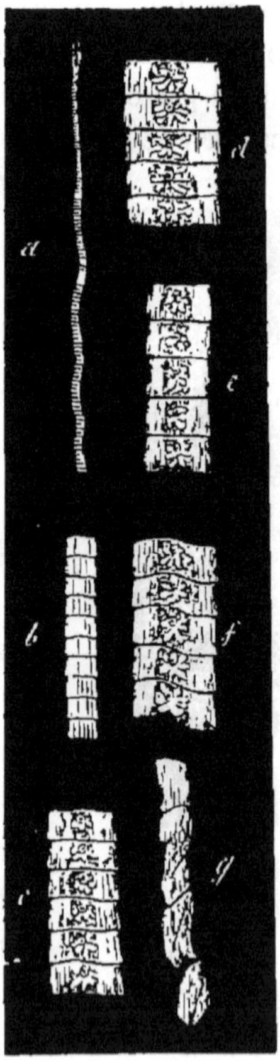

Fig. 21 (*).

Le bothriocéphale de l'homme est probablement de tous les cestoïdes celui qui atteint la plus grande longueur ; ses anneaux ne se séparent point en cucurbitins comme ceux du ténia solium, en sorte qu'on trouve souvent après la ponte les derniers segments encore adhérents au strobila ; la sortie des œufs s'effectue ordinairement par la rupture des parois de la matrice, il en résulte que les anneaux sont fréquemment perforés (voy. *Path.*, fig. 3), quelquefois ils sont divisés longitudinalement et constituent deux cordons latéraux en forme de queues, souvent ils sont simplement ratatinés. Le bothriocéphale, ne donnant point de cucurbitins, se

(*) Bothriocéphale de l'homme, grandeur naturelle ; fragments pris de distance en distance : l'ordre des lettres indique leur situation relative, de la tête à l'extrémité postérieure ; en *c*, *d*, *e*, *f*, le pore génital mâle est visible ; *g*, derniers anneaux ratatinés après la ponte.

brise en fragments presque toujours considérables et qui ne sortent qu'à des intervalles éloignés.

La tête du bothriocéphale vivant prend des formes variées par la grande contractilité dont elle est douée ; elle est toujours très distincte de celle du ténia. Les anneaux séparés de la tête sont aussi très faciles à distinguer de ceux du ver solitaire, par l'absence d'un pore génital à la marge, en outre par un épaisissement central souvent plus coloré qui a fait comparer la chaîne des anneaux du bothriocéphale à un rachis, d'où la dénomination donnée à ce ver par Andry (ténia à épine), enfin par les autres caractères donnés ci-dessus.

La fécondité du bothriocéphale, comme celle des cestoïdes en général, est prodigieuse : M. Eschricht a compté sur un seul individu dix mille anneaux, or, attribuant mille œufs à chaque anneau, ce qui est au-dessous de la réalité, on porte à dix millions le nombre d'œufs fournis par ce bothriocéphale (1); il faudrait ajouter encore ceux que fourniraient les anneaux à venir.

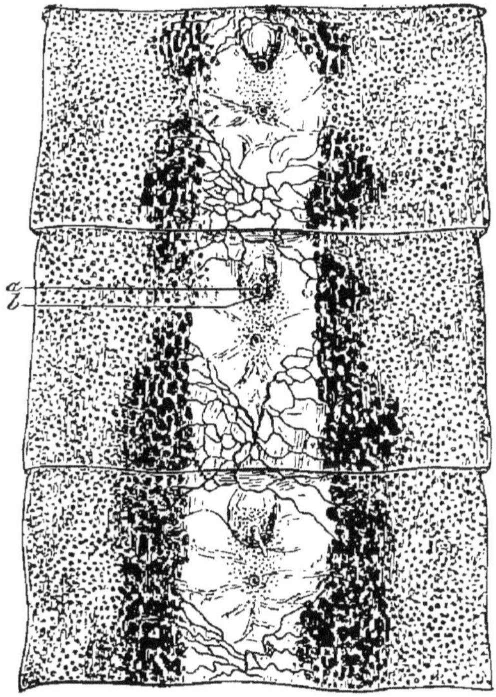

Fig. 22 (d'après Gervais et Van Beneden). — Trois anneaux du bothriocéphale de l'homme grossis. — En a se voient le mamelon et l'orifice génitaux mâles ; au-dessous, l'orifice femelle. Au troisième anneau le pénis est saillant ; il est rentré dans les premiers.

Chaque segment est pourvu d'organes génitaux mâle et femelle. L'orifice, par lequel fait saillie le pénis, existe au sommet d'un mamelon peu apparent, situé sur la ligne moyenne de l'une des faces. Le pénis, d'après M. Eschricht, est muni d'une gaîne, et est en rapport avec un canal déférent long, ramassé et terminé par une vésicule séminale sacciforme. Le testicule, formé de granulations blanchâtres, communique avec la vésicule par plusieurs conduits. L'orifice de la vulve situé en arrière de l'orifice mâle n'est point proéminent ; l'appareil femelle est composé d'un oviducte long et souvent replié, d'une matrice constituée par deux poches divergentes, de plusieurs ovaires volumineux.

(1) Eschricht, *Anatomisch physiologische untersuchungen ueber die bothriocephalen* (*Act. Acad. nat. cur.*, 1840, vol. IX, suppl. II).

L'orifice femelle n'est pas toujours apparent ; il en est de même du pénis, ce qui a fait supposer que l'hermaphrodisme pour chaque anneau n'est pas constant ; mais peut-être ces variations dépendent-elles de l'époque à laquelle se fait l'examen ; l'organe femelle pouvant devenir apparent plus tard que l'organe mâle et celui-ci pouvant disparaître après l'accomplissement de sa fonction, comme chez les ténias dont nous avons parlé.

L'œuf du bothriocéphale de l'homme est grand et muni d'un opercule ; nous n'avons jamais pu y découvrir d'embryon ni l'indice d'un fractionnement. D'après un dessin laissé par Schubart, d'Utrecht, l'embryon serait cilié et en outre muni de six crochets (1).

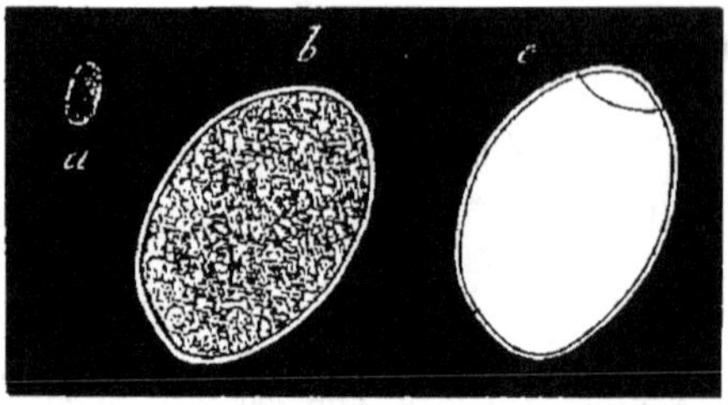

FIG. 23. — Œuf du bothriocéphale de l'homme. — *a*, grossi 70 fois ; *b*. grossi 340 fois ; *c*, traité par l'acide sulfurique concentré qui fait voir l'opercule.

Mayor a distingué dans le bothriocéphale de l'homme deux variétés ou espèces, d'après les dimensions relatives des anneaux ; mais on sait que c'est là un caractère fort incertain. Personne jusqu'aujourd'hui n'a vérifié la distinction qu'a voulu établir le médecin de Genève.

Le bothriocéphale existe chez l'homme dans l'intestin grêle (voy. *Path.*, p. 70, 76, 78, 87, 111).

31 BOTHRIOCÉPHALE DU CHAT (*Dibothrium decipiens*, DIESING).

Tête ovale, oblongue ; ventouses latérales, béantes en arrière, et fermées dans la plus grande partie de leur longueur par suite du rapprochement des lèvres ; cou long, mince ; articles antérieurs parallélipipèdes, les moyens très longs, les postérieurs presque carrés, le dernier arrondi ; longueur de la tête 3 millimètres, largeur 1 millimètre ; longueur des anneaux moyens 9 millimètres, des postérieurs 4 millimètres ; longueur totale 1 mètre 60.

L'adulte ressemble beaucoup pour la forme et la couleur au bothriocéphale large.

Trouvé par Créplin, à Greifswald, dans l'intestin grêle d'un chat ; par Natterer, au Brésil, dans le raton et dans d'autres animaux du genre chat ; par Diesing, à Vienne, dans l'once ; à Gœttingue, par Leuckart, dans le léopard.

32 BOTHRIOCÉPHALE DU CHIEN (*Diboth. serratum*, DIESING).

Tête linéaire, arrondie au sommet ; ventouses latérales allongées ; cou court, filiforme ; articles antérieurs très courts, les suivants trois fois plus larges que longs,

(1) Dans un atlas sur les vers intestinaux fait par Schubart, et qui est devenu, après la mort de l'auteur, la propriété du docteur Verloren, on voit un œuf du bothriocéphale de l'homme contenant un embryon cilié et dans celui-ci un appareil hexacanthe (Gervais et Van Beneden).

ayant les angles postérieurs proéminents, le dernier arrondi. Longueur totale 50 centimètres; articles longs de 2 millimètres, larges de 6 millimètres; tête longue de 2 millimètres, large de $0^{mm},5$.

Fragments rendus par un chien en Poméranie, examinés par de Siebold. Vivant, au Brésil, dans l'intestin grêle du renard du Brésil ou aguarachai (Canis azaræ, — *Natterer*).

TYPE III. — TRÉMATODES (RUDOLPHI).

Animaux solitaires, inarticulés, plus ou moins allongés et déprimés; pourvus d'un ou plusieurs organes d'adhérence ou de *ventouses*, d'un tégument mou, non revêtu de cils vibratiles, d'une bouche, d'un intestin ordinairement bifurqué, quelquefois simple, quelquefois ramifié, toujours terminé en cæcum et sans anus; possédant un système nerveux représenté par une masse centrale et deux cordons latéraux, un système de canaux excréteurs (urinaires?); dépourvus d'appareil circulatoire; généralement hermaphrodites, et très rarement à sexes séparés sur deux individus; orifices génitaux distincts ou réunis; testicules multiples; pénis plus ou moins long, rétractile; ovaires complexes; oviducte ou utérus ordinairement tubuleux, très long; œufs elliptiques, ordinairement pourvus d'un opercule.

Les trémadodes offrent deux *types secondaires* bien tranchés par leur organisation, leur mode de développement et leur genre de vie.

1° Le type ou sous-ordre des POLYSTOMIDES, ou *trématodes monogénèses* de Van Beneden, comprend des trématodes pourvus de plus de deux organes d'adhérence ou ventouses. Ils ont un développement direct; l'embryon, nu et sans cils au moment de l'éclosion, possède déjà la forme de l'adulte. Tous vivent en parasites externes, sur la peau ou les branchies des animaux aquatiques, des poissons principalement; ils ne sont jamais renfermés dans un kyste.

Aucune des espèces de cette grande division des trématodes ne doit nous occuper.

2° Le type ou sous-ordre des DISTOMIDES, ou *trématodes digénèses* de Van Beneden, comprend les trématodes qui n'ont pas plus de deux organes d'adhérence ou ventouses. Ils ont un développement indirect, l'embryon ne ressemblant nullement à l'individu qui l'a produit. Tous, à la période adulte, vivent en parasites internes des animaux vertébrés.

Les Distomides n'atteignent jamais une grande taille; leur forme la plus ordinaire est aplatie, foliacée; ils sont revêtus d'une couche épidermique lisse ou recouverte de spinules dirigées en arrière; ils n'ont point de cavité générale; le tissu de leur corps paraît formé d'une substance homogène dans certaines espèces ou de fibres qui se croisent en divers sens ou de cellules *contractiles?* possédant un noyau bien distinct. Le tube digestif ou ses ramifications jouissent d'une contractilité grande au point d'effacer souvent complétement leur cavité dans une partie de leur étendue (voy. fig. 26); il en est de même des canaux excréteurs qui paraissent souvent interrompus çà et là.

La locomotion de ces trématodes est assez bornée; elle se fait principalement, au moyen des organes d'adhérence, à la manière de celle des sangsues; ces organes d'adhérence sont des excavations plus ou moins profondes revêtues d'une couche musculaire épaisse (ventouses). Le plus souvent l'une des ventouses, située à l'extrémité antérieure, constitue en même temps la bouche; l'autre est imperforée et sert uniquement à fixer l'animal; elle est placée à la face ventrale, plus ou moins rapprochée de la première, ou bien à l'extrémité caudale; elle n'existe pas dans toutes les espèces.

A l'exception de deux espèces, tous les distomides sont hermaphrodites. Les appareils générateurs mâle et femelle sont construit sur un type uniforme; leur *disposition la plus générale* est la suivante :

L'*appareil mâle* se compose de deux (rarement moins, quelquefois plus) organes formateurs du sperme ou *testicules*, qui sont situés en arrière ou autour de la ventouse ventrale; d'une *vésicule séminale externe*, communiquant avec chaque testicule par un canal déférent distinct ou rarement réuni en un seul tronc avec son congénère; d'un organe allongé, creux, nommé *poche du cirrhe* qui est en rapport avec la vésicule séminale d'un côté et qui se prolonge de l'autre en un tube long, flexueux, terminé par un *cirrhe* ou pénis tubuleux, lisse ou hérissé, saillant à l'extérieur, ou rétractile dans la poche du cirrhe; l'orifice externe de cette poche est commun aux appareils mâle et femelle. Les spermatozoïdes sont très petits, filiformes et très vifs.

L'*appareil femelle* se compose d'un réservoir creux (ovuligène, *ovaire*) dans lequel naissent les vésicules germinatives, d'un organe formé par une réunion de cæcums dans lesquels se forme le vitellus (*vitellogène.*); un conduit de l'ovuligène et un autre conduit commun aux cæcums du vitellogène, s'abouchent et constituent un canal plus considérable qui est *l'oviducte*; celui-ci est un tube simple, formant un très grand nombre de circonvolutions, qui remplissent plus ou moins toute la partie postérieure du corps; il conserve un calibre assez uniforme dans tout son trajet et aboutit à l'orifice génital externe. L'oviducte reçoit d'une part les vésicules germinatives, de l'autre le vitellus, qu'il revêt de leur coque.

Il existe un autre organe, la *vésicule séminale interne*, dont nous n'avons pas parlé, qui relie les deux appareils; c'est une poche ou réservoir appartenant par sa fonction à l'appareil mâle, par sa situation à l'appareil femelle et qui s'ouvre dans l'oviducte avec les conduits de l'ovuligène et du vitellogène; cette poche communique d'un autre côté directement avec l'un des testicules par un conduit spécial qui y verse la semence. Il résulte de cette disposition que les parties constitutives de l'ovule, le vitellus et la vésicule germinative, se forment dans des organes distincts et qu'avant d'être revêtues par la coque, elles sont en rapport avec les spermatozoïdes qui arrivent de la vésicule séminale interne. L'œuf peut donc être fécondé avant d'être complétement constitué.

Le développement de l'œuf se fait quelquefois complétement dans l'oviducte. L'embryon qu'il renferme est ordinairement revêtu de cils vibratiles; il est quelquefois armé de crochets (voy. *Path.*, p. 264, note 2); il diffère toujours beaucoup par sa forme, et par son organisation de l'individu qui lui a donné naissance.

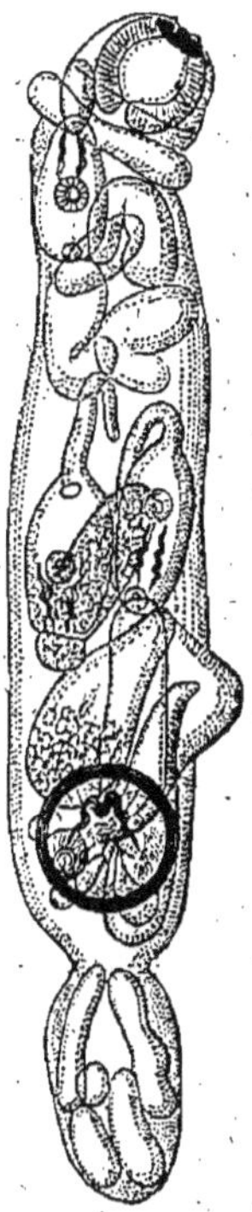

FIG. 24 (*).

C'est par une *génération alternante* que reparaît le type de l'individu qui a produit l'embryon; celui-ci, semblable à un infusoire, n'a point d'organes internes distincts; il est généralement recouvert de cils vibratiles au moyen desquels il nage dans le liquide ambiant; il ne subit point ordinairement de métamorphoses, mais il périt après avoir produit une ou *plusieurs ?* gemmes qui se sont développées dans son intérieur. Ces gemmes jouissent d'une vie propre et continuent à se développer; leur organisation diffère de celle de l'embryon qui les a produites; elle n'est point non plus celle d'un distomide parfait. Ces gemmes deviennent souvent un simple sac ovoïde ou cylindrique, pourvu d'une ventouse rudimentaire, ou des tubes ramifiés plus ou moins longs sans organes internes appréciables; d'autres fois elles acquièrent des organes, un tube digestif, une ventouse buccale.

Ces organismes qui procèdent de l'embryon forment une seconde phase de génération. L'embryon, après l'éclosion, vivait à l'état de liberté, l'individu qui lui succède vit toujours en parasite à l'intérieur d'animaux mollusques. On a désigné par le nom de *sporocystes* les individus de cette seconde génération dont l'organisation est la plus simple et par le nom de *rédies* ceux dont l'organisation est plus complexe. Les sporocystes se multiplient quelquefois sous la même forme, comme les hydatides, soit par scission, soit par gemmation externe ou interne (1). Les sporocystes ou les rédies ne sont point des-

(*) (D'après Van Beneden) sporocyste grossie de *cercaria echinata*, contenant des gemmes et des cercaires plus ou moins développées; à l'extrémité antérieure existe une ventouse, à l'extrémité postérieure une sorte d'appendice caudal; vers cette extrémité une cercaire s'est prématurément enveloppée d'un kyste.

(1) Ces gemmes semblables ne doivent pas être considérées comme constituant une nouvelle phase de génération, ainsi qu'on l'a fait, à tort croyons-nous (voy. *Synops*, p. III, note).

tinées à devenir des distomides parfaits ; elles sont douées, dans les premiers temps, de vie et de mouvements très actifs, puis il se forme dans leur intérieur des gemmes qui s'accroissent rapidement ; ces gemmes distendent par leur accumulation le corps de leur mère qui, perdant graduellement sa vitalité et ses mouvements, se trouve enfin réduite à l'état d'un sac membraneux et complétement inerte.

Les gemmes développées dans la sporocyste constituent une troisième phase de génération qui ramènera le distomide parfait ; elles forment d'abord des individus auxquelles on a donné le nom de *cercaires* et qui ne sont point semblables aux individus adultes : leur corps est ovoïde, très contractile, ordinairement pourvu d'organes transitoires, tels qu'une queue plus ou moins longue qui sert à la locomotion, un ou plusieurs crochets qui servent à pénétrer dans les tissus, et d'organes définitifs comme des ventouses, un tube digestif, un appareil excréteur. Après que les cercaires ont eu acquis un certain développement dans leur mère ou sporocyste, celle-ci se déchire et laisse sa progéniture en liberté. La cercaire devenue libre nage à la recherche d'un nouvel hôte ; elle pénètre, au moyen de son armature buccale, à travers les téguments d'un animal aquatique, larve d'insecte ou mollusque principalement, perd sa queue dans le passage, et s'enveloppe aussitôt d'un kyste ; là, elle revêt la forme du distomide parfait, mais elle n'acquiert point d'organes génitaux ; ce n'est que lorsque l'hôte devient la proie d'un vertébré, que le jeune distôme, parvenu dans l'organe et chez l'animal qui lui convient, acquiert définitivement les attributs de l'adulte de son espèce.

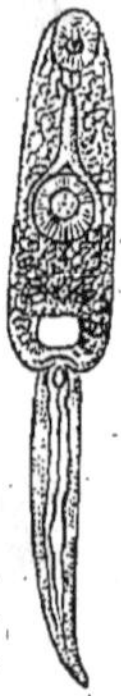

FIG. 25(*).

Ainsi, les diverses phases du développement d'un distomide sont au nombre de trois : l'embryon est une *grand'nourrice*, la sporocyste *une nourrice*, la cercaire *une larve qui ramène l'état adulte par métamorphose*. Toutefois, le développement des distomides offre suivant les espèces des variations que les étroites limites d'un synopsis ne permettent pas d'indiquer.

Les distomides adultes ne vivent jamais libres ; extraits des organes qu'ils habitent et placés dans l'eau, ils se décomposent et périssent très vite. Ils se trouvent principalement dans le tube digestif, dans les cavités respiratoires, dans les canaux biliaires, chez les animaux vertébrés. Ils sont plus répandus chez les animaux aquatiques ou chez ceux qui vivent dans le voisinage de l'eau que chez les animaux qui vivent dans les lieux secs ; comme on le remarque parmi les reptiles chez les amphibiens, parmi les oiseaux chez les échassiers et les palmipèdes, parmi les vertébrés chez les poissons.

Les espèces des distomides ne paraissent point limitées à certaines parties du globe, elles sont aussi moins exclusivement que d'autres entozoaires, pro-

(*) (D'après Van Beneden) cercaire du *distoma retusum*, très grossie ; elle est pourvue de deux ventouses, d'un tube digestif rudimentaire, d'une queue. Dans l'épaisseur de la ventouse buccale existe un crochet unique ou stylet, dont elle se sert pour pénétrer à travers les téguments.

pres à un animal déterminé ; elles se trouvent, en effet, souvent sur deux ou trois et même sur un beaucoup plus grand nombre d'espèces différentes d'animaux.

Les distomides offrent quatre formes qui se distinguent par le nombre et par la position des ventouses et qui constituent quatre genres. Deux sont caractérisés par l'existence d'une seule ventouse, ce sont les genres monostome et amphistome de Rudolphi. Chez les monostomes la ventouse est située à l'extrémité antérieure, chez les amphistomes à l'extrémité postérieure. Les deux autres genres, distome et holostome, ont une ventouse antérieure buccale et une ventouse abdominale.

Les genres tétrastome et hexathyridium, qui font aussi partie de l'ordre des trématodes, concernent des animaux fictifs ou devant rentrer dans d'autres genres d'entozoaires.

GENRE MONOSTOME (Rudolphi).

« *Corps plus ou moins allongé et aplati; bouche située à l'extrémité antérieure et entourée d'une masse musculaire urcéolée, formant une ventouse; deux orifices génitaux distincts, et quelquefois un orifice postérieur respiratoire ou excrétoire, mais sans ventouse ventrale.* » (Dujardin.)

Le genre monostome comprend plusieurs espèces qui se trouvent principalement chez les oiseaux, les reptiles et les poissons, dans l'intestin ou dans d'autres organes.

33 MONOSTOME DE L'HOMME (*Monostoma lentis*, Nordmann).

Corps déprimé, long de $0^{mm},21$.

Trouvé dans un cristallin atteint de cataracte, chez l'homme (voy. *Path.*, p. 735).

34 Plusieurs espèces de monostomes ont été observées chez les animaux domestiques ; une exceptée, elles appartiennent aux oiseaux.

Chez le lapin, existe le monostomum leporis ; chez l'oie, les monostomum mutabile, m. variabile, m. triseriale ; chez le canard, les monostomum attenuatum, m. caryophillinum ; chez le canari, le monostomum faba.

Le monostome du lapin n'a encore été rencontré qu'une fois, par Kuhn ; il est long de 7 millimètres et large de 2, ovale, déprimé ; il habite le péritoine.

Le monostome changeant (M. *mutabile*) habite les cavités sous-orbitaires de l'oie et d'autres oiseaux aquatiques. Il produit des œufs dont l'embryon se développe avant la ponte ; dans cet embryon, apparaît un corps vivant, un animal qui, lors de sa découverte, excita au plus haut point la surprise des naturalistes, car il fut pris pour un parasite de l'embryon et, comme il existe constamment, il fut regardé comme un *parasite nécessaire;* mais ce parasite est une gemme qui se développera en sporocyste. La fonction de ce parasite nécessaire, comprise enfin par Steenstrup, éclaira d'une lumière soudaine les phases successives et jusqu'alors inconnues du développement des distomides.

Le MONOSTOME FÈVE est un autre parasite non moins intéressant; il a la forme que désigne son nom; il existe chez plusieurs oiseaux renfermé dans un kyste des téguments; mais chaque kyste contient toujours deux individus appliqués l'un contre l'autre par leur face ventrale.

GENRE DISTOME (RETZIUS).

Corps déprimé ou cylindrique, armé ou inerme, muni de deux ventouses distinctes et isolées, l'une antérieure contenant la bouche, l'autre imperforée et située à la face ventrale entre le milieu et le premier sixième de la longueur; intestin divisé en deux branches simples (rameuses chez le distome hépatique); ouvertures génitales rapprochées ou réunies et confondues en un cloaque, situées en avant, très rarement en arrière de la ventouse ventrale; un orifice postérieur contractile, donnant entrée dans une cavité intérieure, quelquefois ramifiée et se distribuant dans toutes les parties du corps.

Le genre distome forme un groupe considérable et très naturel d'animaux dont les nombreuses espèces vivent toutes en parasites, soit dans des cavités communiquant plus ou moins directement avec l'extérieur, soit dans des cavités closes, soit dans des kystes. A l'état de larve, elles existent chez des crustacées, des mollusques, et libres dans l'eau; à l'état parfait, elles se rencontrent chez les animaux appartenant aux quatre classes des vertébrés.

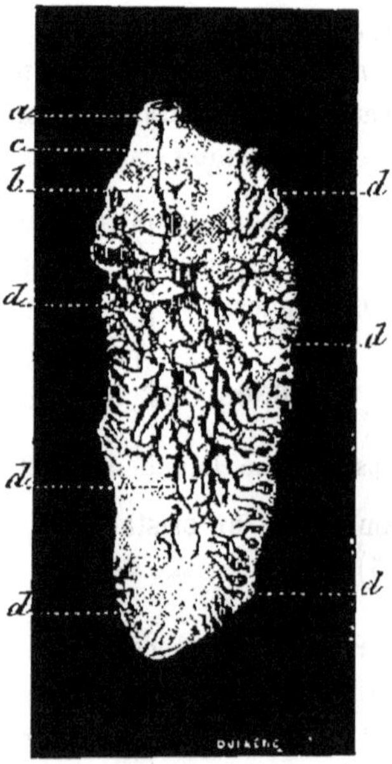

FIG. 26. — Distome hépatique (non encore adulte) grossi 8 fois. Il provient d'un abcès, chez un homme. — *a*, ventouse buccale; *b*, ventouse abdominale; *c*, œsophage; *d*, *d*, *d*, *d*, ramifications de l'intestin; elles ne sont pas apparentes partout à cause de leur contraction.

35 DISTOME HÉPATIQUE (*Distomum hepaticum* ABILDGAARD).

Corps blanchâtre, long de 18 à 31 millimètres et large de 4 à 13mm,5 chez l'adulte, n'ayant environ que la moitié de ces dimensions chez les jeunes; ovale-oblong ou lancéolé, obtus; plus large et arrondi en avant où il se rétrécit tout à coup et forme une sorte de cou conique; rétréci en arrière et aplati en forme de feuille ; tégument couvert d'épines plus ou moins aplaties, longues de $0^{mm},05$; ventouse antérieure terminale, arrondie ; ventouse postérieure à orifice triangulaire, située très près de la première ; intestin ramifié distribué dans tout le corps, plus ou moins apparent suivant l'état de contraction de ses divisions ; orifices génitaux contigus, situés au milieu de l'intervalle des deux ventouses ; pénis cylindrique, saillant, contourné en spirale ; ovaires blancs, en grappe ; oviducte formant des circonvolutions nombreuses, contenant des œufs plus ou moins colorés en jaune, ovoïdes, pourvus d'un opercule, longs de $0^{mm},13$ à $0^{mm},14$, larges de $0^{mm},07$ à $0^{mm},09$; — embryon inconnu.

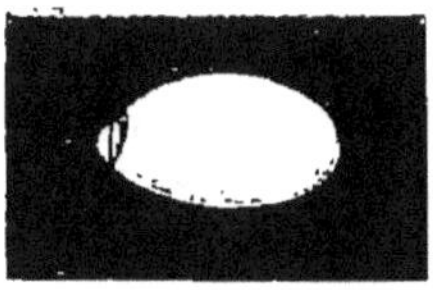

FIG. 27. — Ovule du distome hépatique, grossi 107 fois et traité par la potasse caustique pour séparer l'opercule.

Le distome hépatique appartient aux ruminants, car c'est généralement chez ces animaux qu'on le rencontre, mais ce ver est du nombre assez restreint de ceux qui peuvent vivre dans des animaux très différents : il a été trouvé chez l'homme, chez le bœuf, le mouton, la chèvre, le cheval, l'âne, le chameau, le porc, l'éléphant, le lapin ; et, parmi les animaux sauvages, dans le daim, le chevreuil, le cerf, l'antilope, l'écureuil, le lièvre, le kanguroo (voy. *Path.*, p. 235, 238, 246, 250).

Le distome hépatique vit généralement dans les conduits et dans la vésicule biliaires, mais il ne fait pas son séjour exclusif de ces organes ; on le trouve assez fréquemment dans l'intestin ; on l'a vu dans les vaisseaux sanguins chez l'homme, et même dans des tumeurs inflammatoires situées sous la peau ; peut-être dans ces dernières conditions n'atteint-il jamais l'état adulte (voy. *Path.*, p. 315).

36 DISTOME LANCÉOLÉ (*Dist. lanceolatum*, MEHLIS).

Corps demi-transparent, plus ou moins taché de brun par les œufs, long de 4 à 9 millimètres, large de $2^{mm},2$, lancéolé, obtus en arrière, aminci en avant, et terminé par la ventouse buccale ; tégument lisse ; ventouse ventrale orbiculaire,

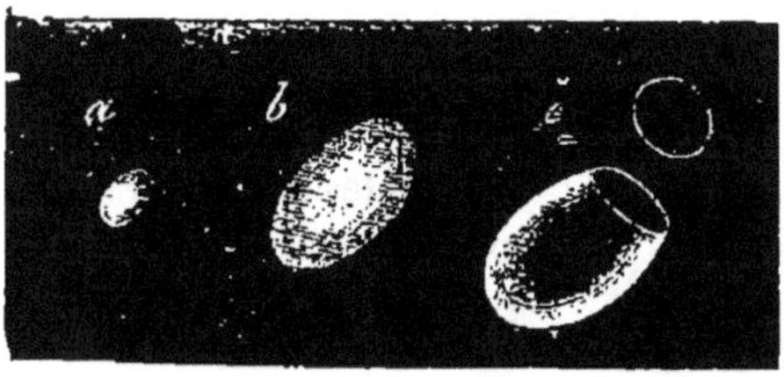

FIG. 28. — Ovule du distome lancéolé. — *a*, grossi 107 fois (même grossissement que la fig. 27) ; *b*. grossi 340 fois ; *c*, le même traité par la potasse caustique pour en séparer l'opercule.

plus grande que la buccale ; intestin divisé en deux branches longitudinales, droites, simples ; orifices génitaux contigus, situés entre les deux ventouses ; pénis long, généralement droit ; trois testicules dont un plus petit ; ovaires blanchâtres, ramifiés : oviducte très long, replié un grand nombre de fois en arrière des testicules et coloré en jaune, en brun et en noir d'arrière en avant, par les œufs; œuf mûr noirâtre, long de 0^{mm},037 à 0^{mm},04, pourvu d'un opercule très grand (le développement commence dans l'oviducte et, lorsque l'œuf est expulsé dans l'intestin, l'embryon est déjà formé) (1); orifice caudal distinct, communiquant avec des canaux excréteurs.

Variété de l'homme.

Plusieurs des distomes observés chez l'homme appartiennent au *dist. lancéolé*; tels étaient, d'après la détermination de Rudolphi, les distomes trouvés par Buchholz et ceux de Chabert.

Les distomes rencontrés par M. Busk, non dans les canaux biliaires où il n'en existait aucun, mais dans le duodénum, doivent être rapportés au distome lancéolé. Ils possédaient la constitution de ce dernier, le double conduit alimentaire non ramifié, et tout l'intervalle compris entre ses deux branches était rempli par les circonvolutions de l'oviducte; mais ces individus étaient beaucoup plus considérables que le distôme lancéolé, ils avaient depuis un pouce et demi (0^{m},038) jusqu'à presque trois pouces de longueur (0^{m},075) et ressemblaient au distome hépatique pour la forme.

L'individu chez qui existaient ces distomes, était un Lascar (matelot originaire de l'Inde) (voy. *Path*, p. 254).

Le distome lancéolé se trouve généralement avec le distome hépatique dans les conduits biliaires des ruminants; il a été trouvé aussi chez le lièvre, le lapin, le cochon et le chat domestique (voy. *Path.*, p. 238).

37 DISTOME HÉTÉROPHYE (*Dist. heterophyes*, DE SIEBOLD).

Corps ovale, oblong, déprimé, plane en dessous, légèrement convexe en dessus; tégument couvert d'épines petites, dirigées en arrière; ventouse buccale presque terminale, infundibuliforme, petite; ventouse ventrale située un peu en avant du milieu du corps, grande (douze fois la ventouse buccale); pharynx musculeux, globuleux; tube digestif se divisant en avant de la ventouse ventrale, en deux branches terminées en cæcum; gaîne du pénis située en arrière de cette ventouse et réunie avec sa partie gauche, globuleuse, en forme de cupule, couronnée par un cercle incomplet de 72 soies très petites et pourvues de 5 barbes; deux testicules avec une vésicule séminale interne globuleuse; œufs à coque rouge; organe excréteur s'ouvrant sur la ligne moyenne de la face ventrale. Longueur 1 millimètre à 1^{mm},5, — largeur 0^{mm},5.

Trouvé deux fois, en Égypte, par Bilharz (1851), dans l'intestin grêle d'un enfant, où il en existait un très grand nombre. On ignore s'il occasionne quelque phénomène pathologique.

(1) Voyez ce développement dans un excellent mémoire de M. J.-J. Moulinié: *De la reproduction chez les trématodes endoparasites* (extrait du tome III des *Mém. de l'Institut genevois*. Genève 1856).

38 DISTOME HÆMATOBIE (*Dist. hæmatobium*, BILHARZ).

Distome à sexe distinct.

Mâle. — Corps mou, blanchâtre, filiforme ; partie antérieure (tronc) distincte, formant le huitième ou le neuvième de la longueur totale du corps, déprimée, lancéolée, plane ou concave en dessous, légèrement convexe en dessus, lisse ; partie postérieure (queue) cylindrique, six à sept fois plus longue que l'antérieure ; en arrière de la ventouse ventrale, la marge infléchie de chaque côté sur la face ventrale, forme de cette manière un canal longitudinal (canalis gynæcophorus) ; extrémité postérieure amincie ; surface externe couverte de *papilles pilifères ;* surface intérieure (du canal) lisse sur la partie moyenne et couverte d'épines très petites sur les côtés ; ventouse buccale située à la face inférieure, terminale, triangulaire ; ventouse ventrale située près de la limite des deux parties distinctes du corps (tronc et queue), orbiculaire, de la même dimension que la buccale ; surface de chaque ventouse couverte de granules serrés et très petits ; tube digestif dépourvu d'un pharynx musculeux, divisé, en avant de la ventouse ventrale, en deux parties qui sont réunies de nouveau en arrière en un canal unique et terminé en cæcum ; pore génital situé entre la ventouse ventrale et l'origine du canal longitudinal (gynæcophore) ; longueur totale 7 à 9 millimètres.

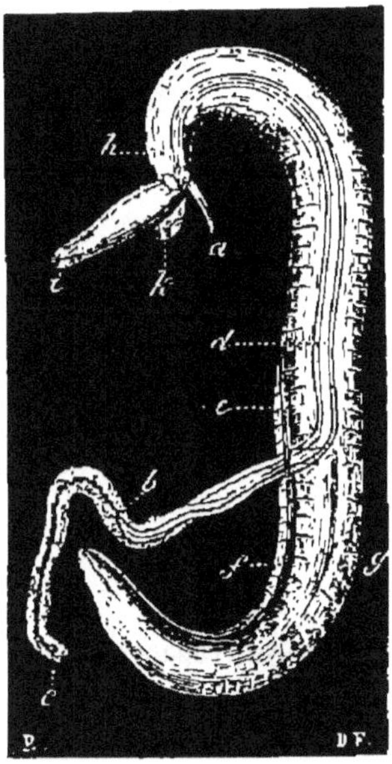

FIG. 29. — D'après Bilharz. — Distome hæmatobie ; mâle et femelle fortement grossis ; *a*, *b*, la femelle en partie contenue dans le canal *gynæcophore ;* *a*, l'extrémité antérieure ; *c*, l'extrémité postérieure ; *d*, le corps vu par transparence dans le canal. — *e*, *f*, *g*, *h*, *i*, le mâle ; *e*, *f*, canal *gynæcophore* entr'ouvert en avant et en arrière de la femelle, qui a été en partie extraite de ce canal pour en bien faire voir la disposition ; *g*, *h*, limite vers le dos de la dépression de la face ventrale constituant le canal ; *i*, ventouse buccale ; *k*, ventouse ventrale ; entre *i* et *h*, le tronc ; en arrière de *h*, la queue.

Femelle. — Différant du mâle par la forme, très mince et grêle ; corps rubané, lisse, transparent, très aminci en avant, dépourvu d'un canal longitudinal ; ventouses et tube digestif comme chez le mâle ; pore génital réuni avec la marge postérieure de la ventouse ventrale ; œufs ovales, prolongés en pointe d'un côté.

Le mâle, surpassant de beaucoup la femelle en grosseur, porte celle-ci placée longitudinalement dans le canal gynæcophore, réalisant ainsi, en quelque sorte, l'hermaphrodisme du genre distome auquel ce ver déroge exceptionnellement.

L'embryon encore contenu dans l'œuf est couvert de cils vibratiles ; devenu libre, sa forme est celle d'un cylindre allongé, plus large en avant et terminé en arrière obliquement en coin ; il est pourvu en avant d'une éminence en rostre qui porte une empreinte de *ventouse ? ;* à l'intérieur du corps, existent deux corpuscules pyriformes (gemmes de sporocyste ?), réunis, situés en avant. L'embryon nage au moyen de ses cils vibratiles. Dans l'eau ordinaire, il perd au bout d'une heure son pouvoir de locomotion et se dissout bientôt.

Le distome hœmatobie n'a encore été trouvé qu'en Égypte; il vit chez l'homme, dans la veine porte et ses ramifications, et dans les parois de la vessie urinaire. Dans les veines mésaraïques, les mâles ont leur femelle enfermée dans le canal gynœcophore; dans les veines des parois de l'intestin, du foie et de la rate, ils en sont toujours séparés (voy. *Path.*, p. 312).

39 DISTOME OPHTHALMOBIE (*Dist. ophthalmobium*, DIESING).

Corps ovale-lancéolé, déprimé, variable; cou court, subcylindrique; bouche terminale, orbiculaire; ventouse ventrale presque centrale, circulaire, d'un tiers plus grande que la buccale; longueur $0^{mm},5$ à 1 millimètre; largeur $0^{mm},14$ à $0^{mm},3$.

Trouvé dans l'œil d'un enfant affecté d'une cataracte congéniale (voy. *Path.*, p. 735).

40 DISTOME DE LA BOURSE DE FABRICIUS (*Dist. ovatum*, RUDOLPHI).

Corps ovale, plane; ventouse buccale terminale, orbiculaire; ventouse ventrale deux fois plus large, circulaire; pénis assez long, peu flexueux, situé derrière la ventouse antérieure; œufs elliptiques, très petits, longs de $0^{mm},02$.

Dans la bourse de Fabricius d'oiseaux de différents genres, rapaces, passereaux, gallinacés, palmipèdes. Il remonte quelquefois dans l'oviducte, et s'introduit sous la membrane coquillière de l'œuf (voy. *Path.*, p. 9).

41 Parmi les animaux domestiques, on a rencontré encore:

Le DISTOME LINÉAIRE (dist. lineare *Zeder*); le DISTOME ÉLARGI (dist. dilatatum *Miram*), dans le gros intestin, chez le coq domestique.

Le DISTOME DU CANARD (dist. echinatum *Zeder*); le DISTOME OXYCÉPHALE (dist. oxycephalum *Rudolphi*), dans les intestins du canard et de l'oie.

GENRE HOLOSTOME (*Holostomum*, NITZCH).

Deux ventouses petites, peu accusées, l'une buccale, l'autre abdominale.—Corps divisé en deux parties dont l'antérieure est séparée par un étranglement ou considérablement élargie et comme membraneuse, faisant tout entière les fonctions de ventouse; la postérieure est plus épaisse et presque cylindrique.

Toutes les espèces appartenant à ce genre, à l'exception d'une seule, se trouvent, dans l'intestin chez des oiseaux.

42 L'Holostomum alatum a été trouvé dans l'intestin du chien.

GENRE AMPHISTOME (*Amphistoma*, RUDOLPHI).

Une seule ventouse, située à l'extrémité postérieure. — Corps musculeux, assez épais, étroit en avant, plus large et obliquement tronqué en arrière où il se termine par la ventouse, toujours très large; bouche orbiculaire, suivie d'un sac œsophagien ovoïde; intestin bifurqué; système nerveux distinct; système de canaux excréteurs très développé; orifice génital situé au-dessous de l'œsophage; œufs elliptiques, assez volumineux; embryon cilié.

Les espèces du genre amphistome se trouvent surtout chez les mammifères.

43 AMPHISTOMUM CONICUM (RUDOLPHI).

Se trouve chez le bœuf, le mouton, le cerf, le chevreuil, le daim; dans la panse et le feuillet.

44 AMPHISTOMUM CRUMENIFERUM (CREPLIN).

Se trouve chez le bœuf.

45 AMPHISTOMUM EXPLANATUM (CREPLIN).

Se trouve chez le bœuf; dans les conduits et la vésicule biliaires.

46 AMPHISTOMUM TRUNCATUM (RUDOLPHI).

Se trouve chez le chat domestique.

GENRE TETRASTOME (*Tetrastoma* DELLE CHIAJE).

Corps oblong, déprimé; bouche antérieure; quatre ventouses situées à l'extrémité postérieure; ouverture génitale rapprochée de la bouche.

Genre qui n'est pas suffisamment établi.

47 TÉTRASTOME DU REIN (DELLE CHIAJE).

Corps ovale, oblong, déprimé, légèrement convexe en dessus, long de 5 millimètres, large de 2 millimètres.

Trouvé à Naples, dans les urines d'une femme (voy. *Path.*, p. 292).

GENRE HEXATHYRIDIUM (TREUTLER).

Corps oblong ou lancéolé; bouche subterminale, antérieure; six ventouses rangées en arc de cercle; ouvertures génitales rapprochées, ventrales.

Genre qui n'est pas suffisamment établi.

48 HEXATHYRIDIUM PINGUICOLA (Treutler).

« Corps jaunâtre, long de 18 millimètres, large de 6mm,7 environ, oblong, déprimé, rétréci ou acuminé en avant, tronqué en arrière, où se trouvent les six ventouses orbiculaires rangées en arc de cercle » (Dujardin).

Treutler seul a trouvé cet helminthe que personne n'a vu depuis. Le ver se trouvait dans un *tubercule* du tissu graisseux qui entourait l'ovaire d'une femme de vingt-six ans, morte à la suite d'un accouchement laborieux. Son existence est donc très problématique.

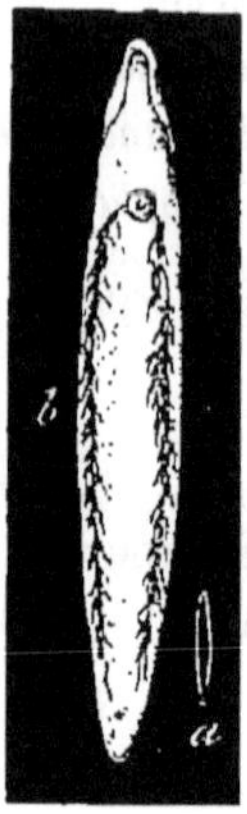

Fig. 30 (*).

49 HEXATHYRIDIUM VENARUM (Treutler).

Corps obtus, lancéolé; ventouses disposées en deux séries longitudinales; longueur, 6 millimètres.

Trouvé par Treutler, dans une plaie de la veine tibiale antérieure; c'est probablement un distome hépatique jeune ou bien un distome lancéolé (voy. *Path.*, p. 324).

TYPE IV. — ACANTHOCÉPHALES (Rudolphi).

« Animaux ovoïdes-oblongs ou cylindriques, plus ou moins allongés, revêtus d'un tégument élastique, résistant, et pourvus d'une trompe rétractile, armée d'aiguillons, mais sans bouche et sans tube digestif; se nourrissant par absorption; à sexes séparés; ovipares » (Dujardin).

GENRE (unique) ÉCHINORHYNQUE (*Echinorhynchus*, Müller).

« *Helminthes à corps sacciforme, plus ou moins allongé, ordinairement flasque pendant la vie, gonflé par absorption après la mort, quelquefois hérissé en partie d'aiguillons; trompe rétractile, plus ou moins allongée, cylindrique, claviforme ou presque globuleuse, armée d'aiguillons quelquefois caducs, formant une à soixante rangées transverses; cou ordinairement court, quelquefois allongé ou filiforme, et plus rarement renflé à l'extrémité.*

» — Mâle *ayant à l'intérieur un, deux ou trois testicules, avec des vésicules séminales complexes; souvent terminé par un appendice copulatoire, en forme de vésicule membraneuse, quelquefois rétracté en partie, et figurant*

(*) *Hexathyridium venarum*; d'après la figure donnée par Treutler. — *a*, grandeur naturelle; *b*, grossi six fois.

alors soit une capsule, soit une cloche ou un tube court, épais; pénis simple, entouré d'une gaîne membraneuse.

» — Femelle *ayant à l'intérieur un oviducte tubuleux et musculeux élargi en avant, aboutissant à l'extrémité postérieure. et soutenu dans l'axe du corps par un faisceau membraneux ou ligament qui part du fond du réceptacle de la trompe. Ovaires libres, isolés, naissant à la paroi interne de la cavité viscérale ou de la couche musculaire; œufs elliptiques ou fusiformes, flottant librement dans l'intérieur du corps jusqu'à ce qu'ils soient saisis par les contractions alternatives de l'extrémité dilatée de l'oviducte* » (Dujardin).

Le genre échinorhynque comprend un grand nombre d'espèces qui vivent chez les animaux vertébrés, principalement chez les oiseaux et les poissons; une seule espèce existe chez les invertébrés. Les échinorhynques habitent généralement dans l'intestin, et quelquefois, mais rarement, dans des kystes du mésentère.

51 ÉCHINORYNQUE DU COCHON (*Echin. gigas*, Goeze).

« Corps blanc ou un peu bleuâtre, lisse ou ridé transversalement, très allongé, cylindrique, un peu aminci en arrière; trompe petite, presque globuleuse, armée de cinq à six rangées transverses de crochets en quinconce, assez forts; cou très court, invaginé. = *Mâle* long de 60 à 86 millimètres, large de 3 à 4^{mm},5; terminé par un appendice membraneux en forme de cloche ou de cupule servant à la copulation. = *Femelle* longue de 80 à 320 millimètres, large de 4 à 7 millimètres; œufs oblongs, presque cylindriques » (Dujardin).

Ce ver se trouve fréquemment chez le porc et le sanglier en France et en Allemagne. Il vit dans les intestins aux parois desquels il se fixe solidement par sa trompe (voy. *Path.*, p. 230).

TYPE V. — NÉMATOIDES (Rudolphi).

« Animaux à corps filiforme ou fusiforme très allongé, revêtu d'un tégument résistant, avec une bouche terminale ou presque terminale et un anus presque terminal ou précédant une queue très amincie; intestin droit; sexes séparés.

» — Appareil génital *mâle* formé d'un long tube filiforme replié à l'intérieur et aboutissant à l'anus ou très près de l'anus, avec une ou plusieurs pièces copulatoires souvent dures, cornées et souvent aussi accompagnées à l'extérieur par des expansions membraneuses latérales en forme d'ailes, ou par une gaîne ou par des papilles ou des ventouses.

» — Appareil génital *femelle* formé d'un ou plusieurs ovaires filiformes, très longs, repliés à l'intérieur et venant aboutir à la vulve située en avant de l'anus, plus ou moins rapprochée de la tête.

« — Œufs ronds ou elliptiques, éclosant quelquefois dans le corps de la mère » (Dujardin).

Les nématoïdes sont toujours pourvus d'un tégument distinct, constitué par un tissu cellulaire dont les fibres très égales, parallèles, disposées sur plusieurs plans, se croisent d'une manière régulière. Sous les téguments existe une couche musculaire, qui forme une enveloppe générale aux viscères. Les fibres les plus apparentes sont longitudinales et disposées dans toute la longueur de l'animal en deux, quatre ou huit bandes; ces fibres sont lisses, quelquefois plissées transversalement, quelquefois *striées ?* (1); elles sont quelquefois pourvues, de distance en distance, d'un noyau très apparent, et même le noyau peut correspondre à une division de fibres en cellules distinctes.

Nous n'avons jamais pu voir le système nerveux décrit par les auteurs, même chez le strongle géant (voy. *Synops.*, n° 99); mais, chez quelques nématoïdes, nous avons aperçu des amas de cellules qui, par leur situation, nous paraissaient appartenir à ce système. Ces cellules, assez apparentes chez les trichocéphales, sont surtout très visibles chez le trichosome de la poule, au centre de chacun des *articles* en lesquels l'intestin paraît divisé.

Le système circulatoire, chez les nématoïdes qui en possèdent manifestement un, est toujours rudimentaire. Le trichosome de la poule est pourvu d'un canal longitudinal rougeâtre qui nous a offert, dans sa partie antérieure, des contractions rhythmiques pendant lesquelles cette partie disparaît complétement. Quelques autres vers de cet ordre, tels que la filaria piscium, l'anguillule de la nielle, etc., possèdent un système circulatoire analogue.

L'appareil respiratoire n'a pu être déterminé chez aucun de ces animaux.

Un ou deux canaux longitudinaux, plus ou moins longs

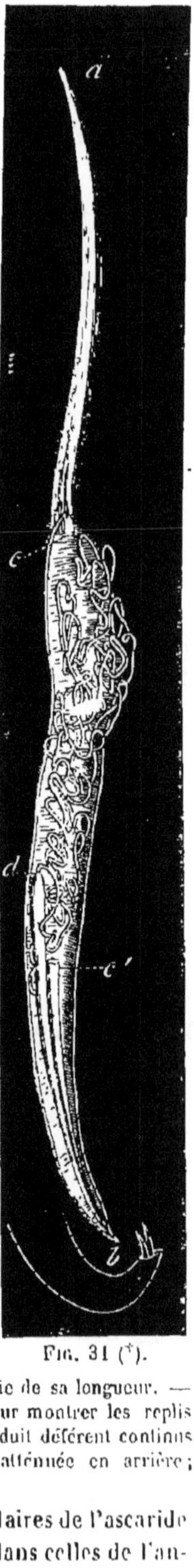

FIG. 31 (*).

(*) *Ascaride lombricoïde* mâle, grandeur naturelle, ouvert dans une partie de sa longueur. — *a*, tête; *b*, extrémité caudale; *c*, *c'*, l'intestin enlevé entre ces deux points pour montrer les replis multipliés du tube génital flottant dans la cavité abdominale; testicule et conduit déférent continus s'insérant, en *d*, sur une vésicule séminale très allongée et graduellement atténuée en arrière; *b*, extrémité caudale grossie montrant le double pénis.

(1) Nous avons vu des stries manifestes dans des fibres musculaires de l'ascaride mégalocéphale, et autant qu'on en peut juger vu leur petitesse, dans celles de l'anguillule de la nielle.

et qui s'ouvrent non loin de la bouche, à la face ventrale, représentent sans doute un appareil excréteur. Il est très apparent chez quelques strongyles, chez quelques ascarides et chez l'anchylostome duodénal.

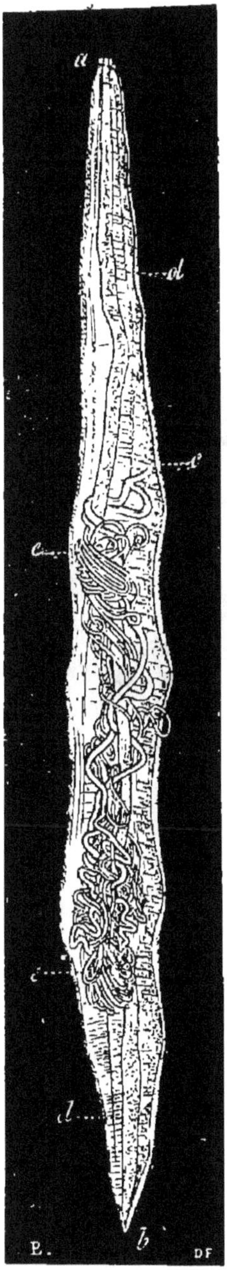

Fig. 32 (*).

L'appareil digestif est toujours très simple. La bouche diffère quant à sa conformation suivant les genres de nématoïdes ; elle est souvent armée de pièces *cornées* ou de véritables crochets ; l'œsophage ou le ventricule est souvent aussi renflé et musculeux, ou muni de pièces *cornées* ; le reste de l'intestin est généralement droit et n'offre rien de particulier, excepté chez les trichosomiens et dans les genres voisins où il est régulièrement annelé ou moniliforme ; chez quelques espèces, sinon chez toutes, il est revêtu intérieurement d'un épithélium cylindrique ; l'anus est quelquefois imperforé et la partie postérieure de l'intestin atrophiée. Le tube digestif, dans certaines espèces, est entouré d'un amas de substance grenue, contenant des noyaux de cellule, substance qui représente peut-être un tissu hépatique.

Les organes génitaux offrent constamment un développement considérable ; dans les deux sexes, ils sont constitués sur un type uniforme. Ils consistent en un tube allongé, simple, ou double sur une portion de son trajet, et terminé en cæcum. On distingue généralement chez le mâle, le testicule, le canal déférent, la vésicule séminale, le conduit éjaculateur, le pénis ; chez la femelle, l'ovaire, la trompe, l'utérus, le vagin et la vulve. Les différentes parties qui constituent le tube génital ne sont point toujours distinctes les unes des autres. Le tube génital est constamment simple chez le mâle et constamment il aboutit à l'extrémité postérieure ; chez la femelle, il s'ouvre en des points très différents de la ligne médiane ventrale, quelquefois la vulve est tout auprès de la bouche. L'ap-

(*) *Ascaride lombricoïde* femelle, grandeur naturelle, ouvert dans toute sa longueur. — *a*, tête avec les trois valves à la naissance de l'œsophage, on voit un faisceau fibreux transversal qui a été regardé, par quelques auteurs, comme un filet nerveux ; *b*, extrémité caudale ; de *a* en *b*, intestin droit fixé aux parois par des fibres transversales dans la portion antérieure et postérieure où n'existe pas le tube génital ; *d*, *d*, deux lignes latérales indiquant la division des fibres musculaires en bandes longitudales ; *c*, orifice vaginal très peu apparent ; *e*, *e*, ovaire et trompe continus formant deux tubes repliés un grand nombre de fois autour de l'intestin et s'abouchant en un tube commun ou matrice, qui ne se distingue point, chez cette espèce, par une forme ou par un renflement particuliers.

pareil copulateur chez le mâle offre des différences considérables dans différentes espèces. Le pénis est simple ou double, parfois d'une extrême longueur, revêtu par une gaîne à forme très variée ; ou bien il est pourvu d'une bourse, ou d'ailes latérales, ou de papilles, etc., qui servent à assurer l'union des individus dans la copulation ; il arrive à certaines espèces que cette union devient permanente.

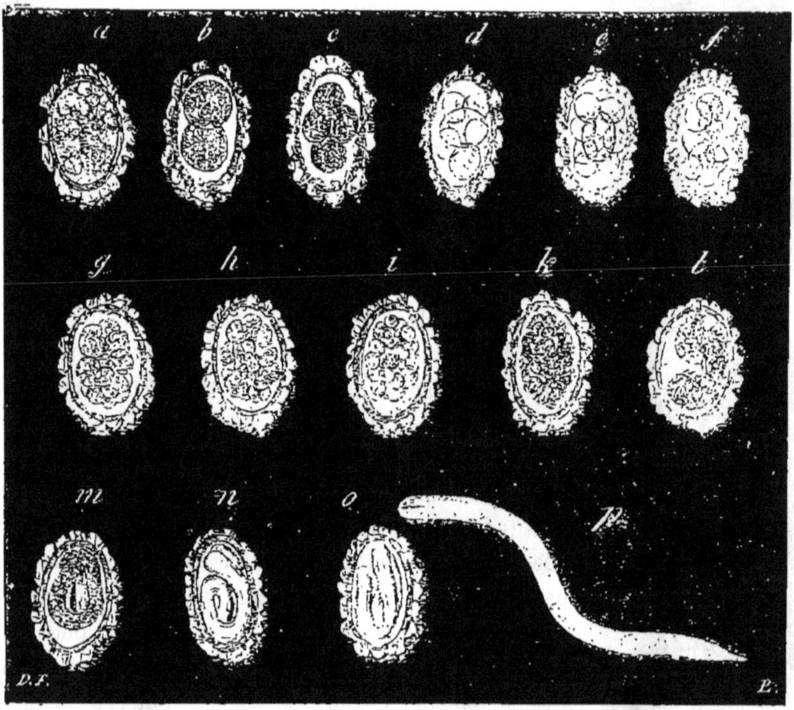

Fig. 33. — Développement de l'œuf de l'*ascaride lombricoïde*. — Œufs grossis 200 fois. L'ordre des lettres indique la succession du développement. — En *a*, l'œuf n'est point encore fractionné ; en *m*, *n*, *o*, il contient un embryon ; *p*, embryon ayant atteint tout le développement dont il est susceptible dans l'œuf, grossi 200 fois.

Le tube génital chez le mâle et la femelle est constitué par une enveloppe externe très mince, sans structure appréciable, par une enveloppe musculaire très apparente en certains points et chez certains nématoïdes ; cette dernière enveloppe est formée par des cellules pourvues d'un ou de plusieurs noyaux que l'acide acétique rend apparents. Enfin à l'intérieur existe une nouvelle couche épaisse de cellules dont la fonction est sans doute de sécréter soit le vitellus, soit la coque de l'œuf. Le pénis est de nature chitineuse et possède des muscles distincts.

Le mode de formation des ovules n'est pas uniforme chez tous les nématoïdes ; sous ce rapport ces vers peuvent être rangés en deux catégories : chez l'une les ovules sont groupés, dans la partie ovarienne, autour d'un rachis central ; chez l'autre, il n'y a pas de rachis. L'ovule se forme dans le cul-de-sac du tube génital ; il n'est constitué d'abord que par la vésicule germinative (1) qui s'entoure de vitellus en cheminant ; la coque de l'œuf est sécrétée dans la matrice et le vagin.

La formation des spermatozoïdes procède, comme celle de l'embryon, d'un ovule ; cet ovule naît dans le cul-de-sac du tube génital mâle ; parvenu à un certain point d'évolution, il se résout en corpuscules séminaux, tandis que l'ovule femelle, arrivé au point correspondant de formation, continue son évolution et parcourt de nouvelles phases de développement.

Les spermatozoïdes, d'après les travaux récents de plusieurs savants, ont une constitution toute particulière : ce sont des corpuscules qui projettent des expansions comme les amibes ; et les œufs offriraient un micropyle par lequel s'introduiraient les spermatozoïdes ; mais cette dernière opinion est infirmée par le résultat des nombreuses et importantes recherches de M. Ed. Claparède (2).

Les œufs des nématoïdes se développent généralement par segmentation, à la manière ordinaire ; mais dans quelques espèces, il se forme à l'intérieur du vitellus des cellules embryonales qui se multiplient par division et absorbent peu à peu toute la substance vitellaire, sans qu'elle se soit fractionnée.

L'embryon *mûr* est réduit au tube digestif et à l'enveloppe générale du corps ; la bouche n'est point encore munie d'un appareil plus ou moins complexe comme chez l'adulte ; l'anus est rarement visible ; il n'y a aucune trace d'organes génitaux externes ou internes ; les embryons mâle et femelle ne sont distincts l'un de l'autre par aucun caractère.

L'embryon possède la forme générale de l'adulte et il atteint tout son développement sans subir de métamorphose. Les changements qui s'opèrent pendant la seconde évolution ont été peu étudiés ; mais il paraît que quelques-uns au moins des vers nématoïdes éprouvent, avant d'être complétement adultes, de véritables mues et que leur appareil buccal, par exemple, est remplacé successivement plusieurs fois, par un appareil de plus en plus complet ; c'est ce que l'on voit dans le sclérostome du cheval.

La femelle, chez les nématoïdes, atteint généralement des dimensions beaucoup plus grandes que le mâle ; elle existe en nombre plus considérable.

Les nématoïdes forment un très grand nombre d'espèces qui, pour la plupart, vivent en parasites soit dans les organes creux, soit dans les tissus des animaux vertébrés et invertébrés ; il en est qui vivent à l'état libre, dans les eaux douces ou salées, la terre, les mousses, le blé, la colle de farine, le vinaigre, etc.

Le mode de transmission et de propagation de ces vers n'est

(1) Il nous a paru, chez l'anguille du blé niellé, que la membrane vitelline se forme avant le vitellus. (Voy. *mem. infra cit.*, p. 28.)

(2) Édouard Claparède, *De la formation et de la fécondation des œufs chez les vers nématoïdes*, in-4. Genève, 1859.

connu que pour un petit nombre : chez les uns, les embryons se développent à côté de leurs parents dans l'organe où ceux-ci déposent leurs œufs ; chez les autres, ils se développent au dehors et doivent, pour atteindre l'état parfait, rentrer dans leur séjour naturel à l'état d'embryon renfermé dans l'œuf ou de larve libre ; dans ce dernier cas, la larve jouit quelquefois de propriétés vitales distinctes de celles de l'adulte ; elle résiste à l'action d'agents qui font rapidement périr celui-ci.

Les nématoïdes sont conformés d'après un certain nombre de types secondaires distincts : la forme générale du corps, la constitution de la bouche, celles des organes génitaux externes ou internes et même celle de l'œuf ont de grands rapports chez un certain nombre de genres dont le rapprochement pourra constituer des familles très naturelles : ainsi les oxyurides, les trichosomiens, les ascaridiens, les strongyliens, etc., sont formés d'après des types particuliers bien distincts, communs à un grand nombre d'espèces ou à plusieurs genres ; mais les connaissances acquises sur l'organisation des diverses espèces de vers nématoïdes ne sont pas encore assez précises pour qu'on puisse grouper en familles avec quelque certitude les genres qui doivent les constituer.

Section A. — Nématoïdes à l'état de larve.

53 NÉMATOIDE TRACHÉAL (...? RAINEY et BRISTOWE).

Corps long de $0^{mm},50$, large de $0^{mm},016$, obtus en avant, graduellement aminci en arrière ; œsophage ? occupant plus d'un tiers de la longueur du corps ; intestin droit ; apparence d'anus un peu en avant de l'extrémité postérieure ; point d'organes génitaux externes ou internes. Vers souvent enroulés après leur mort.

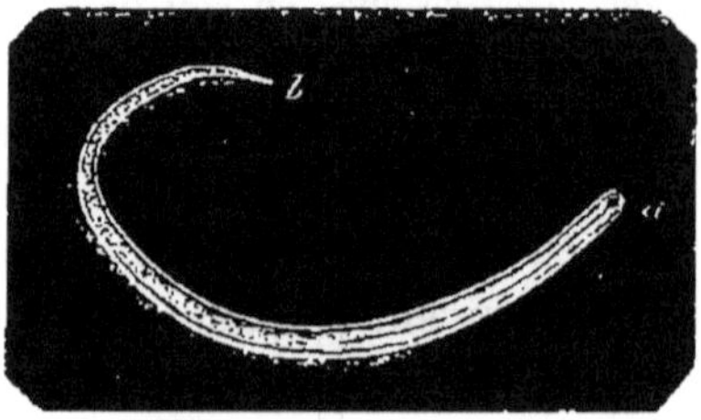

FIG. 34. — *Nématoïde trachéal* grossi 110 fois, d'après un dessin de M. Bristowe. — *a*, tête ; *b*, extrémité caudale.

Trouvés une fois, libres dans la trachée-artère et le larynx d'un homme (voy. *Path.*, p. 21).

54 NÉMATOIDE DU REIN DU CHIEN (VULPIAN).

Corps long de $0^{mm},3$ environ, cylindrique dans la première moitié, régulièrement atténué d'avant en arrière dans la seconde ; tête tronquée transversalement ;

bouche large, très apparente; œsophage indiqué; intestin entouré d'une substance grenue?; anus?; queue brusquement amincie; point d'organes génitaux externes ou internes.

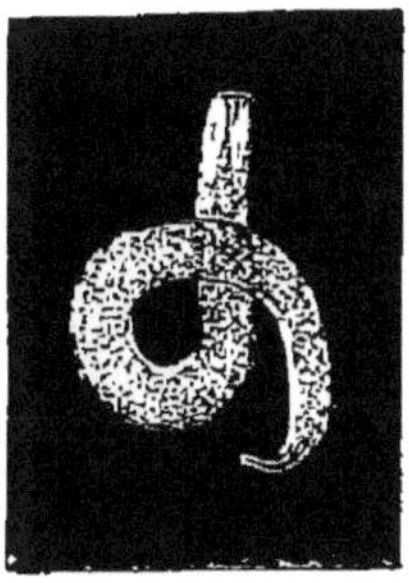

FIG. 35. — *Ver du rein*, observé par M. Vulpian, grossi environ 150 fois.

Trouvé une fois dans un kyste du rein chez le chien (voy. *Path.*, p. 294).

D'autres vers nématoïdes à l'état de larve qui peuvent être rapportés par quelque caractère à un genre déterminé, comme la trichine, ou qui ont été rapportés arbitrairement à quelque genre par les auteurs, trouveront leur place lorsqu'il sera question des vers dont ils peuvent être ou dont ils ont été rapprochés.

Section B. — Nématoïdes à l'état parfait.

GENRE OXYURE (*Oxyuris*, RUDOLPHI).

Corps cylindrique ou presque fusiforme, subulé en arrière chez les femelles; tête inerme; bouche ronde dans l'état de contraction, triangulaire quand elle est saillante, trilabiée; œsophage musculeux, traversé par un canal triquètre; ventricule globuleux ou turbiné, présentant une cavité triangulaire; anus situé à l'origine de la queue chez la femelle, dans le centre de cet appendice chez le mâle.

— Mâle *très petit, plus ou moins contourné en spirale; spicule simple.*

— Femelle *à queue aiguë; vagin situé à la partie antérieure du ver, utérus biloculaire, deux ovaires.*

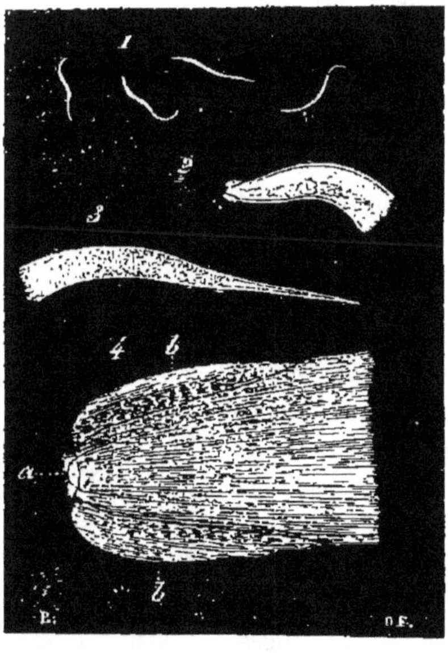

FIG. 36. — *Oxyure vermiculaire femelle.* — 1, individu de grandeur naturelle; — 2, extrémité céphalique grossie; l'œsophage et l'estomac sont apparents; — 3, extrémité caudale grossie; — 4 tête fortement grossie. — *a*, bouche munie de trois lèvres; *b*, *b*, renflements latéraux du derme ou ailes latérales.

Les oxyures se trouvent dans la dernière partie de l'intestin de quelques mammifères et de quelques reptiles; les mâles sont généralement très rares.

55 OXYURE DE L'HOMME. — (*Oxyuris vermicularis*, Bremser).

Blanc; tête ailée, c'est-à-dire montrant deux renflements latéraux vésiculeux du tégument; œsophage en massue; cavité de l'estomac revêtue d'une armure pliée angulairement. = *Mâle* long de 2mm,5 à 3mm,3; à queue enroulée en spirale; extrémité de la queue pouvant former une cupule ou ventouse; pénis simple, recourbé vers le sommet en hameçon. = *Femelle* longue de 9 à 10 millimètres, large de 0mm,4 à 0mm,5; corps très aminci postérieurement en forme de queue; œufs lisses, oblongs, non symétriques; longs de 0mm,053, larges de 0mm,028.

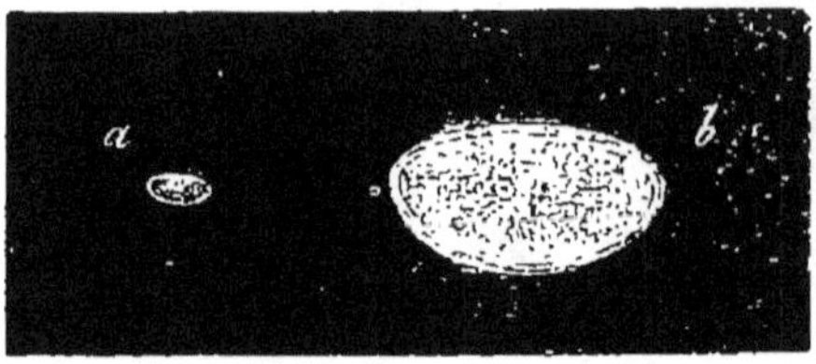

FIG. 37. — Œuf de l'oxyure vermiculaire. — *a*, grossi 70 fois; *b*, 340 fois.

Se trouve dans le gros intestin, surtout dans le rectum, chez l'homme (voy. *Path.*, p. 209).

56 OXYURE DU CHEVAL. — (*Oxyuris curvula*, Rudolphi).

Tête un peu amincie, tronquée, sans ailes latérales; corps blanc, atténué aux deux extrémités, coudé ou infléchi en avant; = Longueur du *mâle*, 9 millimètres à 16mm,6; extrémité caudale subulée droite et presque de la longueur du corps. = Longueur de la *femelle*, 29 millimètres (et jusqu'à 80 millimètres?, Rud.); extrémité caudale presque subulée, droite et presque de la longueur du corps.

Se trouve dans le cæcum et le côlon du cheval et de l'âne (voy. *Path.*, p. 228).

GENRE ASCARIDE (*Ascaris*, Linné).

Vers ordinairement blancs ou jaunâtres, cylindriques, amincis de part et d'autre, ayant quatre lignes longitudinales opaques, diamétralement opposées, correspondant aux divisions de la masse musculaire; tégument strié transversalement; tête munie de trois valves distinctes, presque semblables, convexes ou semi-globuleuses, dont une supérieure et deux latérales inférieures, fendues intérieurement, et pourvues de dentelures microscopiques; bouche située entre les valves; œsophage musculeux, cylindrique ou en massue, ou en forme de pilon, pourvu d'un canal triquètre; ventricule peu apparent, quelquefois non distinct de l'œsophage; intestin muni quelquefois d'un cæcum ou appendice pylorique.

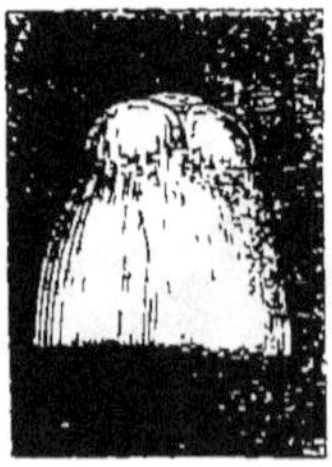
FIG. 38. Extrémité céphalique de l'ascaride lombricoïde fortement grossie.

— Mâle *plus petit que la femelle; queue recourbée ou enroulée, nue ou pourvue de deux ailes latérales membraneuses, ou de deux séries de papilles, plus rarement d'une ventouse; deux spicules plus ou moins arqués.*

— Femelle *à queue plus droite et plus longue; vulve située en avant du milieu ou même du premier tiers; vagin simple, utérus simple, puis divisé en deux ou plus de deux branches longues, filiformes, enroulées autour de l'intestin, et formant l'oviducte et l'ovaire; œufs elliptiques ou globuleux, éclosant quelquefois dans le corps de la mère.*

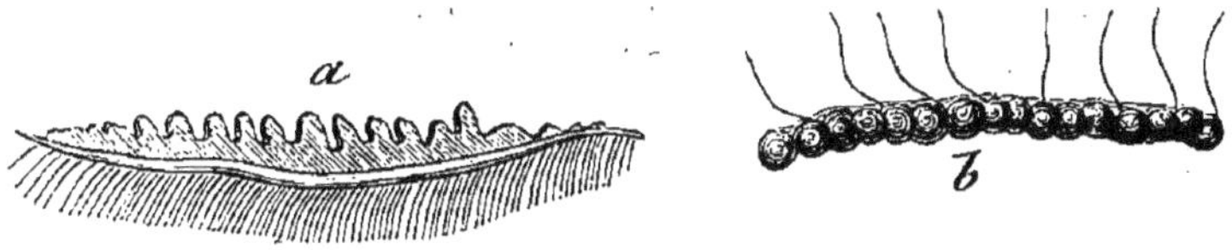

FIG. 39. — Dentelures des valves de l'ascaride mégalocéphale, grossies 340 fois. — *a*, vues de profil; *b*, vues de face.

Le genre ascaride est très nombreux en espèces, qui se trouvent presque toujours dans l'intestin chez les vertébrés des différentes classes.

57 ASCARIDE LOMBRICOIDE (*Ascaris lumbricoides*, LINNÉ).

Tête nue, bouche petite, pourvue de trois valves finement denticulées en dedans; corps atténué vers les deux extrémités, strié transversalement. = *Mâle*, long de 15 à 17 centimètres; extrémité caudale conique, infléchie; deux spicules courts, aigus, légèrement arqués. = *Femelle* longue de 20 à 25 centimètres; vulve située en avant du milieu du corps; deux ovaires filiformes; œufs longs de $0^{mm},075$, larges de $0^{mm},058$; à coque mince, lisse, recouverte d'une enveloppe transparente, muriforme, blanche; demi-opaque et brunâtre après la ponte.

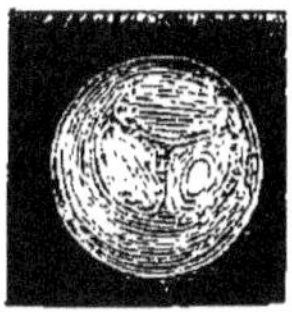

FIG. 40. — Bouche de l'ascaride lombricoïde grossie, vue de face.

(Voy. asc. lombric. mâle et femelle, et tête vue de profil, fig. 31, 32, 38. L'œuf et l'embryon, fig. 33, *a*, *p*.)

L'œuf de l'ascaride lombricoïde ne se développe pas dans l'intestin; il est toujours expulsé avec les garderobes avant qu'il ne se manifeste en lui aucun phénomène de segmentation (voy. fig. 33, *a*). Celle-ci se fait à la manière ordinaire, c'est-à-dire que le vitellus tout entier prend part au fractionnement; les sphères de segmentation se subdivisent de plus en plus, successivement comme nous l'avons figuré (de *b* en *k*); le vitellus, ayant acquis un aspect muriforme, se déprime sur un côté et devient réniforme; on aperçoit ensuite les linéaments de l'embryon qui bientôt se meut lentement dans la coque de l'œuf.

L'embryon (*p*) est cylindrique; sa longeur est de $0^{mm},25$; l'extrémité antérieure est obtuse; les valves de la bouche ne sont pas apparentes; l'extrémité caudale est brusquement amincie et terminée en pointe.

Le développement de l'œuf de l'ascaride lombricoïde demande toujours un long espace de temps ; cet œuf traverse l'automne et l'hiver avant que la segmentation ne commence ; il peut même rester un an dans son état d'inertie. En été, le développement commence plus tôt, quoiqu'il soit toujours très lent. L'embryon reste renfermé dans la coque dont il ne sort jamais spontanément ; il y vit plus d'un an, en sorte que dans les cas où l'œuf s'est développé tardivement, il peut s'écouler plus de deux ans entre la ponte et le terme de la vie embryonnaire.

D'après nos observations et des expériences faites sur le chien, nous croyons pouvoir établir que l'embryon reste renfermé dans la coque jusqu'à ce que l'œuf soit rapporté dans l'intestin, et que là, l'action des sucs intestinaux ramollissant cette coque, l'embryon la perce et se trouve dans l'organe qu'il ne doit plus quitter pour atteindre l'état adulte (1) (voy. *Path.*, p. 128).

L'ascaride lombricoïde vit dans l'intestin grêle de l'homme, et probablement aussi chez le bœuf (voy. *Path.*, p. 120, 233)

58 ASCARIDE DU COCHON (*Asc. Suilla*, DUJARDIN).

Très semblable à celui de l'homme ; différences : stries plus étroites ; œufs plus petits ; deux utérus quatorze fois plus longs que dans l'ascaride lombricoïde ; ovaires autrement disposés ; spicules du mâle moins aigus.

59 ASCARIDE DU CHEVAL (*Ascaris megalocephala*, CLOQUET).

Tête pourvue de trois valves arrondies, saillantes, très fortes ; = *mâle* long de 24 centimètres ; queue pourvue de deux ailes latérales ; = *femelle* longue de 20 à 32 centimètres ; queue conoïde, mucronée ; vulve située au quart antérieur ; œufs ronds, diamètre $0^{mm},09$ à $0^{mm},10$.

Très commun dans l'intestin grêle du cheval ; il existe aussi chez l'âne, le mulet, le zèbre (voy. *Path.*, p. 228).

60 ASCARIDE AILÉ (*Ascaris alata*, BELLINGHAM).

Femelle longue de 88 millimètres ; l'extrémité antérieure infléchie, munie de deux ailes membraneuses demi-transparentes, longues de $3^{mm},16$, plus larges en arrière ; extrémité caudale conique, marquée d'une tache noire.

Deux femelles ont été trouvées une seule fois dans l'intestin de l'homme, par Bellingham, en Irlande. Cet auteur croit que la même espèce avait déjà été observée une fois auparavant par le docteur J.-V. Thompson.

Ces vers ressemblent à l'ascaride du chat (Duj.).

(1) C. Davaine, *Recherches sur le développement et la propagation du trichocéphale de l'homme et de l'ascaride lombricoïde.* (*Comptes rendus des séances de l'Académie des sciences*, t. XLVI, séance du 21 juin 1858.) — *Id.*, avec un complément (*Journal de la physiol. de l'homme et des animaux*, par Brown-Séquard, t. II, p. 295, 1859).

61 ASCARIDE DU MOUTON (*Ascaris ovis*, RUDOLPHI).

Ascaride indéterminé, trouvé une seule fois, à Vienne, dans l'intestin du mouton.

62 ASCARIDE DU CHAT (*Ascaris mystax*, ZEDER).

Tête infléchie, pourvue de deux ailes membraneuses semi-ovales; valves de la bouche arrondies, petites. = *Mâle*, long de 3 à 6 centimètres; partie postérieure pourvue de deux ailes peu saillantes et de deux rangées de treize à quinze papilles; spicules recourbés; = *femelle* longue de 5 à 10 centimètres; vulve située vers le quart antérieur; deux oviductes et ovaires; œufs presque globuleux, revêtus d'un *épaississement* réticulé ou alvéolé.

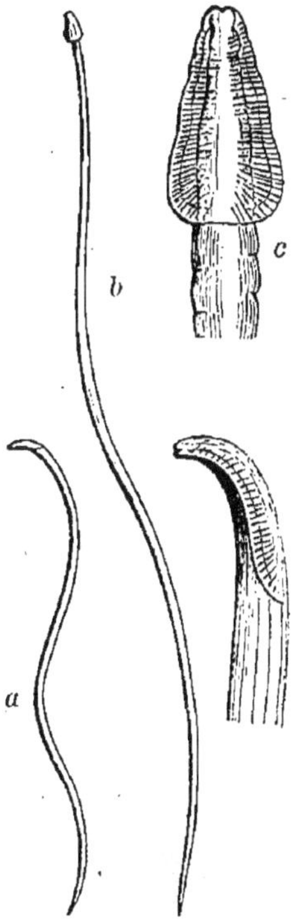

FIG. 41 (d'après Gervais et Van Beneden). — *Ascaris mystax* (du guépard). — *a*, le mâle; *b*, la femelle; *c*, *d*, expansions aliformes de l'extrémité antérieure, vues de face et de profil.

Ce ver existe dans l'intestin grêle du chat domestique et sauvage, du lynx, du guépard, du tigre? Variété chez le lion (voy. *Path.*, p. 231).

63 ASCARIDE DU CHIEN (*Ascaris marginata*, LINNÉ).

Tête à lobes convexes, portant chacun une papille saillante au milieu de leur convexité et une mince bordure denticulée sur leur contour; deux ailes latérales semi-elliptiques; = Longueur du *mâle*, 5 à 9 centimètres; extrémité caudale portant deux ailes étroites avec quinze papilles de chaque côté; = longueur de la *femelle*, 9 à 12 centimètres; vulve située en avant du quart antérieur; œufs presque globuleux, réticulés à la surface.

Ce ver existe communément dans l'intestin grêle du chien et du loup (voy. p. 231).

64 On trouve encore parmi les animaux domestiques : l'ASCARIS VESICULARIS chez le coq domestique et le dindon; l'ASCARIS DISPAR chez l'oie domestique; l'ASCARIS INFLEXA chez le coq domestique; l'ASCARIS MACULOSA chez le pigeon; l'ASCARIS PERSPICILLUM chez le dindon; l'ASCARIS GIBBOSA? chez le coq domestique.

GENRE SPIROPTÈRE (*Spiroptera*, RUDOLPHI).

Vers blanchâtres ou rougeâtres, à corps cylindrique, aminci en avant ou de part et d'autre; tête nue ou munie de quelques papilles; bouche ronde, quelquefois suivie d'un pharynx; œsophage simple, long, charnu, cylindrique ou en massue, quelquefois suivi d'un petit ventricule globuleux à côté duquel l'intestin envoie en avant un appendice en cæcum plus ou moins long; tégument à stries transverses; anus en avant de l'extrémité caudale.

« — Mâle *à queue ordinairement enroulée en spirale, munie d'expansions membraneuses ou vésiculeuses, avec deux spicules inégaux.*

» — Femelle *à queue conique, droite; ovaire simple ou double.*»

Les spiroptères vivent chez les animaux vertébrés, principalement chez les mammifères et les oiseaux; ils habitent souvent entre les tuniques de l'estomac ou dans des *tubercules* de cet organe et de l'œsophage; rarement dans d'autres régions; un très petit nombre est libre dans la cavité de l'intestin.

65 SPIROPTÈRE DE L'HOMME (*Spir. hominis*, RUDOLPHI).

Corps blanchâtre, mince, très élastique, aminci aux deux extrémités et roulé en spirale; tête tronquée, paraissant munie d'une ou deux papilles; queue de la femelle plus épaisse, terminée par une pointe très courte, obtuse, mince et diaphane; celle du mâle terminée par une pointe plus mince, plus longue, à la base de laquelle se voit une aile mince et très courte et un petit tube médian, cylindrique, qui est peut-être la gaîne du pénis. = *Mâle* long de 18 millimètres. = *Femelle* longue de 22^{mm},5.

Trouvé une seule fois à Londres, dans les urines, chez une femme qui en expulsa longtemps et en grand nombre.

Espèce probablement fictive (voy. *Path.*, p. 289).

66 SPIROPTÈRE MÉGASTOME (*Spir. megastoma*, RUDOLPHI).

Corps inerme, droit, atténué également aux deux extrémités; tête séparée par un étranglement, munie de quatre lobes élargis, opposés par paires; bouche grande. = *Mâle* long de 7^{mm},5; partie postérieure fortement enroulée une ou deux fois; queue obtuse, munie d'ailes membraneuses; deux spicules arqués inégaux. = *Femelle* longue de 11 millimètres; vulve située vers le tiers de la longueur; œuf oblong, presque linéaire, sans enveloppe visible, devenant un embryon replié en deux.

Vivant dans des *tubercules* de l'estomac du cheval (voy. *Path*, p. 691).

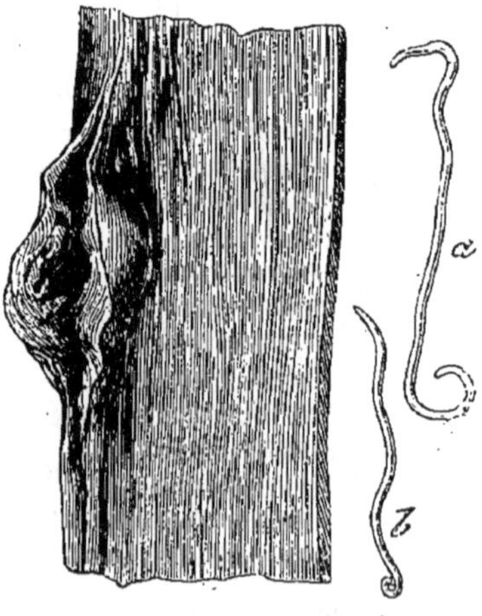

FIG. 42 (d'après Rayer). — 1, tubercule vermineux de l'œsophage du chien, demi-nature; — 2, spiroptère ensanglanté demi-nature. — *a*, femelle; *b*, mâle.

67 SPIROPTÈRE ENSANGLANTÉ (*Spir. sanguinolenta*, RUDOLPHI).

Corps inerme, rougeâtre; tête nue, plus étroite que le corps; bouche grande, entourée de papilles ou à bord ondulé. = *Mâle*, long de 40 à 54 millimètres, à queue contournée une ou deux fois et munie de deux ailes vésiculeuses striées et de deux rangées de papilles rétractiles; deux spicules inégaux et dissemblables.

Vivant dans des *tubercules* de l'œsophage et de l'estomac du chien et du loup (voy. *Path.*, p. 684).

68 SPIROPTÈRE STRONGLE (*Spir. strongylina*, RUDOLPHI).

Corps inerme; tête non ailée; bouche nue. = *Mâle* long de 11mm,3 à 13mm,5. Spicule très long. = *Femelle* longue de 15mm,8 à 20mm,3.

Dans l'estomac du cochon et du sanglier, en Allemagne (voy. *Path.*, p. 229).

69 On connaît encore parmi les animaux domestiques : chez le coq le SPIROPTERA HAMULOSA qui se trouve dans des tubercules à la surface du ventricule, et chez l'oie le SPIROPTERA UNCINATA, dans des tubercules de l'œsophage.

GENRE TRICHINE (*Trichina*, OWEN).

Genre créé par M. Owen, pour un petit ver nématoïde trouvé dans les muscles de l'homme; mais ce ver, incomplétement développé, appartient au genre trichosome ou trichocéphale.

70 TRICHINA SPIRALIS (OWEN).

Corps enroulé en spirale, formant ordinairement deux tours, aminci régulièrement d'arrière en avant; extrémité antérieure plus amincie, extrémité postérieure obtuse, arrondie; tube intestinal toruleux dans sa première partie; ventricule petit, pyriforme, accompagné de deux appendices indéterminés; anus terminal. Tube? situé dans la seconde moitié du corps, parallèle à l'intestin, borgne aux deux extrémités (organe génital interne rudimentaire?). Longueur du ver 0mm,8 à 1mm,11; largeur de l'extrémité antérieure 0mm,008, de l'extrémité postérieure 0mm,02. (Voy. la trichine dans son kyste, *Path.*, fig. 24, 25, 26.)

La trichine existe chez l'homme dans les muscles à fibres striées, renfermée dans un kyste (voy. *Path.*, p. 672).

Suivant M. Küchenmeister, ce ver serait un *trichocéphale dispar* incomplétement développé (1). Son organisation le rapproche, en effet, des trichocé-

(1) Il serait plus rationnel de supposer que la trichine est la larve d'un trichocéphale ou d'un trichosome, qui devient adulte chez un autre animal et qui, ne trouvant pas dans le canal intestinal de l'homme des conditions d'existence, le quitte en s'engageant à travers les parois intestinales; mais il est bien plus probable que la trichine est la larve d'un trichosomien qui acquiert un développement com-

phales ou des trichosomes auxquels, à l'état adulte, il devrait être rapporté; mais il y a toute raison de croire qu'il n'est pas la larve du trichocéphale dispar: les œufs de ce dernier ver se développent hors du canal intestinal de l'homme, longtemps après leur expulsion; lorsque l'embryon, développé et encore enfermé dans l'œuf, revient dans le tube digestif de l'homme, il se trouve dans son séjour normal, et ne doit point être sollicité à émigrer de l'organe où il deviendra adulte.

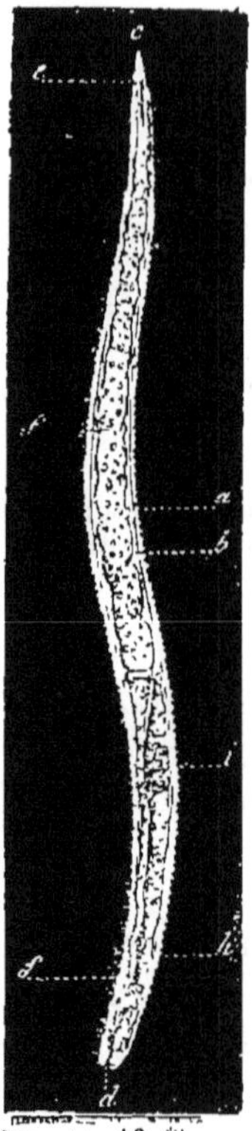

FIG. 43 (*).

Plusieurs espèces de *Trichines?* trouvées dans des kystes chez quelques animaux, n'ont été rapprochées de celle de l'homme que par le fait de leur existence dans un kyste, de leur enroulement, de l'absence d'organes génitaux, et de leur petitesse; pour que le rapprochement fût justifié, il eût fallu qu'on eût reconnu dans ces vers les caractères organiques propres aux trichosomes ou aux trichocéphales.

71 GENRE TRICHOSOME.

Vers filiformes, très minces, très allongés, composés de deux parties: l'antérieure plus courte, très amincie en avant, contenant l'œsophage ou l'intestin toruleux; la postérieure égale, contenant l'intestin plus ou moins bosselé, et les organes génitaux; extrémité postérieure obtuse, anus terminal.

— Mâle *pourvu d'un long spicule simple, renfermé dans une gaine membraneuse extensible.*

— Femelle, *vulve située à la jonction de la partie antérieure et postérieure, munie quelquefois d'un appendice saillant en forme d'entonnoir; ovaire et oviducte simples; œufs oblongs, prolongés aux extrémités et terminés par un bouton translucide, comme chez les trichocéphales.*

Les trichosomes sont ordinairement d'une extrême ténuité, et relativement très longs; ils vivent généralement dans le tube digestif des animaux vertébrés; quelques espèces habitent la vessie urinaire, la trachée-artère et même les parois du tube intestinal.

(*) *Trichina spiralis*, fortement grossie. — *a*, téguments; *b*, couche musculaire; *c*, extrémité céphalique; *d*, extrémité caudale et anus; *e*, œsophage; *f*, *f*, tube intestinal; *i*, *h*, tube génital rudimentaire; en *i*, dépôt indéterminé, à l'intérieur de ce tube (d'après Bristowe et Rainey).

plet dans les tissus chez d'autres animaux et qui chez l'homme est égaré et ne peut devenir adulte. On connaît plusieurs espèces de trichosomes qui vivent dans les tissus et qui y sont adultes; tels sont: le trichosome (*calodium*) de la musaraigne, dans la rate; les *trichosoma obtusiusculum*, *dispar*, *contortum*, qui vivent dans les tuniques de l'œsophage et de l'estomac chez plusieurs oiseaux. D'autres vivent dans la trachée-artère, les bronches, la vessie.

Parmi les animaux domestiques, on trouve : chez le chien, le TRICH. PLICA dans la vessie urinaire ; chez l'oie, le TRICH. BREVICOLLE dans le cæcum ; chez les gallinacés, le TRICH. LONGICOLLE dans le gros intestin.

GENRE TRICHOCÉPHALE (*Trichocephalus*, GOEZE).

« *Corps très allongé, formé de deux parties, l'antérieure plus longue, filiforme, très amincie en avant et contenant seulement l'œsophage ou une première portion toruleuse de l'intestin ; l'autre partie ou la postérieure, subitement renflée, contient le reste de l'intestin et les organes génitaux. L'anus est à l'extrémité qui finit en pointe obtuse.*

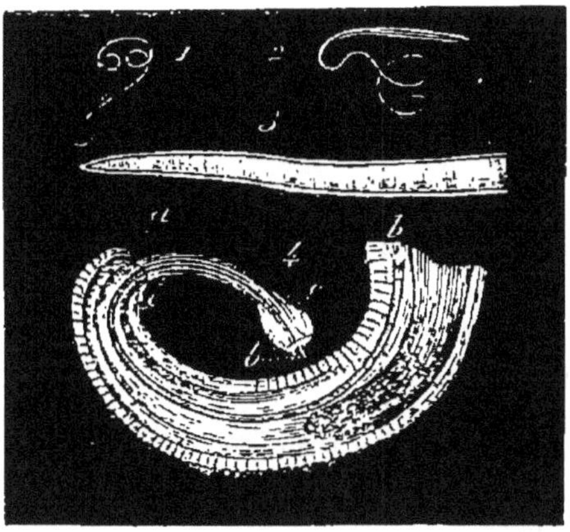

FIG. 44. — Trichocéphale de l'homme. — 1, mâle, grandeur naturelle ; — 2, femelle, grandeur naturelle ; — 3, extrémité céphalique grossie ; — 4, extrémité caudale du mâle grossie. — *a*, anus ; *b*, *b* spicule ; *c*, *c*, gaine du spicule.

» — Mâle, *avec un spicule simple, tubuleux, contenu dans une gaine renflée ou vésiculeuse, de forme variable, et sortant à l'extrémité postérieure.*

» — Femelle, *à ovaire simple, replié dans la partie postérieure, terminé en avant par un oviducte charnu qui s'ouvre au point de jonction des deux parties du corps ; œuf oblong, revêtu d'une coque résistante, prolongée en un goulot court, arrondi, translucide aux deux extrémités* » (Dujardin).

L'organisation des trichocéphales ressemble beaucoup à celle des trichosomes ; les premiers diffèrent des seconds principalement par le renflement brusque et la plus grande épaisseur de la partie postérieure du corps ; le tube digestif, l'organe copulateur du mâle et l'œuf sont conformés sur un même type dans les deux genres qui constituent une famille très naturelle.

Les trichocéphales vivent, pour la plupart, dans le cæcum ou dans le gros intestin de l'homme et des mammifères ; ils sont inconnus dans les autres classes des vertébrés.

72 TRICHOCÉPHALE DE L'HOMME (*Trich. dispar*, RUDOLPHI).

Tégument strié transversalement à l'exception d'une bande longitudinale hérissée de petites papilles ; *cou* très long, capillaire. = *Mâle*, long de 37 millimètres ; partie postérieure enroulée ; spicule long, contenu dans une gaine cylindrique renflée et vésiculeuse à l'extrémité, hérissée de pointes ; = *femelle*, longue de

34 à 50 millimètres; partie amincie formant les deux tiers de la longueur totale, partie postérieure, ou renflée, droite ou arquée; queue en pointe mousse; œuf long de $0^{mm},053$, large de $0^{mm},024$.

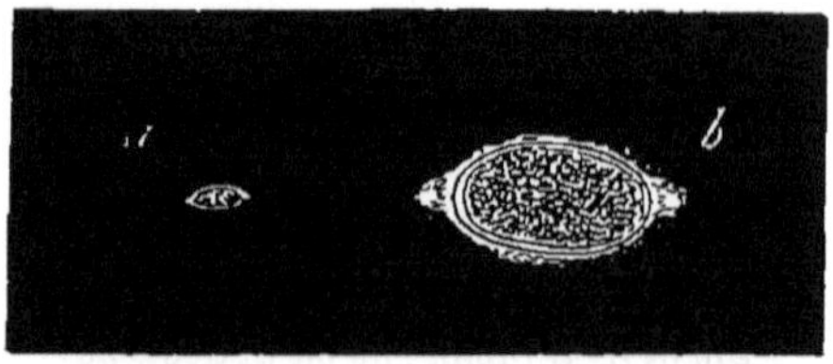

Fig. 45. — Œuf du trichocéphale de l'homme. — *a*, grossi 70 fois; *b*, 340 fois.

Les œufs du trichocéphale, pondus dans l'intestin, sont évacués avec les fèces; ils ne se développent que plusieurs mois après. L'embryon reste longtemps enfermé dans la coque et vivant; il n'est mis en liberté que lorsque l'œuf rentre dans le tube intestinal de l'homme, apporté par les aliments ou les boissons. Le développement du trichocéphale et les conditions de sa propagation, sont en tout semblable à ceux de l'ascaride lombricoïde (voy. ci-dessus, p. LXIV).

Le trichocéphale dispar existe dans le cæcum chez l'homme; plus rarement dans l'intestin grêle ou le côlon.

73 TRICHOCÉPHALE VOISIN (*Trich. affinis*, Rudolphi).

Tête avec deux renflements latéraux vésiculeux, en forme d'ailes; papilles de la bande longitudinale plus fortes sur les bords. = *Mâle* long de 80 millimètres; spicule pointu, très long; gaîne tubuleuse, cylindrique, très longue. = *Femelle* longue de 60 à 70 millimètres, à queue obtuse; œuf long de $0^{mm},07$.

Vivant dans le cæcum chez les ruminants des genres *cervus*, *antilope*, *ovis* et *bos*. Le trichocéphale du chameau et du dromadaire est probablement de la même espèce. Le trichocéphale voisin aurait encore été trouvé dans l'amygdale chez l'homme, d'après une observation probablement erronée (voyez *Path.*, p. 206).

74 TRICHOCÉPHALE DÉPRIMÉ (*Trich. depressiusculus*, Rudolphi).

Dans le cæcum chez le chien et le renard.

75 TRICHOCÉPHALE CRÉNELÉ (*Trich. crenatus*, Rudolphi).

Dans le gros intestin du cochon et du sanglier. Il ne diffère pas assez du Trich. dispar pour qu'on puisse le regarder sûrement comme une espèce distincte.

GENRE FILAIRE (*Filaria*, Muller).

a *Vers blancs, jaunâtres ou rouges, élastiques, cylindriques, filiformes, très longs, de quatre-vingts à cinq cents fois plus longs que larges, quelquefois un peu amincis vers une des deux extrémités; tête continue avec le corps, nue ou munie de papilles saillantes, ou de pièces cornées constituant une sorte d'armure externe ou interne; bouche ronde ou triangulaire; œsophage court, tubuleux, plus étroit que l'intestin; anus terminal ou suivi d'une queue; tégument lisse ou finement strié en travers.*

» — Mâle, *à queue souvent obtuse et quelquefois munie d'une aile membraneuse entourant l'extrémité; spicule principal très long, plus ou moins tordu; spicule accessoire ordinairement tordu et obliquement strié.*

» — Femelle, *à vulve située très près de l'extrémité antérieure; œufs elliptiques ou presque globuleux, ordinairement lisses, longs de* 0^{mm},02 *à* 0^{mm},06; *éclosant quelquefois dans le corps de la mère* » (Dujardin).

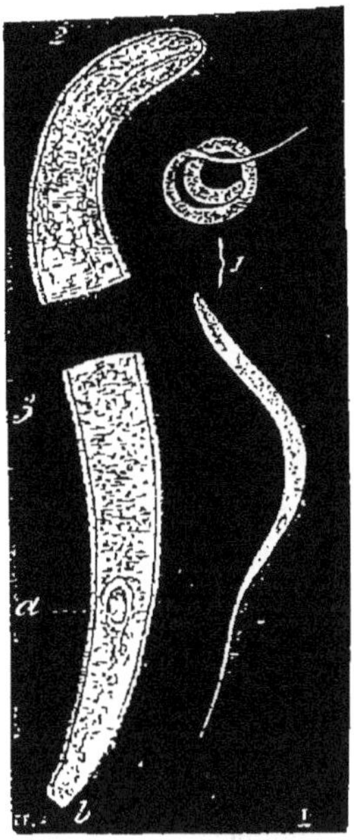

FIG. 46. — Embryons de la filaire de l'homme. — 1, vus au grossissement de 65 diamètres; — 2, tête vue au grossissement de 350 diamètres; — 3, fragment présentant la naissance de la queue, même grossissement; en *a*, l'anus.

Les filaires se trouvent chez les animaux vertébrés, principalement chez les mammifères et les oiseaux, plus rarement chez les reptiles. Elles existent dans des organes très différents, à l'exception du canal digestif.

Les *filaires des poissons* appartiennent probablement à d'autres genres.

76 FILAIRE? DE L'ŒIL HUMAIN.

Variété ou espèce A. — *Filaria lentis* (DIESING).

Corps filiforme, égal, blanc ou rougeâtre, bouche inerme; anus distinct, terminal; vulve située à l'extrémité caudale; mâle? beaucoup plus petit que la femelle.

Trois fois des vers nématoïdes ont été trouvés dans le cristallin chez l'homme; leur description laisse beaucoup à désirer, mais il est probable que tous ces vers appartenaient à la même espèce: — 1° deux individus examinés par Nordmann (Græfe) étaient longs de 1^{mm},63; la bouche, le canal intestinal, l'anus, l'utérus? ont été reconnus; — 2° un individu examiné par Nordmann (Jüngken) avait 13 millimètres de longueur; non décrit; — 3° trois individus examinés par Gescheidt avaient: l'un 1^{mm},63; les deux autres 4^{mm},30 environ. Le premier, considéré comme le mâle, vu sa petitesse, était d'un blanc rougeâtre, et contourné en spirale. Les deux autres étaient des femelles; elles étaient blanches, assez droites, avec la queue un peu recourbée en dedans. Chez ces nématoïdes, le corps est égal, la bouche petite, ronde, sans papilles; le canal intestinal égal, droit; l'anus terminal; les ovaires distincts, cylindriques, contournés en spirale; la vulve formant un *cloaque* avec l'anus, l'extrémité caudale renflée et garnie d'une pointe fine, courte et crochue.

Trouvée dans l'humeur de Morgagni chez des individus affectés de cataracte (voy. *Path.*, p. 734).

Variété ou espèce B. — Filaire de la chambre antérieure.

Ver nématoïde observé chez un homme dans l'humeur aqueuse de la chambre antérieure de l'œil, par le docteur Quadri ; non décrit (voy. *Path.*, p. 738).

Variété ou espèce C. — Filaire de l'orbite (*Loa*, Guyot).

Vers cylindrique, très blanc, plus dur, et moins long proportionnellement que la filaire de l'homme ; longueur, 32 millimètres ; grosseur un peu moindre que celle d'une chanterelle de violon ; organes génitaux ? ; mouvements très vifs (Guyot).

Espèce de filaire appointie à l'une de ses extrémités, obtuse à l'autre et longue de 30 millimètres ; sa bouche est inerme (Lestrille).

Vers observés sous la conjonctive des nègres au Congo et au Gabon (voy. *Path.*, p. 750).

77 FILAIRE DE L'HOMME (*Filaria Medinensis*, Gmélin).

Mâle inconnu.

Femelle, longue de 50 centimètres à 4 mètres, large de 1 millimètre à 1^{mm},15, filiforme, un peu amincie en arrière, blanche avec deux lignes longitudinales opposées, larges, correspondant à l'intervalle de deux masses musculaires longitudinales ; bouche orbiculaire, pourvue de quatre *poils* opposés en croix ? ; queue subaiguë, recourbée en crochet ; œuf éclosant à l'intérieur du corps de la mère. = *Embryon* long de 0^{mm},75, épais de 0^{mm},01 ; cylindrique, à tégument finement strié en travers ; extrémité antérieure un peu atténuée ; extrémité postérieure terminée en une queue très longue et très effilée ; anus visible à la naissance de la queue (voy. fig. 46).

La filaire de l'homme a été rencontrée aussi chez le chien. Elle n'existe

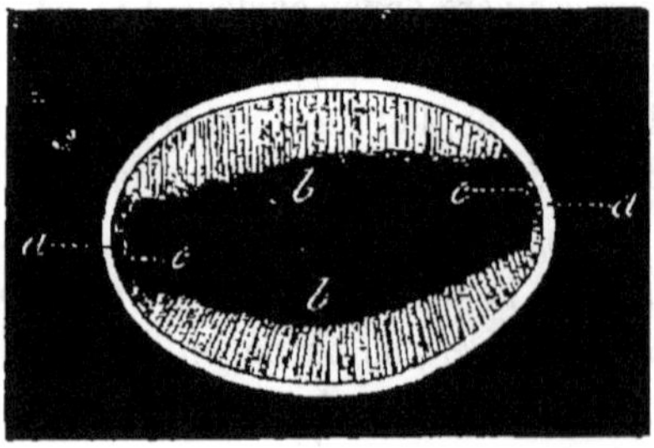

Fig. 47. — Coupe en travers du corps de la filaire de l'homme, grossi 20 fois. — *a*, *a*, la peau ; *b*, *b*, masses musculaires longitudinales formées de fibres aplaties, longitudinales, insérées à la peau comme des feuillets au dos d'un livre ; *c*, *c*, deux lames musculaires minces, offrant une disposition de cellules à noyau, revêtant les téguments dans l'intervalle des masses musculaires longitudinales. La portion des téguments revêtue par cette lame, apparaît extérieurement comme deux lignes larges, longitudinales, plus foncées.

que dans les contrées intertropicales ou chez des individus qui ont récemment visité ces contrées, en sorte que les vers nématoïdes trouvés dans l'œil ou dans les *bronches ?* chez des habitants de nos contrées ne peuvent être rapportés à cette filaire. Elle vit dans les tissus qui forment les parois de la tête du tronc et les membres (voy. *Path.*, p. 696).

78 FILAIRE HÉMATIQUE (*F. immitis*, LEIDY).

Corps cylindrique, arrondi-obtus aux extrémités ; bouche petite, ronde, inerme. = Longueur du *mâle*, 12 centimètres ; épaisseur, $0^{mm},50$; extrémité caudale en spirale, avec un rang de cinq papilles et une aile étroite de chaque côté ; pénis saillant à une petite distance de l'anus. = Longueur de la *femelle*, 25 centimètres ; épaisseur, 1 millimètre.

Trouvée dans le cœur chez le chien (voy. *Path.*, p. 338).

Des vers nématoïdes microscopiques qui circulent dans tous les vaisseaux chez certains chiens, sont probablement les larves de cette filaire (voy. *Path.*, p. 341).

78 *bis.* FILAIRE A TROIS ÉPINES (*F. trispinulosa*, GESCHEIDT).

Corps blanc, égal, plus fort relativement à la filaire de l'œil humain, sensiblement aminci en arrière ; bouche arrondie, avec trois petites papilles rondes ; pharynx assez large ; canal intestinal étroit ; anus terminal. = *Femelle*, longue de 7 millimètres.

Trouvée par Gescheidt dans le corps vitré sous la membrane hyaloïde, chez le chien (1).

79 FILAIRE DES BRONCHES. — (*Hamularia lymphatica*, TREUTLER).

Ver filiforme, cylindrique, long de 27 millimètres plus ou moins, un peu aminci en avant, un peu comprimé latéralement, brunâtre, varié de blanc et presque transparent en arrière, avec la tête et la queue obtuses ; deux crochets saillants à la face inférieure derrière la tête (spicules de l'extrémité caudale du mâle, suivant Rudolphi).

Trouvée une seule fois, par Treutler, dans les ganglions bronchiques chez l'homme (voy. *Path.*, p. 692).

80 FILAIRE LACRYMALE (*Filaria lacrymalis*, GURLT).

Bouche orbiculaire, inerme ; corps filiforme, atténué aux deux extrémités. = *Mâle* long de 15 à 16 millimètres ; queue formant un demi-spirale. = *Femelle* longue de 20 à 22 millimètres ; vivipare.

Trouvée par Boneti, Gurlt, Gescheidt, Gerber, Creplin, Van Beneden, dans les conduits lacrymaux ou entre les paupières du cheval et du bœuf (voy. *Path.*, p. 753).

(1) *Ammon's zeitschrift für ophthalmologie*, t. III, p. 37, — *Froriep's notizen*, t. XXXIX, p. 55. — Rayer, *mém. cit.*, p. 130.

81 FILAIRE DU CHEVAL (*Filaria papillosa*, RUDOLPHI).

Ver long de 5 à 18 centimètres; tête obtuse avec huit papilles opposées et par paires à diverses distances de la bouche qui est très petite, terminale. = *Mâle* à queue recourbée et munie de deux ailes membraneuses étroites entre lesquelles sort le spicule; = *Femelle*, vulve située très près de la tête. Vivipare.

Vivant dans la cavité abdominale du cheval et de l'âne (et chez le bœuf, suivant Gurlt); on dit l'avoir trouvée dans la cavité thoracique, dans l'œil, entre les enveloppes du cerveau, et une fois dans l'intestin, d'après Rudolphi.

81 *bis*. FILAIRE? DE L'ŒIL DU CHEVAL (*Sanp*, KENNEDY).

Ver ressemblant à un bout de fil de soie blanche, long de 22 millimètres plus ou moins, d'un blanc grisâtre, demi-transparent, un peu plat; offrant cinq *places lumineuses* (au microscope) disposées en cercle près d'une des extrémités qui est arrondie, plus volumineuse que l'autre (probablement la tête); au-dessous *cercle lumineux* irrégulier presque du diamètre du ver, d'où partent deux lignes d'une apparence semblable qui s'étendent dans toute la longueur du corps; extrémité *caudale?* aplatie (Twining). Nageant par un mouvement analogue à celui de la sangsue.

Ce ver se trouve fréquemment dans l'œil du cheval aux Indes; il est probable qu'il diffère de ceux qu'on a quelquefois observés en Europe et en Amérique, et qu'il ne doit pas être rapporté à la *filaria papillosa* (voy. *Path.*, p. 745).

GENRE DOCHMIE (*Dochmius*, DUJARDIN).

« *Vers à corps blanc, cylindrique, mince; tête obliquement tronquée en dessus, contenant une large cavité pharyngienne anguleuse; bouche latérale; œsophage musculeux, renflé en arrière; tégument finement strié en travers.*

» — Mâle, *extrémité postérieure tronquée, terminée par une large expansion membraneuse rapprochée en forme de bourse ou bien ouverte et campanulée, formée de deux lobes latéraux soutenus par des côtes rayonnantes et réunies en arrière par la pointe caudale, qui est élargie elle-même en un lobe aigu, recourbé en dedans; deux spicules longs et grêles.*

» — Femelle *à queue amincie, droite, conique, obtuse ou mucronée; vulve située en arrière du milieu, aux deux tiers environ de la longueur* » (Dujardin).

Les espèces du genre dochmie vivent dans l'intestin de quelques mammifères carnivores, et, d'après Diesing, de quelques ruminants.

82 DOCHMIE HYPOSTOME (*Doch. hypostomus*, DIESING).

Mâle long de 15 millimètres. = *Femelle* de 20 millimètres.

Vivant dans l'intestin du mouton, de la chèvre et de quelques autres ruminants.

83 DOCHMIE DES CHATS (*Dochmius tubæformis*, DUJARDIN).

Bouche ouverte en dessous et en travers comme celle d'un serpent, garnie de chaque côté d'une forte dent à trois pointes. = *Mâle* long de 7 millimètres. = *Femelle* longue de 10 millimètres.

Trouvée dans le duodénum du chat domestique et de quelques autres chats, en Europe et en Amérique.

84 DOCHMIE TRIGONOCÉPHALE (*Doch. trigonocephalus*, DUJARDIN).

Variété ou espèce A (du tube digestif).

Tête obliquement tronquée, irrégulière; bouche latérale, vaste, enveloppée par deux larges lobes; œsophage claviforme, musculeux. = *Mâle*, long de 6 à 7 millimètres, ayant le corps terminé par deux lobes latéraux assez larges, formant une bourse ou une cloche. = *Femelle*, longue de 13 à 14 millimètres, à queue amincie, mucronée; œufs longs de 0mm,07; larges de 0mm,04.

Vivant dans l'estomac et l'intestin, chez le chien, le loup, le renard.

Variété ou espèce B (des cavités droites du cœur).

« Vers cylindriques, filiformes, un peu atténués à chacune des extrémités, longs de 14 à 17 millimètres, larges de 28 à 30 centièmes de millimètre; corps blanchâtre ou rosé, marqué chez quelques-uns d'une sorte de spirale rougeâtre souvent interrompue et qui dessine le tube digestif à travers les téguments. Tête pourvue de deux lobes peu saillants; ouverture de la bouche circulaire, un peu latérale, béante; œsophage à peu près cylindrique dans la plus grande partie de son étendue, se renflant un peu avant son insertion à l'intestin : celui-ci environ trois ou quatre fois plus large que l'œsophage, décrivant un trajet sinueux; anus pas tout à fait terminal. = *Mâle*, deux spicules assez longs, très grêles, presque égaux; une bourse caudale, à deux lobes, soutenue par des côtes. (Il ne m'a pas été possible de bien voir le testicule, qui cependant m'a paru formé par un seul tube s'étendant jusque vers les deux tiers antérieurs du corps. Ces vers étaient conservés depuis plusieurs mois dans l'alcool lorsque j'ai pu les étudier.) = *Femelle*, queue amincie terminée par une pointe, grêle; œufs ovoïdes. (Je n'ai pas pu bien voir les ovaires ni l'oviducte qui, à travers les téguments, apparaissent sous formes de tubes repliés.) »

» Ces vers sont indiqués comme existant dans l'estomac et l'intestin du chien, où je ne les ai point encore rencontrés, malgré des recherches assez nombreuses (1). »

Trouvés dans l'oreillette et le ventricule droits du cœur et l'artère pulmonaire d'un chien, par M. Serres, à Toulouse (voy. *Path.*, p. 339); examinés par M. Baillet.

(1) Baillet, *Journ. des vétérin. du Midi*, 2e série, t. VII, p. 72, Toulouse, 1854.

GENRE SCLÉROSTOME (*Sclerostoma*, DUJARDIN).

Vers à corps blanc ou brunâtre, cylindrique, assez épais et assez roide; tête globuleuse, tronquée, soutenue à l'intérieur par une bulbe ou capsule cornée, dont l'ouverture terminale, tenant lieu de bouche, est large, orbiculaire, dirigée en avant et en dessous, limbe garni quelquefois de dentelures; œsophage épais, musculeux, renflé postérieurement; intestin large; tégument strié en travers.

— Mâle *muni d'une bourse caudale large, membraneuse, formée de deux lobes latéraux, soutenus par des côtes et réunis en arrière par un lobe plus ou moins prononcé, représentant la pointe caudale; deux spicules longs et grêles.*

— Femelle *ayant l'extrémité caudale amincie, conique; vulve située vers les deux tiers de la longueur en arrière; œufs elliptiques ou presque globuleux.*

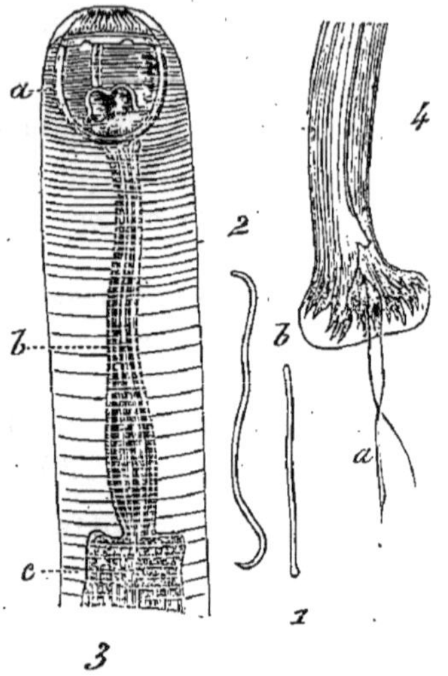

FIG. 48 (d'après Rayer). — Sclérostome armé anévrysmatique. — 1, mâle, grandeur naturelle; — 2, femelle, grandeur naturelle; — 3, extrémité antérieure fortement grossie. — *a*, capsule buccale complète; *b*, œsophage; *c*, l'intestin entouré d'une substance grenue, *foie?* — 4, extrémité caudale du mâle; *a*, spicule et pièce accessoire? *b*, bourse.

Ces vers ne sont connus que chez quelques mammifères, solipèdes, ruminants, et chez divers reptiles exotiques. Ils habitent dans l'intestin, aux parois duquel ils se fixent par leur appareil buccal. Quelques-uns vivent dans les tissus et les vaisseaux sanguins; une espèce, qui devra sans doute être rapportée à un autre genre (le S. *syngamus*), vit dans la trachée de quelques oiseaux.

85 SCLÉROSTOME DU CHEVAL (*Sclerost. armatum*, DUJARDIN).

Variété ou espèce A (intestinal).

Corps gris-rougeâtre ou brunâtre, strié en travers et longitudinalement; tête globuleuse, plus grosse que le corps, tronquée en avant; bouche largement ouverte et bordée par un ou plusieurs anneaux garnis de dentelure fines ou de franges convergentes; intestin entouré d'une substance brunâtre (foie?). = *Mâle*, long de 27 à 30 millimètres; bourse caudale assez étalée, longue de $0^{mm},7$. = *Femelle*, longue de 35 à 55 millimètres; queue droite et émoussée, anus non terminal; utérus bicorne; ovaires longs enroulés autour de l'intestin; œufs longs de $0^{mm},09$.

Variété ou espèce B (anévrysmatique).

Corps blanc ou grisâtre avec les extrémités quelquefois d'un rouge vif; tégument se séparant facilement de la tunique musculaire sous-jacente; tête sphéroïdale, tronquée en avant; ouverture de la bouche petite, circulaire, bordée de dentelures en forme de *cils* ou d'*aiguillons;* intestin rempli d'une matière rougeâtre ou brunâtre. = *Mâle*, long de 14 à 16 millimètres; organes génitaux formés de *deux?* longs tubes disposés en spirale; pénis long terminé en forme de stylet; toujours *double?*. = *Femelle*, longue de 18 à 20 millimètres; vulve à la réunion des trois quarts antérieurs avec le quart postérieur; utérus bicorne, transversal au vagin; œufs très petits; *peut-être rudimentaires?*.

Ces sclérostomes subissent, à mesure qu'ils grandissent, de véritables mues, par suite de chacune desquelles une armure buccale plus simple est remplacée par une armure plus complexe, jusqu'à ce que l'animal ait atteint tout son développement. Chez les plus jeunes, l'armure ne se compose que d'un simple anneau écailleux; plus tard, il se développe en arrière une capsule très petite d'abord et successivement plus grande à chaque mue (Dujardin).

Les sclérostomes de l'intestin et des artères existent chez les solipèdes : les premiers principalement dans le cæcum et le colon (voy. *Path.*, p. 228); les seconds principalement dans l'artère mésentérique et ses divisions (voy. *Path.*, p. 329).

86 SCLEROSTOME QUADRIDENTÉ (*Sclerost. tetrachantum*, DIESING).

Corps plus petit que chez le précédent; bouche ayant quatre papilles ou dents dirigées en avant, opposées; = bourse du *mâle* très grande. = *Femelle*, ayant à la queue une substance amorphe, noirâtre. Fréquemment accouplés.

Dans le cæcum et le colon chez les solipèdes.

87 SCLÉROSTOME DENTÉ (*Sclerost. dentatum*, RUDOLPHI).

Ver long de 10 à 15 millimètres.

Vivant chez le porc et le sanglier dans le cæcum et le côlon.

88 SCLÉROSTOME SYNGAME (*Sclerost. syngamus*, DIESING).

Ver ordinairement accouplé d'une manière permanente ou par soudure des téguments; corps droit, cylindrique, coloré en rouge vif par un liquide interposé entre les viscères. = *Mâle* beaucoup plus petit que la *femelle*, à queue tronquée, qui se soude autour de la vulve de celle-ci et qui n'en peut être détachée sans déchirure. = Longueur du mâle 4 millimètres à 4^{mm},5, épaisseur 0^{mm},4. = Longueur de la femelle 13 millimètres, épaisseur 0^{mm},85 à 1 millimètre.

Ce ver a été trouvé dans la trachée ou les bronches chez le coq domestique, le dindon, la pie, le martinet, l'étourneau, le pic-vert, la perdrix et la cigogne

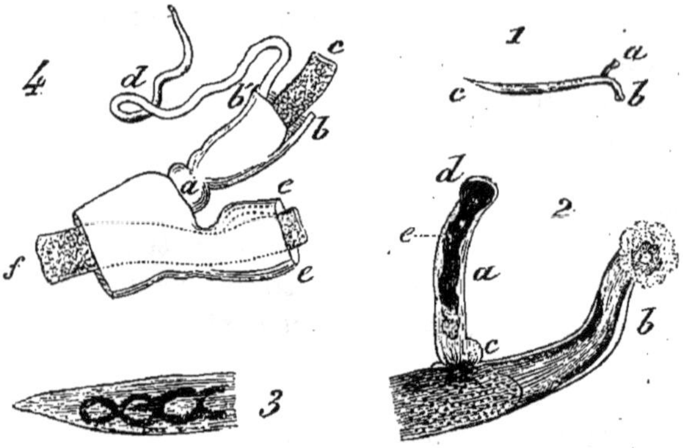

Fig. 49. — Sclérostome syngame. — 1, deux individus accouplés, grandeur naturelle ; — 2, partie antérieure grossie ; *a*, le mâle ; *b*, tête de la femelle ; *c*, ventouse du mâle appliquée à la vulve de la femelle ; *d*, tête du mâle ; *e*, l'intestin. — 3, extrémité caudale de la femelle montrant les circonvolutions du tube génital ; — 4, *a*, *b*, fragment du mâle ; *e*, *f*, de la femelle ; *a*, bourse ; *b*, *b*, téguments ; *c*, intestin ; *d*, tube génital ; *e*, *e*, portion antérieure du corps de la femelle ; *f*, l'intestin.

noire. M. Leidy l'indique comme très commun chez les poules en Amérique (voy. *Path.*, p. 36).

GENRE STRONGYLE (1) (*Strongylus*, Muller).

Vers souvent rouges, à corps filiforme, ordinairement très mince, atténué en avant ou de part et d'autre ; tête petite, nue ou munie de deux expansions latérales, membraneuses ou vésiculeuses ; bouche petite, nue ou entourée de plusieurs papilles, orbiculaire ou triangulaire, non cornée ; œsophage musculeux, renflé en massue ; tégument finement strié en travers.

— Mâle *muni d'une bourse caudale, terminale ou obliquement tronquée, et soutenue par le prolongement de la pointe caudale, entière ou formée de plusieurs lobes, multiradiée ; pénis filiforme, dans une gaîne formée de deux pièces.*

(1) M. Diesing a séparé du genre *Strongylus*, pour en former un nouveau genre, plusieurs nématoïdes qui ont des caractères particuliers ; il a désigné sous le nom d'*Eustrongylus*, ce genre nouveau, dans lequel est compris le *Strongle géant*. Appeler en français ce ver du nom d'*Eustrongle*, c'est lui donner une consonnance qui prête à la confusion ; d'un autre côté, il n'est pas sans inconvénient de changer la dénomination d'un ver aussi important et aussi généralement connu ; nous avons donc préféré, en adoptant la division très rationnelle de M. Diesing, faire porter le changement de dénomination sur le genre qui ne comprend pas le *Strongle géant*, genre auquel nous conserverons son nom actuel, mais avec la désinence latine : *Strongyle*.

— Femelle, *ayant l'extrémité caudale amincie, conique; vulve située en avant du milieu de la longueur, plus rarement en arrière. Ovipare ou vivipare.*

Les strongles se trouvent plus particulièrement chez les mammifères, quelquefois chez les oiseaux ou chez les reptiles; dans l'intestin, ou dans des kystes annexés au tube digestif, dans la trachée-artère et les bronches.

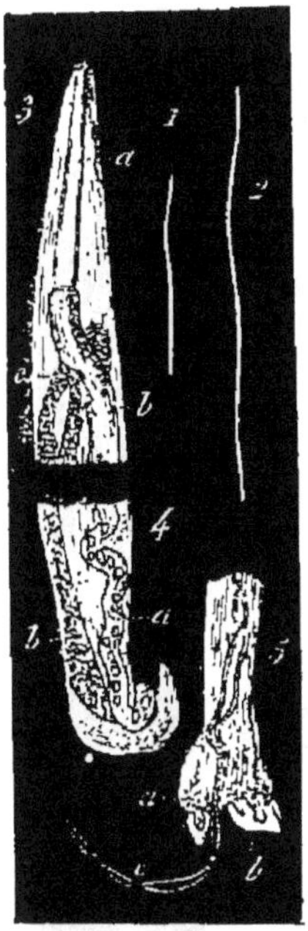

FIG. 50 (*).

89 STRONGYLE RADIÉ (*Strong. radiatus*, RUDOLPHI).

Tête non ailée; bouche nue. = *Mâle* long de 12 millimètres; bourse bilobée, lobes multiradiés. = *Femelle*, longue de 14 à 20 millimètres; vulve près de la queue.

Vivant dans l'intestin grêle et dans le côlon du bœuf et de plusieurs autres ruminants.

90 STRONGYLE VEINEUX (*Strong. venulosus*, RUDOLPHI).

Tête non ailée, limbe de la bouche nu. = bourse du *mâle* bilobée, multiradiée. — *Femelle* longue de 27 millimètres.

Vivant dans l'intestin de la chèvre.

91 STRONGYLE FILAIRE (*Strong. filaria*, DUDOLPHI).

Corps filiforme, très long, un peu aminci aux extrémités, blanc. Tête obtuse non ailée; limbe de la bouche pourvu de trois papilles petites. = Longueur du *mâle* 65 millimètres; bourse entière, avec dix rayons bifides ou trifides. = Longueur de la *femelle* 90 millimètres; vulve située aux trois cinquièmes de la longueur; vivipare.

Vivant dans la trachée et les bronches chez le mouton, le mouflon, la chèvre, l'antilope, le chameau et le dromadaire (voy. *Path.*, p. 34).

92 STRONGYLE MICRURE (*Strong. micrurus*, MEHLIS).

Corps filiforme; tête arrondie, non ailée; limbe de la bouche pourvu de trois papilles petites. = Longueur du *mâle*, 40 millimètres; bourse entière, avec cinq rayons fendus profondément. = Longueur de la *femelle*, 80 millimètres plus ou moins; extrémité caudale pointue, vulve située en avant du milieu du corps. Vivipare.

Vivant dans la trachée et les bronches chez le bœuf, le cheval, l'âne et le daim (voy. *Path.*, p. 21).

(*) Strongyle paradoxal. — 1, le mâle, grandeur naturelle; — 2, la femelle, grandeur naturelle; — 3, extrémité antérieure de la femelle grossie; *a*, l'œsophage, *b*, l'intestin; *c*, tube génital. — 4, extrémité caudale de la femelle; *a*, le vagin se terminant par une vulve saillante; *b*, l'intestin aboutissant à un anus papilliforme; — 5, extrémité caudale du mâle; *a*, *b*, les deux lobes de la bourse; *c*, spicules.

93 STRONGYLE A LONG FOURREAU (*Strong. longevaginatus*, DIESING).

Tête tronquée, conique, non ailée ; limbe de la bouche pourvu de quatre à six papilles ; corps égal, droit, d'un blanc jaunâtre. = *Mâle* un peu aminci en avant ; extrémité caudale infléchie ; bourse subcampanulée, bilobée, chaque lobe triradié ; gaîne du pénis formée de deux parties (cruribus) très longues et linéaires, ayant presque la moitié de la longueur du corps, de couleur orangée, striée transversalement et très finement ; longueur du corps 13 à 15 millimètres, épaisseur 0mm,54. = *Femelle* amincie de part et d'autre ; extrémité mucronée ; vulve située au-dessus de l'extrémité caudale ; vivipare. Longueur 26 millimètres, épaisseur 0mm,72.

Trouvé une fois dans le parenchyme du poumon d'un enfant (voy. *Path.*, p. 21).

94 STRONGYLE PARADOXAL (*Strong. paradoxus*, MEHLIS).

Tête non ailée ; corps blanc ou brunâtre, filiforme ; limbe de la bouche pourvu de trois papilles ; œsophage musculeux, régulièrement renflé en massue ; anus un peu en avant du sommet de la queue, formant une papille saillante. = Longueur du *mâle*, 15 millimètres ; bourse bilobée, chaque lobe avec cinq rayons, les latéraux divisés, le médian simple. = Longueur de la *femelle*, 32 à 35 millimètres ; vulve près de l'anus, saillante ; vivipare.

Vivant dans la trachée et les bronches du porc et du sanglier (voy. *Path.*, p. 35).

95 STRONGYLE CONTOURNÉ (*Strong. contortus*, RUDOLPHI).

Corps filiforme, effilé aux deux extrémités, plus aminci antérieurement ; tête pourvue de deux ailes semi-elliptiques ; limbe de la bouche pourvu de trois papilles petites. = Longueur du *mâle*, 18 à 20 millimètres ; bourse bilobée, chaque lobe avec *huit ?* rayons divergents ; gaîne du pénis très longue. = Longueur de la *femelle*, jusqu'à 10 centimètres.

Vivant dans l'intestin grêle du mouton.

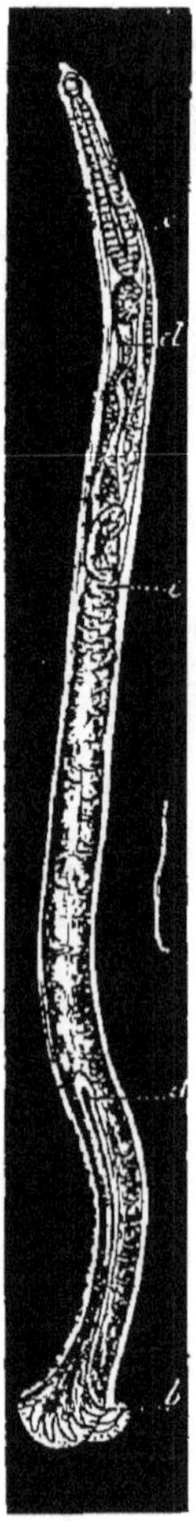

FIG. 51 (*)

96 STRONGYLE FILICOL (*Strong. filicollis*, RUDOLPHI).

Corps capillaire, le plus souvent blanc, rarement rougeâtre ; tête pourvue de deux

(*) *Anchylostome mâle* ; — 1, grandeur naturelle ; — 2, fortement grossi ; *a*, spicule rentré ; *b*, la bourse caudale ; *c*, ouverture de l'organe excréteur située près de l'œsophage ; *d*, organe excréteur avec un noyau de cellule apparent (cette lettre est mal placée) ; *e*, circonvolutions du tube génital (d'après Bilharz).

ailes très petites ; limbe de la bouche pourvu de trois papilles ; bourse du mâle bilobée, six rayons à chaque lobe ; longueur 9 à 21 millimètres.

Vivant dans les intestins grêles du mouton.

97 STRONGYLE NODULAIRE (*Strong. nodularis*, RUDOLPHI).

Vivant dans le tube digestif ou dans l'épaisseur du gésier, chez l'oie et le canard.

GENRE ANCHYLOSTOME (*Anchylostomum*, DUBINI).

Vers cendrés, à corps cylindrique ; tête un peu amincie; bouche en forme de ventouse, subcornée, dont l'ouverture est ample, circulaire, tournée vers la face dorsale; dents situées dans la bouche, en dedans de la marge inférieure, au nombre de quatre; pharynx infundibuliformes, à parois résistantes; œsophage musculeux s'élargissant en arrière; tégument strié en travers, deux éminences coniques ou papilles opposées situées à la limite du premier sixième de la longueur totale du corps; anus latéral, un peu en avant de l'extrémité de la queue. — Mâle, *pourvu d'une bourse caudale terminale, entière, excisée en dessous, multiradiée, exappendiculée; pénis double et très long.* — Femelle *à queue obtuse; vulve située en arrière. Vivipare.*

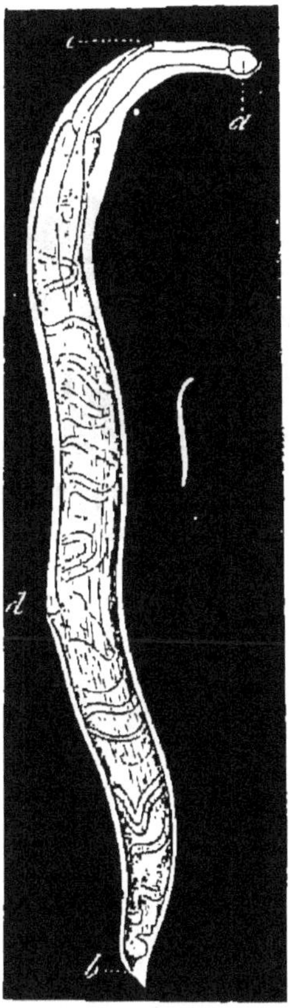

Fig. 52 (d'après Bilharz) (*).

Vers existant dans l'intestin chez l'homme.

98 ANCHYLOSTOME DUODÉNAL (*Anchyl. duodenale*, DUBINI).

Tête arrondie au sommet ; limbe de la bouche muni de papilles coniques inégales, deux plus petites, crochets terminant les papilles convergeant par leur sommet ; corps droit ou légèrement courbé, transparent en avant ; ventricule globuleux noirâtre visible par transparence; partie postérieure jaune-rougeâtre. = *Mâle* aminci en avant ; long de 6 à 8 millimètres; extrémité caudale infléchie, bourse cyathiforme, formant deux lobes à cinq rayons, disposés par quatre de chaque côté et trois au milieu ; tous les rayons simples, excepté le médian qui est bifurqué au sommet. = *Femelle*

(*) *Anchylostome femelle.* — 1, grandeur naturelle. — 2, fortement grossie ; — *a*, cavité buccale ; *b*, anus ; *c*, ouverture commune aux organes d'excrétion ; *d*, vulve. Les circonvolutions du tube génital sont visibles à l'intérieur du corps.

longueur 8 à 10 millimètres ; épaisseur 0mm,27 ; extrémité postérieure terminée en pointe conique ; vulve située vers le quart postérieur.

Le mâle et la femelle se trouvent dans la proportion de 1 à 3.

Vivant dans le duodénum et le jéjunum chez l'homme, à Milan et en Égypte (voy. *Path.*, p. 117).

GENRE STRONGLE (*Eustrongylus*, Diesing).

Corps subcylindrique, aminci de part et d'autre régulièrement ; tête continue avec le corps ; bouche terminale, orbiculaire, munie de papilles ; système nerveux très distinct?

— Mâle : *bourse caudale terminale, entière, sans rayons ni appendices ; spicule filiforme, long, sans gaine.*

— Femelle : *vulve située en avant ou en arrière ; ovipare ou vivipare.*

Parasite chez les mammifères et les oiseaux, dans divers organes, excepté le tube digestif.

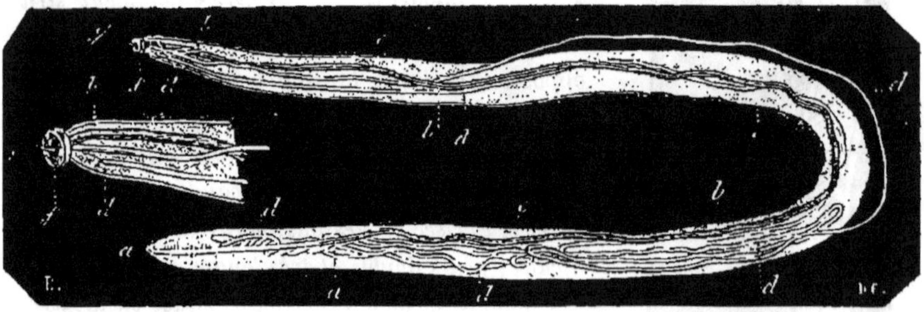

Fig. 53. — *Strongle géant mâle*, provenant d'un chien, demi-nature. — *a*, tête ; *a*, *a*, œsophage ; *a*, *b*, intestin ; *d*, *d*, *d*, tube génital commençant près de l'anus où il est fixé ; *c*, *c*, téguments ; *f*, bourse caudale ; *g*, pénis.

99 STRONGLE GÉANT (*Eustrong. gigas*, Diesing).

Corps généralement rouge, cylindrique, très long, un peu aminci de part et d'autre, présentant des stries rapprochées, transverses, interrompues par des stries longitudinales profondes et huit faisceaux de fibres musculaires longitudinales ; tête obtuse, bouche petite, orbiculaire, entourée de six nodules ou papilles planes, rapprochées ; œsophage grêle, plus étroit que l'intestin, tourné en s chez la femelle. = *Mâle* long de 14 à 40 centimètres, large de 4 à 6 millimètres ; queue obtuse, terminée par une bourse patelliforme, membraneuse, entière, large de 3 millimètres, tronquée, d'où sort un spicule simple, très grêle. = *Femelle* longue de 2 décimètres à 1 mètre, large de 4mm,5 à 12 millimètres ; queue plus droite et obtuse ; anus triangulaire oblong, situé sous l'extrémité caudale ; ovaire et oviducte simples, repliés longitudinalement ; matrice oblongue ; vulve très rapprochée de la bouche ; œuf ovoïde, brunâtre, long de 0mm,07 à 0mm,08 ; large de 0mm,04. Ovipare ?.

Le strongle géant est le plus grand des vers nématoïdes ; il est ordinairement rouge, coloration qui dépend sans doute du liquide dans lequel il est plongé et dont il se nourrit, car Chabert a trouvé un strongle blanchâtre dans une collection de liquide purulent. Le strongle, placé dans l'eau ordinaire, absorbe après sa mort, par endosmose, une grande quantité, à tel point

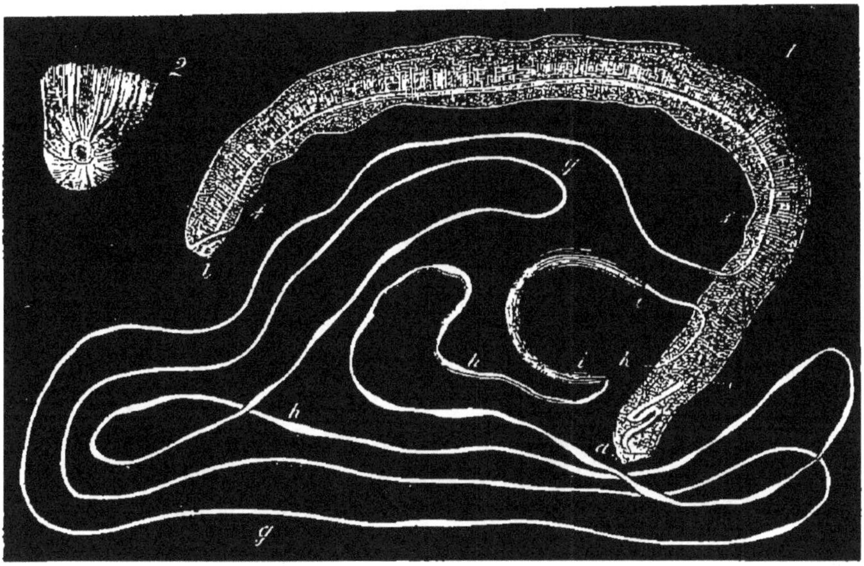

FIG. 54. — *Strongle géant femelle*, provenant d'un chien. — 1, individu demi-nature; le tube génital a été étalé en dehors pour faire voir sa disposition et celle du tube digestif. — *a*, bouche ; *b*, anus ; *a*, *c*, œsophage recourbé en *s* ; *c*, *b*, intestin fixé aux parois par des brides transversales ; *f*, *f*, ovaire et oviducte formant un tube continu, naissant près de l'anus, suivant le bord de l'intestin, et fixé par les brides transversales ; *g*, *g*, oviducte avec quelques dilatations *h*, *h*; *i*, *i*, matrice ; *i*, *k*, vagin ; *k*, vulve. — 2, extrémité antérieure, grandeur naturelle, montrant les huit stries longitudinales de la peau (les papilles labiales ont été omises).

que les téguments éclatent et projettent au loin le liquide qui les distendait. La peau chez la femelle, est épaisse, fibreuse et doublée intérieurement par une couche de *papilles* arrondies, très serrées. L'intestin est large, noirâtre, à parois très minces et fixé de chaque côté aux téguments par des brides cellulaires ou musculaires. L'extrémité libre de l'ovaire ou du testicule est fixée près de l'anus. L'ovaire et l'oviducte qui lui est continu ou le testicule et le conduit déférent formant un tube simple, se dirigent de là en avant jusqu'à une certaine distance de la tête, et se trouvent fixés, dans tout leur trajet, par les brides qui se portent des téguments à l'intestin. Le tube génital se dégage ensuite et forme librement dans la cavité générale un grand nombre de circonvolutions, mais sans s'enrouler autour du tube digestif qui est fixé aux parois dans toute son étendue. Le vagin très étroit s'engage aussi sous les brides de l'intestin en continuant le trajet suivi par l'oviducte et s'ouvre à la face ventrale, auprès de la bouche. Nous avons vainement cherché un système nerveux. Le cordon nerveux vu par Otto était très probablement la portion du tube génital fixée par les brides intestinales, et ces brides mêmes constituaient, sans doute, les filets secondaires ; mais le plus simple examen suffit à montrer l'indépendance de ces fibres et du cordon qu'elles fixent aux parois. L'accouplement se fait probablement d'une manière assez prolongée, car Drelincourt a trouvé chez le chien deux strongles accouplés. Le strongle géant est-il ovipare? l'œuf expulsé contient-il un embryon? Wedel dit avoir vu un de ces animaux rempli de vermicules vivants ; mais il ne donne sur les dimensions des vermicules aucun détail ; il ne dit même pas s'il les a vus avec un instrument grossissant.

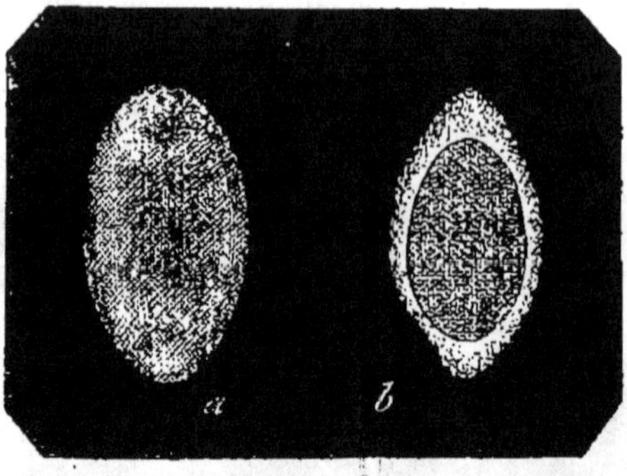

FIG. 55. — Ovule du *strongle géant* (du chien). — *a*, grossi 340 fois. — *b*, le même au même grossissement, traité par l'acide sulfurique concentré qui rend le vitellus apparent.

Le strongle géant existe chez l'*homme?* le cheval, le bœuf, le chien, le loup, le vison, la marte, le putois, etc. Il se trouve ordinairement dans le rein, rarement dans la vessie, dans le tissu cellulaire sous-péritonéal, etc. On n'en rencontre ordinairement que deux ou trois (voy. *Path.*, p. 267, 286). On dit l'avoir trouvé dans le cœur (*Path.*, p. 340).

GENRE DACTYLIUS (CURLING).

Corps cylindrique, élastique, annelé, atténué de part et d'autre; tête obtuse; bouche orbiculaire; anus trilobié.

Genre d'entozoaire très probablement fictif.

100 DACTYLIUS ACULEATUS (CURLING).

Tête obtuse ; corps armé dans toute sa longueur de plusieurs séries d'épines ; queue obtuse, annelée.

Dans la vessie urinaire chez l'homme.

Ce ver, rencontré une seule fois, appartient très probablement à la famille des *lombricidés* et se sera trouvé, accidentellement, dans l'eau avec laquelle on avait nettoyé le vase de nuit (voy. *Path.*, p. 291).

101 D'autres vers nématoïdes ? de genres indéterminés ont encore été rencontrés chez l'homme et chez les animaux domestiques, ce sont :

1° *Chez l'homme :*

a. — Un ver filiforme rendu par le vomissement, observé par Degland.

Il s'agit d'un ver rendu par un enfant de huit ans, à la suite de l'administration d'un vomitif. Ce ver avait le corps cylindrique, nu, lisse, résistant au toucher, égal et noirâtre dans presque toute son étendue, long de 15 à 16 centimètres, sur un millimètre et demi de diamètre. L'extrémité *antérieure?* un peu amincie était arrondie et terminée par un point noir ; l'autre extrémité, un peu plus grosse, présentait une bifurcation distincte au microscope. La peau était parsemée de petits points sphériques, saillants, disposés en cercle. A l'intérieur, ce ver n'offrit qu'un canal cylindroïde qui s'étendait d'une extrémité à l'autre.

Ce ver vécut dans l'eau ordinaire pendant un mois (1).

Par tous les caractères décrits ci-dessus, ce nématoïde appartiendrait au gordius aquaticus, comme l'auteur de l'observation l'a reconnu ; mais un tel ver vivrait-il dans l'estomac? Il est probable qu'il s'est trouvé accidentellement dans le vase où l'enfant a vomi.

b. — Des vers trouvés par Pruner, à la surface du foie ou de l'intestin, et renfermés dans des kystes ; probablement des pentastomes (voy. n° 102).

2° *Chez le cheval :*

c. — Des vers semblables à la trichine existant dans les parois du gros intestin (Diesing).

d. — Un nématoïde trouvé, à Dresde, dans les parois de la veine saphène (Diesing).

3° *Chez le mouton :*

e. — Un ver nématoïde long de 15 centimètres, roulé en spirale, atténué aux extrémités et dont l'habitat n'est pas indiqué (Diesing).

f. — Un ver cylindrique, graduellement aminci en arrière et qui existait dans un kyste du poumon (Diesing).

4° *Chez le chien :*

g. — Des vers très minces, cylindriques, longs de 5 à 7 centimètres, trouvés par Warren à Malte, dans l'œsophage de chiens morts de la rage. Probablement des spiroptères ensanglantés (Rudolphi).

TYPE VI. — ACANTHOTHÈQUES (DIESING).

Animaux solitaires, ayant un tube digestif complet ; bouche située en avant, à la face inférieure, et accompagnée par deux paires de crochets rétractiles ; anus terminal ; système nerveux distinct ; sexes séparés.

(1) C. D. Degland, *Description d'un ver filiforme rendu par le vomissement* (*Recueil des travaux de la Société d'amateurs des sciences, de l'agriculture et des arts de Lille*, 1819-1822. Lille, 1823, p. 166).

Les acanthothèques offrent des rapports avec les crustacés ; leurs embryons ont une analogie évidente avec ceux des lernéïdes, crustacés qui vivent en parasites chez les poissons.

GENRE PENTASTOME.

Le corps est oblong, cylindrique ou comprimé, plissé transversalement ou presque annelé, atteignant le plus souvent la grosseur d'une plume d'oie et jusqu'à 6 à 8 centimètres de longueur ; la tête est obtuse et l'extrémité postérieure atténuée ; les deux paires de crochets, simples ou doubles, situées près de la bouche, sont rétractiles dans autant de cavités distinctes ; le système nerveux est constitué par un ganglion sous-œsophagien volumineux, et deux filets principaux qui se dirigent le long du corps ; les muscles ont leurs fibres striées ; il existe un vaisseau dorsal plus ou moins manifeste ; l'intestin simple se dirige en droite ligne de la bouche à l'anus.

— *Chez le* mâle, *l'appareil génital se compose d'un long testicule cylindrique, étendu depuis la queue jusqu'au milieu du corps où il se continue par deux canaux déférents qui embrassent l'intestin ; le pénis simple, papilliforme, est situé en avant, derrière la bouche.*

— *Chez la* femelle, *l'appareil génital se compose d'un long ovaire cylindrique, divisé en deux branches, entourant l'intestin, recevant le produit de deux glandes accessoires, et se réunissant en un oviducte unique, très long et formant de nombreuses circonvolutions autour de l'intestin ; vulve située auprès et en avant de l'anus. Ovipare.*

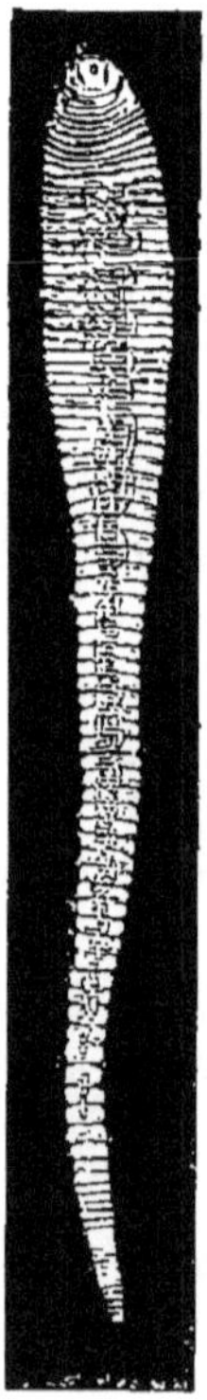
FIG. 56.(*)

Les pentastomes vivent dans les sinus frontaux, dans le larynx, la trachée, dans les poumons, ou dans des kystes à la surface des organes. Ils se trouvent chez l'homme, chez les mammifères, mais surtout chez les reptiles ; on en connaît aussi chez les poissons. Ces parasites paraissent plus communs au Brésil que dans les autres pays.

Section A. — Pentastomes à l'état de larve.

102 PENTASTOME ÉTREINT (*Pentastomum constrictum*, DE SIEBOLD).

Corps allongé, cylindrique, annelé en apparence par des constrictions transversales, arrondi antérieurement, terminé postérieurement en cône obtus ; dos convexe

(*) *Pentastome ténioïde*, provenant d'un chien, grandeur naturelle. A l'intérieur du corps apparaissent les circonvolutions de l'oviducte.

ventre aplati; tégument sans épines; long de 13 millimètres, large de 2 millimètres.

Trouvé en Égypte, par Pruner, chez deux nègres et chez la girafe.

Des deux nègres l'un était mort d'une péritonite, l'autre d'une colite : chez l'un les vers étaient vivants, chez l'autre ils étaient morts. Ils étaient situés dans des kystes, de la dimension d'un kreutzer, plus elliptiques que ronds, d'un tissu en apparence cartilagineux, qui faisaient saillie à la surface du foie, chez l'un des individus; chez l'autre, le parasite *avait quitté son kyste* et se trouvait dans le duodénum. « Quand nous avons visité, en 1833, dit Pruner, le musée d'anatomie pathologique de Bologne, nous avons trouvé deux échantillons de ce même animal, sans kyste, conservés entre deux verres de montre, avec cette inscription: « insectes trouvés dans le foie d'un homme (1). »

Bilharz a de nouveau trouvé ces parasites en Égypte, à la surface du foie chez des nègres.

103 PENTASTOME DENTICULÉ (*P. denticulatum*, RUDOLPHI).

Corps blanc, ovale-allongé, déprimé, à dos un peu convexe, à ventre aplati, atténué en arrière, plus ou moins échancré aux deux extrémités, annelé ou présentant des franges transverses très nombreuses (70 à 80, Küchenm., près de 200, Duj.), formés de lames lancéolées à pointe multiple. Lamelles ou épines des franges longues de $0^{mm},025$, implantées dans le tégument au moyen d'un pédoncule tubuleux. Longueur 4 à 6^{mm}; largeur en avant 1 millimètre à $1^{mm},35$ (Duj.). Longueur jusqu'à 3 millimètres; largeur en avant, $0^{mm},4$, en arrière $0^{mm},16$ (Küchenm.). Point d'organes génitaux.

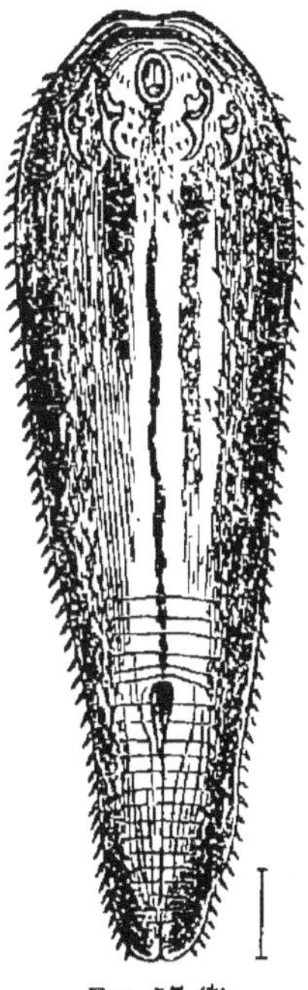

FIG. 57 (*).

Larve du pentastome ténioïde? (voy. *Path.*, p. 24).

Trouvé dans des kystes des organes parenchymateux, surtout à la surface du foie, chez la chèvre, le bœuf, le cochon d'Inde, le lapin, le porc-épic, le chat.

Dans ces dernières années, il a été trouvé assez fréquemment chez l'homme. M. Zenker, prosecteur à l'hôpital civil de Dresde, est le premier observateur qui ait signalé l'existence de cet entozoaire chez l'homme; il l'a rencontré dix fois (huit hommes et deux femmes; âge, vingt et un à soixante-quatorze ans); on l'a trouvé ensuite à Leipsick et à Vienne: à Dresde, dans la proportion d'un sur dix-huit autopsies; à Leipsick dans celle d'un sur dix, et d'un sur quatre à Vienne.

(*) *Pentastome denticulé* fortement grossi. — Un trait placé à côté marque la grandeur naturelle (d'après Zenker).

(1) Pruner, *op. infra cit.*, p. 249, 250.

Dans tous les cas (sauf un), c'est à la surface du foie que les pentastomes denticulés ont été rencontrés chez l'homme ; ils étaient renfermés dans un petit kyste fibreux ; un seul existait à la surface du rein (voy. *Path.*, p. 293).

Cet entozoaire paraît ne causer aucun trouble dans les fonctions de l'organe qui le recèle ; aucun phénomène ne fait soupçonner son existence pendant la vie ; sa petitesse constante le rend tout à fait inoffensif pour son hôte.

Section B. — Pentastomes à l'état adulte.

104 PENTASTOME TÉNIOIDE (*Pent. Tænioides*, RUDOLPHI).

Corps déprimé, lancéolé, très allongé et rétréci en arrière, plissé transversalement, crénelé au bord ; bouche presque orbiculaire ; crochets rangés en demi-cercle. = *Mâle* blanc, long de 18 millimètres, large en avant de 2^{mm},5, et en arrière de 0^{mm},45. = *Femelle* gris-blanchâtre, rendu plus ou moins brun-rougeâtre par l'oviducte plein d'œufs dans la partie moyenne où le tégument est mince et demi-transparent ; longueur 50 à 100 millimètres ; largeur en avant, 4^{mm},5, en arrière 1^{mm},12 (voy. fig. 56).

Vivant dans le larynx, les fosses nasales, les sinus ethmoïdaux et frontaux, chez le chien, le loup, le cheval, le mulet et le mouton (voy. *Path.*, p. 23).

PSEUDHELMINTHES.

§ I. — Les entozoaires décrits dans le *synopsis* sont loin de comprendre tous les parasites internes qui ont été attribués à l'homme et aux animaux domestiques. Des cas de *vers* dont, souvent, le plus simple examen démontre la fausseté, se sont succédé dans les recueils scientifiques depuis les temps les plus reculés jusqu'à nos jours.

Les helminthologistes ont dû accorder quelque attention à ces *entozoaires* fictifs : Brera en a parlé sous le nom de *vermi metastatici*, Rudolphi sous celui de *entozoa ficta ;* Bremser les a appelés des *pseudohelminthes ;* M. Moquin-Tandon en a parlé dans un chapitre spécial de son excellent traité de zoologie médicale, sous la désignation de *faux helminthes* (1).

Les cas d'entozoaires fictifs se trouvent le plus souvent rapportés dans les auteurs avec la simple désignation de *vers ;* d'autres fois on a établi sur leurs *caractères organiques* un genre ou une espèce auxquels on a donné une dénomination particulière. Les corps qui ont fourni matière à ces interprétations erronées sont très nombreux ; ce sont quelquefois de véritables animaux, quelquefois des végétaux ; enfin de simples fragments de corps organisés.

(1) A. Moquin-Tandon, *Eléments de zoologie médicale.* Paris, 1860, p. 386.

§ II. — Les cas de pseudhelminthes sans indication générique ou spécifique sont les plus nombreux :

1° Les larves de mouche en ont fourni beaucoup, soit que, introduites dans une cavité naturelle comme le nez, l'œil, l'oreille, elles aient apporté leur tribut aux vers *rhinaires*, *ophthalmiques*, *auriculaires*, soit que, nées à la surface de plaies, d'ulcères, à l'ombilic chez les petits enfants, elles aient été regardées comme des vers *elcophages*, *cutanés*, *ombilicaux*, etc. Les observations de larves de mouche dans les pustules de la petite vérole sont très communes ; un fait qui leur appartient manifestement se trouve rapporté sous le titre de *sueurs de vers* (1). Les larves de mouche arrivées accidentellement dans les urines ou dans les garderobes ont fourni de nombreux cas aux vers fictifs. Enfin des larves semblables développées dans des cadavres ont encore été considérées comme de vrais entozoaires ; tels sont les vers dans le fœtus humain observés par Kerckring et dont nous avons parlé (voy. *Path.*, p. 8, note). Tels sont ces autres vers déterminant la rage et trouvés en grand nombre par P. Desault dans le *cerveau* d'un chien (2).

2° Des œstres des cavités nasales ont été regardés comme des vers du cerveau : Bianchi rapporte une observation détaillée et incontestable de deux vers trouvés, à l'*autopsie* d'un mouton malade, dans la substance cérébrale. La description les rapporte exactement aux œstres (3). Il est évident que la scie qui a ouvert le crâne, avait arraché ces œstres aux sinus éthmoïdaux et les avait portés dans la substance cérébrale adjacente. Un autre fait du même genre a donné lieu à un mémoire intitulé : *Chenille trouvée dans le cerveau d'un mouton* (4). Une semblable erreur s'explique chez les animaux dont les fosses nasales sont très développées et prolongées à la base du crâne ; celle de Desault a été due manifestement à cette cause, comme celle dont nous avons parlé à propos du pentastome ténioïde (voy. *Path.*, p. 24).

3° Des animaux, des insectes surtout trouvés accidentellement dans les organes, dans les déjections des malades, ou dans les linges qui leur ont servi, des chenilles, des scolopendres, des cloportes, des scarabés même ont été souvent considérés comme de véritables parasites ; on trouve encore des histoires de ce genre qui concernent des crapauds, des couleuvres, etc. (5).

4° Des entozoaires sortis des organes qu'ils habitent normalement ont été pris pour des vers propres à d'autres organes, tels sont des ascarides lom-

(1) *Collect. étrang.*, t. III, p. 251.

(2) « Nous ouvrîmes le crâne de cet animal, dit Desault, et nous fûmes surpris d'admiration d'en voir *sortir* une infinité de petits vers dont les uns étaient entassés en pelotons, et les autres fourmillaient visiblement. » (P. Desault, *ouvr. cit.*). Ces vers qui fourmillaient ne provenaient-ils pas d'œufs de mouche déposés dans les fosses nasales, et qui se trouvaient, non dans la cavité du crâne, mais dans celle de l'ethmoïde ? — Voy. un autre cas semblable, *Path.*, p. 216.

(3) Bianchi, *op. cit.*, p. 348.

(4) *Journ. de méd. chir. pharm. de Corvisart*, etc., 1811, t. XXII, p. 370.

(5) Voy. *Path.*, p. 255, 304, 328, 752, 762.

bricoïdes trouvés dans les conduits biliaires ou sortis par le nez, par le canal nasal; des oxyures trouvés dans les urines ou dans le vagin, qui ont été pris pour des vers du foie, des narines, de l'œil, de la vessie ou de la matrice (1).

5° Des concrétions fibrineuses plus ou moins anciennes trouvées dans le cœur ou les gros vaisseaux ou *sorties par la saignée* ont été rapportées aux vers; des caillots sanguins qui avaient passé à la filiaire de l'urèthre ont été considérés comme des strongles; des concrétions de mucus rendues avec les garderobes, ou même des portions de la muqueuse intestinale, ont été regardées comme des vers ténioïdes ou autres, des fragments d'aliments non digérés comme des cucurbitins (2).

6° Des produits pathologiques, tels que les vésicules choriales, les corps riziformes, les comédons, etc. (3), ont été rapprochés des vers intestinaux par suite d'une ressemblance de forme, ou par des appréciations erronées de leurs propriétés vitales.

7° Des parties de végétaux qui avaient résisté à la digestion, des graines de mûrier, de fraisier, des semences de jusquiame, des *utricules* vides d'orange, etc., ont aussi été regardés comme des vers.

8° De véritables vers ou des corps quelconques présentés par la fourberie comme provenant d'un organe auquel ils n'appartenaient pas, ont trompé la bonne foi de quelques observateurs.

§ III. — De nouveaux genres et de nouvelles espèces d'entozoaires ont été formés sur des corps analogues à ceux dont nous venons de parler ; nous nous bornerons à énumérer les principaux :

ACEPHALOCYSTIS RACEMOSA,	*H. Cloquet*,	vésicules choriales.
ASCARIS CONOSOMA,	*Lenz* et *Jördens*,	larve de la mouche domestique.
ASCARIS STEPHANOSTOMA,	*Lenz* et *Jördens*,	larve de la mouche carnassière.
CERCOSOMA,	*Canali* et *Brera*,	larve de l'erystalis pendulus.
DIACANTHOS POLYCEPHALUS,	*Stiebel*,	rafle d'une grappe de raisin.
DITRACHYCEROS RUDIS,	*Sultzer*,	graine de mûrier.
FILARIA ZEBRA,	*Mongrand*,	concrétion fibrineuse.
OPHYOSTOMA PONTIERI,	*H. Cloquet*,	gordius aquaticus?
PHYSIS INTESTINALIS,	*Scopoli*,	trachée d'oiseau.
SAGITTULA,	*Bastiani*,	appareil hyo-laryngien d'oiseau.
STOMACHIDE,	*Pereboom*,	ascaride lombricoïde altéré.
STRIATULE,	.....?	nervure de salade.
THÉLAZIE,	*Rhodes* et *Bosc*,	larve d'insecte sous la paupière d'un bœuf.

(1) Voy. *Path.*, p. 165, 206, 295, 302, 760.

(2) Voy. *Path.*, p. 75, 301, 325, 327. — *Fragments de la membrane muqueuse intestinale*, p. 62. — Voyez encore une observation rapportée par M. Cruveilhier, et qui concerne une longue portion de l'intestin expulsée par une femme après des symptômes d'étranglement interne (*Bull. Acad. de méd.*, 1851-1852, t. XVII, p. 786).

(3) Voy. *Path.*, p. 357.

D'autres genres ou espèces dont il a été question dans le synopsis appartiennent vraisemblablement encore aux pseudhelminthes ; ce sont : le *dactylius aculeatus*, le *spiroptera hominis*, le *tetrastoma renale*, le *polystoma sanguicola*, l'*hexathyridium pinguicola*, etc.

§ IV. — Les pseudhelminthes ont été rapportés aux entozoaires d'après la considération de leur provenance, de leur forme ou de leurs mouvements. Ce dernier caractère est souvent aussi illusoire que les deux premiers ; il ne suffit pas en effet qu'un corps ait des mouvements spontanés pour qu'il appartienne aux animaux ; d'un autre côté, il faut souvent une attention soutenue, pour distinguer des mouvements communiqués d'avec des mouvements spontanés. D'après une observation de Percy qui a vu des *hydatides* se mouvoir sur sa main, on a généralement admis que ces corps sont des animaux, et les *hydatides* de Percy étaient des *vésicules choriales !* Dupuytren penche à regarder les corps riziformes des synoviales comme des animaux, parce qu'il croit leur avoir vu des mouvements. Les corps desséchés qu'on humecte, ceux qu'on place dans un liquide nouveau et d'une densité différente sont d'abord agités de mouvements hygroscopiques plus ou moins vifs qui en ont imposé à plusieurs observateurs.

La connaissance de l'organisation des entozoaires, l'examen attentif des caractères extérieurs, la recherche histologique des tissus constitutifs mettront presque toujours à l'abri de l'erreur. L'existence de trachées et de cellules végétales, la coloration bleue obtenue par l'acide sulfurique et l'iode montreront que le corps observé appartient aux végétaux ; la présence de vaisseaux contenant des corpuscules sanguins, ou ces corpuscules isolés, celle d'un tissu adipeux, d'un tissu cellulaire à fibres inégales, celle de trachées aériennes ne conviennent point aux entozoaires. Les téguments constitués par des fibres semblables et régulièrement croisées chez les nématoïdes, les corpuscules calcaires chez les cestoïdes, les ovules chez presque tous offriront des caractères très précis sur la nature de l'individu observé et même sur la classe et sur l'ordre auxquels il appartient.

Tous les entozoaires connus et qui ont été recherchés dans un nombre immense d'animaux vertébrés sont organisés suivant les six types distincts que nous avons décrits ; ainsi l'on peut conclure que les vers intestinaux qui seront découverts à l'avenir chez l'homme ou chez les animaux domestiques ne nous présenteront point de type nouveau ; si donc on rencontre chez ces animaux ou chez l'homme quelque corps qui ne rentre point par son organisation dans l'un des types connus, on pourra sans crainte le rejeter du groupe des entozoaires.

TRAITÉ

DES ENTOZOAIRES

ET DES

MALADIES VERMINEUSES

CONSIDÉRATIONS GÉNÉRALES.

Importance attribuée anciennement aux vers intestinaux. — Répartition des entozoaires dans les organes. — Conditions de l'existence et de la fréquence des vers : contrées, climats, saisons, humidité, genre de vie, régime, âge. Vers *chez le fœtus, l'œuf et l'embryon*, chez les enfants à la mamelle et les animaux en lactation, dans l'enfance et la vieillesse. — Sexe, race, nationalité, hérédité ; contagion, épidémie ; état de santé, constitution (helminthiase). — Phénomènes et accidents occasionnés par les vers.

Les vers intestinaux ont joué longtemps un rôle considérable dans la pathologie de l'homme. Aux siècles derniers, un diagnostic incertain, une ignorance presque générale de l'anatomie pathologique, laissaient souvent couverte d'un voile impénétrable l'origine ou la cause des symptômes observés. Alors les médecins, disposés à chercher des relations entre un état morbide mal déterminé et quelque phénomène apparent, attribuaient aux vers les maladies dans lesquelles l'existence de ces parasites avait été constatée. Les faits mal interprétés, accumulés par la suite des temps, leur fournirent de nombreux exemples des maladies les plus diverses dont la nature vermineuse n'était point contestée. Les nosologistes antérieurs à notre époque font à peine mention des désordres occasionnés par les entozoaires des organes parenchymateux, mais ils admettent une apoplexie, une pleurésie, une goutte vermineuses, des fièvres vermineuses, etc., donnant à ces affections pour point de départ l'intestin, et pour cause l'ascaride lombricoïde. Depuis le commencement de notre siècle, des observateurs plus judicieux soumirent les faits à une critique éclairée, et portèrent dans ces questions obscures de la pathologie de l'homme les lumières de la pathologie comparée. Aujourd'hui les progrès de nos connaissances en helminthologie et dans le diagnostic des maladies, les investigations anatomiques fréquentes, ont fait disparaître de nos traités de pathologie les affections vermineuses qu'on appelait universelles. Il n'en est pas de même des affections vermineuses locales; les travaux des médecins modernes ont montré qu'elles ne sont que trop réelles et trop fréquentes.

Chez les animaux vertébrés, aucune partie du corps n'est à l'abri de l'invasion des entozoaires; à ne considérer que l'homme et les animaux domestiques, on en a rencontré dans presque tous leurs organes. Les parties les plus inaccessibles, comme l'intérieur de l'œil, le cerveau, le canal rachidien, aussi bien que les cavités qui communiquent avec le dehors, en sont quelquefois le siége; la cavité médullaire des os même en a offert des exemples.

En général, des organes différents ne donnent point asile à des entozoaires de même espèce : l'intestin grêle de l'homme est le séjour de l'ascaride lombricoïde, du ténia solium, du bothriocéphale large, etc., mais aucun de ces vers ne vit normalement dans l'estomac ou dans le gros intestin. Les principaux organes ou les principaux appareils ont leurs vers spéciaux : le cæcum est habité par le trichocéphale, le rectum par l'oxyure, les voies biliaires ont le distome hépatique, les voies urinaires le strongle géant, etc. Comme les organes, les systèmes ont des vers qui leur sont propres : dans les muscles de la vie animale se trouve le trichina spiralis, dans le système nerveux central le cœnure, dans des cavités séreuses naturelles ou adventives le cysticerque et l'échinocoque.

Un très petit nombre d'entozoaires n'ont point de séjour fixe; généralement, chez les parasites intestinaux, l'espèce est subordonnée à tel organe ou à tel système, dont elle ne change qu'en changeant d'état. Cette subordination s'observe chez les vers des animaux vertébrés avec une constance telle qu'elle peut être regardée comme une loi générale; aussi les cas, en apparence contradictoires, observés chez l'homme, et rapportés par les médecins, eussent été pour la plupart rectifiés par un examen plus attentif ou plus judicieux; une critique éclairée eût montré, tantôt une erreur dans la détermination de l'espèce, tantôt une migration accidentelle de l'entozoaire observé, tantôt une erreur plus grave encore sur la nature d'un prétendu ver. Soit par défaut de notions en helminthologie, soit par défaut de critique, on a confondu l'ascaride lombricoïde avec le strongle des reins, les vésicules choriales avec les hydatides, des concrétions fibrineuses avec des vers, etc., et l'on a accumulé dans les livres de médecine une foule de faits erronés.

Le développement dans les organes et la multiplication des entozoaires sont favorisés par des conditions diverses, qui sont tantôt extérieures, comme des influences de contrées, de climats, de saisons, et tantôt propres à l'animal affecté, comme l'âge, le sexe, etc. Ces conditions sont permanentes ou transitoires, et dans ce dernier cas les entozoaires peuvent apparaître par épidémies : rien n'est mieux établi que la subordination des entozoaires à certaines circonstances extérieures ou propres à l'individu affecté; cependant rien n'est plus obscur encore que le mode d'action de la plupart de ces circonstances. Nous nous bornerons ici à signaler les faits sans chercher à les interpréter.

De toutes les influences sur la production des entozoaires, celle des contrées est la plus manifeste. Les anciens avaient déjà remarqué, au rapport de Pline, que les vers n'étaient pas aussi fréquents dans certains pays que dans d'autres (1). D'après Théophraste, les habitants de la Thrace et de la Phrygie, et même ceux de l'Attique, étaient tout à fait exempts de vers (2). Il nous est impossible de contrôler cette assertion par quelque fait analogue et contemporain; mais on peut établir aujourd'hui, pour certaines contrées, la vérité de la proposition inverse ; en Abyssinie, par exemple, tous les habitants sont attaqués du ténia.

La question de l'existence des entozoaires dans les divers pays peut être considérée à deux points de vue :

1. Il existe dans certaines contrées des vers qui ne se trouvent point ailleurs :

2. Le nombre des individus affectés de vers est plus considérable dans certains pays que dans d'autres.

1° La filaire de l'homme se développe dans les contrées tropi-

(1) C. Pline, *Hist. nat.*, lib. XXVII, § 120.

(2) Théophraste, *De historia plantar.*, lib. IX, cap. XXII.

cales exclusivement; l'anchylostome duodénal n'a encore été observé qu'en Italie (Milan) et en Égypte; le *Tænia nana* et le *Distomum hæmatobium* ne l'ont été que dans ce dernier pays; l'existence du bothriocéphale n'a été constatée avec certitude qu'en Europe; il en est de même pour quelques entozoaires des animaux domestiques et sauvages. Nous nous bornerons à rappeler le fait remarquable d'un ver nématoïde vivant dans l'œil des chevaux, fait très commun dans l'Inde, et si rare en Europe et en Amérique.

Beaucoup de vers sont, au contraire, *cosmopolites*, si l'on peut s'exprimer ainsi : le ténia, l'oxyure, l'ascaride lombricoïde, ont été signalés chez tous les peuples.

2° Quant à la fréquence des vers suivant les contrées, on connaît généralement celle du ténia dans certains pays, en Égypte, en Abyssinie, etc.; celle du bothriocéphale dans plusieurs parties de la Suède, de la Russie et de la Suisse; celle de l'ascaride lombricoïde chez les nègres de nos colonies; enfin, celle des hydatides chez les Islandais.

L'influence des contrées sur la production des entozoaires tient à des conditions dont la détermination est généralement très incertaine; toutefois le climat paraît la condition principale de l'existence de la filaire de l'homme, peut-être est-il aussi une condition d'existence pour l'anchylostome duodénal et le distome hématobie.

Une influence moins permanente, mais qui tient à quelques égards de celle du climat, est l'influence des saisons. Les saisons apportent avec elles des variations de température, d'humidité, de nourriture qui doivent favoriser la transmission et le développement de telle ou telle espèce de ver, et rendre, par conséquent, ces espèces plus ou moins communes, suivant les diverses époques de l'année. C'est, en effet, ce que l'on observe pour les entozoaires d'un grand nombre d'animaux. Par exemple, suivant Bloch, on trouve la ligule chez les poissons, en automne et en hiver, rarement au printemps et en été (1). On ne trouve point de tricuspidaires dans les brochets en automne, au rapport de Bremser, tandis que ces poissons en sont remplis au printemps (2). « Dans le *Cotto scorpio* que j'ai examiné

(1) Bloch, *Traité de la génération des vers des intestins*, trad. Strasbourg, 1788, p. 4.

(2) Bremser, *Traité zoologique et physiologique sur les vers intestinaux de l'homme*, trad. par Grundler, p. 196. In-8, Paris, 1824.

» très souvent, dit Rudolphi, je n'ai trouvé de ténias qu'au printemps et jamais en automne (1). » — « Toutes les taupes que j'ai » disséquées à Rennes en février et mars, au nombre de soixante-» huit, dit M. Dujardin, contenaient abondamment des *Spiroptera* » *strumosa*... Dans d'autres saisons, à Rennes, j'avais cherché » vainement les spiroptères dans les taupes (2). »

Le développement des vers dans l'œil des chevaux, aux Indes, *est propre aux mois froids*. M. Gibb n'a jamais vu de cas de vers dans l'œil avant le commencement d'octobre ou après le commencement de mars (3). L'apparition des vers des bronches chez les bêtes bovines a lieu généralement en été et en automne.

Quant à la fréquence des vers, suivant la saison, chez l'homme, les médecins anciens déjà en avaient parlé : la plupart ont dit que les lombrics sont plus fréquents en automne, assertion que vient confirmer le développement de la larve au printemps et en été, au moins dans nos climats. La filaire de Médine apparaît le plus communément à l'époque des grandes chaleurs. A l'égard du ténia, ou plutôt du bothriocéphale, Rosen rapporte que dans Biœrneborg, dont un quart des habitants est attaqué du *ténia*, ce ver se manifeste principalement en septembre et en octobre; or, ajoute-t-il, c'est le temps où finit la pêche (4). Quoi qu'il en soit de cette remarque, c'est le seul fait que nous connaissions touchant l'apparition des vers cestoïdes chez l'homme à une époque déterminée de l'année.

Parmi les conditions favorables au développement des entozoaires qui dépendent du climat ou de la saison, l'humidité est une des plus manifestes. Nous verrons que les pluies prolongées dans les climats tropicaux peuvent donner lieu à de véritables épidémies du dragonneau, et que, dans l'Inde, les vers de l'œil dont nous venons de faire mention deviennent beaucoup plus communs chez les chevaux, lorsque, dans la saison froide, il y a des pluies abondantes. On connaît l'influence de l'humidité des pâturages sur la fréquence du distome hépatique chez le mouton; de sorte que l'état atmosphé-

(1) *Entozoorum sive vermium intestinalium historia naturalis*, autore Carolo Asmundo Rudolphi, t. I, p. 422. In-8, Amsterdam, 1808.

(2) Félix Dujardin, *Histoire naturelle des helminthes ou vers intestinaux*, p. 87. In-8, Paris, 1845.

(3) P. Rayer, *Archives de médecine comparée*, p. 139. In-4, Paris, 1843.

(4) Nils Rosen de Rosenstein, *Traité des maladies des enfants*, trad. Paris, 1778, p. 376, note.

rique normal ou anormal de la saison, la différence des années, ont une action très prochaine et très grande sur l'apparition, la fréquence ou la disparition de certains entozoaires.

On a accordé au genre de vie une grande importance dans la production des vers; on trouve, en effet, quelquefois chez des animaux d'espèce différente, mais vivant dans des conditions semblables, des entozoaires de même espèce : c'est ainsi que le distome hépatique, qui appartient plus particulièrement aux ruminants, se trouve quelquefois aussi chez les autres herbivores, et s'est rencontré chez l'homme et même chez le chat domestique, quoique ce ver soit tout à fait inconnu chez les carnivores sauvages.

Le strongle géant que l'on a rencontré aussi dans des animaux d'espèces et même de genres différents, se transmet probablement des uns aux autres, ainsi qu'à l'homme, par des circonstances de vie commune; car ce ver, généralement rare, semble apparaître plus fréquemment à certaines époques et dans certaines localités.

Les marins paraissent être très rarement affectés d'hydatides (1). Les peuplades qui mènent une vie errante sont, d'après Pallas, fort peu exposées aux vers intestinaux : « Dans les contrées désertes » de l'empire russe, dit le célèbre observateur, et en Sibérie où la » population est nouvelle et clair-semée, ainsi que chez les peuples » pasteurs qui changent souvent de résidence, toutes les espèces de » vers qui habitent l'intestin sont rares. Chez les animaux sauvages » de ces contrées, c'est à peine si ces vers se rencontrent une fois » sur cent, comparativement à ceux d'Europe (2). »

D'après une opinion généralement reçue, c'est le régime de vie qui rend les oxyures et les lombrics plus communs chez les enfants que chez les adultes; opinion qui semble confirmée par ce fait que les enfants à Paris sont plus rarement qu'à la campagne attaqués de ces derniers vers. D'après mes propres informations, la fréquence comparativement plus grande des vers à la campagne est certaine, mais on verra que ce n'est ni aux fruits, ni aux légumes verts, ni aux aliments farineux qu'il est rationnel d'attribuer ce fait, c'est à la qualité de l'eau qui sert aux boissons.

La fréquence du bothriocéphale aux bords de certains lacs ou de

(1) George Budd, *On Diseases of the liver*, p. 440. In-8, London, 1852.

(2) P. S. Pallas, *Neue nordische Beiträge*, etc., erst. Band, S. 43. Petersburg, 1781.

certains fleuves a été généralement attribuée au poisson dont les habitants font usage, et toutefois Reinlein rapporte que, médecin des Chartreux pendant dix ans, lesquels faisaient leur nourriture presque exclusive de poisson, il n'a jamais observé chez eux le bothriocéphale (1).

Pour le ténia, le bon ou le mauvais régime ne paraît avoir aucune influence sur sa fréquence : il existe aussi bien, dit Werner, dans les palais que dans les chaumières (2). Tous les malades dont M. Louis rapporte l'histoire dans son mémoire sur le ténia faisaient habituellement usage d'une bonne nourriture (3). Ce n'est donc ni à l'usage du poisson, ni au bon ou au mauvais régime qu'on doit rapporter la présence des vers cestoïdes chez l'homme; mais nous verrons qu'une circonstance accessoire au régime, l'usage de viande crue, paraît avoir une action réelle sur la production du ténia.

L'âge est une des conditions les plus évidentes de la fréquence ou de la rareté des entozoaires. Chez l'homme aux différentes périodes de la vie, les diverses espèces de vers sont inégalement communes; dans la première enfance et dans l'extrême vieillesse les vers sont rares.

VERS CHEZ LE FOETUS HUMAIN.

Par une vue théorique, on a longtemps admis que les vers sont innés, et l'on a cru trouver la confirmation de cette opinion dans des observations de vers chez le fœtus; mais, outre que ces observations se réduisent à quelques-unes, le plus simple examen les montre fort incertaines. Le premier fait remonte, dit-on, à Hippocrate; or, voici comment s'exprime à ce sujet le père de la médecine : « Aussitôt » après la naissance des enfants, les femmes leur font prendre les » mêmes médicaments, afin que les excréments sortent des intestins, » ne s'y calcinent pas, et en même temps afin que l'intestin soit » élargi. Après cette administration, beaucoup d'enfants ont rendu » des vers ronds et plats avec les premiers excréments; s'ils ne vont » pas à la selle, les vers se développent dans le ventre (4). » Il est

(1) Bremser, *ouvr. cit.*, p. 346.

(2) P. Ch. Frid. Werner, *Vermium intest. præsert. tæniæ humanæ brevis expositio*, p. 106. Lipsiæ, 1782.

(3) P. Ch. A. Louis. *Du ténia et de son traitement*, dans ses *Mémoires sur diverses maladies*, p. 548. Paris, 1826.

(4) Hippocrate, *Des maladies*, liv. IV, trad. par E. Littré, t. VII, p. 597. Paris, 1851.

évident que l'auteur du quatrième livre des maladies n'émet qu'une simple assertion, une opinion, mais non un fait, car il ne l'eût pas dit aussi commun.

Trois cas seulement de vers chez le fœtus humain ont été rapportés par divers observateurs :

1° Cas de Kerckring. — « Alterum (1) etiam occurrit in fœtu sex men-
» sium et medii, qui ventriculum habebat triplo majorem quam solent alii,
» qui tanto tempore lucem vitalem, in uteri materni vitali carcere expectave-
» runt, in hac autem tanti ventriculi capacitate membrana, et in illa vermes
» erant, iis quibus pueri sæpe laborant similes (2). »

2° Cas de Dolée. — « Nec ipse fœtus in utero ab iis (vermibus) liber est,
» quemadmodum mihi videre licuit in fœtu mortuo, statim a partu expirante,
» et a me exenterato, in quo glomum vermium inveni (3). »

3° Cas de Brendel. — « Divus *Brendelius* auditoribus narrare solebat se
» in fœtûs immaturo partu editi intestinis tenuibus lumbricellorum glomerem
» reperisse, quem etiam in preparato asservabat. Hæc summi viri recentis-
» sima observatio magnum prioribus addit pondus (4). »

Le nombre des cas de vers chez le fœtus humain passe pour être plus considérable ; il se réduit à trois, et dans ces trois cas on a omis de mentionner, non-seulement les caractères, mais même l'espèce des vers observés. Si l'on tient compte de cette omission, de l'époque à laquelle remontent ces observations, des nombreuses erreurs commises, même de nos jours, relativement à des caillots fibrineux, à des concrétions de mucus pris pour des vers, on aura lieu de croire que ces faits sont le résultat de quelque erreur du

(1) Un autre fait observé par Kerckring, et moins généralement connu, est rapporté par cet auteur en ces termes :

« Imò fœtus cujusdam humani intestina semel inveni vermibus exiguis qui vix
» acûs aciem magnitudine excedebant, ita scatentia, ut nihil in illis præter hos
» conspiceretur, manifesta tamen dabant in tanta parvitate vitæ indicia, quales
» sæpe apparent in caseo, dum ille ex siccitate verminat. »

Kerckring ne parle point de l'âge de ce *fœtus*. D'ailleurs la description des vers ne se rapporte à aucun des entozoaires du corps humain : les oxyures sont plus grands que des pointes d'aiguille ; en outre, on ne les eût point trouvés vivants lors de l'autopsie. Il est à croire qu'il s'agit ici de larves de mouche récemment écloses dans un cadavre exposé à l'air depuis quelques jours.

(2) Th. Kerckringii *Spicilegium anat.*, obs. 79, p. 154. Amsterdam, 1670.

(3) J. Dolœus, *Encyclop. medicinæ*, lib. IV, cap. X. — *De infantum et puerorum morbis*. Francofurti, 1684-1691, in-4.

(4) P. S. Pallas, *Dissert. med. inaug. de infestis viventibus intra viventia*, p. 59. Lugduni Batav., 1760.

même genre (1). A ces raisons, qui nous portent à ne point admettre comme vrais les cas cités ci-dessus, nous ajouterons que les vers dont il s'agit ont été rapportés à des nématoïdes ; or, le mode de transmission, aujourd'hui connu, de ces entozoaires ne permet pas d'admettre qu'ils arrivent dans l'intestin autrement que par l'eau des boissons. S'il s'agissait des entozoaires que l'on trouve dans les tissus chez l'adulte, comme la trichine, la filaire, les hydatides, etc., ou des vers dont la larve est probablement armée, comme le distome hépatique, on n'aurait point les mêmes raisons d'en repousser l'existence chez le fœtus humain : de tels vers peuvent sans doute arriver dans l'œuf à travers les organes de la mère, comme ils arrivent chez celle-ci dans les muscles ou dans le foie.

Vers dans l'œuf, l'embryon ou le foetus des animaux.

Chez les animaux, on a signalé aussi des vers, soit dans l'œuf, soit dans l'embryon ou le fœtus ; mais ces cas, bien que peu nombreux, sont plus certains que les précédents.

Vers dans l'œuf. — Le distome de la bourse de Fabricius (*Distomum ovatum*, voy. *Synopsis*, n° 40) a été trouvé dans l'œuf de la poule par Hanow, Purkinje, Eschholz, Schilling (2).

Le séjour de ce ver dans la bourse de Fabricius, d'où il peut facilement remonter dans l'oviducte, explique son introduction dans l'œuf.

Vers chez l'embryon. — Cas de Frommann. — Lors d'une épizootie meurtrière, qui régna principalement sur les moutons en 1663, Frommann observa dans le foie des bêtes qui succombaient un grand nombre de distomes (*Distoma hepaticum*), et, ajoute-t-il, le foie de leurs petits encore dans la matrice en contenait de même (3).

(1) C'est encore à une erreur semblable qu'il faut rapporter les cas cités par Vander-Wiel d'une sage-femme de sa connaissance, qui avait vu un ver d'un quart d'aune de longueur *enveloppé le long du cordon ombilical* d'un enfant, et dans une autre occasion un ver plus petit dans le placenta même. (*Observ. rares de médecine*, etc., t. II, p. 302, obs. XXIX. Paris, 1758.)

(2) Car. Maur. Diesing, *Systema helminthum.* Vindobonæ, 1850, vol. I, p. 335-336.

Je mentionnerai ici simplement le cas observé par Aldrovande (*Hist. monstr.*, p. 339) d'un œuf de poule dont le blanc contenait un *serpent ou une espèce de ver*, et celui de Fabrice ab Acquapendente, d'un grand ver trouvé par lui dans un œuf qu'il mangeait. (Cités par Vander-Wiel, *ouvr. cit.*, t. II, p. 467.)

(3) *Éphém. de l'Académie des curieux de la nature*, dec. I, ann. 6 et 7, obs. 188, 1675 et 1676, et *Collect. acad.*, part. étrang., t. III, p. 292.

Cas de Valentin. — Après avoir parlé des œufs de distome que l'on trouve dans la vésicule du fiel des ruminants, et avoir donné leurs caractères, l'auteur rapporte le fait suivant : « Après avoir fait des recherches sur la structure de la vésicule du fiel, j'avais appris à connaître exactement les œufs de distome, lorsque, dans le courant de cet hiver (1840), j'en rencontrai de nouveau : c'était en faisant des recherches microscopiques sur la moelle épinière encore entourée de son liquide chez un embryon de mouton long de six pouces. Ils étaient d'un brun jaune, munis d'un opercule et renfermaient une masse granuleuse semblable à celle des œufs que j'avais vus dans la vésicule. Leur nombre, à la vérité, n'était pas aussi considérable que dans la bile des ruminants, mais cependant il était assez grand. Leur siége était limité à la région du canal vertébral, dans laquelle la moelle allongée devient la moelle épinière (1). »

Ce sont là les seules observations de vers dans l'œuf ou l'embryon des animaux qui nous soient connues (2). Les premières s'expliquent facilement par le séjour même des entozoaires ; les secondes appartiennent à des vers que l'on a rencontrés quelquefois, soit dans les vaisseaux, soit dans les tissus (voy. *Vers du système sanguin*), et dont on peut concevoir par ce fait la pénétration jusqu'à l'embryon. Si beaucoup d'auteurs ont dit, et si Rudolphi lui-même, ordinairement fort exact, a dit que « dans le fœtus nouveau-né des vers sont souvent observés » (3), c'est manifestement une assertion irréfléchie.

L'absence des vers chez le fœtus humain a été constatée par Rœderer et Wagler dans l'épidémie de fièvre muqueuse qu'ils ont

(1) G. Valentin, *Œufs de distome dans la cavité du canal vertébral d'un fœtus* (*Archives de Müller*, 1840, p. 317).

(2) Bloch, Werner, Brera, parlent d'un cas de distomes observés chez le fœtus du mouton par Hartmann ; mais, d'après l'indication bibliographique, il est évident que ces auteurs ont fait une confusion avec le cas de Frommann. Bloch ajoute : « et Rousseus a trouvé des ascarides chez des animaux qui n'étaient pas encore nés. » Il s'agit évidemment de Ronsseus, car il n'a point existé de Rousseus. L'assertion de Bloch est inexacte ; nous avons inutilement cherché le fait dans les œuvres de Ronsseus. Cet auteur dit bien, dans son livre intitulé *Venatio medica*, p. 78, que les vers viennent aux enfants encore renfermés dans le sein maternel ; mais il ne cite aucun fait. Dans le livre *De morbis mulieribus*, p. 221, il dit qu'il a rapporté, *d'après Hippocrate*, que les vers sont communs chez les enfants naissants (Balduini Ronssei *Opuscula medica*, Lugduni Batavorum, 1618). L'ouvrage de Bloch renferme un grand nombre de fautes typographiques et des faits dénaturés, qui ont passé successivement dans les traités ou les articles d'helminthologie jusqu'à nos jours.

(3) Rudolphi, *Entoz., hist. nat.*, t. I, p. 407.

décrite, épidémie dans laquelle on sait que les vers étaient extrêmement communs : « Nous avons vu, disent ces observateurs, plu-
» sieurs femmes enceintes périr de la fièvre muqueuse compliquée
» de la présence des vers, tandis que leurs fœtus présentaient seule-
» ment des traces de l'affection muqueuse dans son état de simpli-
» cité, sans complication de vers (1). »

Rudolphi rapporte qu'il a vainement cherché des entozoaires dans les embryons de divers animaux, tels que le hérisson, la taupe, le rat, le cheval, le bœuf et la poule (2).

M. Chaussat, ayant examiné le sang d'une femelle du rat noir en état de gestation, trouva dans ce sang un grand nombre d'hématozoaires filiformes, mais il ne put rencontrer aucun de ces vers dans celui des cinq fœtus qu'elle portait (3).

D'après ces faits, on doit admettre que l'existence de vers chez le fœtus humain est fort incertaine, et qu'elle est extrêmement rare dans l'embryon des animaux.

Vers chez l'enfant a la mamelle, l'animal en lactation, l'oiseau au nid.

Chez les enfants à la mamelle et chez les animaux en lactation, les vers ont été plus fréquemment observés. On a vu des nématoïdes, des trématodes et plus souvent des cestoïdes, qui déjà avaient acquis une grande longueur chez des enfants ou chez des animaux âgés de quelques mois seulement. Ces faits pouvaient avoir un grand intérêt lorsqu'on y cherchait un argument en faveur de la théorie de la génération spontanée ou de l'opinion qui voulait que les vers fussent transmis des parents aux enfants; ils ne peuvent en avoir pour nous d'autre que de donner, en quelque sorte, la mesure de la rapidité de la croissance de certains entozoaires.

1° Nématoïdes.

Chez l'enfant. — De Lille rapporte que sa fille, âgée de onze semaines et qui n'avait encore pris que le lait de sa mère, rendit des vers (*integros vermium nidos*). Il ne dit pas que cet enfant n'eût jamais bu d'eau (4).

Chez le chat. — Wepfer rapporte avoir vu l'intestin iléon d'un petit chat plein de vers lombricoïdes (5).

(1) Rœderer et Wagler, *Tractatus de morbo mucoso*, sect. I, § IX, p. 294, trad. Paris, 1855.

(2) Rudolphi, *Entoz.*, *hist. nat.*, t. I, p. 387.

(3) J.-B. Chaussat, *Des hématozoaires*, thèse, p. 26. Paris, 1850.

(4) Christ. Everh. De Lille, *De palpitatione cordis*, p. 133, in-8. Zwollæ, 1755. Ce cas est rapporté par Bloch sous le nom de *Linné*.

(5) *De cicuta aquatica*, p. 383. Basileæ, 1679, cité par Brera.

Chez le veau. — Vallisneri observa un cas semblable chez un jeune veau (1).

2° Cestoïdes.

Chez l'enfant. — Gaspard Wolphius rapporte qu'un enfant à la mamelle rendit un ver plat (bothriocéphale) de trois aunes de longueur (2).

« M. Heim me certifia, dit Bloch, qu'il connaissait le cas où l'on avait trouvé » un ténia dans un enfant nouvellement né (3). »

« Hufeland fait mention d'un enfant de six mois qui avait rendu peu à peu » trente aunes de ténia, sans éprouver la moindre altération dans la santé (4). »

Chez le chien. — « Le professeur Blumenbach a vu le canal intestinal d'un jeune chien rempli, aussitôt après sa naissance, d'une quantité innombrable de ténias (5). »

Darelius, d'après Rosen, a observé un ténia dans un chien nouvellement né (6).

Chez l'agneau. — « Il n'y a que peu de jours qu'on m'apporta, dit Raulin, » un morceau de ténia qui avait vingt-six pieds de long. On l'avait trouvé » dans le ventre d'un agneau qui n'avait pas encore trois mois (7). »

« Mon respectable ami, M. Goeze, à Quedlinbourg, me marqua qu'il avait » retiré un ténia fort long d'un agneau à la mamelle (8). »

Rudolphi dit avoir trouvé plusieurs fois des ténias dans des agneaux à la mamelle (9).

3° Trématodes.

Chez l'agneau. — Bloch dit avoir trouvé des douves du foie chez un agneau à la mamelle, qui n'avait pas encore bu d'eau et qui n'était pas encore sorti de l'étable (10).

Chez les oiseaux. — Rudolphi rapporte avoir vu plusieurs fois des distomes chez des oiseaux qui étaient encore presque sans plumes (11).

Chez l'homme, c'est vers l'âge de deux ans que les entozoaires deviennent communs. L'enfance et la jeunesse y sont plus sujettes

(1) *Opere fisico-mediche*, t. I, p. 271, cité par Brera.

(2) *De observ. propriis*, cité par Schenck.

(3) Bloch, *ouvr. cit.*, p. 84.

(4) *Journal*, Bd. XVIII, St. 1, p. 3, cité par Bremser, *ouvr. cit.*, p. 181.

(5) *Handbuch der Naturg.*, ou *Manuel de l'hist. naturelle*, p. 21, cité par Bloch, p. 86.

(6) Rosen, *ouvr. cit.*, 386.

(7) Joseph Raulin, *Lett. conten. des observ. sur le ténia*, 1751, à la suite de : *Des maladies occasionn. par les promptes variat. de l'air*, p. 444. Paris, 1752.

(8) Bloch, p. 85.

(9) Rudolphi, *Entoz. hist. nat.*, t. I, p. 387.

(10) *Ouvr. cit.*, p. 86.

(11) Rudolphi, *Entoz. hist. nat.*, t. I, p. 387.

que l'âge mûr et que la vieillesse; mais cette proposition, prise dans sa généralité, n'est vraie que par la rareté des vers cestoïdes dans nos contrées; elle cesse de l'être dans les pays où ces vers sont très communs. Chez les animaux domestiques, chez le chat et le chien surtout, si les entozoaires sont plus fréquents à l'âge adulte, c'est parce que ces animaux sont rarement exempts de ténias. La question de la fréquence des vers suivant les âges ne doit point être envisagée d'une manière générale. Chez l'homme et chez les animaux, certains vers sont plus fréquents à telle période de la vie, et d'autres se rencontrent également dans toutes. L'oxyure et l'ascaride lombricoïde sont plus communs dans l'enfance; le cœnure envahit surtout les agneaux; le strongle des bronches n'atteint guère que les veaux âgés de moins d'un an; le sclérostome anévrysmatique, très rare chez le poulain, est très commun chez les vieux chevaux. D'un autre côté, le ténia en Abyssinie, le bothriocéphale dans plusieurs localités, le trichocéphale et la filaire de l'homme se rencontrent à tous les âges.

Le sexe a une influence remarquable sur la fréquence du ténia; ce fait singulier a été constaté par plusieurs observateurs. Les recherches de Pallas et de Wawruch ne laissent point de doute à cet égard. D'après les relevés de ces deux observateurs, les cas de ténia chez la femme sont proportionnellement aux cas de ténia chez l'homme comme 3 est à 2. Plusieurs auteurs, qui ont écrit sur les maladies des nègres, ont fait une remarque semblable quant à la fréquence des lombrics plus grande chez les négresses.

Si l'âge et le sexe ont une influence sur la fréquence de plusieurs vers, la race et la nationalité ne peuvent-elles avoir une influence analogue? Cette question a dû être résolue affirmativement, lorsque l'on voyait dans un ver le produit d'une génération spontanée, et que, d'un autre côté, on remarquait chez certains peuples des vers particuliers. C'est sous l'inspiration de cette théorie touchant l'origine des vers que Bremser a dit : *Celui qui est né d'une mère suisse n'a peut-être jamais été incommodé par un ténia;* et qu'il s'est demandé *si l'existence du ténia chez les Suédois et celle du bothriocéphale chez les Russes ne tiendraient pas à la différence d'origine des deux peuples* (1). La même question a été faite pour la filaire de

(1) Bremser, *ouvr. cit.*, p. 345.

Médine; mais depuis longtemps déjà on sait que toutes les races d'hommes sont également sujettes aux atteintes de ce dernier ver. Quant au bothriocéphale, on sait de même aujourd'hui que son existence tient à des circonstances locales, et que, dans les contrées où il est endémique, les étrangers en sont atteints comme les gens du pays; d'ailleurs on a vu le ténia et le bothriocéphale ensemble chez le même individu.

Le développement des vers par hérédité a été indiqué par quelques médecins; nous verrons, à propos du ténia et du bothriocéphale, sur quelles raisons cette opinion s'appuie. Le seul fait bien avéré de l'hérédité d'un entozoaire a été signalé chez le chien : ceux de ces animaux, en effet, qui ont des hématozoaires proviennent ordinairement, d'après MM. Gruby et Delafond, d'un père ou d'une mère qui en étaient atteints.

La transmission par contagion nous paraît établie pour la filaire de l'homme; elle existe vraisemblablement aussi pour le strongle des bronches qui, chez les moutons et les bœufs, occasionne des épizooties meurtrières.

L'apparition des vers par épidémie ou par épizootie est un fait des mieux avérés.

La constitution ou l'état actuel de santé passe pour être une cause de l'existence ou de la fréquence des vers : de ce fait que certains épizoaires envahissent les téguments des animaux mal nourris, malades et misérables, on peut inférer qu'il se passe quelque chose d'analogue pour les entozoaires. On voit, en effet, dans la cachexie aqueuse, les moutons envahis par un grand nombre de distomes hépatiques; mais on voit aussi chez des animaux qui offrent toutes les apparences de la meilleure santé, un nombre immense de parasites internes (1); et quant à la présence des distomes chez les moutons cachectiques, on ne sait encore précisément si elle est l'effet ou la cause de la maladie, ou si l'existence des vers

(1) Plusieurs auteurs rapportent des cas d'accumulation extraordinaire de vers chez des animaux bien portants. On peut voir un cas de ce genre observé par Rudolphi (*Op. cit.*, t. I, p. 457); une autre observation par Nathusius (Wiegmann's *Archiv*, 1837); enfin le suivant, rapporté dans ces mêmes *Archives* (t. II, p. 196, 1840) par Krause de Belgrade : Un cheval de deux ans et demi contenait 519 *Ascaris megalocephala*, 190 *Oxyurus curvula*, 214 *Strongylus armatus*, plusieurs milliers de

et celle de la cachexie ne sont pas, indépendamment l'une de l'autre, le résultat des conditions dans lesquelles a vécu l'animal affecté. On ne doit point oublier que les mêmes conditions qui sont favorables à la propagation des helminthes peuvent agir en dehors de ces parasites sur la constitution des animaux : on sait, par exemple, que les chevaux mis au vert dans des pâturages humides sont bientôt envahis par un grand nombre de lombrics et de ténias, et que, lorsqu'ils sont ramenés à l'écurie et soumis à un régime sec, ces entozoaires sortent avec les fèces et disparaissent peu à peu d'eux-mêmes. Si les chevaux, dans ces prairies, sont mous, amaigris, s'ils sont sujets à la diarrhée, n'est-ce pas à la nourriture aqueuse et débilitante qu'ils le doivent, plutôt qu'aux entozoaires qui, de leur côté, trouvent dans l'humidité des conditions favorables à leur transmission ou à leur propagation ?

Pour ce qui concerne les vers de l'homme, on a dit qu'ils sont plus fréquents chez les individus délicats et débiles, chez les malades atteints d'affections *asthéniques*, chez les scrofuleux, etc., que les vers cystiques sont plus fréquents chez les hydropiques ; mais aucune de ces assertions n'a été établie sur des faits bien observés. Il faudrait voir si la détérioration de l'économie n'a pas été consécutive à l'invasion des entozoaires dans les cas de ténia, par exemple ; si l'hydropisie n'a pas été la conséquence plutôt que la cause d'une hydatide du foie ; si le malade n'est pas atteint de vers, parce qu'il vit dans une condition qui les rend communs autour de lui, comme on le voit dans certaines localités pour l'ascaride lombricoïde. Je ne sache pas, d'ailleurs, que dans un établissement hospitalier où les conditions de vie sont les mêmes pour tous, je ne sache pas, dis-je, que dans un tel établissement on ait jamais fait un relevé comparatif des cas de vers chez des scrofuleux et chez des individus d'une constitution ordinaire.

Plusieurs auteurs, surtout parmi les plus récents, ont donné le nom d'*helminthiase* à l'état de l'économie qui favoriserait ou qui déterminerait la formation des vers, ainsi qu'à l'état pathologique que la présence de ces parasites entretient. Suivant les différentes espèces

Strongylus tetracanthus, 69 *Tænia perfoliata*, 287 *Filaria papillosa* et 6 *Cysticercus fistularis*. « D'après cela, on peut se demander, dit M. Dujardin qui rapporte ce fait, si les helminthes sont véritablement nuisibles aux animaux dans lesquels ils habitent? Je suis pour la négative, tant j'ai vu d'exemples d'animaux bien portants qui contenaient plus d'helminthes que d'autres individus de chétive apparence. » (*Ouvr. cit.*, p. 13.)

d'entozoaires dont on est atteint, ces auteurs ont décrit un état d'*helminthiase* particulier : on possède l'*helminthiase cystoïde, téniacée, lombricoïdienne, trichocéphalée*, etc., lorsque l'on a le cysticerque, le ténia, l'ascaride lombricoïde, le trichocéphale ; et l'on pourra se trouver dans un état d'*helminthiase compliquée*, lorsque l'on aura plusieurs vers différents.

L'*helminthiase* a trouvé sa raison dans la croyance à la génération spontanée des entozoaires. Suivant cette hypothèse, le ver est le produit et l'expression, en quelque sorte, d'un état particulier de l'économie, état qui méritait donc une désignation distincte (1) ; mais loin qu'il en soit ainsi, la présence des vers est, dans la plupart des cas, accidentelle comme celle des parasites de nos téguments. Nos entozoaires viennent tous primitivement du dehors ; bien plus, ils sont, pour la plupart, incapables de se propager en nous-mêmes, et chacun des individus qui nous atteint nous est véritablement étranger. On a des vers lorsqu'on est exposé à leur invasion par des boissons, par des aliments qui nous apportent leurs

(1) L'expression d'*helminthiase, helminthiasie, helminthiasis*, n'est pas nouvelle, mais elle n'avait pas été généralement reçue dans nos traités de pathologie, lorsque Requin s'en empara, en quelque sorte, et la vulgarisa. Je la rejette, parce qu'elle est presque dans tous les cas fausse ou sans précision. Requin croyait à la génération spontanée des vers : « Je ne dissimulerai pas, dit-il, que, pour mon compte, » je suis, avec Rudolphi, Bremser, Richard, etc., un partisan déterminé de l'hypo- » thèse de la génération spontanée des helminthes..... c'est là ma croyance, ma » ferme croyance..... Au lieu de *maladie vermineuse*, terme complexe, pourquoi » n'adopterions-nous pas celui d'*helminthiasis*....? » (*Éléments de pathologie médicale*, t. III, p. 193. Paris, 1852) Mais Requin ne reste point fidèle à sa définition de l'*helminthiase* ; ce n'est pas seulement une maladie qu'il désigne par ce nom, c'est le fait simple de la présence des vers. Cela résulte de la lecture de tout son chapitre des maladies vermineuses, et se résume dans cette phrase : « L'*helminthiase* » *trichocéphalée* ne paraît guère être de nature à jamais constituer une *maladie pro-* » *prement dite*. » (*Ouvr. cit.*, p. 218.) Voilà donc une maladie qui ne peut jamais constituer une maladie ; mais ceci s'explique, et n'est que la conséquence de l'hypothèse relative à la génération des vers adoptée par l'auteur. Un ver, naissant spontanément dans le corps humain, doit être, suivant la théorie de Requin, le produit d'un état particulier, anormal de l'économie ; sa présence devient le symptôme de la disposition à laquelle son existence est liée. L'homme atteint de vers est donc dans un état anormal, pathologique ou d'*helminthiase* prouvé par le produit, par l'entozoaire observé. Avoir un ver ou avoir une maladie vermineuse, c'est au fond la même chose. Cependant il y a une *helminthiase* sans accidents, et une *helminthiase* avec accidents, et c'est sans doute dans ce dernier cas que l'*helminthiase* devient une *maladie proprement dite*.

Il est évident que le mot *helminthiase*, introduit dans la pathologie des vers, n'est d'aucun avantage. Si l'on parle de l'existence de tel ou tel ver, du ténia ou des

larves, par des conditions extérieures qui permettent l'introduction de ces larves à travers nos téguments, fait aujourd'hui reconnu pour le ténia, l'ascaride lombricoïde, le trichocéphale, la filaire de l'homme. L'oxyure seul, une fois introduit en nous, se propage dans nos intestins, et reconnaît peut-être, dans sa ténacité et dans sa persistance chez certains individus, une influence individuelle à laquelle on peut donner sans doute une désignation particulière ; mais c'est le seul cas où l'expression d'*helminthiase* puisse être appliquée avec quelque apparence de raison ou avec justesse.

Chez l'homme et chez les divers animaux, la présence de vers dans les organes est compatible avec l'intégrité de ces organes : souvent aucun phénomène ne vient déceler l'existence des entozoaires soit dans les cavités, soit dans les parenchymes, quoiqu'ils puissent en renfermer un nombre considérable. La structure ou les fonctions des parties qui donnent asile à ces parasites ne reçoivent généralement de leur présence aucune atteinte, et la santé de l'individu qui les porte n'est nullement troublée. L'innocuité des entozoaires est

lombrics, est-ce rendre le langage moins *lourd*, moins *embarrassé*, de dire : J'ai une *helminthiase téniacée* ou *lombricoïdienne*, plutôt que : J'ai le ténia ou des lombrics? Si l'on parle des accidents que les vers déterminent, dira-t-on plus convenablement ceux qui résultent de la présence d'un lombric dans le larynx, dans les voies biliaires, dans le péritoine, etc.? Comment exprimer avec le mot *helminthiase* les accidents sympathiques que les entozoaires occasionnent? Je ne vois pas ce que le langage médical gagne en clarté, et surtout en concision, par l'introduction de cette expression qui, d'un autre côté, manque de justesse. La présence des vers est généralement accidentelle, et l'état de l'économie n'est le plus souvent pour rien dans l'existence de ces parasites : le ténia, une fois chassé, ne se reproduit plus; les lombrics ne viennent point chez l'individu qui n'introduit point leurs larves dans ses intestins; pourquoi se servir d'une expression qui implique une relation de cause à effet entre l'hôte et le parasite? Les conditions et les circonstances de la propagation des vers sont pour presque tous ces parasites extérieures à l'homme; l'*helminthiase* se trouverait dans la viande ou dans l'eau dont il fait usage; et quelle complication d'*helminthiases !* On trouve très communément ensemble le trichocéphale et l'ascaride lombricoïde ou l'oxyure; il est assez commun de voir à la fois trois vers intestinaux différents; on en voit quelquefois quatre chez le même individu, qui serait alors affecté de *trois* ou de *quatre espèces d'helminthiases.* Dans certains pays tous les habitants seraient malades de l'*helminthiase téniacée* ou *lombricoïdienne ;* à Paris, le plus grand nombre des habitants souffriraient de l'*helminthiase trichocéphalée ;* enfin, la plupart des animaux vertébrés sont toujours dans un état d'*helminthiase* fort compliqué. Il faut donc laisser une expression sans précision, et qui portera presque toujours avec elle une idée fausse, en tant qu'elle exprimera une relation entre l'existence d'un ver et une disposition de l'économie. C'est à tort qu'elle est adoptée aujourd'hui par un grand nombre de pathologistes.

presque constante chez les poissons et les reptiles ; les nombreux parasites de ces animaux semblent quelquefois s'identifier avec leurs organes et vivre avec leur hôte en communauté d'existence. Chez les oiseaux et les mammifères, les entozoaires amènent plus fréquemment des altérations pathologiques ; les phénomènes qu'ils produisent sont surtout locaux, et c'est principalement en déterminant le développement de tumeurs plus ou moins volumineuses ou nombreuses, c'est en mettant obstacle aux fonctions des organes, qu'ils leur deviennent nuisibles. Chez l'homme, sans doute à cause de la sensibilité plus grande dont il est doué, à cause de *sympathies organiques* plus développées, les entozoaires donnent lieu fréquemment à des phénomènes que l'on n'observe point ou que l'on observe très rarement chez les animaux.

DIVISION DE L'OUVRAGE.

Dans l'étude des affections vermineuses, nous considérerons les helminthes à leurs différentes phases de développement comme des helminthes différents, ainsi qu'on l'a fait jusqu'à nos jours. On apporterait une confusion inévitable dans cette étude, si l'on s'occupait successivement des phénomènes morbides qui peuvent être occasionnés par certains entozoaires dans leurs différentes périodes de développement et dans leurs différents séjours ; on ne possède, d'ailleurs, sur les états successifs des entozoaires de l'homme que des présomptions ou des notions trop incomplètes pour que l'on puisse rapporter avec quelque certitude tel ou tel ver imparfait au ver adulte. Au reste, que le cysticerque, par exemple, soit un premier état de ténia, cela importe peu au pathologiste qui rencontre l'un dans les muscles, l'autre dans la cavité de l'intestin, et qui observe des phénomènes pathologiques d'un ordre tout différent pour chacun d'eux.

Nous étudierons les affections vermineuses dans l'ordre suivant :

I. Un premier livre comprendra celles que déterminent les vers existant à l'état de liberté dans des cavités ou des conduits qui communiquent immédiatement ou médiatement avec l'extérieur, savoir :

1° Les voies respiratoires ;
2° Les voies digestives ;
3° Les voies biliaires ;
4° Les voies urinaires.

II. Un second livre comprendra les affections déterminées par les vers contenus dans les cavités closes naturelles ou accidentelles, savoir :

1° Les vaisseaux sanguins ;

2° Les cavités séreuses naturelles ou accidentelles.

III. Dans un troisième livre nous étudierons les lésions causées par des vers qui appartiennent spécialement à un système organique, savoir :

1° Le système nerveux ;

2° Les muscles de la vie animale ;

3° Les ganglions lymphatiques ou les glandules (tubercules vermineux) ;

4° Le tissu cellulaire *interorganique*.

IV. Un quatrième livre comprendra les affections vermineuses de certains organes complexes ou appareils, tels que :

1° L'œil ;

2° Les organes génitaux.

V. Nous donnerons en appendice :

1° Un aperçu sur les maladies vermineuses fictives qui ont été appelées vermineuses universelles, sur celles qui ont été attribuées à des vers invisibles ou microscopiques ; enfin, sur d'autres maladies qui n'ont probablement jamais existé que dans l'imagination des hommes.

2° Un complément au traitement des entozoaires intestinaux où seront rappelés les principaux médicaments et les principales méthodes de traitement proposés à diverses époques pour l'expulsion des vers.

LIVRE PREMIER.

VERS A L'ÉTAT DE LIBERTÉ DANS LES CAVITÉS QUI COMMUNIQUENT AVEC L'EXTÉRIEUR.

PREMIÈRE PARTIE.

AFFECTIONS VERMINEUSES DES VOIES RESPIRATOIRES.

Les voies respiratoires, chez beaucoup d'animaux, donnent asile à des vers particuliers : les mammifères, les oiseaux et les reptiles en offrent de nombreux exemples. Généralement, et chez les reptiles surtout, ces vers ne déterminent dans les parties qu'ils occupent aucune lésion appréciable et dans les fonctions aucun trouble apparent ; ils ne deviennent nuisibles que par leur multiplication excessive.

PREMIÈRE DIVISION.

VERS DES VOIES RESPIRATOIRES CHEZ L'HOMME.

Nos connaissances sur les entozoaires des voies respiratoires chez l'homme sont encore à peu près nulles.

a. Un ver décrit par Treutler, et désigné dans les traités les plus modernes d'helminthologie (Rudolphi, Dujardin, Diesing) sous le nom de *filaria hominis bronchialis*, ne rentre point dans la catégorie de ceux dont nous nous occupons ici, car cet entozoaire a été trouvé dans les ganglions bronchiques (1) ; son existence d'ailleurs est très contestable.

b. Un autre ver, observé par Diesing, ne paraît pas non plus appartenir aux entozoaires libres dans la cavité des bronches. Voici

(1) Voyez *Vers des glandes* (tubercules vermineux), et le *Synopsis*, n° 79.

dans quels termes le fait est rapporté par le savant helminthologiste de Vienne :

Strongylus longevaginatus. (Voyez pour la description, *Synopsis*, n° 93.)
HABITACULUM : Homo, in pulmonum parenchymate.
NOTA.—Cl. Jortsits, medicus castrensis, anno 1845, Claudiopoli in Transylvania, in pueri sex annorum, nescio quo morbo confecti, substantia pulmonali vermiculos legit bene multos, quorum alios liberos (1), alios pulmonis frustulis adhuc inhærentes benevolentissimè mihi communicavit cel. Rokitansky (2).

Le nombre de ces entozoaires et l'examen qni en a été fait par M. Diesing ne laissent point de doutes sur leur nature, mais on doit regretter l'absence de détails sur les rapports de ces vers avec les parties dans lesquelles ils étaient contenus et sur l'état du parenchyme pulmonaire environnant ; peut-être étaient-ils renfermés, non dans le tissu pulmonaire même, mais dans les petites ramifications des bronches : les vers, en effet, qui appartiennent au même genre et que l'on observe dans l'appareil respiratoire chez les animaux supérieurs, ont pour siége la trachée ou les bronches.

c. Dernièrement des vers nématoïdes à l'état de larves et dont l'espèce, par conséquent, ne peut être déterminée, ont été trouvés libres dans le larynx et la trachée d'un homme. Ces vers étaient encore vivants et en nombre suffisant pour qu'on puisse croire qu'il n'y a pas eu là simplement une migration accidentelle. Voici le fait :

M. Rainey écrit : « En examinant des membranes muqueuses, à la requête du *Board of health*, je rencontrai un individu qui était mort à la suite d'une affection des extrémités inférieures. Le larynx et la trachée de cet individu contenaient un certain nombre de petits entozoaires vermiformes, différents de tous ceux que j'avais encore vus. Comme j'aimerais à avoir l'opinion des membres de la *Société pathologique* sur ces animaux et à savoir si quelqu'un des membres en a rencontré de cette espèce soit dans la trachée, soit dans un autre organe, j'ai prié le docteur Bristowe de les présenter à la société.

» Au moment où ils sont recueillis avec l'épithélium de la membrane muqueuse et placés sous le microscope entre deux lames de

(1) *Alios liberos* se rapporte-t-il à des vers qui étaient primitivement en dehors du parenchyme pulmonaire, c'est-à-dire dans les bronches, ou bien à des vers qui avaient été précédemment extraits de ce parenchyme?

(2) Diesing, *Systema helminthum*, cit., t. II, p. 317.

verre, ces animaux ont des mouvements très forts. L'extrémité la plus grosse du ver commence toujours ses mouvements avant la plus petite, en sorte qu'on ne peut conserver aucun doute sur celle de ces extrémités qui est l'antérieure et celle qui est la postérieure. Après quelque temps, les mouvements deviennent plus lents, s'affaiblissent, et enfin ils cessent tout à fait. Alors quelques-uns de ces vers restent enroulés et ressemblent beaucoup à la trichine renfermée dans son kyste; d'autres sont beaucoup moins enroulés ou presque droits. Le dessin (ci-joint) de M. Bristowe est une bonne représentation d'un de ces animaux tel qu'on le voit avec une lentille d'un huitième de pouce de foyer. Ils ont un cinquantième de pouce de longueur ($0^{mm},5$) et un quinze-centième d'épaisseur ($0^{mm},016$). » (Suit la description des vers que nous avons rapportée *Synopsis*, n° 53) (1).

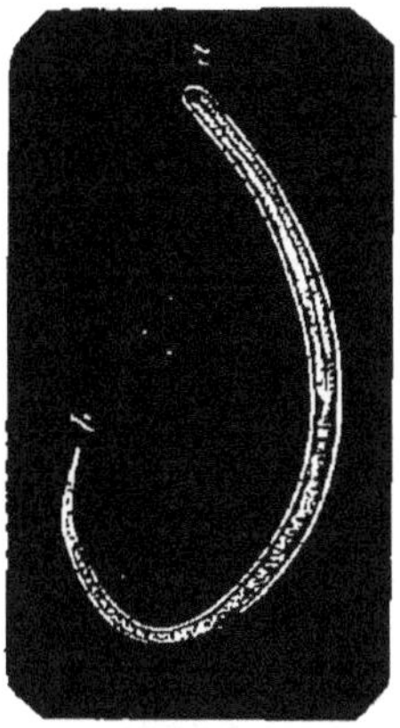

FIG. 1. — Ver du larynx de l'homme, d'après le dessin de M. Bristowe, grossi 110 fois. — *a*, tête; *b*, extrémité caudale.

d. D'autres entozoaires que l'on a trouvés quelquefois dans le larynx, la trachée ou les bronches chez l'homme, ne s'étaient point développés dans ces parties, mais ils s'y étaient introduits du dehors, soit par l'ouverture supérieure du larynx, soit par une perforation de quelque rameau bronchique. Ce sont, dans le premier cas, des ascarides lombricoïdes venus de l'intestin; dans le second, des hydatides développées primitivement dans l'un des organes du thorax ou de l'abdomen. Nous nous occuperons ailleurs de ces entozoaires erratiques.

DEUXIÈME DIVISION.

VERS DES VOIES RESPIRATOIRES CHEZ LES ANIMAUX.

Chez la plupart des animaux domestiques, on observe des entozoaires qui se développent dans les voies aériennes, et qui, quelquefois, se multiplient beaucoup; ils apportent alors un obstacle

(1) Docteur Rainey, *Entozoon found in the larynx*, in *Transact. of the pathological Society of London*, vol. VI, p. 370, pl. XVII, fig. 1. London, 1855.

plus ou moins complet à l'acte de la respiration et déterminent des désordres graves, souvent mortels. Ces vers se montrent fréquemment par épizooties.

On a constaté l'existence d'entozoaires dans les voies respiratoires chez le chien, le porc, le cheval, l'âne, le chameau, le dromadaire, la chèvre, le mouton, le bœuf, le coq ordinaire, le dindon.

Ces entozoaires sont :

Le *Pentastomum tœnioides*, chez le chien, le cheval, le mouton;

Le *Strongylus paradoxus*, chez le cochon ;

Le *Strongylus filaria*, chez le mouton, la chèvre, le chameau, le dromadaire;

Le *Strongylus micrurus*, chez le bœuf et le veau, le cheval, l'âne ;

Le *Sclerostomum syngamus*, chez le coq, le dindon.

Le pentastome tænioïde habite principalement les parties des voies respiratoires antérieures au larynx ; les autres vers se trouvent dans la trachée et les bronches : il résulte de cette différence dans l'habitat des différences importantes dans l'expression symptomatique de l'affection que ces parasites déterminent.

PREMIÈRE SECTION.

VERS DANS LES FOSSES NASALES.

(Pentastome ténioïde chez le chien et le cheval, *Synops.*, n° 104.)

Chabert découvrit à Paris, en 1787, le pentastome ténioïde dans les sinus frontaux du cheval et du chien (1) ; il confondit cet entozoaire avec les ténias, et le nomma *ténia lancéolé*. D'autres observateurs l'ont rencontré ensuite chez le mulet, le loup et le mouton.

Le pentastome ténioïde a été observé dans diverses contrées de l'Europe, mais partout un très petit nombre de fois. « Cet animal, » au moins dans notre pays, est d'une extrême rareté, dit M. Blanchard, je l'ai cherché en vain dans un nombre considérable de » chiens..... la collection helminthologique du Jardin des plantes

(1) Chabert, *Traité des maladies vermineuses dans les animaux*, 2e édit., p. 39. Paris, 1787. (Dans l'édition de 1782, Chabert ne fait point mention de ce ver.)

» n'en possède que deux individus (1). » Le pentastome a été trouvé par Grève chez un mulet, à Oldenbourg (2) ; par Rudolphi chez un chien, à Berlin (3) ; par Bremser chez le loup, à Vienne (4) ; par Colin chez un chien et chez un loup, à Auxerre (5) ; par Miram chez ces deux animaux, à Wilna (6) ; par Dujardin chez le chien, à Paris (7) ; par Rhind chez le mouton, *en Écosse ?* (8).

M. Rayer m'a rapporté un cas peut-être unique par les circonstances du fait. Pendant son internat dans les hôpitaux, M. Duméril, son chef de service, lui montra un pentastome qui avait été expulsé, en sa présence, par un chien, dans un éternument. Dernièrement, j'ai eu l'occasion de voir un pentastome ténioïde, qui avait été envoyé à M. Rayer et qu'on disait avoir été extrait du cerveau d'un chien ; mais nous pûmes nous convaincre qu'une personne étrangère aux études anatomiques l'avait retiré des fosses nasales, en arrachant l'ethmoïde.

Tout récemment M. Leuckaert a observé le pentastome ténioïde chez des chiens, dans les narines desquels il avait introduit le pentastome denticulé du lapin (*Synops.*, n° 103). D'après les expériences de cet observateur, le pentastome denticulé, qui vit enkysté dans les viscères de plusieurs espèces d'animaux, serait une larve qui, à sa période adulte, devient le pentastome ténioïde (9).

Le pentastome ténioïde habite ordinairement les cavités nasales, où il est fixé par ses crochets ; on l'a trouvé aussi dans le larynx ; mais il siége principalement dans les sinus frontaux et les cellules

(1) Em. Blanchard, *Recherches sur l'organisation des vers*, dans *Annales des sc. nat.*, 3e série, t. XII, 1849.

(2) B. A. Grève, *Exp. et obs. sur les maladies des animaux domestiques comp. aux maladies de l'homme*, t. I, chap. XVII. Oldenbourg, 1818. (C'est probablement par une faute de typographie que M. Dujardin attribue cette observation à Gœze.)

(3) Rudolphi, *Entoz. hist. nat.*, t. II, part. 1, p. 444.

(4) Bremser, *Icones helminthum*, tab. X, fig. 14-16. Viennæ, 1824.

(5) Colin, *Observ. sur des vers trouvés dans le larynx et les cavités nasales d'un chien et d'un loup*, dans *Rec. de méd. vétérin.*, t. I, p. 399. Paris, 1824.

(6) C. Ed. Miram, *Recherch. sur l'anatomie du pentastome ténioïde*, dans *Mém. cur. nat. de Bonn*, t. XVII, et *Ann. sc. nat.*, 2e série, t. VI, p. 135. Paris, 1836.

(7) Dujardin, *ouvr. cit.*, p. 304.

(8) Rhind, in *Edinb. Journ. of nat. and geogr. sc.*, t. I, p. 29. Cité par Diesing.

(9) *Démonstration par voie expérimentale de l'identité spécifique du* Pentastomum denticulatum *et du* Pentastomum tænioides, par Rud. Leuckaert, dans *Bull. de l'Acad. roy. des sciences, etc., de Belgique*, 2e série, t. II, p. 30 ; t. III, p. 4, 163, 352. Bruxelles, 1857.

de l'os ethmoïde; sa tête est toujours dirigée du côté de la partie postérieure de cet os. Il est rarement solitaire, surtout chez le chien; Chabert en a vu jusqu'à six dans les cellules de l'ethmoïde, répondant à l'un des côtés des naseaux. Il est très rare qu'on en trouve dans les deux fosses nasales à la fois.

Chabert attribue à la présence du pentastome dans les cellules ethmoïdales la production de phénomènes violents et des plus graves chez le cheval et le chien; Rudolphi, toutefois, fait remarquer que le chien chez lequel il a trouvé un de ces vers se portait parfaitement bien; Grève, Colin, Miram, M. Dujardin, ne font aucune mention de phénomènes particuliers chez les animaux qu'ils ont observés. La description que donnent nos auteurs contemporains des symptômes déterminés par le parasite des fosses nasales paraît n'être qu'une simple paraphrase de celle de Chabert, en sorte qu'il est permis de concevoir quelques doutes sur la gravité de la présence du pentastome et sur l'exactitude de l'opinion du célèbre vétérinaire français.

« Le cheval affecté du *pentastome* mange avec voracité, et plus il mange, plus il semble dépérir, dit Chabert. Cet appétit vorace est souvent interrompu par un état d'anxiété; l'animal gratte le sol, le frappe avec un des pieds de devant; il regarde son flanc; l'inquiétude augmente, il se couche et se relève subitement; le flanc s'agite, les naseaux s'ouvrent de plus en plus, les yeux deviennent hagards.. » Ces symptômes sont communs à plusieurs maladies, mais « l'irritation augmentant à mesure que les vers acquièrent plus de force, les signes qui annoncent leur présence cessent d'être équivoques. Ils consistent dans des ébrouements fréquents, des secousses convulsives de la tête, des actions effrénées qui portent l'animal à heurter avec la plus grande violence le crâne contre tous les corps durs qui sont à sa portée. Quelle que soit la force de ces heurts, l'ébrouement s'effectue toujours, il s'opère même avec une sorte de fureur de la part de l'animal; souvent il s'abat, plie son encolure et porte la tête sur les côtés, la rejette sur le sol avec colère, la renverse en arrière, la ramène en avant, et plonge le nez dans le poitrail (1). » Ces paroxysmes sont suivis d'abattement et d'une soif ardente. Après un certain nombre d'accès qui se rapprochent de plus en plus, si l'animal ne se tue pas violemment, il dépérit rapidement, tombe dans le marasme et succombe.

(1) Chabert, *ouvr. cit.*, p. 77.

Le chien est également sujet à des paroxysmes pendant lesquels il s'agite, court, se heurte la tête, se roule, se frotte le nez sur le sol, éprouve des secousses convulsives dans les mâchoires ; il dévore tout ce qui se trouve à sa portée : la terre, la paille, le bois, le linge, etc. ; il laisse échapper une grande quantité de salive, urine involontairement, éternue sans cesse ; il court sans intention et succombe dans les convulsions.

Dans les parties envahies par le pentastome, la membrane muqueuse est rouge, noirâtre, épaissie, ecchymosée, couverte d'ulcérations ; les sinus sont plus ou moins remplis de pus ; l'ethmoïde est quelquefois en partie carié.

Chabert conseille, pour détruire le *ténia lancéolé*, de pratiquer dans les fosses nasales des injections d'huile empyreumatique étendue (huile empyreumatique, 30 grammes ; infusion de sarriette, 300 grammes) ; ou bien de faire l'extraction des vers par la trépanation de l'os frontal ; mais il est très rare, ajoute-t-il, que cette opération soit nécessaire, surtout si les injections sont lancées et dirigées avec art (1). L'extraction par le trépan offrirait probablement de grandes difficultés chez le cheval, à cause de la situation profonde des cellules ethmoïdales, et chez le chien, à cause de l'étroitesse des parties ; d'ailleurs, l'incertitude dans le diagnostic d'une affection obscure et fort rare ne permettra pas, sans doute, d'entreprendre une opération difficile et d'un succès douteux.

DEUXIÈME SECTION.

VERS DANS LA TRACHÉE ET LES BRONCHES.

Dans son *Thesaurus anatomicus*, Ruysch donne une indication de vers qui étaient probablement des strongles des bronches du veau (2). Le premier observateur qui ait parlé d'une maladie occasionnée par ces entozoaires est Frank Nicholls. Ce médecin observa en Angle-

(1) Chabert, *ouvr. cit.*, p. 182.

(2) « Vermes in bronchiis pulmonum reperti, qui admodum tenues. » (Fred. Ruysch, *Thes. anat.*, t. VIII, n° 95, p. 24. Amst., 1744.) (Dans le n° 94, il est question d'une pièce anatomique provenant d'un veau, ce qui fait présumer à Rudolphi que les vers du n° 95 proviennent du même animal.)

terre, en 1755, dans le comté de Lincoln, une affection qui faisait périr les jeunes bœufs, et principalement les veaux âgés de moins d'un an. A l'ouverture des cadavres, il trouva la trachée-artère et les bronches pleines de petits vers d'environ deux pouces de longueur (1). Daubenton, en Bourgogne, fut témoin d'une épizootie analogue qui régna sur les moutons en 1668. P. Camper, en 1778, vit en Hollande une maladie semblable à celle qu'avait observée Frank Nicholls ; elle attaquait les veaux et respectait les vaches, les chevaux et les moutons qui paissaient dans les mêmes prairies ; toutes les bêtes attaquées périssaient : on perdit au delà de mille têtes de bétail, dit Camper. Les vers existaient principalement dans la trachée-artère ; on les y voyait par milliers ; il n'en existait pas dans les vésicules pulmonaires. Cette maladie cessa au commencement de l'hiver, et ne reparut pas dans les mêmes prairies l'année suivante. D'après des informations ultérieures, l'illustre anatomiste apprit que cette affection vermineuse apparaissait épizootiquement tantôt dans un canton, tantôt dans un autre (2).

La présence de vers dans les bronches chez les bêtes bovines a été assez fréquemment observée depuis Camper, soit épizootiquement, soit sporadiquement.

Adolph. Modeer, en 1791, signala l'existence de vers du même genre (*Strongylus paradoxus*) dans les bronches chez le porc ; observation qui, depuis lors, a été renouvelée plusieurs fois. Chez le cochon, les entozoaires des bronches n'ont été observés qu'à l'*état sporadique ;* dans ces dernières années, le *Strongylus paradoxus* apparut épizootiquement sur les sangliers de la chasse royale de Grunewald près de Berlin (3).

On a signalé encore chez des oiseaux de basse-cour des épizooties occasionnées par des vers dans la trachée; mais c'est chez le bœuf et chez le mouton que l'on observe le plus communément les vers de la trachée-artère ou des bronches, et c'est chez ces animaux qu'ils produisent les effets les plus désastreux.

(1) Frank Nicholls, *An account of worms in animal bodies*, in *Philos. Transact.*, vol. XLIX, part. I, for the year of 1755, n° 39, p. 246. London, 1756.

(2) Pierre Camper, *Des vers pulmonaires*, dans *OEuvres d'hist. nat.*, etc., t. III, p. 190. Paris, 1803.

(3) Spinola, *Rec. de méd. vétérin.*, t. XXVII, p. 938. Paris, 1850.

CHAPITRE PREMIER.

AFFECTION VERMINEUSE DES BRONCHES CHEZ LE BOEUF, LE VEAU, LE CHEVAL, L'ANE (1).

(*Strongylus micrurus*, Synops., n° 92.)

Le ver qui envahit les voies respiratoires chez les bêtes bovines est le *Strongylus micrurus;* il existe aussi chez le cheval, l'âne et le daim. Ce ver détermine une irritation vive de la trachée et des bronches, le dépérissement des animaux, et la mort par épuisement ou par asphyxie.

L'affection vermineuse des bronches apparaît le plus ordinairement par épizootie ; elle s'est montrée dans diverses contrées de l'Europe. Nous avons parlé de celles qui ont été observées en Angleterre par Frank Nicholls et en Hollande par Camper.

Aux environs de Sion, en 1803, les veaux périrent de cette maladie, qui régna aussi plusieurs fois dans les cantons de Berne et de Fribourg. En 1795, une épizootie semblable enleva cinquante-cinq veaux sur la montagne du Soladier (Ain); elle apparut de nouveau en 1811, dans les mêmes parages (2). Morier parle d'une épizootie de vers des bronches qui régna en 1812 à Aigle (Suisse) (3). Vigney en observa plusieurs dans le Calvados (4); M. Reynal en vit une dans la vallée de la Meuse, en 1845 (5).

Ce n'est pas seulement dans les pâturages que l'affection vermineuse des bronches fait son apparition; elle envahit aussi bien les

(1) Dénominations diverses : *maladie vermineuse pulmonaire* (Morier); *pneumonie vermineuse; bronchite vermineuse; hâlis* ou *refray*, en Normandie (Vigney); *the husk*, en Angleterre (F. Nicholls); *la toux*, en Hollande (Camper).

(2) Despallens, dans *Compte rendu de l'École vétérinaire de Lyon*, prononcé le 22 mai 1812 par Rainard, et dans J.-B. Gohier, *Mém. et obs. sur la chir. et la méd. vétérin.*, t. II, p. 432. Lyon, 1816.

(3) Morier, *Malad. verm. pulm. obs. sur des chevaux et des veaux*, dans Gohier, *ouvr. cit.*, t. II, p. 423.

(4) Vigney, *Obs. sur le développ. de vers filaires dans les bronches*, etc., dans *Mém. de la Société vétérinaire du Calvados*, ann. 1, p. 99. Paris, 1830.

(5) Reynal, *Nouv. Dictionn. de méd. chir., etc., vétérinaires*, art. BRONCHITE VERMINEUSE. Paris, 1856, t. II, p. 627.

étables, comme l'a constaté M. Delafond, en 1844, aux environs de Gournay et de Forges-les-Eaux (1), et M. Janné, en 1855, à Ruremonde (Belgique) (2).

On a généralement remarqué que les vers des bronches n'attaquent que les jeunes sujets, et que les vaches et les bœufs qui paissent avec ceux-ci sont épargnés; toutefois M. Michels vit périr de cette maladie une vache de six ans (3), et M. Fischer une autre âgée de dix ans (4).

On a attribué à l'humidité des pâturages le développement de ces affections vermineuses: Vigney n'a trouvé leur cause ni dans le régime, ni dans la sécheresse ou l'humidité, ni dans le froid ou la chaleur. Si certaines épizooties ont envahi les pâturages des vallées humides, d'autres se sont montrées dans les montagnes.

La constitution, le bon ou le mauvais état des bêtes ne paraît pas non plus avoir une grande influence sur l'invasion de la maladie, car ordinairement tous les veaux d'un troupeau ou d'une étable la contractent presque simultanément.

L'apparition des vers des bronches a lieu généralement en été et en automne. Camper parle de faits observés au mois d'août et de septembre, Despallens à la fin de juillet et août. Morier dit que les épizooties, dans sa contrée, commencent au milieu ou à la fin des étés très chauds. Ce qu'il y a de particulier dans cette affection, dit Vigney, qui en a vu plusieurs épizooties, c'est qu'elle se développe constamment depuis le mois de juillet jusqu'au commencement d'octobre (5). M. Janné l'observa au mois d'octobre.

Le jeune âge et la saison sont donc jusqu'ici les deux seules conditions appréciables du développement de la maladie vermineuse des bronches; mais il en est une troisième qu'on ne peut aujourd'hui révoquer en doute: c'est la cohabitation des animaux malades avec les animaux sains. Une fois développée sur un veau, la maladie ne tarde pas à atteindre tous les autres veaux de l'étable ou du troupeau auquel il appartient. Vigney a le premier signalé ce fait.

(1) O. Delafond, *Recherches sur l'élève et l'engraissement des veaux dans le Gâtinais* (*Rec. de méd. vétérinaire*, t. XXI, p. 252, Paris, 1844).

(2) A. J. Janné, *Bronchite vermineuse observée sur des veaux d'élève*, dans *Ann. de méd. vétérin.*, publiées à Bruxelles, ann. 4, p. 653 (1855).

(3) Michels, *Journ. vétérin. et agricol de Belgique*, ann. IV, p. 406. Bruxelles, 1845.

(4) Eug. Fischer, même journal, ann. 5, p. 486 (1846).

(5) Vigney, *Mém. cit.*, p. 104.

« Lorsqu'il y a un individu attaqué dans le troupeau, dit ce vétérinaire, il est rare que tous ne soient pas attaqués en même temps ; et si l'on en introduit d'autres parmi eux, ils ne tardent pas à être infectés, même avec plus de véhémence que les premiers, sans distinction de sexe (1)..... Le même propriétaire peut avoir, dit-il encore, deux troupeaux, l'un sain et l'autre malade, pourvu qu'ils ne communiquent pas ensemble (2). »

Déjà Despallens avait observé que tous les jeunes animaux d'un troupeau sont pris à la fois (3). M. Delafond dit avoir constaté dans le Gâtinais le fait de la contagion indiqué par Vigney, sans toutefois qu'il ait pu se l'expliquer (4). Ce fait trouve une nouvelle confirmation dans une observation de M. Janné : cinq veaux d'élève composant une étable furent attaqués de l'affection vermineuse des bronches : « La toux, premier symptôme qu'on avait observé, dit le vétérinaire belge, s'était d'abord déclarée sur un veau acheté dans une ferme voisine, et, peu de temps après, les autres furent également atteints (5). »

Les animaux infectés rendent une bave abondante qui se répand sur l'herbe des prairies ou sur les ustensiles qui servent à abreuver les bêtes dans les étables. La bave contient avec des débris de strongles de nombreuses larves ; car ces vers vivipares se reproduisent par myriades. Les larves du *Strongylus micrurus* peuvent vivre en dehors de l'animal qui recélait leurs parents adultes, pendant plusieurs jours, encore après que ceux-ci ont été expulsés et ont péri (6) ; propriété particulière à certaines larves dont nous avons signalé déjà l'importance au point de vue de la propagation des vers nématoïdes parasites (7).

Ainsi s'explique la transmission facile et prompte de la maladie des animaux infectés aux animaux sains.

(1) *Mém. cit.*, p. 100.
(2) *Mém. cit.*, p. 104.
(3) Dans Gohier, *Mém. et obs. cit.*, p. 432.
(4) Delafond, *Mém. cit.*
(5) Janné, *Mém. cit.*, p. 653.
(6) J'ai trouvé l'indication de ce fait dans la remarque suivante de Camper : « Je tâchai de conserver ces vers de différentes manières, mais ils moururent tous le troisième jour ; cependant leur corps fourmillait de petits vers qui vécurent quelque temps dans le corps de leur mère morte depuis plus de quatre jours, et à laquelle ils ressemblaient parfaitement. » (P. Camper, *ouvr. cit.*, t. III, p. 192.)
(7) Davaine, *Recherches sur l'anguillule du blé niellé*, p. 61, Paris, 1857, e *Mém. Soc. biologie*, ann. 1856, p. 254.

La *bronchite vermineuse* chez le veau offre dans sa marche et dans ses symptômes des différences qui sont en rapport avec le nombre des strongles renfermés dans les voies respiratoires.

Lorsque les vers sont en grand nombre, ils occasionnent une toux forte, sonore, et plus tard déchirée et avortée ; elle est très fréquente, accompagnée d'accès de dyspnée et de suffocation. Pendant les paroxysmes, l'animal a la respiration précipitée, les flancs agités, le pouls accéléré, la conjonctive rouge et injectée ; il allonge fréquemment la tête sur l'encolure, ouvre la bouche, sort la langue, et la salive s'écoule par les commissures des lèvres. Dans les crises les plus fortes, il tombe sur le flanc ; les yeux saillants et hagards, la bouche béante, la langue pendante, il se débat dans les angoisses de l'asphyxie. Ces paroxysmes se renouvellent quatre, cinq et même dix fois par jour. Quelques animaux succombent dans l'une de ces crises.

Lorsque les strongles sont moins nombreux, les symptômes n'ont point cette acuité : la toux est plus rare et moins quinteuse ; elle est petite et grasse, avortée, accompagnée de la sortie par la bouche d'une bave épaisse, écumeuse et de glaires par les naseaux. Le veau s'affaiblit et maigrit ; les yeux s'enfoncent dans leur orbite ; la conjonctive et les lèvres pâlissent ; les poils tombent par places ; des parasites envahissent les téguments ; l'appétit, conservé d'abord, se perd ; la diarrhée survient, quelquefois l'hémoptysie ; les forces s'épuisent ; enfin l'animal succombe dans le marasme.

Les mucosités expulsées pendant les quintes de toux, par la bouche ou par les narines, sont quelquefois striées de sang ; elles contiennent fréquemment des vers isolés ou réunis en pelotons qu'on peut facilement distinguer à leurs mouvements, surtout lorsqu'on les place dans de l'eau tiède.

La bronchite vermineuse est, dans la plupart des cas, une maladie lente, mais sa marche et sa durée peuvent différer beaucoup chez les individus d'un même troupeau : lorsqu'une pneumonie, ou une hémorrhagie pulmonaire n'en abrége point le cours, lorsqu'une accumulation excessive de strongles ne vient point déterminer l'asphyxie, elle peut durer de deux à trois mois. Morier a vu quelques sujets vivre un an.

La violence et la fréquence des accès de toux, la durée de la maladie, l'amaigrissement progressif, peuvent faire présumer l'existence de la bronchite vermineuse que la présence de vers dans les matières expectorées rendra tout à fait certaine.

L'affection vermineuse des bronches chez le veau est généralement grave ; elle enlève toutes les bêtes qui en sont atteintes, lorsqu'elles ne sont pas soumises à un traitement convenable.

A l'autopsie, on trouve des strongles dans la trachée et dans les principales divisions des bronches ; ils y sont souvent enroulés en pelotons plus ou moins volumineux. Camper ne les a jamais trouvés dans le tissu pulmonaire même ; Vigney en a vu jusque dans les dernières ramifications des bronches : dans un cas observé par lui, les plus petites bronches en étaient comme bourrées, tandis que la trachée n'en contenait pas. Morier rapporte que, chez un cheval, « le lobe droit du poumon avait à sa superficie, entre la plèvre pul- » monaire et le tissu même de cet organe, quantité de pelotons de » ces *vers cheveux* qui étaient, pour ainsi dire, aux derniers ramus- » cules des bronches ; il n'en existait point dans les grosses divisions » ni dans le tissu même des poumons (1). »

La membrane muqueuse des bronches envahies par les strongles est le siége d'une inflammation vive ; sa surface est çà et là pointillée, rouge, ecchymosée ; son tissu est épaissi dans certains points, aminci, ulcéré ou détruit dans d'autres points. « Il existe aussi sur » la muqueuse des grosses divisions bronchiques, des élevures, des » boursouflures formées par des nids de strongles semblables, à part » leur volume, à ceux qu'on observe sur la muqueuse de l'intestin » grêle du cheval (2). » Enfin des portions plus ou moins considérables du parenchyme pulmonaire sont hépatisées et le poumon en totalité est emphysémateux.

La transmission par contagion des strongles des bronches doit, avant tout, faire retirer les animaux sains d'avec ceux qui sont déjà malades, et les éloigner pour quelque temps des prairies qui ont été pâturées par des bêtes infectées ; dans les étables il y aura à prendre des précautions particulières que chacun comprendra.

Le traitement de cette maladie est simple et généralement efficace : il consiste principalement dans l'administration de substances volatiles qui peuvent être portées dans les voies respiratoires avec l'air inspiré, ou dans l'emploi de médicaments qui contiennent quelque principe analogue, lequel est exhalé à la surface des bronches. Les émanations d'éther employées par Despallens, les fumigations

(1) Morier, *Mém. cit.*, p. 426.
(2) Reynal, *ouvr. cit.*, p. 622.

d'asa fœtida par Morier, d'huile empyreumatique par Vigney, d'essence de térébenthine et d'éther par M. Delafond, de goudron et de tabac par M. Read (1), ont été généralement suivies de bons effets. Ces fumigations peuvent être pratiquées plusieurs fois par jour au grand air ; mais il est préférable qu'elles soient faites dans un local clos, comme l'ont pratiqué Vigney et Read, avec la précaution toutefois d'opérer le dégagement des vapeurs au moyen de cendres chaudes ou d'un fer rougi, et non sur des charbons qui pourraient déterminer l'asphyxie. Ce traitement externe peut être secondé par l'administration des mêmes substances à l'intérieur.

Une médication interne seule suffit même pour amener la guérison de la maladie. M. Janné, après la mort de l'un des cinq veaux dont nous avons parlé, éclairé par l'autopsie sur la nature de l'affection dont ils étaient atteints, obtint la guérison des quatre autres par le traitement de Reynders (d'Utrecht), qui consiste dans l'administration de la mixture suivante :

Asa fœtida	30	grammes.
Huile empyreumatique de Chabert.	60	—
Décoction mucilagineuse.	500	—

Une cuillerée par jour dans un verre de lait.

Chez un propriétaire d'Utrecht, qui avait déjà perdu quatorze veaux, Numann prescrivit cette médication à neuf autres qui restaient et qui guérirent tous. Le traitement fut continué pendant quarante jours (2).

L'administration d'ail, d'asa fœtida, d'essence de térébenthine, d'huile empyreumatique, etc., s'est montrée généralement utile ; celle des eaux sulfureuses le serait sans doute aussi. L'action de ces substances s'explique par l'exhalation de quelqu'un de leurs principes volatils qui se fait à la surface des bronches ; on comprend moins l'action des anthelminthiques fixes, tels que la fougère, le calomel, le kermès, qui ont été administrés intérieurement avec succès : il est vrai qu'on a fait usage en même temps de fumigations empyreumatiques, et que les bons effets qu'on a obtenus peuvent être attribués à ces fumigations.

(1) Read, in *The Veterinarian*, vol. XXII, p. 37. London, jan. 1849.

(2) Numann, *Vee Artsenykundig Magazyn*, 1845, cité dans *Recueil de méd. vétérin.*, ann. XXIII, p. 951. Paris, 1846.

CHAPITRE II.

AFFECTION VERMINEUSE DES BRONCHES CHEZ LE MOUTON.

(*Srongylus filaria*, Synops., n° 91.)

Le mouton est fort sujet à l'affection vermineuse des bronches; elle est causée chez cet animal par le *strongle filaire* qui attaque aussi la chèvre, le chameau et le dromadaire.

Daubenton en a observé une épizootie meurtrière en 1768 : « Il » mourait, dit le célèbre naturaliste, un très grand nombre de bêtes » à laine dans le canton de Bourgogne où ma bergerie est située. » Ces bêtes avaient dans la trachée-artère et dans le poumon une » multitude de vers qui n'étaient pas plus gros que des fils, mais » qui avaient jusqu'à trois ou quatre pouces de longueur. Je les ai » vus dans l'animal dont je viens de faire mention (le seul qu'il ait » perdu pendant l'hiver), qui était mort de cette maladie, et dans un » grand nombre d'autres bêtes à laine mortes de la même maladie » dans la ville de Montbard et dans les villages circonvoisins. Il a » péri plus de la moitié d'un troupeau de cinq cents bêtes dans le » village de Villiers, qui n'est distant de ma bergerie que d'un tiers » de lieue ; cependant, au milieu de cette mortalité parmi les bêtes » à laine de l'Auxois, celles de la même race qui étaient parquées » jour et nuit en plein air dans ma bergerie se sont toutes main- » tenues en très bon état ; un troupeau arrivé du Roussillon s'est » conservé pendant tout l'hiver (1). »

Les bêtes à laine sur lesquelles sévissait l'épizootie observée par Daubenton étaient renfermées la nuit dans des bergeries; celles qui appartenaient à ce savant, et qui furent épargnées, passaient les nuits et les jours dans des parcs, exposées à toutes les intempéries. Daubenton attribue à cette circonstance la préservation de ses moutons; mais il est probable qu'elle tenait à une autre cause, et peut-être à l'isolement où vivait son troupeau.

Outre leur apparition par épizooties, les vers des bronches se montrent encore très communément à l'état sporadique chez les bêtes atteintes de la cachexie aqueuse.

Rudolphi rapporte, sans donner de plus amples renseignements, qu'il a reçu de Sick, célèbre vétérinaire, des strongles trouvés dans la trachée-artère du mouton, et du professeur Florman des vers sem-

(1) Daubenton, *Instruction pour les bergers*, 3° édit. Paris, an X, p. 269.

blables trouvés dans les bronches (1). Waldinger, d'après le même auteur, a traité savamment de ces vers (2). J. Peterka a vu et décrit la *pneumonie vermineuse épizootique du mouton* (3).

CHAPITRE III.

AFFECTION VERMINEUSE DES BRONCHES CHEZ LE COCHON.

(*Strongylus paradoxus*, Synops., n° 94.)

La présence de strongles dans les bronches du porc a été signalée pour la première fois par Modeer, qui observa ces vers en Suède (4). M. Rayer en a rencontré plusieurs fois à Paris (5), et Bellingham en Irlande (6).

D'après les recherches de M. Chaussat, il paraîtrait qu'il est très commun de rencontrer des strongles dans les bronches des porcs que l'on amène à Paris, au moins dans certaines saisons de l'année. Si l'on en juge par le silence des vétérinaires et des agriculteurs, les accidents que ces entozoaires déterminent sont moins fréquents et moins graves que ceux qui sont occasionnés chez le veau et le mouton par d'autres espèces du même genre d'entozoaires. Les poumons et les bronches des porcs examinés par M. Chaussat n'offraient point de lésions pathologiques notables (7).

M. Vulpian trouva aussi, à Paris, un grand nombre de strongles (*Strongylus paradoxus*) dans les petites bronches d'un cochon âgé de sept mois, qui fut sacrifié pour des études physiologiques, et dans le poumon duquel il y avait en outre de nombreuses tumeurs épithéliales (*épithéliomas*) (8).

(1) Rudolphi, *Entoz., hist. nat.*, t. II, part. 1, p. 219.

(2) Hieronymus Waldinger, *Abhandlung über die Würmer in den Lungen und der Leber und das Klauenweh der Schaafe*. Wien, 1818, 125 pages in-12, cité par Rudolphi, *Synopsis*, p. 616.

(3) J. Peterka, *Versuch einer systematischen Darstellung der Dreh-horn und Lungenwurm Krankheit der Schaafe*, etc. In-8, Prague, 1826.

(4) Adolph. Modeer, *Ny journ. cité.* Hushålln, 1791, p. 75-83, cité par Rudolphi, *Bibl.*, n° 435.

(5) Dujardin, *ouvr. cit.*, p. 127.

(6) Bellingham, *Ann. of nat. History*, 1844, p. 104, cité par Dujardin, *même ouvr.*, p. 128.

(7) Chaussat, *Sur le strongle des bronches du porc*, dans *Comptes rendus des séances et Mémoires de la Société de biologie*, t. I, p. 85, ann. 1849. Paris, 1850.

(8) Vulpian, *Compt. rend. Soc. biol.*, 2e série, t. III, p. 48, ann. 1856. Paris, 1857.

La présence des vers dans les bronches n'est pas toujours inoffensive pour le porc; Deguillème, vétérinaire à Saint-Denis-de-Pille (Gironde), en vit un, âgé de trois mois, qui périt asphyxié par ces entozoaires (1).

M. Perrin observa dans les bronches, principalement dans celles du poumon gauche, chez un porc âgé d'un an, des strongles dont il évalua le nombre à plus d'un millier. Ces vers, réunis en faisceaux par cinq, dix, vingt, trente individus et plus, remplissaient complétement les tuyaux dans lesquels ils étaient renfermés. Les moyennes et les plus petites bronches étaient seules envahies.

Les deux poumons ayant été insufflés, le droit se dilata à peu près complétement; le gauche, au contraire, resta en grande partie affaissé sur lui-même; quelques lobules disséminés se laissèrent seuls pénétrer par l'air. — Les portions du poumon imperméables à l'air correspondaient aux bronches obstruées par les vers; — ces portions de parenchyme, comme *splénifiées*, n'étaient le siége que d'une simple congestion sanguine; des fragments jetés dans l'eau restèrent à la surface du liquide. — La membrane muqueuse des bronches dans toute son étendue, et dans les points mêmes où existaient les strongles, n'offrait aucune trace de rougeur ou de quelque autre altération morbide.

Le porc qui fait le sujet de cette observation n'avait fourni, malgré des soins convenables, qu'un produit médiocre et réfractaire à l'engraissement; suivant un terme consacré, il avait toujours été *dur d'amendement;* cependant il n'était point malade, et il fut tué pour être mis au saloir (2).

CHAPITRE IV.

AFFECTION VERMINEUSE DES BRONCHES CHEZ LES OISEAUX DE BASSE-COUR.

(*Sclerostomum syngamus*, Synops., n° 88.)

On a observé chez les gallinacés des épizooties meurtrières occasionnées par des vers développés dans les voies respiratoires. Ces entozoaires, qui ont été longtemps rapportés aux distomes, appartiennent probablement au *Sclerostomum syngamus*, ver nématoïde

(1) *Observ. sur des vers trouvés dans le poumon d'une truie* (1813), dans Gohier, *Mém. et obs. cit.*, t. II, p. 434.

(2) Perrin, *Comptes rendus Soc. biologie*, 1850, t. II, p. 158.

auquel la soudure permanente du mâle avec la femelle donne une physionomie particulière qui a pu tromper les premiers observateurs.

Le docteur Wiesenthal fit le premier mention, en 1799, de cette maladie qu'il observa à Baltimore (Amérique) sur les poules et sur les dindons (1). George Montagu, en 1806, 1807 et 1808, vit des épizooties semblables sur des poulets en Angleterre (2). Il paraît que cette maladie, mais non le ver qui la cause, était connue depuis longtemps dans le pays, où elle porte, comme en Amérique, le nom de *gape* (bâiller). Ce nom vient du symptôme principal, qui est un bâillement fréquent, suivi d'une extension du cou, comme dans la suffocation.

Cette affection vermineuse attaque les poulets âgés d'un mois ou six semaines; elle s'étend fréquemment à toute une couvée. Suivant Montagu, la poule seule parmi les oiseaux de basse-cour y serait sujette : en effet, les dindons et les canards qui vivaient avec les poulets infectés en ont été exempts. Mais Wiesenthal a vu cette maladie chez le dindon (3); elle a été observée encore d'une manière épizootique par Montagu lui-même chez les jeunes faisans, à l'époque où ils revêtent la livrée qui distingue le sexe, et chez la perdrix.

Cette maladie vermineuse a régné aussi bien dans les localités élevées que dans celles qui sont basses et humides.

Les vers, dit Montagu, occupent la trachée et s'étendent quelquefois au pharynx, mais ils ne vont jamais jusqu'aux poumons. On en trouve jusqu'à vingt qui sont fixés à la membrane muqueuse; celle-ci est enflammée, ainsi que le poumon même. Ces entozoaires finissent par apporter un obstacle absolu au passage de l'air et déterminent la mort par asphyxie.

G. Montagu administra, dans plusieurs occasions, un remède vulgaire dans le pays, mais auquel il n'avait d'abord nulle foi; à son grand étonnement, tous ses poulets malades guérirent promptement. Ce remède consiste à délayer le grain dont on nourrit les poulets avec de l'urine au lieu d'eau, et à renouveler cette pâtée trois ou quatre fois par jour. En Amérique, d'après Wiesenthal, on introduit dans la trachée une plume qu'on y retourne pour la dégager des vers.

(1) Wiesenthal, in *Medical and physical Journal*, 1799, t. II, p. 204.

(2) George Montagu, *Account of a species of fasciola which infests the trachea of the poultry, with a mode of cure* (*Transact. of the Wernerian nat. Hist. Society*, t. I, n° XII, p. 194, ann. 1811).

(3) Rudolphi (*Synopsis*, p. 415), et les auteurs qui l'ont suivi, disent par erreur que Wiesenthal a vu cette maladie chez le canard : c'est chez le dindon.

DEUXIÈME PARTIE.

AFFECTIONS VERMINEUSES DES VOIES DIGESTIVES.

Les entozoaires des voies digestives (*lumbrici alvi*) sont les premiers qui aient été observés, et, si l'on excepte la *filaire de l'homme*, ils ont été presque les seuls connus jusqu'au XVIIe siècle, époque à laquelle on commença d'attribuer aux vers une grande importance pathologique, époque à laquelle aussi les parasites renfermés dans divers organes chez les animaux attirèrent l'attention de plusieurs médecins naturalistes. Dès lors les entozoaires des voies digestives furent désignés par un nom particulier : on les appela *vers intestinaux* ou *entéraux*. Quant à ceux qui existent ou que l'on supposait exister dans les autres organes, ils furent désignés de même par le nom de leur séjour : on disait les *encéphales*, les *cardiaires*, les *hépatiques*, les *vésiculaires*, etc., en parlant des vers du cerveau, du cœur, du foie, de la vessie ; ou collectivement on les appelait les *exentéraux*.

Lorsque les entozoaires de l'homme et des animaux, plus fréquemment observés et mieux connus, commencèrent à être classés d'après leurs caractères zoologiques, on cessa de les désigner par le nom de leur *habitat*, mais alors l'expression de *vers intestinaux* reçut une plus grande extension et fut donnée à tous les entozoaires, quel que fût leur séjour.

Les Grecs, qui n'avaient observé que les vers intestinaux proprement dits, les désignaient par le mot ἕλμινθες, et les Romains par celui de *lumbrici* (1).

(1) Le mot ἕλμινς ou ἕλμιγξ ne s'appliquait qu'aux vers intestinaux, ἕλμινς στρογγύλη (l'ascaride lombricoïde), ἕλμινς πλατεῖα (le ténia).

Les Latins et les auteurs qui écrivirent en latin rendirent le mot ἕλμινς par celui de *lumbricus*. Ils désignèrent par cette expression tous les vers intestinaux indistinctement, et de plus le *ver de terre*, qui était pour eux un animal du même genre. Le mot *lumbricus* était donc un terme générique qu'ils appliquaient avec une épithète pour désigner les espèces : *lumbricus teres*, *lumbricus latus*, *lumbricus terrenus*.

Le mot grec σκώληξ et le mot latin *vermis* ont la même signification que le mot français *ver* ; on désignait par ces mots, d'une manière générale, les animaux libres ou parasites que nous appelons vulgairement des vers.

Les médecins grecs désignaient encore le ténia (ἕλμινς πλατεῖα) par le mot ταινία, et l'oxyure par le mot ἀσκαρίς ; ils ont aussi quelquefois employé le mot θηρίον comme synonyme de ἕλμινς. Enfin, Pline et les médecins qui ont écrit en latin ont quelquefois pris dans une autre acception que ténia le mot *tinea*, par lequel ils désignaient aussi les vers ronds : *tineæ rotundæ*.

PREMIÈRE DIVISION.

VOIES DIGESTIVES CHEZ L'HOMME.

Généralités : connaissance des anciens, des Arabes, de leurs successeurs. — Opinions sur l'origine des vers intestinaux. — Examen de leur organisation. — Leur utilité. — Influence de la lune. — Association de diverses espèces de vers. — Conditions de leur fréquence. — Phénomènes qu'ils déterminent. — Explication de ces phénomènes. — Symptômes. — Diagnostic. — Nature et marche des affections vermineuses. — Craintes exagérées qu'elles inspirent. — Conséquences fâcheuses de cette crainte. — Tableau synoptique des entozoaires intestinaux.

Les anciens ont connu trois des espèces qui vivent dans les intestins de l'homme : l'ascaride lombricoïde (ἕλμινς στρογγύλη, *lumbricus teres*) ; l'oxyure vermiculaire (ἀσκαρὶς, *ascaris*), et le ténia solium (ἕλμινς πλατεῖα, ταινία, *lumbricus latus*, *tænia*).

Dans l'un de ses aphorismes, Hippocrate fait mention des deux premiers de ces vers, et l'on trouve des notions sur ces mêmes vers et sur le ténia dans quelques-uns des traités qui lui ont été attribués. Aristote fait également mention de ces trois espèces d'entozoaires. Celse se borne à indiquer l'existence de vers plats (*lati*) et de vers ronds (*teretes*). Pline ne mentionne aussi que ces deux sortes de vers. Galien distingue avec précision les trois espèces mentionnées ci-dessus, et indique quelle portion de l'intestin chacune d'elles occupe. Les autres auteurs grecs ou latins sont restés à peu près dans ces mêmes termes sur les vers intestinaux.

Hippocrate (*OEuvres* par Foës, Genève, 1657). — Génération des vers. ténia. asc. lombricoïde, sect. v, *De morbis*, lib. IV, p. 511. — Asc. lombricoïdes et oxyures communs chez les enfants, sect. VII, *Aphor.*, lib. III, aph. 26, p. 1248. — Vers en automne, oxyures incommodes le soir, sect. VIII, *De morb. vulg.*, lib. II, p. 996. — Oxyures chez les femmes, traitement, sect. v, *De morb. mul.*, lib. II, p. 666. — Pronostics tirés des vers, sect. II, *Prænot. liber*, p. 40 ; *De judicat. liber*, p. 52.—Fistule vermineuse, sect. VII, *De morb. vulg.*, lib. VII, § 129, p. 1239.

Aristote. — *Histor. de animal.* (édit. Scaliger, Tolosæ, 1619), lib. V, cap. CCXIII, p. 597.

Théophraste.—*De historia plantarum*, lib. IX, cap. XXII (édit. *Med. art. princ.*, 1567, p. 128).

A.-C. Celse. — *De re medica libr. oct.*, lib. IV, cap. XVII, *De lumbricis alvum occupantibus* (édit. *Med. art. princ.*, 1567, p. 78).

C. Pline. — *Histoire naturelle* (trad. Littré, Paris, 1850), ténia de trente pieds, lib. XI, § 28 (33). — Vers suivant les nations, lib. XXVII, § 120. — Médicam., lib. XX, § 19, lib. XXIII. §§ 60 et 70, lib XXVI, § 28, lib. XXVII, § 55, lib. XXVIII, § 59, lib. XXXI, § 45.

Scribonius Largus. — *De compos. med. liber.*, cap. XXXVI, § 140, *ad tineas et lumbricos necandos* (édit. *Med. art. princ.*, 1567, p. 217).

Εὐπόριστα **Ped. Dioscoridis** *Anarzabei ad Andromachum : hoc est de curationibus morborum per medicamenta paratu facilia libri duo*, in-8, Argentorati, 1565. — Remèdes contre le ver plat (mûrier, fougère, grenadier), lib. II, cap. LXXI, p. 707. — Remèdes contre les lombrics, les oxyures, les vers des enfants, lib. II, cap. LXXII, p. 710, 711. — Topique contre les oxyures, lib. II, cap. LXXIII, p. 714.

Galien (*Œuvres complètes*, Bâle, 1562). — Tomus I, *Isagogici libri, introductio seu medicus*, p. 114. Énumération, caractère, séjour, dénomination des vers. — Tomus III, *In Aphorism. Hippocr. commentarius III*, aph. 26, p. 49. Génération. — Tomus II, *De differ. morb.*, cap. VIII, p. 8. — Tomus III, lib. XIV, cap. XIX. Traitement. — Tomus III, *De simpl. medicam. : De filice*, p. 84 ; *De moro*, p. 87 verso.

Cælius Aurelianus. — *De morbis acut. et chron.*, lib. IV, cap. VIII : *De lumbricis*. Amstel., 1722, p. 533.

Oribasii *Sardiani ad Eunapium*, tomus tertius. Basileæ, 1557. — *De virt. simpl.*, lib. II : racine de mûrier, p. 84 ; fougère, p. 89 ; autres médicaments, p. 66, 67, 70, 76, 83, 93. — *De loc. affect. curat.*, lib. IV, cap. XC, *Ad lumbricos*.

Marcellus Empiricus. — *De medicamentis liber*, cap. XXVIII, *Lumbricis et tineis*, etc., *remedia* (édit. *Med. art. princ.*, 1567, p. 372 et suiv., et p. 387).

Aetius. — *Medic. tetrabiblos* (édit. *Med. art. princ.*, 1567). — Tetr. III, Serm. I, cap. XXXIX, *De lumbricis ex Herodoto*, p. 490. — Cap. XL, *De lato lumbrico*, p. 492. — Cap. XLI, *De ascaridibus*, p. 492. — Médicam. contre les lombrics et oxyures, tetr. I, serm. I, p. 20, 26, 27, 30, 35, 41, 43, 52 ; serm. II, p. 65, 68, 92 ; serm. III, p. 147. Tetr. IV, serm. I, cap. XCVI, p. 652, cap. XCVII, p. 654. — Médicam. contre le ténia, tetr. I, serm. I, p. 7, 35, 44, 49, 58 ; serm. II, p. 92 ; serm. III, p. 147. Tetr. IV, serm. I, cap. XCVI, p. 652, cap. XCVII, p. 654.

Alexandre de Tralles. — *De lumbricis epistola, nunc primum græcè et latinè edita*, Venetiis, 1570, et *Hier. Mercurialis tract. varii*, lib. III, p. 178, Lugd., 1623.

Paul d'Égine. — *De re medica*, lib. IV, cap. LVII, *De lumbricis*, p. 531. Lumb. rotund., lumb. latus. — Cap. LVIII, *De ascaridibus*, p. 533 (édit. *Med. art. princ.*, 1567).

Nicol. Myrepsus. — *De compos. medic. opus* (édit. *Med. art. princ.*, 1567). — Le déclin de la lune favorable au remède, sect. I, *De ant.*, cap. CCXCVIII, p. 421. — Médicam., sect. III, *De ung.*, cap. LVII, LVIII, LIX,

LX, p. 482. — Sect. VIII. *De drosal.*, cap. XLVIII, p. 521. — Sect. XIV, *De iis quæ lumb. expell.*, et *interim medic.*, p. 595, 596. — Sect. XXXVIII, *Ad lumbricos*, cap CXLII, *Ad lumbr. latos et ascar.*, cap. CXLIII, p. 770.

Actuarius. — *Opera* (édit. *Med. art. princ.*, 1567). — *Medic. sive de meth. medendi*, lib. I, cap. XXI, p. 164, 165.

La plupart des auteurs arabes ne parlent que de trois espèces de vers ; mais ils ne s'accordaient point précisément avec les anciens, car ils ne considéraient point le ténia comme un ver : les anneaux libres du ténia, regardés par eux comme une espèce distincte et appelés *cucurbitins*, formaient leur troisième espèce de vers intestinaux. Toutefois Avicenne parle de quatre espèces, dont l'énumération peut être ainsi interprétée : 1° le ténia, 2° l'ascaride lombricoïde; 3° le cucurbitin, 4° l'oxyure.

J. Sérapion, auteur arabe du VIIIe ou du IXe siècle, parle de trois espèces de vers : « Species vermium sunt tres; quidam enim eorum sunt longi » et rotundi, et quidam lati parvi, et quidam parvi graciles, qui græcè nominantur ascarides (1). » Il est clair qu'il est question ici des lombrics, des cucurbitins et des oxyures, les cucurbitins étant regardés comme une espèce distincte. Quant au ténia, l'auteur arabe le regarde comme une membrane formée par l'intestin, membrane qui renferme les cucurbitins : « Et fit hoc » corpus ex panniculo mucoso qui est in parte interiori intestinorum, quando » dimittitur naturæ suæ et putrefit ; tunc enim efficitur iste panniculus circum» volvens et continens istos vermes (cucurbitinos). » Nous reviendrons ailleurs sur cette manière de voir relativement au ténia qui fut partagée par plusieurs autres médecins.

Le texte que nous venons de rapporter ne laisserait aucun doute sur l'opinion de Sérapion quant à la distinction des trois vers de l'intestin, si, dans la suite de ce passage même, on ne trouvait une confusion qui le rend tout à fait inintelligible. En effet, les *parvi graciles* ayant été dits être les *ascarides* des Grecs, les *ascarides* sont ensuite confondus avec les *cucurbitins* : « Ascarides seu cucurbitini et graciles non possunt occultari neque permanere, etc. » Toutefois cette confusion ne doit point être imputée à Sérapion, mais à son traducteur, comme nous le montrerons ci-après.

Avicenne parle de quatre espèces de vers intestinaux (2); il est difficile d'interpréter exactement l'énumération qu'il en fait. Voici sa phrase d'après le texte latin : « Species vermium sunt quatuor : longi et lati et rotundi ; et lati ; » et sunt ascarides et parvi (3). » Les savants commentateurs Manard, Gabucinus, Mercurialis, etc., ont cherché à éclaircir le sens de cette phrase, mais leurs interprétations ne sont nullement satisfaisantes.

(1) *Tract. III de ægritud. stomachi et intestinorum*, cap. XXX.
(2) Avicennæ *libri in re medica omnes*..... Venetiis, 1574, p. 839-840.
(3) Lib. III, fen. 16, tractat. 5, cap. I et II.

D. Leclerc, ayant eu recours au texte arabe, en réforma la traduction de la manière suivante : « Species vermium sunt quatuor : longi magni et rotundi ; » et lati atque hi grana cucurbitæ ; et parvi (1). » Le sens dans cette dernière traduction ne nous paraît pas douteux, malgré l'opinion contraire de Leclerc : ce savant écrivain n'y trouve que l'indication de trois espèces de vers, et il pense avec Gabucinus que le mot *quatuor* a été mis par erreur pour le mot *tres*. Nous ne saurions être de cet avis. En effet, il ne peut y avoir de doute sur la signification du mot *lati*, laquelle se trouve fixée par *hi grana cucurbitæ*. Avicenne parlait évidemment du cucurbitin qu'il regardait comme une espèce de ver distincte ; par cela même, le sens du mot *parvi* se trouve déterminé : il ne peut s'appliquer qu'aux oxyures. Restent les expressions *longi magni et rotundi*, qui, suivant Leclerc, désignent un seul ver. Mais, si l'on considère qu'il y a ici une redondance de mots ; qu'Avicenne, dans les autres passages où il parle des entozoaires, n'emploie ordinairement qu'un mot pour les désigner, et que les auteurs antérieurs ou contemporains n'en ont jamais employé aussi qu'un ou deux pour caractériser un ver, comme *longi*, *graciles*, *lati*, ou bien *longi et rotundi*, *parvi et lati*, etc., on sera disposé à croire qu'il s'agit ici de deux vers différents. Il suffit, en effet, de l'interposition d'une virgule entre les mots *longi* et *magni* pour leur donner deux désignations distinctes, et pour donner en même temps aux expressions *longi*, *magni et rotundi* un sens clair, précis et parfaitement en rapport avec le sens général de la phrase ; car, en désignant deux espèces de vers différentes, elles complètent l'énumération des quatre espèces qu'annonce Avicenne. Nous dirons donc : « *Il y a quatre espèces de vers : les longs, les grands et ronds et les plats, semblables aux graines de courge, et les petits,* » Ou autrement : « *Il y a quatre espèces de vers : les ténias, les ascarides lombricoïdes, les cucurbitins et les oxyures.* » Cette interprétation nous paraît d'autant plus juste, que si l'on admettait avec Leclerc que les mots *longi magni et rotundi* désignent un seul ver, Avicenne n'eût fait aucune mention du ténia.

La principale difficulté de la première leçon du texte latin d'Avicenne provient de l'introduction du mot *ascarides* pour *hi grana cucurbitæ*. Or, à l'époque où les œuvres des Arabes furent traduites, le premier de ces mots ne désignait point les vers du rectum, que les Grecs nommaient ἀσκαρίδες, et que nous appelons *oxyures* ; ceux-ci étaient appelés alors *parvi et graciles* ou *parvi et rotundi*, ou simplement *parvi*, et les expressions *cucurbitini* et *ascarides* étaient synonymes. La synonymie de ces deux derniers noms se retrouve, en effet, fréquemment dans les ouvrages de l'époque où vivaient les traducteurs et les commentateurs des écrits arabes. Pierre de Abano (le conciliateur) dit : « Et lati » cucurbitæ seminibus similes, undè et *cucurbitini* dicuntur, primò etiam in» testinorum instar seminum cucurbitæ filo unius in alterum conjunctorum, qui » *ascarides* et *buffones* secundùm quosdam dicuntur (2). » Dans les commentaires

(1) Danielis Clerici *hist. nat. et med. latorum lumbricorum*, etc., p. 14. Genevæ, 1715.

(2) *Differentia*, 101.

du neuvième livre de Rhazès à Almanzor par Sillanus, on lit cette phrase : « Sci- » licet in intestinis mediis generantur vermes curti et lati et vocantur *ascarides* » vel *cucurbitini*, quod idem est (1). » Or, l'auteur, en confondant les noms, ne confondait point les choses ; il connaissait les oxyures qu'il venait de désigner clairement dans cette phrase : « ... Recto generantur quidam (vermes) *parvi* » *et rotundi*, sicut sunt vermes qui reperiuntur in caseo. » Bernard Gordon, au commencement du XIVe siècle, désignant les oxyures sous le nom de *curti graciles*, et les cucurbitins sous celui de *curti lati*, dit : « *Curti lati*, alias *cucurbitini* vel *ascarides* (2). » Pour citer encore un exemple pris parmi beaucoup d'autres, on trouve la confirmation de cette synonymie dans un passage qu'il n'est pas hors de propos de rapporter ici. Après avoir cherché à retrouver dans la phrase d'Avicenne, citée ci-dessus, les trois vers connus des anciens, Manard, le plus savant commentateur de son temps, s'exprime ainsi : « Unus » adhuc superest scrupus circa lumbricorum species, qui me sæpenumero non » mediocriter perturbavit, nam qui *cucurbitini* vocantur ad nullam trium dic- » tarum specierum videntur pertinere, et propterea quartam per se speciem » putari possunt constituere. Quod ex recentioribus nonnulli prodiderunt, *latos* » in duas species distinguentes, *longos* videlicet et *breves* : illos *ascarides*, hos » *cucurbitinos* nominantes (3). »

C'est donc d'après les errements de son époque que le traducteur d'Avicenne a remplacé les mots *hi grana cucurbitæ* par celui de *ascarides*, principale cause de l'obscurité et de la confusion de l'ancien texte latin d'Avicenne qui, avec ces données, peut être traduit de la manière suivante : « *Il y a quatre espèces de vers : les longs et plats, et les ronds, et les plats qui sont les curcubitins (ascarides), et les petits ;* c'est-à-dire *les ténias, les lombrics, les cucurbitins et les oxyures.* »

Au reste, Avicenne, dans plusieurs passages, énumère de nouveau quatre espèces de vers. En parlant des parties qu'ils habitent, il les désigne par les mots *longi, rotundi, lati, parvi* (4). En parlant des signes des vers, il dit : « Deindè *longos* significant commotio oris stomachi et mordicatio ipsius.... » cum *latis* autem et *rotundis* appetitus secundum plurimum multiplicatur..... » *parvos* autem significat pruritus ani..... (5). »

Il est important, pour l'intelligence de plusieurs passages d'Avicenne et des auteurs de la même époque, de connaître exactement la valeur des expressions par lesquelles les traducteurs ont désigné les vers. Nous avons déjà signalé dans Sérapion une contradiction qui s'expliquera facilement maintenant. Cet auteur n'a pu dire *ascarides seu cucurbitini et graciles* dans le sens que nous attachons aujourd'hui aux deux premiers de ces mots. *Ascarides* est certaine-

(1) Almanzoris *lib. nonus cum exposit.* Sillani, 1490, cap. *De verm.*, etc.

(2) Leclerc, *op. cit.*, cap. II, p. 17.

(3) Joannis Manardi Ferrariensis *epist. medicin. libri*, lib. IV, epist. I, p. 43. Lugduni, 1549.

(4) *Op. cit.*, cap. II, p. 840, l. 28.

(5) *Op. cit.*, cap. III, p. 841, l. 40.

ment un mot mal rendu ou surajouté par le traducteur, qui, comme celui d'Avicenne, prenait pour synonymes les expressions *cucurbitini* et *ascarides*.

On voit, en résumé : 1° que les auteurs arabes ont regardé le cucurbitin comme une espèce de ver particulière ; 2° que ceux qui admettaient trois espèces de vers ne s'accordaient qu'imparfaitement avec les anciens, qui ne regardaient pas le cucurbitin comme une espèce distincte ; 3° que d'autres auteurs arabes ont admis les trois espèces des anciens, et qu'ils y ont ajouté une quatrième espèce fictive, le cucurbitin.

Parmi les médecins des siècles suivants, les uns ne parlèrent que des trois vers connus des anciens; les autres, ainsi qu'Avicenne, regardèrent les cucurbitins comme une quatrième espèce. Ce n'est qu'à dater de Plater que l'on acquit des notions exactes sur l'existence d'un quatrième ver de l'intestin. Félix Plater (1602) reconnut qu'il y a deux espèces de vers plats, fait que les recherches d'Andry et de Bonnet confirmèrent dans la suite. La connaissance du trichocéphale est du siècle dernier, et celle de l'anchylostome duodénal, du ténia nana et des protozoaires intestinaux est toute récente.

Les médecins se sont beaucoup occupés de l'origine des vers de l'intestin; à cet égard, les naturalistes ont partagé longtemps leurs opinions et leurs erreurs. La plupart des nombreuses hypothèses qui ont été imaginées en vue d'expliquer l'origine des animaux dont la génération sexuelle n'était pas évidente, ont pris leur source ou puisé des arguments dans la considération des vers intestinaux. Quelques-unes de ces hypothèses, malgré leur singularité ou leur absurdité même, ont eu des adhérents jusqu'à nos jours : beaucoup d'auteurs, avec Hippocrate, ont pensé que les vers se forment dans le fœtus et préexistent à la naissance; d'autres ont imaginé que leurs germes sont transmis des parents aux enfants, et se sont préoccupés d'en faire remonter l'origine primitive au premier homme; un plus grand nombre ont supposé que les vers proviennent des matières contenues dans le tube digestif, et que la *force* qui leur donne la vie, c'est la putréfaction, la coction ou la chaleur. Pour Aristote, la matière qui devient ver est celle des excréments ; pour Galien, ce sont les aliments; ce sont, pour Oribase, toutes les humeurs : d'une humeur noire naissent les oxyures; d'une humeur bilieuse les lombrics; d'une humeur pituiteuse le ténia. Pour Spigel, le mélange de la pituite et d'une matière terreuse et stercoraire produit, avec l'aide d'une chaleur convenable, les oxyures; celui de la pituite et de la bile forme les lombrics; d'une pituite épaisse et visqueuse naît le ténia (1). Pour d'autres auteurs, la différence dans la chaleur de l'organe fait la différence dans l'espèce de l'entozoaire : Gabucinus explique la formation du ténia par le refroidissement de l'intestin (2); suivant Montano, les oxyures ont besoin pour se former de plus de chaleur que les autres vers; Mercurialis pense prouver qu'au contraire, les grands vers réclament plus de chaleur que les oxyures (3).

Pendant des siècles, l'étude des entozoaires de l'homme consiste dans l'interprétation des opinions de maîtres. On consulte l'autorité et non la nature. Il s'agit de mettre d'accord Hippocrate avec Galien, Galien avec Avicenne, Paul d'Égine et Alexandre de Tralles avec eux-mêmes. Si ces derniers auteurs ont dit, d'une part, que les vers viennent d'une humeur crue, et, d'une autre part, qu'ils viennent des aliments corrompus, c'est qu'il y a deux matières formatrices des vers : l'une immédiate (l'humeur crue), l'autre médiate (les aliments); celle-ci, par la coction ou par la corruption, produit la première. D'après ces doctrines, on discute et l'on explique l'influence de tel ou tel genre d'alimentation, celle de l'âge, du repos, de la fièvre, etc., sur la production des vers intestinaux.

Ces opinions, plus ou moins modifiées, arrivèrent jusqu'à nous. Les helminthologistes les plus éminents de notre temps, tels que Rudolphi, Bremser, etc., regardaient encore les vers intestinaux comme le produit d'une génération spontanée; toutefois, depuis longtemps déjà, plusieurs savants, Hartzoeker (4), Wolff (5), Van Doeveren (6), Rosen (7), Pallas (8), etc., avaient cherché à prouver que les entozoaires s'engendrent et se propagent comme les autres animaux : mais cette opinion, contre laquelle s'élevaient de sérieuses objections, n'a pu s'établir que par la connaissance récemment acquise de quelques-unes des conditions de la transmission des entozoaires.

(1) Adriani Spigelii *de lumbrico lato liber*, p. 25. Patavii, 1618.

(2) Hieronymus Gabucinus, *De lumbricis alvum occupantibus commentarius*, cap. III, p. 6, verso. Venetiis, 1547.

(3) Hieron. Mercurialis, *De internis puerorum morbis*, lib. III, cap. VII, p. 164, dans *Tractatus varii*, Lugduni, 1623.

(4) Nicolas Hartzoeker, *Lettre à Andry*, 1699, dans N. Andry, *De la génération des vers dans le corps de l'homme*, 1re édit. Paris, 1700, p. 340.

(5) Ido. Wolfii *observ. chirurg. medic. libri duo*, lib. II, p. 184, in *Scholiis*, Quedlimburgi, 1704.

(6) Van Doeveren, *Observations phys.-médic. sur les vers*. Paris, 1761, p. 110.

(7) Nils Rosen de Rosenstein, *ouvr. cit.*, p. 374. Paris, 1778.

(8) Pallas, *N. Nord.*, etc., *cité*. Petersburg, 1781.

Les médecins anciens se sont bornés à l'examen extérieur des vers intestinaux ; ils ne soupçonnaient pas l'organisation complexe de ces êtres, qui étaient pour eux une pituite, une humeur, une *abrasion* de l'intestin douée de la vie : « Lumbricus nihil aliud est nisi animal » seu substantia animalis formam referens, » dit Mercurialis (1). Ce n'est que vers la fin du XVIIe siècle que l'on reconnut dans ces animaux une organisation véritable. Les recherches de Redi (1684), médecin du grand-duc de Toscane Cosme III, celles de Tyson et de Vallisneri, firent connaître les organes de la génération et de la digestion de l'ascaride lombricoïde. Vers la même époque, la constitution du ténia attira l'attention de Tyson, de Malpighi, de Nicolas Andry, etc. : les crochets regardés comme des dents, les ventouses comme des yeux ou des narines, les pores latéraux comme autant de bouches, et les canaux longitudinaux, furent dès lors observés. Les interprétations erronées des premiers observateurs ne tardèrent pas à être rectifiées par les recherches des naturalistes du siècle suivant; alors les entozoaires, mieux étudiés et mieux connus, sortirent, pour ainsi dire, du domaine de la médecine, et formèrent une branche importante de l'histoire naturelle.

Quelle est l'utilité des vers intestinaux? Cette question s'est présentée fréquemment à l'époque où l'on s'occupait de la cause finale des choses : suivant Avicenne, ils ont pour but de débarrasser l'intestin des matières putrides dont ils se forment et qu'ils continuent de détruire en s'en nourrissant. Il est surprenant de voir de semblables opinions partagées, jusqu'à un certain point, par des savants éminents et presque nos contemporains. Rœderer et Wagler, Goeze, Abildgaard, etc., regardèrent les vers de l'intestin non-seulement comme inoffensifs, mais même comme salutaires. Suivant ces auteurs, les vers se nourrissent du résidu des substances alimentaires, débarrassent l'économie de ces matières et des mucosités surabondantes, stimulent le tube digestif par leurs mouvements, et favorisent l'exercice de ses fonctions.

Enfin, il n'est pas jusqu'à la croyance à l'influence des astres qui n'ait trouvé crédit auprès de quelques bons esprits et qui ne soit arrivée jusqu'à nous : « Le ténia se fait sentir surtout au déclin de la lune et à son renouvellement, dit Rosen. Ce n'est pas que je rapporte ce phénomène à l'influence directe de la lune; mais je parle

(1) Mercurialis, *op. cit.*, lib. III, cap. I, p. 154.

d'après mon expérience constante, quelle que soit la cause de ces événements. Nombre d'enfants me les ont montrés avec un ordre si réglé, que sans almanach, je savais, à ces révolutions, la date du mois, et l'on doit me croire (1). »

« Les morceaux de ténia, dit M. Wawruch, professeur de clinique à Vienne, partent à une époque indéterminée, ou, ce qui arrive le plus souvent, à une époque déterminée, et ordinairement pendant la lune décroissante ou pendant la nouvelle lune, et alors il y a aussi une exacerbation des autres symptômes indiqués (2). » Ces auteurs et beaucoup d'autres recommandent, en conséquence, d'entreprendre la cure des vers intestinaux à l'époque de la lune décroissante (3).

Les diverses espèces de vers de l'intestin ne s'excluent pas mutuellement : chez beaucoup d'animaux, on trouve souvent à la fois dans le tube digestif plusieurs vers différents ; cette association est peut-être moins commune chez l'homme. Rosen rapporte le cas d'un enfant âgé de quatre ans, qui rendit à la fois dix ascarides lombricoïdes, une quantité innombrable d'oxyures et quatre aunes de

(1) Rosen de Rosenstein, *ouvr. cité*, p. 400.

(2) Wawruch, *Réflexions tirées de deux cent six observations de ténias* (*Gaz. méd. de Paris*, 1841, t. IX, p. 633, extrait de *Medizin. Jahrb.* des *OEsterr. Staates*).

(3) Nicolas Myrepsus, médecin grec du XIIIe siècle, est le premier auteur qui, à ma connaissance, ait parlé de l'influence de la lune sur les vers ; il conseille d'administrer les anthelminthiques au déclin de cet astre (*De antid.*, sect. I, cap. 298). — Beaucoup d'auteurs ont partagé ce sentiment, et même ont rapporté des observations à l'appui. Tels sont : Frédéric Hoffmann, qui prescrit les anthelminthiques aux époques de changement de phase de la lune (*Opera omnia phys. medic.*, t. III, part. IV, cap, VII, obs. 3, p. 250, Genève, 1748) ; Zimmermann, qui rapporte une observation curieuse relative au ténia (*Traité de l'expérience*, chap. III, p. 380, édit. Paris, 1855). — Baumes croit à l'influence de la lune, et rapporte une observation à l'appui (*Anc. journ. de méd.*, t. LVI, p. 432, Paris, 1781). Prestat dit que l'ascaride lombricoïde paraît au déclin de la lune (*Thèses de Paris*, n° 35, p. 13, 1821). Rosen cite Bisset (*Constit. méd. de l'Angleterre*, p. 332), et van Phelsum (p. 150) comme partageant cette opinion. Tout récemment, M. Küchenmeister, attaqué d'oxyures, a recherché les époques de leur expulsion spontanée comparativement aux phases de la lune. Dans l'espace de 329 jours, 93 oxyures sont sortis pendant le déclin de cet astre, et 57 pendant son accroissement ; les premiers sont sortis en 49 fois, ou jours, et les seconds en 36 fois. Il y aurait, suivant M. Küchenmeister, des phases plus favorables à l'expulsion des oxyures, mais il n'y a pas lieu d'en tenir compte pour le traitement, non plus que des éclipses du soleil ou de la lune (*ouvr. cit.*, 2e édit., art. OXYURIS VERMICULARIS). Dans un temps moins éclairé que le nôtre, Nic. Pechlin avait dit que, dans l'administration des médicaments anthelminthiques, il n'y a pas plus à s'occuper des phases de la lune que de celles du soleil et des autres astres (*op. infra cit.*, lib. I, obs. 64).

ténia (1). Des faits semblables sont assez rares; mais la présence dans l'intestin de deux espèces de vers différentes est très commune.

Les enfants sont proportionnellement plus sujets aux vers nématoïdes, les adultes aux cestoïdes, du moins dans nos pays. Les femmes sont plus fréquemment atteintes de vers intestinaux que les hommes. En général, on ne souffre de ces parasites que pendant un temps limité; néanmoins on voit des personnes qui ne peuvent jamais s'en débarrasser complétement.

La présence des vers dans l'intestin ne donne pas toujours lieu à des phénomènes appréciables : elle est compatible avec la santé la plus parfaite; mais dans des cas assez fréquents, elle se manifeste par des phénomènes très variables qui sont locaux et plus souvent peut-être sympathiques.

1° Les phénomènes locaux consistent dans le dérangement des fonctions intestinales, dans les douleurs abdominales, dans le prurit à l'anus; bien rarement on observe des lésions anatomiques de quelque importance.

2° Tous les organes, pour ainsi dire, peuvent ressentir l'influence sympathique des vers du canal intestinal : la fausse perception des odeurs, la dilatation de la pupille, l'amaurose permanente ou passagère, l'exaltation de l'ouïe, la perversion du goût, le prurit et les fourmillements à la peau témoignent de l'action sympathique des vers sur les sens; d'un autre côté, la somnolence ou les vertiges, les rêves fâcheux, les spasmes, les douleurs vagues, la toux, la dyspnée, les palpitations, les intermittences du pouls, la faim insatiable ou l'anorexie, la salivation, la qualité des urines, l'amaigrissement, témoignent également de leur action sur le système nerveux, sur les organes de la respiration, de la circulation, de la digestion, sur les sécrétions, enfin sur la nutrition.

La croyance exagérée aux effets pernicieux des vers intestinaux fut suivie, à Paris au moins, d'une réaction qui amena presque à nier l'influence de ces parasites sur la plupart des fonctions dont la relation avec le tube digestif n'est pas évidente. Cependant l'influence sympathique des vers du tube digestif sur des organes éloignés n'est pas aussi étrangère aux phénomènes ordinaires de la vie qu'on serait porté à le croire au premier abord : en effet, le rire, les pleurs, l'éternument, le vomissement, ne sont-ils pas déterminés

(1) Rosen, *ouvr. cit.*, p. 389.

par certaines excitations physiques appliquées loin du siége de ces phénomènes? ne voit-on pas une blessure de l'iris, un calcul rénal, une irritation de l'utérus provoquer des vomissements?

Les effets sympathiques de la présence des vers sont évidemment des *phénomènes réflexes*, dont la variété et la complexité échapperont à toute explication tant que les actions réflexes du système nerveux de la vie organique ne seront pas mieux connues. Une expérience récente de notre savant et illustre ami, M. Claude Bernard, expérience qui démontre qu'une irritation physique portée dans l'estomac excite la sécrétion salivaire par l'intermédiaire du nerf grand sympathique, explique l'un des phénomènes les plus fréquents occasionnés par la présence des vers dans le tube digestif, à savoir : la formation surabondante de salive qui a été remarquée par tous les médecins (1). Nous nous garderons donc de repousser absolument des faits maintes fois observés, par cela seul que nous n'en voyons pas la relation avec leur cause présumée.

Si l'on ne peut nier l'influence sympathique des vers de l'intestin sur des organes plus ou moins éloignés, et les désordres fonctionnels qu'ils occasionnent, on doit néanmoins faire la part de l'ignorance et des préjugés d'une autre époque, et ne point accepter sans examen toutes les histoires qui nous ont été transmises, même par des hommes considérables. On ne peut admettre aujourd'hui l'existence d'une pneumonie ou d'une pleurésie en relation avec la présence des vers dans le tube digestif, et quoique les accidents les plus graves puissent incontestablement être déterminés par la présence des entozoaires intestinaux, le doute et la réserve devront suspendre notre jugement dans bien des cas où l'existence des vers et la maladie peuvent n'être qu'une simple coïncidence.

Remarquons toutefois que la rareté des vers à Paris nous porte au scepticisme à l'égard des accidents qu'ils occasionnent; mais, sans tenir compte d'observations plus ou moins imbues des préjugés d'un autre temps, si nous acceptons ce que des médecins éclairés de nos jours observent dans d'autres pays, nous pourrons sur ce point rectifier nos impressions et nos jugements : car, dans des contrées où les vers attaquent, pour ainsi dire, toute la population, les accidents les plus variés sont attribués à la présence de ces parasites dans l'intestin; ils sont traités et guéris par les vermifuges.

L'absence ou l'apparition des troubles fonctionnels, leur fréquence ou leur intensité variables ne s'expliquent point par la différence de

(1) Claude Bernard, *Expérience faite devant la Société de biologie*, 1858.

nature des vers de l'intestin : le ténia, le bothriocéphale, l'ascaride lombricoïde ou l'oxyure peuvent tous donner lieu à des phénomènes semblables. Le nombre ou la grandeur de ces entozoaires n'est pas sans influence, sans doute, sur le développement des phénomènes pathologiques; leur présence paraît aussi moins bien supportée dans l'estomac que dans l'intestin; mais, dans certains cas, ni l'espèce de ces vers, ni leur nombre ou leur volume, ni la partie de l'intestin qu'ils occupent ne rendent compte des variations ou de l'intensité des symptômes; souvent elles dépendent d'une disposition actuelle particulière et de l'impressionnabilité plus ou moins grande de l'individu affecté : en effet, les femmes éprouvent ordinairement dans leur santé des troubles plus nombreux, plus variés et plus graves, et les individus affaiblis et nerveux sont aussi plus éprouvés que ceux qui se trouvent tous dans des conditions meilleures.

On se ferait une idée erronée des affections vermineuses si l'on jugeait ces affections d'après le tableau des symptômes que les auteurs se sont transmis. La plupart des phénomènes dont ils ont parlé ne surviennent que dans des cas rares, et jamais on ne les trouve tous réunis. En voici le sommaire :

« Couleur du visage altérée, tantôt rouge, tantôt pâle, tantôt plombée; demi-cercle azuré sous les yeux, ceux-ci moins vifs et fixes; paupières inférieures gonflées, pupilles très dilatées, paupières et conjonctives quelquefois jaunâtres; prurit insupportable vers les narines; hémorrhagie nasale, céphalalgie très fréquente et très intense; bouche remplie de salive, haleine fétide; grincements de dents; sommeil inquiet et agité, soif considérable; somnambulisme, défaillances, vertiges, tintement des oreilles; toux sèche, convulsive, quelquefois stertoreuse et même suffocante; respiration difficile, hoquets, paroles entrecoupées et dans quelques cas entièrement interceptées; bouche écumeuse; palpitation de cœur, pouls dur, fréquent; intermittent; abdomen tuméfié, borborygmes, rots, nausées; appétit tantôt nul, et tantôt très augmenté; coliques; sentiment de piqûre et de déchirement qui n'est point fixe, mais vague dans toute la cavité de l'abdomen, qui augmente par l'état de vacuité de l'estomac et diminue quand on a pris des aliments; cardialgie; diarrhée ou constipation, urine limpide et rarement fétide; amaigrissement; démangeaison violente à l'anus ou ténesme; ennui, anxiété, négligence et extravagance dans les actions (1). »

(1) Pinel, *Nosographie philosophique*, t. III, p. 573, 5e édit. Paris, 1813.

FIG. 2. — *Tableau des ovules qui peuvent se rencontrer dans les garderobes, pour servir au diagnostic de la présence des vers dans l'intestin ou dans les voies biliaires.*

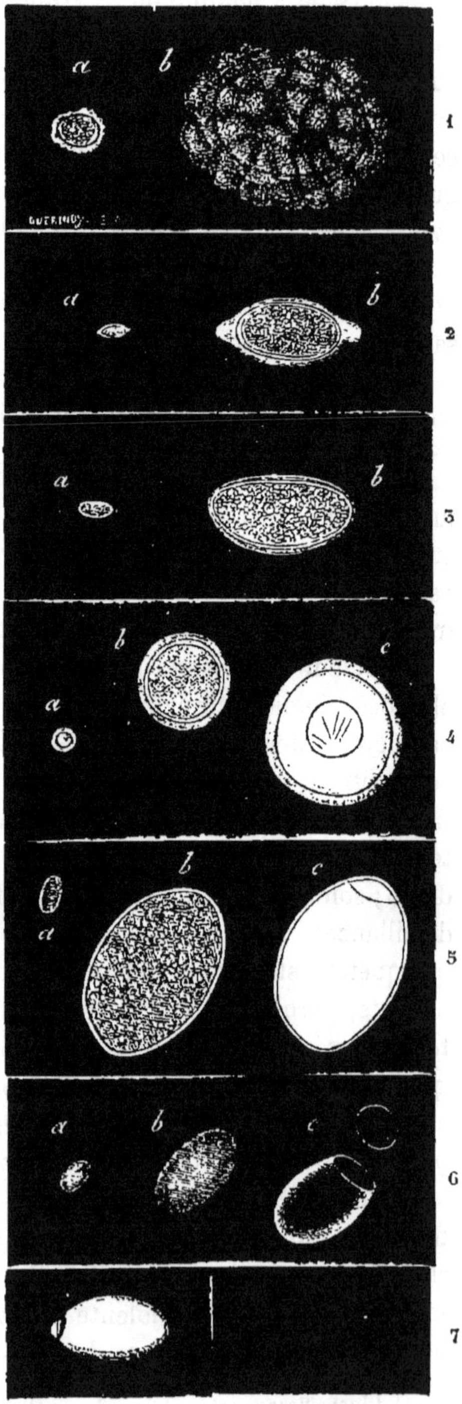

Tous les ovules de la première colonne sont au grossissement de 70 à 107 diamètres; ceux de la seconde et de la troisième colonne sont au grossissement de 340 diamètres.

1. *Ascaride lombricoïde.* — *a*, ovule grossi 107 fois; *b*, 340 fois. — Ces ovules expulsés avec les fèces sont d'un jaune brunâtre, mûriformes; souvent leur coque n'est plus visible à travers l'enveloppe extérieure *albumineuse*? (enveloppe transparente chez l'œuf pris dans l'oviducte) qui s'est imbibée des liquides intestinaux après la ponte, et qui est ainsi devenue plus ou moins opaque. — Longueur, 0^{mm},075; largeur, 0^{mm},058.

Ces ovules sont expulsés avec les garderobes chez les individus atteints d'ascarides lombricoïdes adultes. On les trouve facilement.

2. *Trichocéphale dispar.* — *a*, ovule grossi 70 fois; *b*, 340 fois. — Longueur, 0^{mm},053; largeur, 0^{mm},024. — On les trouve très facilement et très communément dans les selles.

3. *Oxyure vermiculaire.* — *a*, ovule grossi 70 fois; *b*, 340 fois. — Longueur, 0^{mm},053; largeur, 0^{mm},028. — Je l'ai cherché vainement dans les selles chez des individus atteints d'oxyures.

4. *Ténia solium armé.* — *a*, ovule grossi 70 fois; *b*, 340 fois; *c*, même grossissement, traité par la solution de potasse caustique concentrée. — Diamètre, 0^{mm},033. — J'ignore encore si les œufs de ténia se présentent dans les selles lorsque ce ver est intact; il doit en être ainsi dans les cas de *Tænia fenestrata*; j'en ai trouvé chez un individu qui rendit des fragments *déchirés*. De nouvelles observations sont nécessaires pour qu'on sache ce que la recherche des ovules peut donner d'éclaircissements au diagnostic.

5. *Bothriocéphale large.* — *a*, ovule grossi 70 fois; *b*, 340 fois; *c*, traité par l'acide sulfurique concentré qui fait apparaître l'opercule. — Longueur, 0^{mm},068; largeur, 0^{mm},044. Mêmes remarques que pour le ténia solium.

6. *Distome lancéolé.* — *a*, ovule grossi 107 fois; *b*, 340 fois; *c*, traité par la potasse caustique qui rend la séparation de l'opercule plus facile. — Couleur brun noirâtre; longueur, 0^{mm},04; largeur, 0^{mm},02. — Ces ovules se rencontrent chez le mouton dans les matières fécales; ils indiquent avec certitude la présence du distome lancéolé dans les canaux biliaires ou dans l'intestin. S'ils se rencontraient dans les garderobes chez l'homme, ils seraient également un signe certain de la présence du distome lancéolé dans les voies biliaires ou digestives.

7. *Distome hépatique.* — *a*, ovule grossi 107 fois et traité par la potasse caustique pour en séparer l'opercule. — Longueur, 0^{mm},13; largeur, 0^{mm},09. — Mêmes remarques que pour le distome lancéolé.

Aucun de ces symptômes n'est pathognomonique, et leur association même ne peut faire reconnaître d'une manière certaine la présence des entozoaires dans l'intestin.

L'évacuation de quelques oxyures ou de quelque portion de ténia peut être regardée comme un signe pathognomonique de l'existence de vers de cette espèce dans le tube digestif ; la sortie spontanée de quelque ascaride lombricoïde ne peut donner que des présomptions sur l'existence d'un certain nombre d'autres dans l'intestin ; mais l'examen microscopique des matières évacuées par le malade pourra donner une certitude à cet égard. Quant au trichocéphale, cet examen est le seul moyen d'en reconnaître la présence : pendant l'épidémie du choléra, en 1853, nous avons trouvé plusieurs fois, dans les garde-robes des individus atteints de cette maladie, les ovules des trichocéphales qui décelaient la présence de ces entozoaires dans l'intestin. Nous avons observé depuis lors, dans les matières évacuées par des individus affectés de lombrics, les ovules de ces vers, en quantité telle que chaque parcelle de matière grosse comme une tête d'épingle en renfermait plusieurs (1).

La recherche des œufs des entozoaires intestinaux dans les matières fécales est donc un moyen précieux de diagnostic, au moins pour un certain nombre d'entre eux.

L'apaisement ou la cessation des phénomènes observés qui suit l'expulsion des entozoaires est un indice généralement assuré de la subordination de ces phénomènes à la présence des vers.

Les maladies vermineuses ne sont autres que les phénomènes énumérés ci-dessus qui ont acquis de l'intensité et de la durée ; les plus communes sont des attaques convulsives qui reviennent par accès plus ou moins fréquents et qui se rapprochent par leurs caractères de l'épilepsie, de la catalepsie, du tétanos, de l'hystérie, de l'hydrophobie même. On a vu se produire sous l'influence des vers, et disparaître avec eux, le strabisme, l'amaurose, l'aphonie, la toux, la paralysie, l'anesthésie, l'hyperesthésie, le coma, la folie. Dans quelques cas, les désordres fonctionnels ont acquis assez d'intensité pour amener une mort rapide.

(1) C. Davaine, *Sur le diagnostic de la présence des vers dans l'intestin par l'inspection microscopique des matières expulsées* (*Comptes rendus Soc. biologie*, 2e série, 1857, t. IV, p. 188).

Cas d'affections sympathiques causées par les vers de l'intestin.

LÉSIONS DE L'INTELLIGENCE.

TÉNIA.—*Wepfer*. Cas d'une fille de sept ans, cataleptique, puis épileptique et imbécile pendant plusieurs années, guérie par l'expulsion d'un ténia. (Cité par Baumes, *ouvr. cité*, p. 268.) — *Girardin*. Cas de manie guérie par l'expulsion du ténia. (*Acad. de méd.*, séance du 23 septembre 1834.) — *Ferrus*. Homme atteint de folie et mis à Bicêtre; expulsion d'un ténia, guérison de la folie. — *Fourreau de Beauregard*. Penchant au crime guéri par l'expulsion d'un ténia. — *Esquirol*. Manie aiguë guérie par l'expulsion d'un ténia; un an après, récidive de la manie, guérison définitive après une nouvelle expulsion de ténia. *Autre cas :* Femme aliénée et hystérique; expulsion d'un ténia, cessation du délire; expulsion d'un second ténia, guérison de l'hystérie. (*Acad. de méd.*, même séance. *Arch. gén. de méd.*, p. 278, 2e série, t. VI.) — *J.-B. David*. Aberration mentale, ténia. (*Gaz. méd.*, 1843, t. XI, p. 39.) — *Docteur Wood*. Cas de folie guérie par l'expulsion d'un ténia. (*The Lancet*, 1851, et *Bull. thérap.*, t. LX, p. 282.)

LOMBRICS.— *Prost* a cru pouvoir déduire de ses autopsies que les affections mentales dépendent souvent de la présence des vers dans l'estomac ou l'intestin. — Enfant de onze ans, stupide dès son bas âge, convulsions fréquentes; expulsion d'un grand nombre de vers par suite d'un empoisonnement; guérison des convulsions et retour de l'intelligence. (*Gaz. salut.*, année 1761, cité par Baumes.) — *Esquirol*. Aliénation mentale avec fureur par des lombrics et des oxyures. (*Journ. de Sédillot*, t. XIX, p. 133; et Huvelier, *Thèse*, 1820, p. 17.) — Docteur *Michel*. Fille de dix ans, épilepsie depuis cinq ans, symptômes graves, idiotisme; expulsion pendant plusieurs jours d'ascarides lombricoïdes, retour à la santé et à la raison. (*Bull. thérap.*, t. XXII, p. 375.) — *Rolland*. Manie furieuse guérie après l'expulsion de vers lombrics par le vomissement. (*Journ. de méd. de Toulouse*, mars 1845, et *Bull. thérap.*, t. XXVIII, p. 468.) — *P. Frank*. Terreurs sans cause, délire violent; vermifuge: expulsion de quatre-vingts lombrics, guérison. (*Ouvr. cit.*, t. V, p. 379.) — Exaltation des facultés intellectuelles. *Zimmermann* cite l'observation de *Pechlin*, d'un enfant affecté de vers et d'une faim insatiable : « Il eut pendant toute sa maladie une mémoire extraordinaire et un génie plus que médiocre; mais il perdit l'un et l'autre dès qu'il fut rétabli. » (*Traité de l'expérience*, chap. XV.)

OXYURES. — *Giraudy*. Mélancolie; jeune homme de seize ans, guéri après plusieurs évacuations d'ascarides vermiculaires. (*Observ. sur les mal. vermin.* dans *Journ. Sédillot*, 1806, t. XXI, p. 150.)

HYDROPHOBIE.

Serres. Enfant de treize ans mordu par un chien jugé enragé; six mois après, agitation, horreur des liquides; mort. Prodigieuse quantité de lombrics dans l'intestin grêle. (*Journ. Boyer*, *Corvisart*, etc., t. XXV, p. 258.) — Garçon de neuf ans (Gênes, 1787), atteint de convulsions, de fièvre, d'hydrophobie très caractérisée, quoiqu'il n'eût pas été mordu par un chien ou par quelque autre animal; mort. Sortie par les narines de vers lombrics; tout le tube digestif est plein de ces vers. (*Dict. des sc. méd.*, art. Cas rares, p. 242.)

HYSTÉRIE.

Ténia. — *Delius*. Cas d'hystérie vermineuse. (*Amœnitates acad.*, p. 341.) (Mondière.)

Lombrics. — *Dufau*. Cas d'hystérie grave chez une jeune fille de neuf ans, ayant persisté plus d'un an; guérison par l'évacuation d'un immense nombre d'ascarides lombricoïdes et d'oxyures. (*Journ. de méd.*, t. XXIX, p. 120, 1768.) — Un autre cas, même journal. (T. XXXVI, p. 38.)

CATALEPSIE, TÉTANOS, COMA.

Van Swieten. (*Op. infrà cit.*, t. III, p. 316.) — *Bourgeois*. Enfant cataleptique; expulsion de douze lombrics, guérison. (*Rev. méd.*, t. II, p. 451.) — *Lupieri*, cité par Baumes. (*Ouvr. cité*, p. 258.) — Plusieurs cas de convulsions tétaniques d'après divers auteurs : Baumes, *ouvr. cité*, p. 256. — De Sauvages, *Nosol. méth. morb.*, classis IV, ord. II, VII, § 8. — *Crommelinck*. Fille de sept ans, attaques cataleptiformes; expulsion de cent lombrics, guérison. (*Gaz. méd. Paris*, 1843, t. XI, p. 432.) — *Darwin*. Coma, ténia; expulsion, guérison. (*Journ. universel*, t. VII, p. 114.) (Mondière.)

CONVULSIONS GÉNÉRALES. — ATTAQUES ÉPILEPTIFORMES.

Ténia. — *Wepfer*. Fille de trois ans, épileptique pendant plusieurs mois, guérie après avoir rendu trois aunes de ténia. (Baumes, p. 268.) — *De Melle*. (*Diss. de vi vitali*, § 107.) (Baumes.) — *Consolin*. Attaques épileptiformes depuis deux ans; expulsion d'un ténia cucurbitin; guérison. (*Ancien Journ. de méd.*, 1764, t. XX, p. 445.) — *Siblot*. Fille âgée de neuf ans; agitation convulsive des bras et des jambes qui, depuis huit jours, ne cessait pas, même la nuit; difficulté à prononcer les mots, contorsions du visage, gêne de la respiration; guérison par la sortie d'un ténia. (*Journ. de méd.*, 1783, t. LX, p. 22.) — *Bremser*. Garçon de neuf ans, épilepsie depuis deux ans; expulsion d'un ténia, guérison. (*Ouvr. cité*, p. 374.) — *J.-B. David*. Attaques épileptiformes, ténia. (*Gaz. méd.*, 1843, t. XI, p. 39.)

Lombrics. — *Wahlbom*. Convulsions violentes sans perte de connaissance; vermifuges, expulsion de lombrics et d'oxyures, guérison. Deux cas. (*Rosen*, p. 394.) — *Mangon*. Enfant de trois ans, convulsions générales, tétaniques, avec perte de connaissance; anthelminthiques, expulsion de trente-quatre lombrics, guérison. (*Mém. infrà cit.*, p. 72.) — *Gaultier de Claubry* père. Enfant de trois ans, convulsions répétées; huile de ricin, expulsion d'un grand nombre de lombrics, guérison. (*Mém. infrà cit.*, p. 301.) — Le même auteur rapporte plusieurs observations semblables. (*Journ. Sédillot*, t. XI,

p. 286.) — *Ménard*. Convulsions; expulsion de trente à quarante lombrics, guérison. (*Revue médicale*, 1829, t. I, p. 226.)

Oxyures. — *Th. Bartholin*. Épilepsie entretenue par des oxyures. (Baumes, p. 265.) — *Stahl*. Épilepsie chez un enfant de six ans. (Baumes, p. 265.) (Pour Bartholin, voyez *op. infrà cit.*, cent. IV, obs. VII. — Cent. VI, obs. XX, — Pour Sthal, voyez *Theoria medica vera*, p. 1018.)

DÉSORDRE DES MOUVEMENTS, CHORÉE, TREMBLEMENTS.

Gaub, *Krammer*, *Présynger*. (Cités par Baumes, p. 257.)

Ténia. — *Mondière*. Fille de quatorze ans; chorée très intense, même la nuit; inutilité de tous les traitements; racine de grenadier, expulsion d'un ténia et de trente-deux lombrics, guérison. (Mém. cit., *Gaz. hôp.*, 1843, p. 210.)

Lombrics. — Fille de douze ans, grimaces, rires involontaires; expulsion de lombrics, guérison. (*Journ. de méd. et de chir. pratiques*, 1833, p. 332.) (Mondière.) — *Autre cas :* Expulsion de huit lombrics; guérison. (Même journal, 1834, p. 269.) (Mondière.) — *Autre cas* par Hufeland. (*Biblioth. méd.*, t. LXVII, p. 149.) — Chorée vermineuse, fille de six ans; évacuation de lombrics, guérison. (*Journ. méd. chir. pharm. Corvisart*, 1810, t. XIX, p. 77.) — Tremblements universels chez un enfant de quatre ans. (*Wechers* dans Schenck, cité par Baumes, p. 257.)

Oxyures. — *Léveillé*. Convulsions de la face chez un enfant; oxyures expulsés, guérison. (*Journ. Séd.*, 1804, t. XIX, p. 368.) — *Baumes*. Mouvements spasmodiques très forts de tous les membres, dans le cours d'une fièvre putride bilieuse; expulsion d'un grand nombre d'oxyures, guérison des mouvements spasmodiques, continuation de la fièvre. (*Ouvr. cit.*, p. 266.)

PHÉNOMÈNES SINGULIERS; PERVERSION DES SENS.

Hufeland parle d'un homme atteint de vers, et qui voyait, étant à jeun, pendant même un quart d'heure, tous les objets teints en jaune, quoiqu'il ne fût nullement affecté d'ictère et que les humeurs de ses yeux conservassent leur couleur naturelle. Cette illusion d'optique disparut par l'expulsion des vers. (*Journ.*, Band IV, p. 252, cité par Bremser et P. Frank.) — Un cas de rire extraordinaire chez un soldat, observé par *Van Doeveren*, guéri par l'évacuation de vers lombrics. (D'après Rosen, p. 390.) — *Krause*. Cas semblable (probablement le même) chez un homme âgé de trente et un ans. (Bremser, *ouvr. cit.*, p. 368.) — Le docteur *Wagler* raconte qu'un jeune homme incommodé par un ténia cucurbitin devenait inquiet et impatient lorsqu'il entendait de la musique, et qu'il était obligé de se retirer (cité par Brera, p. 171). (Goeze, *Versucheiner Naturgeschichte der Eingeweidewürmer*, etc., p. 278.) Dans le même ouvrage, Goeze parle de plusieurs personnes attaquées de ténia, chez lesquelles la musique produisait des sensations désagréables. — *Delisle*, observation semblable. (Cité par Bremser, p. 370.) Odeur insupportable ressentie par le malade seul. (P. Frank, *ouvr. cit.*, t. V, p. 383.)

PARALYSIE.

Ténia. — *Moll* (de Vienne). Femme de trente-six ans, paralysie des extrémités supérieures; durée, trois mois; expulsion d'un ténia long de trente pieds, cessation immédiate de la paralysie. (*Œsterr. med. Jahrb.*, Bd. XIX, St. 2, et *Expér.*, 1840, t. VI, p. 47.)

Lombrics. — *Hannes*. Fille de onze ans, impossibilité de parler et de marcher; expulsion de vers intestinaux, guérison. (Bremser, p. 370.) — *Mangon*. Garçon âgé de neuf ans, perte de connaissance, *syncope*, vomissements, convulsions; retour de la connaissance, paralysie du côté droit; anthelminthiques : deuxième jour, deux lombrics vomis; troisième jour, quinze lombrics par les selles; quatrième, cinquième, sixième jour, plus de soixante et dix lombrics sont expulsés; amélioration progressive, guérison de la paralysie le douzième jour. (*Mém. infrà cit.*, p. 76.) — *Mœnnich*. Enfant de trois ans, paralysie des *extrémités inférieures* et strabisme; dix-huit lombrics expulsés, guérison. (*Biblioth. méd.*, t. LXI, p. 269.) (Mondière.)

DOULEURS VIOLENTES ET GÉNÉRALES.

Daquin. Enfant de douze ans pris de fièvre et de douleurs vives dans toutes les articulations, dans les os des hanches, les vertèbres du cou et du dos; impossibilité de supporter le poids de ses couvertures, ou de faire aucun mouvement; évacuation de quarante ascarides lombricoïdes, suivie bientôt d'une nouvelle évacuation de ces vers qui remplit tout un pot de chambre; disparition rapide de tous les symptômes. (*Ancien journ.*, 1770, t. XXXIV, p. 157.) — Douleur semblable à la sciatique. Cas rapporté par Darelius. (Rosen, p. 398.) — *Mareschal de Rougère*. Enfant de six ans, douleurs violentes au moindre mouvement, immobilité forcée; expulsion d'un grand nombre de vers, guérison. (*Ancien journ.*, 1759, t. XXX, p. 46.) — *De Sauvages*. Fille, engourdissement douloureux de tous les membres, assoupissement profond; expulsion de quarante-quatre lombrics, guérison. (*Nosolog. méd.*, t. II, p. 32. Amsterdam, 1768, in-4.) — *Mondière*. Fille de douze ans, douleurs générales, exaltation de la sensibilité; expulsion de douze lombrics; guérison. (*Gaz. hôp.*, 10 févr. 1844.)

APHONIE, BÉGAYEMENT, SURDI-MUTITÉ.

Schenck. Mutisme par des vers. (Lib. III, p. 358.) — *D. Caroli Schrœteri*. De puero per quatuordecim dies ob vermium copiam muto, postea vocali. Guérison après l'expulsion de vers *lombrics?* (*Decuriæ annorum quartæ miscell. med. phys.*, 1697, dec. III, ann. 4, obs. 67, p. 125.) — *De Horne*. Militaire muet; expulsion d'un grand nombre de vers, guérison. (R. de Hautersieck, *Rec. d'obs.*, t. II, p. 475). — *Lindelstope*. Mutisme momentané; ver indéterminé. (Rapporté par Rosen, p. 397.) — Bégayement. (*Mém. de l'Acad. de Suède*, 1747, p. 111, cité par Rosen, p. 394.) — *Hannæus*. Fille de quatre ans, perte de la parole et de la vue; vermifuges, guérison. (Bremser, p. 370.) — *Fréd. Hoffmann*. Enfant de onze ans, pris tout à coup d'une aphonie; après plusieurs semaines de durée, expulsion de lombrics; remèdes anthelminthiques, guérison. (Tom. III, part. IV, cap. VII, obs. 3, Genève, 1748, p. 250.) — *Heister*. Aphonie chez une femme de trente ans, suivie de convulsions et mort. (*Wahrnehmungen*, n° 372, p. 614.) — *Mondière*. Jeune fille, aphonie de quinze jours; traitements divers sans succès; vermifuges, expulsion de soixante lombrics, guérison immédiate. (*Mém. cit.*, p. 208.) — Docteur *Schleifer*. Surdi-mutité, enfant de neuf ans; expulsion de quatre-vingt-sept lombrics et d'un grand nombre d'oxyures, guérison. (*OEsterreichische*, etc., et *Gaz. méd.*, Paris, 1843, t. XI, p. 682.)

SURDITÉ.

TÉNIA. — *Laborde*. Surdité et autres symptômes chez une fille qui rendait depuis longtemps des cucurbitins; guérison avec l'expulsion d'un ténia. (*Journ. de médecine de Roux*, 1769, t. XXX, p. 436.)

LOMBRICS. — *Itard*. Enfant, six ans; surdité, durée trois jours, disparaît et revient; expulsion de onze lombrics, guérison soutenue. *Autre cas:* Enfant, onze ans; surdité incomplète; traitements sans succès; purgatifs, expulsion de douze lombrics, guérison. (*Traité des mal. de l'oreille.* Paris, 1821, t. II, p. 338 et 340.) — *Houzelot*. Accidents fréquemment répétés et de longue durée, consistant en perte de la vue, de l'ouïe et de la parole; convulsions tétaniques et épileptiformes, etc.; expulsion d'environ deux cents lombrics, guérison. (*Journ. Sédillot*, 1804, t. XIX, p. 353.) — *Giraudy*. Cécité, surdité, mutisme successifs; délire, folie; jeune fille de douze ans guérie par l'évacuation d'oxyures et de lombrics. (*Journ. Sédillot*, 1806, t. XXI, p. 151.)

CÉCITÉ, AMAUROSE, TROUBLES DE LA VUE.

TÉNIA. — *Wawruch*. Un cas de cécité périodique par le ténia. (*Mém. cité.*)

LOMBRICS. — Fille de quinze ans, atteinte de cécité pendant quatre jours. (Baumes, *ouvr. cit.*, p. 258.) — Docteur *Fallot*. Enfant de sept ans, cécité subite et presque complète pendant un mois; traitements divers sans succès; vermifuges, expulsion de vingt-huit lombrics, guérison. (*Rev. thérap. du Midi*, et *Bull. de thérap.*, 1853, t. XLV, p. 520.) — *Pétrequin*. Amaurose chez une jeune fille de quatorze ans; expulsion de soixante lombrics, guérison immédiate. (*Gaz. médic.*, 1838, p. 4, feuilleton.) — *Revolet*. Canonnier, amaurose; expulsion de lombrics, guérison. (*Biblioth. méd.*, t. VII, p. 118.) — *Laprade*. Enfant, cécité complète; expulsion de lombrics, guérison. (*Soc. de méd. de Lyon*, 1841, p. 38.) — *Remer*. Deux cas de guérison d'amaurose par l'expulsion d'ascarides. (Bremser, p. 371.)

PALPITATIONS, SYNCOPES.

TÉNIA. — *P. Frank*. Salivation abondante, lipothymies, palpitations; expulsion d'un ténia, guérison. (*Ouvr. cit.*, t. V, p. 385, obs. 1.) — *Andral*. Jeune dame espagnole, palpitations violentes entendues à plusieurs pieds du lit de la malade; expulsion spontanée d'un grand nombre de lombrics, guérison très prompte. (*Bull. thérap.*, 1838, t. XV, p. 17.) — *Autres cas:* Hufeland,

Biblioth. méd., t. LXVII, p. 149 ; Revest *Thèse*, 1831, Montpellier, n° 72 ; Kühnholtz, *Éph. méd. Montpellier*, 1827, t. VI, p. 121. (Mondière.) — *Robert*, médecin à Langres. Fille de vingt-quatre ans, syncopes répétées, délire, hystérie, chorée; expulsion d'un grand nombre d'oxyures, guérison. (*Journ. méd. Corvisart*, t. V, p. 232.)

TOUX, ASTHME.

Ténia. — Toux. Cas de *Bremser* (voy. *Ténia*). — Docteur *Giscaro*. Asthme datant de quinze ans ; *ténia solium* reconnu par des cucurbitins rendus depuis environ trente ans ; expulsion du ténia, guérison de l'asthme. (*Gaz. hôp.*, 1855, p. 482.)

Lombrics. — *Delarroque*. Toux vermineuse, lombrics. (*Arch. gén. de méd.*, t. II, 2e série, p. 592.) — *Mondière*. Fille de dix-neuf ans, quintes de toux fatigantes ; rien à l'auscultation ; palpitations, essoufflement ; traitements inutiles ; expulsion de soixante lombrics et d'un grand nombre d'oxyures, guérison. (*Mém. sur les accidents que peut produire chez l'homme la présence des vers intestinaux*, dans *Gaz. des hôp.*, 1844, t. VI, p. 66.)

FAIM INSATIABLE, EXTRAORDINAIRE.

Ténia. — Voyez un cas rapporté au chapitre *Ténia*. — *Eugenius Horatius*. Homme de vingt-six ans, appétit violent ; même en sortant du repas, il n'est pas rassasié ; deux heures après, il tombe en faiblesse s'il ne mange pas ; expulsion d'un ténia cucurbitin long de vingt coudées, guérison. (Debry, *Sur le ténia humain*. Paris, 1817, thèse n° 75, obs. 3, p. 9.) — *Leroux*. Faim vorace, homme de dix-neuf ans, né à Genève, ver cestoïde (bothriocéphale?) expulsé, guérison. (*Ouvr. cit.*, t. IV, p. 323.) — *Lagasquie*. Homme, faim vorace, vols pour la satisfaire ; ténia ; instruction judiciaire. (*Gaz. des hôp.*, 1844, p. 216.)

Lombrics. — *Marcellus Donatus*. De canina fame ex lumbricis alimentum assumptum depascentibus ; guérison par un vermifuge. (Bonet, t. II, p. 13.) — Jeune homme tourmenté d'une faim insatiable, produite par des vers *lombrics?* (*Curieux de la nat.*, déc. II, an 6, obs. 33, p. 88.)

VOMISSEMENTS, COLIQUES, DYSENTÉRIE.

Delacroix. Vomissement presque continuel accompagné de hoquets et de convulsions, guéri après l'expulsion de sept lombrics par la bouche. (Cité par Bremser, p. 374). — *Drelincourt*. Coliques violentes suivies de mort ; homme de quarante ans ; grand nombre de vers dans le côlon. (*Biblioth. méd.*, t. XXVI, p. 315.) — *Bricheteau*. Fille, vingt ans, coliques, sangsues ; mort par hémorrhagie causée par les sangsues ; grand nombre de lombrics dans les intestins. (*Arch. de méd.*, 1832, t. XXX, p. 327.) — *Baumes*. Dysentérie rebelle ; expulsion d'une énorme quantité de lombrics, guérison rapide. (*Ancien Journal*, 1786, t. LXIX, p. 257). — Dysentérie mortelle causée par des vers, en 1608, chez l'enfant de du Périer. (Bonet, *Sepulcr.*, t. II, p. 174.)

HÉMORRHAGIES.

Docteur *Putello*. Épistaxis chez un enfant; lombrics. (*Mem. della med. contemp.*, 1839, t. I, p. 272.) (Mondière.) — *Daulioulle*. Femme, vingt-sept ans; hémoptysie revenant à plusieurs reprises; expulsion de douze lombrics, guérison. (*Journ. universel*, t. XLV, p. 374.) (Mondière). —*Ehrard*. Entéro-hémorrhagie guérie par l'expulsion de vingt et un lombrics. (*Medicin. chirurg. Zeitung*, 1818, t. I, p. 383.) — *Schmidtmann*. Femme trente-neuf ans, violentes coliques depuis plusieurs semaines, deux entéro-hémorrhagies très graves; trois mois après, nouvelle entéro-hémorrhagie; expulsion d'un fragment de ténia; vermifuge, expulsion de trois lombrics et de deux ténias pourvus de leur tête; guérison complète. (Summa, *Obs. méd.*, vol. III, p. 43, § x, rapporté par Gendrin, *Traité de méd. prat.*, t. I, p. 230.) — *Gaube*. Homme de trente-cinq ans, hématurie depuis trois semaines; convalescence après l'expulsion d'un ténia. (*Revue méd.*, 1826, t. III, p. 91).

SUEURS, SALIVATION, INCONTINENCE D'URINE.

Manget. Biblioth. méd., liv. XVI, t. IV, p. 597, et *id.*, liv. IV, p. 880. — Salivation : cas observé par Mondière. (*Mém. cité*, p. 90.) — Docteur *Suender*. Incontinence d'urine chez un enfant, traitée avec succès par les vermifuges, oxyures. (*El porvenir medico*, et *Bull. thérap.*, t. XLV, p. 276.) — *Mondière*. Incontinence d'urine par des oxyures chez un enfant. (*Presse médicale*, 1837, t. I, p. 145.)

ACTION SYMPATHIQUE SUR LES ORGANES GÉNITAUX.

1° *Chez l'homme.* (voyez le chap. des *Oxyures*). 2° *Chez la femme. P. Frank*. Deux cas de fureur utérine guérie par l'expulsion du ténia. (*Ouvr. cité*, t. V, p. 395.) — *Rosen* dit que les vers causent aux femmes la rétention de leurs règles. (*Ouvr. cité*, p. 394.) — *Wawruch* signale plusieurs cas de dérangements de la menstruation et l'aménorrhée causés par le ténia. (*Mém. cité.*) — *Olombel*. Fille de dix-huit ans, suspension des menstrues; expulsion de fragments de ténia, guérison. (*Remarques sur la maladie vermineuse*, p. 124. Paris, 1816.) — Aménorrhée due à la présence des vers dans les intestins. (*Bull. thérap.*, t. XXXVII, p. 86.) — Ténias excitant l'avortement à trois ou quatre mois. (Leclerc, p. 78.) — *Rosen* dit en parlant des vers : « Ils font couler trop tôt le lait des nourrices. » (*Ouvr. cité*, p. 394.) — *Andry*. Cessation de la sécrétion du lait : *Obs. I.* Nourrice guérie de la perte de son lait par l'expulsion de vingt-trois vers. — *Obs. II.* Nourrice guérie par l'expulsion de vers pendant plusieurs jours. (*Ouvr. cité*, 1re édit., p. 123 et p. 124.)

AFFECTIONS OU ACCIDENTS INTERMITTENTS.

Perrault. Violente convulsion chaque jour à la même heure, expulsion de vers. (*Journ. des savants*, 1675, t. IV, p. 154.) — *Louyer-Villermay*. Enfant, manie intermittente disparue après l'expulsion d'un paquet de lombrics. (*Acad.*

de méd., séance du 23 septembre 1834, et *Arch. de méd.* 1834, t. VI, p. 279.) — *Mondière*. Deux cas de fièvre intermittente guérie par l'expulsion de lombrics. (*Gaz. hôp.*, 1843, *Mém. cité*, p. 303.) — *Crommelinck*. Fièvre intermittente, enfant de huit ans ; expulsion de plus de soixante lombrics, guérison. (*Gaz. méd. de Paris*, t. XI, p. 433.)

MORT SUBITE OU RAPIDE.

Bajon. Négresse, coma, mort. (*Ancien Journal*, *Mém. cité*, p. 69.) — Observations sur les vers lombrics par *Courbon-Pérusel*. (*Journ. méd. chir. pharm. de Corvisart*, t. XII, p. 3, et t. XIII, p. 315. Paris, 1806 et 1807.) — *Ebermaier*. Enfant, mort inopinée avec les convulsions ; autopsie judiciaire, tous les organes sains, un grand nombre de lombrics dans l'intestin. (*Gaz. méd.*, 1834, p. 615). — Docteur *Sterz*. Fille de huit ans ; convulsions pendant sept heures, mort ; instruction judiciaire, treize lombrics dans l'estomac, plusieurs centaines dans l'intestin grêle. (*Med. Jahrb. des OEsterr. Staats*, 1837, Bd. XXII, p. 547, et *Arch. de méd.*, 3e série, t. I, p. 480.)

Les affections vermineuses n'ont point, en général, une marche régulière. Souvent l'apparition des accidents est subite, et suivie de rémissions plus ou moins longues, plus ou moins complètes. Souvent aussi il existe quelque phénomène prédominant qui survient et disparaît sans cause appréciable et sans périodicité régulière. Parfois les accidents ont quelque chose d'insolite, de bizarre même, et s'ils semblent liés à la lésion de quelque organe, ils ne sont pas accompagnés des symptômes ordinaires d'une affection de cet organe. Fréquemment les phénomènes n'ont entre eux aucun rapport, aucun lien ; leur réunion ne constitue point une maladie déterminée : ainsi, on observe à la fois le prurit des narines, la salivation, les palpitations, des coliques ; ou bien il existe un désaccord marqué entre les troubles locaux et les phénomènes généraux ; ou bien l'individu languit et maigrit sans maladie apparente.

Quant aux affections qui consisteraient dans quelque lésion anatomique d'un organe éloigné du siége des vers, nos connaissances plus approfondies des lésions pathologiques et des symptômes corrélatifs ne permettent plus aujourd'hui de les attribuer à ces entozoaires ; et, quant aux fièvres continues dans lesquelles la présence des ascarides lombricoïdes et des trichocéphales a souvent été signalée, elles en sont sans doute toujours indépendantes : cependant la coïncidence fréquente de ces fièvres avec les vers mériterait peut-être plus d'attention qu'on ne lui en accorde généralement aujourd'hui.

Lorsque les vers quittent les intestins et se portent dans d'autres organes par des voies naturelles ou accidentelles, ils provoquent souvent des symptômes ou des accidents nouveaux. En général, c'est la migration de l'ascaride lombricoïde qui seule détermine des accidents sérieux.

La crainte des vers intestinaux, et celle du ténia surtout, préoccupe beaucoup certains esprits. Elle peut aller jusqu'à l'obsession; elle porte les malades à faire abus des anthelminthiques et de médicaments intempestifs qui détériorent leur santé. Bremser rapporte le cas suivant, parmi plusieurs autres aussi peu raisonnables :

Un prêtre pour lequel il fut consulté avait rendu un ténia trois ans auparavant; depuis lors cet homme avait essayé tous les remèdes connus pour se débarrasser du ver qu'il croyait avoir encore. Aucun de ces remèdes administrés soit par des médecins, soit par des charlatans, n'avait fait rendre un seul morceau de ténia. Cet homme, jadis robuste, avait tellement maigri, qu'il ressemblait à un squelette couvert de sa peau, et sa faiblesse était telle qu'il pouvait à peine se tenir sur ses jambes (1).

Chez quelques-uns de ces malheureux la crainte des vers est une forme de la monomanie.

Les médecins, quant aux questions de pathologie vermineuses, ne sont pas non plus toujours très éclairés, ni exempts de préjugés; des faits trop nombreux prouvent cette assertion. Je citerai les deux suivants, qui montreront tout le mal que de semblables préjugés peuvent causer :

« M. Noël... était affecté de phthisie pulmonaire au dernier degré, et il éprouvait depuis plus de six mois des douleurs très vives dans l'abdomen, toutes les fois qu'il prenait une substance solide ou liquide. Il ne voulut pas suivre les sages conseils donnés par le professeur Pinel, et il appela le docteur Genens, qui lui assura qu'il avait le ver solitaire. Il lui administra d'abord des anthelminthiques tirés du règne végétal, et ensuite plusieurs préparations mercurielles, et le bol de la veuve Nouffer. Ces médicaments furent sans effet pendant plus de trois mois et lui occasionnèrent les angoisses les plus cruelles; il mourut au bout de ce temps dans le plus grand épuisement, avec des douleurs affreuses. »

L'autopsie, faite par le professeur Thillaye, montra qu'il n'y avait pas de vers dans l'intestin (2).

(1) Bremser, *ouvr. cit.*, p. 379.

(2) J.-B.-E. Sorbier, *Dissert. sur les vers des intestins* (*Thèse*, n° 169, p. 12, Paris, 1813).

L'an passé, un médecin vint consulter M. Rayer pour son fils, âgé de vingt-trois ans, et sujet depuis plusieurs années à des attaques épileptiformes qui se renouvelaient très fréquemment. Le malade avait consulté à Londres, au mois de septembre 1854, un médecin qui le jugea atteint du ténia solium. Dès lors le malheureux subit tous les traitements imaginables; il rendit enfin avec les selles des lambeaux que je reconnus, à la simple vue et par l'examen microscopique, pour des débris de la membrane muqueuse de l'intestin. Ces lambeaux réunis bout à bout avaient une longueur de quinze pieds; on les avait pris pour des fragments de ténia, et comme les attaques épileptiques continuaient toujours, comme la *tête du ver* n'était pas rendue, on avait continué les remèdes jusqu'au jour où le malade se présenta à M. Rayer (octobre 1857), c'est-à-dire après plus de trois années de traitements successifs et non interrompus (1).

TABLEAU SYNOPTIQUE DES ENTOZOAIRES DE L'INTESTIN.

Les entozoaires de l'intestin observés chez l'homme appartiennent aux protozoaires, aux cestoïdes, aux trématodes et aux nématoïdes. Plusieurs de ces entozoaires n'ont été observés qu'une seule fois ou un petit nombre de fois, et l'on ne sait s'ils occasionnent des phéno-

(1) Voici un aperçu des divers traitements : — 1854, septembre. Cinq doses de 4 gros de kousso; deux doses de 6 gros; deux doses de 3 gros de fougère mâle. Octobre, le 1er et le 3, une once essence de térébenthine avec huile de ricin; les 6, 8, 11, 13, une once et demie essence de térébenthine chaque fois, avec huile de ricin; les 14, 16, 26, 29, deux onces de térébenthine avec huile de ricin; lavement d'une once et demie d'essence de térébenthine chaque fois. Décembre, vermifuge de Raspail pendant plusieurs jours; le 20, une dose de décoction de racine de grenadier. — 1855, janvier. Plusieurs doses de térébenthine; calomel et jalap. Février, du 4 au 19, une dose de décoction de racine de grenadier chaque jour. Le 2 avril, une infusion de fougère mâle avec 10 grammes de poudre de fougère, 10 grammes de racine de grenadier, 20 de semen-contra et 10 de valériane; une heure après, 50 centigrammes de calomel et 50 de scammonée. Les 16, 17, 20, 26 mai, nouvelles doses de grenadier, fougère, etc. En juin, un remède prussien; en juillet, un vermifuge nouveau; en septembre, kousso. Le 17 octobre, vermifuge et quatre gouttes d'huile de croton; le 18 et le 19, même remède et huit gouttes de croton; le 23, kousso. — Pendant l'année 1856, on essaye de nouveau du grenadier de diverses provenances, la fougère, le kousso, des pilules de Gardiner (de Londres). — Pendant l'année 1857, on administre des pilules avec l'huile éthérée de fougère mâle, des pilules de Martinet, le grand remède de Martinet, de nouveau la racine de grenadier, le kousso de Boggio, enfin, le 19 et le 20 septembre, 4 gros d'huile éthérée de fougère mâle.

mènes pathologiques : nous ne ferons que les mentionner ici ; leur description se trouvera dans le *Synopsis*.

Aux Protozoaires appartiennent : 1° le vibrion du choléra et de la diarrhée ; 2° la cercomonade de l'homme ; 3° le paramecium coli.

Aux Cestoïdes : 1° le ténia solium ; 2° le bothriocéphale large ; 3° le ténia nana (en Égypte) (voy. *Synopsis*, n° 15).

Aux Trématodes : le distomum heterophyes (Égypte) (voy. *Synopsis*, n° 37).

Aux Nématoïdes : 1° l'anchylostome duodénal ; 2° l'ascaride lombricoïde ; 3° l'ascaris alata (voy. *Synopsis*, n° 60) ; 4° le trichocéphale dispar ; 5° l'oxyure vermiculaire.

Dans l'intestin grêle vivent : le vibrion du choléra, la cercomonade de l'homme, le ténia solium, le bothriocéphale large, le ténia nana, le distome heterophyes, l'anchylostome duodénal, l'ascaride lombricoïde, l'ascaris alata.

Dans le cæcum vit le trichocéphale dispar.

Dans le gros intestin se trouvent le paramecium coli et l'oxyure vermiculaire.

Il n'y a pas de vers, si ce n'est accidentellement, dans la partie du tube digestif qui s'étend de la bouche au pylore.

On a rencontré dans les intestins, mais erratiquement, des hydatides, le distome hépatique, le *Pentastomum constrictum ?*

PREMIÈRE SECTION.

PROTOZOAIRES INTESTINAUX.

Il se développe, dans les substances végétales et animales qui entrent en putréfaction à l'air libre, des protozoaires ou infusoires de diverses espèces. On pourrait croire que ceux qui vivent dans les matières encore renfermées dans l'intestin s'y sont développés par suite de la putréfaction ; car, dans ces matières mêmes *évacuées depuis quelque temps*, on voit apparaître des *bacterium*, des *vibrions*, des *monadiens*, etc., comme dans les substances qui se décomposent à l'air libre : mais il existe une différence importante entre ces protozoaires développés à l'état libre et ceux qui doivent être appelés *intestinaux*. Les protozoaires qui existent dans les matières fécales *au moment de l'évacuation* périssent dès que ces évacuations se sont refroidies ; on ne peut donc regarder ces derniers animalcules comme des infusoires qui se produisent dans une substance quelconque en décomposition ou en putréfaction : ce sont de véritables parasites qui trouvent dans les intestins des conditions indispensables à leur existence. Ce fait que nous avons établi pour des cercomonades observées par nous, en 1853, dans les selles des cholériques (1), nous l'avons vérifié de nouveau pour des vibrions des selles d'un phthisique, et dernièrement il a été signalé par M. Malmsten pour une autre espèce de protozoaire.

La disparition des *infusoires intestinaux* avec le refroidissement des matières qui les contiennent mérite d'être connue des observateurs, car on chercherait vainement ces animalcules dans les matières intestinales au moment de l'autopsie (2), ou bien plusieurs heures après leur évacuation.

Il n'existe point ordinairement de protozoaires intestinaux dans les évacuations des individus sains. Ces parasites ont été rencontrés dans les garderobes des malades atteints de *flux de ventre*, comme dans le choléra, la diarrhée des phthisiques, la lienterie.

L'existence de ces animaux est-elle la cause ou l'effet des maladies dans lesquelles ils s'observent ? Les faits sont trop peu nombreux encore pour qu'on puisse juger cette question, et nous croyons prématurées les conclusions que M. Malmsten a tirées de deux observations qui lui sont propres.

Les premiers protozoaires intestinaux dont il soit fait mention ont été observés par Leeuwenhoek dans ses propres déjections : atteint depuis quelques jours d'une diarrhée qui se manifestait surtout trois ou quatre heures après le repas, il rencontra dans les matières évacuées des infusoires de plusieurs espèces, infusoires qu'il ne retrouva plus, lorsque ces matières eurent repris leur consistance normale (3). M. Pouchet, de Rouen, signala ensuite (1849) l'existence de vibrions en nombre considérable dans les garderobes des malades atteints du choléra. En 1853, j'ai observé dans ces mêmes garde-

(1) C. Davaine, *Sur des animalcules infusoires trouvés dans les selles de malades atteints du choléra et d'autres maladies* (*Comptes rendus Société de biologie*, 2e série, 1854, t. I, p. 129).

(2) Ceci doit s'entendre de notre pays où l'autopsie ne peut être pratiquée que vingt-quatre heures au moins après le décès ; il n'en serait pas de même si elle était pratiquée quelques heures après la mort et avant le refroidissement du cadavre. C'est ce que l'on remarque dans une observation de M. Malmsten, que nous rapportons ci-après.

(3) Antonii a Leeuwenhoek *opera omnia*, t. I, *Anatomia et contemplationes*, p. 37. Lugduni Batavorum, 1722.

robes des infusoires appartenant à un autre genre; et, l'année suivante, MM. Rainey et Hassall, à Londres, signalèrent de nouveau l'existence d'un nombre considérable de vibrions dans les garde-robes des cholériques. Enfin, M. Malmsten vient de publier deux observations concernant d'autres protozoaires qui vivent également dans les matières intestinales (1).

Les infusoires intestinaux signalés jusqu'aujourd'hui, en exceptant quelques-uns de ceux dont parle Leeuwenhoeck, qui ne peuvent être déterminés, appartiennent à trois genres distincts :

§ I. — Vibrioniens (*Vibrio rugula?*). Voy. *Synops.*, n° 2.

A. *Choléra.* — Aux vibrions appartiennent les infusoires observés par M. Pouchet, Rainey et Hassall chez des cholériques. Ces protozoaires existaient en immense quantité dans les déjections de quatre cholériques observés par le premier de ces savants qui les rapporta au *vibrio rugula* de Muller : « M. Pouchet n'a trouvé ces animalcules que dans les selles caractéristiques ayant l'apparence d'eau de riz ou de petit-lait et lorsqu'elles *étaient examinées très peu de temps après avoir été rendues.* Il n'en a point encore rencontré dans les vomissements (2). »

La découverte de vibrions dans les garde-robes ayant l'apparence d'eau de riz, parut d'abord à M. Rainey une circonstance digne de fixer l'attention. Ce médecin trouva des vibrions dans les matières aussitôt après leur évacuation ou dans celles des diverses parties de l'intestin jusqu'au duodénum, peu de temps après la mort et lorsqu'il n'y avait encore aucun signe de putréfaction. Désireux de connaître si ces animalcules ne se rencontraient que chez des individus morts du choléra, il examina les matières de l'intestin chez des individus qui avaient succombé à d'autres maladies, et il y trouva également des vibrions ; d'où il conclut que ces êtres n'étaient point en relation avec le choléra (3).

Le docteur Hassall trouva aussi des vibrions dans les selles des cholériques et même dans les matières intestinales douze heures après la mort. Il conclut de ses recherches que les vibrions existent

(1) P. H. Malmsten, *Infusorien als intestinal canal thiere beim menschen.* (*Arch. für path. anat.*, etc., von Virchow, p. 302, 1857).

(2) Pouchet, *Comptes rendus de l'Acad. des sciences*, 23 avril 1849.

(3) *General Board of health, Appendix to rep. of the committee for scient. inquir. in relat. to the cholera epidemic of* 1854, p. 137. London, 1855.

constamment dans les matières ayant l'apparence d'eau de riz et qu'ils s'y développent pendant la vie des malades. Il croit possible que ces animaux s'introduisent dans l'estomac et les intestins par le véhicule de l'atmosphère ou par l'eau des boissons (1), et que, trouvant des conditions favorables, ils se développent et se propagent avec une inconcevable rapidité.

Dans les garderobes des individus bien portants, le docteur Hassall a trouvé des vibrions également, mais en nombre comparativement fort petit. La considération que les vibrions sont extrêmement répandus dans la nature, qu'ils se développent dans toutes les infusions végétales et animales, dans toutes les saisons, suffit, suivant cet auteur, pour établir qu'il n'y a point de connexion essentielle entre l'existence de ces infusoires et celle du choléra; cependant la présence invariable de ces animalcules en nombre considérable dans les selles ayant l'apparence d'eau de riz lui paraît un fait très intéressant, et si ces animaux ne sont point la cause du choléra, on peut au moins croire qu'ils ne sont pas sans influence sur l'apparition et l'aggravation des symptômes. Suivant le même auteur, les vibrions ne se répandent point dans l'atmosphère avec les vapeurs qui s'élèvent des déjections des cholériques, fait qu'il a constaté expérimentalement par la distillation de ces matières. Leur existence dans l'atmosphère pourrait néanmoins être due à quelque autre procédé (2).

Les observations des trois savants cités ci-dessus, prouvent que des vibrions se développent dans les matières qui ont l'apparence d'eau de riz, et pendant qu'elles sont encore renfermées dans l'intestin, c'est-à-dire qu'ils se développent pendant la vie du malade. Il est à regretter qu'on n'ait pas déterminé la durée de l'existence de ces animalcules; car s'ils périssent après le refroidissement du milieu qui les renferme, on eût déterminé de la sorte, sinon leur relation avec le choléra, au moins la subordination de leur existence à la vie de leur hôte, et l'on eût prouvé, en même temps, que ces *vibrions* n'étaient pas des particules quelconques agitées du mouvement brownien.

B. *Diarrhée.* — Il faut encore rapporter aux vibrioniens l'une

(1) *General Board*, cit. p. 119, *Report on the examination of certain atmospheres during the epidemic of cholera*, by Dr R. D. Thomson.

(2) Dr Arthur Hill Hassall, même recueil, p. 289 et suiv., *Report on the microscopical examination of the blood and excretion of cholera patients.*

des espèces observées par Leeuwenhoek dans ses excréments, lorsqu'il était atteint de diarrhée.

J'ai vu aussi dans les garderobes diarrhéiques d'un phthisique un nombre immense de vibrions, et cela pendant plusieurs semaines de suite. Ils disparaissaient avec le refroidissement des matières.

§ II. — Cercomonadiens (*Cercomonas hominis*). Voy. *Synops.*, n° 4.

Pendant l'épidémie du choléra de 1853-1854, j'ai vu souvent chez les malades des salles de M. Rayer, à la Charité, des cercomonades qui ont été l'objet des observations dont j'ai parlé ci-dessus. Dans quelques cas, ces animalcules étaient en quantité assez considérable pour que chaque goutte de liquide en contînt plusieurs. Ces protozoaires disparaissaient avec le refroidissement des matières. Je n'ai pu déterminer s'il y avait une relation entre la présence de ces infusoires et l'existence du choléra.

J'ai vu, en outre, chez un malade atteint de fièvre typhoïde, des monadiens très analogues à la cercomonade des cholériques; cependant ils ne lui étaient point identiques (1).

§ III. — Paraméciens (*Paramecium coli*). Voy. *Synops.*, n° 6.

C'est aux paraméciens que M. Malmsten rapporte les protozoaires qu'il a rencontrés dans deux cas. Peut-être l'un des infusoires observés par Leeuwenhoek dans ses propres déjections, appartient-il au même genre.

Cas observés par M. Malmsten.

1° Il s'agit d'un marin âgé de trente-huit ans, entré à l'hôpital de Stockholm le 22 mars 1856. Atteint du choléra deux ans auparavant, cet homme avait conservé depuis lors, des désordres des fonctions digestives tels que sensations désagréables à l'épigastre, ballonnement du ventre, diarrhée et constipation alternantes, coliques, selles composées en partie d'aliments non digérés. Lors de son entrée à l'hôpital, il est amaigri, sans fièvre ; il a de la diarrhée, de la soif ; on constate à la partie inférieure du rectum une petite ulcération fournissant un pus sanguinolent dans lequel l'examen microscopique montre une masse d'infusoires (*Paramecium coli*). Par des cautérisations au nitrate d'argent et quelques médicamens, l'ulcère fut cicatrisé en mai ; cependant l'état du ventre ne fut pas amélioré. L'examen microscopique des selles fit découvrir alors une énorme quantité d'infusoires semblables aux précédents qui, pendant deux mois consécutifs, furent observés dans les matières *puisées* dans le rectum même. Tous les remèdes administrés jusqu'alors n'avaient

(1) *Mém. cit.*

produit aucune amélioration; des lavements avec addition d'acide nitrique ayant été enfin prescrits, l'état du malade s'améliora de jour en jour; les forces et l'embonpoint revinrent; il n'y avait plus que deux selles dans vingt-quatre heures lorsque le malade quitta l'hôpital, le 28 août. On eut ensuite plusieurs fois encore l'occasion d'observer chez ce malade, dans les garderobes qui avaient repris le caractère de la diarrhée, la présence des mêmes infusoires.

Il a été constaté que, hors du tube intestinal, les *paramecium* vivaient quelques heures à peine; néanmoins, on avait pu les garder en vie pendant vingt-quatre heures en maintenant les garderobes à la température du corps humain par le bain-marie.

2° Une femme âgée de trente-cinq ans, ayant joui d'une bonne santé jusqu'en septembre 1854, fut prise d'une douleur au côté gauche, de coliques, d'une diarrhée séreuse dans laquelle des aliments non digérés pouvaient être facilement reconnus. Après une guérison apparente et plusieurs récidives du même mal, elle entre le 2 mai de l'année 1856, dans un hôpital de Stockholm. Elle offre alors un amaigrissement et une prostration considérables, le pouls régulier, petit et faible, à 92; inappétence, soif ardente, nausées, vomissements rares, hoquet continuel, ventre contracté, gargouillements à la pression, borborygmes, selles fréquentes, aqueuses, jaunâtres, excessivement fétides. L'examen microscopique y constate la présence de pus et d'infusoires (*Paramecium coli*) très vifs et très nombreux. Les jours suivants, la diarrhée continue, on y retrouve toujours les mêmes protozoaires. Les forces s'épuisent et la malade succombe le 13 mai à dix heures du matin.

L'*autopsie* est pratiquée le même jour à cinq heures après midi (sept heures après la mort). L'estomac et l'intestin grêle offrent quelques lésions peu importantes; le côlon présente çà et là des ulcères grangréneux de la dimension du petit doigt. On trouve aussi dans l'intestin un pus ichoreux et fétide.

On constate, par l'examen microscopique, l'absence d'infusoires dans l'estomac et l'intestin grêle, et leur existence dans le cæcum et le côlon. Ces animalcules étaient surtout nombreux dans le mucus qu'on enlevait en grattant la membrane muqueuse avec un scalpel. Le mucus pris sur les parties les plus saines, contenait de ces infusoires par milliers; ils étaient moins nombreux sur les parties les plus malades.

Des matières renfermant les protozoaires ayant été recueillies pour être montrées à l'Académie des sciences de Stockholm, aucun de ces animalcules, pleins de vie au moment de l'autopsie, ne put être retrouvé vivant à sept heures et demie, c'est-à-dire deux heures et demie plus tard

En présence de ces deux faits, M. Malmsten se demande quel rôle jouent ces infusoires et quelle influence ils exercent sur l'organisme. Suivant lui, *ces animalcules, vivant dans la muqueuse même entre les villosités, doués d'une motilité et d'une vivacité grandes, assez nombreux pour qu'on en trouve vingt à vingt-cinq dans une gouttelette de mucus, doivent augmenter la sécrétion intestinale et le mouvement péristaltique;* ce qui explique, jusqu'à un certain point, la diarrhée avec le caractère de lienterie dont étaient atteints les deux malades.

Les lavements, acidulés avec l'acide nitrique, lui paraissent les seuls moyens de détruire les *Paramecium coli* et de guérir la diarrhée qu'ils occasionnent.

DEUXIÈME SECTION.

VERS CESTOÏDES DE L'INTESTIN DE L'HOMME.

CHAPITRE PREMIER.

HISTORIQUE.

Trois vers cestoïdes existent dans l'intestin de l'homme : le *ténia solium*, le *bothriocéphale large*, le *ténia nana.* Ce dernier n'a encore été observé qu'en Égypte (voy. *Synops.*, n° 15). Nous ne nous occuperons ici que des deux premiers.

Le ténia a été connu dès les temps les plus reculés ; nul animal n'a donné lieu à plus d'hypothèses, de discussions et d'erreurs. « Ce ver, dit avec raison Bloch, fournirait assez de matière à l'esprit philosophique qui voudrait observer judicieusement la marche des erreurs humaines. » Nous n'entreprendrons pas cette longue et difficile histoire ; il suffira, pour en faire apprécier toute l'étendue, d'exposer en peu de mots les diverses questions qu'à soulevées parmi les médecins, l'observation du ténia et du botriocéphale chez l'homme : quelle est l'origine du ténia? Est-ce une production ou une excroissance de l'intestin? Est-ce un animal? Si c'est un animal, est-il simple ou agrégé? a-t-il une tête ou vit-il sans tête? quelle est l'extrémité qui est la tête ou qui supporte la tête? Comment est organisée cette tête? a-t-elle une bouche? chacun des anneaux est-il pourvu d'une bouche? Le ténia est-il un animal primitivement agrégé dont les anneaux deviennent libres? Les anneaux sont-ils primitivement libres et forment-ils le ténia par leur agrégation? y a-t-il plusieurs espèces de ténias? Le cucurbitin est-il un ver distinct du ténia? Comment le ténia est-il organisé? Comment se nourrit-il? Se régénère-t-il après avoir été rompu? Combien de temps vit-il? est-il toujours solitaire? quelle partie de l'intestin occupe-t-il? pourquoi est-il si difficile à expulser, etc.?

Telles sont les questions que les médecins ont cherché à résoudre par la simple observation de ces entozoaires chez l'homme; aussi chacune d'elles a-t-elle donné matière à des hypothèses et à des discussions sans nombre. La plupart de ces questions seraient restées sans réponse, si l'on n'en avait enfin cherché la solution dans l'observation des cestoïdes des animaux.

C'est vers la fin du XVIIe siècle que le jour commença de se faire sur ces diverses questions; mais ce n'est que vers la fin du XVIIIe siècle que l'on acquit des connaissances précises sur l'organisation des cestoïdes. En donnant ici un aperçu de l'histoire de ces vers, nous ne traiterons que de ce qui intéresse plus particulièrement la littérature médicale.

Nous avons dit que Félix Plater (1602) a reconnu l'existence de deux vers plats chez l'homme; quoique la description qu'il a donnée de ces vers soit fort incomplète et en quelques points erronée, elle suffit cependant à faire reconnaître que, dans le ténia dont il a parlé d'abord (*tænia prima*), Plater avait en vue le botriocéphale, et que, dans le second (*tænia secunda*), dont les anneaux se séparent facilement et forment les cucurbitins, il avait en vue le ténia solium. Quelques années plus tard, Spigel reconnut aussi l'existence de deux ténias distincts chez l'homme et, comme Plater, il en donna une description fort incomplète et des interprétations erronées. Un siècle après, Nicolas Andry indiqua quelques-uns des caractères génériques de ces deux vers, et mit leur existence hors de toute contestation.

La distinction des deux espèces de vers cestoïdes qui affectent l'homme dans nos pays, ne se fit que tardivement et la vérité se trouva longtemps mêlée de beaucoup d'erreurs. Plater, exerçant la médecine à Bâle où le ténia solium existe (Herrenschwands n'a observé que ce ver à Bâle, au rapport de Ch. Bonnet et de Van Dœveren), tandis que généralement en Suisse se trouve le bothriocéphale, Plater a pu facilement voir les deux espèces de cestoïdes; aussi paraît-il en avoir établi la distinction d'après ses propres observations.

A l'époque où vivait ce médecin, l'animalité du ténia était en question, et même elle ne fut mise hors de doute que dans le siècle suivant : Hippocrate, Aristote, Galien, etc., regardaient le ver plat comme un animal, mais quelques auteurs grecs furent déjà d'une opinion différente. Ætius dit : « Est autem » latus lumbricus, si ita dicere liceat, permutatio pelliculæ intrinsecus intes- » tina ambiantis, in corpus quoddam vivum, etc. (1). » Paul d'Egine dit aussi : « Lumbricus latus transmutatio, ut ita dicam, est membranæ intestinis intrin- » secus agnatæ in corpus quoddam animatum..... (2). » Le ver plat n'était donc point pour ces auteurs un véritable animal. Cette opinion fut reprise et même exagérée par quelques-uns de leurs successeurs : J. Sérapion, médecin arabe que nous avons déjà cité (p. 41), parle en termes assez obscurs de la génération des cucurbitins dans une sorte de membrane (*panniculo mucoso*) qui se forme dans l'intestin. Avicenne et Arnauld de Villeneuve, dont nous parlerons ci-après, disent quelque chose de semblable. H. Gabucinus (1547), quelques années avant Plater, écrivait : « Ego verò nil aliud latum lumbri- » cum esse existimo, quam, ut inquit Hippocrates, abrasionem veluti intesti- » norum albam tota complectentem intestina : intra quam cucurbitæ semini » similes animantes procreantur : et quidem vitam sensilem viventes..... quo » factum est ut latum lumbricum nihil aliud esse existimem quam mucos intra » intestina congenitos, vel mucosam pituitam intestinorum frigiditate adden- » satam (3). »

Beaucoup d'autres auteurs, dont il est inutile de faire ici mention, ont partagé cette manière de voir. Ainsi, pour beaucoup de médecins devanciers ou contemporains de Plater, la question n'était point de savoir s'il y a plusieurs espèces de ténias, mais si le ténia est réellement un animal.

L'opinion relative à la pluralité des espèces de ténias paraît avoir été émise d'abord par les Arabes, mais alors elle reposait sur une erreur. Nous avons dit qu'Avicenne a probablement regardé comme formant deux espèces distinctes de vers plats, ceux qu'il appelle les longs et ceux qu'il appelle les plats, c'est-à-dire le ténia et les cucurbitins. Quant à la mention de plusieurs sortes de *ténias* (*tineæ*), que l'on trouve encore dans quelques anciens ouvrages, leurs auteurs n'ont point voulu désigner plusieurs espèces de vers plats, mais ils ont employé l'expression de *tinea* comme synonyme de ἕλμινς, ou *lumbricus*.

Arnauld de Villeneuve, qui vivait vers l'an 1300, est le premier auteur qui ait parlé d'une manière bien nette de plusieurs espèces de vers plats : « Ex » phlegmate dulci, dit Arnauld de Villeneuve, fiunt longi et lati ; ex phlegmate » naturali fiunt breves et lati et isti dicuntur cucurbitini et quidam dicunt quod » isti cucurbitini generantur in ventre cujusdam maximi lumbrici qui aliquando » emittitur longior uno vel duobus brachiis qui *solium* sive *cingulum* dicitur (4). » La distinction de ces trois espèces de ténias est tout à fait erronée ; cependant, à part ce ver appelé *solium*, qui est purement fictif, le ver plat et long

(1) *Op. cit.*, tetrab. III, sermo I.
(2) *Op. cit.*, lib. IV, cap. LVII.
(3) Hieron. Gabucinus, *Op. cit.*, p. 6 et 7.
(4) Breviar, lib. II, cap. XXI.

et le ver plat et court, c'est-à-dire le ténia et le cucurbitin, sont deux êtres réels, quoique non spécifiquement distincts. La manière de voir d'Arnauld de Villeneuve relativement à ces *deux espèces* de vers plats, qui paraît avoir été aussi celle d'Avicenne, eut par la suite beaucoup d'adhérents.

Si l'on ajoute à ces opinions relatives à la nature ou à la distinction des vers plats, celle qui consistait à faire du ténia une chaîne formée par la réunion de vers cucurbitins *momordicùs inhærentes*, on comprendra qu'à l'époque où vivait Plater, la plus grande obscurité régnait sur la nature et la constitution du ver plat, et que la distinction qui avait été faite avant lui de plusieurs espèces de ténias n'était que le résultat d'erreurs grossières.

Voici comment s'exprime F. Plater au sujet des ténias de l'homme : « Per » podicem talia corpora etiam, sed raro, rejiciuntur diversorum generum :

» 1° E quibus unum fasciam quamdam refert, membraneam, intestinorum » tenuium substantiæ similem, eorum longitudinem adæquantem, minimè » tamen, uti illa, cavam, sed digitum transversum latam, quam latum lumbri- » cum appellant, rectiùs tæniam intestinorum, siquidem cum lumbrico nullam » habeat similitudinem, nec, uti lumbricus, vivat, aut loco moveatur; sed » tamdiù, donec, nunc integrum, magno impetu aut terrore patientis existi- » mantis intestina omnia sic procidere, vel abruptum, elabatur. In qua fascia » plerumque lineæ nigræ transversæ, spatio digiti, ab invicem distantes, per » totum ipsius longitudinem et ad formam vertebrarum, in intervallis illis ex- » tuberantes, apparent.

» 2° Aliàs verò aliter formata ejusmodi tænia longissima, veluti ex portio- » nibus multis cohærentibus et quæ ab invicem abscedere possunt, constare » videtur, quas portiones, cum cucurbitæ semina quadrata nonnihil referant, » cucurbitinum vermem vocant, qualis rarius integer, sed plerumque in plura » frusta divisus, rejicitur; quæ singula privatos vermes esse, cucurbitinos » dictos, crediderunt licet tantum fasciæ illius abruptæ sint particulæ (1). »

Cette description indique suffisamment le bothriocéphale et le ténia de l'homme. Une seule erreur notable s'y rencontre, c'est celle qui attribue au premier de ces vers l'absence de vie et de mouvements.

Plater n'a point donné de nom à ces deux espèces de *ténias*, c'est pourquoi les médecins qui en ont parlé après lui, les ont appelées *tænia prima* ou *secunda Plateri*.

Le *tænia prima* (bothriocéphale) n'est pas resté tout à fait inconnu jusqu'aux écrits de Plater : Thaddœus Dunus (2) parle d'un ver de plus de vingt-cinq aunes qu'il observa en Suisse, en 1571, et dont la description se rapporte au bothriocéphale. Gaspard Wolphius (3) à Zurich, vers la même époque, en fit rendre par un enfant à la mamelle deux longs fragments qui appartenaient évidemment au bothriocéphale; mais ces auteurs n'ont point pensé que le ver qu'ils observaient fût différent du *ténia solium*.

(1) *Praxeos medicæ opus*, t. II. *De anim. excret.*, 1602.
(2) *Miscel. de re medica*, cap. xv, 1592.
(3) *Observ. cit.*

Adrien van der Spiegel, ou Spigel (1618), après Plater, mais probablement sans connaître ses écrits, reconnut l'existence de deux espèces de cestoïdes chez l'homme. Spigel parle d'abord en ces termes d'un ver qu'il avait vu rendre par une femme : « Nostram vidimus prorsùs candidam, lineis seu » incisuris, more insectorum, quibusdam æqualiter a se invicem distantibus, » per transversum præditam, in quarum spatio intermedio habebat quædam » veluti internodia, lenticulæ figura..... (1). » Dans les diverses circonstances du fait, dans la description et la figure du ver, on ne peut méconnaître un *bothriocéphale* que Spigel, à tort, prit pour le *ténia des Grecs*. Dans le chapitre suivant, à propos du *ténia solium* qu'il reconnaît être un ver différent, il s'exprime ainsi : «...... Neque ex multis vermibus, ut somniant auc» tores, sibi invicem adhærentibus catenatim, conflatam ; sed ex multis nodis, » veluti articulis, semen cucumeris referentibus, unum vermem esse compo» situm, qui, quòd non habeat fasciæ aliquam similitudinem, non debet pro » veterum lato lumbrico sumi, et si longitudine par ei aliquando esse videatur, » sed pro suæ speciei lumbrico, quem Arabes fortassìs cucurbitinum vermem » a figura ejus articulorum appellare voluerunt..... ego nihilominus fasciam » potius seu *tæniam degenerem* nominabo, de hac apud antiquos Græcos fateor » ingenuè me nullam reperiisse factam mentionem..... (2). »

Spigel, ayant cru reconnaître le *ténia des Grecs* dans celui dont il a parlé en premier lieu, ne pouvait le retrouver dans son *tænia degener*. La première erreur causa la seconde ; toutefois ces erreurs ne touchent point le fonds de la question, et l'on reconnaît, par le texte et par les figures qu'il a jointes à son ouvrage, que l'auteur avait distingué deux vers cestoïdes chez l'homme : le *bothriocéphale* dont il parle, et dont il donne la figure d'après ses propres observations, et le *ténia solium* (*degener*), qu'il représente d'après Cornelius Gemma.

La question de la pluralité des vers cestoïdes de l'homme resta jusqu'à la fin du XVIIe siècle au point où l'avaient laissée, au commencement de ce même siècle, Plater et Spigel. Nicolas Andry, dans la première édition de son *Traité de la génération des vers* (1700), admet l'existence de trois espèces ou *variétés de ténias :* « L'un qui retient le nom du genre et qui s'appelle proprement *tænia*, lequel n'a point de mouvement ni de tète formée ; et l'autre, qui se nomme *solium* et qui a du mouvement et une tête ronde, fort bien formée, faite comme un poireau (3). » Celui-ci a deux variétés principales : « L'un a le long du milieu du corps, par-dessus, comme une longue épine ; c'est ainsi que Spigel le représente.....; l'autre n'a point cette épine, etc. (4). »

La première espèce rappelle le *tænia prima* de Plater, *qui n'a pas de mouvements ;* la seconde, comme l'auteur le dit lui-même, est le *ténia des Grecs*

(1) *De lumbrico lato* lib., cap. v, p. 13 ; Patavii, 1618.

(2) *Ouvr. cit.*, p. 17.

(3) *Ouvr. cit.*, p. 78, 1re édit.

(4) *Ouvr. cit.*, p. 80.

de Spigel; la troisième appartient à l'auteur, qui la décrit d'après ses propres observations.

Dans la seconde édition du même ouvrage (1714), Andry reconnaît qu'il n'y a que deux espèces de *ténias* chez l'homme; il donne quelques-uns de leurs caractères distinctifs d'une manière précise : « Il y a deux sortes de *tœnias*, dit-il, l'un a le long du milieu du corps en dedans une espèce d'épine qui s'étend depuis un bout jusqu'à l'autre...... (par épine, Andry entend un rachis qui est constitué par la série des proéminences qui existent au centre de chacun des anneaux chez le *bothriocéphale*); l'autre n'a point cette épine, mais on y remarque au bord, après chaque article, une espèce de mamelon au bout duquel paraît une ouverture, dans laquelle on discerne un vaisseau bleuâtre qui traverse jusqu'à la moitié de la largeur du corps; l'un et l'autre ont une tête ronde et un cou extrêmement mince (1). »

Plater et Spigel avaient indiqué déjà l'apparence de rachis que présente le *bothriocéphale* (*Tœnia prima*, ténia des Grecs); mais les caractères distinctifs du *ténia solium* appartiennent entièrement à Andry.

Dans sa troisième édition (1741), l'auteur confirme ces faits et donne à l'un de ces vers, le premier qu'il ait observé, le nom de *ténia de la première espèce* ou *ténia sans épine*, c'est le *ténia solium;* à l'autre le nom de *ténia de la seconde espèce*, ou *ténia à épine*, c'est le *bothriocéphale* (2).

Charles Bonnet (de Genève), après Andry, fit une nouvelle étude des vers plats de l'homme : il signala entre les deux espèces un caractère distinctif nouveau : la longueur relative des anneaux. En conséquence, il proposa d'appeler l'un (le *bothriocéphale*) *ténia à anneaux courts*, l'autre (le *ténia solium*) *ténia à anneaux longs* (3).

D'autres espèces de ténias se trouvent encore indiquées dans les livres de médecine: F. Plater, outre celles dont il a été question ci-dessus, parle d'une *troisième espèce* dont les *individus ne sont point aplatis, mais cylindriques, comme les lombrics, semblables dans toute leur longueur,... privés de mouvements, rares chez les hommes, mais fréquents chez les chiens*. Il ne peut être question ici de l'un des ténias du chien ; il est possible que Plater ait observé, comme le pense Rudolphi, quelque ver nématoïde altéré ; mais, à notre avis, il s'agit plutôt de ces concrétions membraniformes formées d'un mucus condensé, que rendent certains individus avec les selles et dont nous allons parler immédiatement.

(1) *Ouvr. cit.*, 2e édit., p. 73-74.

(2) *Ouvr. cit.*, t. I, p. 194-195.

(3) Ch. Bonnet, *Diss. sur le ténia, sav. étrang.*, t. I, p. 478, 1750, et *Œuv. compl.*, t. II, p. 65, Neufchâtel, 1779.

Ch. Dionis, prenant pour un tégument une enveloppe formée par du mucus qui entourait un ténia soumis à son observation, crut avoir découvert une nouvelle espèce de ce ver et lui donna le nom de *ténia à enveloppe* (1). Le mucus condensé sous forme de membrane, qu'il n'est pas absolument rare de voir sortir avec le ténia, et que l'on reconnaîtrait aujourd'hui généralement pour ce qu'il est, avait depuis longtemps fixé l'attention des médecins. Un assez grand nombre en avaient fait mention, soit qu'il eût consisté uniquement dans une concrétion membraniforme prise pour un ver, soit qu'il eût enfermé des fragments du ténia. C'est cette enveloppe de mucus qu'Arnauld de Villeneuve dit être un grand ver nommé *solium* ou *cingulum*, que Sérapion, Avicenne et d'autres auteurs ont appelée *panniculus mucosus*, que Gabucinus dit être une *abrasion* de l'intestin formée par le refroidissement de cet organe, que d'autres ont appelé *lectulus vermium*.

C'est sans doute à des corps de ce genre qu'il faut rapporter le ténia de la troisième espèce de Plater, et ce ver *rond* de trente pieds de longueur qu'un jeune homme, au rapport de Baglivi, rejeta par le vomissement (2) et cet autre dont parle Zacutus Lusitanus, qui fut évacué par un enfant de trois ans, après de violentes coliques. « Membranam latam, tæniam diceres, longam palmos viginti quinque, » crassiusculam, quatuor digitorum latitudine (3). »

Vallisneri parle d'une femme juive qui rendit plusieurs fois de ces concrétions membraniformes remplies de vers cucurbitins, concrétions prises par la malade pour une portion de ses intestins : « Erat » hæc substantia, dit Vallisneri en parlant de l'une de ces concrétions, « velut fascia quædam duplicata, omni parte clausa, crassa, lubrica, » splendente, diaphana, mucilaginosaque membrana contexta, duos » pollices lata, duobusque cubitis longior, cava interiùs, in siphonis » modum... in ejus verò cavo innumeri continebantur vermes cucur- » bitini (4). » Quant à la nature de ces tubes, Lancisi, les comparant aux concrétions polypiformes du cœur, émit l'opinion qu'ils sont

(1) Charles Dionis, *Dissert. sur le ténia ou vert plat*, p. 5. Paris, 1749.

(2) Andry, *ouv. cit.*, 2e édit., *Lettre de Baglivi*, p. 438. (Baglivi dit *lumbricum teretem*, expression que, dans sa troisième édition, Andry rend inexactement par celle de *un vert plat*.)

(3) Zacutus Lusitanus, *De princip. medicor. hist.*, lib. II, hist. 68 ; et Leclerc, *op. cit.*, p. 111.

(4) Antonio Vallisneri, *Opere fisico-mediche*, t. I, p. 146 (*Dell' origine de' vermi ordinari nel corpo umano*). Venezia, 1732, in-fol., trad. par Leclerc, *op. cit.*, p. 86.

formés d'un suc concrescible fourni par l'intestin. Vallisneri partagea ce sentiment; il se demanda, toutefois, si ces tubes ne seraient pas en partie l'œuvre des vers, qui les formeraient ou les consolideraient pour y déposer leurs œufs (1). L'opinion que les vers forment eux-mêmes ces membranes avait été déjà été émise par Houllier (2); elle fut reproduite par plusieurs auteurs ensuite à l'égard des concrétions membraniformes qui ont été quelquefois observées autour des pelotons d'oxyures ou de lombrics.

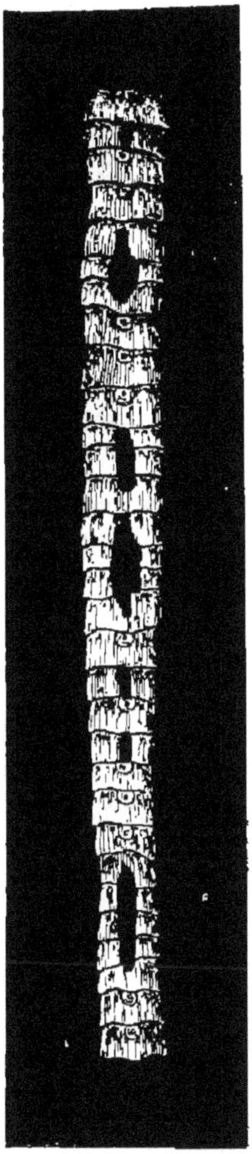

FIG. 3. — Bothriocéphale perforé, observé par M. Rayer.

On a encore regardé comme appartenant à une nouvelle espèce de ténia, les cestoïdes dont les anneaux sont perforés (*Tænia fenestrata*) (3), par suite de la rupture des parois de l'ovaire qui laissent sortir par cette sorte de ponte les ovules arrivés à maturité. Les individus dont les anneaux mûrs sont ainsi perforés dans une étendue plus ou moins grande, appartiennent le plus souvent sans doute au *bothriocéphale*, car les segments du *ténia solium* se séparent généralement avant d'avoir acquis un degré suffisant de maturité. Une femme qui était, en 1843, dans le service de M. Rayer à la Charité, rendit trois bothriocéphales à la fois, après avoir pris deux gouttes d'huile de croton; l'un de ces vers avait les derniers anneaux perforés assez régulièrement. Un ver cestoïde perforé, dont parle M. Fiévet, était aussi un bothriocéphale (4); cependant Rudolphi a vu deux ténias solium, dont l'un au musée de

(1) Leclerc, *op. cit.*, p. 110.

(2) « *Nonnullis quoque contigit ut multitudo vermium tunicam sibi contexerit* » *extensam toto intestino.* » (Holler, *De morb. internis*, lib. I, cap. LIV.)

(3) Masars de Cazèles, *Sur le ténia ou ver solitaire, et plus particulièrement sur un ténia percé à jour* (*Journal de Roux*, t. XXIX, p. 26, 1768).

(4) J.-C. Fiévet, *Quelques mots sur les helminthes de l'homme* (*Thèse*, Paris, n° 255, p. 11, 1855).

Vienne, qui avaient leurs anneaux les plus grands perforés (1), et Bremser en a fait rendre à deux malades (2).

Aux erreurs des médecins sur la détermination des espèces de cestoïdes propres à l'homme, quelques naturalistes, d'après des caractères insuffisants ou mal interprétés, en ajoutèrent d'autres soit en indiquant comme appartenant à de nouvelles espèces de simples variétés, soit en attribuant à l'homme des cestoïdes propres à d'autres animaux.

Enfin, nous avons vu que les segments libres du ténia (cucurbitins) ont été regardés par les Arabes comme une espèce de ver distincte ; des connaissances exactes sur l'origine et la nature de ces segments ne furent acquises qu'avec beaucoup de lenteur et de difficulté.

Hippocrate, à propos du ver plat, parle de ses anneaux séparés qui sont expulsés sous la forme de semences de concombre ; mais ces indications, qui se retrouvent dans quelques auteurs grecs, ont été négligées et oubliées jusqu'à Félix Plater. Plusieurs auteurs postérieurs aux Arabes, regardant aussi les cucurbitins comme des vers particuliers, pensèrent que ces vers, primitivement libres, se réunissent quelquefois en nombre plus ou moins considérable, et constituent le ténia par leur enchaînement ou par leur rapprochement dans une membrane détachée des intestins ; quelques-uns, confondant les cucurbitins avec les ascarides ou oxyures, crurent que le ténia est une chaîne formée par la réunion de ces entozoaires qui habitent le rectum (3).

(1) Rud., *Synops.*, p. 522.

(2) Bremser, *ouvr. cit.*, p. 197.

(3) L'opinion que le ténia est formé par une série de cucurbitins accidentellement réunis, est fort ancienne. On sait aujourd'hui que chacun des anneaux du ténia est produit par la tête comme un bourgeon, que ce bourgeon s'accroît et finit, chez quelques cestoïdes, par se détacher pour vivre encore quelque temps à l'état de liberté. Les bourgeons ou anneaux, chez le bothriocéphale, restent constamment adhérents les uns aux autres; mais chez le *ténia solium*, ils se séparent assez ordinairement et forment ce que les naturalistes aujourd'hui appellent un *proglottis*, et ce que les médecins appelaient autrefois un *cucurbitin*. Les anciens ne se rendaient pas compte comme nous du mode de formation d'une chaîne de proglottis ou cucurbitins. Les uns, nous l'avons dit déjà, ont pensé que les cucurbitins étaient maintenus par une membrane enveloppante (*panniculo mucoso*) ; les autres, qu'ils étaient simplement collés (*mediante humiditate flegmatica*) ; un plus grand nombre ont cru que les cucurbitins s'accrochaient les uns aux autres par leur *bouche* : « ..... Cucurbitinos vermes ejecit, dit Benivenius, qui ita inter sese (dum scilicet

Les anneaux libres du ver solitaire ont encore été regardés comme les œufs de ce ver, accrus et en voie de développement ; Andry professa cette opinion, mais il reconnut ensuite son erreur et revint au sentiment d'Hippocrate, de Plater et de Tyson qui avaient indiqué déjà la véritable nature des cucurbitins. En comparant la forme et la constitution de ces segments libres avec celles des anneaux du ténia, il reconnut et établit définitivement que les cucurbitins sont les anneaux du ténia, qui, après s'être détachés de ce ver, jouissent encore pendant un certain temps du mouvement et de la vie.

CHAPITRE II.

RAPPORTS DU TÉNIA AVEC LE BOTHRIOCÉPHALE. DISTRIBUTION GÉOGRAPHIQUE DE CES VERS.

Les deux vers cestoïdes de l'homme, le ténia solium et le bothriocéphale large, existent dans des contrées diverses et semblent s'ex-

» alter alteri *mordicùs* inhæreret) jungebantur, ut..... » (Ant. Benivenii, *De abditis morborum causis*, cap. 87).

Pierre de Abano paraît avoir le premier (1250) émis l'opinion que le ténia est formé par une réunion de vers cucurbitins (*filo unius in alterum conjunctorum*) (voyez p. 42). Thadée, Michel Savonarola, Fernel, Al. Benedetti et beaucoup d'autres adoptèrent cette manière de voir, qui fut repoussée par Plater et Spigel. Elle fut ensuite reprise par Vallisneri. Aucun auteur, avant ce célèbre naturaliste, n'avait entrepris d'apporter des preuves à l'appui de cette opinion; Vallisneri le fit. Il se fondait : 1° sur la vitalité des anneaux isolés ; 2° sur l'absence de communication vasculaire entre leur série; 3° sur la présence de deux crochets au bord de chaque anneau, qui servaient à le fixer à l'anneau voisin (*Del origine de' vermi nel corpo umano*) : la seconde et la troisième de ces propositions sont fausses.

L'opinion de Vallisneri et de ses prédécesseurs n'est pas tout à fait dénuée de vérité ; l'erreur a été de croire que les cucurbitins sont primitivement libres.

Plus tard, Steph. Coulet eut la même manière de voir relativement à la constitution du ténia ; mais cet auteur pensait que les ascarides (oxyures) ne sont point différents des cucurbitins. Cette confusion qui se trouve, avons-nous dit, chez les auteurs du XIIIe et du XIVe siècle, n'existait pour eux, probablement, que dans les expressions *ascarides vel cucurbitini*. Il n'en est pas de même pour Coulet, qui dit de l'oxyure : « *ascaris* est vermiculus planus. » (*Diss. inaug. de ascaridibus et lumbrico lato*, 1729).

Les derniers partisans de l'opinion de Vallisneri furent, parmi les médecins, Postel de Francière (*Journ. de méd.*, t. XVIII, p. 416, 1763 et t. XXVI, p. 415, 1767), et Blumenbach parmi les naturalistes (*Gœttingsche Anzeigen von gelehrten Sachen*. St. 154, 1774).

clure mutuellement; car, généralement, dans les régions où l'un de ces vers est très commun l'autre n'existe pas, ou du moins, il y est très rare. Cependant, il n'y a point d'incompatibilité entre ces deux vers; l'un et l'autre peuvent atteindre le même individu à la fois ou successivement; l'un peut exister avec l'autre dans la même contrée ou, suivant des circonstances nouvelles, se montrer fréquemment dans une localité qui semblait le domaine exclusif de l'autre. C'est ce qui ressortira des faits que nous allons exposer.

On rencontre souvent chez les animaux des vers cestoïdes d'espèces différentes vivant ensemble dans l'intestin. L'association du ténia avec le bothriocéphale chez l'homme n'aurait donc rien d'insolite; quoiqu'elle ait été fort rarement observée, l'on en possède des exemples certains.

Dionis dit qu'un de ses malades a rendu un morceau de *ténia à épine* et huit jours après un morceau de *ténia à nœuds* (1).

Van Doeveren rapporte qu'il a observé un ténia de la première espèce (*bothriocéphale*), brunâtre, avec son extrémité antérieure, et de plus une portion d'un autre ver fort blanc dont les articulations n'étaient point de la même conformation que celle du premier (2).

A l'autopsie d'une femme de Fiesole (Toscane), morte quelques jours après avoir rendu un ténia solium, le professeur Lorenzo Nannoni trouva un autre ver cestoïde, long de 3 mètres à peu près, et qui différait du précédent par ses anneaux plus courts et par sa couleur (3).

Le docteur Breton rapporte qu'une petite fille évacua, après avoir pris l'écorce de racine de grenadier, un ténia large vivant et long de 4 pieds 9 pouces, et le lendemain un ténia solium mort, de 9 pieds 10 pouces de longueur (4).

(1) Dionis connaissait parfaitement les deux espèces de vers plats distingués par Andry, et si les expressions de *ténia à épine* et *ténia à nœud* ne s'accordent pas précisément avec les dénominations d'Andry, ils expriment cependant deux vers différents, car Dionis ajoute : « que peut-on conclure, sinon que le malade avait ces deux espèces de tenia? » (Ch. Dionis, *Dissert. sur le ténia ou ver plat*, p. 26. Paris, 1749.)

(2) Van Doeveren, *ouvr. cit.*, p. 181.

(3) Guidetti, *Dei vermi humani in generale*, etc. Firenze 1783, cité par M. Raikem (*Rapport à l'Acad. royale de médecine de Belgique, Bulletin*, t. XII, p. 213. Bruxelles, 1853.).

(4) Breton, *Medic. chirurg. Transactions of London*, 1821, t. XI, p. 307, cité par M. Raikem, *rapp. cit.* p. 216.

Ces observations sont certainement très contestables ; il leur manque à toutes l'indication de quelque caractère précis qui autoriserait à regarder les deux vers de chacun de ces cas comme appartenant à deux genres différents ; mais il n'est permis de conserver aucun doute à l'égard du fait suivant :

« Il y a quelques années, dit Rudolphi dans son ouvrage de physiologie, je recueillis plusieurs vers solitaires qui avaient été éliminés par une femme ; il y en avait en même temps de deux espèces munies de leur tête. C'est là le seul exemple bien avéré de ce genre que je connaisse (1). »

On possède aussi plusieurs exemples de bothriocéphale et de ténia, pris successivement par le même individu dans des contrées différentes :

« Un Suisse, établi à Bologne depuis deux ou trois ans, dit Brera, offrit les symptômes de la présence du ténia. Un traitement convenable fit évacuer en entier un très beau *tænia inerme*, espèce en quelque sorte indigène chez les habitants du Nord et chez ceux de son pays ; malgré cette expulsion, les symptômes s'aggravèrent ; l'on dut reprendre le traitement et recourir même à des anthelminthiques très puissants qui procurèrent l'évacuation de plusieurs *ténias armés* (2). »

Le docteur Wawruch rapporte le cas d'un orfèvre de Genève qui s'était établi à Vienne : cet homme avait expulsé un *bothriocéphale* dans son pays ; après deux ans de séjour à Vienne, il rendit un *ténia solium* (3).

Le bothriocéphale est moins universellement répandu que le ténia ; il occupe des régions restreintes, principalement au bord de la mer, de certains lacs ou de certains fleuves. Il n'est bien connu qu'en Europe.

Le ténia solium a été observé en Europe, en Asie, en Afrique et en Amérique. Il existe probablement chez tous les peuples du monde. On dit que les Malais n'ont pas de vers cestoïdes (4) ; mais

(1) *Phys.*, II Bd., II Abth., p. 239 (1821), cité par J. Frank et Raikem, *rapp. cit.*

(2) Valeriano Luigi Brera, *Memorie fisico-med. sopra i princip. vermi del corp. umano.* Crema, 1811. *Mem. prinv.*, p. 58.

(3) Wawruch, *Mém. cit.*

(4) Schmidtmüller, cité par M. Boudin (*Traité de géographie et de statistique médicales*, t. I, p. 336, Paris, 1857).

nos renseignements sur ce peuple sont trop incomplets pour qu'on puisse accorder quelque créance à cette assertion.

EUROPE. — Le ténia solium domine ou se trouve à l'exclusion du bothriocéphale : en Grèce, en Italie, en Espagne, en France, en Autriche, en Prusse, en Angleterre.

Le ténia et le bothriocéphale sont plus ou moins communs en Hollande, en Suède.

Le bothriocéphale domine ou se trouve à l'exclusion du ténia : en Suisse, en Russie.

Grèce. — Les descriptions du ver plat par les anciens Grecs désignent suffisamment le *ténia solium.*

Malte. — Le *ténia solium* existe seul à Malte (Montgomery-Martin, *History of British Colonies.* Cité par M. Boudin).

Italie. — D'après Vallisneri, Brera, Delle Chiaje, le *ténia solium* existe en Italie. D'après Baglivi (lettre à Andry), le ténia n'est pas aussi commun à Rome et en Italie qu'en Hollande.

Espagne. — Les auteurs arabes n'ont observé que des *ténias cucurbitins.*

France. — Le *ténia solium* existe généralement en France. Le bothriocéphale s'observe cependant dans les départements voisins de la Suisse. Dujardin a vu ce ver à Saint-Malo (*ouvr. cit.*, p. 612).

Autriche. — A Vienne, Geïschläger ne vit que le *ténia solium* (Rud. *Ent. hist. nat.*, t. I, p. 345). — Bremser ne trouva le bothriocéphale que chez des étrangers. — Wawruch, sur 206 cas de vers cestoïdes, ne vit que trois bothriocéphales, tous les trois d'importation étrangère.

Dans le *Tyrol*, d'après Bremser, on n'observe que le *ténia solium* (*Ouv. cit.*, p. 345).

Prusse. — D'après Rudolphi, on ne trouve ordinairement à Berlin que le *ténia solium.* Il a observé le bothriocéphale chez une jeune fille de Poméranie (Rud. *Ent. hist. cit.*, t. I, p. 345).

Angleterre. — Carlisle (cité par Rud., p. 345) dit qu'on ne trouve guère en Angleterre que le *ténia solium.* M. Owen, à propos d'un fait que nous rapporterons ci-après, confirme cette assertion relativement à Londres.

Hollande. — D'après Van Doeveren (*ouvr. cit.*, p. 132), les deux espèces de cestoïdes existent en Hollande, mais il a observé plus fréquemment le bothriocéphale.

Belgique. — Les deux cestoïdes existent en Belgique. C'est à Bruxelles que Spigel a observé le bothriocéphale. Le docteur Lombard dit que le ténia est très commun à Liége (*Bull. acad. de méd. de Belgique*, t. XIII, p. 32, 1853).

Suède. — Rudolphi rapporte (*ouvr. cit.*, p. 345) que tous les vers cestoïdes qu'il reçut de Suède appartenaient au *ténia solium.* D'un autre côté, Linné avait dit que le *tænia vulgaris* (bothriocéphale) est très commun dans ce pays.

D'après M. Huss, le bothriocéphale est très commun sur les côtes de la province de Nordbotten, dans la Finnmark et dans d'autres parties de la Suède à l'embouchure des fleuves. Le ténia s'y trouve rarement. (Huss, *Krankh. d. Schwed.* Extrait dans *Arch. gén. de méd.*, 5e série, t. VII, p. 349. Paris, 1856.)

Islande. — D'après M. Huss, les Islandais sont rarement attaqués de ténias. (*Mém. cit.*).

Danemark. — Les Danois sont très rarement attaqués de vers cestoïdes au rapport de O. Fr. Müller (*Goeze Naturgesch.*, p. 22. Cité par Rud., *ouvr. cit.*, p. 344).

Russie. — Le bothriocéphale est endémique en Finlande d'après M. Huss (cité ci-dessus). Erdmann rapporte que le bothriocéphale est très commun en Livonie, aux environs de Dorpat et de Riga ; le *ténia solium* y est d'importation étrangère. (*Zeitschr. für Natur und Heilkunde*, t. V, n° 1, p. 160, et *Bull. sc. méd.*, t. XVI, p. 65, 1829.) « Le *botriocéphale large* est endémique en Russie, en Pologne, en Prusse jusqu'à la Vistule aussi bien qu'en Suisse, dit de Siebold, tandis que dans les autres pays de l'Europe, le *ténia solium* prend sa place » (art. Parasites du *Dictionnaire de physiologie* de R. Wagner, t. II, p. 652). Récemment, M. Weisse a observé plusieurs cas de *ténia solium* à Saint-Pétersbourg.

Suisse. — Le bothriocéphale paraît généralement répandu en Suisse, à l'exception de quelques localités restreintes. Leclerc (*ouvr. cit.*, p. 121), dans l'espace de quarante ans, n'a vu à Genève qu'un seul cas de *ténia solium ;* c'était chez une femme étrangère au pays. Odier signale l'extrême fréquence du bothriocéphale dans cette ville (*Méd. pratique*). Guillaume Fabricius (Leclerc, p. 121) a vu communément ce ver à Berne, Herrenschwands à Morat. Bremser (*ouvr. cit.*, p. 173) l'a vu chez une fille de Glaris. Un ver cestoïde que Thäddæus Dunus a vu chez une jeune femme du canton de Zurich (Leclerc, *ouvr. cit.*, p. 124) et celui que Gaspard Wolphius a vu chez un enfant de cette ville (cas cité), appartiennent certainement au bothriocéphale ; cependant, M. Lebert dit : « Nous avons le *tænia solium* à Zurich et dans une bonne partie de la Suisse orientale, tandis que dans la Suisse occidentale et dans le canton de Vaud surtout, je n'ai observé que le bothriocéphale » (*Traité d'anat. pathologique gén. et spéciale*, t. I, p. 408. Paris, 1857). Herrenschwands n'a vu que le *ténia solium* à Bâle (Bonnet, *ouvr. cit.*, t. II, p. 69, et Van Doeveren, *ouvr. cit.*, p. 132).

Ces données générales souffrent quelques exceptions locales ou accidentelles, et l'on observe quelquefois, par suite de son importation de l'étranger, le ténia ou le bothriocéphale dans une contrée qu'il n'habite pas naturellement : ainsi, nous voyons assez fréquemment à Paris le bothriocéphale chez des individus venant de la Suisse ou des départements limitrophes ; ainsi Bremser et Wawruch ont observé ce ver à Vienne, Brera à Bologne, et Leclerc a vu le ténia solium à Genève.

Le ténia et le bothriocéphale sont loin d'être répandus avec quelque uniformité dans les contrées que nous venons d'énumérer; mais les observateurs s'étant bornés à signaler leur extrême fréquence sur quelques points, leur rareté sur d'autres, nous n'avons pas de documents suffisants pour apprécier leur répartition d'une manière générale.

En France, aucune donnée statistique ne nous permet d'apprécier la proportion du ténia par rapport au nombre des habitants; toutefois nous possédons dans le rapport des médecins militaires sur les cas de ténias dans l'armée, un document précieux, s'il est complet. Sept cas de ce ver seulement, dans l'espace de huit ans (1840-1848), ont été signalés dans la partie de l'armée qui séjournait en France, et qu'on peut estimer en moyenne, suivant M. Boudin, à deux cent cinquante mille hommes : or, l'armée étant disséminée sur toute la surface de l'empire, peut donner, jusqu'à un certain point, la mesure de la fréquence du ténia en France. Ce serait donc moins d'un cas par an sur 250 000 individus. En supposant la vie moyenne de trente ans, il y aurait en France un individu atteint du ténia par 8300 habitants environ. Cette moyenne est certainement trop faible pour Paris; elle pourrait être trop forte pour d'autres localités : un praticien distingué d'Agen, le docteur Chaulet, m'a dit n'avoir traité que deux malades du ténia dans l'espace de vingt-deux ans; d'un autre côté, aux portes de la France, à Liége, le docteur Lombard dit connaître quarante personnes atteintes de ce ver.

Le ténia solium est commun en Angleterre, si l'on en juge par un relevé que nous avons fait des cas consignés dans le rapport de Bateman touchant les malades traités par lui à Londres, de 1804 à 1816. Le nombre de ces cas a été de vingt-sept sur 14 685 malades, c'est-à-dire un cas de ténia sur 543 malades (1).

Le bothriocéphale est tellement commun à Genève, qu'un médecin célèbre de cette ville, Odier, a dit : « Le *tænia lata* est si fréquent

(1) Thomas Bateman, *Report on the diseases of London and the state of the weather from* 1804 *to* 1816. London, 1819.

De 1804 à 1810, les cas de ténia, de lombrics ou d'oxyures ayant été le plus souvent confondus ensemble sous le nom de *verminatio*, nous n'avons fait partir notre relevé que de l'année 1810 où l'indication est devenue plus précise et régulière.

chez nous, qu'au moins le quart des habitants l'a, l'a eu ou l'aura (1). »

Ce ver est également très commun dans les contrées baignées par la mer Baltique : « Dans Biœrneborg (ville située sur le golfe de Bothnie), dit Rosen, un quart des habitants en est incommodé. Selon M. Faxe, le ténia (bothriocéphale) se manifeste chez les habitants principalement en septembre et en octobre; or, c'est le temps où finit la pêche (2). » D'après les recherches de M. Huss, c'est le *tænia lata* (bothriocéphale) qui existe dans ces contrées. « Le *ténia*, dit ce savant médecin, est endémique sur les côtes de la province de Nordbotten, confinée à la Laponie. A mesure qu'on s'éloigne de la mer, les *ténias* (bothriocéphales) sont moins nombreux, et dans l'intérieur des terres, à huit ou neuf lieues de la côte, on n'en trouve plus d'exemples. Peut-être parmi les familles qui habitent la côte n'en trouverait-on pas une seule ou plusieurs membres ne soient atteints de cet helminthe; on le rencontre chez les riches comme chez les pauvres, les jeunes comme les vieux; on l'a observé même chez des enfants à la mamelle. La fréquence des *ténias* remonte à une époque très reculée, comme l'indiquent les traditions populaires. Le *ténia* (bothriocéphale) est endémique aussi bien en Finlande qu'en Suède, le long du golfe de Bothnie; il n'est pas moins répandu dans la Finnmark...... Les individus qui viennent d'autres contrées se fixer dans la province en sont affectés après un séjour plus ou moins long...... Les médecins l'attribuent à la nourriture composée exclusivement de poisson, de lait et surtout de petit-lait. Les montagnards, qui se nourrissent presque exclusivement de viande, en sont complétement exempts; on a supposé que les eaux potables n'étaient pas sans influence.

» Le *tænia lata* s'observe dans d'autres parties de la Suède, et il est remarquable que ce soit toujours à l'embouchure des fleuves, où le *saumon est l'alimentation principale*, qu'on le rencontre : ainsi, dans la ville de Gefle, où ces conditions se trouvent réunies, un habitant sur cinquante au moins en est affecté (3). »

Le ver dominant à Saint-Pétersbourg est aussi le bothriocéphale; il y était tellement commun dans le siècle dernier que, d'après des renseignements reçus par Gaubius et Winter, sa présence y constituait la maladie la plus fréquente (4). Généralement, dans la partie

(1) L. Odier, *Manuel de médecine pratique*, 3e éd., p. 222. Genève, 1821.

(2) Rosen, *ouvr. cit.*, p. 376, note.

(3) Huss, *Mém. cit.*

(4) Van Doeveren, *ouvr. cit.*, p. 128.

de l'Europe qui comprend la Russie et l'Allemagne, le bothriocéphale existe à l'est de la Vistule et le ténia à l'ouest ; toutefois, le premier de ces vers se trouve encore à l'ouest de ce fleuve dans des contrées assez voisines, en Poméranie par exemple, pour qu'on ne puisse admettre avec M. de Siebold que la Vistule forme une ligne de démarcation très tranchée dans le domaine de l'un et de l'autre entozoaire.

Asie. — L'existence du bothriocéphale n'a point été signalée en Asie d'une manière certaine (1). M. G. Balfour assure avoir constaté souvent cet entozoaire à Londres chez des orphelins militaires venus de Ceylan (2) ; or, comme le bothriocéphale est très rare à Londres, il est à croire que dans ces cas le ver était importé de Ceylan.

Le ténia solium existe dans un grand nombre de contrées d'Asie et probablement dans toutes ; comme en Europe, il est plus ou moins commun suivant les localités ; il a été signalé en Syrie, en Arabie, dans l'Inde. D'après le docteur Anderson, le ténia est très commun chez les Européens qui servent dans le Punjab, ainsi que dans la population musulmane de cette province, et chez les Hindous qui font usage d'une nourriture animale ; tandis que ce parasite est inconnu dans plusieurs régiments d'insulaires, chez les Hindous cipayes et chez les domestiques qui tous font usage d'une alimentation exclusivement végétale (3).

Parmi les soldats cantonnés à Peshawur, le ténia est très commun, dit le docteur Gordon ; on estime que dans les deux années de séjour du régiment un homme sur trois en est atteint (4). D'un autre côté ce ver est, dit-on, inconnu chez les Malais.

A Java, d'après Schmidtmüller, le ver solitaire est commun chez les soldats nègres et rare chez les Européens.

Afrique.—Le bothriocéphale est inconnu en Afrique (5) ; le ténia paraît au contraire généralement répandu sur tout ce vaste conti-

(1) Boudin, *Traité de Géographie médicale*, t, I, p. 337.

(2) *Bull. de thérapeutique*, t. LIV, p. 316. Paris, 1858 (extrait d'une note de M. Hunsbry sur le kamala).

(3) Même note, p. 17.

(4) Boudin, *ouvr. cit.*, t. I, p. 337.

(5) On ne peut ajouter aucune foi à ce que l'on rapporte de l'existence du bothriocéphale dans l'Afrique centrale. Voici comment en parle Diesing : « Ejusdem in Africa centrali apud *Tumalos* proventus (quibus *Ndak*ᵉ*-n* audit, teste *Djalo Djodan Are*, apud Tutschek) magna nonnisi cum hæsitatione veri existimandus. » (Diesing, *op. cit.*, t. I, p. 586.)

nent : « Hasselquist dit dans son *Voyage en Palestine*, que le ténia est très commun en Égypte et qu'au Caire le quart des habitants, surtout les juifs, en sont très tourmentés (1). »

Nous verrons ci-après que presque tous les Abyssins sont affectés du ténia. Ce ver a été signalé au cap de Bonne-Espérance par Hodgkin (2) et Küchenmeister (3) ; au Sénégal par Montgomery-Martin (4) ; dans l'Afrique centrale, au royaume de Tumale, il existe mais plus rarement, d'après le rapport de Tutschek (5). Il a été très souvent observé en Algérie par les médecins militaires français.

De 1840 au 1er avril 1846, il y eut dans l'armée d'Algérie 34 cas de ténia, savoir :

Province d'Alger	18
— d'Oran	7
— de Constantine	9

D'après les rapports des médecins militaires, on a signalé dans l'armée française, de 1840 au 31 mars 1848, soixante et onze cas de ténia, savoir :

En France	7
En Algérie	64

« Or, dit M. Boudin, en admettant que pendant la période dont il s'agit, l'armée d'Afrique ait été constamment de 100 000 hommes, l'armée de l'intérieur seulement de 250 000 hommes, on trouve que le ténia s'est montré 23 fois plus fréquent en Algérie qu'en France (6). »

(1) Hasselquist, *Reise nach Palästina*, 587-590, cité par Rosen, p. 428, et Rud., *Ent. hist.*, t. I, p. 243.

Pruner n'est pas d'accord avec Hasselquist : « Le *tænia lata* n'est pas endémique en Égypte, dit-il, mais bien dans les montagnes de Syrie, dans les environs d'Alep, dans la montagne *Assyre*, en Arabie, en Abyssinie et dans les pays des nègres. On ouvre peu de cadavres de nègres sans y trouver de ténias. » (Pruner, *ouv. cit.*, p. 245.) On doit prendre pour le *ténia solium* ce que Pruner dit du *ténia lata*, car il est généralement reconnu que c'est le *ténia solium* qui règne dans les pays dont parle Pruner ; il est également reconnu que ce ver est très commun chez les Égyptiens.

(2) Hodgkin, dans *Schmidt's Jahrbücher der gesammt. Mediz.*, p. 179, 1845, cité par Boudin, t. I, p. 336.

(3) F. Küchenmeister, *Die in und an dem Korper des lebenden Menschen vorkommenden Parasiten*, p. 93. Leipzig, 1855.

(4) *Mém. cit.*

(5) « Tumale in Africa centrali rarius, teste *Djalo Djondam Are* apud Tutschek : *Medic. Zustände in Tumale.* München, 1845, 15. » Cité par Diesing, t. I, p. 516.

(6) Boudin, *ouvr. cit.*, t. I, p. 338.

« A l'Ile de France, le ténia est extrêmement commun, dit Chapotin, surtout chez les noirs ; des enfants très jeunes, même des hommes qui se nourrissent bien en sont affectés, quoique plus rarement (1). »

AMÉRIQUE. — L'existence du bothriocéphale n'a point été signalée dans l'Amérique méridionale ; le ténia solium s'y trouve au contraire très communément. Au Brésil, d'après M. Sigaud, il affecte surtout la race noire. Il est plus commun chez les négresses que chez les nègres (2).

« Le bothriocéphale est très rare aux États-Uunis, m'écrit M. le docteur Shattuck, médecin distingué de Boston ; les médecins que j'ai interrogés à ce sujet m'ont dit n'avoir jamais rencontré ce ver chez des individus qui avaient toujours habité le pays ; le ténia, au contraire, s'y voit très fréquemment. »

M. J. Leidy, dans le *Synopsis des entozoaires* observés par lui-même aux États-Unis, ne donne pas le bothriocéphale de l'homme (3). Dans le catalogue du musée de Boston, il ne se trouve que deux spécimens du bothriocéphale : l'un provient d'un Anglais, l'autre d'un enfant âgé de dix-neuf mois, qui avait été sevré à six mois ; cet enfant rendit son ver entier et spontanément, sans avoir éprouvé dans sa santé aucune altération qui eût fait soupçonner la présence du parasite ; on ne dit pas que cet enfant fût étranger au pays (4).

En résumé, le ténia paraît universellement répandu sur la surface du globe ; le bothriocéphale n'existe que dans des régions déterminées et relativement assez restreintes.

CHAPITRE III.

CONDITIONS DE LA PROPAGATION DES CESTOÏDES DE L'HOMME.

On a fait depuis longtemps la remarque que les contrées dans lesquelles le bothriocéphale est endémique avoisinent la mer, des lacs

(1) Ch. Chapotin, *Topographie médicale de l'Ile de France*, p. 145. Paris, 1812.

(2) J.-F. Sigaud, *Du climat et des maladies du Brésil*, p. 133 et 428. Paris, 1844.

(3) *Synopsis of entozoa and some of their ecto-congeners observed by the author*. by Joseph Leidy. Philadelphia, 1856.

(4) *A descript. catalogue of the anatomical Museum of the Boston Society*, by J.-B. Jackson, n°s 901 et 903. Boston, 1847.

ou des fleuves. Il était naturel de chercher dans quelque condition commune à ces diverses contrées la cause de l'existence et de la fréquence du bothriocéphale ; on a cru la trouver dans le régime de poisson dont usent largement leurs habitants ; mais les arguments n'ont pas manqué pour infirmer cette manière de voir (1) ; toutefois, comme il y a une relation évidente entre l'existence du bothriocéphale et la situation particulière des contrées où il existe ; comme le saumon et la truite sont propres à la mer, aux lacs ou aux fleuves de ces diverses contrées, en cessant d'attribuer les causes du botriocéphale aux poissons en général dont se nourrissent les habitants, c'est au saumon et à la truite qu'on les attribua. Un fait encore venait à l'appui de cette opinion : il existe communément dans ces poissons des bothriocéphales qui, bien que spécifiquement différents de celui de l'homme, sont toutefois encore mal déterminés ; mais, malgré ces considérations, l'opinion très répandue aujourd'hui, qui attribue la cause du bothriocéphale large à la présence du saumon et des truites dans les contrées où ce ver cestoïde existe chez l'homme, ne peut se soutenir devant ce fait que le bothriocéphale large est très rare et même n'existe pas dans des pays ou la truite et le saumon sont très communs : tel est le Danemark où, d'après Müller, l'on ne verrait pas de gens affectés de vers cestoïdes (*tæniosos*) ; tels sont l'Angleterre (2), l'Irlande et les États-Unis, pays dans lesquels le saumon et la truite entrent pour une part très notable dans l'alimentation du peuple.

(1) Voyez à ce sujet Bremser, *ouvr. cit.*, p. 346.

(2) Une observation de botriocéphale manifestement développé à Londres a paru mériter une attention particulière : il s'agissait d'une petite fille sevrée à douze mois, et qui était devenue très malade à l'âge de dix-huit mois ; elle avait évacué alors et elle évacua plusieurs fois depuis de longues portions de bothriocéphale. Elle fut débarrassée complétement de son ver par l'huile de fougère mâle. Le docteur Withey Gull, qui traita cet enfant, se livra à des investigations soigneuses pour reconnaître l'origine de ce ver, et sa conclusion fut que la malade ne pouvait l'avoir pris qu'en Angleterre. A cette occasion, M. Owen rapporta à l'auteur qu'à Londres, dans la collection d'un médecin très connu pour s'occuper spécialement des vers (*Collection made by a celebrated worm-doctor in Long-Acre*), il ne trouva que trois bothriocéphales : deux provenaient d'individus qui avaient voyagé en Suisse ; on n'avait point de renseignements sur le troisième. D'après ce fait et les considérations qui l'accompagnent, on peut conclure que les médecins anglais considèrent le bothriocéphale comme étranger à leur pays. (*Bothriocephalus latus occurring in an english child, by* Dr W. Withey Gull. *The child was admitted into the children's ward, on the* 20th *feb.* 1852.) — *The Lancet, Aug.* 14, p. 148, 1852.

La présence du bothriocéphale dans des contrées déterminées, celle du ténia dans les contrées les plus diverses, au bord de la mer comme au centre des continents, dans des déserts arides, sous toutes les latitudes, et par des altitudes diverses, témoigne d'une différence profonde dans le mode ou les moyens de propagation de ces deux vers cestoïdes.

On a toute raison de croire que la transmission et la propagation du ténia solium se fait dans des circonstances particulières d'alimentation. Il y a longtemps (1804) qu'un helminthologiste français, Fortassin, enlevé jeune à la science, a fait l'observation « que ceux qui sont occupés à des préparations de matières animales fraîches ont plus souvent le ténia que ceux qui ont une autre profession (1). » Ce fait trouve en quelque sorte une confirmation dans les remarques suivantes du docteur Deslandes : « Je consignerai ici, dit ce médecin, à propos d'une femme atteinte du ténia, une remarque trop singulière pour que je l'omette. Madame Saint-Aubin était charcutière ; le mari de cette dame a rendu, à diverses époques, de longues portions de ténia ; le sujet d'une autre observation, que j'ai lue à l'Athénée et qui a été insérée dans son *Bulletin* de novembre 1824, était aussi charcutier. Ces personnes connaissent et m'ont cité un certain nombre d'individus de la même profession qui sont affectés du ténia ; on m'en a, d'autre part, désigné plusieurs autres. L'opinion existe parmi les charcutiers qu'ils sont, ainsi que les bouchers, très sujets au ver solitaire. On ne s'attend pas sans doute à ce que je recherche les rapports entre leur profession et le développement du ténia, rapports qui sont peut-être purement fortuits (2). »

Le docteur Merk (de Ravensburg) a signalé aussi la fréquence du ténia chez les charcutiers (3). Sur les deux cent six malades traités par M. Wawruch, plus d'un quart appartenait à la profession de cuisinier ; enfin, nous avons rapporté que dans l'Inde les individus de certaine caste, usant d'une alimentation exclusivement végétale, ne sont point atteints du ténia qui est cependant très commun autour d'eux. Ces considérations n'ont pas grande importance par elles-mêmes, sans doute, dans la question qui nous occupe, mais elles ne sont pas sans intérêt étant rapprochées des suivantes :

(1) L. Fortassin, *Considérations sur l'histoire nat. médic. des vers du corps de l'homme*, p. 34, *Thèse de Paris*, an XII, 1804.

(2) Deslandes, *Observation sur l'emploi de l'écorce de racine de grenadier contre le ténia* (*Nouv. Biblioth. méd.*, t. IX, p. 76, 1825).

(3) *Arch. gén. de méd.*, 3ᵉ série, t. X, p. 96. Paris, 1841.

Le ténia solium, comme chacun sait, est extrêmement commun en Abyssinie : M. Rochet d'Héricourt rapporte que tous les Abyssins sont affectés de ce ver (1). « On peut juger si l'infirmité du ténia est générale dans le pays, disent MM. Ferret et Galinier. Les Abyssins le regardent comme une incommodité inhérente à une bonne constitution. Hommes et femmes, depuis l'âge de six ou sept ans, tous les Abyssins sans exception, sont infectés du ténia. Maintenant d'où vient ce mal ? quelques voyageurs en voient la cause dans la qualité des eaux, d'autres accusent l'usage de la viande crue, de ce *broundou* qui est le mets le plus recherché des Abyssins (2). » Cette dernière opinion était celle de J. Bruce qui l'appuie sur les raisons suivantes : « Quelques personnes croient que c'est à l'usage du *teff* (graine dont on fait du pain) qu'on doit attribuer cette maladie vermi- naire dont j'ai parlé dans l'article Cusso ; mais je pense autrement, car les Gibbertis, ou les mahométans qui vivent en Abyssinie, mangent tout autant de *teff* que les chrétiens et n'ont *jamais de vers.* Je crois plutôt, comme je l'ai déjà dit, que cette maladie *vient de l'habitude de manger la viande crue dont les seuls mahométans ont grand soin de s'abstenir* (3). » Un médecin qui a séjourné en Abyssinie, M. Louis Aubert, dans un Mémoire publié par l'Académie de médecine (1841), s'exprime de la même manière sur les causes du ténia chez les Abyssins. Comme Bruce, il attribue la fréquence du ver solitaire à l'usage de la viande crue, et, comme le célèbre voyageur, il signale l'absence de ce ver chez les habitants qui suivent la religion de Mahomet et qui mangent la viande cuite ; il rapporte, en outre, quelques observations de ténias chez des Européens habitant l'Abyssinie, qui confirment ses vues (4).

(1) Rochet d'Héricourt, *Second voyage sur les deux rives de la mer Rouge.* Paris, 1846.

(2) Ferret et Galinier, *Voyage en Abyssinie*, t. II, p. 109. Paris, 1847.

(3) James Bruce, *Voyage en Nubie, en Abyssinie*, etc., *pendant les années* 1768-1773, trad. de l'anglais, t. IX, p. 167. Paris, 1791.

(4) « Les musulmans ont la viande crue en horreur ; seuls parmi les habeschs ils n'en mangent pas, et seuls ils sont exempts de ténia, tandis qu'ils mangent du pain de *teff*. Pour appuyer ce fait, je citerai tous les blancs (dans ce pays on ne distingue que la couleur) que j'ai connus. Beaucoup ont eu le ténia, mais aussi beaucoup en ont été exempts ; ce sont ceux qui n'ont pas mangé de viande crue et qui ont continué à vivre à l'européenne le plus possible. L'épreuve et la contre-épreuve de l'influence de la nourriture sur la production du ténia a même été faite par un missionnaire protestant nommé Gobat. Dans un premier voyage, comme il vivait à l'abyssinienne, il a contracté le ténia dont il ne put se débarrasser en Europe. De retour en Abyssinie pour sa mission et avec une jeune femme, il se

Dans un pays du Nord où le bothriocéphale règne à l'exclusion du ténia solium, un fait intéressant s'est produit depuis quelques années : pour guérir une dysenterie généralement mortelle, qui sévit sur les enfants à Saint-Pétersbourg, un médecin éminent de cette ville, M. Weisse, a eu l'heureuse inspiration de nourrir ces petits malades de viande de bœuf crue. Grâce à ce mode d'alimentation, ces malades guérissent généralement ; mais on n'a pas tardé à s'apercevoir que plusieurs de ces petits enfants avaient contracté le ténia solium (1).

débarrassa du ver par le cousso, vécut à l'européenne et depuis ne l'a plus ressenti. Trois autres missionnaires, une femme et deux Allemands, vivant à l'européenne, ont été exempts de cette affection, ainsi qu'un Arménien qui habitait le pays depuis douze ans. Au contraire, deux Européens, deux Grecs, un Arménien, mon compagnon de voyage et moi qui vivions à l'abyssinienne, nous avons eu tous le ténia. » (*Mémoire sur les substances anthelminthiques usitées en Abyssinie*, par M. L. Aubert, dans *Mém. de l'Acad. roy. de méd.*, t. IX, p. 698. Paris, 1841.)

Il importe de remarquer que M. Aubert, comme Bruce, dit que les Abyssins mangent de la *viande crue*, sans spécification, ce qui ne peut s'entendre que de la *viande de boucherie*, c'est-à-dire celle du bœuf et du mouton. Cependant MM. Gervais et Van Beneden disent, en parlant de M. Aubert : « Ce médecin attribue la fréquence de ce ver à ce que les Abyssins catholiques mangent non-seulement de la viande cuite, mais aussi de la viande crue, et *que cette viande est celle de porc.* » (*Ouv. cit.*, t. II, p. 257.) MM. Gervais et Van Beneden ont fait cette citation d'après des souvenirs infidèles, car dans aucun passage de son mémoire, M. Aubert ne parle de viande de porc. Dans la description d'un repas auxquels MM. Ferret et Galinier ont assisté, ces voyageurs parlent du bœuf et du mouton qu'on leur servit, mais il n'est pas question de porc : « En entrant dans l'enceinte de la demeure (de Ato-Réma), nous vîmes qu'il s'apprêtait à nous bien recevoir. Deux bœufs énormes étaient là encore vivants ; mais on n'attendait que notre venue pour les immoler... on apporte le *broundou*, le mets favori des Abyssins qui n'est autre chose que la viande crue ; nous allions écrire la viande vivante, car elle est chaude, car elle fume encore et celui qui la mange la sent palpiter et tressaillir entre ses doigts. Les deux bœufs venaient d'être abattus, éventrés, découpés dans leur sang... » (Ferret et Galinier, *ouvr. cité*, t. II, p. 172 et suiv.)

On voit ici que le broundou auquel, disent MM. Ferret et Galinier, les voyageurs attribuent la fréquence du ténia chez les Abyssins, est la viande du bœuf crue et non celle du porc.

(1) M. Weisse a bien voulu me donner les renseignements suivants : « Cher monsieur, il y a dix-sept ans que j'ai recommandé pour la première fois la viande crue comme un remède presque infaillible contre la diarrhée des enfants sevrés (*diarrhœa ablactatorum*). L'emploi de ce médicament s'est répandu peu à peu chez nous, en Allemagne, en France et en Angleterre ; et partout on a vanté son utilité. Cependant plusieurs médecins à Saint-Pétersbourg, avaient observé qu'après l'emploi de la viande crue, il se montre le ver solitaire chez des enfants guéris par ce moyen. Mais tous ces collègues disaient que c'était le *tœnia solium*, l'espèce qui

Ainsi, dans une contrée dont les habitants sont généralement atteints du ténia, ceux-là seuls qui s'abstiennent de viande crue sont exempts du ver solitaire ; dans une autre contrée, dont les habitants sont généralement exempts du ténia, ceux-là seuls qui mangent de la viande crue contractent ce ver, et ce sont de jeunes enfants chez lesquels le ver solitaire est si rare.

Le rapprochement de ces faits ne permet pas de méconnaître l'influence du régime sur la production du ténia, et l'on est porté à conclure que la chair du bœuf renferme le *germe* du ténia solium. Ce *germe* est-il, comme le disent généralement les helminthologistes de notre époque, un cysticerque ladrique? Nous examinerons cette question à propos de l'histoire naturelle du ténia ; nous nous borne-

n'existe pas chez nous comme indigène ; nous avons ordinairement chez nos malades le *bothriocephalus latus*. Et, en effet, je me suis assuré dans six de ces cas, par l'examen de ces vers, de la vérité de leur assertion.

» A peine de retour de mon dernier voyage, j'ai eu l'occasion de confirmer ce fait intéressant dans deux nouveaux cas : 1° on m'a apporté quelques morceaux d'un *tænia solium* évacués par un enfant de deux ans, à qui j'avais recommandé, il y a huit mois, l'emploi de la viande crue. Il est à remarquer que dans ce cas le médecin ordinaire avait averti les parents de l'apparition possible du ver solitaire ; 2° une dame, arrivée de Pleskov à Saint-Pétersbourg, m'a consulté pour sa fille, âgée de quatre ans, incommodée depuis deux ans par ce ver. En prenant des informations sur le passé, j'ai appris que l'enfant avait consommé beaucoup de viande crue pour une diarrhée qui s'était manifestée à l'époque du sevrage. Quelques jours après, on m'a apporté plusieurs morceaux du ver, et j'ai reconnu derechef le *tænia solium*.

» A la fin de ma lecture à Bonn, qui a été très bien accueillie, M. le professeur Woutzer s'est approché de moi en m'invitant à venir voir sa fille guérie par l'emploi de la viande crue. Chez cette petite fille s'est montré aussi le *tænia solium* quelque temps après la guérison. Le ver est conservé à l'amphithéâtre anatomique de Bonn.

» M. le professeur Charles de Siebold a fait mention de ces faits dans son *Traité sur le ver solitaire* (Leipz., 1854). Il s'exprime dans les termes suivants : « C'est » pourquoi il ne faut pas s'étonner si des médecins rapportent que le ver solitaire » s'est montré après une cure par la viande crue. La circonstance qu'on a dans ces » cas toujours trouvé le *tænia solium* soutient justement l'opinion que cette espèce » de ver solitaire, extrêmement rare à Saint-Pétersbourg, est importée par les bêtes » de boucherie (souvent sans doute bourgeonnées), qui viennent des contrées où le » *tænia solium* seul est indigène, et que son scolex se couve dans l'intérieur des » malades traités par la viande crue. »

« *N. B.* Les bêtes à cornes consommées dans notre capitale viennent en plus grande partie de la Podolie.

» Agréez, etc.

» Saint-Pétersbourg, 31/19 janv. 1858. »

rons ici à quelques remarques desquelles il nous semble résulter que la question est moins avancée qu'on ne le croit. La théorie des générations alternantes a jeté une vive lumière sur les moyens de transmission et de propagation de plusieurs vers intestinaux; elle a été accueillie avec une grande faveur et chacun s'est empressé d'apporter des faits à son appui; mais peu d'hommes ont examiné la valeur de ces faits, en sorte que dans des cas particuliers, l'on a admis trop facilement, sans doute, des preuves fort contestables.

Le cysticerque du tissu cellulaire ou ladrique qui, dit-on, se développe en ténia solium dans l'intestin de l'homme, est très commun chez le porc, mais il est inconnu chez le bœuf.

M. Virchow fait observer que le cysticerque ladrique est commun à Berlin et le ténia également (1); mais à Vienne aussi le ténia solium est très commun : cependant, si l'on s'en rapporte aux recherches de Bremser, le cysticerque ladrique y est très rare (2).

On a fait observer, avec quelque complaisance, que parmi les deux cent six malades du ténia traités à Vienne par M. Wawruch, il n'y avait pas de juif; mais Hasselquist rapporte qu'au Caire le ténia, qui attaque le quart de la population, est surtout commun chez les juifs. Vallisnieri dit avoir vu plusieurs femmes de cette nation atteintes du ver solitaire.

Concluons donc que si la chair du bœuf qui ne contient pas le cysticerque ladrique propage le ténia; que si ce dernier ver se développe chez des individus qui ne mangent pas la viande du porc, le *cysticerque ladrique* n'est point le scolex ou la tête du *ténia solium*, ou, tout au moins, que le ténia solium possède un autre mode encore de propagation.

CHAPITRE IV.

TÉNIA SOLIUM (*Synopsis*, n° 14).

Dénominations.

Ἕλμινς πλατεῖα, Hippocrate, Aristote, Théophraste, Oribase, Al. de Tralles.

Ταινία, Galien.

Κειρία, κηρία, Erotianus, Galien.

Lumbricus latus, Celse, Foës in Hip., Aétius trad., Paul d'Egine trad., etc., Gabucinus, Mercurialis, Spigel, Sennert, Tyson, etc.

(1) R. Virchow, *Notices helminthologiques* (*Arch. für pathol. Anat.*, et *Gaz. méd.* Paris, p. 443, 1858).

(2) Bremser, *ouvr. cit.*, p. 289.

Lumbricus longus, Avicenne.
L. longus et latus, Arnauld de Villeneuve. — *L. long et large*, Ambr. Paré.
Tænia, tinea, Pline, Scribonius Largus. Marcellus Empir. — *Tinia*, Malpighi.
Tinea lata, Actuarius trad. — *Tenia lata*, Pruner.
Tænia (secunda), Plater. — *Tænia de la seconde espèce*, Van Doeveren (p. 174).
Tænia degener, Spigel.
Tænia de la première espèce, tænia sans épine, Andry.
Tænia à longues articulations, Ch. Bonnet, Van Doeveren, Cuvier.
Tænia cucurbitina, Pallas, Bloch, Goeze, etc. — *T. cucurbitin*, De Lamarck.
Tenia armata umana, Brera, delle Chiaje. — *Ténia armé*, les médecins français au commencement du XIXe siècle.
Tænia solium, Linné. (dénomination généralement usitée aujourd'hui).
Solium ou *cingulum*, Arnauld de Villeneuve.
Le ver solitaire, Andry, Van Doeveren, Bloch, etc. (nom vulgaire français).
Vermis cucurbitinus, Plater. — *Vermi cucurbitini, catena de cucurbitin*, Vallisneri.

Noms vulgaires.

En Allemagne, *der Kettenwurm, der Kürbisbandwurm, Bandwurm.*
En Angleterre, *Tape worm.*
En Flandre, *Lintworm.*
A Tumale, Afrique centrale, *Ling ditg* (Tutschek).

ANNEAUX LIBRES.

Cucurbitini, Arnauld de Villeneuve, Abano, Gordon, Sérapion, Sillanus, Manard, etc.
Lati, Pierre de Abano, Avicenne.
Curti lati, Bern. Gordon, Sillanus. — *Lati parvi*, Sérapion.
Breves et lati, Arnauld de Villeneuve.
Buffones, Pierre de Abano.
Ascarides, Bern. Gordon, Pierre de Abano, Avicenne, Sérapion, Sillanus, Manard, St. Coulet, etc.
Cucurbitins, cucurbitaires, noms vulgaires français, — *Kürbiswürmer* en allemand.
Proglottis, moderne.

Séjour du ténia (autopsies). — Nombre. — Age. — Sexe. — Hérédité. — Épidémies. — Expulsion par l'anus, par la bouche. — Durée; succession de deux ténias. — Phénomènes chez l'adulte, chez l'enfant. — Symptômes. — Gravité. — Observations : attaques épileptiformes; tremblements périodiques; accidents singuliers; faim extraordinaire; toux rebelle; troubles des sens. — Diagnostic. — Expulsion et réapparition du ver.

L'intestin grêle est le séjour ordinaire du ténia solium, qui, suivant sa longueur, en occupe une étendue variable et s'y trouve plus ou moins replié sur lui-même. Dans le cadavre d'un nègre dont Pruner fit l'autopsie, *cinq ténias*, mesurant ensemble environ deux cents aunes de longueur, occupaient *tout l'intestin grêle qui en paraissait comme rembourré dans le sens propre du mot* (1). Lorsque le ténia est très long, il s'étend même jusque dans le gros intestin : Robin raconte qu'il a trouvé dans le cadavre d'un homme, immédiatement au-dessous du pylore, un ténia formant dans le duodénum un peloton gros comme une pomme de reinette et qui s'étendait, en outre, dans toute la longueur des intestins jusqu'à 7 à 8 pouces de l'anus (2).

La situation du ver est telle que la partie antérieure se trouve la plus rapprochée du pylore ; c'est un fait dont Pruner a souvent eu l'occasion de s'assurer en ouvrant, en Égypte, des cadavres de nègres qui, dans ce pays, ont pour la plupart des ténias. La tête du ver est fixée dans la paroi de l'intestin, comme on le voit chez les animaux que l'on ouvre aussitôt après leur mort : Brendel a vu dans le cadavre d'un enfant de dix ans un *ténia cucurbitin* attaché à l'iléon (3). Salathé rencontra dans le cadavre d'un boucher, âgé de quarante ans, « *huit ténias armés* qui occupaient toute l'étendue des intestins grêles. Ces vers avaient tous la tête tournée vers l'estomac...... Quelques-uns de ces ténias avaient encore la tête fixée dans la membrane interne, cachée sous les valvules et *donnant des signes de vie* (4). » Bremser rapporte avoir vu dans le cadavre d'un enfant un ténia *vivant* et fortement implanté par son *orifice buccal* à la paroi interne de l'intestin (5). M. Lombard (de Liége), en examinant le cadavre d'un *centenaire*, trouva un ténia fixé à la paroi de l'intestin (accroché suivant l'expression de l'auteur) (6). Si, dans les autopsies, on ne trouve pas plus fréquemment (7) le ver solitaire fixé par sa tête à l'intestin, c'est qu'il s'en détache lorsque le cadavre se refroidit.

La fixation du ténia à la paroi intestinale explique comment la portion antérieure avec la tête n'est, pour ainsi dire, jamais expulsée

(1) Pruner, *ouvr. cit.*, p. 245.

(2) Robin, *Lettre sur le ver solitaire. Journ. de méd.*, t. XXV, p. 222. Paris, 1766.

(3) Pallas, *Thèse citée*, p. 47. (Dans ce cas le corps du ver était dirigé vers le duodénum, en sens inverse du cours des matières intestinales.)

(4) Salathé, *Dissert. inaug.* Strasbourg, 1803, cité par Raikem, *Rapp. cité*, p. 212, 1850.

(5) Bremser, *ouvr. cit.*, p. 399.

(6) *Bull. de l'Acad. roy. de méd. de Belgique*, t. XIII, p. 33, 1853.

(7) Les cas de ténias rencontrés à l'autopsie ne sont pas rares ; aux précédents on peut ajouter les suivants : celui d'une jeune fille présumée d'être enceinte, à l'autopsie de laquelle on trouva un ténia. (Rapporté par Spigel, *op. cit.*, p. 49.) — Le cas d'un homme de Francfort, chez lequel J. Rocca vit *un ténia ?* qui occupait toute la longueur des intestins. (*Th. Bonet Sepulc.*, liv. IV, sect. x, obs. XIV, § 2,

par les seuls efforts de l'intestin, tandis que des portions considérables séparées de la tête sont souvent rendues spontanément.

Le ténia solium est ordinairement solitaire; plusieurs auteurs grecs semblent avoir connu ce fait, car ils ont dit que le ver plat, expulsé en entier, n'est plus régénéré. Actuarius en a fait le premier une mention explicite : « Porro tinea *una* lata in intestino gignitur. » Spigel ensuite a cherché à établir que le ténia n'existe jamais qu'à l'état solitaire (1); opinion qui fut généralement acceptée et qui valut à ce ver son nom vulgaire; mais un grand nombre de faits prouvent que chez l'homme, comme chez les animaux, plusieurs ténias peuvent exister ensemble dans le tube digestif (2). Ces vers forment quelque-

t. III, p. 527). — Le cas du duc de Brunswick, chez lequel Adam Luchtenius trouva dans le côlon un ver plat, long de 5 aunes. (*Actes de Copenhague*, 1673, *Collect. acad.*, p. étrang., t. VII, p. 199.) — Sur 300 cadavres, dit Pallas (*Thèse*, p. 46), Rœderer a trouvé une fois un ténia long de 10 pieds (Rœderer, *Programma de tænia*. Gœttingue, 1760). — J. Raulin (*Lettre citée*, p. 424) a vu un ténia de 16 pieds dans un cadavre. — Rudolphi a vu, à Berlin, dans un seul hiver, trois cadavres avec le ténia (*Synopsis*, 522). — M. Forget (de Strasbourg) a trouvé dans un cadavre un ténia étendu depuis la fin du duodénum jusqu'à quelques pouces du cæcum. (*L'Expérience*, t. II, p. 575. Paris, 1838.) — M. Bilharz dit que sur 200 cadavres qu'il a ouverts en Égypte, il a trouvé trois ou quatre fois le ténia solium; l'un de ces cadavres était celui d'un nègre, un autre était celui d'un Galla; dans l'un il y avait à la fois cinq ténias. (*Mém. infrà cit.*, p. 54.)

(1) Spigel, *op. cit.*, p. 31.

(2) On connaît aujourd'hui un assez grand nombre de cas de ténias multiples dans l'intestin de l'homme. Ce fait est très ordinaire chez les nègres de l'Égypte. Outre les cas déjà cités, nous indiquerons les suivants : Werlhove rapporte le cas d'une femme enceinte qui rendit cinq *vers plats* tout vivants (*Commerc. litter.*, p. 371, 1734). — Dozy, médecin hollandais, fit évacuer par une servante trois ténias à la fois. Ces vers étaient munis de leur tête; ils avaient 2, 5 et 7 aunes de longueur (Van Doeveren, *ouv. cit.*, p. 183). — Duhaume a lu dans une séance de la Faculté de médecine l'observation d'une femme de quatre-vingts ans qui avait rendu deux ténias (*Journ. méd.*, etc., t. L, p. 275. Paris, 1778). — Gerard Nitert, médecin hollandais, traita une femme de trente ans, qui rendit dix-huit ténias dans l'espace de quelques jours. Ils étaient vivants et tous terminés par un fil très mince. Leur longueur était de 3 à 6 aunes (De Haen, *Rat. medendi*, pars XII, cap. V). — Werner a observé une femme qui, dans l'espace de six mois, a expulsé vingt et un ténias (*Op. cit.*, p. 44). — Fortassin parle d'une grande quantité de ténias qui provenaient du même individu (*ouv. cit.*). — Rudolphi possédait quatre ténias, pourvus de leur tête, qui avaient été rejetés à la fois par un malade (*Ent.*, t. II, pars II, p. 163). — Bremser dit avoir vu plusieurs ténias chez le même individu. — M. Louis rapporte le cas d'une femme à laquelle le remède de Darbon fit rendre sept ténias pourvus de leur tête (*Du ténia et de son traitement*, obs. III, 1826). — Delle Chiaje a connu une dame qui en a rendu deux à la fois

fois alors une masse très considérable qui distend tout l'intestin grêle, comme nous l'avons vu dans un cas rapporté par Pruner ; ou bien ils donnent lieu à une expulsion extraordinaire de fragments. Il y avait probablement plusieurs ténias chez cette jeune fille dont parle Strandberg, qui, depuis le milieu de juin 1759 jusqu'au milieu de septembre 1764, évacua sept cent quatre-vingt-treize aunes trois quarts de ténia par morceaux (environ 470 mètres) (1).

En Europe, c'est chez les adultes qu'on observe le plus ordinairement le ténia, mais aucun âge n'en est exempt. On a vu le ver solitaire chez des enfants à la mamelle. Nous avons mentionné déjà le cas observé par Hufeland, d'un enfant de six mois qui avait rendu en plusieurs fois 20 mètres de ténia, sans avoir éprouvé la moindre altération dans sa santé, et les cas assez communs qui se sont offerts depuis quelques années à Saint-Pétersbourg chez des enfants nouvellement sevrés. A partir de l'âge de trois ans, les cas de ténias ne sont pas rares (2) : sur les deux cent six malades observés par M. Wawruch, vingt-deux étaient âgés de moins de quinze ans ; le plus jeune avait trois ans et demi. D'un autre côté, le ténia a été observé non moins souvent chez les vieillards : nous avons cité le cas de M. Lombard qui trouva le ver solitaire chez un centenaire, et celui de Duhaume qui vit deux ténias chez une femme âgée de quatre-vingts ans. De Thomas observa ce ver chez une femme de quatre-

(*Op. infra cit.*, p. 19). — M. Mongeal a fait rendre à une femme de trente-deux ans, par la racine de grenadier, douze ténias avec leur tête, et ayant ensemble une longueur de 48 mètres (*Arch. gén. de méd.*, 3e série, t. VIII, p. 310, 1840). — Six ténias avec leur tête expulsés par une jeune fille (Barth, *Soc. anat.*, ann. XIX, p. 38, 1844). — Quatorze ténias expulsés en une fois (Escallier, interne du service de M. Monod, *Soc. anat.*, ann. XXII, p. 38, 1847). — Sept ténias expulsés par une femme (Arm. Moreau, *Soc. anat.*, ann. XVII, p. 53, 1852). — Vingt-cinq ténias avec leur tête expulsés par un homme en huit heures (Kubyss., in *Froriep's Notiz.*, t. XLIV, p. 352, cité par Diesing). — Enfant, trois ténias expulsés par le kousso, pas de tête (Martin-Solon, *Bull. thérap.* et *Gaz. hôp.*, p. 194, 1850). — Homme, vingt ans, expulsion de trois ténias solium entiers (Brasseur, rapp. de Raikem, *Bull. Acad. roy. de méd. de Belgique*, t. IX, p. 210. Bruxelles, 1850). — Expulsion de quarante et un ténias par un homme (docteur K..... (de Gorlitz), *Deutsche Klinick* von Al. Gæscken, 1853, cité par Gervais et Van Beneden).

(1) Cité par Rosen, p. 383.

(2) Gabucinus, d'après Sennert, a vu un ténia chez un enfant de deux ans. — J.-H. Brechtfeld rapporte le cas d'un *ver plat* rendu par une petite fille de deux ans (*Actes de Copenhague*, obs. 71, 1674-1675). — Andry, celui d'un enfant de quatre ans (*ouvr. cit.*, t. I, p. 730). — Rullier, celui d'un enfant de trois ans (*Arch.*

vingt-six ans (1). L'époque de la vie dans laquelle on rencontre le plus ordinairement le ténia est, d'après M. Wawruch, de quinze à quarante ans ; d'après Mérat de vingt à trente ans (2).

En Abyssinie, d'après M. Louis Aubert, le ténia est de tous les âges.

Les femmes sont plus sujettes au ténia que les hommes : sur 164 observations rassemblées par Pallas, 90 appartiennent à des femmes et 74 à des hommes (3). P. Frank estime que, pendant cinquante-cinq ans de pratique de la médecine, les individus du sexe masculin n'ont formé guère que le tiers des malades atteints du ténia qu'il a traités (4). M. Wawruch, dans l'espace de vingt ans, a traité du ténia, à Vienne, soixante et onze hommes et cent trente-cinq femmes (5). Nous avons vu qu'au Brésil les négresses sont plus souvent que les nègres atteintes du ver solitaire (voy. p. 87). Toutefois Mérat, dans les faits qu'il a rassemblés, a compté un peu plus d'hommes que de femmes (6).

« Ne pourrait-on pas croire, dit Rosen, que le ténia est un insecte quelquefois inné, d'autant plus que ce ver s'est trouvé dans la grand'-

de méd., t. XXV, p. 570, 1831). — Burt, observation d'un enfant de quatorze mois (Mérat, *Mém. cit.*, obs. 4).

Le docteur Legendre, de regrettable mémoire, a fait dans divers auteurs un relevé de 27 cas de ténias chez des enfants âgés de moins de quinze ans. Ces cas se répartissent d'après les âges de la manière suivante :

14 et 15 mois. .	2 cas.	6 ans. . .	3 cas.	10 ans. . .	2 cas.
2 ans.	1	7 . . .	4	11 . . .	4
3	2	8 . . .	1	12 . . .	1
4	2	9 . . .	1	14 . . .	1
5	3				

F.-L. Legendre, *Note à propos de plusieurs cas de ver solitaire observés pendant l'enfance* (*Arch. gén. de méd.*, 1854, t. IV, p. 642).

(1) De Thomas, *Observ. sur le ver solitaire* (*Journ. de méd.*, t. XXIII, p. 68. Paris, 1765).

(2) F.-V. Mérat, *Du ténia ou ver solitaire et de sa cure radicale par l'écorce de la racine de grenadier*, p. 145. Paris, 1832.

(3) Pallas, *Thèse citée*, p. 61.

(4) P. Frank, *Traité de médecine pratique*, trad., t. V, p. 395. Paris, 1823.

(5) *Mém. cit.*

(6) Mérat, *Mém. cit.*, p. 145.

mère, la fille et la petite-fille (1). » Le fait dont parle Rosen et qu'il ne dit point avoir observé lui-même, a fait croire à plusieurs médecins que le ténia peut se transmettre héréditairement; mais les cas aujourd'hui connus de ver solitaire chez des parents et des enfants sont peu nombreux, et l'on doit plutôt en tirer une conclusion contraire (2). D'ailleurs, d'après ce que nous pouvons présumer du mode de transmission du ténia solium, il paraîtra tout naturel que plusieurs membres d'une famille, soumis au même régime, contractent ce ver, sans qu'on doive invoquer une cause d'hérédité.

C'est encore à quelque circonstance du genre de vie qu'il faut attribuer ces *épidémies* atteignant toute une famille ou même plusieurs familles d'une localité; épidémies dont les auteurs ont rapporté quelques exemples : le professeur Laneri (de Turin) connaissait une famille d'un village appelé Ganelli, dont tous les membres étaient atteints du ténia (3). Le docteur Samuel Budd (d'Exeter), observa le fait suivant : « Il y a quelque temps, deux personnes vivant dans la même maison, mais membres de familles différentes, me consultèrent pour le ténia; peu de temps après, deux sœurs d'une autre famille, dans le même hameau, demandèrent mes soins pour le même ver, et dernièrement une autre personne de ce hameau, mais qui n'avait point de rapports avec les précédentes, me consulta pour la même maladie. Il ne peut y avoir d'erreur sur ce fait, car toutes ces personnes ont évacué leur ver (4). »

Les individus atteints de ténia rendent de temps en temps par les selles des portions plus ou moins considérables de ce ver, soit spontanément, soit par l'effet des remèdes, ou bien ils rendent fréquem-

(1) Rosen, *ouvr. cit.*, p. 386. (Ce fait a été généralement attribué à Rosen ; mais c'est sans doute à tort, et peut-être concerne-t-il le bothriocéphale, dont des familles entières sont atteintes dans certaines parties de la Suède?)

(2) Voici les cas de ténia chez des parents, que nous avons relevés dans divers auteurs : Deux sœurs ayant le ténia observées par Spigel (*ouvr. cit.*, p. 47). — Un homme et sa fille observés par Gandolphe (*Acad. roy. des sciences*, p. 32, 1709). — Une mère et sa fille observées par P. Frank (J. Frank, *Prax. med.*, t. XIV, p. 328). — Un père et son fils, par M. Louis (*Mém. cit.*, obs. VII et VIII). — Une femme et son fils, par le docteur Caspeer (*Journ. complém.*, t. XXXIII, p. 42, 1829). — Une femme et sa fille, par Wawruch. — Un homme et son fils, par Wawruch (*Mém. cit.*). — Autre fait, par Martin-Solon (*Journ. des connaissances médico-chirurg.*, 1850). — Un homme et son fils, par Lavalette (de Meaux) (Mérat, *Mém. cit.*, obs. 142).

(3) Brera, *Mém. cit.*, p. 407.

(4) George Budd., *ouvr. infra cit.*, p. 439, note.

ment, ou même presque tous les jours, quelques anneaux libres et vivants (cucurbitins); ceux-ci sortent parfois aussi spontanément dans l'intervalle des selles et se retrouvent dans les vêtements ou dans le lit du malade.

Il est rare que le ténia soit rendu par le vomissement; on en connaît cependant quelques exemples :

J. Rodriguez (*Amatus Lusitanus*) parle d'une femme qui rendit par la bouche, après une quinte de toux, un ver dont la description se rapporte au ténia (1).

Schenck donne l'observation qui lui est propre, d'une femme qui vomit, au grand péril de suffoquer, un ténia rassemblé en boule et long de trois aunes (2).

Vallisneri dit d'une femme juive qui avait le ténia, qu'elle en avait rendu des fragments par la bouche (3).

Van Doeveren rapporte l'histoire d'un paysan auquel on avait administré l'émétique et qui vomit un ténia : « Comme il vomissait, on aperçut sortir de la bouche un corps blanchâtre, long, pendant, qui ne finissait point et qui se manifestait de plus en plus par l'irritation du gosier à mesure qu'il vomissait et que ses efforts redoublaient... Le chirurgien, reconnaissant que c'était un ténia, se mit à en faire l'extraction avec toutes les précautions possibles pendant que le malade vomissait; mais ce paysan, s'imaginant qu'on lui ôtait tous ses intestins, mordit le ver et ne songea plus qu'à avaler ce qui en restait et à l'empêcher de sortir. On mesura ce qu'on en avait tiré et on en trouva quarante aunes (4). »

Le docteur Lavalette (de Meaux), parle d'une femme de trente ans, qui, bien que grosse et vermeille, éprouvait du dégoût pour les aliments et rendait des cucurbitins par la bouche (5).

(1) Amat. Lusit, *Op. infra cit.*, cent. VI, curat. 74.

(2) Joannis Schenckii a Grafenberg, *Observationes medicæ rariores*, lib. III, *De lumbricis*, p. 360. Lugduni, 1644.

(3) *Observ. cit.*

(4) Van Doeveren, *ouvr. cit.*, p. 67.

(5) Communiqué à l'Académie de médecine (13 mai 1828), et cité par Mérat (*Mém. cit.*, obs. 142).

Mérat (art. Ténia du *Dictionn. des sc. méd.*) rapporte que Bosc dit avoir vu une femme rendre un ténia par le vomissement. Je n'ai point trouvé ce fait dans l'*Histoire naturelle des vers* de Bosc. — Le docteur Cassan parle d'un homme affecté du ténia depuis dix ans qui, dans une violente indigestion, rendit (par le vomissement?) un ténia tout entier (*Archives générales de médecine*, t. XIII, p. 77, 1827).

La durée du ténia est quelquefois très longue; les observations de malades qui en ont évacué des fragments pendant dix et douze ans ne sont pas rares. M. Wawruch rapporte quelques cas où la maladie a persisté pendant quinze, vingt-cinq ans, et une fois trente-cinq ans. Souvent le ténia reparaît plusieurs mois et même plusieurs années après qu'on s'en est cru délivré. Ce n'est que par un examen attentif des fragments expulsés que l'on peut reconnaître si l'on a affaire au même ver régénéré ou bien à un ver nouveau. Brera donna des soins à un malade qui rendit, en hiver, un ténia solium avec la tête reconnaissable à ses crochets, et l'été suivant un autre ténia muni également de sa tête et de ses crochets (1).

L'ignorance où l'on est de la durée de la vie du ténia et la certitude qu'il peut en exister plusieurs ensemble ou successivement dans le tube digestif de l'homme, autorisent à penser que, dans les cas de longue durée ou de réapparition tardive de cet entozoaire, plusieurs vers se sont succédé. On ne peut guère admettre, après la disparition de toute trace du ténia pendant dix, douze et même vingt ans, on ne peut guère admettre, disons-nous, que des fragments nouveaux qui viennent à être expulsés, proviennent de la régénération du ténia primitif.

Un homme de quarante ans apporta à Dionis différentes portions de ténia qu'il venait de rendre. A l'âge de quinze ans, cet homme en avait déjà rendu de semblables, mais il n'en avait plus évacué depuis (2).

Dehaen rapporte l'histoire d'un étudiant en médecine, âgé de vingt-quatre ans, qui souffrait du ténia ; ce malade en avait déjà été atteint à l'âge de douze ; mais dans l'intervalle, c'est-à-dire pendant douze ans, il en avait été complétement exempt (3).

P. Frank rapporte également l'histoire d'un homme qui, ayant rendu cinq aunes d'un ténia, n'en évacua de nouveaux fragments que dix ans après (4).

La présence du ver solitaire inspire généralement beaucoup d'inquiétude aux malades ; elle était autrefois extrêmement redoutée. Postel de Francière, qui attribuait aux lombrics les accidents les plus graves, s'éleva cependant contre les terreurs que le ténia inspi-

(1) Brera, *Malad. verm.*, cit. p. 9.
(2) Dionis, *ouvr. cit.*, p. 26.
(3) De Haen, *Ratio medendi*, pars. XII, cap. V, § 2, t. VII, p. 153. Paris, 1771.
(4) P. Frank, *ouvr. cit.*, t. V, p. 391.

rait de son temps et chercha, par des exemples, à prouver que ce ver est moins dangereux qu'on ne le disait généralement alors (1). En effet, la présence du ténia dans le corps de l'homme n'est pas toujours accompagnée de phénomènes pathologiques appréciables. Quelquefois les individus qui en sont atteints jouissant d'une santé parfaite, ne connaissent l'existence de ce ver que parce qu'ils en rendent des fragments. Bloch, Rudolphi, Bremser, Brera, P. Frank, etc., ont observé des cas d'innocuité absolue du ténia, innocuité plus fréquente qu'on ne le croit généralement. D'autres fois les dérangements de la santé sont peu marqués; néanmoins, chez le plus grand nombre des personnes atteintes du ver solitaire, il existe une sorte de malaise général, d'anxiété, des dérangements plus ou moins prononcés, plus ou moins persistants dans les fonctions de la digestion, de la nutrition ou du système nerveux. Ces individus ne savent à quoi attribuer le dérangement de leur santé; ils en accusent successivement tel ou tel organe, jusqu'à ce que l'expulsion de quelque portion du ténia vienne révéler la cause de leurs souffrances.

La fréquence, la variété et l'intensité des phénomènes déterminés par la présence du ténia sont, en général, dans un rapport marqué avec la constitution de l'individu affecté. Les symptômes sont plus apparents, plus pénibles chez les hommes nerveux et doués d'une grande sensibilité; aussi les femmes, qui sous ce rapport l'emportent sur les hommes, offrent-elles, lorsqu'elles sont atteintes du ténia, des symptômes beaucoup plus nombreux, plus variés et plus intenses. Certaines femmes à constitution hystérique, ressentent et décrivent les mouvements d'ondulation, de reptation du ver solitaire, son enroulement en peloton; il est vrai qu'elles peuvent prendre pour de telles sensations des phénomènes hystériques, ou que leur imagination, frappée par la pensée d'un animal qui leur inspire de l'horreur, se reporte constamment sur ces sensations et en accroît la perception.

Chez les petits enfants, la présence du ténia paraît souvent tout à fait inoffensive. Nous avons mentionné plusieurs cas dans lesquels la santé s'était maintenue parfaite jusqu'au moment de l'expulsion totale de l'entozoaire. Dans la plupart des faits connus, ce n'est

(1) Postel de Francière, *Observations sur le ver tænia* (*Journ. de méd.*, t. XVIII, p. 416. Paris, 1763, et t. XXVI, p. 415, 1767).

point l'altération de la santé de l'enfant, mais l'expulsion de quelques fragments du ténia qui a fait reconnaître la présence de ce ver dans l'intestin.

Les principaux symptômes du ténia sont : des étourdissements, des bourdonnements d'oreille, des troubles de la vue, le prurit au nez et à l'anus, la salivation, des désordres de l'appétit et des digestions, des coliques, des douleurs à l'épigastre et dans différentes régions de l'abdomen, des palpitations, des lipothymies, la sensation d'une boule ou d'un poids dans le ventre qui se déplace et suit les mouvements du corps, des douleurs et des lassitudes dans les membres, l'amaigrissement.

Chez certains malades, les phénomènes morbides, les sensations pénibles ou douloureuses de l'estomac, les anxiétés, les défaillances se font sentir à des époques de la journée assez régulières qui ont du rapport avec les heures des repas et qui se calment par l'ingestion de quelque aliment ou de quelque boisson.

Les douleurs de l'abdomen causées par le ténia sont tantôt des coliques, tantôt de la gastralgie ; quelquefois leur caractère est difficile à bien apprécier. Elles ont leur siége dans diverses parties du ventre, dans les flancs ; elles sont plus ou moins fortes, quelquefois très vives, intermittentes ; elles ne sont pas ordinairement accompagnées ni suivies de diarrhée. Elles constituent le symptôme le plus fréquent du ténia.

Le prurit de l'anus est encore un phénomène des plus ordinaires. Si, dans quelques cas, les démangeaisons doivent être, comme celles du nez, attribuées à une influence sympathique, dans le plus grand nombre, elles sont produites par l'irritation qu'occasionnent à la membrane muqueuse de l'extrémité inférieure de l'intestin, le contact et les mouvements des cucurbitins. Le prurit du nez est moins fréquent ; mais il est rare qu'un individu atteint du ténia ne souffre pas de démangeaison soit au nez, soit à l'anus.

L'appétit est souvent augmenté, quelquefois insatiable ; d'autres fois il est tout à fait nul ou sujet à des alternatives d'augmentation et de diminution.

Il existe encore fort souvent, chez les personnes atteintes du ténia, un brisement général, des lassitudes, des crampes, des douleurs dans les extrémités, douleurs assez fortes pour empêcher les malades de se livrer à leurs occupations habituelles.

L'amaigrissement est très ordinaire chez ces malades lorsqu'ils souffrent depuis assez longtemps ; quelquefois il s'accompagne de la bouffissure et de la distension du ventre.

La plupart de ces phénomènes ne constituent pas des affections très sérieuses pour les individus qui en sont atteints ; mais il n'en est pas de même de certains symptômes convulsifs qui se développent sous l'influence du ténia : ils consistent dans des attaques plus ou moins rapprochées, qui offrent les caractères de l'épilepsie, de l'hystérie, de la chorée, etc. ; ils acquièrent, dans quelques cas, une grande intensité et beaucoup de gravité. Ces désordres fonctionnels sont les plus fréquents parmi ceux que détermine la présence du ténia ; ils disparaissent avec cet entozoaire, et cette coïncidence, la guérison qui persiste, ne peuvent laisser de doute sur la cause qui les entretenait. Il ne sera pas sans intérêt de trouver ici quelques exemples de ces affections :

Cas de Bremser. — *Accès épileptiformes.*

« On me présenta, en 1816, un enfant de neuf ans, du sexe masculin, qui avait depuis deux ans des accès très violents et très fréquents d'épilepsie ; il rendait en même temps des morceaux de ténia. Je fus assez heureux pour le débarrasser du reste de l'animal, et, dès ce moment, il n'eut plus d'accès d'épilepsie. — Le même enfant est venu me voir le 4 février 1821 ; il a toujours joui depuis mon traitement d'une santé parfaite (1). »

Cas de Leroux. — *Affection spasmodique.*

« La fille Colas (Marie-Louise), âgée de dix-neuf ans, blanchisseuse, fut prise de mouvements convulsifs, au printemps de 1809. Il se fit une contraction subite, involontaire et tétanique des muscles qui font fléchir la tête en avant comme lorsqu'on veut saluer ; la roideur des muscles l'empêchait de relever la tête pendant quelques minutes, quelquefois pendant un quart d'heure, pendant une demi-heure. Cette contraction se renouvela plus ou moins fréquemment pendant tout l'été, et Marie-Louise vint à l'hospice clinique, le 12 septembre de la même année.

» Toutes les fonctions s'opèrent comme dans la plus parfaite santé. Il y a de l'embonpoint et de la fraîcheur ; le pouls est régulier et consistant ; on ne sent point les battements du cœur ; la respiration est fort libre ; l'appétit est très bon ; les digestions se font à merveille ; les garderobes, les urines sont dans l'état naturel ; les menstrues n'ont pas cessé de couler régulièrement ; la jeune fille n'a d'autre incommodité que le mouvement spasmodique que nous venons de décrire. Marie-Louise salue plusieurs fois par jour : son menton s'appuie sur le haut de la poitrine ; on essaye vainement de l'en déta-

(1) Bremser, *ouvr. cit.*, p. 374.

cher, la contraction est trop forte; mais il n'y a ni douleur, ni perte de connaissance, ni roideur d'aucune autre partie du corps; seulement, lorsque le relâchement s'est opéré de lui-même, la malade éprouve dans le col un sentiment de lassitude qui se dissipe promptement.

» Reconnaissant pour toute maladie une affection nerveuse dont on ignorait la cause, on ne fit que la médecine du symptôme. On appliqua à plusieurs reprises des sangsues le long du col et sur l'apophyse mastoïde; on fit prendre constamment des bains presque froids; on ordonna successivement les eaux distillées aromatiques, l'éther, la valériane sauvage, l'asa fœtida, les fumigations avec des substances d'odeur fétide, les martiaux, etc., etc. Ce traitement réussit, sinon complétement au moins de manière à rendre les convulsions beaucoup moins fortes et moins longues, et à les éloigner tellement qu'elles ne se renouvelaient que tous les cinq ou six jours. Marie-Louise, se contentant de cette cure palliative, et s'ennuyant du séjour de l'hôpital, sortit de l'hospice le 18 décembre.

» Pendant le reste du mois, elle n'eut qu'une convulsion, et pendant le mois de janvier et février 1810, elle n'en eut que deux extrêmement légères et très courtes; ce qui ne l'empêcha pas de continuer assidûment ses travaux ordinaires.

» Au commencement de mars, les convulsions revinrent; elles étaient d'un genre différent. La malade en était avertie par un hoquet violent et précipité; ensuite elle sentait comme une espèce de tournoiement dans la région ombilicale; cette sensation remontait vers la gorge et y produisait de la constriction. Bientôt il s'établissait une roideur générale dans tous les membres, qu'il était impossible de fléchir. En même temps on entendait comme un mouvement que l'on ferait pour avaler avec peine.

» A la suite d'une de ces convulsions, Marie-Louise rendit par les selles plus de 65 centimètres de ténia cucurbitin.

» Un médecin qui fut appelé, saisissant l'indication, administra l'éther sulfurique à la manière indiquée par M. Bourdier; il fit faire usage de la rhubarbe, du quinquina, des pilules de Belloste, des pilules drastiques avec la scammonée, la gomme gutte, le mercure doux. Ces divers moyens firent rendre encore plusieurs portions de ténia et quatre à cinq vers lombricoïdes.

» Les symptômes nerveux existaient avec la même intensité et la même fréquence; ils se renouvelaient deux ou trois fois par jour, ce qui détermina la malade à revenir à l'hospice clinique, le 11 mai. Les attaques avaient lieu cinq à six fois dans la journée; il existait constamment dans l'estomac un sentiment de plénitude et de soulèvement qui allait jusqu'à la nausée. L'appétit était perdu en partie; toute la face était pâle et plombée; l'air était languissant et souffrant; des démangeaisons continuelles se faisaient sentir autour des narines; le ventre était un peu bouffi; la région ombilicale était douloureuse; la diarrhée survenait de temps en temps; on ne remarquait aucun trouble dans la circulation ni dans la respiration; seulement le pouls était irrégulier, tremblotant, vibratile.

» On tenta inutilement, à plusieurs fois, le remède de M. Bourdier; la malade ne rendit pas un seul morceau de ténia; tout ce que l'on obtint, c'est que les attaques nerveuses furent moins fréquentes, et ne revinrent que tous les trois ou quatre jours. On administra le remède de madame Nouffer, qui n'eut pas plus de succès. Enfin, on soumit Marie-Louise au traitement que l'on oppose à la colique de plomb. Le jour où elle avait pris les six grains de tartrate de potasse antimonié, elle rendit une masse blanchâtre, pelotonnée, plus grosse que le poing. On déroula cette masse; c'était un ténia de plus de vingt-quatre mètres de long, dont on crut reconnaître la tête.

» Dès cet instant, les accidents nerveux cessèrent. Pendant plus d'un mois, la malade ne rendit pas une seule portion de ténia; l'appétit et l'embonpoint revinrent ainsi que les couleurs, et Marie-Louise sortit de l'hospice, le 14 juillet 1810.

» Quatre ans après, je l'ai revue à Boulogne, près Paris, qu'elle habitait; elle était mariée, avait eu déjà un enfant, et ne s'était ressentie ni de son affection nerveuse, ni du ténia (1). »

On observe, principalement chez les malades naturellement nerveux ou qui le sont devenus par suite de dérangements produits par le ténia, des phénomènes sympathiques différents de ceux que nous avons indiqués. Ces phénomènes sont très variés, quelquefois bizarres, et consistent dans des désordres de quelque sens ou de quelque fonction; tantôt ils persistent avec ténacité, tantôt, au contraire, ils sont mobiles et variables. Chaque cas a sa physionomie propre, se rattachant en apparence à quelque état morbide déterminé, ou formant une affection sans analogue. Malgré tout l'intérêt que peut avoir la connaissance de ces faits, nous ne pouvons en donner ici que quelques exemples :

Cas de Quettier. — *Tremblement périodique.*

« En 1802, un homme de quarante-cinq ans éprouvait depuis un an un tremblement périodique extraordinaire de la tête et des extrémités; il durait quelquefois sept à huit heures. Cet homme conservait l'usage de ses facultés intellectuelles pendant les intervalles qui étaient de deux à trois jours. Je jugeai à la dilatation des pupilles qu'il avait des vers..... » L'administration du remède de Bourdier fit rendre un ténia et la maladie disparut (2).

Cas de Legendre. — *Symptômes nerveux singuliers.*

« Un homme, aujourd'hui âgé de vingt-sept ans, fut pris, à l'âge de quatorze ans, sans cause connue, d'une espèce de chatouillement presque conti-

(1) J.-J. Leroux, *Cours sur les gén. de la méd. prat.*, t. IV, p. 316. Paris, 1826.
(2) Quettier, *Thèse de Paris*, n° 97, p. 13, 1808.

nuel, ayant pour siége la peau du bord externe du petit doigt de la main gauche ; ce chatouillement était semblable à celui qui serait déterminé par la marche d'un insecte sur la peau, d'une mouche, par exemple; cette sensation morbide persista huit jours; elle s'accompagnait de peu de sûreté des mouvements de la main gauche, qui, même à deux ou trois reprises différentes, s'engourdit complétement en même temps que les doigts s'ouvraient involontairement ; c'est ainsi qu'une fois étant sorti tenant plusieurs sous renfermés dans la main gauche, il arriva au bout de sa course, la main ouverte, et ayant perdu sans s'en douter l'argent qu'il avait emporté. Avec ces troubles de la sensibilité tactile, existaient de la diplopie, de fréquents éblouissements et des visions bizarres ; ainsi, il croyait voir une autre tête à côté de la sienne, et il lui semblait que ses bras ne lui appartenaient pas.

» Après un certain temps de durée de ces phénomènes, le malade fut pris d'une attaque épileptiforme, précédée d'une sorte *d'aura* avec perte complète de connaissance qui dura plusieurs heures.

» Huit jours après cet accès, il s'en manifesta un second à peu près semblable; dans l'intervalle, la sensation de chatouillement au petit doigt ne se reproduisit plus, mais les troubles de la vision persistaient toujours; le malade continuait à voir une tête à côté de la sienne, et, à de nombreuses reprises, les globes oculaires étaient agités de petits mouvements convulsifs dans les orbites; en même temps, il n'était pas complétement maître de se diriger là où il voulait, et, par exemple, de suivre un trajet en ligne droite; il avait une tendance invincible en marchant à incliner sur sa gauche. C'est ainsi qu'un jour, en voulant traverser droit devant lui une rue, alors qu'une voiture venait vers lui de gauche à droite, il alla donner de l'épaule gauche contre le poitrail du cheval, entraîné d'une manière invincible vers cet obstacle qu'il voyait parfaitement et par lequel il fut renversé bien qu'il eût fait tous ses efforts pour l'éviter. »

Les attaques convulsives continuèrent pendant trois années. De dix-sept à vingt-quatre ans, la santé fut meilleure ; il ne restait guère que des mouvements spasmodiques de différents muscles et principalement de l'orbiculaire des paupières qui se reproduisaient tous les jours, surtout le matin. A vingt-quatre ans, il éprouva le soir des douleurs pongitives très vives à l'épigastre; elles se reproduisirent fréquemment et pendant les huit derniers mois tous les jours; elles devinrent tellement fortes que le malade redoutait le moment de se coucher.

L'évacuation d'un ténia de 5 mètres de longueur, à la suite de l'administration de l'écorce de racine de grenadier, fit disparaître tous les symptômes. Deux mois après, la guérison s'était maintenue complète (1).

CAS DE BILLARD. — *Faim extraordinaire.*

Il s'agit d'un matelot, âgé de vingt-huit ans, qui éprouva peu de temps

(1) F.-L. Legendre, *Observ. propres à éclairer les symptômes nerveux que détermine le ténia*, obs. I, p. 188 (*Archiv. gén. de méd.*, 4e série, t. XXIII. Paris, 1850).

après son embarquement, une faim dévorante; il n'était occupé nuit et jour qu'à chercher les moyens de l'assouvir. Il fut forcé d'implorer la pitié de ses camarades, qui lui livraient, après leur repas, les restes de soupe, de pain ou de biscuit, et ces secours ne lui suffisaient pas; il vola enfin et vendit ses vêtements pour se procurer à manger. Condamné pour ces faits, il finit par être envoyé à l'hôpital. Là, on augmente sa portion d'une ration tous les dix jours sans pouvoir le rassasier; après cinq mois, il passe dans la *salle des consignés*, confiée aux soins du docteur Billard : « Le premier jour, je lui signai un bon de vingt-deux rations ordinaires, et malgré cela *Émery* éprouva de violentes agitations. J'accordai une ration de plus, et je fis tous mes efforts pour reconnaître quelle était la cause de cette maladie, sans pouvoir établir un diagnostic. Le voyant après qu'il eut copieusement mangé, je lui trouvai la région épigastrique élevée; une demi-heure après elle était très affaissée. La figure était pâle; les sécrétions se faisaient comme dans l'état de la santé; le pouls était petit et serré dans les paroxysmes et naturel hors des accès. Le malade, qui était gai pendant la plénitude de l'estomac, était triste dans sa vacuité et extrêmement agité. » N'espérant plus trouver de remède à ses maux, le malade cherche à se suicider; quatre jours après cette tentative, on remarque dans ses garderobes une portion de ténia; l'administration du remède de Bourdier fait évacuer en masse un ténia; tous les symptômes disparaissent. « La simple ration suffit désormais à *Émery*, qui jouit d'une parfaite santé (1). »

CAS DE BREMSER. — *Toux rebelle.*

« Une jeune fille de onze ans était tourmentée par une toux sèche et presque continuelle. Ayant observé qu'elle rendait des articulations de ténia, on lui fit faire usage d'anthelminthiques; elle évacua un grand morceau de l'animal, et la toux se calma pendant deux mois, époque à laquelle elle reparut de nouveau. Une nouvelle évacuation d'un morceau de ténia eut lieu et la toux cessa encore une fois momentanément. Cette fille éprouva encore par la suite les mêmes accidents trois ou quatre fois, jusqu'à ce qu'enfin je parvins, il y a à peu près huit ans, à détruire complétement son ténia, et depuis ce temps la toux n'a plus reparu (2). »

P. Frank rapporte l'observation d'un homme âge de quarante ans, qui éprouvait *une puanteur insupportable des narines;* l'odeur n'était sensible que pour lui; il n'y avait aucun signe d'altération morbide des fosses nasales. Cet homme rendait des anneaux de ténia; par un traitement convenable le ver fut expulsé en entier et le malade se trouva aussitôt délivré de l'odeur infecte qu'il éprouvait (3). Le même auteur rapporte deux autres faits (obs. 3 et

(1) Debry, *Sur le ténia humain* (*Thèse*, n° 75, observ. IV, p. 11. Paris, 1817).
(2) Bremser, *ouvr. cit.*, p. 374.
(3) *Ouvr. cit.*, t. V, p. 383.

obs. 4), dans lesquels cette perversion de l'odorat et d'autres phénomènes déterminés par la présence du ténia furent guéris par l'expulsion de ce ver.

Dans d'autres cas c'est une perversion de l'ouïe qui consiste dans l'impression douloureuse ou désagréable occasionnée par la musique.

Parmi les troubles de la vue signalés par les auteurs nous ne parlerons ici que de l'amaurose. Ce phénomène se montre quelquefois dans les cas de ténia, mais non d'une manière permanente. Parmi les malades dont P. Frank rapporte l'histoire (1), celui de l'observation 4 eut une amaurose momentanée; la fille qui fait le sujet de l'observation 6, fut atteinte d'une *amaurose complète, mais momentanée* qui affectait tantôt l'œil droit, tantôt l'œil gauche; chez le malade de l'observation 7, l'œil gauche fut frappé d'amaurose pendant un quart d'heure.

Outre le prurit de certaines parties, le sens du toucher peut offrir des symptômes d'hyperesthésie ou d'anesthésie. Le malade de l'observation 4 de P. Frank *se plaignait d'un sentiment de formication dans les mains, dans les doigts, qui étaient privés de sensibilité et de mouvement, ce qui l'empêchait de vaquer à ses occupations.* Ces symptômes disparurent après l'expulsion d'un ténia de huit aunes.

Beaucoup d'autres phénomènes insolites ont été observés chez les malades atteints du ténia, tels sont : l'aphonie momentanée, la perte de la mémoire, une insomnie persistante, des épistaxis fréquentes, des vomissements répétés, une ardeur inaccoutumée dans les rapports conjugaux, des désordres dans la menstruation, etc. Nous avons donné dans les généralités sur les affections vermineuses des voies digestives, l'indication d'un certain nombre de faits qui ont rapport à ces désordres (voy. p. 53).

Il n'y a point, parmi les phénomènes dont nous avons parlé, de symptôme pathognomonique de la présence du ténia, mais on peut trouver dans l'association de quelques-uns de ces phénomènes des raisons de la soupçonner. Un long état de malaise avec l'amaigrissement et des désordres de l'appétit sans symptômes d'une maladie organique, du diabète, etc , la gastralgie, des coliques fréquentes sans diarrhée, avec le prurit du nez ou de l'anus, quelques-uns de

(1) *Ouvr. cit.*, t. V, p. 385 et suiv.

ces symptômes accompagnés de crampes, de douleurs dans les membres, d'un brisement général, etc., ou de quelque phénomène insolite, extraordinaire, indiquent presque avec certitude la présence du ver solitaire, s'ils datent de plusieurs mois ou de plusieurs années et s'ils se produisent par accès irréguliers.

Si le malade, chez lequel existent plusieurs de ces symptômes, n'a pas remarqué de fragments de ténia dans ses garderobes, il ne tardera pas, en général, à en découvrir, lorsque son attention aura été appelée sur ce point ; car, ainsi que nous l'avons dit, l'issue de fragments ou d'anneaux libres du ver solitaire a lieu fréquemment et quelquefois journellement. Néanmoins, dans quelques cas, il est nécessaire de mettre de la persévérance dans cette recherche, l'expulsion des fragments du ténia n'ayant lieu, chez quelques malades, qu'après un intervalle de plusieurs semaines ou même de plusieurs mois ; au reste, l'administration d'un purgatif pourrait, dans un assez grand nombre de cas, mettre l'existence du ver en évidence.

L'expulsion complète du ténia fait ordinairement cesser tous les accidents ; celle d'une partie de ce ver les fait cesser pour un temps dont la durée est probablement en rapport avec l'importance de la portion expulsée. Lorsque la tête n'a conservé qu'un filament très court, les accidents ne reparaissent qu'après plusieurs mois. C'est ce que l'on peut inférer de l'étude d'un certain nombre de faits parmi lesquels je me bornerai à citer les suivants :

M. Louis Aubert, atteint du ténia en Abyssinie, le chasse par le cousso, mais la tête n'est pas expulsée. D'après l'inspection de l'extrémité mince du ver, ce médecin estime qu'il ne doit rester avec la tête qu'un filament de quelques centimètres de longueur. Les cucurbitins reparaissent au bout de trois mois (1).

Une fille de vingt-trois ans, observée par le docteur David, est atteinte d'un ténia qui détermine une longue série d'accidents ; une grande portion du ver est expulsée et les accidents cessent. Trois mois après, les accidents reparaissent et en même temps des cucurbitins dans les selles (2).

Dans certains cas, assez rares cependant, les malades sans le secours d'aucun remède cessent de rendre des fragments de ténia ; les symptômes qu'ils éprouvaient disparaissent et la guérison arrive spontanément.

(1) *Mém. cit.*

(2) David, *Gaz. méd. de Paris*, t. XI, p. 40, 1843.

CHAPITRE V.

BOTHRIOCÉPHALE LARGE (*Synops.*, n° 30).

DÉNOMINATIONS.

Les noms anciens et vulgaires du ténia solium ont aussi désigné le bothriocéphale large.
Tænia prima, Plater.
Tænia veterum, Spigel.
Tænia de la seconde espèce, tænia à épine, Andry.
Tænia de la première espèce, Van Doeveren.
Tænia à anneaux courts, tænia à mamelons ombilicaux, Bonnet.
Tænia lata, tænia vulgaris, Linné.
Ténia inerme umana, Brera.
Bothriocephalus latus, Bremser.
Ténia inerme des médecins.

En faisant l'histoire du ténia solium, nous avons, pour ainsi dire, fait celle du bothriocéphale large. Comme le ténia, ce ver habite l'intestin grêle auquel il se fixe par sa tête. Il est plus fréquent chez les adultes et *chez les femmes?* Les conditions qui déterminent son développement sont inconnues. Il peut être inoffensif ou donner lieu à des phénomènes plus ou moins intenses, analogues à ceux que produit le ténia, et à des accidents semblables. Nous n'aurons donc, pour compléter son histoire, qu'à signaler quelques différences peu importantes qui distinguent les deux vers cestoïdes de l'homme dans leur existence pathologique.

Le bothriocéphale acquiert ordinairement plus de longueur que le ténia ; il prend quelquefois des proportions énormes ; aussi les accidents qu'il détermine sont souvent plus intenses et plus graves. Les anneaux arrivés à maturité ne se détachent point isolément et ne vivent point d'une vie indépendante ; le bothriocéphale, en un mot, ne forme point de cucurbitins. L'évacuation des fragments de ce ver se fait par portions plus considérables que celles du ténia et l'intervalle qui existe entre l'expulsion de chacune des portions du ver est, en général, très long.

Un fait singulier qui a été signalé par Rudolphi et Bremser, c'est que, à leur connaissance, jamais un bothriocéphale n'avait été trouvé dans un cadavre humain (1).

(1) Il est probable que le cas d'un ver plat qui occupait toute la longueur des

Comme le ténia, le bothriocéphale est ordinairement, mais non toujours solitaire : Bonnet a vu deux bothriocéphales expulsés par un malade. Leur partie antérieure terminée par un fil très mince prouvait que ces vers formaient réellement deux individus distincts (1). Le docteur Rontet (d'Anvers) fit rendre à une fille de trente-deux ans deux bothriocéphales munis de leur tête ; cette fille n'avait d'autre symptôme de vers que les pupilles dilatées (2). Nous avons rapporté déjà un cas de trois bothriocéphales observés chez une femme par M. Rayer (voy. p. 76). Sur les côtes de la province de Nordbotten (Suède) où le bothriocéphale est endémique, ce ver, dit M. Huss, est rarement solitaire.

Dans la même contrée, suivant l'opinion générale, le bothriocéphale serait héréditaire. On le rencontre chez les riches comme chez les pauvres, les jeunes comme les vieux ; on l'a observé même chez des enfants à la mamelle (3).

« Autant que nous pouvons en juger, dit P. Frank, par nos propres observations et celles des autres, nous reconnaissons que ces deux genres de vers (ténia, bothriocéphale) n'ont point de signe qui puisse les faire distinguer l'un de l'autre avant leur sortie du corps (4). » Il est un symptôme fréquent de la présence du ver solitaire, symptôme que ne produit point ordinairement le bothriocéphale, c'est le prurit à l'anus ; en effet, quoique ce prurit puisse être sympathique, comme celui du nez, il est bien plus fréquemment déterminé par la titillation des cucurbitins.

» Les symptômes qu'il produit, dit Odier qui a souvent observé le bothriocéphale à Genève, sont des gonflements dans différentes parties du ventre, des selles irrégulières, des nausées, des vertiges,

intestins, petits et gros, chez une femme dont parle Th. Bonet, se rapporte au bothriocéphale. Cette femme succomba à *Genève* à la suite d'accidents nerveux très violents (Bonet. *Sepulc.*, lib. IV, sect. x, obs. XIV, § 1, t. III, p. 527).

(1) Ch. Bonnet, *ouvr. cit.*, t. II, p. 125.

(2) Rontet, *Arch. gén. de méd.*, 1829, cité par Mérat (*Mém. cit.*, obs. 148, p. 130). L'indication bibliographique est inexacte, comme beaucoup d'autres de cet auteur.

(3) Magnus Huss, *Mém. cit.*

Nous avons rapporté le cas d'un enfant à la mamelle atteint du bothriocéphale, observé par Wolphius (p. 12) ; celui d'un enfant de dix-neuf mois, observé à Boston (p. 87) ; un autre observé à Londres, d'une petite fille de dix-huit mois (p. 88, note).

(4) P. Frank, *ouvr. cit.*, t. V, p. 381.

des palpitations, des cris et des soubresauts pendant la nuit, de la cardialgie, des défaillances, etc. (1). »

Dans la province de Nordbotten, dit M. Magnus Huss, les symptômes du bothriocéphale consistent, en général, dans une sensation désagréable de succion à l'épigastre, surtout à jeun, dans l'appétit d'aliments salés, dans les gargouillements du ventre, une douleur avec pesanteur sus-orbitaire revenant et disparaissant par accès. Les jeunes filles éprouvent souvent des accidents nerveux; les hommes, au contraire, ne ressentent ordinairement aucune incommodité.

Plusieurs auteurs ont dit que le *ténia armé* (ténia solium) occasionne des douleurs plus vives, plus constantes que le *ténia inerme* (bothriocéphale); mais il est visible que ces auteurs ont fait ici un raisonnement par induction et qu'ils n'ont pas réfléchi à la petitesse des crochets du ténia; il en est aussi qui, à raison de l'adhérence des crochets à la membrane muqueuse intestinale, ont regardé le ténia comme plus difficile à expulser; cependant un plus grand nombre ont regardé le bothriocéphale comme plus tenace, plus difficile à chasser que le ténia, et par cela plus fâcheux (2). Cette opinion, qui est ancienne, vient peut-être de ce que les remèdes employés autrefois ne conviennent pas également aux deux vers cestoïdes de l'homme, et que ceux qui expulsent le ténia ont été plus anciennement ou plus généralement employés. A ce point de vue, il importerait de connaître à quel ver on a affaire, lorsqu'on se propose de l'expulser. La fréquence ou la rareté de l'évacuation des fragments, leur petit ou leur grand volume, l'existence ou l'absence de démangeaisons à l'anus, le pays qu'habite ou qu'a habité le malade, donneront des indications à cet égard; l'administration d'un purgatif et l'examen des anneaux, s'il en est d'expulsés, ne laisseront aucune incertitude.

La durée du bothriocéphale ne paraît pas moindre que celle du ténia; Bremser a vu ce ver, à Vienne, chez un Suisse du canton de Glaris, qui avait quitté son pays depuis treize ans (3). Nous ne connaissons aucun fait qui prouve que cet entozoaire disparaisse quelquefois spontanément.

(1) *Ouvr. cit.*, p. 222.

(2) « Nous avons vu constamment, dit P. Frank (*ouvr. cit.*, t. V, p. 395), le bothriocéphale occasionner les mêmes symptômes que le ténia; ils étaient seulement plus opiniâtres. »

(3) Bremser, *ouvr. cit.*, p. 173, 174.

CHAPITRE VI.

CESTOÏDES ERRATIQUES.

Quelquefois les vers cestoïdes, comme les lombrics, sortent par une lésion de l'intestin ; mais dans ce cas, d'ailleurs très rare, le ténia ou le bothriocéphale n'est pour rien dans la production de la lésion qui lui donne issue; sa tête, qu'il enfonce dans la membrane muqueuse de l'intestin, ne détermine aucune inflammation, aucun changement appréciable dans cette membrane, et ne peut en causer la perforation. Nous parlerons avec quelque étendue, à propos de l'ascaride lombricoïde, des lésions pathologiques occasionnées par les entozoaires dans le tube digestif, nous nous bornerons ici à rappeler les faits qui concernent les vers cestoïdes. On a vu ces vers sortir à travers les parois abdominales ou pénétrer dans la vessie.

1° Cestoïdes sortant à travers les parois abdominales.

Ier CAS (HILDESIUS). — *Abcès inguinal.*

« Uxor cujusdam pistoris in hoc oppido, eodem in loco (l'aine) ulcus habuit.... cùm autem adhibito emplastro aperiretur, lumbricum latum longitudine ferè 2 spithamorum manu extraxit, ac posteà consolidatum est ulcus (1). »

IIe CAS (H. D. SPOERING). — *Fistule inguinale.*

Il s'agit, dans cette observation, d'une fistule consécutive à une hernie inguinale du côté droit, de laquelle une portion de ténia fut extraite. La fistule laissa suinter longtemps après la sortie du ver une matière jaune noirâtre, fétide (2).

IIIe CAS (MOULENQ). — *Fistule inguinale.*

Il s'agit, dans ce cas, d'une femme de quarante ans qui portait dans l'aine droite, au-dessus du ligament de Fallope, une tumeur de la grosseur d'un œuf de pigeon. Cette tumeur devint douloureuse et s'ouvrit par deux petits pertuis, qui restèrent fistuleux. Quelque temps après, une portion du ténia se présenta à l'une des ouvertures et fut extraite par le chirurgien, qui crut y reconnaître la tête. Trois ou quatre jours après, un *second ténia* parut et fut extrait par l'autre ouverture. Il était plus petit que le premier et ne fut point examiné.

(1) *De Joann. Franç. Hildesii Cameniceni observationibus*, et J. Schenckius, *op. cit.*, lib, III, *De lumbricis.*

(2) Svensk, *Vet. ac Handl.*, 1747, p. 103, et Rudolphi, *Ent. hist.*, t. I, p. 144.

La suppuration devint plus mauvaise et plus abondante ; les matières fécales les plus liquides s'échappaient par le trou d'où était sorti le dernier ténia. Au bout d'un mois, l'une des ouvertures se ferma, l'autre resta fistuleuse et fut plus longtemps à guérir (1).

IVe Cas (Von Siebold). — *Abcès ombilical.*

« En avril 1841, on reçut à la clinique (à Erlangen) un garçon de vingt-deux ans. Celui-ci, issu de parents sains et bien portants, souffrait depuis son enfance de la maladie scrofuleuse qui se traduisait surtout par la forme d'abcès nombreux. A l'entrée du malade, il avait sur le corps un certain nombre de ces abcès petits et ouverts ; l'un d'eux siégeait immédiatement sur l'ombilic, de manière à lui donner l'aspect de celui d'un nouveau-né. Un peu au-dessus de l'ombilic, il existait un dépôt assez considérable de matière scrofuleuse non ramollie. On mit ce malade à l'usage de la décoction de Zittmann. Un jour, après avoir pris environ 12 onces de ce médicament, on appela en toute hâte le médecin assistant, parce qu'il semblait sortir quelque chose de vivant par l'ombilic. En effet, on trouva en ce point une anse de *tænia solium* longue d'environ 6 pouces ; cette anse paraissait douée de vie ; elle était blanche, et n'offrait aucun vestige de matière chyleuse ou excrémentitielle. On exerça quelques tractions, et l'on put faire sortir une certaine quantité de ruban vermineux ; celui-ci devint de plus en plus étroit, et l'on ne tarda pas à extraire la tête du ver parfaitement conservée et reconnaissable. L'extrémité inférieure du ténia fut ensuite extraite avec facilité. Il était long de plusieurs mètres ; dans l'eau tiède, il se remua longtemps avec toutes les apparences de la santé ; il était lisse, uni et parfaitement propre. Il ne sortit par l'ouverture qui lui avait donné issue aucune matière liquide ou gazeuse qui pût faire soupçonner une perforation intestinale. Le malade fut mis à l'usage de soupes légères et soumis à un repos absolu.

» Il ne survint aucun accident, et, quelques jours après la sortie du ver, on put revenir au régime habituel. La plaie suppurante de l'ombilic qui avait donné issue au ténia fut plusieurs fois et soigneusement examinée avec le stylet, mais jamais l'examen ne put être complet, à cause des vives douleurs qu'il déterminait. On ne put jamais porter le stylet à plus d'un demi-pouce de profondeur. La plaie ne subit d'ailleurs aucune amélioration, et le malade

(1) Moulenq, *Sur un ténia sorti de l'aine d'une femme* (*Journ. de méd.*, 1781, t. LVI, p. 330).

L'examen de la seconde portion du ténia n'ayant pas été fait, on ne peut dire, avec l'auteur et Rudolphi, qu'il y eût dans ce cas deux ténias.

Brera, à la page 172 de son *Traité des maladies vermineuses*, dit que la présence du ténia peut occasionner la suppuration et la gangrène de l'intestin ; il cite, à l'appui de cette opinion, *Syllogen observationum varii argumenti*, Hauniæ, 1782, p. 45. S'agit-il de l'observation de l'ancien *Journal de médecine*, 1781, qui aurait été reproduit dans ce recueil? Je n'ai pu m'en assurer ; mais le rapprochement des dates l'indiquerait.

mourut un an après, de phthisie pulmonaire. On ne put pas faire l'autopsie du cadavre (1). »

2° Cestoïdes pénétrant dans la vessie.

Ve Cas (Bellacatus).

« Aloïsus Bellacatus, medicus Patavii sua ætate celebris, in schedis reliquit adolescentulum quemdam, Curtii presbyteri nepotem, post difficilem quinque dierum mictionem cum insigni dolore pungente ad cervicem vesicæ, propinata chelidonii aqua, mox convaluisse postquam copioso lotii profluvio tæniam reddidisset vivam (2). »

VIe Cas (Darbon).

« M. T...., âgé de cinquante-six ans, éprouvait depuis quelque temps une démangeaison insupportable à l'anus, lorsqu'il se vit atteint tout à coup de violentes crampes à la verge, accompagnées de douleurs atroces qui lui firent perdre connaissance pendant plusieurs heures. Revenu à lui, il éprouva une grande difficulté d'uriner, bien qu'il en eût un besoin extrême. Au bout de quelques minutes, il rendit par l'urèthre quelques articulations de ténia, et dès lors l'émission de l'urine eut lieu avec facilité. Les douleurs cessèrent pendant sept ou huit jours, au bout desquels les mêmes symptômes reparurent avec frissons, douleurs dans les membres, rétraction de la verge vers la racine, ainsi que des testicules qui devinrent douloureux. Le scrotum prit une couleur ardoisée, due sans doute à une transpiration gluante *qui teignait le linge en bleu*. Le malade eut une attaque semblable à la précédente, qui se termina en rendant de nouveaux fragments de ténia. Ces attaques reparaissaient tous les huit jours et duraient de douze à quinze heures. Dans une, il en sortit par l'urèthre un fragment de six pouces de long, et dans une autre, un de demi-aune, ce qui causa un tel obstacle à l'émission de l'urine, que le malade se trouva dans une situation très alarmante. Cet état persistait depuis un an, lorsque M. A... se présenta au docteur Darbon. Ce dernier, après s'être convaincu de l'existence du ténia, commença par injecter dans la vessie de l'eau tiède, afin de la bien vider; il y introduisit ensuite, au moyen d'une sonde creuse, sa potion contre le ténia, et y laissa cette sonde fixée, afin de favoriser l'émission des urines sans charrier aucune partie du ver. Il renouvela pendant deux jours l'injection de sa potion, en y laissant la sonde fixée cinq jours de plus. Le neuvième, l'ayant retirée, le malade *excréta*, avec ses urines, plusieurs aunes de ténia en grande partie désarticulé, et dans un grand état de flétrissure. Depuis ce temps, M. A... s'est vu délivré de tous ses maux (3). »

(1) *Med. Zeit. von Preuss*, n° 17, 1843. — *Arch. de méd. de Paris*, 1844. — *Edinb. med. and surg. Journ.*, 1845.

(2) Joannis Rhodii *Obs. medic.*, cent. III, obs. xxxvi, p. 158. Patavii, 1657.

(3) Observation rapportée par Julia Fontenelle (*Arch. de méd.*, 1824 t. V, p. 351).

On ne peut admettre que Darbon se soit trompé sur la nature de ce ténia; mais que ce ver ait existé pendant un an dans la vessie, en dehors des conditions physiologiques dans lesquelles il vit ordinairement, c'est ce que l'on ne peut non plus admettre. Il est probable qu'il y a dans les circonstances de ce fait quelque omission ou quelque erreur.

CAS VII, DE BURDACH.

« M. Burdach, à Senftenberg, a vu sortir de l'urèthre d'une femme deux bouts d'un ténia de la longueur d'un doigt, et tout au plus d'un demi à un tiers de ligne de large. On a très bien pu distinguer les articulations longues d'un quart de pouce. Cette femme n'avait ressenti qu'une légère démangeaison dans l'urèthre (1). »

TROISIÈME SECTION.

ANCHYLOSTOME DUODÉNAL (*Synops.*, n° 98).

L'anchylostome duodénal appartient aux nématoïdes. Découvert à Milan par Dubini, en 1838, il n'a point été observé depuis lors dans d'autres localités en Europe (2). Pruner, quelques années après, signala son existence en Égypte (3). MM. Bilharz et Griesinger, d'après les indications de de Siebold, en firent un objet de recherches et l'étudièrent plus complétement que les observateurs précédents (4).

L'anchylostome n'a que 6 à 9 millimètres de longueur, et peut-être sa petitesse est-elle la cause pour laquelle il a été si tardivement et si rarement observé en Europe. Sa bouche est armée d'une capsule cornée, relativement très grande et obliquement tronquée; elle porte sur la portion la plus saillante de la marge quatre fortes dents au moyen desquelles l'animal s'attache à la membrane muqueuse.

C'est en mai, et ensuite en novembre, décembre et janvier, que

(1) *Medizinische Zeitung*, 1839, n° 13, et *Arch. gén. de méd. de Paris*, 3e série, 1840, t. VIII, p. 346.

(2) Dubini, in Omodei *Annal. univers. de medic. di Milano*, 1843, t. CVI, p. 5-13.

(3) Pruner, *Krankheiten des Orients*, 1847, p. 244.

(4) Vierordt's *Archiv. für physiolog. Heilk.*, an XIII, liv. IV, p. 554 (cité par *Gaz. hebdom.*, 13 avril 1855), et *Zeitschrift für wissenschaftliche Zoologie*, p. 55. Leipzig, 1853.

Dubini l'a rencontré à Milan. En Égypte, il est tellement commun, que dès que l'attention de MM. Bilharz et Griesinger a été appelée sur ce ver par les lettres de de Siebold, il fut trouvé par ces observateurs, au Caire, presque dans chaque cadavre, quelquefois en petit nombre, d'autres fois par centaines. Il habite le duodénum, et surtout le jéjunum.

D'après M. Griesinger, l'anchylostome s'attache avec force en pénétrant dans la membrane muqueuse, et même dans le tissu sous-jacent. L'endroit auquel le ver est fixé est indiqué par une ecchymose de la dimension d'une lentille, au centre de laquelle apparaît une tache blanche de la grandeur d'une tête d'épingle. La membrane muqueuse est percée en ce point comme par un trou d'aiguille qui pénètre jusque dans le tissu sous-muqueux. Par cette ouverture, le sang se répand librement dans l'intestin, dont la cavité contient quelquefois une notable quantité de ce liquide. Souvent la membrane muqueuse offre un nombre plus ou moins considérable d'élevures de la dimension d'une lentille, aplaties, livides et d'un rouge brunâtre. Ces élevures sont produites par l'accumulation du sang qui s'épanche entre les membranes muqueuse et musculaire. Alors le ver, ayant pénétré dans l'épaisseur de la paroi intestinale, est logé dans la cavité même où s'est épanché le sang dont il est tout gorgé et entièrement recouvert à l'extérieur.

D'après M. Griesinger, la présence du ver détermine l'anémie par des saignées petites, il est vrai, mais incessamment renouvelées. La maladie que cet auteur désigne sous le nom de *chlorose d'Égypte*, maladie qui, suivant lui, affecte à un degré plus ou moins grave le quart de la population égyptienne, serait produite par l'anchylostome; toutefois l'opinion du savant helminthologiste allemand s'étant formée dans les derniers temps de son séjour en Égypte, n'a pas été suffisamment établie.

Chlorose d'Égypte. — Cette maladie est probablement une affection propre aux contrées africaines, et qui a été décrite par plusieurs auteurs sous des dénominations diverses. D'après M. Griesinger, elle attaque en Égypte toutes les classes de la société. Elle est caractérisée, dans les cas les moins graves, par la pâleur générale des téguments, le bruit de souffle dans les jugulaires, des palpitations, de l'accélération du pouls, des lassitudes des membres, de légers dérangements des digestions, sans amaigrissement.

La marche de cette maladie est plus ou moins rapide; elle s'aggrave progressivement, et arrive enfin au plus haut degré, le *marasme chlorotique*. Alors la maigreur se prononce; l'œdème survient aux paupières et aux extrémités inférieures. La peau, qui, à l'état normal, est fortement basanée, prend une teinte d'un jaune pâle obscur ou d'un blanc verdâtre; elle est même plus pâle et plus grise encore chez les nègres; elle est en même temps flétrie, flasque, sèche, écailleuse et froide. La conjonctive est d'un blanc bleuâtre; toutes les muqueuses apparentes sont d'une pâleur cadavéreuse. On observe en outre les phénomènes suivants : hébétude, apathie, faiblesse et épuisement général; palpitations constantes et battements violents du cœur augmentés par le moindre mouvement; pouls fréquent et petit; respiration fréquente et courte, dyspnée; à l'*auscultation*, les deux bruits du cœur également forts, le second quelquefois retentissant et perceptible même à quelques pas de distance; murmures et bruits morbides dans les principales artères et la veine jugulaire, accompagnés d'un frémissement cataire sensible au toucher; murmure respiratoire affaibli.

Le malade éprouve de la céphalalgie frontale et temporale, des étourdissements, des bruits aigus dans les oreilles, des douleurs articulaires et précordiales, une faim constante, des appétits bizarres, de la dyspepsie avec de légers mouvements fébriles et de la sensibilité du bas-ventre. La langue est recouverte d'un enduit visqueux; la poitrine est quelquefois agrandie par emphysème, la rate hypertrophiée, le foie diminué de volume, l'urine abondante, pâle et très rarement albumineuse.

Assez souvent la marche de cette maladie est très aiguë. Avec des soins et un bon régime elle peut durer plusieurs années; mais, le plus ordinairement, même malgré de grands soins, l'individu reste pâle, maladif et misérable; les affections les plus légères qui surviennent sont très sérieuses; la dysenterie, dans la plupart des cas, apporte un terme à la vie des malades; d'autres meurent d'hydropisie sans albumine dans les urines.

Les toniques, le vin, le fer, sont impuissants à guérir cette affection; les travaux fatigants, un traitement débilitant, antiphlogistique, hâtent la fin des malades : mais un changement de climat et de régime exerce une influence heureuse sur quelques-uns qui, exceptionnellement en quelque sorte, reviennent à la santé.

Les lésions cadavériques consistent dans des infiltrations séreuses de diverses régions, la mollesse et la décoloration des muscles, l'anémie générale très apparente dans le cerveau, le poumon, l'estomac et la membrane muqueuse de l'intestin. Le cœur, dont les couches musculaires internes surtout sont très pâles et graisseuses, est généralement volumineux, hypertrophié; le ventricule gauche est principalement dilaté; l'endocarde et les valvules sont fréquemment irrégulières et épaissies; les cavités renferment un caillot petit, brunâtre, peu fibrineux; souvent elles ne contiennent qu'un liquide séreux, jaunâtre, avec quelques corpuscules sanguins pâles et grands; dans les veines principales se trouve un liquide semblable, ou bien elles sont vides; la rate et les reins ont l'aspect de cire graisseuse; le foie est uniformément atrophié.

Avant que la cause de la maladie fût soupçonnée par M. Griesinger, le traitement consistant dans l'administration de préparations ferrugineuses, de quinquina et de phosphate de chaux, amenait une amélioration marquée dans les cas légers; mais il était sans effet dans les cas graves, et dans aucun il n'était suivi de guérison. A l'autopsie d'un sujet mort de la *chlorose d'Égypte*, la découverte de milliers d'anchylostomes fixés çà et là dans l'intestin grêle, chacun au centre d'une petite ecchymose semblable à une morsure de sangsue, l'épanchement dans le duodénum, le jéjunum et même dans une partie de l'iléon d'une grande quantité de sang rutilant qui provenait évidemment de piqûres de l'intestin, éclairèrent d'une lumière soudaine la cause de l'affection qui, dans ce cas, avait déterminé la mort. Il faut dire toutefois que cette autopsie fut la dernière que pratiqua M. Griesinger avant son retour en Europe; l'opinion de cet observateur, que la *chlorose* tient aux hémorrhagies déterminées par l'anchylostome, demande donc d'être confirmée par de nouveaux faits. Si elle se vérifie, les anthelmintiques, le calomel, la térébenthine, etc. seraient, sans doute, comme l'indique M. Griesinger, les meilleurs remèdes à opposer à la *chlorose d'Égypte*.

QUATRIÈME SECTION.

ASCARIDE LOMBRICOÏDE (*Synops.*, n° 57).

DÉNOMINATIONS :

ἕλμινς στρογγύλη, Hippocrate, Aristote, Oribase, Al. de Tralles, etc.
Tinea rotunda, Pline (lib. XXVI, § XXVIII).
Lumbricus teres, Celse, Foës in Hipp., Spigel, Sennert, etc.
L. longus et rotundus, Sérapion trad., Arnauld de Villeneuve, Redi trad.

L. rotundus, Cælius Aurelianus, Oribase trad., Avicenne trad., Ætius trad., Foës in Hipp., Pierre de Abano, Mercurialis, Spigel, Sennert, Boerhaave, etc.

Le rond et long, Ambr. Paré.

Le strongle, plusieurs auteurs du XVIIIe siècle.

Le lombrical, la plupart des auteurs du XVIIIe siècle.

Ascaris lumbricoides, Linné et la plupart des naturalistes.

Noms usités aujourd'hui en France : l'*ascaride lombricoïde*, le *lombric*. — En Allemagne, *Rundwurm*. — En Hollande, *rondeworm*, *menschenworm*, *kinderenworm*. — Danemark, *menneskeorm*, *spolorm*, *skolorm*. — Suède, *menisko-mask*, *spolmask*. — Angleterre, *the round worm*, *large round worm*, *long round worm*, *round gut worm*. — Italie, *verme rondo*, *lombrico*. — Espagne, *lombriz*. — Portugal, *lombriga*.

SOUS-SECTION I.

CONDITIONS DANS LESQUELLES SE PRÉSENTENT LES ASCARIDES LOMBRICOÏDES.

CHAPITRE PREMIER.

SÉJOUR, NOMBRE, CONDITIONS DE FRÉQUENCE.

Le séjour ordinaire des ascarides lombricoïdes est l'intestin grêle. Ces vers se trouvent aussi quelquefois dans l'estomac ou dans le gros intestin, mais ils n'habitent pas dans ces derniers organes, et, lorsqu'ils y arrivent, ils ne tardent pas à être expulsés ou à périr. Les lombrics peuvent encore se trouver *erratiquement* dans des cavités qui communiquent plus ou moins immédiatement avec le canal digestif, ou bien ils arrivent, par suite d'une lésion pathologique, dans des parties qui ne sont point en communication avec ce canal. Les ascarides lombricoïdes que l'on rencontre dans un organe autre que l'intestin grêle ne s'y sont pas développés, et, en général, ils n'y vivent point au delà de quelques jours.

Le nombre des ascarides existant dans les intestins est très variable : on n'en rencontre souvent qu'un ou deux et jusqu'à six ou huit; quelquefois ils sont assez nombreux pour remplir et distendre l'intestin ; on les trouve alors, à l'autopsie, agglomérés en pelotons volumineux (1).

M. Cruveilhier dit, en parlant de vers qu'il trouva chez une fille idiote : « Tout l'intestin grêle en était rempli; ces vers formaient, en outre, des boules ou pelotes qui oblitéraient l'intestin. J'en remplis un grand bassin; il y en avait plus de mille (2). » Ce chiffre est probablement une manière de dire un nombre considérable.

Dans les cas suivants ce nombre a été précisé :

Brassavole fait mention d'un vieillard de quatre-vingt-deux ans, qui rendit cinq cents vers après l'administration d'un médicament composé de scordium et de coralline (3).

Campenon rapporte qu'à l'autopsie d'un homme, qui mourut après avoir éprouvé pendant vingt-quatre heures des coliques violentes, il trouva le cæcum et une partie du côlon remplis et distendus par un peloton d'ascarides; il y en avait trois cent soixante-sept, de la longueur de cinq à six pouces (4).

Marteau de Grandvillers a connu un soldat qui a évacué trois cent soixante-sept ascarides dans l'espace de six jours (5).

Dall' Olio, médecin de Modène, raconte qu'il a rendu par la bouche, dans l'espace de deux semaines, quatre cent cinquante lombrics (6).

Une femme atteinte d'une fièvre lente, qui vint, en 1804, à l'hôpital de Crema, évacua pendant vingt-sept jours de suite des lombrics dont le nombre variait de vingt-trois à quarante-neuf par jour (7).

(1) Je n'ai jamais vu les ascarides agglomérés en peloton dans les animaux que j'ai examinés immédiatement après leur mort. Ces vers ne se réunissent probablement en peloton que lorsqu'ils commencent à ressentir le refroidissement du cadavre, ou lorsqu'ils arrivent dans un organe qui ne leur offre plus des conditions d'existence, tel que le gros intestin. Il est possible que la diète, la fièvre, certaines conditions des substances contenues dans le conduit alimentaire, l'ingestion de certains médicaments, comme l'émétique, agissent sur les ascarides de la même manière; mais, dans la plupart des cas, les lombrics que l'on trouvera réunis en peloton ne se seront ainsi agglomérés qu'après avoir pénétré dans le gros intestin, ou bien après la mort de leur hôte, lorsqu'ils sont eux-mêmes languissants et mourants.

(2) *Dictionn. de méd. et chir. prat.*, art. ENTOZOAIRES, p. 332.

(3) Brassavole, in *Simplic. examine*, cité par Andry, *ouvr. cit.*, t. II, p. 616.

(4) Campenon, médecin de Tonnerre, dans Richard de Hautesierk, *Recueil d'observ.*, in-4, t. II, p. 472. Paris, 1772.

(5) Cité par Bremser, *ouvr. cit.*, p. 383.

(6) Dall' Olio, *Memorie della Società italiana delle scienze*, etc., t. XI, cité par Brera (*Mem. prim.*, p. 215).

(7) L. Brera, *Mem. fisico-med. cit.* (*Mem. prim.*, p. 215.)

« Le jeune Gay, fils d'un vétérinaire de Roanne, écrivait Petit (de Lyon) à Prost, a rendu deux mille cinq cents vers lombricaux dans l'espace de cinq mois, sans avoir éprouvé d'autres symptômes fâcheux qu'un vomissement de sang. Ces vers sortirent tous par la bouche et par le nez (1). »

Les auteurs rapportent un grand nombre d'autres cas dans lesquels les ascarides lombricoïdes étaient au nombre de deux et trois cents.

L'enfance est plus sujette aux ascarides lombricoïdes que tout autre âge, néanmoins on voit bien rarement de ces vers chez les enfants âgés de moins d'un an ; c'est vers l'âge de trois ans que ces entozoaires commencent à devenir communs. A Paris, d'après Guersant, on trouve à peine dans le premier âge un ou deux enfants affectés d'ascarides sur cent, tandis que chez ceux de trois à dix ans, il y en a au moins un sur vingt. Les ascarides lombricoïdes sont peu communs chez les adolescents et rares chez les vieillards. Les femmes, dit-on, y sont plus sujettes que les hommes.

Les ascarides lombricoïdes se développent principalement chez les sujets faibles, lymphatiques, chez les scrofuleux, chez ceux qui se nourrissent d'aliments de mauvaise qualité ou qui font leur nourriture principale de légumes, de fruits, de laitage, chez ceux qui ne font point usage de boissons fermentées comme le vin, la bière, etc. Il convient de dire néanmoins que l'influence de la constitution et du régime sur la production des vers n'est point suffisamment bien établie.

La saison paraît avoir une influence sur le développement des lombrics. La plupart des auteurs, depuis Hippocrate, ont dit que ces vers sont surtout communs en automne ; il est vrai que cette opinion a été quelquefois basée sur l'action que l'on attribuait aux fruits dans la production des vers (2) ; on a dit aussi que les lombrics sont plus fréquents au printemps (3).

Ordinairement ces vers existent chez l'homme pendant un espace de temps variable, mais assez limité ; ils peuvent reparaître à plusieurs reprises ; rarement on en est tourmenté pendant une longue suite d'années.

(1) *Troisième coup d'œil sur la folie* (p. 28. Paris, 1807), cité par Mondière, *Gaz. des hôpit.*, 23 mars 1844.

(2) Avicenne, *op. cit.*, cap. II, p. 840.

(3) Danielis Sennerti Vratislaviensis *Operum* tomus III. Parisiis, 1641, lib. III, p. 38.

CHAPITRE II.

DISTRIBUTION GÉOGRAPHIQUE.

On dit généralement que les habitants des pays froids et humides sont plus exposés aux ascarides lombricoïdes que ceux des pays chauds. Cette assertion est tout à fait erronée : si les vers sont très communs en Hollande, en Suède, etc., ils ne le sont pas moins dans les contrées tropicales. Il suffit, pour s'en convaincre, de consulter les auteurs qui ont pratiqué la médecine dans ces contrées : d'après Bajon, *la maladie des vers*, avec le tétanos, sont celles qui enlèvent le plus de monde à Cayenne : « Il n'y a personne, dit-il, de ceux qui sont dans le cas de faire l'ouverture à *Cayenne* de quelque cadavre, qui n'ait trouvé, à son plus grand étonnement, un nombre prodigieux de ces animaux (ascarides lombricoïdes) (1). » Pouppé-Desportes s'exprime d'une manière analogue sur la fréquence des lombrics à Saint-Domingue (2), et M. Sigaud sur celle de ces entozoaires au Brésil (3). « La présence de vers lombrics dans les intestins, dit Levacher, est un accident beaucoup plus fréquent aux colonies (Antilles) qu'en Europe.... Il est commun de voir, dans l'espace de quelques jours, des enfants encore en bas âge rendre par les vomissements et par les selles jusqu'à quatre et six cents lombrics. Des autopsies cadavériques m'ont plusieurs fois révélé la présence de ces animaux dans les intestins grêles par multitude innombrable (4). » Nous possédons des témoignages semblables pour la Jamaïque (5), l'île de France et Bourbon : « Nous avons déjà observé, dit Dazille, qu'à l'ouverture de tous les cadavres de nègres morts de maladie quelconque dans plusieurs colonies (île de France, Bourbon, Antilles), on trouve les intestins farcis de vers (6). »

D'un autre côté, si l'on considère que dans la province de Sma-

(1) Bajon, *Observ. sur quelques bons remèdes contre les vers de l'île de Cayenne* (*Journ. méd. chir.*, 1770, t. XXXIV, p. 69).

(2) Pouppé-Desportes, *Hist. des maladies de Saint-Domingue*. Paris, 1770, t. I, p. 35, 92 ; t. II, p. 271.

(3) J.-F. Sigaud, *Du climat et des maladies du Brésil*. Paris, 1844, p. 425 et suiv.

(4) Levacher, *Guide médical des Antilles*. Paris, 1834, p. 96.

(5) James Thomson, *Remarks on tropical diseases*, etc., *Jamaica* (*Edinburgh medical and surgical Journal*, 1822, t. XVIII, p. 43.)

(6) Dazille, *Observ. sur les maladies des nègres*. Paris, 1792, t. I, p. 106.

land (Suède), par exemple, presque tous les habitants ont des lombrics (1), il sera manifeste que l'influence du climat est nulle dans la fréquence ou la rareté de cet entozoaire. Nous trouvons, au reste, une nouvelle preuve de ce fait en France : à Paris, l'ascaride lombricoïde est rare, tandis que dans certaines provinces, l'Alsace, la Bourgogne, ce ver est très commun. Cette différence tient probablement à certaines habitudes locales dont nous nous occuperons ci-après.

Dans les contrées où les lombrics sont très communs, tous les âges y paraissent presque également sujets : « Dans le pays que j'habite (Chambéry), a dit Daquin, il ne se présente pas de maladie où les vers strongles ne se montrent, qu'elles soient aiguës ou chroniques..... On ne voit pas que l'âge, la force ou la faiblesse du tempérament y apportent une grande différence. Il nous arrive souvent de voir des personnes de soixante et soixante et dix ans n'être malades que de vers (2). » Il en est de même aux colonies ; à ce sujet, Bajon rapporte qu'il a connu à Cayenne une dame âgée de près de cent ans qui prenait quelquefois du *lait de figuier* (vermifuge), et qui rendait chaque fois une *abondance énorme* de lombrics.

D'après le témoignage unanime des médecins qui ont écrit sur les maladies des nègres, ceux-ci sont beaucoup plus fréquemment atteints de vers que les blancs. Bajon, Pouppé-Desportes, Levacher, sont sur ce point très-affirmatifs. Ces auteurs n'ont pu discerner positivement aucune cause de cette différence. Dazille l'attribue, il est vrai, à la nourriture *insipide*, *non fermentée* des nègres ; R. Dyer, à ce qu'ils ne mangent point de sel ; mais ce sont de simples hypothèses. Daquin, qui a été également à portée d'observer un grand nombre d'individus atteints de lombrics, rapporte qu'en commençant sa pratique médicale par les pauvres, il a cru à l'influence de la mauvaise nourriture sur la fréquence de ces vers ; mais plus tard, il renonça à cette explication en voyant les ascarides lombricoïdes aussi fréquents chez les riches que chez les pauvres.

(1) Magnus Huss, *Mém. cit.* (*Arch. gén. de méd.*, 1856, t. I, p. 351).

(2) Daquin, médecin de l'Hôtel-Dieu de Chambéry, *Observ. sing. sur des affect. verm.* (*Journ. de méd. chir.*, etc. Paris, 1770, t. XXXIV, p. 152).

CHAPITRE III.

ÉPIDÉMIES ET ENDÉMIE.

Sous des influences qui n'ont point été déterminées, les lombrics peuvent apparaître par *épidémies* ou s'établir en quelque sorte endémiquement dans une contrée. Les auteurs du siècle dernier surtout ont fréquemment fait mention d'épidémies de dysenterie et de fièvre vermineuses. Tout en faisant la part des doctrines erronées qui régnaient à cette époque et de l'importance exagérée que l'on attribuait aux vers, il est impossible de ne pas être frappé de l'existence presque générale des lombrics dans quelques-unes de ces épidémies, et de n'y pas chercher plus qu'une coïncidence; il est au moins certain que ces entozoaires ont été quelquefois une complication fâcheuse qui réclamait un traitement particulier.

En 1730, les ascarides lombricoïdes devinrent très communs à Béziers. « Des personnes de tout âge, de tout sexe, de tout tempérament en ont été attaquées, dit Bouillet; ils en ont rendu même par la bouche; quelques-uns en sont morts, malgré tous les secours de la médecine. » Bouillet attribue *cette abondante génération de vers* à la grande douceur de l'hiver de 1730 (1).

En 1757, il régna à Fougères (Bretagne) une dysenterie épidémique; presque tous les malades avaient un grand nombre de vers. Ils guérissaient par les anthelminthiques, et l'amélioration se manifestait à mesure que les vers étaient expulsés (2).

A Clisson, le même fait se renouvela, mais d'une manière plus durable : « Nous rencontrons toujours la disposition vermineuse dans les maladies du peuple, dit du Boueix. J'ai vu rendre en trois ou quatre jours, par le même sujet, jusqu'à cent cinquante lombricaux très grands; il est très commun que les malades attaqués de maladies aiguës en expulsent cinquante, soixante, quatre-vingts en peu de jours.... Un chirurgien très instruit, qui a pratiqué ici pendant trente ans, m'a assuré que cette complication vermineuse, qui domine dans toutes les maladies, n'était devenue dominante que depuis une épidémie dysentérique qui ravagea ce pays en 1765 (3). » (Écrit en 1788.)

(1) Bouillet, secrétaire de l'Académie de Béziers, dans *Hist. de l'Acad. roy. des sciences*, année 1730, p. 42.

(2) Nicolais du Saulsay, *Journ. de méd.*, 1757, t. VI, p. 380.

(3) Du Boueix, *Topogr. méd. de la ville et de l'hôpital de Clisson, en Bretagne* (*Journ. de méd. chirurg.*, etc. Paris, 1788, t. LXXV, p. 416.

On a vu aussi les ascarides lombricoïdes attaquer les armées en campagne :

« Entre les maladies *contagieuses* qui affligèrent l'armée danoise dans la Scanie, la dysenterie fut la plus universelle et la plus fâcheuse ; beaucoup de soldats avaient en même temps des vers auxquels on attribua la cause du mal (1). »

Rosen dit qu'un grand nombre de soldats suédois, cavaliers ou fantassins, qui revinrent, en 1743, de l'expédition de Finlande, rendaient une grande quantité de vers par haut et par bas (2).

Après avoir rendu compte des maladies qui attaquèrent l'armée anglaise pendant la campagne de Flandre, en 1743, Pringle ajoute : « Dans le cours de cette dysenterie et de cette fièvre (rémittente d'automne, intermittente des camps), plusieurs rendirent des vers ronds, et ce même symptôme s'est rencontré chaque campagne dans ces deux maladies (3). »

A propos de ce fait, Van Swieten dit avoir observé la même chose dans *son armée* (autrichienne?) (4).

Dans des temps plus rapprochés de nous, les médecins militaires ont signalé des faits semblables. Marie, chirurgien au 12e régiment de dragons, dit que le cinquième de son régiment, cantonné à Ravenne pendant l'été de l'an X, fut atteint d'une fièvre putride vermineuse (5). Savaresi rapporte qu'au mois d'août 1806, en Pouille et en Abruzze, l'armée française fut atteinte d'une diarrhée grave, compliquée de vers (6). Bourges, médecin à la grande armée, dit que les lombrics se sont montrés fréquemment dans les maladies des soldats français cantonnés, en 1807, dans la ville de Bromberg (Pologne) (7).

Nous reviendrons ailleurs sur ces épidémies de dysenterie, de fièvres, etc., dans lesquelles la présence des vers a été générale.

(1) *Sur une dysenterie vermineuse*, par Paul Brand, médecin de l'armée, dans *Act. de Copenhague*, ann. 1677-1679, obs. XXXI, et *Coll. acad.*, part. étrang., t. VII, p. 342.

(2) Rosen, *ouvr. cit.*, p. 390.

(3) Pringle, *Observ. sur les maladies des armées*, part. I, chap. III, p. 21, trad. Paris, 1855.

(4) Gerardi Van Swieten, *Comment. in Herm. Boerhaave aphor.* Paris, 1765, t. IV, § 1362, p. 620.

(5) Marie, *Journ. de méd. de Sédillot*, t. XXI, p. 250. Paris, 1806.

(6) Savaresi, *Hist. méd. de l'armée de Naples* (*Journ. de méd. de Corvisart*. Paris, 1806, t. XII, p. 337).

(7) Bourges, *Journ. de méd. de Sédillot*, 1809, t. XXXVI, p. 184.

CHAPITRE IV.

CONDITIONS DE LA PROPAGATION DES LOMBRICS.

Si l'on recherche quelles sont les conditions ou les causes qui déterminent, soit la rareté des lombrics dans certaines localités, et leur fréquence dans d'autres, soit leur apparition en grand nombre et, en quelque sorte, par épidémie, il faut avant tout se souvenir que l'ascaride lombricoïde naît d'un œuf, et que cet œuf, déposé avec les fèces à la surface du sol, doit, pour éclore, arriver dans le tube digestif de l'homme (1). Il faut donc chercher par quelle voie et comment l'œuf peut être transporté dans le tube digestif. Ce n'est évidemment, ni par les légumes, ni par les fruits ou le laitage, ni par *un mauvais régime*, etc., c'est par l'eau. Les œufs des lombrics sont expulsés avec les fèces, qui en contiennent quelquefois par myriades. Ces œufs peuvent rester dans l'eau d'une mare, d'un ruisseau, d'un puits, etc., pendant six, sept mois et plus sans subir aucune altération; l'embryon s'y développe et n'est mis en liberté que lorsque l'ovule arrive dans le tube digestif de l'homme. Un filtre l'arrête en chemin; une température élevée le tue.

Avec ces données, on pourra trouver, sans doute, la raison qui fait ces vers rares à Paris et communs dans les campagnes : à Paris, où l'on boit généralement des eaux puisées à la Seine et passées au filtre, lequel retient les ovules des ascarides; à la campagne, où l'on boit l'eau des mares et des puits non filtrée. Ces mares ou ces puits sont alimentés ordinairement par les eaux pluviales qui tombent autour des habitations; or, l'usage des fosses d'aisances est assez généralement négligé à la campagne, surtout par les enfants, qui satisfont leurs besoins autour des habitations mêmes. On s'explique donc, par l'action des eaux pluviales qui les entraînent, l'arrivée des œufs des lombrics dans les mares, les ruisseaux, les puits, et finalement dans les boissons. Ces considérations ne jetteront-elles point quelque jour sur les causes de ces *épidémies* qui ont sévi dans certaines armées (2), sur ce fait que les lombrics, si communs chez

(1) C. Davaine, *Recherches sur le développement et la propagation du trichocéphale de l'homme et de l'ascaride lombricoïde* (*Comptes rendus Acad. des sciences*, t. XLVI, 21 juin 1858).

(2) On sait que dans l'épidémie de fièvre muqueuse qui sévit en 1760-1761, à Gœttingue, sur la population et sur l'armée française qui occupait cette ville, tous les malades, presque sans exception, avaient des lombrics et des trichocéphales en

les habitants de nos campagnes, sont très rares chez les peuples nomades (1)? Ne diront-elles point pourquoi les nègres qui, dans les colonies, ne sont pas généralement plus délicats dans leurs habitudes que nos paysans, et qui font usage de l'eau qu'ils puisent autour des habitations, pourquoi les nègres sont si fréquemment atteints de lombrics et par centaines, tandis que les blancs, qui font plus généralement usage de boissons fermentées importées de l'étranger, de thé et d'eau filtrée, sont beaucoup moins sujets aux vers?

Les conditions d'âge, de tempérament, de santé, etc., peuvent avoir peut-être de l'influence sur le développement des ascarides lombricoïdes, mais ces animaux ne naissent pas spontanément, et, pour qu'ils se développent dans le corps humain, il faut d'abord que l'œuf y soit porté.

SOUS-SECTION II.

PHÉNOMÈNES ET ACCIDENTS CAUSÉS PAR LES ASCARIDES LOMBRICOÏDES RENFERMÉS DANS LEUR SÉJOUR NORMAL.

CHAPITRE PREMIER.

SYMPTÔMES, SIGNES, ACCIDENTS SYMPATHIQUES.

§ I. — En général, lorsque les ascarides lombricoïdes ne sont pas très nombreux, et lorsqu'ils n'ont pas quitté leur séjour normal, ils ne déterminent aucune douleur, aucun dérangement fonctionnel appréciables ; lorsque, au contraire, ils sont réunis en nombre considérable, ils déterminent plus souvent dans les fonctions de la digestion, de la nutrition, dans celles du système nerveux des troubles variés.

Les symptômes qui décèlent la présence des lombrics dans l'in-

grand nombre; or l'épidémie durait depuis plusieurs mois déjà, lorsque la complication vermineuse se fit remarquer. Le passage suivant de Rœderer et Wagler ne donne-t-il pas l'explication de ces faits ? « Dans la circonstance où nous étions, on ne pouvait faire de la bière; en sorte que l'on ne trouvait pour satisfaire sa soif que de *l'eau troublée par les pluies et remplie d'ordures*, car les écoulements des immondices et des fumiers amoncelés derrière chaque maison, faute de bêtes de somme pour les enlever, se répandant sur la terre, *pénétrèrent bientôt les fontaines et les infectèrent*. Nous avions beaucoup de cavalerie, de sorte que nos rues étaient couvertes de fumier, et *de chaque côté elles étaient bordées en forme de haies par des excréments humains.* » (Rœderer et Wagler, *ouvr. cit.*, sect. I, § 8.)

(1) Pallas, passage cité.

testin sont les mêmes que ceux qui annoncent la présence des autres entozoaires, et que nous avons énumérés dans les généralités sur les vers du tube digestif. Il n'en est aucun qui soit spécial aux vers dont nous nous occupons. Les plus fréquents sont : des coliques qui se font sentir principalement vers l'ombilic, des douleurs pongitives quelquefois déchirantes de l'abdomen, la tuméfaction du ventre, des désordres de l'appétit, la salivation, des nausées ou des vomissements, quelquefois de la diarrhée avec des selles contenant des matières glaireuses mêlées de sang, la démangeaison des narines, des urines semblables à du petit-lait, laissant un sédiment blanchâtre.

On remarque en même temps les phénomènes extérieurs suivants : la bouffissure de la face, la couleur bleuâtre des paupières, la dilatation souvent inégale des pupilles, l'odeur aigre de l'haleine, l'amaigrissement, et des phénomènes nerveux, tels que l'irrégularité du pouls, de mauvais rêves, de l'agitation et des grincements de dents pendant le sommeil, des douleurs vagues dans les membres.

§ II. — Tous ces symptômes pris séparément sont très incertains; leur association peut néanmoins faire présumer avec une grande probabilité l'existence des lombrics dans le tube digestif. Lorsque des coliques, des douleurs de ventre existent depuis un certain temps, cessent et se reproduisent sans cause appréciable, si elles ne sont point accompagnées de diarrhée ou si les selles contiennent des matières glaireuses et sanguinolentes, et si, en même temps, l'on remarque quelque symptôme qui soit sans rapport avec une affection de l'intestin, tel que le prurit des narines, la dilatation des pupilles, on aura tout lieu de croire à l'existence des vers dans le tube digestif; car la réunion de symptômes aussi étrangers, pour ainsi dire, les uns aux autres, ne se rencontre guère que dans les affections vermineuses.

D'après Rosen, un signe des plus sûrs de la présence des vers est le bien-être que sent un malade après avoir bu un verre d'eau froide (1).

D'après Romans, l'existence de petits points rouges, saillants et isolés sur les bords de la langue serait un caractère pathognomonique de la présence des ascarides dans l'intestin (2).

L'expulsion des lombrics par les vomissements ou par les selles

(1) Rosen, *ouvr. cit.*, p. 397.

(2) *Ann. de la Soc. méd. prat. de Montpellier*, t. XXII, p. 110, 1810, cité par Barthez et Rilliet.

est le seul signe qui soit regardé généralement comme pathognomonique de l'existence de ces vers; mais ce signe même est équivoque en ce sens qu'il ne prouve pas leur existence actuelle dans le tube digestif.

Nous avons dit déjà que la présence des œufs dans les déjections des individus atteints de lombrics est un signe certain de la présence de ces entozoaires du tube digestif. (Voy. p. 51, 52.)

§ III. — Les phénomènes sympathiques déterminés par la présence des lombrics dans l'intestin, sont, comme ceux du ténia, très variés; ils acquièrent parfois une grande intensité, et constituent alors des affections graves et même mortelles. Si leur fréquence et leur gravité ont été fort exagérées à une autre époque, peut-être aujourd'hui ces affections sont-elles quelquefois méconnues. Je parle de Paris, où, par leur rareté, les lombrics attirent peu l'attention ; il en est autrement dans les contrées où ces vers attaquent toute la population : « Les vers occupent une grande place dans la pathologie intertropicale, dit M. Sigaud, car ils compliquent la plupart des maladies, causent souvent de graves lésions.... Chez les enfants, les vers donnent lieu à une série de phénomènes morbides, tels que convulsions, congestion cérébrale, vomissements, diarrhée, appétit excessif et irrégulier, toux opiniâtre, soubresauts des tendons et surtout à *un refroidissement de la température des mains, des avant-bras, des genoux et des pieds, avec ballonnement du ventre, sans s'accompagner de réaction fébrile* (1). » — « Les vers produisent chez les enfants, dit Bajon, des maladies qui les font périr dans des convulsions affreuses avant qu'on ait quelquefois le temps d'y apporter remède (2). » — « Le sang des nègres, dit Pouppé-Desportes, est d'une qualité si propre à la production des vers, qu'ils en meurent quelquefois subitement... J'en ai fait ouvrir qu'on soupçonnait avoir été empoisonnés, et je n'ai trouvé d'autres causes de mort que des paquets de vers entortillés dans l'estomac et les intestins (3)... »

Les auteurs qui ont écrit sur les maladies des colonies sont unanimes sur la fréquence et la gravité des accidents déterminés par les vers, et en particulier par l'ascaride lombricoïde. Nous avons en Suède un témoignage semblable d'un médecin dont le mérite est généralement reconnu : « Dans la province de Smaland, presque

(1) *Ouvr. cit.*, p. 425.
(2) *Mém. cit.*, p. 68.
(3) *Ouvr. cit.*, t. II, p. 271.

tous les enfants qui habitent la côte de la mer jusqu'à sept à huit milles dans les terres, sont ou ont été sujets aux ascarides. Jusqu'à l'âge de douze ans, les deux sexes y sont également soumis, et la position sociale des enfants est sans influence ; après l'âge de douze ans, les filles en sont beaucoup plus tourmentées. *Les ascarides sont si répandus, que les moindres accidents nerveux sont traités par les vermifuges.*

» Les ascarides sont également endémiques dans le nord de la province de Halland ; leur production tient évidemment à des causes locales : les étrangers qui viennent s'établir dans la province et qui n'avaient jamais éprouvé d'affections vermineuses, en sont bientôt atteints ; *des symptômes nerveux très graves en sont fréquemment la conséquence* (1). »

§ IV. — Nous avons donné déjà l'indication d'un certain nombre d'observations d'affections déterminées par les lombrics (voy. les *Généralités*, p. 53) ; nous en rapporterons ici quelques-unes qui offrent de l'intérêt à divers titres.

Ier CAS (MÉPLAIN).

« Une fille de vingt-deux ans, après quelques prodromes, tomba dans l'état suivant : Immobilité complète, paupières relevées, yeux fixes et humides, pupilles resserrées, tête fortement renversée en arrière, mâchoires convulsivement rapprochées sans qu'aucun effort puisse les écarter... ; roideur tétanique des membres, respiration presque inappréciable, pouls à peine sensible, perte absolue de sentiment. — Aucun remède n'ayant pu être administré, ni par la bouche, ni par l'anus, et la mort paraissant imminente, une injection de quatre grains de tartre stibié fut faite dans la veine médiane du bras gauche. Une demi-heure après, une pelote de huit vers lombrics, tous vivants, fut expulsée par le vomissement. La malade vomit ensuite, en plusieurs fois, sept autres vers. Tous les phénomènes décrits ci-dessus ne tardèrent pas à s'apaiser, puis à disparaître, et quatre jours après, cette fille était complétement rétablie (2). »

IIe CAS (G. CALVERT HOLLAND).

« Le 23 septembre 1842, Harriet Blackburn, âgée de vingt ans, demanda mes soins à l'infirmerie de Sheffield, pour une paralysie. Elle avait perdu l'usage des extrémités inférieures et un peu aussi celui du bras. Ces membres, mais principalement les premiers, étaient insensibles à une piqûre

(1) Huss, *Mém. cit.*

(2) Méplain, médecin au Donjon (Allier), *Journ. complémentaire*, 1823, t. XVII, p. 372.

superficielle de la peau. Elle sentait, mais faiblement, lorsqu'on introduisait une aiguille profondément dans les chairs. Trois semaines auparavant, elle avait été prise d'un engourdissement des bras et des jambes, qui s'accrut graduellement jusqu'à ce qu'elle perdit l'usage de ces derniers. (Vingt sangsues aux lombes.)

» ... Sa santé générale était bonne avant cette attaque, et l'on ne peut découvrir aucun dérangement constitutionnel en dehors de la perte du mouvement et de la sensibilité. Il n'y avait aucune douleur dans quelque partie de l'épine, ni de tête, etc. Les fonctions intestinales étaient régulières. La saignée générale, des sangsues, des rubéfiants le long de l'épine, le calomel à l'intérieur, la poudre de Dower, etc., furent administrés depuis le 24 septembre jusqu'au 4 octobre.

» Le 9 octobre, il y eut quelques signes de retour dans la sensibilité, mais point dans l'usage des membres. Alors six drachmes d'huile de térébenthine et deux d'huile de ricin furent prescrits avec de l'eau de menthe. Le jour même ou le jour suivant, la malade rendit par l'anus un ver rond (ascaride lombricoïde); après quoi, le mouvement et le sentiment revinrent immédiatement dans les membres. Dans le cours de deux ou trois jours, les symptômes étaient entièrement dissipés; des purgatifs furent encore administrés, mais aucun nouveau ver ne fut rendu (1). »

IIIe Cas (P. Frank).

« Nous avons trouvé le tube intestinal, depuis le duodénum jusqu'au rectum, entièrement rempli d'ascarides lombricoïdes et de matières fécales sur le cadavre d'un homme qui mourut au milieu des convulsions les plus cruelles et des cris les plus aigus, le second jour de son entrée à l'hôpital de Pavie (2). »

IVe Cas (J. Leroux).

Il s'agit d'un jeune homme de dix-huit ans, cultivateur, très bien constitué. « Je fus appelé auprès de lui, dit Leroux, vers midi; je le trouvai dans une convulsion générale et tétanique. La tête était fortement renversée en arrière; le tronc et les membres étaient dans un état de roideur qu'on ne pouvait vaincre; les yeux renversés, les mâchoires serrées; la respiration haletante et la poitrine soulevée précipitamment; le cœur battait avec force; le pouls était vibratile et très agité; le ventre météorisé.

» J'appris que le malade avait été trouvé dans cet état à dix heures du matin. Ce jeune homme était sans connaissance et ne pouvait parler. On me montra huit vers lombricoïdes qu'on avait trouvés sur son lit, et qu'il avait vomis avec beaucoup de matières verdâtres. On m'apprit aussi que depuis une

(1) G. Calvert Holland, *A peculiar case of nervous disease or derangement of the nervous system*, in *Edinburgh, med. and surg. Journal.* London, 1845, t. LXIII, p. 325.

(2) P. Frank, *ouvr. cit.*, t. V, p. 348.

quinzaine de jours, Pessou se plaignait de vives coliques, qu'il ne mangeait que très peu et qu'il avait souvent des envies de vomir.

» Je jugeai facilement que la cause de la convulsion était la présence de vers dans le canal alimentaire. Je n'avais point de pharmacie à ma disposition,... Je fis préparer un bain ; on y plongea le malade ; on l'y retint pendant une heure avec beaucoup de peine. En effet, je n'ai jamais vu de convulsions plus effrayantes ; il fallait trois hommes très forts pour contenir ce malheureux patient. On répéta le bain à cinq heures ; pendant ce second bain, un vomissement fit rejeter en deux fois cinq autres vers lombricoïdes. Je fis faire avec de l'huile des frictions sur l'épigastre et sur l'abdomen, qui paraissait très douloureux ; je pratiquai une saignée du bras.

» Ces moyens procurèrent un peu de calme ; vers huit heures du soir, les convulsions devinrent horribles ; le malade poussait des cris perçants ; il expira à neuf heures et demie.

» *Autopsie.* — Je ne pus ouvrir la tête. Tous les organes de la poitrine et de l'abdomen étaient parfaitement sains ; mais, ayant fendu l'estomac, j'y trouvai encore onze vers pareils à ceux que le malade avait vomis. Je liai le duodénum et le rectum ; j'enlevai tout le paquet des intestins, qui étaient remplis de vers, au point qu'on les sentait à travers les membranes.... J'en comptai quatre-vingt-trois ; ainsi, ce malheureux jeune homme avait nourri cent sept ennemis, dont les piqûres, en irritant la membrane muqueuse du canal alimentaire, avaient causé des convulsions tétaniques et la mort. L'estomac, l'intestin grêle et le gros intestin offraient, dans un grand nombre de places, des points qui paraissaient des piqûres entourées d'un petit cercle rouge (1). »

CHAPITRE II.

LÉSIONS ANATOMIQUES, ACCIDENTS PHYSIQUES.

§ I. — Peu d'observateurs se sont occupés de l'état anatomique de l'intestin chez les individus affectés d'ascarides lombricoïdes. MM. Barthez et Rilliet, ayant fait des recherches à ce sujet chez les enfants, ont ordinairement rencontré la membrane muqueuse de la partie de l'intestin qui contenait des ascarides lombricoïdes dans un état d'intégrité parfaite. Dans quelques cas, ils ont observé une fine injection vasculaire, semblable à celle de l'entérite érythémateuse ; très rarement la consistance de la membrane muqueuse était diminuée. Comme ces légères altérations de tissu existaient seulement dans le point où étaient rassemblés plusieurs lombrics et

(1) Leroux, *ouvr. cit.*, t. IV, p. 307.

manquaient ailleurs, ces observateurs ont conclu qu'elles étaient l résultat de l'irritation locale exercée par les vers (1).

Dans l'observation de Leroux, les lésions anatomiques de l'intestin qui renfermait encore au moment de la mort quatre-vingt-trois lombrics, ne consistaient aussi que dans des *points ayant l'apparence de piqûres entourées d'un petit cercle rouge.*

Un enfant de dix à douze ans, observé par Daquin, mourut après avoir éprouvé des coliques violentes, des vomissements répétés et des phénomènes cérébraux : « Le duodénum était farci de vers gros et petits à un point qu'il en était distendu, et avait acquis beaucoup plus de volume qu'il ne doit en avoir naturellement, formant un boyau dur et rénitent. Le jéjunum, l'iléum et le cæcum en étaient si remplis, que je ne puis mieux les comparer qu'à des godiveaux. Il semblait qu'on les y eût fait entrer par force... Ce qui me parut extraordinaire, c'est qu'une irritation telle que dut la causer cette prodigieuse multitude de vers n'avait pas même produit la plus légère phlogose dans les membranes des intestins (2). »

En présence de ces faits et de beaucoup d'autres semblables, on ne peut accepter sans réserve l'observation suivante de M. Bretonneau :

Il s'agit d'un enfant de huit ans, convalescent d'une angine maligne, qui mourut presque inopinément après avoir éprouvé quelques mouvements convulsifs et des vomissements. « Deux pelotes de vers distendaient l'intestin grêle : une surtout, qui surpassait en volume le poing du sujet, était arrêtée dans le duodénum et formée par l'entrelacement d'une vingtaine d'ascarides lombricoïdes dont les mouvements avaient froissé et meurtri les tuniques de l'intestin au point que, dans une grande partie de sa circonférence, la membrane muqueuse était détruite par cette attrition. Le mucus ensanglanté qui se trouvait au-dessus et au-dessous des pelotes de vers, attestait que cet entrelacement qui subsistait encore, avait eu lieu pendant la vie, en même temps qu'il était d'ailleurs évident que cette agglomération était assez récente, puisque les tuniques de l'intestin n'offraient aucune trace de véritable inflammation (3). »

Nous ne nions pas que de semblables lésions ne puissent se produire pendant la vie ; mais il est probable que les vers qui les auraient occasionnées ne se trouveraient point, à l'autopsie, en rapport avec

(1) Barthez et Rilliet, *Traité des maladies des enfants.* Paris, 1843, t. III, p. 605.

(2) Daquin, *Mém. cit.*, p. 157.

(3) P. Bretonneau, *De la diphthérite.* Paris, 1826, obs. II, p. 23.

la partie contuse. Il n'est pas admissible que les lombrics ne se fussent pas séparés lors du refroidissement du cadavre, et fussent morts eux-mêmes sans quitter l'attitude et la place qu'ils avaient dans l'intestin vivant (1). Le fait d'avoir rencontré les vers en rapport avec la lésion qu'ils avaient déterminée, prouve pour nous, contrairement à ce qu'on en a conclu dans le cas actuel, que l'agglomération des lombrics et l'attrition de l'intestin se sont produites après la mort.

Si l'on ajoute aux faits qui précèdent ceux qui résultent de l'observation des animaux, chez lesquels des ascarides existent souvent en nombre considérable sans déterminer aucune lésion intestinale, on sera disposé à croire que l'attrition, les meurtrissures de l'intestin occasionnées par les lombrics sont des faits au moins très rares. Par les mêmes raisons, on n'admettra pas sans examen ces cas de gangrène, d'ulcération et de perforation déterminées par les lombrics dont les auteurs ont rapporté de nombreux exemples. La plupart de ces observations remontent, il est vrai, à une époque où l'on était porté à mettre sur le compte des lombrics les lésions les plus diverses. Sans contester la réalité de ces faits, il est permis de contester l'interprétation qui en a été donnée. Nous ferons plus loin cet examen (2), et nous apporterons les raisons qui nous paraissent prouver que les lombrics ne peuvent dilacérer ou perforer les parois saines de l'intestin.

§ II.—*Dilacération des vaisseaux sanguins; hémorrhagie.*—Des hémorrhagies mortelles ont été attribuées à l'action des ascarides lombricoïdes. On conçoit, à la rigueur, qu'un lombric puisse déterminer la rupture d'une artère dénudée par une ulcération, en interposant sa tête entre cette artère et la paroi ulcérée; mais les mêmes raisons qui empêchent cet entozoaire de traverser un intestin sain s'opposent à ce qu'il en dilacère les parois et consécutivement les vaisseaux.

(1) Beaucoup d'auteurs oublient complétement que les vers vivent encore quelque temps après la mort de leur hôte, et qu'ils sont doués d'un certain pouvoir de locomotion. Ils décrivent avec soin la situation des vers au moment de l'autopsie, comme si ces animaux n'avaient pas dû en changer depuis la mort du malade. Ainsi Lepelletier, qui parle d'une *large perforation* de l'œsophage opérée par des lombrics, dit, pour prouver qu'elle était bien l'effet de ces entozoaires : « Le ver encore engagé dans cette même ouverture lève tous les doutes. » Il suffit de la plus simple réflexion pour voir ce que valent de pareilles raisons.

(2) Voyez chap. V.

Ier Cas (Charcellay).

Il s'agit d'un enfant âgé de sept ans, qui fut admis à l'hospice général de Tours, le 7 février 1839. — Le 7 mars, on apprend qu'il avait du dévoiement depuis plusieurs jours ; il a des coliques fortes, une fièvre modérée, la langue blanche au milieu, rouge à la pointe et sur les bords. Le 8, même état général, *facies* douloureux, épreintes violentes, selles fréquentes et peu abondantes ; matières formées par des mucosités rougeâtres. — Le 9 et le 10, même état à peu près. « Le 11, le malade est agité, s'inquiète et pousse souvent des cris ; depuis la veille, il ne répond aux questions qu'on lui adresse que par des plaintes... Pâleur du visage ; pouls petit et fréquent ; peau d'une chaleur ordinaire ; pupilles dilatées ; regard fixe. Les matières sont rendues presque involontairement ; chaque fois, elles sont fortement ensanglantées. Depuis hier au soir, le sang est noirâtre ; un ver lombric non vivant a encore été expulsé... Dans la journée, et surtout vers le soir, cet enfant rend par le rectum une grande quantité de sang pur noir. Il s'agite beaucoup, pousse des cris plaintifs et succombe enfin à dix heures du soir. »

Autopsie. — « La muqueuse du gros intestin est fortement épaissie, irrégulière, granulée, nulle part ulcérée, offrant des taches verdâtres ou grisâtres sur toute l'étendue de sa surface. Cette altération se prolonge dans l'iléon, à un pouce au-dessus de la valvule iléo-cæcale, dont la face supérieure offre le même état que l'inférieure. La plaque de Peyer la plus inférieure est injectée, turgescente, et comme boursouflée ; elle fait saillie au-dessus de la muqueuse ; les deux plaques qui viennent après sont moins gonflées ; autrement la muqueuse est saine dans tout l'intestin grêle, où l'on trouve une énorme quantité de sang noir liquide. »

Dans le jéjunum, on rencontre trente-sept lombrics réunis par pelotons. Dans le duodénum, on trouve un peloton de lombrics encore plus considérable. La muqueuse de cet intestin est saine. En dehors de la cavité du duodénum et sur sa face postérieure, existe une toute petite ecchymose qui correspond à une exulcération arrondie, de deux lignes d'étendue située dans cet intestin. « En cet endroit, la membrane muqueuse et le tissu cellulaire sous-jacent *semblaient avoir été détruits par écartement.* Dans cet espace étroit et *comme érodé*, je suis parvenu à apercevoir, même à l'œil nu, après des recherches réitérées, une artériole blanche, d'un tissu résistant ; son orifice est béant, car elle est divisée complétement en travers (1)... »

Parmi les raisons qui déterminent l'auteur à mettre la rupture de l'artère sur le compte des lombrics, se trouvent celles que l'on donne généralement pour prouver l'action de ces animaux dans les perforations ; nous verrons plus loin (2) que toutes ces raisons n'ont aucune

(1) Charcellay, *Rec. des trav. de la Soc. méd. d'Indre-et-Loire*, année 1839, 2e série, p. 16.

(2) Chap. V.

valeur. La rareté des ulcérations dans le duodénum n'est pas non plus un argument de grande valeur; il n'est pas sans exemple de rencontrer des ulcérations isolées, surtout dans un cas comme celui-ci qui était une fièvre typhoïde plutôt qu'une dysenterie, ainsi qu'on en peut juger par les symptômes et par l'état des plaques de Peyer. La division de l'artère en travers ne prouve absolument rien, d'ailleurs, sur la cause de sa rupture; dernièrement, dans le service de M. Rayer, chez un homme mort d'hémorrhagie intestinale, on trouva une petite ulcération au fond de laquelle on apercevait très distinctement, à l'œil nu, une artériole ouverte. Ce vaisseau était déchiré d'une manière très nette et les deux bouts s'adaptaient exactement. Nous avons pu montrer le fait aux membres de la Société de biologie (1). Cette artériole seule avait fourni tout le sang; il n'existait aucun lombric dans l'intestin pour expliquer la déchirure du vaisseau; suffit-il donc que l'on ait trouvé des lombrics auprès d'une ulcération pour qu'on doive la leur attribuer (2)?

IIe Cas (Halma-Grand).

Il s'agit d'un enfant âgé de six ans, qui, depuis quelque temps, offrait des symptômes de bronchite et des douleurs de l'abdomen vers l'ombilic.

Le 13 mars 1856, pouls pas notablement élevé, facies à peu près normal, langue naturelle, coliques faibles. Le 15, l'enfant paraît tout à fait bien. Le 16, invasion de symptômes alarmants. Facies cholérique, vomissements répétés de matières verdâtres, parmi lesquelles trois lombrics sont rejetés; abdomen météorisé, douloureux à la pression; pouls petit et concentré; selles légèrement sanguinolentes; agitation, refroidissement. Vers le soir du même jour, tous ces phénomènes s'aggravent; selle considérable de sang pur et vermeil; mort inopinée.

A l'autopsie, le péritoine est normal, l'intestin grêle est météorisé. A l'intérieur de cet intestin, on trouve six ascarides lombricoïdes et un peloton formé par dix-huit de ces vers.

« La muqueuse de l'intestin grêle ayant été lavée, nous la trouvâmes

(1) M. Dupuis, *Hém. intest.*, etc. (*Comptes rendus Soc. biologie*, décembre 1857.)

(2) M. Charcellay, en rédigeant cette observation, était certainement préoccupé de la théorie de Mondière sur les perforations que produiraient les lombrics (voyez ci-après cette théorie); car il dit : « *Le tissu cellulaire et la membrane muqueuse semblent avoir été détruits par écartement*, » et une ligne après il ajoute : « *dans cet espace étroit et comme érodé.* » S'il y avait *érosion*, il n'y avait pas *écartement* des fibres. Quant aux arguments sur lesquels l'auteur appuie surtout son opinion d'une déchirure opérée par les lombrics, il les prend dans la conformation de la bouche du lombric et dans les nombreuses observations de *vers effracteurs* qui sont reproduites un peu partout, mais qui sont reproduites ici sans aucune critique.

ramollie, se déchirant par lambeaux et *criblée d'ulcérations*, dont la plus grande avait la *longueur d'une pièce de deux francs*. Une de ces ulcérations fixa notre attention par sa profondeur, et, l'examinant à la loupe, nous trouvâmes les vestiges de vaisseaux ouverts qui auraient donné lieu à l'hémorrhagie intestinale. Nous ne poussâmes pas plus loin nos investigations (1). »

Après ce que nous avons dit des lésions anatomiques causées par les lombrics, il est inutile de faire remarquer que le ramollissement de la muqueuse qui se déchirait par lambeaux, ne pouvait être le fait des vingt-quatre vers trouvés dans l'intestin, et que les ulcérations, surtout celle qui avait la largeur d'une pièce de 2 fr., n'étaient point davantage le fait de ces vers ; au reste, l'auteur n'a mis l'hémorrhagie sur le compte des lombrics que par la considération suivante : « Le fait que nous indiquons n'est pas unique ; il résulte d'une observation de M. Charcellay qu'une artériole peut être percée par un lombric de manière à produire une hémorrhagie intestinale mortelle. » Nous avons vu combien l'opinion de M. Charcellay est peu fondée.

§ III. — *Obstruction, iléus, étranglement.* — On a dit que, par leur accumulation, les ascarides peuvent obstruer l'intestin, mettre obstacle aux cours des matières et donner lieu aux accidents d'un étranglement interne, ou de l'engouement et de l'étranglement dans les hernies. Les cas, dont nous avons rapporté quelques-uns, dans lesquels on a vu l'intestin rempli et comme bourré par des lombrics, cas dans lesquels cependant on n'a point observé de tels accidents, l'absence d'observations positives à cet égard ne permettent point d'admettre que les ascarides puissent apporter un obstacle sérieux au cours ordinaire des matières. Rudolphi, après avoir appuyé cette dernière opinion sur des exemples d'accumulatiou extraordinaire de vers dans les animaux, ajoute : « Entre les vers, quelque accumulés qu'ils soient, le chyme ou les matières fécales circulent librement, et s'il entre dans le tube digestif des matières dures, les vers les détruisent et les déchirent (2). »

Un fait observé par Requin semble en contradiction avec ces vues : un homme âgé de cinquante ans mourut à l'Hôtel-Dieu (annexe), après avoir eu, pendant plusieurs jours, des vomissements stercoraux et une diarrhée abondante. *A l'autopsie*, on ne trouva pour expliquer *cette sorte d'iléus imparfait* rien autre chose que deux

(1) Halma-Grand, *Union médicale*. Paris, 1856, t. X, p. 202.
(2) Rudolphi, *Hist. nat. Entozoarum, cit.*, t. I, p. 458.

paquets de lombrics, l'un vers la partie moyenne de l'intestin grêle, l'autre vers le milieu du côlon transverse. « Sur l'un et l'autre point les helminthes, enchevêtrés les uns avec les autres, avaient évidemment formé une espèce de barrière qui mettait obstacle au cours des matières, sinon absolument et invinciblement, du moins assez pour produire la maladie ci-dessus relatée ; d'autant mieux que l'intestin se trouvait considérablement rétréci dans toute sa longueur, par suite sans doute de l'abstinence forcée à laquelle la nature même des accidents morbides avait réduit *depuis longtemps* le pauvre malade (1). »

Encore une explication dans laquelle le lombric est considéré comme un corps inerte et capable de rester un temps indéfini sans mouvement. Si le rétrécissement de l'intestin avait été produit par l'agglomération des lombrics, pendant combien de temps ces vers eussent-ils dû rester réunis sans se déplacer, sans donner signe de vie? et n'auraient-ils pas plutôt occasionné une dilatation (2)? Quoi qu'il en soit, si les vers ont été pour quelque chose dans les phénomènes observés, si leur réunion en peloton n'a pas été déterminée par le refroidissement du cadavre, on ne peut leur attribuer que les accidents des derniers jours, et l'obstacle au cours des matières n'est survenu que parce que l'intestin était *considérablement rétréci*, car un semblable fait devrait avoir lieu dans tous ces cas où les lombrics se comptent par centaines.

Morgagni suppose que les lombrics peuvent être une cause d'invagination de l'intestin par suite des mouvements convulsifs qu'ils déterminent dans cet organe en l'irritant; c'est une pure hypothèse qui lui a été suggérée par quelques cas d'intussusception dans lesquels il y avait en même temps des lombrics, cas observés par Peyer, Ruysch, Heister et par lui-même (3).

Quant à l'accumulation des vers dans une portion d'intestin renfermée dans une hernie, il est probable qu'elle a les mêmes inconvénients que l'accumulation des matières fécales. Bremser pense que la réduction des lombrics doit être facile, étant favorisée par les mouvements de ces entozoaires; quoi qu'il en soit, il ne peut résulter de leur présence que les effets de l'engouement.

(1) A.-P. Requin, *ouvr. cit.*, t. III, p. 214.

(2) Voyez ci-dessus (p. 135), une observation de Daquin, dans laquelle on a noté, au contraire, une dilatation de l'intestin.

(3) J.-B. Morgagni, *Lett. anat. sur le siége et les causes des maladies*, lettre XXXIV, § 32, trad. franç. Paris, 1855, t. II, p. 265.

Wedekind, dans une dissertation intitulée : *Des étranglements des hernies occasionnés par les vers* (1), nous apprend que, dans le comté de Diepholz, où il avait pratiqué la médecine, les cas de hernie avec complication de vers étaient très communs et presque endémiques. Suivant cet auteur, les lombrics occasionnent quelquefois l'étranglement, qui se produit de deux manières : 1° par le spasme de l'intestin, lequel est consécutif à l'irritation que les vers déterminent ; 2° par l'accumulation de ces vers et l'obstruction qui en résulte.

G. Richter regarde aussi la présence des vers comme une cause possible d'étranglement des hernies (2). Les raisons que donne le premier de ces auteurs à l'appui de ces opinions et que reproduit le second, ont été réfutées par Bremser; il serait sans utilité de nous en occuper davantage.

SOUS-SECTION III.

PHÉNOMÈNES ET ACCIDENTS CAUSÉS PAR LES ASCARIDES LOMBRICOÏDES SORTIS DE LEUR SÉJOUR NORMAL.

Les ascarides lombricoïdes quittent quelquefois leur séjour normal soit spontanément, soit chassés par les efforts de l'intestin. Ils en sortent par une voie naturelle ou par une ouverture accidentelle ; dans le premier cas, ils arrivent dans une cavité viscérale ou bien dans un conduit excréteur en communication plus ou moins directe avec le tube digestif ; dans le second, ils arrivent dans une cavité sans rapport avec celle de l'intestin ou dans l'épaisseur des parois abdominales ; dans tous ces cas, ils peuvent produire des phénomènes variés et des accidents graves. Toutefois, il ne faut pas croire que des vers rencontrés à l'autopsie dans un organe, s'y trouvaient nécessairement pendant la vie du malade, ni qu'ils avaient avant la mort la situation dans laquelle on les trouve : les vers vivent encore plusieurs heures après la mort de leur hôte, et leurs mouvements sont assez énergiques pour qu'ils puissent ramper dans les intestins et traverser des orifices qui ne leur opposent plus actuellement aucun obstacle.

(1) Wedekind, dans Richter, *Biblioth. de chir.*, t. VIII, p. 79.
(2) G. Richter, *Traité des hernies*, trad. franç., 1788, p. 55.

CHAPITRE PREMIER.

LOMBRICS DANS L'ESTOMAC, L'ŒSOPHAGE, LES FOSSES NASALES, L'OREILLE, LES VOIES LACRYMALES.

§ I.—Les lombrics parvenus dans le gros intestin n'y prolongent pas longtemps leur existence et sont évacués sans causer d'accidents.

§ II.—Dans l'estomac les lombrics sont fréquemment chassés par le vomissement. En général, leur présence dans cet organe paraît être difficilement supportée ; ils y excitent des douleurs obscures ou vives, des nausées et des vomissements.

Dans un grand nombre d'observations où des accidents sympathiques ont paru l'effet des lombrics, l'on a constaté par le fait de leur expulsion au dehors ou par l'autopsie, la présence de ces vers dans l'estomac ; néanmoins il faut observer que, dans certains cas, les ascarides lombricoïdes peuvent être amenés dans la cavité gastrique et rejetés au dehors par suite de vomissements symptomatiques d'une affection indépendante de leur présence. C'est ainsi que dans la méningite chez les enfants, dans la péritonite des nouvelles accouchées, etc., l'expulsion des vers contenus dans l'intestin a lieu comme celle des autres matières intestinales ; les vomissements, aussi bien que la maladie, sont indépendants de l'existence de ces entozoaires. C'est certainement à cet ordre de phénomènes qu'on doit rapporter les vomissements vermineux consécutifs à l'opération de la cataracte dont parle M. Alessi (1).

§ III.—Les ascarides lombricoïdes sortis de l'estomac peuvent s'arrêter dans l'œsophage ; mais il n'est pas probable qu'ils fassent jamais dans cet organe un long séjour. On n'a point signalé d'une manière certaine d'accidents graves résultant de la présence des lombrics dans le conduit œsophagien. M. Tonnelé rapporte le fait suivant :

« Appelé un jour pour donner des soins à une petite fille âgée de dix ans, je la trouvai dans un état d'oppression et d'angoisse inex-

(1) M. Alessi, oculiste napolitain, rapporte neuf observations de vomissements d'ascarides lombricoïdes à la suite d'opérations pratiquées sur l'œil. Il se demande si l'opération ne peut être la cause de l'*helminthiase intestinale* ; si les lombrics, surexcités par l'opération, ne provoqueraient pas les vomissements par leurs mouvements insolites ; il donne enfin à ces vers une importance qu'ils n'ont certainement pas en cette circonstance (*Mém. cit.*, voyez VERS DE L'ŒIL).

primables; le cou était tendu, la tête renversée, la face violette, les yeux saillants, la respiration sifflante, convulsive. En abaissant la langue pour m'assurer de l'état du pharynx, je déterminai de violents efforts de vomissement et l'expulsion d'un énorme paquet de vers lombrics entrelacés; la petite malade fut immédiatement guérie (1). »

Ces accidents étaient occasionnés, suivant M. Tonnelé, par la compression du peloton de lombrics sur le conduit aérien.

§ IV. — Les ascarides arrivés dans le pharynx, occasionnent des picotements, une constriction incommode, des efforts de vomissement qui expulsent ces entozoaires, sinon les malades les retirent eux-mêmes avec les doigts. Quelquefois, au milieu des efforts de vomissement, les vers sont chassés dans les fosses nasales et sortent par le nez.

Du pharynx, les ascarides peuvent quelquefois aussi se porter spontanément dans les organes voisins, les narines, la trompe d'Eustachi, les voies lacrymales et le larynx.

§ V. — L'issue des lombrics par les narines, chez des individus vivants ou même après la mort, est un fait que l'on observe journellement dans les contrées où ces vers sont très communs. La guérison de maux de tête habituels a été quelquefois rapportée à ce fait; mais il est évident que dans ces cas il n'y eut qu'une simple coïncidence.

Martin Slabber a vu un homme rendre un lombric par les narines en éternuant. Cet homme, âgé de cinquante-deux ans et sujet à de violentes céphalalgies depuis son enfance, en fut dès lors délivré, dit-on (2).

Brera rapporte qu'une femme, sujette depuis longtemps à des vertiges, en fut guérie après qu'elle eut retiré de ses narines, au moyen d'une aiguille recourbée, quatre lombrics encore vivants, et qu'elle en eut évacué sept autres par l'effet de remèdes anthelminthiques (3). Bartholin, Bremser, etc., rapportent des faits semblables.

§ VI. — Nous possédons deux cas de lombrics qui ont pénétré dans la trompe d'Eustache : dans l'un de ces cas, le ver a pu être extrait par le conduit auditif externe. Voici les faits :

(1) Tonnelé, *Journ. hebdom.*, 1829, t. IV, p. 290.

(2) *Haarlem Verhand*, t. X, sect. II, p. 465, cité par Rud., *Bibl.*

(3) Brera, *Aff. vermin.*, *cit.*, p. 167.

Ier CAS (WINSLOW).

« Vous avez souhaité que je vous communiquasse l'observation que j'ai faite autrefois d'un ver dans le cadavre d'une fille de trois ans ; voici ce que c'est : En 1716, au mois d'octobre, comme je faisais l'anatomie de la tête de cette enfant, je trouvai au bout du pharynx, derrière la luette, un ver long et rond comme les vers ordinaires des intestins, lequel avait une de ses extrémités dans le pharynx même, et s'était glissé dans la trompe d'Eustachi, jusque dans la cavité du tympan, où l'autre extrémité était engagée entre les osselets de l'ouïe. Je ne doute point, monsieur, que ce ver ne vînt des intestins, et ne fût monté par l'œsophage. Il avait environ cinq pouces de long, et l'épaisseur d'une petite plume à écrire. Ce que j'ai trouvé de singulier, c'est qu'ayant ce volume, il ait pu s'engager dans un passage si étroit, et je ne saurais deviner ce qui peut avoir déterminé cet insecte à aller plutôt là que dans la narine attenante, qui est bien plus spacieuse. Vous ferez là-dessus vos réflexions. Je suis, etc., Winslow. Ce 4 septembre 1736 (1). »

IIe CAS (BRUNEAU, MÉDECIN A AMBOISE).

« Une domestique de vingt à vingt-deux ans, fut prise pendant la messe de convulsions, accompagnées de cris et de douleurs dans l'une des oreilles. Arrivé près d'elle, Bruneau ne fut pas peu étonné d'apercevoir un lombric sorti en partie du conduit auditif externe. Il se hâta de le saisir avec précaution, et, à l'aide de douces tractions, il parvint à le retirer tout entier. Après avoir passé à cette espèce de filière, ce ver était sans vie, fort aminci et allongé. Les accidents nerveux cessèrent aussitôt, et la malade fut promptement rétablie ; mais ce ne fut que quatre à cinq mois plus tard qu'elle recouvra l'ouïe ; car, quelques semaines avant son attaque de nerfs, elle l'avait perdue d'un seul côté, en même temps qu'elle avait eu dans la gorge un dépôt qui, après s'être développé lentement, se vida par la bouche. Deux vers lombrics morts s'échappèrent avec le pus (2). »

§ VII. — J. Rodriguez (Amatus Lusitanus) rapporte l'observation d'un ver extrait par le grand angle de l'œil, et qui ne peut être qu'un lombric :

« Une petite fille de trois mois, se portant bien et ne sentant pas le moindre mal, rendit par la partie antérieure de l'œil, appelée communément le grand angle, un ver dont la tête commença d'abord à paraître. Des personnes qui se trouvèrent là, voyant cette tête, se hâtèrent de tirer le ver avec les doigts et furent fort surprises de voir sortir de l'œil de cet enfant un insecte vivant, long d'un demi-palme, de la grosseur d'une ligne et tout blanc, sans que

(1) Andry, *ouvr. cit.*, t. I, p. 93.
(2) Fait rapporté par M. Besnard dans le *Recueil de la Soc. méd. du départem. d'Indre-et-Loire*, ann. 1839, p. 30.

l'œil parût endommagé en rien. Le cas est surprenant et mérite d'être écrit. On a vu sortir des vers par le nez, et j'en ai vu plusieurs fois sortir ; mais qu'il en soit sorti par les yeux, c'est un fait des plus rares (1). »

En disant que l'œil n'était endommagé en rien, l'auteur ne veut parler, sans doute, que du globe oculaire. Andry rapporte un fait semblable observé par Vrayet :

« Vrayet, dont nous rapportons ci-après deux lettres au sujet des vers sanguins, me mande dans la dernière, qui est du 31 juillet 1736, avoir tiré, il y a vingt ans, du grand angle de l'œil d'un enfant de six mois, un ver strongle, c'est-à-dire long et rond, qu'il mit aussitôt dans l'esprit-de-vin, et qu'il y a conservé pendant plus de six ans. Ce ver, dit-il, était de la longueur du doigt, de la grosseur d'une plume de pigeon, et venait certainement des premières voies (2). »

En parcourant les observations, qui sont nombreuses, de vers sortis des sinus frontaux, des narines ou de l'oreille, il est facile de se convaincre que, dans la plupart des cas, il s'agit de larves d'insectes ou de corps divers qui n'appartiennent nullement aux entozoaires.

CHAPITRE II.

ASCARIDES LOMBRICOÏDES DANS LE LARYNX ET LA TRACHÉE.

Le nombre des cas d'introduction des lombrics dans les voies respiratoires observés jusqu'aujourd'hui est assez restreint. Aronssohn, dans un mémoire sur ce sujet (3), en a rassemblé six exemples, dont trois lui sont propres ; j'en ai recueilli huit autres. Dans neuf de ces cas, des accidents de suffocation, évidemment provoqués par l'entrée des ascarides dans le larynx ou la trachée, prouvent que ces vers se sont introduits dans les voies respiratoires pendant la vie ; mais, sans doute, leur introduction peut avoir lieu quelquefois aussi après la mort. Guersant, à ce sujet, s'exprime ainsi : « Nous avons trouvé quelquefois de ces animaux (lombrics) dans la trachée-artère, et jusque dans la dernière division des bronches ; mais il nous a été

(1) Amatus Lusitanus, *Curationum medicinalium centuriæ septem*, cent. VII, curat. LXIII.

(2) Andry, *ouvr. cit.*, t. I, p. 90.

(3) L. Aronssohn, *Mém. sur l'introduction des vers dans les voies aériennes* (*Arch. gén. de méd.*, 2e série, 1836, t. X, p. 44.

impossible de déterminer si cette introduction avait eu lieu avant ou après la mort, celle-ci n'ayant été précédée d'aucuns symptômes qu'on puisse attribuer au passage de quelques corps étrangers dans l'intérieur des voies aériennes (1). »

Il importe que l'on sache que les vers peuvent s'introduire pendant la vie dans le larynx, et causer une suffocation mortelle. L'attention des médecins, appelée sur ce point, pourrait sans doute arracher quelque victime à une mort certaine.

La connaissance de ce fait importe encore à la médecine légale : un médecin qui occupe une position élevée dans un pays étranger nous a dit avoir été témoin du cas suivant, qui donna lieu à une instruction judiciaire : Une femme, bien portante la veille, ayant été trouvée un matin morte dans son lit, des médecins furent appelés à constater la cause de la mort. Un ascaride lombricoïde fut trouvé dans le larynx. Pensant qu'un pareil ver ne peut s'introduire dans cet organe pendant la vie, les médecins furent d'avis qu'il y avait pénétré après la mort de la femme, et l'instruction suivit son cours.

Sur les quatorze observations d'introduction d'un ascaride dans les voies aériennes rapportées ci-après, huit fois l'accident est arrivé chez des enfants âgés de quatre à dix ans ; trois cas concernent des adultes, les trois autres sont sans détails. Une seule fois la guérison a eu lieu par l'expulsion du lombric dans un accès de toux. Une autre fois on a trouvé, à l'autopsie, le larynx libre ; mais un ascaride lombricoïde encore vivant, qui se trouvait dans le pharynx, était probablement l'auteur des accidents.

Les ascarides, après avoir pénétré dans le larynx, y restent engagés plus ou moins complétement, ou bien ils franchissent les lèvres de la glotte et pénètrent jusque dans la trachée et les bronches.

Dans le premier cas, il survient de violents accès de toux accompagnés de suffocation, d'anxiétés, de cris et de douleur au niveau du larynx ; l'asphyxie fait de rapides progrès, et la mort survient au bout d'un temps très court, à moins que le ver ne soit expulsé par une violente quinte de toux.

Dans le second cas, on observe des phénomènes semblables ; mais lorsque, après avoir pénétré dans la trachée et les bronches, le ver a

(1) *Dictionnaire de médecine*. 1828, t. XXI, p. 245.

laissé libre l'ouverture de la glotte, la toux devient moins intense, la suffocation moins forte et moins continue; néanmoins la maladie ne paraît pas s'être améliorée : la voix est étouffée ou abolie, ainsi que la toux; le malade porte la main au cou et à la partie supérieure du sternum comme pour indiquer ou pour arracher l'obstacle qui s'oppose à l'entrée de l'air; la dyspnée se reproduit par accès avec une grande agitation, des vomissements, quelquefois de l'incontinence d'urine et des convulsions. Enfin la mort arrive après un temps qui, suivant les observations connues, varie de quelques heures à trois jours.

Lorsque, par un violent effort de toux, le ver est rejeté à l'extérieur, tous les accidents cessent aussitôt.

Le diagnostic de l'existence d'un ascaride dans les voies respiratoires est fort incertain : l'œdème de la glotte, le croup, la laryngite spasmodique, les corps étrangers venus du dehors, déterminent des symptômes et des accidents analogues. Toutefois les accès de suffocation occasionnés par l'œdème de la glotte et le croup ne surviennent point inopinément et sans avoir été précédés ou sans être accompagnés des symptômes d'une affection du larynx. Ceux de la laryngite spasmodique surviennent ordinairement pendant la nuit et chez des enfants en général âgés de moins de huit ans. L'introduction dans le larynx de corps étrangers venus du dehors n'a lieu que pendant certains actes, dont on peut ordinairement avoir la notion; tandis que les accès de toux et de suffocation que produit l'introduction de l'ascaride dans le larynx surviennent inopinément, à n'importe quel moment, chez des individus qui peuvent avoir les apparences de la meilleure santé, dans l'enfance surtout, mais point exclusivement chez les jeunes enfants.

C'est sur la considération de l'âge du malade, de l'habitude qu'il pourrait avoir de rendre des vers, de l'absence des symptômes d'une affection des voies respiratoires avant l'apparition des premiers accidents, de l'heure à laquelle ils sont survenus, de leur apparition subite, de l'impossibilité de les expliquer par l'introduction d'un corps étranger venu du dehors, que l'on sera amené à présumer que les accidents observés sont dus à l'entrée d'un ascaride dans le larynx. L'inspection de la gorge et de la partie supérieure du larynx, soit par la vue, soit avec le doigt, fera reconnaître la véritable cause des accidents, si le ver est encore en partie dans le pharynx; fait qui s'est présenté presque dans la moitié des cas.

Est-il nécessaire de dire qu'un ascaride introduit en partie dans le larynx, en partie dans le pharynx, devra être extrait le plus promptement possible avec les doigts, avec une pince à pansement ou à polype? Lorsque le ver ne sera plus accessible par la bouche, on administrera immédiatement des sternutatoires, des vomitifs énergiques et prompts, et l'on aura recours, enfin, à la trachéotomie, si ces moyens restent sans succès et si l'asphyxie devient imminente.

1° Lombrics introduits dans les voies respiratoires pendant la vie.

Ier Cas (Haller).

« Denique inter rariores mortis causas fuisse puto quam in puella decenni » vidi ; eam reperimus cum omnibus visceribus sanissimis, unicè verminosam, » et fauces atque os lumbricis plenum, duo verò de terete genere vermes in » aspera arteria, ad cordis sedem, inque principio pulmonis reperti sunt, mani- » festi suffocationis autores (1). »

IIe Cas (Pouppé Desportes).

« Un enfant de quatre ou cinq ans, jouant avec ses camarades, tomba sans connaissance et en convulsion, et mourut au bout de deux ou trois heures. Le chirurgien l'ouvrit, lui trouva toutes les parties internes saines et un ver dans l'estomac. Il lui vint dans la pensée de couper la tête de cet enfant pour en faire la dissection et la démonstration du cerveau à un apprenti qu'il avait. En coupant la trachée-artère et l'œsophage dans la partie supérieure, il découvrit un ver dans le dernier et un autre qui était à moitié passé dans la glotte. Il connut par là la véritable cause de la mort de cet enfant (2). »

IIIe Cas (Aronssohn).

« Une petite fille, âgée de neuf ans, fut mordue par un chien, le 13 novembre 1822. Aucun symptôme alarmant ne s'était manifesté, lorsque le 30 décembre (quarante-six jours après la morsure), il survint subitement de la gêne de la respiration. Quelques heures après, cette petite fille se mit au lit et refusa toute nourriture, se plaignant beaucoup de la difficulté qu'elle éprouvait à respirer. La dyspnée augmenta pendant la nuit ; la petite malade ne pouvait rester couchée et grinçait souvent des dents.

» Le deuxième jour, il se joignit à l'état précédent de fortes sueurs, résultat de l'agitation perpétuelle que la malade ne pouvait maîtriser, bien qu'elle jouît de toute sa présence d'esprit ; il y avait en outre suppression d'urines, plus tard elle fut prise de vomissements d'un liquide noirâtre.

» Le troisième jour, à six heures du matin, il survint des crachements continuels ; l'enfant rapportait tout son mal à la partie antérieure et moyenne de

(1) Haller, *Opusc. pathol.*, obs. x. Lausannæ, 1768, p. 26.
(2) Pouppé Desportes, *ouvr. cit.*, 1770, t. II, p. 248.

la poitrine. A une heure de l'après-midi, ayant témoigné le désir de boire, on lui présenta un verre d'eau sucrée, qu'elle vida avec avidité et par petites portions, aussitôt après elle vomit ce liquide et se dit soulagée. Bientôt après elle demanda des aliments qu'elle vomit aussitôt après leur ingestion. Puis il survint un tremblement général dans les membres, suivi de convulsions et de trismus. Enfin, à une heure et demie, la mort termina cette scène de désolation ; et cette enfant, qui, quarante-sept heures auparavant, paraissait pleine de santé, périt au milieu des plus terribles angoisses.

» *Autopsie.* — Quarante-huit heures après la mort, nous fîmes l'examen du cadavre avec la plus scrupuleuse attention, sans pouvoir rien découvrir d'anormal, si ce n'est la présence de trente-sept strongles (ascarides lombricoïdes), dont l'un, environ de cinq pouces de longueur, se trouvait engagé en partie dans la trachée-artère et en partie dans la bronche droite. La membrane muqueuse de ce dernier conduit était injectée et recouverte de mucosités rougeâtres. L'estomac contenait deux de ces vers, le duodénum huit et le jéjunum vingt-six (1). »

IVe Cas (Andral et Blandin).

« J'ai trouvé une fois, dit M. Andral, avec Blandin, à l'hôpital des Enfants, un ascaride qui s'était engagé dans la cavité même du larynx ; il occupait l'espace qui sépare les deux cordes vocales, et une partie de son corps était encore dans le pharynx. L'enfant avait été pris tout à coup d'une dyspnée extrême, et il était mort en fort peu de temps dans un état d'asphyxie (2). »

C'est probablement de ce fait que parle Blandin lorsqu'il dit :

« J'ai recueilli l'observation d'un malheureux enfant qui fut étouffé par un énorme ver ascaride lombricoïde, qui, remonté de l'estomac, s'était placé dans la trachée et s'avançait presque dans la bronche droite (3). »

Ve Cas (Tonnelé).

« Un jeune garçon, âgé de neuf ans et bien constitué, entra à l'hôpital, le 17 mai 1828, pour y être traité d'une fièvre intermittente ancienne. Cet enfant n'offrait d'abord rien de remarquable ; mais le 21 au soir, appelé précipitamment auprès de lui, je le trouve couché sur le dos, la tête renversée, la face rouge, les yeux étincelants ; il pousse par instants des cris aigus, et se plaint d'une vive douleur qu'il rapporte confusément à la partie supérieure de la poitrine et à la région cervicale. La respiration est précipitée et convulsive ; la parole brève, presque impossible ; le pouls fréquent, petit et irrégulier. L'exploration des organes thoraciques ne fournit aucune lumière ; l'inspection du pharynx est rendue impossible par l'agitation du malade et

(1) L. Aronssohn, *Mém. cité.*

(2) Andral, *Anatom. path.* Paris, 1829, t. II, p. 181.

(3) Blandin, *Anatom. topograph.* Paris, 1826, p. 215.

par le serrement des mâchoires. Force fut de se borner à des moyens empiriques, des sinapismes, un vésicatoire à la nuque, des potions antispasmodiques, que le malade ne put avaler.

» La nuit se passa dans un état d'agitation et d'angoisse difficile à décrire, et le lendemain au matin nous eûmes la douleur de voir périr cet enfant, véritablement digne d'intérêt, sans pouvoir lui porter aucun secours.

» L'*autopsie* fut faite dix-huit heures environ après la mort ; voilà ce qu'elle nous apprit :

» Un ver lombric, d'un volume et d'une longueur considérables, était engagé dans le larynx, dont il bouchait presque entièrement la cavité ; l'une de ses extrémités s'avançait jusqu'aux premiers anneaux de la trachée-artère, tandis que l'autre se reployait dans l'œsophage. Un second ver, un peu moins volumineux, était placé entre le plancher de la bouche et la langue, dont il entourait la base, en sorte qu'il se dérobait entièrement à la vue ; une de ses extrémités était engagée et comme étranglée entre le collet des deux dents molaires.

» L'intestin grêle contenait six ou sept vers de même espèce et de même volume ; la membrane muqueuse offrait une vive rougeur dans le point correspondant. Les autres organes étaient parfaitement sains, à l'exception de la rate, qui avait acquis un volume et une dureté beaucoup plus considérables que dans l'état naturel (1). »

VIe CAS (JOBERT).

« Un ver lombric peut remonter de l'estomac dans l'œsophage, relever l'épiglotte, tomber dans la trachée, et, en produisant l'asphyxie, simuler l'apoplexie, comme j'en ai vu un cas chez une femme de trente-cinq ans (2). »

VIIe CAS (DOCTEUR BOURGEOIS).

« En mars 1831, étant de garde à l'hôpital des Enfants, à Paris, la sœur de salle vint me réveiller au milieu de la nuit, me disant de me rendre au plus vite auprès d'un jeune enfant de quatre ans, admis pour une indisposition sans gravité apparente, qui venait d'être pris subitement de suffocation et lui semblait fort mal. Je m'empressai de me rendre auprès de ce petit garçon ; mais, à mon arrivée, je le trouvai mort. Je ne savais à quoi attribuer une terminaison aussi soudaine, et que rien chez l'enfant n'avait pu faire présager.

» A l'*autopsie*, je ne fus pas peu surpris de rencontrer un énorme ascaride lombricoïde de 18 centimètres de long et gros en proportion, qui, remontant dans l'œsophage, s'était engagé dans la glotte et avait amené

(1) Tounclé, *Réflexions et observations sur les accidents produits par les vers lombrics* (*Journ. hebdom.* Paris, 1829, t. IV, n° 47, p. 290).

(2) A. Jobert (de Lamballe), *Thèse sur les hémorrhoïdes et quelques propositions*. Paris, 1828, p. 45.

l'asphyxie. Une moitié de ce ver était passée dans le larynx et la trachée, l'autre était encore dans l'œsophage ; de sorte qu'il était à cheval sur la partie postérieure du premier de ces organes (1). »

VIII° Cas (docteur Hœring).

« Le sujet de l'observation est un homme âgé de cinquante-deux ans, cultivateur, atteint de la miliaire. Le 26 octobre, le docteur Hœring trouva le malade dans l'état suivant : Prostration extrême des forces avec douleurs et engourdissement des membres ; alternatives fréquentes de froid et de chaud ; langue chargée, anorexie, sécheresse de la bouche, céphalalgie ; soif très grande, et surtout dyspnée. (Limonade légèrement émétisée ; sinapismes volants.)

» Le deuxième jour, nuit très agitée ; sueur abondante et fétide, dyspnée plus forte, incontinence d'urine ; soif inextinguible, constipation. (La limonade émétisée n'avait pas été prise. Saignée du bras de douze à seize onces ; huile de ricin, deux onces.) A deux heures de l'après-midi, cinq selles ; diminution considérable de la dyspnée, après la saignée, dont le sang ne présente rien de remarquable. Le soir, la dyspnée augmente de nouveau ; chaleur et pouls fébriles.

» Le troisième jour, pendant la nuit, anxiété ; pesanteur de tête, vertiges, bourdonnements d'oreille ; symptômes qui subsistent encore le matin. (Douze sangsues derrière les oreilles ; frictions à la base de la poitrine avec l'onguent mercuriel stibié, vésicatoires aux mollets, lavements et quelques grains de calomel). Pendant la journée, légère amélioration ; la nuit, exacerbation de tous les symptômes.

» Le quatrième jour, éruption pustuleuse à la région épigastrique ; tête plus libre ; urine rouge et en petite quantité, sueur abondante ; persistance de la dyspnée. (Le calomel est continué à doses graduellement augmentées.)

» Le cinquième jour, pendant la nuit, la dypsnée a encore augmenté ; la soif a été très grande, et il est survenu de la diarrhée et de l'incontinence d'urine, tandis que les sueurs se sont supprimées. Dans la matinée, accès très intense de dyspnée, agitation continuelle ; plusieurs personnes ont de la peine à retenir le malade dans son lit. (Potion calmante.) Le soir, le malade est plus tranquille ; mais plus tard la dyspnée s'aggrave de nouveau de la manière la plus alarmante.

» Le sixième jour, agitation continuelle, suffocation imminente à plusieurs reprises. Pendant la journée, difficulté extrême de la respiration, qui devient sifflante ; déglutition pénible. Le malade ne perd pas connaissance ; il se fait comprendre par gestes, ne pouvant plus parler ; il indique sans cesse la partie supérieure du sternum comme le siége principal de ses souffrances. Vers deux heures, la région épigastrique se tuméfie considérablement ; la dyspnée s'accroît de nouveau jusqu'à la suffocation, et le malade meurt subi-

(1) Docteur Bourgeois, *Union médicale*. Paris, 1856, t. X, n° 69.

tement à quatre heures du soir, au moment où l'on se disposait à lui donner un vomitif.

» *Autopsie cadavérique faite quarante-deux heures après la mort.* — *Habitus* extérieur ne présentant rien de remarquable ; nulle trace de l'exanthème miliaire ; tous les viscères thoraciques et abdominaux à l'état normal, la rate seule un peu plus volumineuse. Déjà M. le docteur Hœring était disposé à attribuer cette mort subite, sans lésion cadavérique, à une paralysie des nerfs pneumogastriques, due au principe miliaire, lorsqu'il lui vint à l'idée d'inciser le larynx et la trachée-artère. Dans cette opération exécutée avec des ciseaux, il coupa en deux un lombric qui s'était logé en travers sur la bifurcation de la trachée. La membrane muqueuse était injectée, et offrait dans un point une érosion superficielle. L'endroit où était placé le ver correspondait à celui auquel le malade rapportait la douleur et le sentiment de constriction (1). »

IXe CAS (P. ARONSSOHN, fils du précédent).

« Étienne Desfourneaux, âgé de quarante-six ans, d'une constitution très robuste, entra à l'hôpital pour des douleurs rhumatismales.

» Le 28 décembre 1854, à huit heures et demie du matin, lors de la visite, rien de particulier ne fut observé; toutefois, le matin, l'infirmier de la salle avait remarqué un changement dans la voix du malade, qui l'attribuait à un peu d'enrouement.

» Ce même jour, à dix heures du matin, je fus appelé en toute hâte : « Le n° 5 va mourir, » me dit-on. Je me transportai immédiatement auprès du malade et je constatai l'état suivant : décubitus dorsal, résolution des membres ; face boursouflée, lèvres cyanosées, laissant baver des mucosités spumeuses, rougeâtres ; pupilles contractées ; sueur froide abondante sur la face ; absence complète de l'intelligence, pas de réponse aux questions qu'on lui adresse ; pouls normal ; bruits du cœur clairs et normaux ; aphonie, respiration stertoreuse ; pas d'évacuation, ni toux, ni vomissement. Le malade retire ses membres quand on en pince la peau ; c'est le seul signe de sensibilité qu'on parvient à réveiller en lui. Cet état était survenu subitement, sans cause connue ; je fis appliquer des sinapismes aux extrémités inférieures et des compresses froides sur la tête, et j'attendis une heure pour voir si quelque nouveau symptôme ne viendrait pas jeter quelque jour sur la cause de ces graves accidents. A onze heures, aucun changement ne s'était produit. Je fis appliquer six sangsues aux apophyses mastoïdes de chaque côté. Le malade avait porté de temps en temps les mains vers le cou et le sternum et enlevait même les compresses froides de sa tête. A partir de ce moment, il reste dans un état d'insensibilité et de résolution complètes.

» A quatre heures, la scène était encore la même, avec aggravation des

(1) L. Aronssohn, *Mém. cit.*, p. 49.

phénomènes asphyxiques. Vers sept heures du soir, il y eut quelques tentatives de vomissement, après lesquelles le malade expira.

» A l'*autopsie*, le cerveau et la moelle épinière, le cœur, les poumons n'offrent rien de particulier. En incisant de bas en haut le poumon droit en place, je tombe sur l'extrémité d'un lombric faisant issue hors d'une bronche; abandonnant alors cette incision, nous ouvrons le larynx et la trachée et nous trouvons que ce lombric, qui mesure $0^m,20$ de longueur, correspond d'une part à l'épiglotte et de l'autre à la troisième division bronchique du côté droit. La muqueuse, dans toute l'étendue occupée par le lombric, est rouge et couverte d'écume. Douze lombrics existaient dans l'intestin grêle. »

(La pièce pathologique est au musée anatomique de la Faculté de médecine de Strasbourg) (1).

Les accidents qui ont été observés dans les deux cas suivants doivent très probablement être attribués à des lombrics introduits momentanément dans le larynx.

Xe Cas (.......?).

« Une jeune enfant de neuf ans, rachitique, d'un embonpoint considérable, fut prise des prodromes de la rougeole. Elle éprouvait depuis deux jours de la toux, des éternuments, des nausées, des vomissements, de la fièvre et une vive anxiété précordiale, lorsqu'elle a été transportée à l'hôpital des Enfants. Arrivée à midi, elle offrait une teinte violacée de la face et des lèvres, une gêne très grande de la respiration; elle accusait une vive douleur de gorge, portait la main à la partie antérieure du cou, comme pour en arracher l'obstacle qui s'opposait au passage de l'air. L'exploration de la gorge ne fit rien reconnaître d'anormal; la toux et la voix n'étaient pas croupales; cependant la suffocation étant imminente, l'interne de garde fait appliquer huit sangsues sur les parties latérales du larynx. Pendant cette application l'anxiété et l'agitation augmentent; la respiration est haute, costale, saccadée, inégale; la malade fait de vains efforts de toux comme pour expulser un corps étranger retenu dans les voies aériennes, se plaint toujours de douleur de gorge. L'asphyxie devient imminente, l'interne se décide à ouvrir la veine; mais à peine s'est-il écoulé une once de sang, que la malade succombe. C'était environ deux heures après son entrée à l'hôpital. »

A l'*autopsie*, on trouve sans altération la muqueuse du larynx, de la trachée et des bronches, la glotte, l'épiglotte, les différents replis muqueux et les ganglions bronchiques. On ne constate aucune lésion dans les organes encéphaliques et thoraciques; rien de bien notable dans le tube digestif, si ce n'est la présence de vingt lombrics: « On était dans l'impossibilité d'expli-

(1) Paul Aronssohn, *Des corps étrangers dans les voies aériennes* (*Thèses de Strasbourg*, 2e série, 1856, n° 372, p. 57).

quer la mort par les symptômes observés, lorsque pour n'omettre aucun organe, on procède à l'examen du pharynx et de l'œsophage. A peine a-t-on porté le scalpel sur le premier de ces organes, qu'un ver lombric d'environ 6 pouces de longueur, encore vivant, s'échappe par l'ouverture supérieure de l'œsophage.

» Quoique, dans ce cas, le ver n'ait pas été trouvé dans les voies aériennes, nous ne doutons pas, d'après les accidents observés, que la mort n'ait été le résultat de l'introduction de cet entozoaire dans le larynx, qu'il aura abandonné pendant les vingt-quatre heures qui ont précédé l'ouverture du corps (1). »

XIe Cas (Aronssohn). — *Guérison.*

« Mademoiselle Philippine L..., âgée de huit ans, jouissant de la meilleure santé, fut prise tout à coup, sans cause connue, d'une toux qui devint très forte, et continua d'augmenter en s'accompagnant de suffocation, malgré tout ce qu'on pût faire pour la calmer. Cet état d'angoisse durait depuis deux heures, et déjà des convulsions commençaient à s'y joindre, lorsque, à la suite de grands efforts, la petite malade rendit un strongle vivant ; aussitôt sa toux cessa complétement.

» On ne put avoir aucun doute sur la cause de cette toux violente avec imminence de suffocation, car l'effet cessa dès que la cause toute matérielle fut expulsée des voies aériennes (2). »

2° Lombrics introduits dans les voies respiratoires, peut-être après la mort.

XIIe Cas (Cotugno).

Cotugno écrit, dit Delle Chiaje : « Mirum fuit lumbricum invenisse qui » tracheam tranabat et in sinistrum bronchium erat intrusus, nulla edita tussi » donec æger vixit (3). »

XIIIe Cas (Chassaignac).

« M. Chassaignac fait présenter les voies aériennes d'un sujet chez lequel se trouve un lombric occupant la trachée-artère et l'une des bronches. Les poumons sont engoués et noirâtres, sans hépatisation. On n'a pas de renseignements sur ce sujet.

» M. Cruveilhier pense que c'est après la mort que ce ver s'est introduit dans le larynx (4). »

XIVe Cas (Oppolzer).

« Un fait remarquable, dit Oppolzer, est celui d'une obstruction de la glotte

(1) *Bulletin de thérap.* Paris, 1835, t. VIII, p. 32.
(2) L. Aronssohn père, *Mém. cit.*, p. 49.
(3) Delle Chiaje, *Compendio di elmintografia umana*, 2e éd. Napoli, 1833, p. 86.
(4) *Bulletin Soc. anat.*, 13e ann., 3e série, 1838, t. IV, p. 305.

par un ver lombric, chassé par le vomissement dans le pharynx, contournant la luette et pénétrant dans le larynx; je n'ai pas, ajoute-t-il, observé ce fait pendant la vie, mais seulement lors de l'autopsie (1). »

CHAPITRE III.

LOMBRICS DANS LES VOIES PANCRÉATIQUES.

On a quelquefois rencontré des ascarides lombricoïdes dans le conduit pancréatique. On ne peut douter que ces vers ne viennent de l'intestin, comme ceux que l'on observe dans les conduits biliaires, et dont l'invasion dans ces conduits peut se faire pendant la vie des malades.

Ier Cas (Thomas Bartholin).

« Vermes ubique gigni ac permeare posse testimonia fida non desunt, nec » mea ad comprobandum deficit experientia cum et in pancreate nec parvum » adinvenerim (2). »

IIe Cas (Fr. Gmelin).

» A l'autopsie d'une femme, on trouva un lombric mort, de trois pouces environ de longueur, dans le milieu du conduit pancréatique. Un autre semblable, mais un peu plus grand, se trouvait dans le duodénum. L'orifice du canal pancréatique n'était point dilaté ni ulcéré (3). »

IIIe Cas (Hayner).

« In mulieris vesanæ, mortem ex fame metuentis, ductibus hepatis biliferis » valdè extensis septem ascarides lumbricoides, octava partìm in duodeno, » partìm in ductu choledocho, undecim in ventriculo, in tenuibus, potissimum » duodeno et jejuno triginta et quod excurrit, parva tandem in *ductu pan-* » *creatico* repartæ sunt. De contentis statuque intestinorum nihil refertur, sed » ægra longiùs diarrhœa laboravit aquosa fæculenta, et causa certè peculiaris » in intestino ipso aut ejus contentis quærenda est, qua vermes omnes sur- » sùm et in loca aliena pulsi sunt (4). »

(1) P. Aronssohn fils, *Thèse citée*, p. 59.

(2) Thomæ Bartholini *Epist. medicin.*, cent. I, epist. LXII, 1644, p. 254. Hagæ comitum, 1740.

(3) *Dissert., Lumbrici teretes in ductu pancreatico reperti, nec non aliorum præter naturam observatorum in fœmina autocheire historia et examen.* Præs. Burcard David Mauchart, resp. Philipp. Frid. Gmelin. Tubing, 1738, 28, p. 4.

(4) *Würmer in der Leber einer Wahnsinnigen, eine Krankengeschichte nebst*

IVe Cas (Brera).

« J'ai trouvé le conduit pancréatique complétement obstrué par la présence d'un volumineux lombric dans le cadavre d'une femme qui, pendant la vie, avait donné des signes non équivoques de *squirrhosité* du pancréas (1). »

CHAPITRE IV.

LOMBRICS DANS LES VOIES BILIAIRES.

Les ascarides lombricoïdes introduits dans les voies biliaires ont été rencontrés : 1° en partie dans le canal cholédoque, le reste du ver étant encore dans le duodénum ; 2° dans le conduit cholédoque ou dans la vésicule ; 3° dans les conduits biliaires plus ou moins dilatés sans altération du foie ; 4° dans ces conduits rompus ; 5° dans le tissu du foie plus ou moins altéré ; 6° dans le tissu du foie avec abcès ; 7° dans un kyste hydatique du foie.

Ier Cas (Hayner). — *Lombric en partie dans le conduit cholédoque.*

Nous avons rapporté ce fait à propos des vers du conduit pancréatique (cas III). Sept lombrics existaient dans les conduits biliaires très dilatés ; un huitième, introduit à demi dans le conduit cholédoque et à demi dans le duodénum, montrait la route que les précédents avaient suivie pour arriver dans les voies biliaires (2).

IIe Cas (Broussais). — *Lombric en partie dans le conduit cholédoque.*

« Un militaire souffrait beaucoup à la région hépatique et dans toute l'étendue de l'épigastre ; il était jaune, la fièvre était violente, l'agitation à son comble ; le tout accompagné d'une respiration entrecoupée, suspirieuse et de mouvements convulsifs. Il périt au bout d'une quinzaine de jours.

» Je rencontrai un foie de couleur naturelle, quoique assez tuméfié par l'engorgement sanguin ; mais ce qui m'étonna le plus, ce fut de découvrir dans le duodénum un énorme lombric à moitié engagé dans le canal cholédoque, et un autre non moins considérable qui s'était introduit jusque dans le parenchyme du foie, en suivant la même route où s'était engagé le précédent (3). »

sectionsbericht, von Dr Hayner, in Nasse's *Zeitschrift für psychische*, Ærzte I, 4, p. 514-520 (Rudolphi, *Synopsis*, p. 626).

(1) L. Brera, *Mem. prim.*, *cit.* p. 207.

(2) Bremser (*ouvr. cit.*, p. 384, note) appelle l'auteur de cette observation Haguer, et de Blainville (*Appendice à Bremser*, p. 538) l'appelle Hagner.

(3) F.-J.-V. Broussais, *Hist. des phlegmasies chroniques*, 4e édit. Paris, 1826, t. III, p. 272.

IIIe Cas (Tonnelé). — *Lombric en partie dans le conduit cholédoque.*

« Une fois j'ai rencontré un de ces entozoaires (ascaride lombricoïde) à demi introduit dans le conduit cholédoque, qu'il remplissait en entier. Il n'en était résulté aucun accident. La vésicule biliaire et le canal hépatique étaient vides. Peut-être le ver ne s'était-il engagé que depuis peu dans les voies biliaires (1). »

Nous verrons encore, dans un cas observé par M. Forget (cas XXXIII), un lombric occupant le canal cholédoque et faisant saillie par une extrémité dans le duodénum. D'après les faits précédents, on peut conclure à ceux qui suivent : Les lombrics ne se développent pas dans les voies biliaires, ni dans le tissu du foie ; ils n'y sont point portés en germe, comme on l'a dit de nos jours, mais ils y arrivent de l'intestin. Cette opinion, du reste, n'est pas nouvelle, comme le montreront les deux observations suivantes :

IVe Cas (G. Wierus). — *Lombric à l'orifice du conduit cholédoque.*

« Interim unicum illud, dum hæc scribo, in mentem venit, quod in obser-
» vationibus tuis legi, ex meo relatu additum, de verme in cysti fellis reperto,
» verissimum quidem illud esse, non unum sed duos fuisse vermes, qui in
» puella quadam hydrope mortua Monspelii, cujus cadaver in hospitio meo
» secui, sunt inventi : quorum unus adhuc inhærebat poro cholagogo declivi,
» at alter penetrarat in hepar : *quos ego non in vesica fellis genitos, sed ex*
» *intestinis per meatum illum expurgandæ bili destinatum ascendisse existimo*,
» cysti fellis aquea bile vel aquoso potius humore, quam felle referta in cor-
» pore hydropico ; hinc etiam alterum vermem penuria alimenti ad hepar
» penetrasse verisimile est..... *Dusseldorpii, ann.* 1602 (2). »

Jean Wierus, père du précédent, rapporte que ce fait a été observé en 1572 ; que l'un des vers occupait le méat du conduit biliaire inséré au duodénum, et que la tête de l'autre était placée sous la membrane propre du foie (3).

Ve Cas (Nebel). — *Lombric dans le conduit cystique.*

« ... Sed in cadavere militis, tam in ductu cystico quam hepatico, invenit
» lumbricum Nebelius, et copiosos simul in intestinis ; undè non sine ratione

(1) Tonnelé, *Mém. cit.*, p. 292.

(2) Galenus Wierus, *Lettre à Fabrice de Hilden*, in Guilh. Fabricii Hildani *Observ. centuriæ*. Lugduni, 1641, p. 67, cent. I, obs. LIV, epist. annexa, et p. 74, obs. LX. — Th. Bonet, *Sepulcr.*, lib. III, sect. XXI, obs. IV, § 30.

(3) Joan. Wierus, *De præstig. dæm.*, lib. IV, cap. XVI, dans Schenck, *ouvr. cit.*, lib. III, *De jecore : Vermes in hepate*, observ. I, p. 394.

» suspicatur, lumbricos ex duodeno per ductum choledochum in ductum » cysticum et hepaticum irrepsisse (1). »

VIe CAS (HAYNER). — *Lombric dans le conduit cholédoque.*

« In cadavere fœminæ periodicè maniacæ, idem auctor (Hayner) ascaridem » in ductu choledocho offendit (2). »

VIIe CAS (LIEUTAUD). — *Lombric dans le conduit cholédoque.*

« Puer quatuordecim annorum in febrem acutam, variis torminibus stipa- » tam, incidit. Ubertim fluebat saliva, tumebat abdomen et præsertim hypo- » chondrium dextrum. Facies et ipsimet oculi subicteritium colorem præ se » ferunt, sæviunt cardialgiæ, pulsus inæqualis exploratur ; albicant dejec- » tiones alvinæ ac demùm ingruunt inter ferociores dolores, convulsiones » lethales.

» Hepar tumidum et croceum occurrit ; cystis fellea bile ultra modum » turget. Ductus communis a lumbrico proceriori, hac educto, repletur et » obturatur. Ventriculus et intestina vermibus scatebant (3). »

VIIIe CAS (RŒDERER et WAGLER). — *Lombric dans le conduit cholédoque; calcul dans la vésicule.*

Rœderer et Wagler, en faisant l'autopsie d'une femme de trente-trois ans, morte d'une fièvre muqueuse, remarquèrent que le canal cholédoque était dur, cylindrique, allongé ; l'ayant incisé, ils y trouvèrent un lombric qui le remplissait complétement, et dont l'une des extrémités faisait, dans la vésicule biliaire, une saillie d'environ 3 centimètres ; un autre lombric existait dans le duodénum. La vésicule du fiel contenait *un calcul* rond, irrégulier et mobile dans son col (4).

IXe CAS (BUONA-PARTE). — *Lombric dans le conduit cholédoque.*

« Le célèbre médecin Buona-parte (de Pise) trouva un lombric assez grand dans le conduit cholédoque. Il attribua, avec toute raison, l'ictère auquel a succombé le malheureux malade à la présence de ce lombric (5). »

X[e] CAS (ZEVIANI). — *Lombric dans le conduit cholédoque.*

« Zeviani a observé aussi un lombric dans une situation semblable (6). »

(1) Van Swieten, *Op. cit.*, t. III, p. 89, d'après Nebelius, in *Nova Acta physico-medica*, t. V, obs. CXII, p. 392.

(2) Rudolphi, *Synopsis* (voy. ci-dessus, *Lombrics du conduit pancréatique*, cas III).

(3) Lieutaud, *Historia anatomico-medica sistens*, obs. 907 (*Vasa biliaria lumbricis obturata*). Parisiis, 1767, t. I, p. 210.

(4) *Ouvr. cit.*, sect. IV, ouvert. XIII.

(5) Brera, *Mem. prim.*, p. 207, d'après Guidetti (*Dei vermi umani in generale*, Firenze, 1783, p. 10).

(6) Brera, *Mém. et pag. cit.*, d'après *Memorie della Società italiana*, t. III, p. 473.

XIe CAS (HEAVISIDE). — *Lombric dans le conduit cystique et la vésicule biliaire.*

« Le docteur Heaviside conservait dans sa collection, à Londres, un lombric dont la tête était entrée dans la vésicule du fiel, et une portion de la queue se trouvait dans le conduit cystique (1). »

XIIe CAS (BLOCH). — *Lombric dans la vésicule biliaire.*

« Dernièrement j'obtins, dit Bloch, un ascaride blanc et mince de la longueur de cinq pouces (14 centimètres) que M. Macker, chirurgien-major, avait trouvé à l'ouverture d'un cadavre dans la vésicule du fiel (2). »

XIIIe CAS (CAROLO LORRY). — *Trois lombrics dans la vésicule.*

« Vidimus maniacum, exulceratione leviore nasi labiique superioris fere » continua vexatum, qui primo vulgo sic dicto crampo admodum dolorifico » unius hinc et alterius manus brachiique afficiebatur. Simili dolore haud » ita longe post pes uterque atque crura corripiebantur. Hunc statim exci- » piebant convulsiones atrocissimæ totius corporis et continuæ per plures » dies, inter quos summosque cruciatus ejulatusque æger magnam lumbri- » corum vim sensim evomens, miserrimè exanimabatur.

» Cadavere aperto, inter alia notatu digniora, rarissimo et quantum sci- » mus, nunquam antehac cognito exemplo, tres quoque magnos lumbricos » mortuos vesiculæ felleæ unà cum bile, halecum solitorum muriæ, quoad » colorem et consistentiam simillimainclusos sectione deteximus (3). »

XIVe CAS (MUSÉE DE BOSTON). — *Lombric dans la vésicule.*

« N° 882. Lombric de la vésicule du fiel d'un homme qui mourut d'une dysenterie aiguë (Nov. 1836, *Mass. gen. Hospital*) (4). »

XVe CAS (DOCTEUR TREILLE). — *Lombric dans les conduits cholédoque et hépatique.*

« Le docteur Treille m'a raconté, dit M. Fauconneau-Dufresne, qu'un sapeur, âgé de vingt-huit ans, et fort, se trouvait, pendant l'été de 1806, à l'hôpital d'Udine, éprouvant de la fièvre, des vomissements, une douleur vive

(1) Brera, *Mém. cit.*, p. 207.

(2) Bloch, *ouvr. cit.*, p. 66.

(3) *De melancholia et morbis melancholicis*, Carolo Lorry, dans les *Comment. de Leipsick*, 1767, t. IV, p. 664 (cité par M. Bonfils, *Mém. sur les lombrics dans les canaux biliaires*, dans *Arch. de méd.*, juin 1858). — Borsieri (t. IV, p. 365) attribue cette observation à Ludwig. — Rudolphi (*ouvr. cit.*, t. I, p. 139) la donne sous le nom de *censor anonymus* (*Comment. Lips.*, t. XIV, p. 664). Il se demande si ces vers n'étaient pas des strongles. Les observations rapportées ici répondent à cette question.

(4) *Catalogue du Musée de Boston*, cité, p. 317.

à la région du foie et ayant un ictère. Il mourut, et M. Treille trouva un long ver lombric engagé dans les conduits cholédoque et hépatique (1). »

XVIe Cas (Cruveilhier). — *Lombrics dans les conduits hépatiques.*

A l'autopsie d'une femme morte d'une pneumonie latente (1820), M. Cruveilhier a vu deux ascarides lombricoïdes remplissant les deux divisions du canal hépatique qui occupent le sillon transversal du foie. Trois autres vers étaient logés dans des divisions moins considérables. Du reste, il n'y avait aucune trace d'inflammation, soit dans le foie, soit dans les conduits biliaires. La malade n'avait éprouvé aucun symptôme du côté de l'abdomen (2).

XVIIe Cas (Tenderini). — *Lombric dans un conduit biliaire.*

« Le docteur Tenderini (de Carrare) écrit à la Société médico-physique que, en 1852, en ouvrant le cadavre d'une femme morte des suites d'une fracture du crâne, il trouva l'un des conduits biliaires occupé par un ascaride lombricoïde long de 13 centimètres. Le foie était augmenté de volume et ramolli, le péritoine était enflammé (3). »

XVIIIe Cas (W. B. Joi). — *Lombrics dans les conduits biliaires.*

« W. B. Joi dit avoir vu des vers lombrics obstruer les conduits biliaires (4). »

XIXe Cas (Leclerc, de Toul). — *Lombrics dans les conduits hépatiques.*

« M. Leclerc père, médecin à Toul, a vu en 1828, chez un malade de son service, des lombrics qui avaient pénétré jusque dans le foie (5). »

XXe Cas (Lobstein). — *Lombrics dans les divisions du conduit hépatique. Lombric noyau d'un calcul.*

« Une femme d'une cinquantaine d'années mourut à la clinique de Lobstein.

» A l'examen du cadavre, on rencontra une énorme quantité de vers lombrics dans toute l'étendue de l'intestin grêle ; d'autres remplissaient toutes les divisions du canal hépatique, et le canal cholédoque en était, pour ainsi dire, farci : ce canal avait acquis, par sa distension, la grosseur du doigt.

» Mais ce qu'il y avait de plus remarquable, c'est qu'un calcul biliaire pyriforme, qui correspondait par sa base à l'orifice duodénal qu'il obstruait complétement, ayant été divisé, montra qu'il avait pour noyau un lombric desséché (6). »

(1) Fauconneau-Dufresne, *Précis des maladies du foie et du pancréas*. Paris, 1856, p. 279.

(2) *Dictionnaire de méd. et chir.*, art. Entozoaires, p. 340.

(3) R. Mattei, *Discorso infrà cit.*, p. 4, note.

(4) *Encyclop. della med. prat.*, trad. del Michelotti, art. Vermi, cité par Mattei, p. 2.

(5) Cité par Mondière, *Gazette des hôpitaux*, 1844, p. 150, d'après *Bulletin de la Soc. de méd. de Toul*, 1839, p. 30.

(6) *Catalogue du Musée anatomique de Strasbourg*, n° 1987.

XXIe Cas (Guersant). — *Deux lombrics dans les conduits biliaires.*

« Un enfant qui se plaignait de coliques légères, fut bientôt après pris de convulsions qui furent suivies d'une mort prompte. A l'ouverture du cadavre nous ne trouvâmes aucune altération dans le cerveau, dans le prolongement rachidien et dans les organes contenus dans la poitrine et dans le ventre ; on reconnut seulement que deux ascarides de 7 à 8 pouces de longueur avaient pénétré par le canal hépatique et s'étaient introduits profondément dans les canaux biliaires. Comme les convulsions avaient immédiatement suivi les coliques, nous avons pensé que l'introduction *brusque et instantanée* de ces deux animaux dans les conduits biliaires avait été la véritable cause de ces convulsions (1). »

XXIIe Cas (Estevenet). — *Lombrics dans les divisions des conduits hépatiques.*

« M. Estevenet montre le foie d'un enfant de trois ans, sur lequel on ne possède aucun renseignement et dont les conduits hépatiques sont remplis de vers lombrics. Ces derniers occupent jusqu'aux dernières ramifications de ces canaux, près de la superficie de l'organe. On n'en trouve aucun dans la vésicule ; il n'y a du reste aucune altération du foie ni de ses vaisseaux (2). »

XXIIIe Cas (.....)? — *Lombrics dans les divisions des conduits hépatiques.*

« Un enfant de trente mois, élevé hors de Paris, est amené à l'hôpital Necker, en janvier 1846, dans l'état le plus grave, et conduit par une femme qui ne peut nous donner aucun renseignement. L'enfant était très maigre et portait au cou, notamment du côté gauche, de grosses tumeurs ganglionnaires. Il avait de la toux, des râles, de la faiblesse dans le bruit respiratoire en certains points du poumon, de la diarrhée. Ses cils étaient fort longs. L'amaigrissement était survenu graduellement. L'enfant fut jugé tuberculeux.

» Vers le milieu de janvier et dans les premiers jours de février, il rendit environ une quinzaine de vers intestinaux ; puis, à partir de ce moment, il tomba dans un état de morosité extraordinaire. Il était assoupi et ne pouvait être éveillé malgré tous les efforts qu'on faisait pour le tirer de cet état. Le pouls devint lent, irrégulier. La respiration prit le même caractère. Il survint, après une opiniâtre constipation, un peu de diarrhée, qui parut provoquée par l'administration du calomel. On constatait d'ailleurs dans le ventre,

(1) Guersant (père), *Dict. de méd.*, 1828, t. XXI, p. 244.

Est-ce de ce fait que M. Andral (*Anat. path.*, t. II, p. 181) dit : « M. Paul Guersant (fils) m'a montré un foie qui était comme labouré en divers sens par des ascarides qui paraissent s'y être introduits en passant du duodénum dans le canal cholédoque ? »

(2) *Bull. Soc. anat.*, ann XV. Paris, 1840, p. 396.

et surtout du côté droit, de nombreuses tumeurs qu'on regarda comme des masses tuberculeuses. La stupeur continua avec le ralentissement du pouls, et l'enfant mourut sans convulsions dans la matinée du 7 février. Ses dernières garderobes avaient été diarrhéiques et contenaient deux vers intestinaux.

» *A l'autopsie*, pratiquée le lendemain matin, on constatait les lésions suivantes : Les ganglions du cou forment une masse tuberculeuse en partie ramollie ; les ganglions bronchiques et mésentériques, le parenchyme pulmonaire, la rate et les reins ne contiennent pas la moindre trace de matière tuberculeuse. La substance cérébrale, examinée avec le plus grand soin, est parfaitement nette ; on ne trouve pas dans la pie-mère la moindre granulation ; mais, du côté de l'intestin, apparaissent les lésions les plus inattendues et les plus insolites.

» Depuis le duodénum jusqu'à l'anus, l'intestin est littéralement rempli d'ascarides lombricoïdes qui le distendent, entremêlés les uns dans les autres ou allongés parallèlement. Dans les points ou la distension est la plus forte, l'intestin est le siége d'une vive phlegmasie. Le cæcum particulièrement, contient une énorme accumulation de vers qui en augmentent considérablement le volume. Un lombric est engagé dans l'appendice cæcal qu'il remplit. Ces masses formées par les ascarides sont précisément celles qui, pendant la vie, faisaient croire, à la palpation, à des tumeurs mésentériques.

» Dans le canal cholédoque, dans le confluent des conduits hépatiques et dans un grand nombre de canaux biliaires, on trouve des lombrics d'un volume considérable, aussi gros que ceux de l'intestin, distendant les canaux dans lesquels ils sont logés et formant une espèce d'ampoule située profondément dans l'intérieur même de l'organe. La vésicule biliaire ne renferme aucun ver, elle ne contient que du mucus (1). »

XXIVe Cas (...)? — *Lombrics dans les divisions du conduit hépatique.*

« Dans le *University museum* (à Philadelphie?), il y a une préparation du foie d'un enfant, dans lequel plusieurs ascarides lombricoïdes ont pénétré jusque dans les divisions du conduit hépatique (2). »

XXVe Cas (Fontaneilles). — *Perforation d'un conduit biliaire.*

Il s'agit dans cette observation d'un garçon de seize ans qui mourut après seize jours d'une maladie dans laquelle il éprouva surtout des convulsions, des attaques épileptiformes, de la stupeur, un assoupissement profond.

A l'autopsie l'on trouva : « Un ver lombric de 6 pouces de longueur sur 2 lignes au moins de diamètre, qui avait passé dans le canal cholédoque et qui, en le déchirant, avait pénétré jusqu'à la réunion du conduit cystique avec l'hépatique *qu'il avait percé* et dont il était sorti de la longueur d'un pouce ; la vésicule du fiel très dilatée et pleine de bile visqueuse et d'un vert foncé ; les parties environnantes fortement colorées par la bile et offrant des taches de

(1) *Bulletin gén. de thérap.* Paris, 1846, t. XXXI, p. 211.
(2) J. Leidy, *Synops. cité*, n° 108.

couleur jaune foncé... » Il y avait dix-neuf lombrics dans les intestins. On ne fait point mention de quelque lésion du foie ni du péritonite (1).

Nous ne pouvons admettre que la perforation ait été due à l'action du lombric. La rupture s'est très probablement produite par l'obstacle que la présence du ver apportait au cours de la bile, comme on l'a vu plusieurs fois pour les calculs biliaires. Le docteur Wolf (de Bonn) rapporte une observation de *rupture spontanée* du canal hépatique; des calculs contenus dans la vésicule et dans le canal cystique donnaient la raison de cette rupture (2). M. Pigné (3) et M. Marjolin fils (4) ont observé l'un et l'autre un cas de rupture des conduits biliaires par suite de leur obstruction causée par un calcul. Le lombric a donc pu produire la perforation du conduit hépatique d'une manière passive, comme le fait un calcul biliaire.

Les deux cas suivants donnent lieu aux mêmes remarques :

XXVIe Cas (Lorrentini). — *Perforation du conduit cholédoque.*

« On voit à Naples dans le cabinet du docteur Lorrentini, un foie conservé dans l'esprit-de-vin avec le conduit cholédoque perforé par un ascaride lombricoïde qui était en partie renfermé dans ce canal et en partie pendant hors de ce canal par une perforation qui y existe (5). »

XXVIIe Cas (...)? — *Perforation d'un conduit biliaire.*

« Une pièce pathologique toute semblable se trouve à Vienne dans le cabinet du grand hôpital civil (6). »

XXVIIIe Cas (Dourlen). — *Lombric dans une cavité propre.*

« Un jour, en incisant à 1 pouce environ de profondeur le grand lobe du foie, près de la scissure horizontale, quelle fut ma surprise de voir sortir de cette division deux parties d'un ver lombric long de 4 à 5 pouces. Il était vivant. Sa loge était parfaitement circonscrite dans le grand diamètre de ce viscère; nous ouvrîmes le sillon dans tout son trajet, il ne présentait à ses extrémités aucune issue, aucune ouverture sensible par laquelle on pût soupçonner qu'il ait pu s'introduire.

» Depuis un an environ, le malade éprouvait une ou deux fois par jour des

(1) Fontaneilles, *Observation sur une perforation faite par un ascaride lombricoïde qui a causé la mort* (*Rev. méd.*, septembre 1835, et *Journ. compl.*, t. XXIII, p. 188.

(2) *Journ. complém.*, 1829, t. XXXIV, p. 267 (Extrait du *Journal de Græfe*, 12e B., S. 370).

(3) *Bull. Soc. anat.*, ann. XI, 1836, p. 266.

(4) *Bull. Soc. anat.*, ann. XII, 1837, p. 39.

(5) Fauconneau-Dufresne, *ouvr. cit.*, p. 280 (communiqué par Guersant).

(6) Idem, *ibid.*, p. 281 (communiqué par Guersant).

douleurs si violentes dans la région du foie, qu'elles le jetaient dans une espèce d'évanouissement qui durait quelques minutes. Lorsqu'il est entré à l'hôpital, il se plaignait d'élancements vifs dans le côté droit; il vomissait une quantité prodigieuse de bile noire et dégénérée; les déjections par le bas étaient fréquentes et de même nature... Il est mort au septième jour (1). »

XXIXe Cas (docteur Bourgeois). — *Lombric dans une cavité propre.*

« En 1831, étant interne à l'hôpital des Enfants, j'ai rencontré dans le foie d'un jeune garçon de sept à huit ans, vers le milieu de la largeur et de l'épaisseur de la glande biliaire, un ver lombric de 5 à 6 centimètres de long, d'un blanc presque pur, rond et ferme et ne paraissant mort que depuis fort peu de temps; il était enroulé sur lui-même à la manière de ces petits cylindres d'extrait de réglisse, et occupait une dilatation considérable des conduits excréteurs de la bile, communiquant évidemment avec ces canaux par des ouvertures très appréciables. Il n'y avait, dans cette espèce de poche, dont les parois étaient minces et nullement enflammées, aucun autre corps étranger que le vers lui-même. Il semblait s'être développé dans ce point des conduits hépatiques, qu'il avait considérablement distendus en grossissant. Le reste de l'organe n'offrait rien d'anormal (2). »

XXXe Cas (Laennec). — *Lombrics dans les conduits hépatiques et le tissu du foie.*

« Le cadavre d'un enfant, âgé d'environ deux ans et demi, avait été apporté dans un amphithéâtre pour y servir à l'étude de la névrologie. Il paraissait avoir succombé à une maladie prompte, car il avait beaucoup d'embonpoint et tous les viscères étaient sains, si l'on excepte l'estomac et le foie. L'estomac était rempli de vers blancs, cylindriques, dont la longueur variait depuis 6 lignes jusqu'à 5 pouces, et qu'il (Laënnec) reconnut pour des ascarides lombricoïdes aux trois tubercules demi-transparents que présentait leur tête examinée à la loupe.

» ... *Au côté gauche* (de l'estomac), *et tout auprès de l'œsophage, s'ouvrait le conduit cholédoque*, qui avait en cet endroit environ un demi-pouce de diamètre. Le conduit hépatique et ses ramifications offraient une dilatation proportionnée. Tous ces vaisseaux étaient remplis de lombrics, et contenaient si peu de bile, que les vers n'en étaient pas teints. La membrane muqueuse des voies biliaires offrait par endroits des rougeurs très marquées et accompagnées d'un peu d'épaississement. Dans quelques points cette membrane *était rongée* et totalement détruite, et les vers se trouvaient en contact immédiat avec le tissu du foie, dans lequel *ils avaient creusé de petites cavités*, dont quelques-unes auraient pu loger une amande. Le foie présentait dans les

(1) *Journ. de méd. chir.*, etc., *de Leroux*, t. IV, p. 346 (chapitre intitulé *Récapitulation générale*), cité par M. Boufils, *Mém. cité*.

(2) Docteur Bourgeois, *Union médicale*, Paris, 1856, t. X, n° 69.

parois de ces excavations un tissu mollasse, fongueux et plus rougeâtre que partout ailleurs. La vésicule biliaire était pleine d'ascarides lombricoïdes. Le conduit cystique n'était point dilaté; mais les membranes internes y formaient des replis qui semblaient annoncer que le conduit avait été précédemment dilaté ; il ne contenait aucun ver. Le reste du canal intestinal n'en recélait également aucun (1). »

Laënnec, en parlant de ce fait dans le *Dictionnaire des sciences médicales*, suppose que les petites cavités avaient été produites par les *organes de succion des lombrics*. L'action de la bouche des ascarides est une hypothèse qui, reproduite à propos des perforations intestinales, sera, ci-après, réduite à sa juste valeur (2). Nous allons voir que la présence d'un lombric dans le foie suffit pour déterminer des collections purulentes soit en rapport avec le ver, soit disséminées dans le parenchyme ambiant ; et, comme dans ce dernier cas l'on ne peut en accuser *les organes de succion du lombric*, on peut expliquer l'autre cas sans faire intervenir ces organes. Le pus, accumulé autour du ver, est retenu lorsque le conduit ne s'ouvre pas largement dans le foyer purulent ; mais lorsque le conduit dilaté communique largement avec le foyer, le pus trouve une issue dans ce conduit et, s'écoulant à mesure qu'il se forme, il doit laisser une cavité dont la surface est en apparence rongée. Ainsi s'expliquera le fait de Laënnec.

XXXI° Cas (Tonnelé). — *Lombric et trois abcès dans le foie.*

« Durand (Louis), jeune garçon d'une bonne constitution et d'une santé ordinairement excellente, éprouva vers la fin de janvier 1829 divers troubles des fonctions digestives, particulièrement des diarrhées et des vomissements. Il devint depuis lors languissant et perdit sa gaieté et son embonpoint naturels. Conduit à l'hôpital le 18 mars de la même année, il présentait les symptômes suivants : ventre tendu, volumineux, sensible à la plus légère pression, surtout dans la région du foie ; quatre ou cinq selles liquides chaque jour ; vomissements rares, langue rouge et sèche, soif vive, pouls fréquent, tiraillement des traits, air de souffrance et d'abattement. M. Jadelot fit d'abord appliquer quinze sangsues sur le côté droit, etc. L'enfant ne retirait aucun avantage de ces différents moyens ; chaque jour, au contraire, il s'affaiblissait davantage, lorsqu'il fut atteint de rougeole et en même temps de tous les symptômes qui caractérisent le croup. Cette terrible affection de-

(1) *Rapport sur une observation lue par Laënnec* (*Bulletin de la Faculté de médecine*, n° 5, 20 nivôse an XIII). — Laënnec, art. Ascarides, *Dict. des sciences médicales*, p. 344.

(2) Voyez chapitre V.

vait entraîner une perte inévitable et prochaine ; il n'en fut cependant rien : les accidents se calmèrent, et le petit malade ne mourut que dix jours après d'une pneumonie.

» *Autopsie.* — Le lobe antérieur droit du cerveau contenait, à la partie moyenne, *deux hydatides acéphalocystes* du volume d'une grosse noisette chacune, et comme enchatonnées dans son tissu. Hépatisation rouge de la moitié supérieure du poumon droit et de la base du gauche.

» L'intestin grêle contenait environ trente vers lombrics rassemblés en plusieurs petites masses ; la membrane muqueuse était fortement injectée dans les divers points où ils séjournaient. Le foie avait conservé, à l'extérieur, son aspect naturel ; mais, dans son intérieur, existaient trois foyers communiquant les uns avec les autres ; deux plus petits, et pleins d'un pus brun bien consistant ; l'autre, beaucoup plus étendu et rempli partie par du pus, partie par un gros ver lombric roulé sur lui-même.

» Vainement nous cherchâmes, avec la plus scrupuleuse attention, s'il n'existait point quelque communication entre ces cavités et les vaisseaux biliaires, au moyen de laquelle le ver eût pu s'introduire dans le tissu du foie, nous n'en trouvâmes aucun vestige.

» Nous pensâmes donc que, si le lombric était venu primitivement du tube digestif, ce qui paraissait probable, il n'avait du moins été apporté qu'en germe dans le parenchyme du foie ; qu'il s'y était ensuite développé, accru, et qu'il avait donné lieu, par sa présence, au travail d'inflammation et de suppuration dont cet organe nous présentait les traces (1). »

L'examen de ce cas jette du jour sur le précédent : on ne songera pas à attribuer les collections purulentes à l'action des organes de succion du lombric, puisque deux des foyers étaient isolés de ce ver. Il est assez clair qu'elles ont été déterminées par l'irritation du foie produite par le corps étranger. Que fût-il arrivé si l'un des conduits biliaires dilaté, comme dans le cas de Laënnec, eût communiqué librement avec les foyers purulents ? le pus eût été entraîné par la bile à mesure qu'il se fût formé et l'on eût trouvé en rapport avec le conduit trois cavités dont on eût pu dire : *la membrane du conduit était rongée et détruite totalement dans quelques points où le ver avait creusé de petites cavités.* Quant à l'absence d'une communication entre le foyer qui contenait le lombric et les conduits biliaires, on ne peut l'admettre. Elle était sans doute indirecte et peu apparente puisque le pus était retenu ; mais avec des précautions convenables elle eût probablement été rendue évidente, comme il est arrivé dans le cas suivant :

(1) Tonnelé, *Mém. cit.*, p. 292.

XXXIIe Cas (Pellizzari). — *Deux lombrics dans la parenchyme du foie.*

« Le 14 février 1857 on reçoit à l'hôpital *Santa-Maria-Nuova*, dans le service du docteur Gonnelli, un cordonnier âgé de quarante ans. Dès son entrée, il présente les symptômes d'un accès convulsif de nature épileptique : stupeur profonde ; aspect d'un homme très gravement malade ; émaciation considérable ; réponses incohérentes ; difficulté de la déglutition. Pouls petit, fugace, déprimé ; aucune lésion dans les régions thoracique et abdominale.

» La pensée du médecin s'arrête sur l'existence d'une congestion des méninges ou de l'encéphale, et il prescrit en conséquence des ventouses, des sinapismes, une potion légèrement stimulante. Les jours suivants, on constate une amélioration momentanée ; mais bientôt la prostration augmente, et le malade meurt le 25, sans avoir jamais pu fournir de données exactes sur l'invasion et la nature de sa maladie. »

Autopsie. — Rien de bien notable dans la tête et la poitrine. « L'estomac contient douze vers lombricoïdes, le duodénum cinq, l'iléon cinquante-huit, le gros intestin quatre. Sur la muqueuse intestinale apparaissent de légères arborisations sanguines ; les reins et la rate sont gorgés de sang.

» A la surface convexe du lobe droit du foie, et dans sa partie la plus élevée on aperçoit une aire blanchâtre de forme ovale (3 centimètres sur 1), ayant son grand diamètre de droite à gauche. En pratiquant une incision, M. Pellizzari met à découvert un lombric. Un examen attentif de l'organe en fait voir un deuxième sur le côté gauche de la face convexe du lobe droit. Le premier ver est noué dans son milieu et entortillé sur ce centre ; le second est roulé en grande partie, mais l'une de ces extrémités plonge dans le parenchyme du foie. Les deux cavités qui les renferment contiennent une petite quantité de liquide granuleux de couleur blanc jaunâtre, dans lequel le microscope reconnaît des globules de pus, des cellules épithéliales cylindriques, une grande quantité d'œufs d'ascarides lombricoïdes. Leur capacité est exactement en rapport avec le contenu ; leur surface est tapissée d'une couche de fibrine concrète. Quant au parenchyme hépatique environnant, il est plus coloré, plus compacte, plus dur, vu les transsudations de matière plastique ; en un mot, il a les caractères de l'inflammation chronique, et, comme cette altération est nécessairement due à la présence des lombricoïdes, il était aussi évident que ceux-ci existaient longtemps avant la mort.

» Pour prouver à ses élèves qu'en réalité les deux vers lombricoïdes avaient pénétré dans le foie, en suivant la voie des conduits biliaires, le professeur Pellizzari institue diverses expériences : Tout d'abord, il met à découvert avec le plus grand soin le conduit hépatique, ses premières divisions, le sinus de la veine porte, afin de reconnaître celui de ces vaisseaux qui se trouvait en communication avec les cavités qui contenaient les lombrics. Cela fait, il remplit d'eau la cavité située à la partie gauche du lobe droit, dans l'espoir qu'en s'écoulant le liquide indiquera le chemin suivi par le ver dans sa pérégrination ; l'eau n'ayant pas diminué de niveau, il fallut admettre ou une oblitération du conduit hépatique, ou son obstruction par l'animal. Alors il porta l'extrémité d'une seringue élastique très mince le long de la portion du lombric qui était cachée, et il l'insinua entre le ver lui-même et la substance du foie. En poussant le piston, on vit immédiatement l'eau sortir par le conduit hépatique.

» Pour rendre la démonstration plus évidente, le professeur Pellizzari retire le lombric de sa cavité; on aperçoit alors la partie jadis cachée teinte en jaune (cette portion était la caudale). Deux nouvelles expériences mettent l'opinion du docteur Pellizzari hors de doute.

» En versant de l'eau dans la cavité, comme pour la première expérience, on la voit diminuer peu à peu et s'échapper par le conduit hépatique.

» En poussant, au moyen d'uue seringue, de l'eau dans le conduit hépatique, le fluide surgit immédiatement dans la cavité et précisément sur le point où plongeait la queue de l'ascaride.

» La présence des cellules épithéliales cylindriques dans le liquide qui baignait les deux vers, prouve qu'elles provenaient de la membrane interne des conduits biliaires, et fait supposer, à juste raison, que les deux cavités n'étaient qu'une dilatation des conduits biliaires eux-mêmes.

» De ces faits on peut raisonnablement conclure que les ascarides lombricoïdes ont pénétré dans le foie en suivant la voie des canaux cholédoque et hépatique, d'autant plus que l'on a retrouvé dans le tube gastro-entérique une quantité considérable d'helminthes de la même espèce (1). »

XXXIIIe Cas (Forget). — *Deux lombrics dans les conduits et le tissu du foie. — Abcès multiples.*

« Une femme âgée de soixante-cinq ans, couturière, est apportée à la Clinique le 7 avril 1855. On ne peut en tirer que des renseignements très vagues et très incomplets. Elle se dit malade depuis quinze jours; elle a éprouvé de la fièvre avec toux, dyspnée, vomissements, bouche douloureuse. Nous constatons: prostration, état semi-comateux, narines pulvérulentes, dyspnée, toux modérée, un crachat rouillé; poitrine sonore en avant, en arrière et à droite dans toute la hauteur du thorax, matité, souffle tubaire, bronchophonie. Toutes les parois buccales sont recouvertes d'une matière blanchâtre, pultacée; déglutition difficile, douloureuse, soif vive, vomissements glaireux et bilieux, épigastre douloureux à la pression; pas de diarrhée. Pouls à 90, petit et mou; point de chaleur à la peau. Le 8, nuit agitée, orthopnée, crachats rouillés; état de la veille. Le soir, réaction assez vive. Le 9, même état que la veille; enduit pultacé très abondant, soif vive, une selle. Le 10, prostration, coma, bouche fuligineuse: pouls presque insensible; une selle involontaire. — Mort à cinq heures du soir. »

Le traitement avait consisté dans des potions stibiées, des vésicatoires volants, des sinapismes, vin, bouillon.

(1) *Di due lombricoidi penetrati nel fegato durante la vita*, dal prof. Giorgio Pellizari, in *Discorso dal dott. Raff. Mattei*. Firenze, 1857.

L'*autopsie*, faite quarante-huit heures après, montra une hépatisation grise de toute la moitié postérieure du poumon droit. Rien de notable dans la cavité du crâne et dans les organes abdominaux, à l'exception du foie. Cet organe est de volume et d'aspect normal; le canal cholédoque est occupé par un ascaride lombricoïde *dont une extrémité fait saillie dans le duodénum*, tandis que l'autre parvient jusque dans la division gauche du canal hépatique. Le ver qui remplit exactement les conduits biliaires offre une longueur de plus de 20 centimètres; il n'est pas sensiblement altéré. En suivant avec la sonde cannelée et le scalpel la division droite du canal hépatique on arrive dans une cavité anfractueuse, du volume d'une noix, contenant du pus blanchâtre et un ver lombricoïde pelotonné d'environ 8 centimètres de longueur; ce ver est mou, flétri, comme macéré et mort depuis longtemps. La cavité qui le contient paraît être une dilatation du conduit hépatique. Autour de cette cavité, *mais sans communication avec elle*, on rencontre dans le tissu du lobe gauche du foie une dizaine d'abcès ou kystes purulents de diverses grandeurs, depuis le volume d'un pois jusqu'à celui d'un marron, contenant une matière grumeleuse, colorée par la bile et tapissée de pseudo-membranes épaisses et consistantes, autour desquelles le tissu du foie est d'un rouge foncé (1).

XXXIVe Cas (Lobstein). — *Lombric dans un conduit biliaire. Abcès multiples du foie. Communication de l'un avec une vomique.*

Il s'agit d'une femme de trente-huit ans, qui entra à l'hôpital le 4 mars 1829. Elle était dans un état de marasme général avec fièvre hectique, toux, crachats muqueux, tension dans l'hypochondre droit, pouls petit et fréquent. Plus tard, crachats puriformes, pectoriloquie au sommet du poumon droit. Le 9 avril, diarrhée qui persiste plus ou moins jusqu'au 6 mai. Ce jour-là : frissons, vomissements bilieux qui se répètent les jours suivants. Faiblesse croissante, voix éteinte, lipothymies, dyspnée. Mort le 15 mai.

« *Autopsie.* — Le poumon gauche était parfaitement sain, celui du côté droit contenait dans son sommet quelques tubercules ostéopierreux; la partie inférieure était adhérente à la plèvre costale, et renfermait une vomique d'une très grande capacité. Cette vomique communiquait d'une part à l'extérieur par une ouverture fistuleuse d'une étendue de trois lignes, placée entre les cinquième et sixième côtes sternales, sans que les muscles pectoraux ni les téguments de cette partie fussent endommagés; d'un autre côté avec la partie supérieure du grand lobe du foie, au moyen d'un abcès de près de 2 pouces d'étendue, qui avait détruit le diaphragme dans cette partie.

» Le foie était d'une texture saine dans toute la moitié gauche et dans le tiers inférieur de la moitié droite. Des brides celluleuses l'unissaient à la petite courbure de l'estomac, au côlon transverse et aux autres parties voisines. La partie supérieure de son côté droit, adhérente au diaphragme, con-

(1) Professeur Forget (de Strasbourg), dans *Union médicale*, 29 mai 1856.

tenait un grand nombre de tubercules blanchâtres et de vastes foyers purulents semblables à des vomiques, remplis d'un pus lié, blanc jaunâtre et communiquant par une ouverture fistuleuse avec la perte de substance du diaphragme indiquée plus haut, et par ce moyen avec la vomique du poumon. *Le canal cholédoque et le canal hépatique étaient suffisamment dilatés pour permettre l'introduction du petit doigt ; l'un des conduits biliaires y aboutissant, dilaté de même, renfermait un lombric long de 4 à 5 pouces.»* Rien de particulier dans les autres organes (1).

XXVᵉ Cas (Lebert). — *Lombrics dans les conduits et le tissu du foie, abcès multiples, l'un d'eux communiquant avec un abcès du poumon.*

Une fille, âgée de quinze ans, habitant Zurich, est prise le 8 décembre 1854 d'un violent frisson, suivi de chaleur et de fièvre, soif vive, douleurs vagues dans le côté droit de l'abdomen, diarrhée. Le 16 décembre, le foie est le siége de douleurs assez vives augmentant par la pression, il dépasse les fausses côtes d'environ deux travers de doigt. Les jours suivants il y a de l'amélioration dans la douleur, la fièvre et la diarrhée. Le 22 décembre, il survient de la toux avec expectoration muqueuse peu abondante, rien à l'auscultation. Le 26, expulsion de lombrics par le vomissement et par les selles ; la toux a cessé. Le 2 janvier, douleurs dans la partie inférieure droite du thorax ; son mat à la percussion, depuis l'omoplate jusqu'en bas ; respiration bronchique et bronchophonie dans toute cette étendue ; pouls, 124 ; toux fréquente ; crachats gluants, légèrement sanguinolents ; respiration 32 ; diarrhée. Le 4, râle crépitant avec la respiration bronchique. Le 5, à la base du poumon gauche matité qui diminue le lendemain et disparaît les jours suivants. Les symptômes persistent à droite, respiration bronchique au sommet, matité en haut et à droite jusqu'au mamelon. Le 10, persistance des symptômes et de la diarrhée, œdème au pied droit. Le 11, son tympanique dans la partie antérieure et supérieure du côté droit du thorax et en arrière dans la moitié supérieure, matité en bas ; respiration amphorique autour du mamelon. Matité (du foie) jusqu'à trois travers de doigt au-dessous des côtes. Crachats non sanguinolents, dyspnée très forte. Le 12 tous les symptômes s'aggravent. Mort le 13.

Autopsie trente-cinq heures après la mort. — On constate la présence de gaz dans la plèvre du côté droit. « A l'ouverture du thorax on trouve le poumon droit refoulé en arrière, mais fixé en bas au diaphragme. Un épanchement séreux, légèrement trouble, occupe la partie antérieure jusqu'au septième espace intercostal, où il est délimité par des adhérences et des fausses membranes. La principale altération est dans le foie. Déjà, en l'enlevant, on voit les conduits cholédoque, cystique et hépatique dilatés ; ils renferment

(1) *Notice sur les maladies qui ont été traitées à la clinique de Lobstein, à Strasbourg, pendant le mois de mai* 1829 (observation intitulée : *Phthisie pulmonaire et hépatique*). *Journ. complém.*, 1829, t. XXXIV, p. 271.

plusieurs lombrics. La partie convexe du foie est intiment adhérente au diaphragme, et en le disséquant, on ouvre un abcès du foie ; on aperçoit à la surface de l'organe un certain nombre de petits foyers purulents. La veine porte est saine et montre seulement quelques caillots non adhérents, dans des ramifications de troisième ordre. Les abcès se trouvent partout en dehors de la veine, mais plusieurs d'entre eux communiquent avec des conduits biliaires, et dans deux on trouve des lombrics très altérés, dont l'un surtout est presque diffluent par macération. La plupart des abcès se trouvent dans le lobe droit et varient entre le volume d'un petit pois et celui d'une pomme; tout autour d'eux, le tissu hépatique est hypérémié, d'un rouge foncé, avec légère diminution de consistance. Au microscope, on voit les cellules du foie normales, peut-être leur contenu graisseux un peu augmenté.

» Le pus montre de fort beaux globules à noyaux. Le lobe gauche ne renferme pas d'abcès, mais également plusieurs lombrics dans les conduits biliaires. Le foie dans sa totalité n'est que légèrement au-dessus du volume normal.

» Un des abcès du foie a largement perforé le diaphragme ; son ouverture, de plus de 1 centimètre de diamètre, communique avec la base du lobe pulmonaire inférieur droit, non-seulement par une large ouverture, mais aussi par un certain nombre de petits trous, et la partie correspondante du poumon est comme criblée de ces petites ouvertures, qui conduisent dans des infiltrations purulentes du parenchyme pulmonaire, et qui, par une communication directe avec les bronches, ont provoqué le pneumothorax. La membrane muqueuse bronchique est généralement hypérémiée et couverte d'un mucus purulent; la partie supérieure du poumon droit est condensée et carnifiée; le sommet gauche est œdémateux et renferme un seul tubercule crétacé (1). »

XXXVI

XXXVIe Cas (Kirkland). — *Lombric sorti d'un abcès du foie.*

Kirkland rapporte « un cas remarquable d'abcès qui s'était formé au niveau de la dernière fausse côte du côté droit. Lorsqu'il s'ouvrit, il en sortit un ver long et rouge et une grande quantité de pus. Par la suite l'abcès se transforma en fistule par laquelle sortait chaque jour une certaine quantité de bile. Sans doute la fistule communiquait avec la vésicule biliaire. Comment ce ver avait-il pu pénétrer là? c'est ce qu'il est difficile d'expliquer (2). »

Les faits qui précèdent donnent l'explication de celui-ci ; il s'agit évidemment d'un ascaride lombricoïde qui, s'étant introduit dans les canaux biliaires, a déterminé la formation d'un abcès. On conçoit qu'un tel abcès doive se faire jour dans des régions différentes suivant la partie du foie qu'il occupe. Quant à l'écoulement de bile, il est

(1) H. Lebert, *Traité d'anatomie pathologique gén. et spéc.* Paris, 1857, t. I, p. 412.

(2) Richter, *Chir. bibl.*, B. X, S. 605 (extrait de : Kirkland, *On inquiry into the present state of medical surgery.* London, 1786, t. II, p. 186).

probable qu'il avait lieu par suite de la communication du conduit biliaire dans lequel s'était introduit le ver, avec le foyer de l'abcès.

XXXVIIe Cas (Rœderer et Wagler). — *Lombric dans un kyste hydatique du foie.*

Soldat, point de renseignements sur la maladie.

« Le foie se trouva d'un volume plus considérable que dans l'état ordinaire... le lobe droit ayant été incisé près de la vésicule du fiel, il jaillit une humeur terne, aqueuse, du centre d'une tumeur enkystée, logée dans le parenchyme de ce viscère et dont une partie paraissait à sa face convexe, couverte d'une peau blanche, dure et épaisse. Cette tumeur renfermait une grande quantité d'hydatides, mais sa cavité ne présentait aucun fluide; de sorte qu'il parut que le fluide sorti sous le coup de bistouri appartenait à l'ouverture d'une hydatide un peu grande. Ces vésicules se trouvaient de différents volumes : la plus considérable égalait en grosseur un œuf de poule, d'autres étaient graduellement plus petites, les moindres étaient pisiformes et linéaires, la figure des plus grandes était oblongue, les plus petites paraissaient parfaitement rondes..... Ces hydatides enlevées de la poche qui les contenait, il restait une concrétion membraneuse blanche, molle..... Aux environs de cette concrétion on découvrit un lombric, petit, terne, rougeâtre, lisse, roide et dur. Quelques-unes de ces vésicules étaient marquées à leur surface d'une ou deux taches anciennes jaunes et bilieuses.

» Le kyste commun irrégulier approchait à peu près de la forme sphérique. Sa surface interne, déprimée çà et là, présentait par intervalles de petites éminences, de sorte que les cavités intermédiaires les plus grandes répondaient aux hydatides les plus considérables..... La cavité de ce grand kyste présentait *plusieurs orifices*, mais on ne put découvrir où ils aboutissaient. Sa paroi externe, répondant à la face convexe du foie, avait au moins une ou deux lignes d'épaisseur; elle était d'une dureté tenant le milieu entre celle des cartilages et celle des ligaments..... *Le conduit hépatique était ample*, et, comme dans la dissection il avait été coupé près de son insertion dans le canal cholédoque, on ne put savoir s'il se rendait dans ce kyste ou non. Cependant il est vraisemblable, et ceci est encore probable par les taches jaunes des hydatides, que le ver trouvé dans le sac y était parvenu du duodénum au moyen des conduits biliaires. »

Six vers lombrics existaient dans l'intestin grêle; quant à celui du foie, les auteurs ajoutent dans les réflexions annexées à l'observation : « Quoique ce ver fût très petit, sans doute faute de nourriture, il paraît cependant qu'il a joui de la vie jusqu'à la fin de la maladie; ce que nous avons pu juger par sa roideur et la vivacité de sa couleur (1). »

(1) Rœderer et Wagler, *ouvr. cit.*, sect. IV, ouv. VIII.

D'autres cas de lésions du foie opérées par les lombrics ont encore été rapportés, mais les circonstances de ces faits ne nous permettent point d'en tenir compte:

Rosen dit que chez un homme âgé de vingt-huit ans on trouva, à l'autopsie, des

D'après tous ces faits, on voit clairement que les ascarides lombricoïdes envahissent les voies biliaires pendant la vie de leur hôte, en s'introduisant de l'intestin dans le conduit cholédoque, ils remontent de là soit dans la vésicule biliaire, soit dans les conduits hépatiques.

Leur présence dans les voies biliaires détermine des lésions diverses ; elle occasionne ou elle entretient une dilatation des conduits envahis et quelquefois leur rupture : la dilatation des conduits est plus ou moins générale, ou bien elle est partielle, bornée à la partie occupée par le ver qui paraît alors être contenu dans une poche particulière. La rupture des conduits non plus que les érosions de leur surface interne ne doivent être attribuées à la succion opérée par les lombrics ; elles dépendent de l'obstacle apporté au cours de la bile ou bien de l'irritation causée par ces corps étrangers.

Lorsque les vers ont pénétré profondément dans les voies biliaires ou dans le parenchyme du foie, ils déterminent l'inflammation et la suppuration des parties. Dans quelques cas le pus s'écoule par le conduit biliaire dilaté ; dans d'autres, lorsque le foyer ne communique pas largement ou directement avec le conduit, le pus est retenu, et, au lieu d'une cavité vide et érodée, on trouve en rapport avec le lombric une véritable collection purulente. Parfois les foyers sont multiples, comme il arrive assez fréquemment dans les suppurations du foie ; ces collections purulentes communiquent entre elles ou sont indépendantes les unes des autres, disséminées dans l'organe hépatique ; elles peuvent devenir considérables et s'étendre vers le poumon où elles entrent en communication soit avec la plèvre, soit avec les bronches. Il se peut même qu'un tel abcès s'ouvre au dehors, à l'épigastre ou dans l'hypochondre droit, et donne issue à des lombrics dont le trajet à travers l'organe hépatique ne pourrait être soupçonné, s'il n'y avait en même temps un écoulement de bile par la plaie.

Quelles sont les causes ou les conditions qui déterminent l'enva-

vers qui avaient percé plusieurs endroits des intestins ; l'estomac en avait trois cicatrices, et le foie, le diaphragme, en étaient tout rongés (*ouvr. cit.*, p. 392).

Dans une observation intitulée : *Ver nourri dans le foie d'une femme dont il causa la mort*, il s'agit évidemment d'un cancer du foie ouvert dans l'intestin. Un lombric expulsé avec les selles, quarante-huit heures avant la mort, provenait, dit-on, du foie (*Journ. de méd. chir.*, etc., 1759, t. II, p. 303).

Enfin, dans une observation de Godot, il s'agit d'un abcès situé à la région épigastrique qui donna issue à plusieurs lombrics, et dans lequel le petit lobe du foie était intéressé (*Même journ.*, t. XL, p. 145).

hissement des canaux biliaires par les lombrics ? Il est à présumer, que les causes principales sont toutes celles qui déterminent une dilatation de ces canaux ; telle pourrait être l'issue de quelque calcul biliaire dans l'intestin. Nous avons vu, en effet, dans deux cas (VIII, XX) la coexistence de l'affection calculeuse du foie avec les ascarides lombricoïdes ; dans un autre cas (XXXVII), un de ces vers avait pénétré jusque dans un kyste hydatique ; or, nous verrons que lorsqu'un kyste de cette nature entre en communication avec un conduit biliaire, les hydatides peuvent s'engager dans ce conduit ; puis, cheminant comme des calculs par l'élargissement progressif du canal, elles arrivent enfin dans l'intestin. Dans le cas de Rœderer et Wagler (XXXVII), le kyste était en communication avec les conduits biliaires, la bile même y avait pénétré ; d'un autre côté *le conduit hépatique était ample.* N'est-il pas présumable que quelques-unes des plus petites hydatides s'étaient engagées dans ces conduits, les avaient dilatés et que le ver, trouvant leur orifice béant, s'y était engagé ? Les cas rapportés ci-dessus donnent environ la proportion de trois individus âgés de plus de quinze ans pour un au-dessous de cet âge (1) ; or, si l'on considère que les accidents occasionnés par les lombrics sont généralement beaucoup plus fréquents chez les enfants que chez les adultes, on devra chercher la raison de la différence que nous signalons ici, dans quelque condition anatomique ou pathologique des voies biliaires aux différents âges. Nous n'en voyons point d'autre que la rareté des affections des voies biliaires dans l'enfance et surtout celle de l'affection calculeuse.

Les symptômes produits par la présence des lombrics dans les conduits biliaires sont très variables ; dans aucun des cas connus la présence des lombrics n'a été soupçonnée ; dans la plupart même, l'affection du foie est passée inaperçue. Les phénomènes les plus appréciables et les plus fréquents ont été ceux de l'hépatite ; ils ont consisté dans la fièvre, dans une douleur plus ou moins vive à l'hypochondre, l'ictère, des convulsions, des vomissements, la diarrhée, phénomènes qui, dans quelques cas, étaient permanents et qui, dans d'autres, revenaient par accès.

L'introduction des lombrics dans les voies biliaires est probable-

(1) Les cas, rapportés ci-dessus, dans lesquels l'âge a été exprimé, ou ceux dans lesquels on peut le déduire de quelque circonstance du fait, sont au nombre de vingt et un pour des individus adultes ou âgés de quinze ans et au-dessus, et de huit pour les individus âgés de moins de quinze ans.

ment toujours un accident grave; une fois entrés dans ces voies, les lombrics n'en peuvent, sans doute, plus sortir, en exceptant cependant ceux de la vésicule qui pourraient, peut-être, retrouver l'orifice du conduit cystique et reprendre le chemin de l'intestin.

Un cas de guérison d'un ictère, occasionné par l'introduction d'un lombric dans le méat cholédoque, a été publié dernièrement; mais, en l'absence d'un signe plus ou moins certain, plus ou moins probable de cette introduction, on ne peut regarder un ictère qui disparaît rapidement après l'expulsion par la bouche ou par l'anus d'un ascaride lombricoïde, comme étant le fait de ce lombric; aussi, nous considérons comme fait incertain le cas observé par le docteur Schloss (1).

CHAPITRE V.

MIGRATION PAR DES VOIES ACCIDENTELLES. — QUESTION DES PERFORATIONS.

Les ascarides lombricoïdes renfermés dans le tube digestif peuvent encore en sortir par des voies accidentelles, soit qu'une destruction gangréneuse d'une portion de l'intestin, soit qu'une ulcération simple, tuberculeuse ou de toute autre nature leur offre une issue, soit qu'ils aient eux-mêmes pratiqué cette issue par la pression de leur extrémité céphalique sur une partie ramollie, amincie ou bien ulcérée des parois du tube digestif.

Au sortir de l'intestin, les lombrics arrivent dans la cavité du péritoine, dans l'un des organes du ventre, comme la vessie, dans l'épaisseur des parois abdominales ou dans une cavité accidentelle; enfin ils arrivent directement au dehors, si la perforation de l'intestin communique avec une fistule ouverte à l'extérieur.

La migration des ascarides lombricoïdes à travers les parois abdominales a été connue de tout temps. Hippocrate rapporte le fait suivant : « Abderæ Dinii puero ad umbilicum mediocriter pertuso, fistula » parva relicta est interdumque lumbricus crassus per se pervasit; » cumque febricitaret (ut aiebat) biliosa quòd et ipsa hac prodibant. » Huic intestinum in fistulam prolapsum est, ac velut fistula corrode-

(1) Schloss, *Ictère paraissant symptomatique de la présence d'un ascaride lombricoïde dans les voies biliaires* (*Bull. Soc. anat.*, ann. XXXI. Paris, 1856, p. 361).

» batur rursùsque disrumpebatur, tussiculæ que intus permanere non
» sinebant (1). »

On ne voit pas que l'auteur du septième livre des épidémies ait attribué la perforation intestinale à l'action des vers. Ce cas a été néanmoins cité généralement comme un exemple de *vers effracteurs* (*lumbrici effractores*); c'est ainsi qu'on appelait les vers, qui, sortant à travers les parois de l'abdomen, étaient supposés avoir perforé ces parois. Dans des cas semblables, la plupart des auteurs des siècles passés ne concevaient à cet égard aucun doute : « Maître Pierre
» Barque, dit Ambroise Paré, et Claude Legrand, demeurant à Ver-
» dun, naguères m'ont affirmé avoir pansé la femme d'un nommé Gras
» Bonnet, à Verdun, laquelle avait une apostème au ventre, de la-
» quelle ouverte sortit avec le plus grand nombre de vers, gros comme
» les doigts, ayant la tête aiguë, lesquels lui avaient rongé les intes-
» tins; en sorte qu'elle fut longtemps qu'elle jetait les excréments
» fécaux par l'ulcère et à présent est du tout guarie (2). »

Beaucoup d'auteurs rapportent sans plus de critique, des cas où la perforation, attribuée à l'action des lombrics, a été précédée de hernie étranglée, de contusion violente de l'abdomen, d'abcès ouvert depuis longtemps, etc. Paul d'Égine, Alexandre de Tralles, Avicenne, Spigel, Andry, Van-Dœveren, etc., avec la plupart de leurs contemporains, ont admis sans conteste l'interprétation erronée de faits semblables. Félix Plater toutefois, au commencement du XVIIe siècle, Bianchi dans le XVIIIe, ont exprimé leur dissentiment à cet égard ; mais c'est aux efforts de Wichmann que cette question, comme plusieurs autres de pathologie vermineuse, doit d'avoir été plus généralement soumise à une saine critique.

Félix Plater, parmi plusieurs raisons moins bonnes, dit, que les lombrics ne sont pas munis d'instruments perforants. Cet argument est reproduit par Bianchi (3). La connaissance que nous avons aujourd'hui de l'organisation des entozoaires a confirmé cette assertion. En effet, quoique les trois valves qui terminent la tête de l'ascaride lombricoïde soient munies d'un appareil corné et de dents aiguës, les parties tranchantes de cet appareil ne peuvent agir que sur des substances

(1) Hippocrate, *De morbis vulgaribus*, *edente* Foes, sect. VII, lib. VII, § 127, p. 1239.

(2) Amb. Paré, *Œuvres complètes*, nouv. édition, par J. F. Malgaigne. Paris, 1841, t. III, p. 37.

(3) J.-B. Bianchi, *De nat. in hum. corp. vitiosa morbosaque generatione hist.* Augustæ Taurinorum, 1749, pars III, p. 353.

introduites entre les valves et nullement sur des parties situées en avant.

Wichmann, étudiant les prétendues lésions opérées par les lombrics, établit qu'elles se présentent semblables dans bien des cas où l'absence de vers ne permet pas de les leur attribuer (1).

Rudolphi s'occupa de la question d'une manière plus approfondie. Aux raisons donnés ci-dessus, le célèbre helminthologiste ajouta les arguments suivants : 1° Il n'a jamais vu d'ascarides fixés aux parois intestinales ; 2° dans plusieurs cas de perforations attribuées aux vers, les ouvertures étaient tellement larges que ni le ténia, ni les ascarides n'eussent pu les produire ; 3° souvent les perforations ont été précédées d'une hernie ; 4° dans des cas fréquents où des vers existaient en nombre extrêmement considérable, on a trouvé, à l'autopsie, les parois de l'intestin parfaitement intactes ; tandis qu'au contraire dans les cas de perforation attribuée aux vers, ces animaux étaient le plus souvent peu nombreux ; 5° les lombrics ayant pour séjour ordinaire l'intestin grêle, le siége presque exclusif des perforations devrait être cet intestin ; or, dans beaucoup de cas, les perforations existaient dans d'autres parties du tube digestif ; 6° si les vers sortent par l'ouverture qu'ils ont eux-mêmes pratiquée, pourquoi le plus souvent les voit-on sortir plusieurs successivement par le même trou (2) ?

Personne ne croit plus aujourd'hui que les lombrics déterminent la gangrène, ou pratiquent de larges perforations dans l'intestin ; toutefois, beaucoup de médecins admettent encore que ces vers peuvent s'insinuer entre les fibres des parois du tube digestif et les traverser, ou qu'ils les ulcèrent par leur contact prolongé. Ils adoptent en ceci les théories de Mondière, médecin de Loudun, qui s'est efforcé de les établir sur des raisonnements et sur des faits (3).

(1) Wichmann, *loc. cit.*, p. 85, d'après Rudolphi, t. I, p. 432, et Rud., t. I, p. 160.

(2) Rudolphi, *Hist. nat. cit.*, t. I, p. 429.

Bremser, Scoutetten, Cruveilhier, J. Cloquet, etc., ont adopté l'opinion de Rudolphi. P. Frank dit que pendant cinquante-quatre ans de pratique, ayant ouvert plusieurs milliers de cadavres, il n'a pas rencontré de perforation qu'on pût avec raison attribuer aux vers (t. V, p. 369). Léon Dufour a trouvé dans l'observation des malades, dans l'examen anatomique des lombrics, dans la recherche de ces vers chez le porc, des raisons de ne pas admettre la perforation pratiquée par les vers (*Journ. Sédillot*, t. XCII, p. 332, 1825). Guersant père n'a jamais vu de lombrics dans la cavité abdominale chez des individus dont l'intestin était sain (*Dict. méd.*, t. XXI, p. 247).

(3) J.-B. Mondière, *Recherches pour servir à l'histoire de la perforation des*

I. Examinons d'abord les raisonnements :

Mondière, admettant que les lombrics pratiquent la perforation par le simple écartement des fibres de l'intestin, et développant une assertion de De Blainville (1), compare le *mécanisme* par lequel le lombric accomplit son passage à travers les tissus à celui du ver de terre s'enfonçant dans le sol. Mais, c'est à tort que ces auteurs ont assimilé les mouvements et l'action des ascarides à ceux du lombric terrestre : l'ascaride avance par des mouvements de flexion et de redressement, et non par l'allongement et la rétraction successifs des diverses parties de son corps, comme le fait le ver de terre ; sa tête ne peut s'effiler comme celle de ce dernier animal ; elle n'est point susceptible d'un mouvement de vrille ; elle ne peut donc s'insinuer entre les fibres des tissus, après avoir pris, comme on l'a dit, la forme d'une pointe acérée et résistante. Ces assertions n'eussent point été avancées, si, au lieu d'examiner la progression d'un ver de terre, on eût examiné celle d'un ascaride.

La perforation de l'intestin par le simple refoulement des fibres de ses parois ayant été admise, on a conclu que ces fibres, après le passage de l'entozoaire, reviennent sur elles-mêmes par leur élasticité et leur contractilité propres et ferment l'ouverture laissée par le lombric ; c'est de cette manière que Mondière explique l'absence de perforation de l'intestin dans certains cas où l'on ne peut nier qu'elle n'ait existé à un moment donné ; en outre, par une sorte de cercle vicieux, l'absence de la perforation de l'intestin dans ces cas, fournit au même auteur la preuve que l'ouverture de sortie a été pratiquée par l'action même du ver, car autrement elle ne se fût pas fermée aussi facilement.

Si, dans les faits rapportés par Mondière à l'appui de son opinion, on n'a point trouvé l'ouverture qui avait livré passage aux ascarides, c'est que, sans doute, entre le moment où la perforation s'est opérée et celui où l'on en a fait la recherche, il s'est écoulé un espace de temps assez long pour permettre à l'ulcération de se cicatriser, ou bien c'est que cette recherche, faite généralement sur un individu vivant et sensible, n'a pu être complète (2).

intestins par les vers ascarides et des tumeurs vermineuses des parois abdominales (*l'Expérience*. Paris, 1838, t. II, p. 65).

(1) De Blainville, *Appendice à Bremser*, *ouvr. cit.*, p. 537.

(2) Nous donnons ci-après l'analyse des observations rapportées par Mondière comme des exemples de perforations pratiquées activement par des vers, ce sont : une observation de Hufeland (voy. *Vers dans le péritoine*, p. 182, cas III), une

Pour expliquer la formation de certains abcès vermineux des parois de l'abdomen, le même auteur a supposé que « des vers, agglomérés en nombre plus ou moins grand, séjournent dans un point limité des intestins, le dilatent, l'enflamment, lui font contracter des adhérences avec les parois abdominales auxquelles se propage l'inflammation, qui se termine par la formation d'un abcès qui s'ouvre au dehors au bout d'un temps plus ou moins long (1). » Il ne s'agit plus de la perforation active des intestins par les lombrics ; ces vers agissent ici passivement. Ce mode de perforation est une simple hypothèse, qui n'est basée sur aucune observation anatomique. Pour admettre cette explication, il faut admettre aussi que des ascarides réunis en peloton séjournent dans le même point de l'intestin pendant un temps très long, car nous avons vu que leur contact, même quand ils sont accumulés en grand nombre, est compatible avec l'intégrité du tube digestif ; or, pour déterminer l'inflammation des membranes de l'intestin, l'adhésion de la tunique séreuse aux parois abdominales, et finalement l'ulcération, il faudrait que ce contact se prolongeât pendant un assez grand nombre de jours. Des ascarides vivants resteraient-ils tout ce long espace de temps sans se déplacer spontanément ? Vivants ou morts, ne seraient-ils pas déplacés et chassés par les contractions de l'intestin ? Dans tous les cas leur présence ne produirait point d'autres effets, sans doute, que ceux qui résultent de l'accumulation des fèces.

Les observations que Mondière a rassemblées et rapportées à l'appui de son opinion sur la formation des tumeurs vermineuses par l'accumulation des ascarides lombricoïdes dans un point du tube digestif, ne prouvent nullement que les choses se soient passées comme il l'a supposé (2). Des faits nouveaux, observés sans système préconçu, des recherches nécroscopiques surtout, mais non des suppositions et des hypothèses, apporteront des lumières dans cette question.

II. Voyons maintenant les faits.

Les cas de perforation intestinale attribuée à l'ascaride lombricoïde se présentent dans deux conditions principales :

autre de Velpeau (voy. *Vers sortis par un abcès par congestion*, chap. VII, p. 204, cas VI), et six cas de tumeurs vermineuses (voy. catég. I, p. 195 et suiv., cas IV, V, VII, VIII, IX, X).

(1) Mondière, *Mém. cit.*, p. 71.

(2) Nous donnons ci-après l'analyse de ces observations, qui sont les cas XI, XII de la catég. I, p. 196 et suiv.; X, XII, XV, XXXI, XXXII, XXXIII, XXXVII, de la catég. II, p. 199 et suiv., et le cas III de ténia erratique, p. 114.

1° Les vers, ayant traversé l'intestin, sont tombés dans la cavité péritonéale;

2° Ces animaux, ayant traversé l'intestin et la paroi abdominale, sont arrivés au dehors.

§ I. — Vers dans la cavité du péritoine.

L'intestin grêle, à l'état sain, flotte librement dans le ventre; tout ascaride qui le traverse arrive donc nécessairement dans le péritoine; il en est de même pour toute la portion de l'estomac et du gros intestin que revêt la membrane séreuse. Des accidents de péritonite et une mort rapide suivront un tel accident. Lorsqu'on n'aura pas reconnu, pendant la vie, les symptômes de la péritonite, ou, à l'autopsie, les caractères anatomiques de cette affection, on devra conclure que l'arrivée de l'ascaride lombricoïde dans la cavité abdominale s'est faite après la mort. C'est suivant ces vues que nous allons examiner les faits rapportés par les auteurs.

A. — Absence de péritonite.

Ier Cas (Jules Cloquet). — *Perforation de l'intestin grêle.*

« J'ai rencontré *plusieurs* ascarides lombricoïdes dans la cavité du péritoine d'une jeune fille, âgée de dix ans, qui mourut à l'hôpital des Enfants, vers la fin de l'année 1813, à la suite d'une *fièvre muqueuse.* La membrane interne des intestins *était couverte* d'ulcérations arrondies, grisâtres, qui avaient dans quelques endroits *détruit toutes les tuniques.* Un lombric fort volumineux était engagé et comme retenu par le milieu du corps dans une des perforations de l'iléon (1). »

M. Cloquet n'attribue pas les ulcérations nombreuses ni les perforations à l'action des lombrics. Nous ne rapportons ce fait que pour n'en omettre aucun; il nous fournit, d'ailleurs, l'occasion de donner quelques explications sur des circonstances qui se présenteront encore dans plusieurs cas.

Malgré la présence des vers dans le péritoine, il n'y avait pas de péritonite, car, à défaut des symptômes de cette affection qu'il n'a peut-être pas été à même d'observer, M. Cloquet en eût reconnu les lésions anatomiques, et n'eût pas omis d'en faire mention. Si l'on n'admet pas que les ascarides sont arrivés dans le péritoine après la mort, on doit admettre qu'ils y sont arrivés fort peu de temps

(1) J. Cloquet, *Anat. des vers intest.* Paris, 1824, p. 6.

avant; en effet, on sait avec quelle rapidité se forment les adhérences du péritoine et se produit l'épanchement purulent lorsqu'une perforation donne issue aux matières intestinales. Tous ces vers sont donc sortis de l'intestin peu d'heures avant la mort du malade, c'est-à-dire dans un intervalle de temps très court et presque simultanément; cependant, *les ulcérations arrondies, grisâtres, qui avaient dans quelques endroits détruit toutes les tuniques*, ne se sont point formées aussi tardivement ; elles offraient depuis longtemps, sans doute, aux lombrics une issue dans laquelle quelques-uns eussent pu s'engager bien avant les autres, et donner lieu à la péritonite. D'un autre côté, la présence de l'ascaride lombricoïde dans le péritoine est un fait très rare, puisque nous n'en connaissons que quinze exemples, et néanmoins l'on voit ici plusieurs de ces animaux dans cette condition chez un individu. Pourquoi cette migration de plusieurs ascarides à la fois, dans un moment donné et par une sorte d'accord unanime ? Il faut que la cause qui les a portés à quitter l'intestin, ait agi sur tous au même instant, à une époque très voisine de la mort, si ce n'est pas après; cette cause que peut-elle être, sinon la mort même du malade, le refroidissement du cadavre ? Les vers, fuyant des organes qui ne leur offraient plus de conditions d'existence, se sont engagés dans les perforations ou peut-être dans les ulcérations qu'ils ont achevées; l'un des ascarides retenu dans une perforation qu'il n'avait pu franchir, témoigne assez qu'il s'y était engagé lorsqu'il était déjà languissant et mourant.

Ainsi s'expliquent la présence simultanée de plusieurs vers dans le péritoine et l'absence de péritonite.

IIe Cas (Van Doeveren). — *Perforation de l'intestin grêle.*

Van Doeveren attribue à l'action des lombrics les perforations qu'il rencontra chez un enfant dont il fit l'autopsie en 1752, et sur la maladie duquel il n'eut point de renseignements. Il s'agit d'un enfant de deux ans apporté à l'amphithéâtre pour des études anatomiques. On trouva, après avoir ouvert le ventre, deux lombrics enlacés, dont l'un était dans la cavité du ventre et l'autre, aux deux tiers seulement dans cette cavité, avait le reste du corps engagé dans une ouverture de l'intestin grêle qui leur avait donné passage. *Par une seconde perforation, située à deux pieds de la précédente, sortait d'environ trois pouces l'une des extrémités d'un lombric dont l'autre extrémité était engagée dans une troisième perforation ;* enfin, une quatrième ouverture contenait encore un autre ver (1).

(1) Van Doeveren, *ouvr. cit.*, p. 283.

IIIe Cas (.....?). — *Perforation de l'intestin grêle.*

On trouve dans le *Journal d'Hufeland* le cas suivant :

« Une jeune fille, âgée de douze ans, meurt hydropique et au *dernier degré de la diathèse scrofuleuse.* Les intestins grêles étaient perforés en cinq ou six endroits différents, et par ces petites plaies on voyait pendre autant de vers; d'autres encore furent trouvés dans la cavité abdominale même, au milieu de la sérosité épanchée. Les orifices étaient ronds et répondaient entièrement à la grosseur de ces vers. Il n'y avait pas à penser à une lésion de l'intestin par le scalpel; de plus, l'intestin n'était ni gangrené ni aminci, mais plutôt épaissi (1). »

Voilà deux cas dans lesquels plusieurs vers se déterminent à la fois à perforer l'intestin. Dans le premier, l'observateur a pu croire qu'un lombric avait perforé les parois par les deux extrémités de son corps (2). L'auteur de la seconde observation n'y met pas plus de critique; car il est assez clair que chez cet enfant, mort dans *le dernier degré de la diathèse scrofuleuse*, les vers sont sortis par des ulcérations tuberculeuses, et la situation de quelques-uns des ascarides, engagés encore dans les perforations intestinales, montre suffisamment qu'ils s'y étaient introduits lorsqu'ils étaient déjà mourants.

IVe et Ve Cas (Gaultier de Claubry). — *Perforation de l'estomac.*

Une jeune fille fut surprise de convulsions et succomba le sixième jour. « A l'ouverture du cadavre, M. Gaultier trouva dans l'abdomen distendu onze vers fort gros et très longs couchés sur la masse intestinale. L'estomac était percé de trous, au travers desquels avaient passé ces vers; plusieurs y étaient encore engagés à moitié. Ce viscère, incisé, en offrit dans son intérieur cinquante-deux autres. Les intestins n'en contenaient que deux.

» Chez un autre enfant, qui succomba le septième jour d'une affection semblable, M. Gaultier trouva : 1° une grande quantité de sérosité épanchée dans le cerveau et dans les ventricules ; 2° des vers lombrics disposés çà et là sur la masse intestinale. L'estomac était lardé de vers; les uns étaient à moitié sortis, les autres commençaient à le faire ou étaient près de sortir

(1) Hufeland, *Journ. der pract. Heilkunde*, 1834, et *Gaz. méd. de Paris*, 1834, p. 489.

(2) Voici une nouvelle preuve de la facilité avec laquelle les faits les plus absurdes ont été admis : « M. Antonucci, professeur de clinique à Naples, dit le docteur Lini, rencontra une fois, à l'autopsie d'un homme mort à l'hôpital des Incurables, l'intestin grêle percé *sur six points par trois lombrics, qui, sortis de ce tube par trois points différents, y étaient rentrés par trois autres perforations distinctes qu'ils y avaient faites.* » (*Il Filiatre sebezio*, 1837, cité ci-après.)

entièrement. En tout, il y en avait *vingt-sept en cet état*, c'est-à-dire engagés dans les parois de l'estomac, et *trente-six sur les intestins*. L'estomac, dur et volumineux, fut ensuite ouvert; il contenait encore une masse de vers lombricoïdes (1). »

Est-il besoin de signaler dans ces deux cas l'absence de péritonite, la multiplicité des perforations, le nombre des vers sortis? Qui donc, en y réfléchissant, croira que les vers ont perforé l'estomac? Et cependant ces deux faits sont cités partout comme des exemples irrécusables de perforations opérées par les lombrics. Nouveau témoignage de la légèreté qui a été généralement apportée dans l'examen de la question.

A l'appui des observations de Gaultier de Claubry, un médecin de l'hospice civil de Carentan, s'empressa de publier les suivantes qui peuvent être, en effet, rangées dans la même catégorie.

VIe CAS (MANGON). — *Perforation de l'estomac.*

Il s'agit d'un garçon âgé de huit ans, scrofuleux, atteint depuis un mois de diarrhée et de coliques. Il mourut avec des symptômes cérébraux.

« *Autopsie.* — Sérosité très abondante dans les ventricules, adhérence du poumon droit, tubercule sans suppuration dans les deux poumons. *Vingt-neuf vers lombrics* morts, disséminés sur la masse intestinale, onze plus ou moins près de sortir de l'estomac, trente-cinq dans ce viscère et dix dans l'intestin, qui paraît n'avoir été percé en aucun endroit (2). »

VIIe CAS (MANGON). — *Perforation de l'estomac.*

Un homme de cinquante ans, sujet à la lienterie, est atteint de symptômes qu'on rapporte à l'iléus. « Le malade meurt le lendemain, et l'ouverture du cadavre dévoile la faute que nous avions commise : plus de soixante vers lombrics étaient morts dans l'estomac, *dont quinze près d'en sortir à travers ses parois percées en cent endroits* (3). »

VIIIe CAS (MANGON.) — *Perforation de l'estomac.*

Un coureur, âgé de trente ans, meurt avec des symptômes cérébraux. « *Autopsie.* Abdomen ballonné, couleur jaune de la masse intestinale *sur laquelle se trouvaient cinq vers lombrics sortis de l'estomac*; vingt-deux autres sont contenus dans cet organe et quarante-sept dans l'intestin (4). »

(1) Gaultier de Claubry père, *Nouveau Journ. de méd. chir.*, etc. Paris, 1818, t. II, p. 269, et *Journ. gén. de méd. chir.*, etc., *de Sédillot*. Paris, 1818, t. LXIII, p. 299-300.

(2) *Extr. de la correspondance de M. le docteur* Mangon, etc. (*Journ. gén. de méd. chir.* Paris, 1819, t. LXVII, p. 74).

(3) *Mém. cit.*, p. 75.

(4) *Mém. cit.*, p. 75.

IXe Cas (Fischer). — *Perforation du cæcum.*

Fischer rapporte l'observation d'une vieille femme qui, par superstition, s'était privée de toute nourriture et de boisson pendant neuf jours, et qui avait *succombé lentement* le dixième. Le cæcum était percé de deux ouvertures *assez larges*, autour desquelles existait une inflammation assez étendue. On trouva quatre ascarides dans les intestins, un cinquième engagé dans l'une des perforations et un sixième dans la cavité du bassin (1).

On ne voit pas non plus dans ce cas survenir de péritonite (la malade avait succombé lentement), et l'on ne peut certes attribuer les larges perforations et l'inflammation du cæcum aux ascarides lombricoïdes.

Xe Cas (Becquerel). — *Perforation de l'appendice cæcal.*

« M. Becquerel communique un cas d'issue de vers lombrics dans la cavité péritonéale à travers une perforation de l'appendice cæcal; l'enfant avait présenté quelques symptômes de fièvre éruptive, et était mort promptement. On a trouvé plusieurs lombrics dans le péritoine; un d'eux était passé par l'hiatus de Winslow, dans l'arrière-cavité des épiploons; deux autres sont restés comme étranglés dans la perforation que l'on voit à l'extrémité de l'appendice vermiculaire, et ont empêché l'épanchement des matières stercorales dans le péritoine (2). »

Dans ce cas, comme dans les précédents, il n'est pas question de péritonite; cependant le lombric qui s'est trouvé dans l'arrière-cavité des épiploons aurait pu, avant d'y arriver, donner lieu aux symptômes d'une péritonite intense. Nous remarquons encore ici la sortie de plusieurs lombrics à la fois et, en outre, l'absence de matières épanchées dans le péritoine. Faut-il attribuer ce dernier fait à l'occlusion de la perforation par les ascarides? Non, sans doute, car plusieurs vers l'avaient traversée successivement, et, dans l'intervalle, les matières eussent pu s'échapper de l'intestin. Ce fait doit être attribué, suivant nous, à l'absence, après la mort, des contractions intestinales sans lesquelles les matières ne pouvaient s'épancher au dehors, et sans lesquelles les lombrics pouvaient se porter dans la cavité péritonéale. Quant à la cause de la perforation, en supposant même qu'elle eût été le fait d'un ascaride lombricoïde, ce

(1) Jo. Fischer, *Tæniæ hydat. hist.*, 1789, p. 40.
Laënnec et H. Cloquet ont, à tort, rapporté les vers aux oxyures; c'étaient des lombrics.

(2) Becquerel, *Bull. Soc. anat.*, août 1841, p. 169.

ver a pu la déterminer comme tout autre corps étranger. Pour ne citer qu'un exemple, on trouve dans le recueil, dans le volume même où l'observation de M. Becquerel est consignée, le cas d'un enfant de quinze ans, mort d'uue *péritonite* déterminée par la perforation de l'appendice cæcal, perforation dont la cause était *une graine de melon* qui avait pénétré dans cet appendice (1).

B. — Cas avec péritonite.

XIe CAS (SÉDILLOT). — *Perforation des intestins.*

Un enfant de quatorze ans meurt de *péritonite* (?) survenue à la suite de l'opération de la taille. « A l'ouverture du corps, on trouva les intestins perforés en différents endroits, et remplis d'une prodigieuse quantité de lombrics rougeâtres rassemblés par pelotes; plusieurs d'entre eux étaient disséminés dans la cavité péritonéale (2). »

XIIe CAS (DOCTEUR CHAMBERT). — *Perforation de l'estomac, péritonite* (?).

« Une petite fille de huit ans éprouva une indisposition légère le 19 janvier 1842; elle se remit rapidement; mais le 30 elle fut prise de vomissements, et rendit une grande quantité de liquide noirâtre. L'estomac ne pouvait rien garder, et l'enfant mourut le jour suivant à cinq heures du matin.

» A l'*autopsie*, on trouva les intestins complétement recouverts par une grande quantité de sérosité sanguinolente, et en l'enlevant, la première chose qu'on découvrit fut un ascaride lombricoïde placé sur l'épiploon. En poursuivant l'examen, on découvrit une perforation à la face antérieure de l'estomac, à environ deux pouces de son extrémité pylorique. Toute la surface péritonéale était injectée et d'un rouge vif (3). »

« L'absence de détails dans cette observation, dit le rédacteur des *Archives de médecine*, empêche de déterminer la véritable nature de la perforation de l'estomac, et de décider si cette perforation a été réellement produite par le ver. » Nous en dirons autant du cas de Sédillot; ni l'un ni l'autre ne peuvent fournir un argument en faveur de l'opinion qui attribue aux lombrics la faculté de perforer l'intestin.

XIIIe CAS (DUBEN). — *Perforation de l'appendice cæcal.*

« Un enfant de trois ans neuf mois est transporté à l'hôpital le 18 février,

(1) *Bull. Soc. anat.*, janv. 1841, p. 382.

(2) *Journ. gén. de méd. chir.*, etc., de *Sédillot*. Paris, 1817, t. LX, p. 181.

(3) *Obs. de perforation de l'estomac par un ver*, dans *British and foreing med. Review*, avril 1842, et *Arch. de méd.* Paris, 1842, 3e série, t. XV, p. 353.

La maladie est caractérisée sous le nom de *trachéo-bronchite chronique*. Il se remit assez promptement, au point qu'il pût se lever vers la fin de février.....

» Le 4 mars, il est pris d'une fièvre violente, avec douleurs de l'abdomen; les symptômes d'une péritonite se développèrent de plus en plus les jours suivants, et il mourut dans la soirée du 7, dans un état d'épuisement.

» On trouva des *dépôts tuberculeux* dans le cerveau, les poumons et l'*intestin grêle*. Le processus vermiforme était *rongé dans tout son pourtour* par un ulcère, et offrait une *longue* ouverture. On trouva dans l'abdomen, au milieu d'une exsudation séro-purulente, *quarante-sept* ascarides de diverses grandeurs (1). »

« L'auteur pense, dit le rédacteur de la *Gazette médicale*, que ce sont les ascarides qui ont déterminé la perforation de l'appendice et occasionné la perforation. Nous croyons que la déchirure de l'appendice a été causée par l'ulcère qui l'entourait, et qu'il en est résulté une ouverture suffisante pour livrer passage aux vers. »

Nous n'avons rien à ajouter à ces remarques.

XIVe Cas (Pinnoy). — *Perforation du jéjunum*.

Il s'agit d'une malade âgée de quinze ans ; elle entra à l'hôpital le 7 janvier 1856. « A son entrée, elle se plaignait de céphalalgie, de douleur de ventre, d'inappétence et de soif ; elle était prise d'une fièvre légère, qui augmentait cependant un peu vers le soir ; les selles étaient retardées.

» Le 9, tous les symptômes, qui auraient pu faire croire à une fièvre muqueuse commençante, avaient cessé. Les jours suivants, l'amélioration continua, mais dans la nuit du 12 au 13, survinrent tout à coup dans le ventre de fortes douleurs, des vomissements verdâtres avec fièvre très intense ; la langue était chargée d'un enduit blanchâtre ; la soif vive. Le ventre était très ballonné et douloureux à la pression, notamment à la région hypogastrique (15 sangsues sur le ventre ; cat. émoll. op.). Le 15, les douleurs abdominales avaient beaucoup diminué ; les vomissements avaient cessé. Le 17, tout allait bien.

» Le 18, cette jeune fille mourut presque subitement, alors qu'elle semblait en pleine convalescence. De nouvelles douleurs abdominales extrêmement violentes et une grande gêne de la respiration avaient marqué ses derniers moments.

» A l'*autopsie*, on trouva des signes bien manifestes de péritonite ; mais, outre ces lésions, on observa un vers lombricoïde, long de 5 à 6 pouces, *logé dans un repli de l'épiploon gastro-colique et engagé dans une petite ouverture ronde pratiquée dans ce repli*. » L'auteur ajoute que le paquet intestinal

(1) G. de Dubeu (de Stockholm), *Journ. für Kinderkrankheiten*, et *Gaz. méd. de Paris*, 1857, n° 7, p. 109.

ayant été enlevé, on y constata la présence de plusieurs lombrics. « On le remplit ensuite d'eau, et l'on vit bientôt suinter quelques gouttelettes à travers une ouverture qui existait à la partie supérieure et antérieure du jéjunum. A l'extérieur, cette ouverture était arrondie, comme si elle avait été faite par un emporte-pièce; autour de ses bords, il n'existe ni ramollissement, ni aucune autre lésion. A l'intérieur, l'ouverture était également ronde, et en tout semblable à l'autre. Le canal intestinal ne présentait nulle part de traces d'une autre lésion; la muqueuse avait son aspect normal, sans ramollissement d'aucune sorte (1). »

L'auteur attribue-t-il les symptômes de péritonite qui survinrent le 12, à l'arrivée du lombric dans la cavité abdominale? Non, probablement, car les phénomènes de la péritonite eussent nécessairement persisté en s'aggravant. Attribue-t-il la mort à l'arrivée du lombric dans le péritoine, le 18? alors comment se fait-il que cette mort ait été presque subite? Si nous cherchions à nous expliquer la marche des phénomènes, nous pencherions à croire que dans une fièvre typhoïde légère, il s'est fait une petite perforation qui a donné lieu le 12, aux symptômes de la péritonite, et que six jours après l'ascaride lombricoïde s'étant engagé dans cette perforation, a déterminé des phénomènes plus intenses qui ont occasionné la mort de la malade. Mais, malgré cette explication, il reste dans la relation du fait beaucoup d'obscurité autant par le défaut de précision des circonstances qui ont précédé la mort, que par les circonstances de l'autopsie. En effet, on devrait conclure de la lecture de cette observation que le lombric, après avoir perforé l'intestin, a perforé encore un repli de l'épiploon gastro-colique! Il y a dans cette observation une absence de critique qui lui ôte certes toute valeur.

XVe Cas (docteur Royer). — *Perforation de l'intestin grêle, péritonite.*

« Gouvenot fils, à Joinville, âgé de douze ans, un peu maigre, mais assez fort et habituellement bien portant, rendant de temps en temps par l'anus des vers, prit, le 15 avril 1848, du semen-contra qui lui fit mettre bas une grande quantité de lombrics (au moins trente), lorsque, quatre jours après, et sans cause appréciable, se portant bien, il survint tout à coup de violentes douleurs abdominales, qui ne lui laissèrent pas de repos, puis des vomissements.

» Appelé près du malade, je constatai une tension et une très grande sensibilité du bas-ventre, un facies pâle, exprimant la souffrance, un pouls petit,

(1) P. Pinnoy, *Ann. de la Soc. de méd. d'Anvers*, et *Gaz. méd. de Paris*, 1857, n° 14, p. 222.

fréquent, des vomissements bilieux, jambes et cuisses fléchies sur l'abdomen; enfin, je diagnostiquai une péritonite violente qui, malgré le traitement énergique que je lui opposai, amena la mort en moins de vingt-quatre heures.

» *Autopsie.* 1° Épanchement de matières intestinales liquides dans le péritoine, facilement reconnaissables par leur odeur et leur couleur; 2° les signes d'une péritonite aiguë générale commençante; 3° la présence d'un ascaride lombricoïde dans le péritoine, au milieu de ce liquide. Ce ver, qui était mort et de moyenne dimension, correspondait à la portion inférieure de l'intestin grêle, à l'iléon, ce qui me fit penser qu'il devait y avoir une perforation intestinale dans les environs; 4° en effet, en examinant avec soin, je trouvai une *perforation de l'iléon* en avant et à 3 centimètres de son union au cæcum; cette ouverture est petite, directe (c'est-à-dire qu'elle ne rampe pas entre les tuniques intestinales), et laisse encore échapper quelques matières liquides de l'intestin; elle ne semble pas produite par un emporte-pièce, comme si elle était l'effet d'une ulcération; elle paraît, au contraire, avoir été produite par un instrument piquant, qui aurait agi *en écartant les fibres* plutôt qu'en les coupant ou en les déchirant. Ses bords ne sont le siége d'aucun travail inflammatoire, ce qui indique sa formation récente; 5° la muqueuse intestinale est normale; il n'y a ni ramollissement, ni ulcération dans ce canal, qui renferme encore plusieurs lombrics dans son trajet (1). »

D'autres cas d'ascarides lombricoïdes dans le péritoine ont encore été rapportés par quelques auteurs, mais nous n'en avons pu tenir aucun compte dans la question qui nous occupe, soit parce qu'ils sont complétement dénués de détails, soit à cause des circonstances mêmes de ces faits (2).

(1) Docteur Royer de Joinville, *Bull. Acad. méd.*, 1855, t. XXI, p. 18.

(2) 1° Dans un cas observé par *J. Harderus*, des vers furent rencontrés dans la cavité du ventre sans qu'on eût trouvé de perforation des intestins (Joan. Jacob. Harderus, *Prodromi phys.*, cap. VII, p. 104, cité par Bonet, *Sepulc.*, t. II, p. 267, lib. III, sect. XIV, obs. IX).

2° Dans un cas de perforation intestinale qu'il attribue aux vers, *Hünerwolf* rapporte que la malade en vomit, mais il ne dit point qu'on en eût trouvé dans le péritoine (Bonet, *Sepulc.*, t. II, p. 268).

3° *Lazare Rivière* parle de *deux sœurs mortes des vers*. Chez l'une, on trouva dans le bas-ventre des vers qui avaient perforé les intestins, et surtout le côlon. Chez l'autre, on trouva des vers qui non-seulement avaient percé les intestins, mais qui avaient encore corrodé et excavé le foie et le cœur. Point de détails (Laz. Riverius, obs. IV, cité par Th. Bonet, *Sepulc.*, t. II, p. 219, lib. III, sect. XIV, obs. XII).

4° Dans un cas observé par *Soye*, un ulcère du côlon, large à laisser passer le poing, était bouché par un peloton de vers plus gros encore. Il n'est pas dit qu'il y en eût dans le péritoine (*Collect. acad.*, part. étrang., t. VII, p. 29).

5° *Laurent Heister* rapporte sous ce titre : *De lumbricis in cavo abdominis repertis intestinisque ab iis perforatis*, le cas d'un enfant de sept ans chez qui l'on trouva à

Ainsi, sur quinze cas d'ascarides lombricoïdes dans le péritoine dont on peut tenir compte pour juger la question des perforations opérées par ces animaux, le siége de la lésion a été six fois l'estomac, trois fois le cæcum et six fois l'intestin grêle; d'où il résulte que la perforation a eu plus fréquemment pour siége la partie de l'intestin que les lombrics n'habitent pas naturellement.

Quant à l'existence de la péritonite, elle n'a été mentionnée que dans trois cas (obs. XIII, XIV, XV); dans deux autres, elle n'a été que très vaguement indiquée (obs. XI, XII); on a donc tout lieu de penser que dans les sept cas où les lésions de la péritonite n'ont point été remarquées, les lombrics sont arrivés dans le péritoine après la mort. Le nombre, quelquefois très considérable de vers sortis dans tous ces cas, vient confirmer cette vue, car il faut que la cause qui les a fait sortir des intestins ait agi sur un grand nombre à la fois. Cette cause nous la trouvons, avons nous dit déjà, dans le refroidissement du cadavre; en effet, les parasites n'ont généralement point de tendance à quitter la partie qu'ils habitent tant qu'ils y trouvent

l'autopsie des lombrics dans la cavité péritonéale, et dans l'intestin grêle une tumeur ulcérée. « Tumor durus, rubens, aliquot foraminibus pervius se monstra» bat, per quæ foramina vermes sine dubio transierunt. » (*Acta physico-medica Acad. cur. nat.*, 1727, t. I, p. 391, obs. CLXXII).

6° « *Molinetti* trouva, dit Morgagni, autant et même plus de lombrics; car, outre ceux dont tous les intestins étaient remplis et farcis, il y en avait d'autres qui étaient sortis du tube intestinal perforé comme un crible, et qui remplissaient de tous côtés la capacité du ventre; mais ce fut après la mort que ceci fut observé. » (*De sed. et caus. morb.*, épist. XXXIV, § 36.)

7° « *Bonnet*, dit Baumes, rapporte l'histoire d'un enfant de deux ans qui mourut dans des convulsions horribles, et dans le cadavre duquel on trouva le duodénum percé par un strongle qui était encore vivant. » (*Traité des convulsions*, p. 256.)

8° Un homme meurt peu d'heures après avoir reçu dans le ventre un coup de pied de cheval. La paroi abdominale est intacte, cependant l'on trouve à l'autopsie l'intestin grêle déchiré, et dans le péritoine des matières épanchées avec deux ascarides lombricoïdes (cité dans Rudolphi, *Hist. nat.*, t. I, 433).

9° Un enfant de dix-huit mois meurt dans le marasme; à l'autopsie, on trouve une perforation du diamètre d'une lentille dans l'intestin grêle, un petit épanchement dans la cavité péritoniale et un grand ver lombric *dans le cæcum*. On attribue la perforation à ce ver (cas observé par le docteur Jubim et rapporté par Sigaud, *ouvr. cit.*, p. 427).

10° P. Frank rapporte que, chez un individu âgé de quinze ans, il trouva le *diaphragme gangrené*, et dans l'œsophage une ouverture par laquelle cinq ascarides lombricoïdes s'étaient glissés dans la cavité abdominale. Un de ces animaux avait passé à travers le diaphragme et s'était logé derrière les poumons (*ouvr. cit.*, p. 370).

des conditions d'existence; ils se hâtent, au contraire, de l'abandonner dès que ces conditions leur font défaut. Ce fait s'observe chaque jour sur les nombreux épizoaires que l'on voit à l'extrémité des plumes ou des poils chez les animaux récemment tués. Les entozoaires, dans les mêmes conditions, cherchent de même bien certainement à quitter l'organe qui se refroidit, et c'est dans leur agitation qu'ils rencontrent ou qu'ils achèvent les perforations qui leur livrent passage ; de là, la multiplicité des vers émigrés ; de là, l'absence d'accidents consécutifs à leur migration. Combien de fois n'a-t-on pas trouvé à l'*autopsie* des vers dans l'œsophage, dans le pharynx ou bien accumulés en grand nombre dans l'estomac, car, une fois introduits dans ce viscère, ils n'en rencontrent pas facilement les issues et ils y restent forcément ! Combien de fois n'en a-t-on pas vu sortir spontanément, après la mort, par la bouche ou par le nez ! Enfin n'ai-je pas trouvé plus d'une fois dans la cavité péritonéale d'animaux tués à la chasse, des vers qui étaient sortis de l'intestin à travers des trous faits par des grains de plomb !

Si l'on ajoute à ces raisons, la largeur des perforations ou leur multiplicité, on verra qu'aucun des onze premiers cas ne peut être invoqué comme un argument en faveur de l'opinion qui attribue aux lombrics la faculté de perforer les intestins. Parmi les quatre derniers cas, les observations XII, XIII et XIV ne sont pas plus démonstratives par des raisons que nous avons données déjà. Reste un cas unique, celui que rapporte M. Royer. Quand toutes les circonstances du fait eussent été bien observées, un seul cas dans cette question ne peut être concluant. Examinons donc les autres, ceux de perforation intestinale avec issue des lombrics à travers la paroi abdominale.

§ II. — Vers traversant les parois abdominales.

Nous ne ferons point l'examen particulier de chacun des cas dans lesquels les observateurs ont supposé que des vers avaient eux-mêmes produit la lésion qui leur avait livré passage. Plusieurs de ces faits ont été relevés et réduits à leur juste valeur par Rudolphi (1), Bremser (2), M. Cruveilhier (3). Nous nous bornerons ici à les considérer d'une manière générale.

(1) Rudolphi, *Hist. nat. cit.*, p. 142 et 435.
(2) Bremser, *ouvr. cit.*, p. 387.
(3) Cruveilhier, *Dict. de méd. et chir. prat.* Paris, 1831, t. VII, p. 341.

Le nombre des observations qui nous sont connues se monte à quarante-neuf (1). Déjà, nous ferons remarquer que l'intestin grêle étant entouré pour ainsi dire de toute part par le péritoine, que l'estomac et le gros intestin étant en grande partie dans la même condition, le nombre des cas d'ascarides tombés dans le péritoine à la suite d'une perforation que ces vers auraient pratiquée, devrait dépasser de beaucoup le nombre des cas dans lesquels les lombrics, pour traverser l'intestin et les parois abdominales, doivent sortir par les parties du tube digestif non recouvertes de la membrane séreuse; cependant, nous n'avons relevé que quinze observations de perforation de l'intestin avec des vers dans la cavité péritonéale, et vingt-trois si l'on tient compte de celles que les auteurs attribuent à la gangrène de l'intestin, à quelque violence extérieure, et de celles qui sont dénuées de tout détail.

Les observations de vers sortant à travers la paroi abdominale donnent par région :

A l'ombilic	19 cas.
A l'aine	21
Dans d'autres parties	7

Or, si les vers renfermés dans l'intestin en pratiquaient la perforation, leur sortie devrait avoir lieu dans toutes les régions indistinctement. Pourquoi donc généralement se fait-elle à l'ombilic ou dans l'aine?

Ces cas se répartissent suivant les âges de la manière suivante :

A l'ombilic,	individus âgés de moins de quinze ans	15
—	individus âgés de plus de quinze ans	4
Dans l'aine,	individus âgés de moins de quinze ans	2
—	individus âgés de plus de quinze ans	19

Ainsi, généralement, les lombrics sortent par l'ombilic chez les enfants, et par l'aine chez les adultes (2).

(1) Nous donnons ci-après plusieurs de ces cas *in extenso*, l'analyse ou l'indication des autres (voy. chap. VI et VII); il en est dont nous n'avons pu tenir compte dans les considérations qui suivent à cause de l'absence de détails.

(2) Voici les âges indiqués dans les cas où l'on ne s'est pas borné à dire un *enfant*, un *homme*, etc. :

Ombilic : 1, 3, 3, 5, 7, 7, 9, 11, 12, 14, 14, 40 ans.
Aine : 14, 27, 33, 35, 36, 40, 44, 45, 50, 60, 70 ans.

Ces faits parlent d'eux-mêmes : la sortie des lombrics à travers les parois abdominales est en rapport avec le siége des hernies, plus fréquentes à l'ombilic chez les enfants, dans l'aine chez les adultes. Quelle est, en présence de ces résultats, la valeur de quelques faits particuliers chez lesquels les lésions primitives n'ont pu être bien appréciées pendant la vie ni déterminées par l'autopsie?

En résumé, d'après les considérations qui précèdent, la question des perforations opérées par les lombrics ne peut être jugée que par les cas où ces vers sont arrivés dans le péritoine. Nous avons vu que, généralement, cette migration s'opère après la mort et qu'une seule observation, celle de M. Royer (obs. XV), peut supporter la critique; mais pour établir un fait en contradiction avec le raisonnement et l'expérience de chaque jour, il ne suffit pas d'une seule observation, quelque probante qu'elle paraisse. Nous conclurons donc que les ascarides lombricoïdes ne perforent pas les parois saines de l'intestin, soit en les dilacérant, soit en écartant les fibres qui les constituent, soit en les ulcérant par leur contact prolongé ; mais nous ne nous refusons point à admettre que dans un intestin ramolli, aminci, ou profondément ulcéré, la pression de la tête d'un ascaride ne puisse opérer la déchirure et la perforation des parois.

CHAPITRE VI.

TUMEURS ET FISTULES VERMINEUSES.

Nous croyons avoir établi par les considérations qui précèdent, que les tumeurs vermineuses se forment consécutivement à quelque lésion intestinale, telle que l'inflammation, l'ulcération, ou la gangrène. Leur siége, le plus ordinairement à l'aine ou à l'ombilic, doit faire présumer que l'étranglement intestinal en est la cause la plus fréquente.

Ces tumeurs se présentent dans trois conditions :

I. Le ver, étant sorti de l'intestin, paraît l'unique cause de l'inflammation et de la suppuration des parties qui le recèlent. À l'ouverture du foyer, il sort un pus de bonne nature, un ou plusieurs vers et point de matières intestinales ; il ne survient pas de fistules stercorales, et la guérison est facile et prompte.

II. Les vers et les matières intestinales sorties de l'intestin prennent également part à la formation de la tumeur; l'ouverture du foyer reste plus ou moins longtemps fistuleuse; la sortie de matières stercorales, quelquefois celle de nouveaux vers témoignent de la communication du foyer avec l'intestin.

III. Le ver n'arrive dans un foyer purulent que consécutivement à son ouverture au dehors.

1° Les cas appartenant à la première section sont rares; c'est pour les expliquer qu'on a dit que le lombric traverse la paroi de l'intestin en écartant ses fibres, lesquelles reviennent sur elles-mêmes et ferment l'ouverture dès que le ver a accompli son passage. On peut expliquer d'une autre manière l'absence de matières intestinales dans la tumeur vermineuse: une ulcération petite existe dans une portion de l'intestin non revêtue par le péritoine ou fixée aux parois par des adhérences; le lombric s'engage dans cette ulcération et se porte dans les parties adjacentes en suivant un trajet oblique, semblable à celui que laisse un instrument qui a été introduit dans une cavité par la méthode sous-cutanée, ou semblable au trajet de l'uretère entre les tuniques de la vessie.

Dans aucun des cas observés, on n'a déterminé par l'autopsie quelle portion du tube digestif avait été le siége de la perforation, et même si cette perforation avait existé dans l'intestin grêle ou dans le gros intestin.

On a dit que le malade éprouve dans la tumeur une sensation particulière de frémissement, de ponction ou de picotement, et que la main y perçoit une sorte de crépitation. Les symptômes et la marche de ces tumeurs sont ceux des abcès phlegmoneux. Dans tous les cas connus la terminaison a été heureuse. Le traitement ne diffère point de celui des abcès ordinaires.

Nous rangerons parmi les faits dont nous nous occupons, quelques cas de tumeurs de la paroi abdominale accompagnées probablement d'une faible réaction inflammatoire. D'après certains auteurs, les lombrics n'auraient point causé d'inflammation autour d'eux et se seraient entourés d'un véritable kyste (1). Les deux seuls cas qui nous soient connus, ont été observés chez des individus vivants : Dans l'un des cas, la tumeur s'est ouverte spontanément, en l'absence du médecin, qui a pu être mal renseigné sur les circonstances et les suites de la rupture du foyer (cas XI); dans l'autre, elle a été ouverte par une légère ponction (cas XII). L'examen du foyer n'a donc pas été suffi-

(1) Mérat, art. VERS, *Dict. des sc. méd.* Paris, 1821, t. LVII, p. 217.

sant pour que l'on ait pu prononcer en connaissance de cause de l'existence d'un kyste.

2° Les cas appartenant à la seconde section sont beaucoup plus fréquents et généralement en relation évidente avec une lésion intestinale primitive. La tumeur a pour siége ordinaire la région inguinale ou ombilicale. Dans la plupart des cas, elle offre, avant son ouverture, les mêmes symptômes et la même marche que celle dont nous venons de parler; mais elle est quelquefois accompagnée de phénomènes généraux plus intenses, des symptômes d'une hernie étranglée; quelquefois il se forme au sommet une eschare plus ou moins étendue.

L'ouverture spontanée ou pratiquée par le bistouri, donne issue à du pus, à des matières intestinales, à des vers qui sortent à la fois ou successivement. La sortie des vers peut avoir lieu plus ou moins immédiatement après l'ouverture du foyer, et durer pendant un temps indéterminé. La plaie dégénère en une fistule qui donne issue aux matières intestinales. Dans quelques cas, la fistule a paru être entretenue par les lombrics qui s'y engageaient de temps à autre. Ces sortes de fistules ont guéri souvent spontanément et, disent quelques auteurs, après l'évacuation complète des vers ; mais lorsqu'elles se sont fermées, on ignorait nécessairement s'il ne restait pas dans l'intestin des vers dont la sortie ne se faisait plus par le fait même de la guérison.

Dans certains cas, la fistule ne se guérit point spontanément. La mort peut être la suite des accidents primitifs de la tumeur vermineuse, ou bien elle survient à la suite des longues déperditions d'une fistule intarissable.

Le traitement de ces tumeurs vermineuses est celui des abcès des parois abdominales. Les cataplasmes, l'incision avec le bistouri, des pansements simples sont les moyens ordinaires de traitement. Si la plaie est devenue fistuleuse et donne issue à des vers, il est bon de débarrasser l'intestin de ces entozoaires par des purgatifs et des vermifuges, car les lombrics qui s'engagent dans la fistule peuvent l'entretenir et s'opposer à sa guérison. Si, malgré ces moyens, le trajet fistuleux ne se ferme pas, on devra recourir au traitement ordinaire des fistules intestinales.

3° On voit quelquefois apparaître par les fistules des parois abdominales qui ont eu une certaine durée, des lombrics qui s'y sont engagés comme les matières intestinales mêmes. Ces lombrics n'ont pris aucune part à la formation du foyer qui a donné lieu à la fistule, et tout au plus peuvent-ils entretenir celle-ci par leur passage plus ou moins fréquent.

Les cas appartenant à cette section ne diffèrent point essentiellement des cas de la section précédente ; il n'y a souvent entre eux qu'une différence dans l'époque de l'apparition des vers au dehors ; nous ne les séparerons pas dans l'indication ou l'analyse que nous allons faire des uns et des autres.

Première catégorie de faits. — Cas de tumeur vermineuse sans communication apparente avec l'intestin.

Ier CAS (RONSSEUS, 1584). — *Hypochondre gauche.*

Chez une femme, qui avait une douleur très vive dans l'hypochondre gauche, il survint une tumeur semblable à un abcès ; elle s'ouvrit et il en sortit immédiatement trois vers de la grandeur du doigt ; aussitôt la malade se rétablit (1).

IIe CAS (TULPIUS). — *Aine.*

« Sartoris uxori, vivus lumbricus ex inguinis ubi erupit abscessu ; veritus » fuit chirurgus, inde eventurum immedicabile intestinorum ulcus. Sed » benedixit Deus tam clementer... ut brevi evaserit, etc. (2). »

IIIe CAS (WILLIUS). — *Grossesse, aine droite.*

Femme de trente-cinq ans, grosse de quatre mois. Abcès dans les muscles du bas du ventre, situé entre le pubis et l'os des iles du côté droit. La tumeur s'ouvrit d'elle-même et l'ouverture fut agrandie par le chirurgien ; quelques jours après on retira un énorme lombric de la plaie ; la malade guérit ensuite, et son enfant vint vivant et à terme (3).

IVe CAS (LEBEAU). — *Aine droite.*

Paysanne de quarante-cinq ans ; tumeur phlegmoneuse de l'aine droite ; résolution incomplète, puis réapparition de la tumeur ; ouverture spontanée par plusieurs pertuis ; issue d'un lombric long de 7 pouces par l'un de ces pertuis ; dans l'espace de six semaines, issue de trois nouveaux lombrics. A aucune époque il n'est sorti de *matières intestinales.* Guérison complète quinze jours après la sortie du dernier ver (4).

(1) Balduinus Ronsseus, *epist. X* (Schenck).

(2) Nicolai Tulpii *Observat. medic.*, lib. III, cap. XII, *Lumbricus ex inguine.* Amst., 1672, p. 199.

(3) Nicolaii Willii, obs. I, *De abscessu musculorum abdominis in fœmina gravida et lumbrico in abscessu reperto*, in *Acta helvetica*. Basileæ, 1751, vol. I, p. 73.

(4) Lebeau, *Journ. de méd. chir.*, etc. Paris, 1757, t. VI, p. 96.

Ve CAS (CHAILLY ET MICHAUD). — *Bas-ventre.*

Enfant de deux ans. Tumeur phlegmoneuse au côté du bas-ventre; ouverture spontanée; issue d'un *strongle*. Guérison au bout de quinze jours (1).

VIe CAS (BLANCHET). — *Ombilic.*

Le curé de Cour-Cheverny est saisi un jour de violentes douleurs dans la région ombilicale; cette partie se tuméfie; au bout de huit jours, fluctuation sensible dans la tumeur, qui présente à son sommet un point noir. L'ouverture en est faite; un flot de liquide qui s'en échappe entraîne un ver lombric vivant. Au bout de quinze jours, le malade est bien guéri (2).

VIIe CAS (.....). — *Ombilic.*

Nègre, âgé de onze ans. Dysenterie; tumeur phlegmoneuse près de l'ombilic; expulsion par les garderobes de quatre-vingt-douze lombrics; ouverture de la tumeur par le bistouri; issue de pus de bonne nature et d'un ver à demi corrompu (3).

VIIIe CAS (DOCTEUR HEER). — *Ombilic.*

Jeune fille; vers rendus par la bouche et l'anus; formation d'un abcès près de l'ombilic. L'ouverture faite par le bistouri donne issue à du pus et à un ver mort de 4 à 5 pouces. Une ouverture de communication avec l'intestin est vainement cherchée. Guérison prompte et complète (4).

IXe CAS (MONDIÈRE). — *Abdomen.*

Fille de treize ans ayant rendu plusieurs vers depuis quelques mois; douleur sourde dans un point de l'abdomen, puis tumeur dans le même point. Incision, extraction d'un lombric vivant. Écoulement de pus sans matières fécales. Des recherches faites avec un stylet mousse introduit dans le foyer, ne trouvent point d'ouverture de communication avec l'intestin. Guérison assez prompte sans accidents (5).

Xe CAS (DESTRETZ).

Destretz est cité par Mondière comme ayant recueilli une observation semblable à celle ci-dessus (6).

XIe CAS (WANDERBACH). — *Aine gauche.*

Il s'agit d'une femme âgée de trente-six ans, qui avait depuis quelque temps

(1) Chailly et Michaud, *Nuovo Giornale*, 1795, t. IX, p. 155, cité par Mondière.
(2) Acad. méd., séance du 9 octobre 1827.
(3) *Journal des progrès*, 1834, p. 382, cité par Mondière.
(4) Heer, *Revue médicale*, 1837, t. II, p. 450, cité par Mondière.
(5) Mondière, *Mém. cit.* dans *l'Expérience*, 1838, t. II, p. 67.
(6) Destretz, *Propagateur des sciences médicales*, 1825, n° 27, p. 81, cité par Mondière.

dans l'aine gauche, un peu en dehors de l'anneau inguinal, une tumeur sans chaleur, sans rougeur ni douleur, et qui était le siége d'un frémissement continuel. Après huit jours d'observation, la tumeur rougit au centre ; elle se ramollit et donne de la fluctuation au toucher ; après trois jours, il se forme « *une petite crevasse, assez forte néanmoins pour me laisser apercevoir* une masse de vers, dits *lombrics*, repliés les uns sur les autres. Je pus obtenir alors d'agrandir l'ouverture, et je retirai quinze de ces animaux. Après avoir vidé la poche qui les contenait, j'en examinai attentivement les parois afin de découvrir s'il n'existait pas une ouverture dans leur épaisseur, et où elle communiquait. Je voulais me rendre compte de la formation de cette poche et de l'existence de ces vers ; mais je n'en trouvai aucune : le kyste, loin de paraître dépendre d'une rupture intestinale était, au contraire, très uni, très lisse, ne contenait point de sérosité et ne portait aucune trace d'inflammation.....

» Le fond du kyste et la plaie extérieure furent traités méthodiquement. La malade fut parfaitement guérie au bout de trois semaines, et pendant un an que je fus à même de la voir, elle n'éprouva aucune apparence de récidive (1). »

XIIe CAS (MÉNARD).

« Un homme, âgé de quarante ans, atteint d'une affection intestinale, portait une tumeur rénitente sur laquelle on appliqua des sangsues et des cataplasmes émollients. Le malade se trouva mieux ; la tumeur mollit, et huit jours après M. Ménard, ayant aperçu une crépitation emphysémateuse, acquit la certitude que la tumeur contenait des vers.

» M. Ménard pratiqua une petite ponction qui donna lieu à la sortie d'une humeur *séro-sanguinolente lactée*, puis à plusieurs ascarides lombricoïdes. Deux jours après, une nouvelle ponction fit sortir plusieurs autres entozoaires (2). »

Deuxième et troisième catégories de faits. — Cas de tumeur vermineuse en communication avec l'intestin ; fistules vermineuses.

A. — Région ombilicale.

Ier CAS (CABALLARIA).

« Bapt. Caballaria, vir doctus, in agro Mantuano... asseruit mihi se lum-
» bricos vidisse qui ex ombilico eruperint cujusdam infantis annorum trium
» plus minus (3). »

(1) Pierre Wanderbach, chirurgien aide-major, *Recueil de méd. chir. pharm. milit.*, 1826, t. XVIII, p. 240.

(2) Mondière, *Mém. cit.*, 76.

(3) Omnibonus, lib. IV, cap. XIII, art. *Med. infantum* (Schenck).

IIe Cas (Petrus Forestus).

Il s'agit d'une femme enceinte, âgée de quarante ans, qui avait un ulcère à l'ombilic ; il en sortit des matières *comme fécales*, plusieurs grands vers et enfin un os mince, long et large de deux travers de doigt ; rien des suites (1).

IIIe Cas (Nicolas Florentin).

« Mihi quidem relatum fuit a fide digna persona quod a quodam nostro » comitativo vermes plures ex umbilico egressi sunt et vixit (2). »

IVe Cas (Trincavella).

« Ego etenim vidi puerum quinquennem, in quo vermes hi rotundi, perfo- » rato ventre, per umbilicum exiere (3). »

Ve Cas (Claudius).

Il s'agit d'un homme qui, souffrant de l'ombilic, en vit sortir des vers après y avoir mis un emplâtre (4).

VIe Cas (Thob. Cneulinus).

Une fille de douze ans avait une tumeur à l'ombilic qui s'abcéda ; il en sortit trois vers lombrics que l'on crut provenir du foie, la malade guérit (5).

VIIe Cas (Salmuthus).

Lombrics sortis par l'ombilic chez un enfant qui avait souffert de cette partie pendant quatre ans ; une tumeur s'ouvrit spontanément à l'ombilic, il en sortit du pus, du sang et des vers pendant longtemps (6).

VIIIe Cas (Lanzoni).

» Lanzonus in adolescente 14 ann. qui post continuam febrem, hinc dolorem » ventris, postea tumorem ad latera umbilici in abscessum vergentem cum » uberi putridæ saniei atque ichoris effluxu, indeque in hac parte teretium » plurium vermium egressu, summè tandem emaciatus emoriebatur aperto » statim, ait, sublatum fuit dubium de loco ubi lumbrici fuerunt producti ; fuit » enim notatus et diligenter observatus canaliculus quidam membranosus, » calami scriptorii magnitudinem et latitudinem adæquans, ducem originem » a tunica interna intestini ilei, usque ad peritonœum protensus : per quem » vermes ab intestino transibant et per abscessum apertum sibimet ipsis pa- » rabant (7). »

(1) Petrus Forestus, in *Scholiis ad observ.*, 35, liv. VII (Schenck).

(2) Nicol. Florent, serm. V, tract. VIII, cap. LIV (Schenck).

(3) Trincavella, *De ratione cur. part. hum. corp. affectus*, lib. IX, cap. XI. (Schenck).

(4) *De C. L. V. D. Claudii a S. Mauritio observationibus* (Schenck).

(5) Thob. Cneulinus, *De observ. propriis* (Schenck).

(6) Salmuthus, cent. II, obs. LXI, cité par Bianchi, *op. cit.*, p. 356.

(7) *Ephem. nat. cur.*, ann. 1712, obs. CLXX, cité par Bianchi, *op. cit.*, p. 356.

IXe Cas (Boirel).

Boirel rapporte « que M. Eude, son confrère, a vu sortir par le nombril d'une petite fille, huit vers semblables à ceux qui s'engendrent dans les intestins, sans aucun abcès dans cette partie (1). »

Xe Cas (Marteau).

Fille de sept ans, tumeur phlegmoneuse à l'ombilic, ouverture spontanée, issue de trois lombrics. Pendant six mois des matières chyleuses, du pus, et treize vers sortent par l'ouverture. Guérison complète après deux ans (2).

XIe Cas (Hamilton).

Enfant de douze mois, plusieurs lombrics sortent par deux ouvertures à l'ombilic (3).

XIIe Cas (Diego Girone).

Enfant de quatorze ans, douleurs brûlantes dans la région de l'ombilic, tuméfaction, rougeur, fièvre, un abcès s'ouvre spontanément à l'ombilic. Cinq jours après issue d'un lombric mort; dans les huit jours suivants, trois vers sortent encore ; issue de matières fécales. Longtemps après issue d'un autre ver. A la suite, la guérison se fit assez rapidement (4).

XIIIe Cas (Poussin).

Enfant, ulcère à l'ombilic à la suite de tractions pratiquées, cinq jours après la naissance, sur le cordon ombilical pour hâter sa chute; fistule consécutive donnant issue à des matières *intestinales* (?); à l'âge de trois ans, sortie par la fistule de vers lombrics pendant plusieurs mois (5).

XIVe Cas (A. W. Brilman).

Enfant d'un esclave à Batavia, point d'âge, indisposé et dépérissant; on trouve quelques vers (lombrics) dans les langes pendant huit jours; à la suite de remèdes anthelminthiques, il en rendit quatre par les selles, trois par la bouche, et quatre-vingt-seize par le nombril; la plaie du nombril se referma ensuite, et le malade se rétablit (6).

(1) N. B. Blegny, *Les nouv. découv. sur toutes les parties de la médecine*. Paris, 1679, p. 229.

(2) Marteau, *Journ. de méd*. Paris, 1756, t. V, p. 100.

(3) Rob. Hamilton, *London, med. Journ.*, 1786, p. IV, n° 2, cité par Rudolphi, *Ent. hist.*, t. I, p. 146.

(4) *Il filiatre Sebezio*, 1837, et *Gaz. méd. Paris*, 1838, t. VI, p. 231.

(5) Poussin, médecin à Lorient, *Journ. Corvisart*, etc., 1817, t. XL, p. 81.

(6) Brilman, *Vaderl. letter. offen.*, 1827, p. 450, et *Bull. sc. méd. de Férussac*, 1831, t. XXV, p. 340.

XVe Cas (Lini).

Enfant âgé de sept ans, douleurs abdominales depuis un an. Tumeur rouge et douloureuse à l'ombilic, ouverture spontanée, issue d'une humeur sanieuse fétide suivie de celle d'un lombric mort ; la plaie reste fistuleuse pendant longtemps. Un jour il en sort quarante-quatre lombrics vivants ; plus tard, à plusieurs reprises, onze nouveaux lombrics en sortent encore ; l'ouverture a ensuite acquis tous les caractères des fistules stercorales (1).

XVIe Cas (Coppola).

Enfant, neuf ans, tumeur douloureuse à gauche de l'ombilic, fièvre, fluctuation, incision. Sortie immédiate de deux lombrics, puis de quarante-cinq en quelques jours, fistule stercorale, guérison lente (2).

B. — Région inguinale.

XVIIe et XVIIIe Cas (Thomas a Veiga).

Deux individus, attaqués de vers, virent tout à coup sortir par l'aine, des lombrics qui avaient perforé l'intestin et les parois du ventre. L'un guérit, l'autre conserva toute sa vie une fistule stercorale (3).

XIXe Cas (Claudius).

Il s'agit d'une femme chez laquelle des vers lombrics sortirent par l'aine (4).

XXe et XXIe Cas (Hildesius).

Un paysan, âgé de soixante et dix ans, avait un vaste abcès à la région de l'aine qui fut ouvert, il en sortit d'abord du pus et ensuite quelques lombrics ; le malade guérit.

Un enfant de dix ans, qui était dans le même cas, mourut quatre jours après qu'on eut ouvert l'abcès (5).

XXIIe Cas (Cneulinus).

Un paysan, âgé de quarante ans, eut un abcès dans l'aine qui s'ouvrit spontanément ; il en sortit des matières fécales, et quelques jours après des lombrics ; le malade mourut (6).

(1) *Il filiatre Sebezio*, et *Gaz. méd. Paris*, 1837, t. V, p. 428.
(2) Coppola, dans *Il filiatre Sebezio*, et *Gaz. méd. Paris*, 1843, t. XI, p. 192.
(3) Thomas a Veiga, *Comment.*, *ad cap. V*, *lib. I*, *De loc. aff. Gal.*, dans Schenck.
(4) *De C. L. V. D. Claudii a S. Mauritio*, *observationibus*, dans Schenck.
(5) J. F. Hildesius, *op. cit.*, dans Schenck.
(6) D. Thom. Cneulinus, *De suis observationibus*, dans Schenck.

XXIIIe Cas (Reiner Solenander).

Il s'agit d'une femme des environs de Dusseldorf, chez laquelle, après de longues douleurs du ventre, des vers lombrics sortirent par une ouverture qui se fit dans l'aine droite. Les premiers qui sortirent parurent lumineux (1).

XXIVe Cas (Wollgnad).

Femme qui, en faisant un effort avec les bras, sentit une douleur dans le ventre, et aussitôt aperçut une tumeur dans l'aine qui acquit plus que le volume du poing; après de vives douleurs la tumeur s'étant ouverte, il en sortit un lombric et des matières fétides; mort après trois semaines (2).

XXVe Cas (D'Olaus Borrichius).

Il s'agit d'une femme qui eut un abcès dans l'aine, d'où sortirent deux vers; elle guérit (3).

XXVIe Cas (Boirel).

Boirel rapporte avoir vu sortir un ver d'un ulcère à l'aine, ulcère qui semblait pénétrer jusqu'aux intestins, chez une femme à l'Hôtel-Dieu d'Argentan (4).

XXVIIe Cas (Fages).

Homme, vingt-sept ans, tumeur phlegmoneuse de l'aine droite, fièvre, point de signes de hernie, ouverture par le bistouri, issue de pus fluide, fétide, et des matières fécales. Quatre vers strongles, morts, assez longs, sortirent du fond de l'abcès; le lendemain absence de matières fécales dans le pus; guérison au bout de sept semaines (5).

XXVIIIe Cas (Courbon Perusel).

Garçon de quatorze ans, tumeur à l'aine, ouverture par la potasse caustique, écoulement de pus, et le lendemain issue par la plaie d'un ver lombric; expulsion par les selles d'un assez grand nombre de ces vers; guérison (6).

(1) Reiner Solenander, sect. V, cons. 15, § 23, et *Ephem. cur. nat.*, t. I, p. 35, *Supplém.*

(2) D. H. Wollgnad, *Ephem. nat. cur.*, 1670, ann. I, p. 283.

(3) *Act. de Copenhague*, ann. 1676, obs. 46, et *Collect. acad.*, part. étrangère, t. VII, p. 315.

(4) Blegny, *Nouv. découv.*, cité p. 230 et 277.

(5) *Recueil périodique de la Société de méd.*, t. V, an VII, cité par M. Charcellay, *Mém. cit.*

(6) Courbon Pérusel, *Mém. cit.*, 1807, p. 317.

XXIXe Cas (Girard).

Femme âgée de cinquante ans ; tumeur à l'aine, eschare gangréneuse, issue de cinq lombrics ; guérison (1).

XXXe Cas (Saint-Laurens).

Homme, maire de sa commune, tumeur à l'aine, fluctuation, ouverture spontanée, issue de pus, de matières stercorales et de deux lombrics. Un jour après, deux nouveaux lombrics ; guérison six semaines après (2).

XXXIe Cas (Jose Benio de Castro-Torreira).

Femme, quarante-quatre ans, rendant habituellement des vers depuis deux ans ; tumeur dans l'aine droite du volume d'une noix : la tumeur devient phlegmoneuse, une eschare gangréneuse se forme au centre ; vomissements, fièvre ; ouverture de l'eschare ; deux vers lombrics sont extraits de la tumeur ; sortie ultérieure d'ascarides et de matières fécales pendant deux mois environ, administration des anthelminthiques ; guérison six semaines environ après la sortie du dernier lombric (3).

XXXIIe Cas (Denarié).

Femme âgée de soixante ans, ayant souvent rendu des vers lombris depuis son enfance ; coliques vives, tumeur récente dans la région inguinale gauche, de la grosseur d'un œuf de poule, rouge et chaude ; ouverture spontanée, issue de trente-six vers lombrics ; purgatifs, soixante et un lombrics sont rendus par les selles ; guérison prompte (4).

XXXIIIe Cas (Mondière).

Femme, âgée de trente-trois ans, qui rendait depuis son enfance de temps en temps des vers par les garderobes ; tumeur du volume d'un œuf de pigeon dans l'aine ; indolore d'abord, elle devient douloureuse au bout de quelques jours. Sensation particulière dans la tumeur, que la malade compare au frémissement que feraient éprouver des hannetons renfermés dans la main. Selles faciles ; la tumeur est peu douloureuse à la pression, sans fluctuation, petite tache d'un rouge foncé au centre. Quatre jours après la tache est devenue noire, gangréneuse ; fluctuation obscure dans la tumeur ; pulsations senties par la malade ; incision de la tumeur, écoulement de pus de bonne nature ; le

(1) Girard, *Journ. de méd. chir. pharm. de Corvisart*, etc. Paris, 1810, t. XIX, p. 312.

(2) J. Saint-Laurens, médecin de l'Isle en Jourdain, *Journ. gén. de méd.*, etc., *de Sédillot*, 1817, t. LX, p. 182.

(3) *Diario gen. de las scienc. med.* Barcelona, mars 1827, et *Archiv. gén. de méd.*, 1828, t. XVII, p. 99.

(4) *Repertorio delle scienze mediche del Piemonte*, et *Gaz. méd. Paris*, 1837, t. V, p. 571.

lendemain douze vers lombrics sortent ou sont extraits par la plaie; dix-sept vers sortent dans les trois jours qui suivent; issue de matières fécales; guérison dans l'espace de quelques semaines (1).

C. — Régions diverses de l'abdomen.

XXXIVe Cas (Ch. Roesler). — *Hypochondre droit.*

Une femme vit sortir un ver assez grand, et ensuite du pus par une ouverture qui se fit sous l'hypochondre droit. Dans les scolies de cette observation, Winchler dit que le ver s'est formé dans l'abcès par l'action de la putréfaction (2).

XXXVe Cas (Ch. Fr. Garmann). — *Région pubienne.*

La femme d'un boulanger eut sous l'ombilic, et près du pubis, un abcès de la grosseur d'une noix qui s'ouvrit spontanément; il en sortit des matières fécales, et peu après cinq vers lombrics; des anthelminthiques firent évacuer plus de cent vers; guérison en trois semaines (3).

Garmann prononce qu'il y eut là une perforation causée par les lombrics, car, dit-il, Schenck a rassemblé plusieurs histoires semblables.

XXXVIe Cas (Boirel). — *Partie inférieure du thorax.*

« Un homme avait une plaie au côté gauche, sur la quatrième des côtes, à compter de bas en haut, et qui en montant transversalement, pénétrait la capacité du thorax entre la cinquième et la sixième. Pendant les six premiers jours cette plaie rendit une fort grande quantité d'eau claire... Un mois après, un ver se présenta à l'entrée de la plaie, long de sept ou huit travers de doigt; la sortie de ce ver fut suivie de celle de quelques autres qui parurent quatre jours après (4). »

XXXVIIe Cas (G. Guastamachia). — *Ligne blanche.*

Fille âgée de cinq ans, chute et contusion du côté droit du corps; à la suite état de maladie et de morosité pendant deux mois; alors, coliques vives, expulsion de vers par les selles et le vomissement, tumeur rouge et douloureuse de la ligne blanche, à quatre travers de doigt au-dessous de l'ombilic; ouverture spontanée, issue de pus et de vers lombrics vivants. L'ouverture reste fistuleuse, elle se ferme et se rouvre de temps en temps, et donne issue à des matières sanieuses et à de nouveaux vers, fièvre, dévoiement, amaigrissement, mort dans le marasme (5).

(1) Mondière, *Mém. cit. dans l'Expér.*, t. II, p. 71.

(2) *Ephem. nat. cur.*, 1672, dec. I, ann. 3, p. 476.

(3) *Ephem. nat. cur.*, 1670, dec. I, ann. I, p. 283.

(4) Extrait d'une lettre de Boirel, lieutenant des chirurgiens d'Argentan, dans Blegny, *ouvr. cit.*, lett. VII, p. 274.

(5) Giovanni Guastamacchia, dans *Il filiatre Sebezio*, et *Gaz. méd.*, 1837, p. 570.

CHAPITRE VII.

CAS DE LOMBRICS ERRATIQUES QUI NE SE RAPPORTENT A AUCUNE DES CATÉGORIES PRÉCÉDENTES.

Ier Cas (Stoerck). — *Parois de l'intestin.*

Stoerck rencontra des lombrics dans l'épaisseur même des parois de l'intestin chez une femme sujette aux vers, et qui périt de consomption (1).

IIe Cas (Brera). — *Sac herniaire.*

Brera dit avoir trouvé des lombrics dans un sac herniaire (2).

IIIe et IVe Cas (Lepelletier). — *OEsophage.*

Sous ce titre : *Perforations organiques produites par les vers intestinaux*, Lepelletier rapporte deux cas dont l'un concerne un enfant de douze ans, chez lequel l'œsophage offrait un ulcère inégal de *six à huit lignes* à peu près. Deux vers lombrics occupaient la partie inférieure du lobe pulmonaire moyen, un troisième était encore engagé dans l'ulcère, un paquet de six de ces vers se trouvait dans le conduit œsophagien. « Ces vers ont détruit l'épaisseur des parois œsophagiennes, dit l'auteur... *le ver encore engagé dans cette même ouverture* lève tous les doutes qui pourraient s'élever à cet égard. »

L'autre cas est relatif à une fille de cinq ans dont l'œsophage offrait une *perforation d'un pouce au moins d'étendue*, dans laquelle se trouvait engagé un lombric volumineux ; deux autres occupaient la partie correspondante du rachis ; trois étaient encore dans l'œsophage. La perforation ne peut être expliquée, suivant l'auteur, que *par l'action rongeante des insectes indiqués* (3).

Ve Cas (Peyre). — *Abcès lombaire.*

Peyre trouva trois lombrics dans les muscles de l'épine d'un homme, qui mourut avec un vaste abcès lombaire (4).

VIe Cas (Velpeau). — *Abcès par congestion.*

Jeune homme de dix-sept ans ; carie vertébrale ; plusieurs ascarides lombricoïdes sortis par le trajet fistuleux d'un abcès ouvert à la partie supérieure de l'aine gauche, point d'issue de matières fécales ; à l'autopsie, la perforation de l'intestin n'a pas été retrouvée (5).

(1) *Annus medicus*, t. II, p. 228, cité par Brera, *Mém.*, p. 208.

(2) *Mém. prim. cit.*, p. 208.

(3) Lepelletier (du Mans), *Journ. univ. et hebdom. de méd.*, etc., 1831, t. IV, p. 365.

(4) *Journ. de méd.*, 1785, t. LXV, p. 360, et Brera, *Mal. verm.*, p. 208.

(5) *Archiv. de méd.*, 1825, t. VII, p. 329.

VIIe Cas (Duret). — *Abcès par congestion.*

Mondière rapporte qu'un cas analogue au précédent a été observé par Duret (1).

VIIIe Cas (Malacarne). — *Région périnéale.*

« Mon collège Malacarne, dit Brera, trouva des lombrics dans un abcès situé entre la partie inférieure de l'intestin rectum et l'utérus (2).

IXe Cas (Jules Cloquet). — *Région sacrée.*

« En 1808, j'ai rencontré sur le cadavre d'un enfant de cinq à six ans, trois lombrics volumineux, qui s'étaient logés sur la face antérieure du sacrum, dans l'écartement des deux feuillets séreux du mésorectum, et n'avaient déterminé aucune inflammation dans cet endroit ; ils étaient sortis de l'intestin par une perforation ulcéreuse du commencement du rectum (3). »

Les cas d'*ascarides lombricoïdes* ayant pénétré dans la vessie, seront rapportés à propos des vers des voies urinaires.

CINQUIÈME SECTION.

TRICHOCÉPHALE DE L'HOMME (*Synops.*, n° 72).

Dénominations :

Trichuride, Rœderer et Wagler, Wrisberg, etc.
Trichocephalus dispar, Rudolphi, Bremser, etc.
Tricocéphale sans pareil, Fortassin.
Trichocéphale de l'homme, Gœze, Dujardin, etc.
En Italie, *Tricocefalo*.

Le trichocéphale n'est connu que depuis un siècle ; il fut découvert pendant l'épidémie de fièvre muqueuse (1760-1761) dont Rœderer et Wagler nous ont donné l'histoire. Morgagni cependant l'avait déjà observé, comme l'a rappelé Rudolphi, mais ce fait était passé inaperçu (4). Un élève de Rœderer, faisant une préparation anatomique de la valvule iléo-cæcale, aperçut quelques petits vers dans les matières du cæcum ; Wrisberg qui était présent, pensa que ces

(1) *Thèse de Paris*, n° 14, 1814, citée par Mondière.
(2) Brera, *ouvr. cit.*, p. 208.
(3) J. Cloquet, *Mém. cit.*, p. 5.
(4) Morgagni, *Epist. anat.*, XIV, § 41, cité par Rud., Bibl., n° 51.

vers appartenaient à une espèce nouvelle, mais Wagler, alors prosecteur, et quelques autres jeunes médecins les prirent pour des oxyures ou pour de jeunes lombrics. Rœderer intervenant dans la discussion, reconnut avec Büttner que ces vers étaient d'une espèce nouvelle à laquelle ces savants donnèrent le nom de *trichuris*, car l'extrémité amincie du ver avait été regardée comme l'extrémité caudale(1). Gœze, en 1782, reconnut que l'extrémité amincie est au contraire la tête, ce qui fit substituer au nom précédent celui de *trichocéphale*.

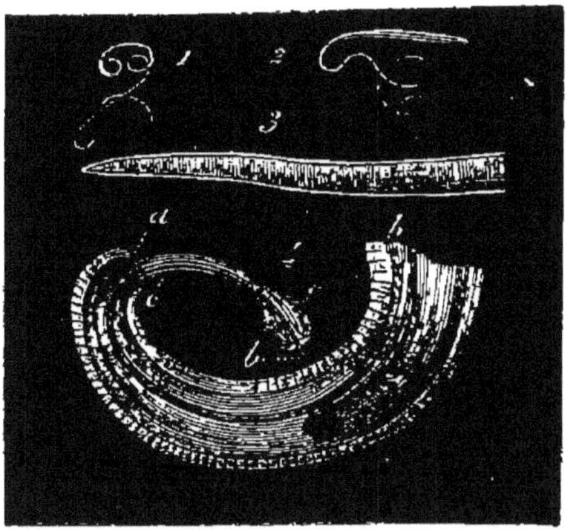

FIG. 1.—Trichocéphale de l'homme. — 1. Mâle, grandeur naturelle. — 2. Femelle, grandeur naturelle. — 3. Extrémité céphalique grossie. — 4. Extrémité caudale du mâle, grossie ; *bb*, spicule ; *cc*, gaîne du spicule.

L'erreur relative à l'extrémité céphalique de ce ver ne fut pas la seule commise par Rœderer, Büttner et par beaucoup d'autres médecins ; les différences grandes qui existent entre le mâle et la femelle firent croire que les individus de l'un et de l'autre sexe appartenaient à une espèce différente.

Rœderer poursuivit ses recherches : trompé par la nouveauté de la découverte, par la coïncidence d'une maladie jugée nouvelle aussi, il attribua trop facilement à l'épidémie de fièvre muqueuse qui régnait alors, la grande quantité de trichocéphales observés par lui dans tous les cadavres (2).

Le trichocéphale de l'homme existe le plus ordinairement dans le cæcum, moins souvent dans le côlon ; on en voit aussi quelquefois dans l'intestin grêle. Wrisberg en a trouvé dans le duodénum ; jamais il n'en a rencontré dans l'estomac.

Un trichocéphale trouvé chez un homme dans l'amygdale gauche, a été rapporté au *trichocephalus affinis* (voy. *Synopsis*, n° 73), espèce qui vit dans le cæcum chez le mouton et chez d'autres ruminants ; mais il est bien probable qu'il s'agit ici d'un *trichocéphale dispar* chassé de l'intestin et de l'estomac par le vomissement (3).

(1) Rœderer et Wagler, *ouvr. cit.*, préface de H. Aug. Wrisberg, § 5, note.

(2) Wrisberg, § 5, note.

(3) « At a post mortem examination of James Flack, of the 75th regiment, at

Ces vers sont probablement fixés pendant la vie aux parois intestinales, par leur tête qu'ils enfoncent dans la membrane muqueuse ; Wrisberg dit qu'ils font pénétrer l'une ou l'autre de leurs extrémités dans l'*orifice des glandes de Peyer* ou des *follicules muqueux ;* Bellingham dit, au contraire, qu'ils sont libres et que leur tête est rarement appliquée contre l'intestin.

Le trichocéphale existe chez des individus de tout âge : Wrisberg en a vu chez des enfants de deux ans ; chez les adultes il est extrêmement commun. Rudolphi, de même que l'auteur précédent, en a trouvé dans presque tous les cadavres humains qu'il a examinés ; il en a compté plus de mille dans le gros intestin d'une femme (1). « Pendant dix ou douze années, dit Mérat, les cadavres que j'ai ouverts à la clinique de la Faculté de Paris, m'en ont offert, et j'en ai montré aux élèves toutes les fois qu'ils ont désiré en voir, même dans ceux qui avaient succombé à une mort violente et dans l'état le plus parfait de santé (2). » Beaucoup d'auteurs ont fait la même remarque ; pour nous, ayant examiné au microscope les garderobes d'un grand nombre d'individus atteints de maladies diverses, nous avons rencontré des œufs de trichocéphale dans au moins la moitié des cas.

Le plus souvent, ces vers sont peu nombreux ; on n'en trouve quelquefois qu'un seul, mais, dans certaines affections, et en particulier

» the army general hospital, Fort Pitt Chatam, one specimen of this entozoon (tri-» chocephalus affinis) was found imbedded on cutting into the left tonsil, wich was » considerably enlarged and in a gangrenous sloughy condition. This species, first » described by Rudolphi, has not, according to this observer, been hitherto disco-» vered in the human subject. On submitting the specimen to examination under the » microscope, it was found to be a female. It is preserved in the museum, of Fort » Pitt. » (*Microscopic Journal*. London, 1842, p. 94.)

On sait que les caractères qui distinguent le *trichocephalus dispar* d'avec le *trichocephalus affinis* sont surtout apparents dans le mâle; quant à la femelle, elle est fort semblable dans les deux espèces, d'où l'on a même tiré la dénomination de la seconde (trichocéphale voisin) ; or, le spécimen observé dans une amygdale, étant une femelle, peut avoir donné facilement lieu à une méprise, et nous pouvons d'autant plus le croire, qu'il n'est pas fait mention des caractères d'après lesquels on a rapporté ce trichocéphale à celui que l'on ne connaît encore que chez des ruminants. Quoique l'on n'ait point observé le trichocéphale dispar dans l'estomac chez l'homme, il se peut cependant que le ver dont il est ici question, ait été rapporté des intestins dans l'estomac par des efforts de vomissement, et ensuite dans le pharynx, d'où il a pu facilement s'introduire dans les anfractuosités de la tonsille.

(1) Rud., *Hist. nat.*, t. II, p. 91.

(2) Mérat., *Dict. sc. méd.*, art. TRICHOCÉPHALE, p. 560.

dans la fièvre typhoïde, on les trouve ordinairement en plus grand nombre que dans d'autres maladies.

Le trichocéphale paraît exister dans toutes les contrées du globe; outre les observations précédentes qui prouvent sa fréquence en Allemagne et en France, nous citerons celles de Bellingham à Dublin, qui trouva dans les cadavres de vingt-neuf individus (hommes ou femmes), vingt-six fois le trichocéphale (1); celles de Cooper, chirurgien de Greenwich, qui le trouva onze fois, sur dix-sept sujets (2); celles du docteur Thibault qui, ayant examiné à Naples les cadavres de quatre-vingts individus morts du choléra ou d'autres maladies, constata chez tous la présence de ces vers (3). Pruner rapporte qu'en Syrie et en Égypte, le trichocéphale est extrêmement commun chez les enfants (4), et M. Leidy rapporte également qu'il est commun aux États-Unis chez les enfants des Anglo-Américains et des nègres (5).

Le mode de propagation du trichocéphale est analogue à celui de l'ascaride lombricoïde. Les œufs, expulsés avec les fèces, ne se développent que plusieurs mois après, dans les eaux qui les ont entraînés de la surface du sol; rapportés, sans doute, ensuite dans le tube digestif par les boissons, leur coque est dissoute par les sucs intestinaux, et l'embryon est rendu libre (6).

Les phénomènes ou les symptômes déterminés par la présence des trichocéphales dans le tube digestif sont tout à fait ignorés.

Un médecin connu pour avoir donné une édition des œuvres de Chopart, Félix-Pascal, dit, dans un mémoire sur les trichocéphales, que ces vers déterminent, lorsqu'ils sont très nombreux, les phénomènes pathologiques suivants : le pouls est petit, concentré, irrégulier, intermittent, la face rouge; les yeux sont saillants; il existe de la céphalagie, des pincements dans le bas-ventre, etc.; mais personne depuis n'a vérifié ces assertions. L'auteur rapporte l'observation d'une petite fille âgée de quatre ans, qui mourut avec des accidents

(1) O'B. Bellingham, *Dublin Journ.*, 1838, et *Arch. de méd.*, 3e série, t. II, p. 104.

(2) Cité par Curling, *Mem. infrà cit.*, p. 14.

(3) *Encyclographie des sc. méd.*, août 1837, *Soc. sav.*, p. 183 (cité par Curling).

(4) Pruner, *ouvr. cit.*, p. 244.

(5) Leidy, *Synops. cit.*, n° 142.

(6) C. Davaine, *Mém. cit.*

cérébraux et chez laquelle il trouva, à l'autopsie, une quantité prodigieuse de trichocéphales occupant le cæcum et le côlon (1).

On n'a possédé, jusqu'aujourd'hui, aucun signe qui pût faire diagnostiquer l'existence de ces animaux dans les intestins, car il n'est pas ordinaire de les voir dans les garderobes; cela n'arrive guère que chez des malades atteints de diarrhée grave ou de la dysenterie (2), mais l'examen microscopique des matières fécales rend le diagnostic facile et certain. Les œufs de ces vers se trouvent en grand nombre dans les matières évacuées (3).

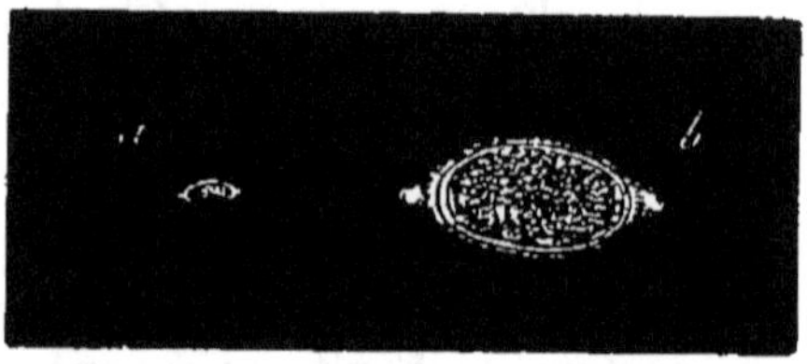

FIG. 5.— Œuf du trichocéphale. — *a*, grossi 70 fois; *b*, 340 fois.

SIXIÈME SECTION.

OXYURE VERMICULAIRE (*Synops.*, n° 55).

DÉNOMINATIONS :

Ἀσκαρὶς, Hippocrate, Aristote, Galien, Oribase, Ætius, etc.
Ascaris. Pierre de Abano, Cælius Aurelianus, Mercurialis, etc.
Parvus, Avicenne trad., P. de Abano. — *Gracilis*, P. de Abano.
Parvus gracilis, Sérapion. — *Parvus et rotundus*, Sillanus.
Parvus ac tenuis, Actuarius.
Curtus gracilis, Gordon. — *Curtus et rotundus*, Arnauld de Villeneuve.
Le petit et grêle, ascaride, Ambr. Paré.
Ascaris vermicularis, Linné. — *Ascaride vermiculaire*, Cuvier.
Oxyure vermiculaire, Bremser.
Noms usités en Allemagne: *Der Pfriemenschwanz*, *Kinderwurm*, *Mastdarmwurm*, *Madenwurm*, *die Arschmade*, *Darmschabe*. — En Hollande, *Aarsmade*. — Danemark, *Smaa spolorme*, *Boerneorm*. — Suède, *Barnmask*. — Angleterre, *Bots*, *maw-worm*, *small thread like worm*. — Italie, *Ascaride vermicolare*. — A Tumale (Afrique centrale), *Humdéjen*.

(1) *Observ. sur des vers trichocéphales*, par M. Pascal, médecin de l'Hôtel-Dieu de Brie-Comte-Robert (*Bull. Soc. méd.*, n° 3, p. 59 et suiv.).

(2) Bremser (*ouvr. cit.*, p. 445) dit n'en avoir observé qu'une fois dans les garderobes; c'était chez une petite fille de six ans qu'il traitait du ténia. Cette enfant avait à la fois le ténia, des lombrics, des oxyures et le trichocéphale.

M. le docteur Danet m'a remis des trichocéphales trouvés dans les garderobes d'une malade qui en rendait de temps en temps.

(3) Voyez pages 51, 52.

Les oxyures vermiculaires séjournent dans le gros intestin et principalement dans le rectum. Ordinairement ils en occupent la partie inférieure ; ils s'insinuent entre les replis de l'anus et se répandent même au dehors.

Ces vers existent généralement en nombre considérable, et se trouvent quelquefois agglomérés en masses assez volumineuses. Quoique expulsés par centaines spontanément ou par l'effet des remèdes, on les voit souvent, au bout de quelques jours, reparaître en très grand nombre.

Les enfants sont beaucoup plus sujets aux oxyures que les adultes ; toutefois l'on en est atteint à tout âge. On voit des vieillards qui en souffrent ou qui en ont souffert, à plusieurs reprises, depuis leur enfance.

On ne sait rien de précis touchant l'influence du régime sur le développement de ces vers ; celle des saisons est également fort peu certaine. Beaucoup d'auteurs disent les oxyures plus communs au printemps et en automne ; P. Frank dit qu'ils sont plus nombreux et plus animés aux approches du printemps que dans l'automne.

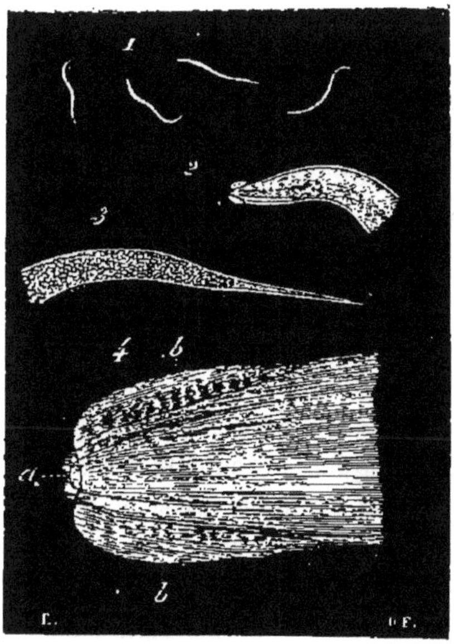

Fig. 6. — Oxyure vermiculaire. — 1. Individus de grandeur naturelle. — 2. Extrémité céphalique grossie. — 3. Extrémité caudale grossie. — 4. Tête fortement grossie ; *a*, bouche munie de trois lèvres ; *bb*, renflements latéraux.

Les oxyures existent dans toutes les contrées de l'Europe ; d'après Pruner, ils sont très communs chez les enfants en Syrie et en Égypte (1) ; ils existent en nombre considérable chez les Égyptiens, au dire de Bilharz : il n'est pas rare de trouver dans les cadavres qu'on ouvre au Caire, à la fois cent anchylostomes, vingt à quarante lombrics, dix à vingt trichocéphales, et quelques milliers d'oxyures agglomérés en pelotons (2). D'après Tutschek,

(1) Pruner, *ouvr. cit.*, p. 244.

(2) *Ein Beitrage zur Helminthographia humana aus brieflichen Mittheilungen der* Dr Bilharz in Cairo, *nebst Bemerkungen von prof. C. Th. v. Siebold* (*Zeitschrift für wissenschaftliche Zoologie*, vierter Band, p. 53. Leipzig, 1853).

ils existent à Tumale (Afrique centrale) (1), et d'après M. Leidy ils sont, chez les Anglo-Américains, les plus communs de tous les vers (2).

La présence des oxyures se décèle par des phénomènes pathologiques plus fréquemment, peut-être, que celle d'aucun autre ver. Ces entozoaires causent ordinairement dans le rectum une irritation sourde, des douleurs lancinantes, du ténesme, et à l'anus un prurit vif, intolérable, qui se propage quelquefois jusqu'aux organes génito-urinaires. Ces phénomènes s'exaspèrent à certaines heures qui varient suivant les individus ou, peut-être, suivant l'époque des repas. Ordinairement les malades sont vivement tourmentés aux approches de la nuit, et principalement lorsqu'ils viennent de se mettre au lit. Il y a dans le retour de ces douleurs une périodicité si constante, dans quelques cas, qu'on ne peut, suivant Lallemand, l'expliquer que par le retour périodique des phénomènes digestifs qui se terminent dans la dernière partie du gros intestin (3).

Chez un jeune malade observé par M. Cruveilhier, ces retours étaient tellement réguliers que ce savant praticien crut avoir affaire à une affection intermittente. Voici le fait :

« J'ai donné mes soins à un enfant de neuf à dix ans qui était réveillé toutes les nuits à la même heure par des douleurs intolérables à la région de l'anus ; ce malheureux enfant poussait des cris, se comprimait le fondement et se traînait dans l'appartement. La périodicité de ces douleurs me fit d'abord penser à une fièvre intermittente : je lui administrai le sulfate de quinine en potion, puis en lavements, mais sans effet. J'eus l'idée que ces douleurs périodiques pouvaient tenir à des oxyures ; je priai de m'envoyer chercher à l'heure de la douleur ; j'examinai l'anus et je trouvai au fond des plis plusieurs de ces petits animaux qui s'agitaient avec beaucoup de vivacité. Un peu d'onguent gris posé sur l'anus pendant plusieurs jours, enleva les douleurs avec la cause. Quelques années après, les douleurs s'étant reproduites, le même moyen les dissipa immédiatement (4). »

(1) *Teste Djalo Djondan arc apud Tutschek* (Diesing).

(2) Leidy, *Synopsis cité*, n° 107.

(3) Malgré tout mon respect pour l'illustre professeur, je suis peu disposé à partager cette opinion, par la considération que les heures des repas varient suivant les provinces, et que partout on a signalé l'existence des démangeaisons aux approches de la nuit.

(4) Cruveilhier, art. ENTOZOAIRES, cité p. 337.

Le fait suivant est rapporté par Bianchi dans son *Historia hepatica :*

« Un de mes amis, âgé de trente ans, souffre depuis longtemps des ascarides (oxyures), mais seulement d'une manière périodique. Chaque jour, à neuf heures du soir, une multitude de ces vers accumulés au-dessus de l'anus, lui causent pendant une heure entière, c'est-à-dire jusqu'à dix heures, une titillation si fâcheuse que pendant tout ce temps il ne peut vaquer à aucune affaire. A toute autre heure, il est parfaitement en repos. Ce phénomène existe constamment à toutes les époques de l'année. » Bianchi, rapportant de nouveau ce fait longtemps après, ajoute que le malade, alors d'un âge avancé, souffrait encore quelquefois, mais très rarement de ces oxyures (1).

Chez les individus atteints d'un certain nombre d'oxyures, les selles sont ordinairement faciles, molles, fétides, enveloppées de mucosités épaisses et teintes quelquefois de stries de sang. Chez ces malades, la diarrhée est fréquente; souvent, ils sont tristes et abattus.

Il est, en général, facile de s'assurer par l'inspection des parties que les démangeaisons et les douleurs du rectum et de l'anus tiennent à la présence des oxyures. On trouve fréquemment quelques-uns de ces vers entre les replis du sphincter ou dans les environs; il en sort aussi de temps en temps avec les matières fécales.

L'examen de la marge de l'anus ne fait reconnaître aucune affection cutanée dans le voisinage, mais la membrane muqueuse qui tapisse le sphincter est injectée, rouge, gonflée, enduite d'un mucus épais et quelquefois sanguinolent. Elle est parsemée d'une multitude de petits points rouges qui, suivant Lallemand, sont dus ainsi que la démangeaison, aux piqûres produites par la queue des oxyures.

Quoique l'examen de la marge de l'anus et celui des matières fécales suffisent généralement pour faire constater l'existence des oxyures, il arrive quelquefois que ces vers échappent à l'inspection; dans ces cas, leur existence peut être mise en évidence par l'administration de vermifuges continuée pendant plusieurs jours, ou par celle de lavements froids.

Outre les phénomènes locaux, qui sont les symptômes les plus ordinaires de la présence des oxyures dans le rectum, ces vers occa-

(1) Bianchi, *ouvr. cit.*, p. 256.

sionnent encore des phénomènes ou plutôt des affections sympathiques plus ou moins graves. Nous ne parlons pas des attaques convulsives, de la chorée, de l'épilepsie, de la catalepsie, etc., qui peuvent être produites par les oxyures aussi bien que par le ténia ou par l'ascaride lombricoïde, et dont nous avons cité des exemples (voyez p. 53); nous voulons parler des désordres graves que ces vers produisent chez quelques individus, dans les fonctions des organes génitaux.

Plusieurs observateurs ont fait mention de l'excitation que les oxyures, bien que renfermés dans le rectum, occasionnent dans les organes sexuels, excitation qui peut être portée au point de faire naître, même chez des hommes d'un certain âge, l'habitude de la masturbation. Wichmann rapporte un fait de ce genre, et le traducteur du *Traité des vers* de Bremser, dit en avoir vu trois exemples chez des hommes âgés de dix-huit, vingt, et quarante ans (1). Mais c'est surtout dans le jeune âge que l'on voit les oxyures produire cette funeste habitude; en effet, les démangeaisons et les élancements que ces vers, si communs chez les enfants, occasionnent à l'anus et dans le rectum se propagent jusque dans les parties génitales, provoquant des érections plus ou moins fréquentes et persistantes, des sensations incommodes ou douloureuses dont ces petits malheureux cherchent à se soulager par des attouchements pernicieux. Alors la masturbation s'établit, quoique les parties sexuelles ne soient pas encore développées. Elle s'établit aussi de la même façon chez les adultes qui n'ont point la force de résister à des excitations dont ils ne comprennent pas toujours tout le danger; ces derniers peuvent encore, sous l'empire de ces excitations, se livrer à des actes vénériens excessifs et sans proportion avec leurs besoins et leur puissance; de là résultent bientôt des conséquences graves pour leur santé.

Enfin, l'irritation consécutive à la présence des oxyures dans le rectum produit quelquefois des pertes séminales involontaires: Lallemand en rapporte plusieurs exemples dans son célèbre ouvrage sur les pertes séminales (2). Ces pertes involontaires, souvent méconnues, peuvent devenir assez fréquentes pour altérer profondément la santé de l'individu qui en est affecté, et entraîner tout leur triste

(1) Bremser, *ouvr. cit.*, p. 356, note.

(2) Lallemand, *Des pertes séminales involontaires*. Paris, 1842, t. III.

cortége d'accidents et de misères. L'état de ces tabescents a quelque chose de particulier dont il importe de parler :

« Les malades dont les pertes séminales sont provoquées par les ascarides, a dit le célèbre professeur de Montpellier, conservent seuls des érections, des rêves érotiques, et des désirs vénériens dans les dernières périodes de la maladie, quelles que soient la faiblesse et l'altération de l'économie ; mais tous ces phénomènes ont quelque chose de bizarre et d'irrégulier, qui ne permet pas de les confondre avec ceux qu'on observe à l'état normal. Les érections sont énergiques, opiniâtres pendant la nuit ; elles reviennent même souvent dans la journée d'une manière importune, dès que le corps est en repos, quoique l'imagination ne soit occupée d'aucune idée lascive, mais elles ne reparaissent pas, du moins avec la même énergie, lorsque ces malades le désireraient le plus ardemment. Ainsi, malgré cette espèce de satyriasis, ils sont réellement impuissants... D'un autre côté, si les rêves de ces malades ont rapport à la génération, ils sont sales et dégoutants plutôt qu'agréables. Ils rappellent souvent des accouplements d'animaux qui ont été remarqués pendant la veille, ou des rapports monstrueux, impossibles, des scènes de pédérastie, de bestialité, etc., et c'est au milieu de ces images repoussantes qu'ont lieu les pollutions nocturnes.

» Pendant la veille, l'attention de ces malades, leurs pensées habituelles, leurs préoccupations involontaires ne sont tournées que vers des objets de même nature... J'ai toujours vu ces tabescents affligés de la direction involontaire de leurs idées sans pouvoir les maîtriser tant qu'ils étaient tourmentés par des ascarides ; ils ne m'ont plus parlé de rien de semblable dès qu'ils en ont été délivrés (1).

» Un autre symptôme remarquable, c'est la fréquence d'élancements douloureux qui partent de la base de la verge pour se terminer à l'extrémité du gland, semblables à des coups de canif, entremêlés d'une espèce de rongement continuel vers la fosse naviculaire. Ces sensations ont de l'analogie avec celles que produit la présence d'une pierre dans la vessie, et elles poussent aussi le malade à se tirailler le prépuce pour les faire cesser ou du moins pour en diminuer l'importunité.

» Il est clair que ces sensations ne peuvent être provoquées que par la piqûre de la partie du rectum qui tapisse la prostate et la portion membraneuse de l'urèthre. Je n'ai pas besoin de dire que les

(1) Lallemand, *ouvr. cit.*, t. III, p. 116.

pollutions nocturnes et diurnes sont dues à la même cause, dont l'action s'étend aux vésicules séminales.

« J'ai parlé ailleurs des érections importunes, des rêves érotiques, des désirs vénériens qui persistent chez les tabescents malgré l'affaiblissement général de l'économie, le trouble de toutes les fonctions et même la perte de la virilité. Ces phénomènes ne peuvent se concilier que par l'action des ascarides ; aussi n'existent-ils simultanément que dans les cas où les pertes séminales sont entretenues par les oxyures ; leur rapprochement doit donc faire soupçonner aux praticiens l'existence de ces parasites (1). »

Lallemand rapporte sept observations de pertes séminales produites par la présence des ascarides dans le rectum. Dans la plupart des cas, les pertes existaient depuis plusieurs années et avaient produit sur l'état physique et moral des malades des effets désastreux. Tous ont été guéris par un traitement dirigé contre les oxyures. Ces faits et les réflexions du célèbre professeur qui les rapporte sont d'un haut intérêt ; leur étendue ne nous permet pas de les donner ici.

Oxyures erratiques. — Le séjour des oxyures dans la partie inférieure du tube digestif, explique comment ces entozoaires ne sont jamais rejetés par le vomissement, et comment ils ne se montrent point *erratiquement* dans les organes où nous avons vu pénétrer l'ascaride lombricoïde. Les oxyures remontent rarement jusqu'au cæcum et bien plus rarement encore dans la partie du tube digestif supérieure à cet organe.

Le fait de Brera qui dit avoir trouvé plusieurs masses de ces vers dans l'œsophage d'une femme morte d'une fièvre lente nerveuse, a été généralement révoqué en doute par les helminthologistes (2).

P. Frank rapporte plusieurs faits semblables : « Une société médicale d'Angleterre, dit-il, parle d'un malade qui en rejeta une grande quantité par le vomissement. Un enfant nous présenta, à Vienne en 1802, un cas absolument semblable ; chez un autre enfant du même âge, qui venait de succomber à une violente cardialgie, nous trouvâmes le ventricule rempli de cette espèce de vers ; ils étaient encore adhérents aux parois de ce viscère ; nous déposâmes la pièce anatomique au muséum de Vienne (3). »

Des faits aussi exceptionnels demanderaient, pour se faire accepter,

(1) Lallemand, *ouvr. cit.*, t. III, p. 247.

(2) *Malad. verm. cit.*, p. 45.

(3) P. Frank, *ouvr. cit.*, t. V, p. 347.

une description détaillée des entozoaires ; car on sera toujours disposé à croire que l'observateur s'est trompé non seulement sur l'espèce, mais même sur la nature de ces vers.

Quant aux parties voisines de l'extrémité inférieure du tube digestif, elles sont, au contraire, assez fréquemment visitées par les oxyures. Ces vers sortent de l'anus et se répandent quelquefois sur le périnée et les cuisses. Chez les femmes et surtout chez les petites filles, ils pénètrent dans la vulve et remontent dans le vagin.

Les oxyures qui ont pénétré dans la vulve ou le vagin y déterminent un prurit violent, une inflammation vive, un écoulement leucorrhéique opiniâtre, accompagnés de rougeur et d'excoriations du clitoris et des petites lèvres. Par suite des démangeaisons irrésistibles qu'ils occasionnent, ils conduisent les malades à des habitudes pernicieuses. On a même vu, sous l'influence de la titillation de ces entozoaires, survenir des accès très intenses de nymphomanie.

D'après quelques observateurs, les oxyures pourraient encore s'introduire et vivre dans l'utérus et dans la vessie ; mais les faits qu'on rapporte sont peu vraisemblables ; nous en parlerons à propos des vers des voies urinaires et de ceux des organes de la génération.

Enfin l'on a rapporté à des oxyures des vers d'un autre genre ou des animaux qui n'étaient peut-être pas des vers ; tels sont ces prétendus oxyures de l'estomac de l'homme qui auraient été observés par *Wulf*, et qui sont des vers de l'estomac du chien observés par Wolff (1) ; tels sont encore ces vers *semblables à ceux du fromage* que Bianchi dit avoir été trouvés dans le cerveau d'un jeune homme (2) et dont quelques auteurs ont fait des oxyures.

SEPTIÈME SECTION.

TRAITEMENT DES ENTOZOAIRES INTESTINAUX DE L'HOMME.

Les moyens de combattre les vers sont préventifs ou curatifs :

A. La connaissance du mode ou des différents modes de propagation des entozoaires peut seule fournir les moyens de nous préserver

(1) Voyez *Tubercules vermineux*.

(2) Bianchi, *op. cit.*, p. 346. — Ces *vers* étaient probablement des larves de mouche.

de leurs atteintes. Les progrès récents de l'helminthologie, en dissipant pour quelques-uns de ces parasites l'obscurité profonde qui couvrait leur origine, nous permettront de donner quelques préceptes à cet égard.

L'ignorance où nous sommes encore du mode de transmission du bothriocéphale s'étend nécessairement aux moyens de prévenir son invasion. Il n'en est pas de même du ténia; on connaît du moins l'une des conditions de sa propagation, et l'on ne peut douter que la cuisson des viandes ne soit la cause de la rareté de cet entozoaire chez les peuples de l'Europe.

L'ascaride lombricoïde et le trichocéphale se développent en dehors de l'homme, dans les eaux qui croupissent ou qui coulent dans le voisinage des habitations; c'est avec ces eaux que les œufs déjà développés sont portés dans l'intestin; on préviendra donc l'invasion de ces vers par l'usage de boissons extraites des fruits, comme le vin ou le cidre, ou préparées à une haute température, comme la bière et le thé, par la cuisson des mets, des potages, etc., par l'usage domestique d'eau filtrée ou, tout au moins, puisée dans les grands cours d'eau, dans les puits artésiens, dans les sources vives, et enfin par des habitudes de propreté, qui font souvent défaut chez les habitants des campagnes, et surtout chez les enfants.

L'introduction des larves du lombric ou du trichocéphale dans l'économie humaine est purement accidentelle; leur développement chez l'homme est donc un simple accident. Les théories anciennes relatives à la génération de ces vers, la cachexie vermineuse, l'état helminthiasique ne sont que des rêveries dont les inductions ne doivent plus nous occuper. Bientôt personne ne cherchera plus dans un état particulier des humeurs, dans les saburres des premières voies, la cause de l'ascaride lombricoïde, et ne prescrira plus, pour prévenir son invasion, l'évacuation de ces saburres par des vomitifs ou des purgatifs fréquemment répétés; personne ne verra dans l'usage des fruits, du laitage, des aliments farineux, une condition de son existence.

Il se peut que certains états de l'économie favorisent le développement des entozoaires; sous ce rapport, il en est, sans doute, des parasites internes comme des parasites externes, et l'on sait, en effet, que les femmes et les enfants sont plus souvent atteints de vers que les hommes et les adultes; mais, comme l'on ne voit point l'acare de la gale ou les *pediculi* envahir l'homme qui se tient éloigné du contact de ces parasites, de même l'on ne verra point les vers se propager chez les individus qui se mettront à l'abri des conditions qui les propagent. Toutefois, ces considérations ne sont probablement point applicables à l'oxyure qui se reproduit dans l'intestin même. Sa présence paraît, dans quelques cas, entretenue par une disposition particulière de l'économie; on a cité bien des faits qui le prouvent; nous en connaissons plusieurs, et particulièrement celui d'un homme, âgé de près de soixante et dix ans, qui, depuis l'âge de six ans, est forcé de se purger fréquemment, tous les mois même, pour se débarrasser de ces hôtes incommodes et sans cesse renaissants.

B. La thérapeutique des entozoaires intestinaux doit varier suivant l'espèce du ver et la portion de l'intestin qu'elle habite, suivant l'âge et l'état de santé de l'individu affecté.

Les médicaments anthelminthiques se comportent soit comme excitants des sécrétions et des mouvements de l'intestin à la faveur desquels les entozoaires sont expulsés, soit comme agents toxiques à l'égard de ces animaux. Généralement tout anthelminthique agit sur plusieurs des espèces qui habitent le tube digestif, mais il en est qui possèdent une action plus marquée sur tel ou tel ver.

Les vermifuges peuvent être administrés de plusieurs manières qui, suivant les circonstances, recevront une indication particulière.

Dans le plus grand nombre des cas, ces médicaments doivent être administrés par la bouche; ils arrivent ainsi plus directement sur les vers qui se trouvent accidentellement dans l'estomac ou sur ceux qui habitent l'intestin grêle et même le cæcum. Pour les vers qui séjournent dans le gros intestin, les anthelminthiques auront plus d'action administrés en lavement.

Chez les petits enfants, chez ceux qui, par suite d'une affection intestinale, ne supporteraient pas les vermifuges à l'intérieur, on trouvera quelque avantage à les appliquer extérieurement, soit en fomentations, soit en onctions sur le ventre, soit en bains. Les anthelminthiques qui peuvent être administrés ainsi, sont : la santonine, la tanaisie, l'absinthe, le camphre, etc.

Dans certains cas, comme ressource extrême, on pourrait injecter le médicament dans les veines. Nous avons rapporté l'observation d'une femme qui, ne pouvant prendre aucun remède et sur le point de périr, évacua un grand nombre de lombrics par l'effet d'une solution de tartre stibié injectée dans la veine médiane, et qui fut ainsi rendue à la santé (voy. p. 132, cas Ier).

Lorsqu'il existe une maladie grave de l'intestin, lorsque l'économie est profondément altérée et que les vers ne sont point la cause de cet état, il faut s'abstenir de toute médication anthelminthique; cependant, il sera souvent difficile de déterminer si la présence des vers ne prend point une certaine part dans la production des phénomènes observés, si elle n'est point une complication fâcheuse. Nous avons vu que, dans certaines épidémies de dysenterie, la guérison était plus facile et plus prompte après l'évacuation des lombrics; aussi ne faudrait-il point poser l'abstention en règle générale : des tentatives faites avec circonspection, l'administration de vermifuges dépourvus d'action irritante ou purgative, leur application extérieure seront toujours très justifiables et seront quelquefois utiles. Enfin, il faut encore, après l'expulsion des vers, remédier aux désordres qui auraient persisté surtout dans les fonctions du système nerveux, rétablir les forces et la constitution, lorsqu'il y a lieu.

§ I. — Cestoïdes.

On se sert aujourd'hui, contre les vers cestoïdes, d'un petit nombre de médicaments; on leur en associe quelquefois d'autres plus ou moins actifs, ou l'on fait subir au malade quelque préparation particulière, ce qui constitue telle ou telle méthode de traitement.

Les médicaments les plus usités sont la fougère mâle, l'écorce de la racine de grenadier et le cousso.

Ces remèdes ont été employés presque indifféremment contre les deux vers cestoïdes de l'homme; toutefois la fougère mâle parait avoir contre le ténia solium une action moins certaine que d'autres vermifuges (1).

Il importe, après l'administration du remède, de s'assurer si le ténia ou le bothriocéphale a été expulsé complétement; il faut donc faire recueillir toutes les évacuations du malade et les examiner avec soin. On accordait autrefois, et avec raison, beaucoup d'attention à l'expulsion de la tête du ténia; en effet, comme ce ver vit ordinairement solitaire, la tête étant sortie, la guérison, dans la plupart des cas, est certaine. Peut-être aujourd'hui ne doit-on plus attacher la

(1) Odier (de Genève) dit que la fougère mâle, administrée suivant sa méthode, ne manque jamais et fait presque toujours rendre le bothriocéphale par peloton sans aucun inconvénient... Ce remède ne réussit qu'imparfaitement pour l'expulsion du ténia solium (*ouvr. cit.*, p. 223). D'un autre côté, P. Frank dit : « Le bothriocéphale oppose souvent une résistance opiniâtre aux remèdes qui chassent ordinairement le ténia solium. » (*Ouvr. cit.*, t. V, p. 382.)

même importance à cette expulsion par la raison qu'autrefois on employait le plus souvent contre le ténia des purgatifs plus ou moins énergiques qui le chassaient, mais ne le tuaient point, tandis que les remèdes que l'on administre généralement aujourd'hui, sont des substances toxiques pour le ver solitaire, et lors même que la tête fixée à la paroi de l'intestin ne s'en détache pas et n'est point expulsée avec le reste du ver, il peut se faire qu'elle périsse et que la guérison s'ensuive; aussi Bremser a-t-il pu dire : « Parmi plusieurs centaines de personnes tourmentées par ce ver, et traitées par moi, il n'y en pas une seule qui ait vu sortir la tête de son ténia, et cependant je puis assurer que quatre-vingt-dix-neuf sur cent se trouvent guéries (1). »

Il est toujours avantageux de constater l'expulsion de la tête (2), c'est une sécurité pour le malade, et c'est, pour le médecin, une indication de cesser tout remède; mais il faut savoir aussi que la guérison peut se faire sans que la tête ait été amenée au dehors, et qu'il est bon de cesser le traitement, momentanément au moins, lorsque l'on a fait quelques tentatives inutiles et fatigantes; dans ce cas, il vaut mieux attendre, avant de reprendre le traitement, que la réapparition des symptômes ou l'expulsion des anneaux du ténia viennent donner la certitude que ce ver existe encore. Au reste, lorsque la plus grande partie du ver est sortie et que la tête ne possède plus qu'un appendice de quelques centimètres de longueur, on ferait souvent pour l'expulser des tentatives infructueuses. Plusieurs médecins ont signalé l'insuffisance de tous les traitements dans ces cas, et la facilité plus grande de chasser le ténia lorsque l'on observe l'émission des cucurbitins (3); de là le précepte d'attendre

(1) Bremser, *ouvr. cit.*, p. 196.

(2) « Il arrive dans beaucoup de cas que le ténia se rompt dans le voisinage de la tête, et alors elle devient très difficile à découvrir dans les matières fécales. La meilleure manière pour atteindre ce but est la suivante : on fait verser de l'eau tiède en petite quantité sur les déjections, afin de les faire ramollir; quelques moments après, on laisse découler avec précaution tout ce qu'il y a de liquide; on répète ensuite cette opération jusqu'à ce que le ver et ses parties détachées restent seules au fond du vase. Je me suis procuré de cette manière la tête d'un ténia qui se trouvait jointe à un morceau d'un pouce de long seulement. » (Bremser, p. 196).

(3) Ce fait, qui, au premier abord, paraît singulier, peut s'expliquer d'une manière assez satisfaisante : La tête du ténia, fortement implantée dans la membrane muqueuse de l'intestin, ne s'en détache que par une forte traction; après l'administration d'un anthelminthique, cette traction s'opère sur le corps du ténia par les mouvements péristaltiques de l'intestin qui le chassent vers le bas. Plus le corps offre un grand volume, plus il donne de prise aux contractions intestinales;

l'apparition, dans les garderobes, de fragments ou des anneaux du cestoïde avant de recourir à un nouveau traitement (1).

Après l'expulsion complète du ténia ou du bothriocéphale, quelques malades restent cependant nerveux, impressionnables, sujets encore à des phénomènes semblables à ceux que leur faisait éprouver le ver cestoïde; leur santé ne redevient pas aussi bonne qu'elle était avant l'invasion de cet entozoaire; ce qui leur fait croire qu'ils en sont encore atteints. Ils sont portés à continuer l'usage de médicaments actuellement intempestifs et nuisibles. Le médecin doit s'attacher alors à combattre par des remèdes appropriés les accidents qui persistent, et surtout à rassurer l'esprit du malade. (Voir, pour le mode d'administration des anthelminthiques, l'appendice au traitement.)

§ II. — **Ascarides lombricoïdes.**

Les principaux médicaments employés contre l'ascaride lombricoïde sont la mousse de Corse, le semen contra, la santonine, le calomel. Ces médicaments doivent être donnés pendant plusieurs jours de suite; on favorise l'action des premiers par l'administration de quelque purgatif.

Après plusieurs jours de l'usage des anthelminthiques, l'examen microscopique des matières fécales pourra faire reconnaître si les lombrics ont été tous expulsés, et s'il faut continuer ou cesser les remèdes. Il n'y a pas à craindre que de nouveaux lombrics reparaissent par suite d'une disposition particulière de l'économie, si le malade a été mis à l'abri des conditions de transmission que nous avons signalées. L'usage indéfiniment prolongé des anthelminthiques pour prévenir une récidive, serait inutile et pourrait devenir nuisible (2).

mais s'il est réduit à un mince filet de quelques centimètres de longueur seulement, l'intestin n'a plus sur lui aucune action. On pourrait objecter à cette explication qu'un purgatif devrait produire le même effet; mais un anthelminthique agit encore sur la vitalité du ver qui, malade et quelquefois mourant, résiste moins aux forces qui le sollicitent.

(1) Gomez est, à ma connaissance, le premier auteur qui ait donné ce précepte à l'égard du ténia; Odier (de Genève) l'avait donné antérieurement à l'égard du botriocéphale. Ce dernier auteur supposait qu'à certaines époques le ver est malade, que son irritabilité est alors augmentée, ce qui se manifeste par sa rupture et l'expulsion de ses fragments, et c'est à ce moment, suivant lui, que les remèdes agissent.

(2) C'est d'après la croyance à la génération spontanée des vers que Requin écrivait de nos jours, à propos du traitement de l'ascaride lombricoïde : « On peut au besoin faire des anthelminthiques un usage quotidien pendant des mois, des années entières... pour prévenir la reproduction de *l'helminthiase* (lombricoïdienne), et détruire ce qu'on peut appeler, chez certains sujets, la disposition vermineuse

Dans les cas où les malades ne peuvent se soustraire complétement aux causes de l'invasion des lombrics, il faut attendre, avant de recourir à un traitement nouveau, de nouveaux indices de la présence de ces entozoaires dans l'intestin.

§ III. — Trichocéphale dispar.

On s'est peu occupé du traitement du trichocéphale ; l'incertitude de l'existence de ce ver dans le tube intestinal ne permettait aucune indication, soit sur l'opportunité d'un traitement, soit sur le résultat qu'on en eût obtenu ; cet entozoaire passe d'ailleurs pour être inoffensif. Aujourd'hui qu'il est très facile de reconnaître la présence ou l'absence du trichocéphale, peut-être trouvera-t-on que l'existence de ce ver n'est pas tout à fait et toujours sans inconvénient ; on peut, par l'inspection microscopique des matières évacuées, s'assurer de l'efficacité des remèdes employés pour obtenir l'expulsion de cet entozoaire.

Les vermifuges proposés contre le trichocéphale sont ceux de l'ascaride lombricoïde. Rœderer et Wagler ont remarqué que le *mercure cru*, trituré avec du sucre, était le meilleur anthelminthique. Dans l'épidémie qu'ils observèrent, ils employèrent aussi avec succès les préparations de camphre, « mais, lorsque la fièvre était développée, il fallait bien se garder, disent-ils, d'employer les mercuriaux ; les malades ne supportaient pas impunément leur usage qui amenait une prostration des forces marquée, et la maladie ainsi que la fièvre s'exaspéraient évidemment (1). »

§ IV. — Oxyure.

Le traitement de l'oxyure consiste dans l'administration des vermifuges conseillés contre les autres vers nématoïdes et de purgatifs ; mais ces moyens seraient insuffisants dans la plupart des cas, si l'on n'attaquait en même temps l'entozoaire du rectum par des moyens plus directs, tels que des lavements d'eau froide, salée, vinaigrée, ou bien additionnée d'huile empyreumatique, d'huile camphrée, etc., ou des lavements d'une décoction de plantes fétides, comme l'ail, l'absinthe, etc. On éloigne ces vers pour quelque temps de l'anus, et l'on fait cesser les démangeaisons par l'application locale d'une pommade mercurielle, par une injection d'huile d'olive ou d'amandes douces.

de la constitution ; il faut que la viande entre pour une large part dans le régime alimentaire, etc. » (*Ouvr. cit.*, p. 215, 216.) Certes, s'il eût connu le mode de génération et de transmission de l'ascaride lombricoïde, Requin n'eût point donné de semblables préceptes.

(1) Rœderer et Wagler, *ouvr. cit.*, p. 302.

Lallemand conseille, comme l'un des meilleurs moyens, les injections ou les douches ascendantes d'eau sulfureuse naturelle.

Le traitement doit être continué longtemps, quinze jours, un mois, et même plus, car il importe de fairè disparaître tous les oxyures à mesure qu'ils sortent des œufs qui, vraisemblablement, sont déposés dans l'épaisseur de la membrane muqueuse intestinale, ou dans le mucus qui la revêt. Malgré des soins persévérants, on n'atteint pas toujours ce but, et certains malades sont réduits à prendre de temps en temps quelque purgatif pour se débarrasser momentanément de ces hôtes devenus trop nombreux et trop incommodes.

DEUXIÈME DIVISION.

VERS DES VOIES DIGESTIVES CHEZ LES ANIMAUX DOMESTIQUES.

Chez les animaux domestiques comme chez l'homme, les vers des voies digestives ont été connus avant ceux des autres organes.

Aristote n'ignorait pas que le chien en est quelquefois atteint; il dit, en effet, que cet animal, infesté de vers, mange le froment en herbe (τοὺ σίτου τὸ λήϊον) (1).

Columelle a parlé des vers du veau (ascarides lombricoïdes ?) et du cheval (2).

Galien dit que les vers ne naissent pas chez l'homme seulement; il signale l'existence fréquente des oxyures, celle des lombrics et celle plus rare du ténia chez le cheval (3).

Végèce signale aussi l'existence de lombrics et celle d'autres vers (tineolas) chez les chevaux (4).

Jusqu'à l'époque de Redi (1684), quelques auteurs encore, de loin en loin, ont parlé des entozoaires intestinaux chez les animaux domestiques: Spigel a vu le ténia du cheval, du chien et du bœuf (5), mais, généralement, tous ces auteurs ne font qu'une simple mention de l'existence des vers qu'ils ont observés.

(1) Aristote, *Hist. anim. cit.*, lib. IX, § 103, p. 1025.

(2) Lucius Junius Moderatus Columella, *De re rustica*. — *Vers chez le veau*, lib. VI, cap. XXV, p. 630. — *Chez les chevaux*, lib. VI, cap. XXX, p. 633 (Rud.).

(3) Galien, *ouvr. cit.*, t. III, in aph., Hipp., Comment., III, aph. 26, p. 49.

(4) Publius Vegetius, *Mulomedicinæ*, lib. I, cap. XLIV, LII.

(5) Spigel, *De lumb. lat. cit.*, p. 10.

C'est à Redi que l'on doit les premières observations suivies sur les entozoaires des animaux; c'est depuis son époque que ces entozoaires ont appelé l'attention des savants, et c'est à leur étude que l'helminthologie a dû ses progrès (1). Avant l'apparition de l'ouvrage de Redi toutefois, Ed. Tyson avait publié ses recherches sur le *ver plat*, dans lesquelles se trouve décrite la tête du ténia du chien ; celle du ténia de l'homme était encore inconnue (2).

En 1712, Vallisneri eut l'occasion de voir fréquemment l'ascaride lombricoïde chez des veaux; on sait que ce ver est extrêmement rare dans l'espèce bovine en France et en Allemagne; il paraît s'être montré épizootiquement dans la contrée qu'habitait Vallisneri (Padoue). Les lombrics étaient accumulés en grand nombre dans les intestins des jeunes veaux qui en mouraient quelquefois; leur chair contractait une odeur forte et nauséabonde (3).

Chabert, le premier (4), considéra les entozoaires intestinaux au point de vue de la pathologie. Les nombreuses recherches faites dans le siècle dernier sur ces animaux parasites, ne l'avaient été qu'au point de vue de l'histoire naturelle; le célèbre vétérinaire s'occupa des désordres que les entozoaires occasionnent chez les animaux domestiques, et de leur traitement (5).

Dans son traité *ex professo*, Chabert n'a pas suffisamment exposé les caractères zoologiques des vers dont il a parlé, ce qui rend quelquefois pour nous leur détermination difficile ; en outre, il a confondu plusieurs espèces ensemble, et même plusieurs genres: il rapporta les diverses espèces de ténias des animaux domestiques *au ver solitaire de l'homme ;* il confondit, sous le nom de *crinons*, la filaire du cheval, divers strongles, les sclérostomes et le spiroptère mégastome; sous le nom de *strongle*, l'ascaride lombricoïde, mégalocéphale, etc., le strongle géant; sous le nom d'*ascarides*, le *dochmie trigonocéphale* (?) du chien avec les oxyures de divers animaux.

(1) Francesco Redi, *Osservazioni intorno agli animali viventi che si trovano negli animali viventi*. Firenze, 1684.

(2) Edw. Tyson, *Lumbricus latus, or a discourse of the jointed worm*, in *Philosoph. Transact.*, 1683, p. 113, 141, tab. II, et Leclerc. *op. cit.*, p. 37.

(3) Antoine Vallisneri, *Nuove osservazioni... intorno all' ovaja scoperta ne' vermi tondi dell' uomo e de' vitelli*. Padoue, 1713, et Leclerc, *op. cit.*, p. 222.

(4) Bourgelat avait déjà publié un mémoire sur les vers du cheval (1760), mais il n'y est guère question que de larves d'œstre trouvées dans les sinus frontaux et dans l'estomac.

(5) Chabert, *Traité des maladies vermineuses dans les animaux*. Paris, 1782, in-8. Paris, 1787, 2e édit.

L'ouvrage de Chabert est le seul qui ait encore été publié en France sur les maladies vermineuses des animaux domestiques. Les articles relatifs aux entozoaires des *intestins* qui se trouvent dans les ouvrages, même les plus récents, de médecine vétérinaire, ne sont, en général, qu'une reproduction plus ou moins textuelle puisée dans le traité de ce célèbre vétérinaire.

Les animaux domestiques sont atteints de vers intestinaux non moins fréquemment que l'homme. Le cheval, le mouton, le chien, le chat et le porc en sont fort souvent affectés; l'âne, le mulet en ont plus rarement, et plus rarement encore la chèvre et le bœuf. Les oiseaux de basse-cour sont peut-être plus fréquemment atteints des vers du tube digestif; l'oie, le canard, la poule en ont presque constamment, le dindon moins peut-être, et le pigeon plus rarement que les autres.

Suivant qu'on observera les animaux dans une contrée différente, ou bien suivant qu'ils seront soumis au régime de l'étable, des pâturages, etc., leur disposition aux entozoaires paraîtra sans doute variable; on observera encore des variations, quant aux espèces dont ils seront atteints; l'âge aussi peut apporter sous ce rapport quelques modifications.

Considérés en général, les entozoaires des voies digestives existent chez des animaux jeunes ou vieux, sains ou malades; ils existent quelquefois en quantité considérable, néanmoins il est très rare qu'on observe des affections que l'on puisse véritablement leur attribuer. Le cheval, le porc, le chien et le mouton sont peut-être les seuls chez lesquels on ait observé des phénomènes pathologiques déterminés par la présence des vers dans le tube digestif.

Les animaux mal nourris, mal soignés, appartenant à des gens pauvres, paissant dans des prés marécageux, humides, ceux qui sont affaiblis par quelque maladie chronique, sont plus sujets que les autres aux entozoaires intestinaux; le nombre quelquefois prodigieux de leurs vers, ne paraît généralement pas aggraver leurs maladies ou en faire naître d'autres. Si ces animaux sont placés dans des conditions hygiéniques plus favorables, si leur nourriture est améliorée, si la maladie dont ils sont atteints se guérit, si les chevaux, par exemple, qui paissent une herbe aqueuse et sans suc sont ramenés à l'écurie et soumis à un régime sec et substantiel, les vers dont leurs intestins étaient remplis diminuent de nombre et disparaissent peu à peu.

Quant aux oiseaux domestiques, les vers nématoïdes et les ténias surtout existent souvent en nombre considérable dans leur tube digestif sans occasionner le moindre désordre dans leur santé, car on trouve ces oiseaux, dont l'intestin est farci de vers, très sains et très gras.

L'analogie seule peut nous donner quelques idées sur les sensations des animaux, aussi les phénomènes de douleur que les vers leur occasionnent, doivent-ils souvent nous échapper ou nous laisser fort incertains sur la cause qui les produit ; nous nous abstiendrons donc de décrire minutieusement, comme l'ont fait plusieurs auteurs de médecine vétérinaire, les douleurs colliquatives plus ou moins vives, prolongées, intermittentes, les nausées, les épreintes, etc., que les animaux affectés de vers peuvent éprouver.

Les phénomènes observés chez l'homme existent probablement aussi chez les animaux ; toutefois ils sont certainement beaucoup plus rares : les bâillements, l'appétit nul ou vorace, les goûts dépravés, l'haleine fétide, des vomissements, la diarrhée, le ballonnement du ventre, la dilatation de la pupille, le prurit du nez et des lèvres, les grincements de dents, la toux, les horripilations, la tristesse, l'amaigrissement, sont les principaux symptômes qui aient été remarqués chez les chevaux, les chiens, etc., affectés de vers de l'intestin.

On dit que ces entozoaires occasionnent chez les animaux des attaques convulsives, l'épilepsie, le vertige, etc. ; ces accidents sont extrêmement rares. Quant à l'introduction des vers lombricoïdes dans les conduits biliaires et dans le larynx, nous n'en connaissons aucun exemple.

On a attribué, chez les animaux comme chez l'homme, des perforations intestinales à l'action des vers ; si l'on excepte celles que cause l'échinorhynque géant chez le porc, les exemples qu'on en pourrait citer sont fort peu nombreux et tout aussi peu certains, quant à leur cause, que ceux de l'homme.

Morgagni a vu, chez une poule, l'intestin perforé et un ver sorti par cette ouverture, dans la cavité du ventre (1).

On trouve dans le *Recueil de médecine vétérinaire* un cas de *perforation de l'intestin grêle par des lombrics* chez un cheval. La

(1) Morgagni, *Epist. anat.*, XIV, § 44, et *De sed. et causis*, *Epist.* XXXIV, § 36.

perforation communiquait avec une poche située dans le mésentère; pas de ver dans le péritoine (1).

Dans le même recueil se trouve encore un cas de *perforation de l'estomac par des lombrics* chez un cheval. Les lombrics étaient dans le péritoine; la perforation avait un *pouce de diamètre* (2).

Rudolphi a trouvé, chez un chat dont l'intestin grêle était sphacélé, un ténia dans la perforation et trois ascarides dans le mésentère (3).

PREMIÈRE SECTION.

VERS CHEZ LES SOLIPÈDES.

1° Cheval. *Tænia plicata*, estomac, intestin grêle (*Synops.*, n° 19).
Tænia mamillana, gros intestin (*Synops.*, n° 20).
Tænia perfoliata, intestin grêle, cæcum, côlon (*Synops.*, n° 21).
Oxyuris curvula, cæcum, côlon, rectum (*Synops.*, n° 56).
Ascaris megalocephala, intestin grêle (*Synops.*, n° 59).
Spiroptera megastoma, estomac [*erraticè?*] (*Synops.*, n° 66).
Sclerostomum armatum, duodénum, cæcum, côlon (*Synops.*, n° 85).
Sclerostomum tetracanthum, duodénum, cæcum (*Synops.*, n° 86).

2° Ane. *Oxyuris curvula*, cæcum, côlon, rectum.
Ascaris megalocephala, intestin grêle.
Sclerostomum armatum, cæcum, côlon.
Sclerostomum tetracanthum, cæcum.

3° Mulet. *Oxyuris curvula*, cæcum.
Sclerostomum armatum, cæcum, côlon.
Sclerostomum tetracanthum, cæcum.

De tous les mammifères domestiques, le cheval est le plus fréquemment affecté de vers des intestins; c'est chez lui que les espèces en sont le plus nombreuses, et c'est chez lui que l'on trouve les individus de ces espèces en plus grand nombre.

L'âne et le mulet sont moins sujets aux vers intestinaux. Toutes les espèces observées chez le cheval n'ont point encore été signalées chez ces deux autres solipèdes; il est probable, cependant, qu'elles les atteignent également. Les phénomènes pathologiques déterminés

(1) *Recueil de méd. vétérin.*, t. XIV, p. 70.
(2) *Id.*, 1846, ann. XXIII, p. 949.
(3) Rudolphi, *Hist. nat. cit.*, t. I, p. 435.

par les entozoaires sont, sans doute, les mêmes chez le cheval, l'âne et le mulet.

L'*ascaris megalocephala* (1), comme le lombric chez l'homme, fait son séjour dans l'intestin grêle ; on le trouve aussi dans le cæcum. Il existe quelquefois en quantité prodigieuse ; Grève signale l'existence de ces vers par milliers chez les chevaux morveux et farcineux.

Les phénomènes qu'ils développent sont probablement analogues à ceux que déterminent les lombrics chez l'homme : le cheval affecté de lombrics, se frotte le nez et les lèvres contre la mangeoire ou contre tout objet dur, regarde souvent lentement du côté de son ventre, et se remet à manger sans autre manifestation de douleur ; d'autres fois, il paraît éprouver des coliques vives et plus ou moins prolongées, il a de la diarrhée, et dépérit. Quant à l'inflammation de la membrane muqueuse intestinale, aux ulcérations, aux perforations, l'existence n'en est pas mieux établie chez le cheval que chez l'homme. Grève, chez un poulain mort de colique avec constipation, a trouvé un gros peloton de lombrics auquel il semble attribuer la mort de l'animal. Ce peloton était formé de cent cinquante-sept ascarides entrelacés, et bouchait entièrement l'intestin.

L'*oxyuris curvula* (2), analogue de notre oxyure, habite le cæcum, la portion cæcogastrique du côlon, le rectum ; souvent on le voit à l'orifice anal, hors duquel une partie de son corps fait saillie ; on le trouve encore à la surface des excréments, dans un mucus glaireux ou strié de sang qui les enduit. Il occasionne évidemment de la chaleur, du prurit, des ténesmes, ce que l'on peut constater par l'inspection de la marge de l'anus, qui est rouge et gonflée, par les mouvements de la queue et les actions de l'animal affecté.

Le *sclérostome armé du cheval* (3) existe ordinairement dans le cæcum et le côlon, rarement dans l'intestin grêle et le duodénum ; on l'a rencontré quelquefois dans le pancréas. Il est fixé par son armature buccale à la membrane muqueuse, qui forme au point d'adhérence une petite papille de couleur foncée. On le trouve très communément à Paris. Le gros intestin du cheval est quelquefois hérissé de

(1) *Strongle*, Chabert ; *ascaride lombricoïde*, Grève, Hurtrel d'Arboval ; *lombric*, *lombricos*, vulg.

(2) *Ascaride*, Chabert ; *ascaride vermiculaire*, Hurtrel d'Arboval.

(3) *Crinon*, *dragonneau*, Chabert ; *Strongylus armatus*, Grève ; *strongle*, Hurtrel d'Arboval.

ces vers; Chabert en a compté plus de mille sur une surface de deux pouces, de sorte qu'on peut estimer, dit-il, la totalité de ces *insectes* à plus d'un million (1); ils ne déterminent néanmoins aucun symptôme qui puisse faire reconnaître leur présence; elle ne se manifeste que par leur sortie avec les excréments. Le sclérostome ne passe pas généralement pour être très nuisible aux chevaux, cependant Grève dit qu'une expérience fréquente lui a enseigné que ce *strongle* cause assez souvent la mort de ces animaux; mais peut-être ce savant vétérinaire avait-il en vue le sclérostome anévrysmatique dont il confondait l'espèce avec celle des intestins (2)?

Les *ténias* sont très communs chez le cheval : Chabert en a compté quatre-vingt-onze chez un seul individu, et Grève dit en avoir vu des milliers dans l'intestin grêle, dans le cæcum et même dans l'estomac des chevaux mis au vert dans des pâturages humides; leur canal intestinal en était bourré. La longueur de ces vers est généralement chez les animaux beaucoup moindre que chez l'homme. Les ténias, d'après Grève, n'occasionnent aux chevaux ni coliques, ni maladies ; ils sont évacués et diminuent considérablement de nombre, si les animaux sont remis à un régime sec.

DEUXIÈME SECTION.

VERS CHEZ LE PORC.

Echinorhynchus gigas, intestin grêle (*Synops.*, n° 51).
Ascaris suilla, intestin grêle (*Synops.*, n° 58).
Spiroptera strongylina, estomac (*Synops.*, n° 68).
Trichocephalus crenatus, gros intestin (*Synops.*, n° 75).
Sclerostomum dentatum, cæcum, côlon (*Synops.*, n° 87).

Les effets des vers ne sont pas mieux déterminés chez le porc que chez les autres animaux domestiques. On dit que les entozoaires intestinaux entretiennent le cochon dans un grand état de maigreur, qu'ils lui occasionnent une toux forte, une certaine inquiétude qui se manifeste par des allées et venues indéterminées, des coliques qu'il annonce par des cris, des convulsions, etc. De tous les vers, le plus fâcheux pour le porc est l'échinorhynque géant.

(1) Chabert, *ouvr. cit.*, p. 23.
(2) Grève, *ouvr. cit.*, chap. XVII.

Échinorhynque géant. — La connaissance de l'échinorhynque géant est d'une date récente ; toutefois ce ver avait été observé avant d'avoir été reconnu comme appartenant à un genre distinct des ascarides ou des ténias. Pechlin en parle évidemment dans le passage suivant : « Et verò pro anni conditione, est sæpè morbus ille » epidemius in porcis, quorum exenterata intestina, vermium lon- » giorum agminibus obsita, curam non admittunt, quandò ità mem- » branæ inhærent, ut, non nisi vi et cum offensa membranæ, avelli » possint (1). » Il y a environ un siècle que J.-L. Frisch a donné une description de ce ver, mais sans le croire différent de l'ascaride lombricoïde (2). Pallas l'observa ensuite et le prit pour un ténia ; bientôt après, Goeze, Frölich, Bloch... reconnurent qu'il appartient à un genre distinct.

A l'époque où ces naturalistes publièrent leurs observations, les vétérinaires ignoraient encore l'existence de l'échinorhynque géant : Chabert (1787) n'en fait point mention, quoiqu'il connût les lésions que ce ver produit dans l'intestin du porc, lésions qu'il attribua au *strongle* (*ascaris suilla*) (3). Cette erreur n'a point été rectifiée par Hurtrel d'Arboval, qui, exprimant ses doutes à l'égard de la réalité des perforations attribuées aux lombrics du porc, n'indique point par quel ver elles sont produites, ver qu'il connaissait toutefois (4).

L'échinorhynque géant est commun en France et en Allemagne : à Vienne, on l'a trouvé chez un porc sur quatre à peu près (Duj.) ; d'après M. Cloquet, les cochons qui sont envoyés du Limousin aux échaudoirs de Paris, ont bien plus souvent des échinorhynques que ceux qui viennent des autres provinces. Les docteurs Jeffries Wyman et Leidy en ont trouvé chez le porc aux États-Unis (5).

Ces vers sont plus communs vers la fin de l'hiver que dans les autres saisons (6). D'après Froelich, les cochons qui se nourrissent de glands y sont fort sujets (7).

(1) J. N. Pechlin, *Observ. physico-med. libri tres.* Hamburgi, 1691. lib. I, obs. LXIV, p. 155.

(2) Frisch, in *Miscell. Berolinens*, t. III, p. 64 (Diesing).

(3) Chabert, *ouvr. cit.*, 1787, 2e éd., § 30, p. 54.

(4) Hurtrel d'Arboval, *Dict. de méd. chir., etc., vétér.* Paris, 1839, 2e éd., t. VI, p. 397, 401.

(5) J. Wyman, in *Boston cabinet cit.*, § 890. — Leidy, *Synops. cit.*, § 78.

(6) Jules Cloquet, *Mém. cit.*, p. 64, note.

(7) Cité par Rud., *Synops.*, p. 310.

L'échinorhynque du porc se trouve dans les intestins grêles et fort rarement dans le gros intestin. Il nage librement dans les matières intestinales liquides, ou bien il est fixé par sa trompe à la membrane muqueuse. Quelquefois, après avoir percé complétement l'intestin, il s'avance plus ou moins dans la cavité péritonéale. La fixation de la tête de ce ver ne donne pas généralement lieu à l'inflammation de la partie à laquelle elle adhère, et les ulcérations ou les perforations qu'elle laisse se cicatrisent facilement (1).

D'après Hurtrel d'Arboval, le porc dont l'intestin est envahi par des échinorhynques, est maigre : « il a la région lombaire faible et le train de derrière roide. Le matin et jusqu'à l'heure du repas, il fait entendre un grognement continuel, et, s'il mange en commun avec les autres, il mord ses voisins ; mais, comme il est sans force, dès qu'un de ceux-ci se défend, il tombe. Ses yeux sont enfoncés et pâles ; ses excréments sont durs et fortement colorés ; la débilité allant toujours en croissant, elle conduit à une époque où l'animal ne peut plus se lever ni se tenir debout (2). »

Les perforations causées par l'échinorhynque sont quelquefois assez nombreuses pour rendre les intestins du porc impropres aux usages auxquels on les destine généralement.

TROISIÈME SECTION.

VERS CHEZ LE CHIEN ET LE CHAT.

1° Chien. *Hemistomum alatum*, intestin grêle (*Synops.*, n° 42).
Tænia serrata, intestin grêle (*Synops.*, n° 22).
Tænia cucumerina, intestin grêle (*Synops.*, n° 23).
Tænia echinococcus? T. cœnurus? (*Synops.*, n° 24).
Ascaris marginata, intestin grêle (*Synops.*, n° 63).
Trichocephalus depressiusculus, cæcum (*Synops.*, n° 74).
Dochmius trigonocephalus, intestin (*Synops.*, n° 84).

2° Chat. *Tænia crassicollis*, intestin grêle (*Synops.*, n° 25).
Tænia elliptica, intestin grêle (*Synops.*, n° 26).
Dibothrium decipiens (bothriocéphale), intestin (*Synops.*, n° 31).
Ascaris mystax, intestin grêle (*Synops.*, n° 62).

Les chiens affectés d'un grand nombre de vers sont tristes, abattus, amaigris ; leur poil est sec, hérissé, terne, sale ; ils se tour-

(1) Rud., *Hist. nat. cit.*, t. I, p. 428.
(2) Hurtrel d'Arboval, *ouvr. cit.*, t. VI, p. 401, art. Vers.

mentent, s'agitent, poussent des cris plaintifs, des hurlements; ils deviennent insociables et irascibles; ils meurent quelquefois dans les convulsions : ces phénomènes sont principalement causés par l'accumulation des ténias.

Les ténias sont plus fréquents et généralement beaucoup plus nombreux chez le chien que chez les autres mammifères domestiques; Chabert en a compté jusqu'à deux cent vingt-sept chez un seul individu. Ils produisent des coliques que l'animal manifeste tantôt en se traînant le ventre appuyé contre le sol, tantôt par des cris, des hurlements, de l'agitation, par une course désordonnée, après lesquels il reste triste et taciturne. D'autres fois, après l'accès passé, le chien mange, boit et reprend sa gaieté jusqu'à l'invasion de nouvelles coliques qui se traduisent de la même manière. Lorsqu'elles sont très vives et répétées, elles peuvent amener des convulsions, des attaques cataleptiques, le dépérissement et la mort. On reconnaît l'existence des ténias chez le chien à ce que l'animal en rend de temps en temps avec les fèces.

Chabert rapporte avoir vu chez le chien une épizootie dans laquelle ces animaux vomissaient des paquets d'ascarides (*Strongylus trigonocephalus?* Rud., *Dochmie trigonocéphale?* Duj.) de la grosseur d'un œuf de poule. Ces chiens avaient des convulsions, des vertiges, des attaques épileptiformes suivies de coma; la bouche était pleine de bave; ils mouraient dans la consomption ou dans des accès de vertige connus sous le nom de *rage-mue* (1).

QUATRIÈME SECTION.

VERS CHEZ LES RUMINANTS.

1° MOUTON. *Amphistomum conicum*, premier estomac (*Synops.*, n° 43).
Tænia expansa, intestin grêle (*Synops.*, n° 16).
Ascaris ovis, intestin (*Synops.*, n° 61).
Trichocephalus affinis, gros intestin (*Synops.*, n° 73).
Dochmius hypostomus, intestin (*Synops.*, n° 82).
Strongylus contortus, estomac (*Synops.*, n° 95).
Strongylus filicollis, intestin grêle (*Synops.*, n° 96).

(1) Chabert, *ouvr. cit.*, p. 55.

2° Chèvre. *Tænia capræ*, intestin (*Synops.*, n° 16 *bis*).
Trichocephalus affinis, gros intestin.
Dochmius hypostomus, intestin.
Strongylus venulosus, intestin grêle, côlon (*Synops.*, n° 90).

3° Bœuf. *Amphistomum conicum*, premier estomac.
Tænia expansa, intestin.
Tænia denticulata, intestin (*Synops.*, n° 17).
Ascaris lumbricoides, intestin grêle (*Synops.*, n° 57).
Trichocephalus affinis, gros intestin.
Strongylus radiatus, duodénum, intestin grêle, côlon (*Synops.*, n° 89).

Chez les bêtes à cornes et chez les bêtes à laine, les signes de la présence des vers sont toujours fort obscurs.

Le bœuf est moins fréquemment atteint de vers des intestins que les autres animaux domestiques ; le ténia est moins commun chez lui que chez le mouton. L'ascaride lombricoïde, dont Vallisneri a vu une véritable épizootie chez le veau, est d'une extrême rareté chez cet animal à Paris. Le bœuf affecté d'entozoaires intestinaux offre des désordres de l'appétit, des météorisations passagères, la cessation de la rumination, la diminution de la sécrétion laiteuse, le dépérissement. L'issue des vers avec les fèces, très rare, est un signe qui manque généralement au diagnostic.

Les bêtes ovines nourries dans des pâturages humides, celles qui contractent la cachexie aqueuse surtout, sont très fréquemment atteintes de vers de l'intestin, et principalement de ténias. Les symptômes que ces entozoaires produisent ne diffèrent point de ceux que nous venons d'énumérer ; le mouton atteint d'un grand nombre de vers est faible ; il marche lentement, sort le premier de la bergerie, y rentre le dernier ; il maigrit, se décharne le long de l'épine ; il a les orifices du nez enduits de mucus.

Ces phénomènes pourraient reconnaître, sans doute, toute autre cause que l'existence des vers ; les ressources que le diagnostic des entozoaires intestinaux trouvera dans l'inspection microscopique des matières évacuées, permettront désormais, probablement, une étude plus approfondie et plus certaine des affections vermineuses des animaux domestiques.

CINQUIÈME SECTION.

TRAITEMENT DES ENTOZOAIRES INTESTINAUX DES ANIMAUX DOMESTIQUES.

1° Le traitement prophylactique des vers intestinaux des animaux domestiques ne peut se déduire que de la connaissance des modes de transmission et de propagation de ces vers ; il est donc aujourd'hui presque impossible de rien prescrire à cet égard. Un régime sec et substantiel, l'éloignement de prairies marécageuses habituellement fréquentées par le bétail, comme le sont certains communaux, soustrairont, sans doute, les animaux aux conditions principales de la transmission de leurs entozoaires.

2° Les indications du traitement curatif ne diffèrent point de celles que nous avons exposées à l'égard de l'homme. Chabert recommande de mettre à la diète l'animal auquel on doit administrer un médicament vermifuge, afin, dit-il, de laisser vider son estomac et les intestins, et de faciliter l'action du remède.

Les médicaments employés chez les animaux domestiques, sont des purgatifs énergiques, tels que l'aloès, le jalap, la scammonée ; les préparations mercurielles; des substances anthelminthiques telles que la racine de fougère mâle, l'absinthe, la valériane, la tanaisie, l'ail, l'asa fœtida, le camphre, etc. Mais le remède le plus souvent employé et le plus généralement efficace est l'huile empyreumatique de Chabert ; ce médicament doit être administré neuf à dix jours de suite. Les doses doivent varier suivant l'espèce des animaux et suivant leur taille; chez les individus fins, vifs et irritables, elles doivent être ménagées et éloignées si les effets sont trop énergiques. Les précautions sont surtout nécessaires chez les chevaux, poulains et pouliches et chez les chiens (voyez l'appendice au traitement).

On doit s'abstenir de tout traitement vermifuge si le tube digestif est actuellement atteint d'une affection aiguë, indépendante de la présence des entozoaires. Après l'expulsion de ces parasites, un régime sec et substantiel, l'usage des toniques, des amers, des stimulants, le sel marin, pourront être utilement employés pour relever les forces digestives et la santé délabrée.

TROISIÈME PARTIE.

AFFECTIONS VERMINEUSES DES VOIES BILIAIRES.

—

Les anciens n'ont pas connu les entozoaires des voies biliaires. Gabucinus, en 1547, fit mention de vers semblables à des graines de courge (distome hépatique) qui habitent dans le foie des brebis et des chèvres (1). Quelques années après, Cornelius Gemma fit de nouveau mention des vers du foie en ces termes : « Anno 1552... » morbi a fluxionibus oriundi populariter grassabantur supra modum, » vermes, abortus, sicca puerperia, inflammationes subitæ, dysen- » teriæ, lues quoque infanda pecoris in Hollandia, natis vermibus » passim circa hepatis regionem (2). » Volcher Coiter et Franc. Bonamicus parlèrent aussi de ces vers (3).

Dans le siècle suivant, les entozoaires des voies biliaires du mouton et du bœuf furent assez fréquemment signalés : Pecquet, ayant ob-

(1) Gentilis Arnulphus est indiqué par plusieurs auteurs comme ayant le premier observé le distome hépatique. Ce fait se trouverait consigné dans une lettre écrite en 1542, et jointe à l'ouvrage de Gabucinus sur les vers (Gabucini Hieron., *De lumbricis alvum occupantibus comment. quibus accedit epistola Gentilis Arnulphi*, etc. Venetiis, 1547). La lettre de Gentilis Arnulphus, ami et probablement maître de Gabucinus, ne fait aucune mention des vers du foie. Celui-ci en parle dans les termes suivants : « In jocinoris ovilli capillique venis sæpe mihi visa sunt » animantia quædam cucumeris seminibus haud omnino dissimilia. » (*Op. cit.*, cap. VIII, p. 25). Gabucinus n'aurait pas manqué, sans doute, de citer son ami et maître Gentilis Arnulphus, si cette découverte lui eût appartenu. D'un autre côté, Marcellus Donatus, qui était presque contemporain, rapporte les observations de Gabucinus et de Gemma, et ne parle nullement d'Arnulphus (Marcellus Donatus, *De med. hist. mirab.*, cap. XXVI, p. 175. Venitiis, 1597).

L'erreur des auteurs qui ont attribué la découverte des vers du foie à Gentilis Arnulphus vient sans doute d'une indication bibliographique qui se trouve dans l'ouvrage de Gabucinus sur la marge, en regard de la phrase relative aux vers du foie; mais cette indication se rapporte à la phrase précédente, et concerne Gentilis Fulgina, médecin du XIVe siècle.

(2) Cornelii Gemmæ, *De naturæ divinis characterismis*. Antuerpiæ, 1575, t. II, lib. II, cap. II, p. 40.

(3) Volcherus Coiterus, *Obs. anat.* Franc. Bonamicus, II, *De alimentis*, XIV, cités par G. H. Welsch, *op. infra cit.*, p. 136.

servé des distomes hépatiques, fit la remarque que ces vers sont communs dans le foie des moutons malades (1). Willius, en 1674, observa une épizootie qui exerça des ravages considérables sur les bœufs en Seeland : « le plus grand nombre avaient non-seulement dans presque toutes les ramifications de la *veine porte*, mais encore dans les conduits biliaires, une grande quantité de vers *cucurbitaires* de la couleur du foie (2). » Frommann, Wepfer, Redi, P. Borel, Ant. de Heide (3), Bidloo, Malpighi et, dans le siècle suivant, Leeuwenhoek (4), Ruysch (5), Kulm (6), Schäffer (7), etc., donnèrent sur ces entozoaires des notions plus ou moins exactes ; mais les agriculteurs et les bergers connaissaient ces vers avant que les savants ne s'en fussent occupés, car, au rapport de Redi (1684), les distomes étaient vulgairement désignés en Toscane sous le nom de *bisciuole* (8) ; d'après Borel, ils portaient en Provence le nom de *dalbères* (9), et déjà du temps de Pecquet, les bouchers attribuaient leur présence chez les moutons à ce que ces animaux avaient mangé d'une certaine herbe, la *sideritis glabra arvensis*. On sait que les gens de la campagne ont encore aujourd'hui une opinion semblable sur l'origine de la *douve*.

Malgré le grand nombre d'observateurs qui avaient signalé l'existence du distome hépatique, la plupart des médecins, au commencement du XVIIIe siècle, ne connaissaient point encore ce ver : Andry, dans son *Traité de la génération des vers* (1741), n'en parle que d'après la lettre de Pecquet et d'après des notions peu exactes qu'en avait données P. Borel (10).

Les premiers observateurs n'eurent que des idées assez confuses sur la nature des entozoaires des conduits hépatiques : Gabucinus,

(1) *Extrait d'une lettre de M. P. à M.* *** *sur le sujet des vers qui se trouvent dans le foie de quelques animaux*, du 9 juillet (*Journal des savants*, 1668, p. 66). — *Mém. acad. des sciences*, t. X, p. 476. — *Collect. acad.*, t. I, p. 370.

(2) J. Valentin Willius, *Collect. acad.*, part. étrang., t. VII, p. 287, et *Act. de Copenhague*, 1674-1675.

(3) Ant. de Heide, *Vermes in hepate ovillo*, in *Ejus experimentis*. Amst., 1686-1688, p. 46-47 (Dryander).

(4) In *Philos. Transact.*, ann. 1704, p. 1522-1527, n° 289.

(5) Ruysch, *Op. cit.*, *De valv.*, cap. IV, obs. 18.

(6) Joh. Ad. Kulmus, in *Breslauer Sammlungen*, 1721, p. 596 (Rud.).

(7) Schäffer, *ibid.*, 1726, p. 57 (Rud.).

(8) P. Redi, *De animalculis vivis quæ in corporibus anim. viv. reperiuntur observ.* Amst., 1708, trad., p. 198.

(9) Petrus Borellus, *Insecta baleniformia in sanguine humano*, cent. III, obs. IV, cit. par Leclerc, *op. cit.*, p. 282.

(10) Andry, *ouvr. cit.*, t. I, p. 62 et 105.

Willius, Redi, Malpighi, Borel et même Van Swieten (1) paraissent les avoir confondus avec les vers cucurbitins ; Bonamicus, Frommann (2) et Wepfer (3) avec les sangsues.

Le séjour de ces vers ne fut pas non plus exactement déterminé : Gabucinus, Willius, Redi et P. Borel croyaient qu'ils existent dans les vaisseaux sanguins ; d'autres observateurs leur attribuaient pour *habitat* la substance propre du foie ; mais Bidloo, qui a donné sur ces entozoaires des notions fort exactes sous beaucoup de rapports, dit ne les avoir jamais rencontrés dans les vaisseaux sanguins, et indique avec précision les conduits biliaires comme leur séjour normal (4).

Certains animaux sont fort sujets aux entozoaires des voies biliaires ; d'autres en sont toujours exempts. Les herbivores et principalement les ruminants sont dans le premier cas ; les carnivores, à l'exception du chat domestique (5), sont dans le second.

Chez l'homme et chez les animaux domestiques, les entozoaires qui vivent à l'état de liberté dans les voies biliaires appartiennent à l'ordre des trématodes, et, à peu près exclusivement, au genre distome ; on rencontre encore dans les voies bilaires (lapin, *homme ?*) des amas de corps oviformes d'origine inconnue, mais qui appartiennent probablement aux helminthes ; nous en donnerons ici l'histoire.

Les nématoïdes que l'on a quelquefois observés dans la vésicule et dans les conduits biliaires, étaient des vers de l'intestin arrivés accidentellement dans ces voies. Les hydatides du foie peuvent aussi

(1) Van Swieten, *Comment. in aphorismos*. Paris, 1758, t. III, p. 89.

(2) Joh. Frommanni, *Obs. de verminoso in ovibus et juvencis reperto hepate*, in *Ephem. nat. cur.*, 1676, dec. I, an 7, p. 219, 255. — *Id.*, *Obs. de salubrit. carn. animal. verm. laborant. Ibidem*, p. 255, 262. — Th. Bonet, *Sepulchretum*, lib. IV, sect. I, t. III, p. 249.

(3) Wepfer, en appelant ces vers des sangsues, comme les nommaient les bouchers de son temps, fait la remarque cependant qu'ils diffèrent beaucoup des sangsues (*Misc. nat. cur.*, 1688, dec. II, an 7, obs. XVI, p. 31).

(4) D'après Treutler, le distome lancéolé se trouverait aussi dans la veine porte (*Mém. infra cit.*, *Animadv. ad*, obs. VI, 35).

(5) Creplin a trouvé dans la vésicule et les conduits biliaires d'un chat domestique une grande quantité de trématodes qu'il rapporta aux distomes, et plus tard aux amphistomes. — Rudolphi et Siebold ont trouvé dans le foie du chat le distome lancéolé, suivant le rapport de M. Dujardin. — M. Finck a vu aussi dans le foie du chat un grand nombre d'entozoaires plats, *probablement des douves* (passage *infra cit.*).

arriver accidentellement dans les conduits biliaires par une perforation qui met ces conduits en rapport avec un kyste hydatique. Nous n'aurons point à nous occuper ici de ces vers erratiques; nous ne nous occuperons point non plus des pentastomes (*Pent. constrictum* et *Pent. denticulatum*), que l'on trouve à la surface du foie chez l'homme et chez quelques animaux domestiques; ces entozoaires ne sont point spéciaux à l'organe hépatique, et d'ailleurs ils n'occasionnent aucun phénomène pathologique appréciable (voyez *Synops.*, n° 102, 103).

PREMIÈRE DIVISION.

PHÉNOMÈNES PATHOLOGIQUES OCCASIONNÉS PAR DES DISTOMES.

PREMIÈRE SECTION.

DISTOMES DES VOIES BILIAIRES CHEZ LE MOUTON ET LE BOEUF.

(Distome hépatique, *Synops.*, n° 35; Distome lancéolé, *Synops.*, n° 36).

DÉNOMINATIONS.

Noms vulgaires : France, *fasciole, douve.* — Angleterre, *Liverfluke.* — Allemagne, *Leberwurm, Schafegel.* — Hollande, *Botten*, *Leverworm.* — Danemark, *Faareflynder.* — Suède, *Levermask.* — Italie, *Bisciuola.* — Espagne, *Caracolillo, Serilla.*

On trouve dans les voies biliaires des moutons et des bœufs le *distome hépatique* et le *distome lancéolé ;* ordinairement ces vers existent ensemble ; le dernier, à cause de sa petitesse, pénètre plus avant que le premier dans les conduits hépatiques. Ces entozoaires se trouvent encore dans la vésicule du fiel, cependant moins fréquemment ou en plus petit nombre que dans les canaux hépatiques.

Les moutons sains sont sujets aux distomes ; mais chez ceux qui sont atteints de l'affection connue sous le nom de *cachexie aqueuse*, on trouve dans les voies biliaires un nombre considérable de ces entozoaires et souvent les conduits en sont comme bourrés : Bidloo estime à huit cents le nombre qu'il en a quelquefois vu dans un seul foie, et Dupuy en a compté plus d'un millier chez un seul individu (1). Dans la maladie que nous venons de nommer, on compte ordinairement par centaines les distomes renfermés dans les voies biliaires.

CHAPITRE PREMIER.

LÉSIONS ANATOMIQUES.

Les conduits hépatiques et même la substance du foie éprouvent des changements remarquables par l'accumulation des distomes.

Les conduits se dilatent, leurs parois s'épaississent et les principales branches de ces conduits peuvent acquérir des dimensions considérables, atteindre même la grosseur du pouce ; elles font alors une saillie très prononcée sur la face concave du foie. Les branches moyennes acquièrent le volume d'un gros tuyau de plume ; elles sont très apparentes vers le bord du foie, çà et là sur la face convexe et à la surface des coupes pratiquées au travers du tissu hépatique. On voit aussi de très petites branches qui ont participé de ces altérations. Les canaux occupés par les distomes sont remplis d'une matière verdâtre ou jaunâtre, gluante, concrète, qui remplit leur calibre, ou d'un mucus épais dans lequel se trouvent des œufs de distomes et ces animaux mêmes réunis en pelotons.

Les conduits biliaires s'oblitèrent quelquefois en partie, ou cela arrive aux petites branches qui concouraient à les former ; alors la partie qui reste perméable constitue un tube terminé en cul-de-sac, rempli par du mucus et par des restes de distomes, lesquels périssent probablement lorsqu'ils ont cessé de recevoir la bile dont ils se nourrissent (2). On voit encore dans le foie envahi par des distomes, des poches pleines de mucus, sortes de kystes produits sur quelques points des conduits biliaires par une dilatation partielle et isolée.

(1) Dupuy, *Mém. lu à l'Acad. de méd.*, 3 septembre 1822.

(2) Les distomes sont enroulés sur eux-mêmes en cornet dans les conduits d'un petit calibre et fortement serrés. Les épines nombreuses qui revêtent la surface de leur corps et qui sont toutes dirigées en arrière, favorisent la progression du distome vers l'extrémité des conduits biliaires ; mais, en même temps, lorsqu'ils sont étroitement serrés, elles ne leur permettent point de retour en arrière ; aussi doivent ils nécessairement y rester et périr lorsque ces conduits se terminent en cul-de-sac.

Les altérations des conduits biliaires commencent généralement par les plus grosses branches ; souvent ces conduits, malades dans une portion du foie, restent parfaitement intacts dans une autre, mais, après un certain temps ou lorsque le nombre des distomes est considérable, tous les conduits sont altérés. Les parois épaissies deviennent dures, comme cartilagineuses et blanchâtres ; plus tard elles s'incrustent à leur face interne d'une matière terreuse qui les transforme enfin en de véritables tubes calcaires. On trouve aussi dans la substance du foie de petits kystes remplis de matière crétacée, qui se sont formés peut-être par l'envahissement des poches isolées dont nous avons parlé. Les incrustations sont composées de phosphate de chaux et d'une petite quantité de phosphate de magnésie alliés à une matière animale.

Les distomes périssent quelquefois après avoir occasionné tous ces désordres, et, si le mouton survit, on rencontre par la suite dans les conduits biliaires des altérations profondes, des *ossifications* étendues, dont on chercherait vainement alors la cause.

Le tissu hépatique subit aussi fréquemment des altérations notables : il devient ferme, résistant ; sa couleur passe au jaune brun ; il perd en partie ou complétement son aspect grenu ; dans certains points, il éprouve une véritable atrophie ; ces points correspondent aux conduits excréteurs oblitérés ; là, le tissu est pâle et comme ratatiné. Quelquefois les parties les plus malades sont recouvertes extérieurement par une fausse membrane mince, qui établit des adhérences avec les organes voisins.

La vésicule biliaire paraît généralement saine ; elle est peu volumineuse, et la bile qu'elle contient est d'un brun fauve, épaisse et visqueuse.

Telles sont les altérations que la présence des distomes occasionne dans le foie chez le mouton et chez le bœuf. Des lésions aussi profondes seraient-elles compatibles avec l'intégrité des fonctions hépatiques, et avec le maintien de la santé générale? La constitution des bêtes qui offrent de tels désordres est ordinairement profondément détériorée, mais, avant de chercher quelle peut être la part des distomes dans cet état de l'économie, il convient de le connaître ; on lui donne généralement le nom de *cachexie aqueuse*.

CHAPITRE II.

CACHEXIE AQUEUSE.

Noms vulgaires : *France*, la pourriture, bête pourrie, le foie douvé, la douve, la douvette, la jaunisse, bouteille, boule, gamadure, gouloumon, ganache, etc.
Angleterre, Rot, Rot dropsy.
Hollande, Hot ongans.
Allemagne, Waserblase, Egeln (Frommann), Egelichte Lebern (*id.*).
Italie, Bisciuola, Marciaja.

La cachexie aqueuse est encore connue sous le nom de *pourriture*. Le sang, dans cette maladie, est toujours profondément modifié. La masse totale de ce liquide, sa densité, la proportion des globules, celle de l'albumine ont diminué; sa température s'est abaissée; l'eau s'y trouve en proportion beaucoup plus considérable que dans le sang normal; aussi, quelques auteurs ont-ils donné à la *cachexie aqueuse* le nom d'*hydrohémie*.

Le mouton et le bœuf sont sujets à cette maladie; le cheval, le chien, le lapin, les oiseaux de basse-cour, le ver à soie sont quelquefois atteints d'une affection qui n'est pas sans analogie avec la cachexie des bêtes ovines et bovines, mais qui, chez les oiseaux de basse-cour et chez les vers à soie, en diffère sans doute complétement quant à sa nature. Parmi les animaux sauvages, le cerf, le daim, le chevreuil, le lièvre, etc., paraissent exposés à contracter la cachexie aqueuse.

Le bœuf est moins fréquemment atteint de la pourriture que le mouton. Chez ces deux animaux, les phénomènes et la marche de la maladie ne diffèrent point d'une manière bien notable. Nous nous occuperons principalement du dernier.

Le mouton, au début de la cachexie aqueuse, perd sa gaieté, sa force, sa vivacité; la marche est lente, l'appétit diminué, la rumination troublée, la soif vive; la teinte rosée et normale de la conjonctive, du nez, des oreilles et de la peau est remplacée par une pâleur générale. Après un certain temps de durée, ces phénomènes s'aggravent, la faiblesse augmente; l'animal se soutient mal et tombe au moindre obstacle ou au moindre choc; la conjonctive devient jaunâtre, plus tard elle s'infiltre et forme un bourrelet circulaire en saillie sur le bord des paupières : ce symptôme est caractéristique de la cachexie aqueuse. La peau, la membrane muqueuse des lèvres, des gencives, sont d'un blanc mat, légèrement jaunâtre et sans aucune apparence de vaisseaux sanguins ; la laine sèche, cassante, terne, se détache par une faible traction ; le tissu cellulaire sous-cutané s'œdématie, ce qui, dans les premiers temps de la maladie, donne à l'animal une apparence d'embonpoint.

Après être restée un certain temps stationnaire, la cachexie aqueuse reprend sa marche et se manifeste par de nouveaux symptômes : l'œdème général disparaît, mais il se montre particulièrement sur les parties déclives, surtout aux jambes immédiatement au-dessous des jarrets. Lorsque l'animal, en paissant, maintient quelque temps la tête penchée vers le sol, les joues, les parties latérales du col et principalement l'espace intermaxillaire se gonflent d'une manière très remarquable ; sur les autres parties du corps la maigreur se prononce de jour en jour davantage, elle devient enfin extrême. Le ventre est ballonné ; l'urine est claire, abondante, non albumineuse ; le pouls devient petit, accéléré, filiforme ; les battements du cœur sont forts et retentissants ; la laine tombe sur de larges surfaces ou même sur la totalité du corps ; il survient à la peau des taches plus ou moins larges, jaunes ou noires, formées probablement par du sang extravasé. Les brebis pleines avortent fréquemment ; celles qui allaitent donnent un lait clair et séreux, insuffisant pour l'alimentation des agneaux qui sont maigres, chétifs, exsangues. Une diarrhée séreuse achève d'épuiser les bêtes cachectiques.

L'animal, réduit à l'état de squelette, meurt ordinairement de deux à six mois après le début de la maladie ; cependant la pourriture n'est pas inévitablement mortelle ; des soins convenables peuvent arrêter les progrès du mal et amener la guérison, mais ce n'est guère qu'au début de la maladie que l'on obtient ce résultat ; lorsqu'elle est bien confirmée, la plupart des bêtes cachectiques périssent.

Lorsque la cachexie aqueuse a duré un certain temps, le diagnostic s'établit facilement d'après l'apparence extérieure de la bête malade : la teinte rose pâle et quelquefois légèrement jaunâtre de la conjonctive, de la membrane muqueuse des lèvres, de la peau, la soif exagérée, signalent généralement le début de la maladie. La présence des distomes dans les voies biliaires pourrait être reconnue par l'inspection microscopique des fèces dans lesquelles on constate la présence des œufs de ces entozoaires.

A l'ouverture du corps, on remarque la pâleur et l'infiltration des tissus, l'affaissement des vaisseaux, la rareté du sang (1). Les lésions anatomiques qu'on peut attribuer à la cachexie, se résument, en général, dans la décoloration, le ramollissement et l'état exsangue ; mais on observe dans la plupart des cas des désordres locaux qui dépendent de l'existence d'un grand nombre d'entozoaires dans plusieurs organes : dans les conduits biliaires, qui ont plus ou moins subi les altérations que nous avons décrites, se trouvent les distomes ; dans la substance du foie et dans d'autres organes, des vers vésiculaires ; dans l'intestin, des ténias ; dans les bronches, des strongles ; mais tous ces entozoaires, que l'on rencontre fréquemment aussi chez le mouton bien portant, sont moins constants que les distomes dans le foie. Ceux-ci paraissent plus directement liés, soit comme cause, soit comme effet, à l'état cachectique dont nous nous occupons.

A

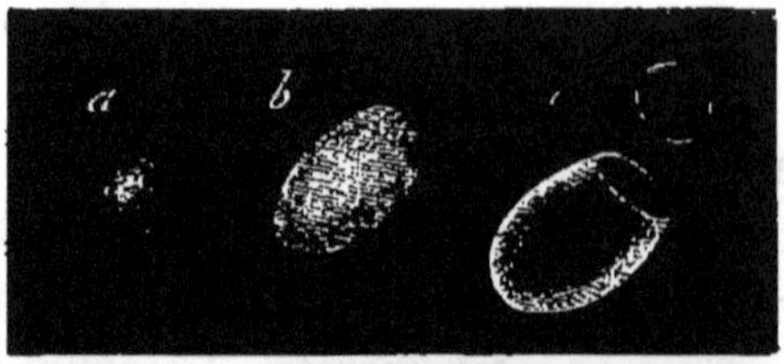

B

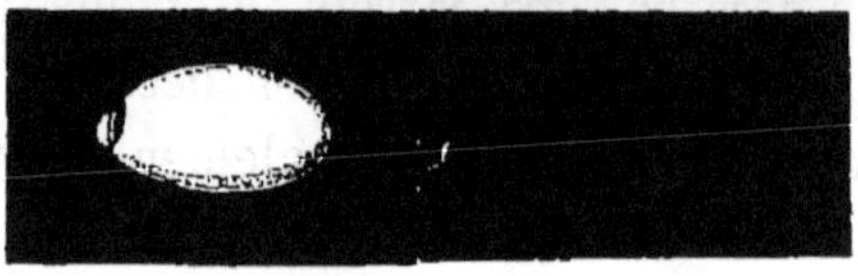

FIG. 7. — *Ovules des distomes hépatique et lancéolé.*

A. — *D. lancéolé.* — *a*, ovule grossi 107 fois ; *b*, 340 fois ; *c*, traité par la potasse caustique qui rend la séparation de l'opercule plus facile. — Couleur brun noirâtre ; longueur, 0mm,04 ; largeur, 0mm,02. — Ces ovules se rencontrent chez le mouton dans les matières fécales ; ils indiquent avec certitude la présence du distome lancéolé dans les canaux biliaires ou dans l'intestin.

B. — *D. hépatique.* — Ovule grossi 107 fois et traité par la potasse caustique pour en séparer l'opercule. — Longueur, 0mm,13 ; largeur, 0mm,09. — Mêmes remarques que pour le distome lancéolé.

La pourriture exerce principalement ses ravages sur les jeunes animaux. Dans plusieurs des épizooties qui ont régné sur l'espèce

(1) M. Andral a signalé depuis longtemps la diminution de l'albumine dans le sérum et l'abaissement du chiffre des corpuscules sanguins (*Ann. de chimie et de physique*, t. V, 3e série). Les recherches plus récentes de M. O. Delafond donnent les résultats suivants : « Diminution notable de la température du sang, de sa densité, du diamètre de ses globules et plus particulièrement de la masse totale de ce liquide ; abaissement du poids normal des globules, de son albumine et augmentation considérable de son eau. » (*Traité de la pourriture, ou cachexie aqueuse des bêtes à laine.* Paris, 1854, p. 41 ; extr. des *Mém. de la Soc. impér. d'agriculture*, 1853).

bovine, on a remarqué que les veaux étaient atteints les premiers et que les bêtes de deux ans et au-dessous périssaient en proportion plus considérable que celles d'un âge plus avancé. Il en est de même dans l'espèce ovine ; toutefois, il n'est pas rare de voir la maladie atteindre et emporter tous les moutons d'un troupeau, quel que soit leur âge.

La cachexie aqueuse règne en automne, à la fin de l'hiver et principalement au printemps.

Parmi les causes qui favorisent ou qui déterminent l'invasion de cette maladie, on a signalé la dépaissance d'une herbe chargée de brouillard ou de rosée, la nourriture mauvaise, insuffisante, le séjour dans des étables mal tenues et mal aérées, etc.

Les troupeaux qui vivent dans des contrées humides, marécageuses, dans des lieux boisés, dans les prairies dont le sol ou le sous-sol est argileux, imperméable, dans des terrains exposés aux inondations, ces troupeaux sont surtout sujets à la cachexie aqueuse. Le climat ne paraît pas tant avoir d'influence sur le développement de cette maladie que la permanence de l'humidité ; aussi la voit-on régner en Angleterre à l'état d'enzootie, et se développer dans des pays habituellement secs, après des inondations ou des pluies longtemps prolongées.

La cachexie aqueuse est très universellement répandue ; aucune affection n'exerce dans l'espèce ovine d'aussi grands ravages : du nord au midi de l'Europe, en Espagne comme en Norwége, elle règne quelquefois par épizooties désastreuses. Elle a été observée en Égypte, dans l'Amérique du Nord, dans la terre de Van-Diémen, en Australie, etc. On estime qu'elle fait périr annuellement en Angleterre un million de moutons ; en France, dans certaines épizooties, elle a enlevé la moitié et quelquefois la totalité des troupeaux atteints.

CHAPITRE III.

ÉPIZOOTIES DE CACHEXIE AQUEUSE.

La première épizootie dont l'histoire fasse mention est celle qui apparut en Hollande en 1552, et que Gemma appella *lues infanda pecoris* (1).

(1) Cornelius Gemma, *op. cit.*

Frommann, en 1663, 1664, 1665, observa dans le duché de Cobourg, une épizootie qui attaqua les brebis et les moutons de *tout âge*, les veaux et les génisses jusqu'à l'*âge de deux ans*, mais point les bœufs et les vaches. Les lièvres et les cerfs, dans les champs et les forêts, mouraient de cette maladie. Les chevaux, les chèvres et les cochons en étaient exempts. Des vers existaient dans le foie des bêtes malades; dans quatre bergeries composées ensemble de plus de trois mille moutons, il n'en est pas resté quarante (1).

En 1674, une affection caractérisée aussi par la présence du distome dans le foie, fut observée par Willius en Seeland; cette affection atteignit presque tous les bœufs (2).

La cachexie aqueuse règne fréquemment en France par épizooties; celles qui ont été décrites depuis un siècle se sont étendues, pour la plupart, sur une grande surface comprenant plusieurs départements et même la plus grande partie du pays; elles se sont montrées dans des années remarquables par des pluies abondantes et de longue durée :

En 1743 et 1744, la pourriture enleva toutes les bêtes à laine du territoire d'Arles;

En 1761, la même maladie enleva tous les troupeaux de l'Aveyron;

En 1761 et 1762, dans le nord de la France, et principalement dans le bas Boulonnais, les moutons furent décimés par la cachexie aqueuse;

En 1809, une grande partie de la France fut ravagée par cette maladie; dans le Beaujolais, des troupeaux de mérinos périrent sans qu'il en restât un seul individu;

En 1812, la cachexie régna dans le midi et principalement dans les départements du Rhône, de l'Hérault et du Gard; trois cent mille bêtes à laine périrent dans le territoire d'Arles et quatre-vingt-dix mille dans les arrondissements de Nîmes et de Montpellier;

En 1816 et 1817, elle exerça de nouveau de grands ravages dans un grand nombre de départements;

En 1820, elle régna avec intensité dans les environs de Béziers;

En 1829 et 1830, elle exerça ses ravages dans la plupart des localités du département de la Meuse, et dans les départements voi-

(1) Frommann, *Mém. cit.*

(2) Willius, *Mém cit*

sins; non-seulement les moutons, mais aussi les bœufs périrent en grand nombre. Dans l'arrondissement de Montmédy, sur vingt-quatre à vingt-cinq mille bêtes à cornes, on en perdit environ cinq mille; parmi les bêtes à laine, il n'en resta pas la moitié. Certaines communes ont perdu deux cents bêtes à cornes et quinze cents à dix-huit cents bêtes à laine (1);

En 1853 et 1854, la cachexie régna de nouveau dans la plus grande partie de la France, et principalement dans les départements du centre; dans le Berry, le Gâtinais et la Sologne, des cultivateurs ont perdu le quart, le tiers et les trois quarts des bêtes composant leurs troupeaux (2).

CHAPITRE IV.

RAPPORTS DE LA CACHEXIE AQUEUSE AVEC L'EXISTENCE DES DISTOMES.

L'existence des distomes dans les voies biliaires est-elle la cause de la cachexie aqueuse ou n'est-elle qu'une simple complication? Cette question a été diversement jugée. Plusieurs raisons nous portent à croire que la présence des distomes dans les voies biliaires est une cause déterminante de la pourriture: on sait généralement que la cachexie aqueuse est occasionnée par l'humidité des pâturages; parmi le grand nombre de faits qui peuvent être invoqués à l'appui de cette assertion, l'un des plus remarquables est le suivant, observé par Dupuy: cinq cents moutons, qui avaient pâturé sur un terrain humide où se trouvaient des fossés remplis d'une eau stagnante, périrent de la cachexie aqueuse; quinze brebis qui ne pouvaient suivre le troupeau jusqu'à ces fossés parce qu'elles étaient boîteuses, furent toutes préservées (3).

On comprend que l'herbe trop aqueuse d'une prairie humide puisse *à la longue* avoir quelque influence sur l'économie du mouton, et qu'elle détermine la détérioration de sa constitution; telle était peut-être la cause de la maladie des cinq cents moutons de Dupuy; mais cette explication ne peut plus être invoquée à l'égard des faits suivants:

(1) Didry, *De la cachexie aqueuse ou hydropisie des bêtes à grosses cornes* (*Recueil de méd. vét.*, ann. IX. Paris, 1832, p. 139).

(2) O. Delafond, *Mém. cit.*, p. 3.

(3) *Dict. de méd. chir. vétérin.*, de Hurtrel d'Arboval, Paris, 1838, t. I, p. 255, art. CACHEXIE.

« 1° Un fermier, dans le voisinage de Wragby (Lincolnshire), mena vingt moutons à la foire, et en garda six dans sa propriété. Les vingt moutons, n'ayant pas été vendus, furent ramenés et remis dans le champ où les six autres étaient restés. Dans le courant de l'hiver, ces vingt moutons moururent de la pourriture, mais les six qui étaient restés à la ferme, continuèrent à se bien porter. Il ne peut y avoir de doute sur l'exactitude du fait, car les moutons envoyés à la foire avaient reçu une marque que ne portaient pas les six autres.

» La perte de ces vingt moutons ne peut être expliquée que par la supposition qu'ils avaient traversé quelque communal ou quelque pâturage dans lequel ils ont contracté la pourriture (1). »

« 2° Un mouton, appartenant à un lot de vingt, ayant été atteint d'une fracture de la jambe en sortant de la foire de Burgh (Lincolnshire), les dix-neuf autres furent parqués dans un communal à l'extrémité de la ville, jusqu'à ce qu'on eût pu se procurer une voiture pour emporter le mouton blessé; ces dix-neuf moutons moururent tous de la pourriture, tandis que celui qui avait été blessé fut exempt de la maladie (2). »

Si la cachexie aqueuse peut être contractée dans l'espace d'une ou de deux journées, elle ne peut plus être expliquée par une influence de régime ou de nourriture.

Il est aujourd'hui reconnu que le distome hépatique ne s'engendre pas dans les voies biliaires, mais qu'il y arrive du dehors ; on sait encore par analogie, qu'à l'état de larve, ce ver vit libre dans l'eau ou parasite chez de petits animaux aquatiques; une seule journée de pacage dans un lieu infesté de ces larves pourrait donc suffire pour que le mouton en ingérât un grand nombre dans son estomac. Les larves, une fois parvenues dans les viscères, trouvant un séjour convenable, se métamorphosent, se développent, grandissent et peuvent troubler profondément les fonctions de l'organe qui les recèle. L'influence de l'humidité sur la constitution du mouton trouverait de cette manière une explication nouvelle et plausible, car nous savons que les distomes produisent de graves désordres dans les canaux biliaires et dans la substance même du foie ; or, l'importance des fonctions hépatiques aujourd'hui bien connue, ne permet

(1) George Budd, *On diseases of the liver*. London, 1852, p. 481. D'après *Lib. of useful knowledge. Treatise on the sheep*, p. 453. *Quoted from Parkinson, on live stock*, vol. I, p. 421.

(2) *Même ouvr.*

point de regarder de pareils désordres comme compatibles avec le maintien de la santé générale. On conçoit que le sang, privé d'une partie des principes qu'y déverse le foie, subisse une détérioration graduelle, et que la cachexie aqueuse en soit la conséquence.

Ainsi l'apparition de la pourriture chez un animal qui n'a passé qu'un court espace de temps dans de mauvaises conditions, la persistance de la maladie malgré l'éloignement de ces conditions, son aggravation ultérieure et progressive, reçoivent une explication toute naturelle par l'invasion des distomes qui se développent et séjournent dans les voies biliaires.

Il se peut que la cachexie aqueuse, comme l'anémie, comme l'hydropisie, reconnaisse des causes diverses, qu'elle soit quelquefois le résultat d'une influence débilitante longtemps prolongée, d'autres fois celui d'une altération des fonctions hépatiques par l'invasion des distomes; mais il est remarquable que dans certaines épizooties, des animaux d'espèces différentes et des animaux qui sont peu sujets à l'envahissement des distomes, offrent tous, dans les conduits biliaires, de ces entozoaires en quantité considérable. Non-seulement on voit fréquemment à la fois les bœufs et les moutons affectés de la cachexie et des distomes, mais on a vu, et notamment dans l'épizootie dont parle Frommann, les cerfs dans les forêts, les lièvres dans les champs, offrant de nombreux distomes dans les voies biliaires, périr comme les moutons et les bœufs.

En exposant ces vues théoriques, nous n'avons d'autre but que d'indiquer aux recherches une direction qui nous semble devoir mener à la connaissance de la cause la plus ordinaire de la pourriture. Si ces vues se confirment par l'observation des faits, peut-être en ressortira-t-il un moyen de prévenir la désastreuse maladie dont nous nous occupons ; trouver ce moyen, ce ne serait pas seulement rendre service à l'agriculture, ce serait encore servir grandement l'intérêt public. C'est aux hommes qui sont à portée d'observer les débuts de la maladie qu'il appartient de déterminer les conditions de son développement, le mode de transmission et de propagation des helminthes qui paraissent jouer un grand rôle dans l'invasion, dans les progrès et dans l'issue funeste de la cachexie aqueuse. Les hommes instruits, les médecins, les naturalistes, aussi bien que les vétérinaires, pourraient faire de cette maladie un sujet de recherches dont le succès ne paraît point au-dessus des ressources de l'observation et de l'expérimentation.

CHAPITRE V.

TRAITEMENT DE LA CACHEXIE AQUEUSE.

On ne connaît point de moyen de guérir la cachexie aqueuse arrivée à un certain point; les cultivateurs doivent donc mettre tous leurs soins à préserver leurs bestiaux de l'invasion de cette maladie. Éviter de faire paître aux troupeaux une herbe chargée d'humidité, soit après des pluies prolongées, soit pendant les brouillards du matin ou du soir, les éloigner des prairies marécageuses, donner aux animaux une nourriture substantielle et suffisante, assainir les bergeries, draîner les terrains humides, etc., tels sont les moyens généralement conseillés pour prémunir les bestiaux contre la pourriture.

Lorsque la maladie s'est déclarée dans un troupeau, le meilleur moyen d'en arrêter les progrès est l'émigration dans une localité élevée et sèche. L'usage de certains aliments ou de certains médicaments peut avoir encore quelques avantages : le tourteau de colza, les feuilles d'arbres résineux, tels que le pin et le sapin, les tiges du genêt, de l'ajonc, la gentiane, l'écorce de saule, la chicorée sauvage, l'absinthe, l'armoise, les baies de genièvre, le poivre, etc., le sel gemme que l'on fait lécher aux bêtes, le sel marin, à la dose de cinq à six grammes par tête, mélangé à de la farine d'orge, d'avoine, de vesce, ou jeté en solution sur les fourrages, la limaille ou l'oxyde de fer, le carbonate, le sulfate de cette base donnés à la dose d'un à deux grammes et de la même manière, peuvent quelquefois ramener à la santé des bêtes manifestement malades (1). La teinture d'iode,

(1) M. Rey a conseillé l'usage d'un pain nutritif et médicamenteux dont il dit avoir obtenu de très bons effets, et que M. Delafond a modifié de la manière suivante :

Farine de blé non bluté..........................	5 kilogrammes.
— d'avoine..........................	10
— d'orge..........................	5
Protosulfate de fer pulvérisé..............	aa 150 grammes.
Carbonate de soude..........................	
Sel marin..........................	1 kilogramme.

Faites une pâte avec quantité suffisante d'eau, laissez fermenter et faites cuire au four. On en donne à chaque mouton 250 grammes matin et soir. Une amélioration notable se manifeste dans la santé des bêtes cachectiques après dix ou quinze jours de l'usage de ce pain.

à la dose de 20 à 30 gouttes pour 2 à 3 décilitres d'eau, a été dernièrement préconisée par M. de Romanet.

DEUXIÈME SECTION.

VERS DES VOIES BILIAIRES CHEZ L'HOMME.

Chez l'homme, les vers propres aux voies biliaires sont aussi des distomes. Les ascarides lombricoïdes qui ont été quelquefois rencontrés dans ces voies, ne s'y étaient pas développés ; il en est de même des échinocoques qui n'arrivent qu'accidentellement dans les conduits hépatiques (voy. *Vers de l'intestin*, p. 156 et suiv., et *Vers des cavités séreuses*).

Les cas de distomes observés dans les voies biliaires chez l'homme sont rares ; quelques anciens auteurs ont émis à ce sujet des assertions, sans rapporter d'observations positives :

« Amicus quidam, dit Pierre Borel, mihi asseruit in omnibus » animalibus insecta hæc reperiri et se in hominibus, porcis, etc., » eos vidisse (1). »

Malpighi, auquel on attribue d'avoir vu ces vers chez l'homme, dit seulement : « In hepate frequentes occurunt vermes cucurbitini in » homine et brutis, præsertim in bove (2). »

Bidloo, après avoir parlé du distome hépatique du mouton, s'exprime sur ceux de l'homme en ces termes : « Detexi aliquando in » et circa humana jecinora diversæ ab hisce animalculis fabricæ et » ut tunc temporis mihi videbantur, alterius figuræ animalia, sive » vermes. Quanquam mihi persuadere jam ausim (penitiore videlicet » instructus animalculi prædicti cogitione atque expertus insuper » quo sese modo complicare possunt) me ea quoque in hepate vidisse » humano ; priusquam autem vel minimum quid ut certum affirmem, » conabor, nulla neglecta opportunitate, ipsam hujus rei eruere et » patefacere veritatem (3). »

C'est à Pallas que l'on doit la première observation positive.

(1) P. Borel, cité par Leclerc, p. 283.

(2) Marcelli Malpighi, *Opera postuma*. London, 1697, p. 84.

(3) Godefridi Bidloo, *Observatio de animalculis in ovino, aliorumque animantium hepate detectis*, dans Leclerc, *op. cit.*, p. 119.

CHAPITRE PREMIER.

CAS DE DISTOMES DANS LES VOIES BILIAIRES.

Ier Cas (Pallas).

« In hepate et biliario systemate..... abundant fasciolæ variæ, inque hu-
» mano jecinore a se visos asserit Bidlous, quemadmodum ipse quoque Bero-
» lini easdem mortuas, contractasque ramo hepatici ductus incuneatas in fe-
» minæ cadavere vidi (1). » Dans un autre passage, Pallas dit : « Et mea me
» denique docuit experientia in theatro anatomico Berolinensi, ubi in feminæ
» fibris fasciolam ramo ductus hepatici insertam vidi (2). »

IIe Cas (Buchholz).

« La nouvelle découverte de feu le conseiller des mines Buchholz, à Weimar, éloigne ce qu'il y a de douteux dans cette observation (de vers du foie) et les autres pareilles ; en effet, il a trouvé, en 1790, dans la vésicule biliaire d'un forçat, mort de la fièvre putride, une grande quantité de vers qu'il envoya au professeur Lenz, qui me les a communiqués, en les prenant dans la collection ducale pour les dessiner et les introduire dans le présent mémoire..... Malheureusement, Buchholz ne nous a rien dit des circonstances particulières de la maladie de ce condamné et des changements contre nature qu'il a trouvés dans le cadavre (3). »

Ce récit de Jördens est tout ce que l'on sait du fait observé par Buchholz. Les vers conservés dans la collection de Weimar ont été examinés aussi par Rudolphi (4) et Bremser (5).

IIIe Cas (Fortassin).

En parlant des fascioles de l'homme d'après Bidloo et Montin, Fortassin dit : « Il y a longtemps que j'en ai trouvé deux dans les pores biliaires d'un homme (6). »

IVe Cas (Brera).

« Le cadavre d'un individu scorbutique et hydropique m'offrit, dit Brera, un foie assez dur et volumineux, couvert à la surface de cysticerques (*fine*

(1) P. S. Pallas, *Dissert. inaug. de infectis viventibus intra viventia*. Lugduni, Batav., 1760, p. 5.

(2) *Idem, ibid.*, p. 28.

(3) J. H. Jördens, *Entom. und Helminth des Menschlichen körpers*, 1802, p. 65.

(4) Rud., *Hist. nat. citée*, t. I, p. 326, et t. II, part. I, p. 355.

(5) Bremser, *ouvr. cit.*, p. 269.

(6) L. Fortassin, *Consid. sur l'hist. nat. et méd. des vers du corps de l'homme*. Paris, an XII (1804), p. 19.

epatiche) et rempli de fascioles dans sa substance intérieure, lesquelles ici solitaires, là réunies en nombre plus ou moins grand, se trouvaient principalement dans les *acini* biliaires (1). » Et plus loin il ajoute : « Nous devons à Jördens l'excellente figure de la fasciole que Buchholz a trouvée à Weimar... Les fascioles que j'ai observées dans le cadavre d'un homme scorbutique et hydropique sont un peu plus grosses (2). »

V^e^ CAS (P. FRANK).

« Antoinette Aragnoli, âgée de huit ans, fut reçue à l'hôpital de Milan le 27 novembre 1782 ; elle était réduite au dernier degré de marasme ; elle avait le pouls fréquent et très faible, la face cadavéreuse, l'abdomen météorisé. La diarrhée la fatiguait depuis six mois et s'accompagnait d'une douleur à la région hépatique. Cette douleur revenait quelquefois si vive que la malade l'exprimait par des contorsions et une anxiété violente ; malgré la longueur de la maladie on n'observa jamais de nuance ictérique. La vie se soutint encore quelques jours dans cet état fâcheux et la mort survint au milieu des convulsions.

» A l'ouverture du cadavre, on remarqua que le conduit hépatique avait le volume d'une plume à écrire de médiocre grosseur ; il présentait de plus, à sa naissance, une poche au milieu de laquelle étaient cinq vers roulés en peloton, tous vivants, de couleur vert jaunâtre, de la grosseur d'une paille plate, de la longueur d'un ver à soie (3). »

La description de ces vers est fort obscure ; elle ne peut guère se rapporter qu'au distome hépatique.

VIe CAS (PARTRIDGE).

« Il y a peu d'années, dit M. Budd, un distome unique fut trouvé par mon collègue, M. Partridge, dans la vésicule biliaire d'un individu qui mourut à l'hôpital de Middlesex.

» M. Partridge, présent à l'autopsie, fut frappé de l'apparence de la vésicule qui, au lieu d'être colorée par la bile comme ordinairement, était parfaitement blanche. Il enleva cet organe dans le but d'examiner sa structure et, en l'ouvrant, il rencontra le distome. Le professeur Owen, auquel le ver fut remis, ne le trouva nullement différent du distome hépatique du mouton. La vésicule et le conduit cystique, qui étaient parfaitement sains, sont conservés dans le muséum de *King's college* (4). »

(1) Brera, *Mém. prim. cit.*, p. 94.
(2) *Idem, ibid.*, p. 96.
(3) P. Frank, *ouvr. cit.*, t. V, p. 351.
(4) George Budd, *On diseases of the liver*. London, 1852, p. 484.

CHAPITRE II.

DISTOMES ERRATIQUES.

Chabert et Mehlis ont encore observé chez l'homme des distomes qui, originaires sans doute des voies biliaires, étaient arrivés accidentellement dans l'intestin. M. Busk en a trouvé dans le duodénum provenant aussi probablement du foie.

VIIe Cas (Chabert).

Le fait de Chabert n'est connu que par le rapport de Rudolphi dans *Wiedem Archiv.*, III, 2, p. 24 (1), et par ce qu'en a dit le célèbre helminthologiste dans son histoire naturelle des entozoaires, en ces termes : « Mirum autem » est, in homine non nisi specimina juniora reperta esse, sic quæ Jördens sub » distomatis hepatici nomine male descripsit et quæ celeb. Chabert olei sui » empyreumatici ope a puella, copia maxima deorsum depulit. Utraque pos- » sideo : omnia parvula sunt, ut pro specie nova olim venditaverim (2).

» ..... In ductibus biliariis reperiuntur, unde etiam in vesiculam felleam et » per ductum choledochum in intestinum deferuntur, in quo passim reperi, uti » etiam distomata plurima, olei empyreumatici ope a puella tenera depulsa a » Chaberto accepi (3). »

VIIIe Cas (Mehlis).

« Nec non Clausthaliæ degit metallifossoris vidua, cujus hepar ab utrius- » que speciei distomatibus incolitur. Femina hæc, 31 annos nata, simplex » atque proba, de morbo hepatis mihi jam ex aliquo tempore suspecta, allatis » vere anni 1821 novem distomatibus hepaticis narravit, se aliquot diebus » ante plura talia animalcula et isto ipso die ea, quæ apportasset, sub repetitis » animi deliquiis cum multo sanguine coagulato evomuisse vermesque ejectos » adhuc vivos manifesto se contraxisse et movisse. Alvum leniter purgavi, ut » deducerentur fasciolæ, quæ in intestinis forsan morarentur, seduloque fe- » minam admonui, ut, dejectis quibusque attente perquisitis, quas reperiret, » statim adferret. Proximis diebus nullæ apparuerunt, excrementa naturalia » erant et ægrota satis bene se habebat. Post quatuordecim dies autem in » silvam lignatum profecta, subito tenesmo ibi correpta, satis multos illorum » vermium, ut postea retulit, in globum convolutos cum multo muco, sed » nullis cum fæcibus dejecit. Anno insequente frequenter color faciei flaves- » cens, sæpius levis dyspnœa, ita ut ægra in eundo interdum consistere de-

(1) Bremser, *ouvr. cit.*, p. 269, donne l'indication suivante : Rudolphi, *Bemerk Auf einer Reise*, II, S. 37.

(2) Rud., *Hist. nat.*, t. I, p. 327.

(3) *Idem, ibid.*, t. II, p. 356.

» beret, tussis brevis, angor, abdomen inflatum, hypochondria dolentia et » tensa et magna membrorum lassitudo; tum plerumque mox sub spasmis » variis et animi deliquiis vomitus lymphæ tenuis, cruentæ, interdum san- » guinis coagulati particulis commixtæ, qua eructata statim molestiæ illæ » valde levatæ; ceterum valetudo corporis satis bona, ciborum desiderium » illæsum et coctio, præterquam quod tubera solani aliique cibi graviores ven- » triculum onerare et inflare solebant, integra. Mense demum junio anni » 1823, oppressio pectoris sensim aucta, spiritus angustior, crebrior tussis » brevis et sicca, lassitudo membrorum gravior; tum, sensu omni intercepto, » repente vehementes totius corporis convulsiones iterato revertentes, quas » aphonia fere perfecta et plures dies protracta, tussis frequentissima, arida, » respiratio valde laboriosa, dolor pectoris et hypochondriorum sævus atque » mira abdominis ne levissimum quidem attactum ferentis inflatio et tensio » exceperunt, sub affectibus his et aliusmodi spasticis, nunc paullum remit- » tentibus, nunc iterum aggravescentibus, tandem vomitus iteratus, quo » præter cibos comestos atque bilis vitiatæ, materiei membranosæ et san- » guinis coagulati magnam copiam denuo plura distomata hepatica ejecta » sunt. Quæ itidem vixisse adseruerunt, qui adstiterant. Eorum partem exce- » perant, reliqua abjecerant. Jussi statim, ut vas purum ad manum ponerent » et sollicite omnia, quæ sequentibus diebus exspuerentur, asservarent. Ter » adhuc vomuit ægra. In liquore eructato non solum illorum distomatum » iterum plura fragmenta et nonnulla integra, sed etiam ad quinquagenta » distomata lanceolata reperi. Alvo vero nulla dejecta visa. Symptomata dicta » deinde paullatim plane remiserunt et ægrota sanitati restituta est. Tem- » pore inde elapso in universum ea bene valuit, sed nonnunquam iisdem » molestiis conflictata est ac priori anno, unde hepar ejus ab hospitibus istis » nondum liberatum esse suspicor. Distomata, quæ evomuit, ejusdem sunt ma- » gnitudinis, quam ea, quæ in animalium hepatibus reperiuntur, insignia esse » solent, et omnibus partibus hisce æqualia atque paria (1). »

IXe Cas (Busk).

« Dans l'hiver de 1843, dit M. Budd, quatorze distomes furent trouvés par M. Busk dans le duodénum d'un lascar (2), qui mourut au Dreadnought (vaisseau hôpital sur la Tamise). Il n'y en avait point dans les conduits ni dans la vésicule biliaires. Ces distomes étaient beaucoup plus épais et plus grands que ceux du mouton, ayant depuis un pouce et demi jusqu'à presque trois pouces de longueur. Ils ressemblaient au distome hépatique pour la forme; mais ils étaient semblables au distome lancéolé quant à la structure, le double conduit alimentaire, comme dans ce dernier, n'étant point ramifié, et tout l'espace compris entre ses branches, vers la partie postérieure du corps, étant

(1) Eduardus Mehlis, *Observ. anatom. de distomate hepatico et lanceolato.* Gottingue, 1825, p. 6.

(2) Matelot indien qui sert à bord des vaisseaux anglais.

occupé par les ramifications de l'utérus. Deux de ces distomes, qui m'avaient été donnés par M. Busk, sont conservés dans le muséum de *King's college*, *Prep.* 346 (1). »

CHAPITRE III.

CAS INCERTAINS OU FICTIFS.

D'autres cas de vers des voies biliaires sont encore mentionnés par plusieurs auteurs, mais ces cas de vers réels ou fictifs n'appartiennent point à la catégorie dont nous nous occupons ici, ce sont :

1° Un cas de Gaspar Bauhin ; il s'agit de vers indéterminés et probablement fictifs qui existaient dans les rameaux de la veine porte soit avant, soit après la pénétration de ces rameaux dans le foie ; nous en parlerons à propos des vers du système sanguin.

2° Un cas de Bianchi, relatif à des animaux fictifs, à des *insectes* trouvés dans la substance du foie et que des auteurs postérieurs ont rapportés aux distomes (2).

3° Un fait rapporté par Perrault n'est pas sans analogies avec celui de Mehlis, et peut-être les vers semblables à des sangsues et blancs que la malade vomisssait, étaient-ils des distomes ; on ne voit pas au moins à quels autres animaux ils pouvaient appartenir. Ce cas pourrait donc être regardé comme un cas de distomes erratiques.

Il s'agit d'une fille, âgée de vingt-trois ans, se disant tourmentée depuis deux ans d'un vomissement de vers qui avait lieu tous les jours à la même heure. Pendant une convulsion, elle rendit à l'heure ordinaire, en présence de plusieurs médecins et de Perrault, « vingt-huit à trente vers de la forme et de

(1) Budd, *ouvr. cit.*, p. 484.

(2) Voici le fait : « Animalia quæ forte in humano hepate a nobis inspecta sunt, » hic etiam referamus. Hæc igitur animalcula non in biliosis solum jecoris poris, » sed in ipsa intima atque parenchymatosa, ut dicunt, substantia invenimus ; in » qua sepositas cellulas, tanquam distinctas cryptas et lustra, sibi excavasse vide- » bantur. Non ita exigua hæc animantia fuere ut nudis etiam oculis facile intueri » non possent, eorum color subviridis ; dorsum nonnihil concavum ; caput parvum » et nigricans, pedes minutissimi et numero sex ; totius animalis ambitus ad rotun- » dum accedens ; uno verbo, si colorem demas, non multum cimicibus absimiles. » In homine hi vermes visi sunt melancholico qui prius gravi obstructione hepatis » longoque ictero prehensus, cachexia postmodum lentaque febre ac diarrhæa absu- » mebatur. » (J. B. Bianchi, *De nat. in hum. corp. vitiosa morbosaque generatione hist.* Augustæ Taurinorum, 1749, pars tertia, p. 344).

la grandeur des sangsues médiocres, tous fort vifs et ayant le mouvement de raccourcissement et d'allongement que les sangsues ont. Ils étaient différents des sangsues seulement par la couleur qui était blanche. » Cette fille vomissait quelquefois plus de cent vers; deux vers placés dans une boîte de sapin étaient encore vivants au bout d'une heure. Placés dans l'eau froide, ils moururent en quelques instants (1). »

4° Un cas de Montin, dans lequel un ver indéterminé et désigné sous le nom de *Fasciola intestinalis* a été rendu par une femme. Ce ver, qui n'était probablement qu'un fragment de ténia ou de bothriocéphale, a été rapporté à tort par quelques auteurs au distome hépatique (2).

5° Un cas de Deleau-Desfontaines où il s'agit *d'un ver?* dont la description ne se rapporte à aucun des entozoaires connus (3).

6° Enfin Fortassin dit que Smezio a aussi trouvé des fascioles dans l'homme (4).

Nous rappellerons, avant de terminer l'histoire pathologique du distome hépatique, que ce ver qui a passé longtemps pour être tout à fait spécial aux voies biliaires, a été rencontré encore dans la veine porte et dans des tumeurs inflammatoires sous-cutanées. Nous rapporterons les cas qui nous sont connus lorsqu'il sera question des vers du système sanguin.

(1) *Rapport* de Perrault, dans *Mém. Acad. des sciences*, 1675, t. X, p. 550 et *Collect. acad.*, t. I, p. 385.

(2) La cinquième espèce est celle du *Fasciola intestinalis*, dit Rosen (*ouvr. cit.*, p. 386). Le docteur Montin l'a chassé du corps d'une femme, et l'a bien décrit dans les Mémoires de l'Académie royale de Suède de 1763, page 113 : « Ce ver est épais, etc. » Suit une description donnée d'après des vers plus ou moins semblables trouvés dans les poissons et qui ne sont point des distomes. C'est donc à tort qu'Hippolyte Cloquet dit, en parlant du distome hépatique : « Lorenz Montin a observé l'existence de cet animal dans notre espèce. » (*Faune médic.*, t. V, p. 134, art. FASCIOLE HÉPATIQUE.)

(3) Chez un homme âgé de trente-trois ans, « on aperçut, vers le milieu de la partie concave du grand lobe, une espèce de cavité d'environ six à sept lignes de diamètre et de quatre à cinq de profondeur, remplie d'une humeur épaisse et noirâtre, du milieu de laquelle sortit un insecte encore vivant. » C'était un ver long de quatre pouces, gros comme un ver à soie, rouge brun, composé d'anneaux; poil roide au milieu de chaque anneau; tête avec une trompe en suçoir; extrémité postérieure large et plate (Deleau-Desfontaines, *Obs. sur une maladie extraordinaire suivie de la mort, occasionnée par la présence d'un insecte vivant trouvé dans la substance du foie* (*Journ. gén. de méd. de Sédillot*. Paris, an X, t. XV, p. 43).

(4) Fortassin, *Mém. cit.*, p. 20.

DEUXIÈME DIVISION.

PHÉNOMÈNES PATHOLOGIQUES OCCASIONNÉS PAR DES OEUFS D'HELMINTHE.

(Corps oviformes des voies biliaires.)

PREMIÈRE SECTION.

CORPS OVIFORMES CHEZ LE LAPIN.

On voit très communément à la surface du foie chez le lapin domestique, des traînées ou des amas blanchâtres formés de corpuscules dont l'aspect, au microscope, offre une très grande analogie avec celui des ovules de quelques vers intestinaux ; en effet, ils sont blancs, ovoïdes, pourvus d'une coque épaisse, lisse, résistante et d'un contenu granuleux. Cependant, l'absence constante d'un entozoaire qui les eût déposés dans les voies biliaires, l'impossibilité d'expliquer leur arrivée du dehors, couvrent leur origine d'une obscurité complète.

En 1843, le docteur Herm. Nasse étudia ces corpuscules avec soin. Il rapporte que déjà Carswell avait connu les dépôts qu'ils forment et les avait considérés comme de nature tuberculeuse (1), que Hake, en 1839, les avait rapportés au carcinome et qu'il avait regardé les corpuscules oviformes comme des *nucléoles de pus* (*Eiterkügelchen*) faisant partie constituante du cancer (2). Le docteur Nasse rectifie sans peine ces opinions erronées, et cherche ensuite dans la constitution des corpuscules et dans l'action des réactifs à reconnaître leur nature. Il n'est pas éloigné de les regarder comme des cellules analogues à celles du cartilage, et finalement il conclut que ces corpuscules sont des productions épithéliales anormales de la surface des conduits biliaires (3).

(1) Carswell's, *Illustrations of morbid anatomy*, fasc. tubercle, pl. II, f. 6, cité par Nasse.

(2) Hake, *A Treatise on varicose capillaries, as constituting the structure of carcinoma of the hepatic ducts, with an account af a new form of the pus globule.* London, 1839, cité par Nasse.

(3) Prof. doct. Herm. Nasse *in* Marburg, *Ueber die Eiformigen zellen der tuberkelahnlichen Ablagerungen in den Gallengangen der Kaninchen* (*Arch. de Müller*, 1843, p. 209).

Le docteur Handfield Jones, en 1846, étudia de nouveau ces corps et les considéra comme le produit de la transformation des cellules normales du parenchyme du foie (1).

A la même époque, M. Rayer, ayant observé des dépôts blanchâtres dans le foie chez plusieurs lapins, fut frappé de la ressemblance des corpuscules qui les constituaient avec des œufs d'helminthe, et en particulier avec ceux du distome lancéolé. M. Dujardin, auquel il en envoya, crut même y reconnaître un opercule, et pensa, vu l'absence d'une coloration noirâtre et leur moindre diamètre, qu'ils étaient des ovules du distome lancéolé non parvenus à maturité. M. Rayer reconnut encore que ces formations étaient contenues dans des dilatations ovoïdes ou fusiformes des conduits biliaires, que les parois dilatées de ces conduits étaient plus épaisses qu'à l'état normal, et que le reste de l'organe hépatique paraissait n'avoir subi aucune altération (2).

Mon ami, M. Brown-Séquard, fit en 1849 quelques nouvelles recherches sur ces corps qu'il considéra aussi comme des ovules d'helminthe (3).

En 1852, M. Küchenmeister s'occupa de nouveau de cette question. Il rapporte que M. Vogel prit ces corpuscules pour des œufs de ténia, et que M. Virchow lui écrivit qu'il trouvait fort difficile de se prononcer sur la question de savoir si ces corps sont des œufs d'entozoaire ou des formations psorospermiques ; au reste, M. Küchenmeister ne se prononce nullement sur leur nature (4). Enfin, M. Kölliker les considère comme des œufs de bothriocéphale (5).

On voit que les hommes les plus compétents ont eu sur cette question les opinions les plus diverses.

Des corpuscules qui ont avec les précédents quelque analogie, ont été rencontrés dans les glandes ou dans les villosités de l'intestin. M. Remak a donné la figure d'un corps plus ou moins analogue ; il l'a regardé comme un parasite particulier qui se développe-

(1) Handfield Jones, *Examen microscopique d'un foie de lapin altéré* (*Archiv. d'anat. générale et de physiologie*. Paris, janvier, 1846, p. 18).

(2) Rayer, *Œufs de distome en quantité innombrable dans les voies biliaires du lapin domestique, sans distome dans les mêmes parties* (*Archiv. d'anat.*, cit. p. 20).

(3) Brown-Séquard, *Helminthes trouvés chez des lapins* (*Comptes rendus Soc. biologie*. Paris, 1849, t. I, p. 46).

(4) Küchenmeister, in *Arch für patholog. Anat. und phys.* von Virchow, 1852, p. 83.

(5) Kölliker, *Mikroskopische anatomie*, t. II, 2e division, 1re partie, p. 173, cit par Finck.

rait dans les cylindres épithéliaux des glandes de Lieberkühn (1). M. Finck a trouvé dans les villosités de l'intestin du chat des corpuscules, ordinairement réunis par deux, et qui ont aussi avec ceux du foie du lapin une certaine analogie ; il les nomme *corpuscules géminés* et les croit en relation avec l'*absorption graisseuse* (2).

On trouve constamment ensemble deux variétés de ces corps : les uns plus petits, en forme d'olive, longs de $0^{mm},032$ et larges de $0^{mm},015$, ont un contenu grenu (vitellus?) uniformément répandu dans la coque ; les autres plus grands, régulièrement ovoïdes, longs de $0^{mm},04$, larges de $0^{mm},02$, ont un contenu grenu (vitellus?) rassemblé en une masse sphérique, ordinairement centrale.

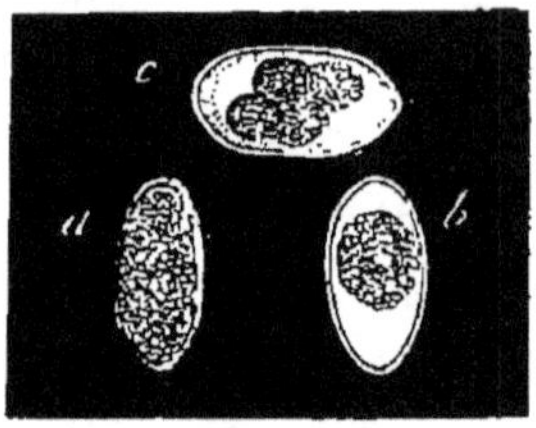

FIG. 8. — *Corps oviformes* du foie de lapin, grossis 340 fois. — *a*, variété *minor* ; *b*, variété *major* ; *c*, le même après avoir séjourné quelque temps dans de la terre humide ; le contenu (*vitellus* ?) s'est divisé ou fractionné en quatre sphères.

Quelle est la nature de ces corps ? Ils n'appartiennent évidemment ni au pus, ni au tubercule, ni au cancer; ils diffèrent complétement des psorospermies ; quant à être des cellules du foie ou des conduits biliaires dégénérées ou transformées, l'examen direct ne l'a point montré, aucun fait analogue observé dans un animal ou dans un

(1) Remak, *Diagnostische und pathogenetische Untersuchungen*. Berlin, 1845, p. 239, explic. de la fig. 7, cité par Finck.

(2) Voici comment s'exprime M. Finck à ce sujet :

« Sur le même animal (le chat) nous avons rencontré une autre forme bien plus singulière (fig. 22). Beaucoup de villosités, semblables du reste à celles chargées de graisse, à la place de gouttes graisseuses, renfermaient, en quantité considérable, des *corpuscules* que nous appellerons *géminés*, parce que le plus souvent ils étaient réunis par paires. Tantôt une seule et même villosité offrait à la fois et des gouttes huileuses manifestes et des *corpuscules géminés*, le tout entremêlé d'une manière irrégulière; tantôt les *corpuscules géminés* remplissaient seuls le bout de la villosité. Ils étaient pour la plupart elliptiques, et leur grand diamètre atteignait à peine un centième de millimètre ; la plupart mesuraient $0^{mm},08$ sur $0^{mm},07$, ou bien $0^{mm},1$ sur $0^{mm},09$. Leur contour était fin, net, très noir; leur contenu variable, occupant tantôt presque toute la cellule, plus souvent accumulé vers son centre. C'était une matière granuleuse réunie en une ou plusieurs masses. Il nous a semblé parfois voir une enveloppe commune pour deux corps géminés.

» Quelle est la nature de ces corps? Remak représente un corpuscule semblable au premier aspect, seulement plus grand et non *géminé*. Il croit devoir le considérer comme un parasite particulier qui se développerait dans les cylindres épithéliaux des glandes de Lieberkühn et dans ceux des conduits biliaires. Il cite Hake et Nasse comme ayant trouvé des formes semblables, par masses, dans le foie du

organe quelconque, ne permet non plus de le supposer (1). L'action des acides et des alcalis sur ces corpuscules est tout à fait semblable à celle que ces réactifs exercent sur les ovules d'un grand nombre de vers intestinaux ; l'apparence de ces corpuscules a encore la plus grande analogie avec celle de beaucoup de ces ovules, en sorte que plus on examine les corps oviformes du foie du lapin, plus on se persuade qu'ils appartiennent à quelque entozoaire. Ces ovules, s'ils en sont en effet, n'appartiennent point au ténia dont l'œuf est pourvu d'un embryon hexacanthe ; ils n'appartiennent point au bothriocéphale ou à quelque distome dont l'œuf est muni d'un opercule. L'action de l'acide sulfurique concentré par laquelle nous avons toujours réussi à voir l'opercule des œufs de ces animaux, n'en a point montré dans les corps oviformes dont nous nous occupons ; il y a donc tout lieu de croire que ces corps sont des ovules de quelque nématoïde, d'autant plus que nous avons reconnu un fractionnement en quatre du *vitellus*, dans plusieurs de ces corpuscules conservés depuis huit jours dans de la terre humide (2).

apin. Kölliker a observé la même chose. Selon lui, les corpuscules du foie du lapin seraient des œufs de bothriocéphale ; ceux des villosités du même animal, plus petits que les premiers, des œufs d'entozoaires, siégeant dans l'intérieur des villosités, et peut-être aussi dans des cellules épithéliales distendues. Dans ce dernier cas, ils ressemblent, selon lui, à de grosses gouttes graisseuses remplissant les cellules épithéliales.

» Nous n'avons rien trouvé de pareil dans les cellules épithéliales de notre chat; mais son foie renfermait des amas d'entozoaires plats, elliptiques, longs d'un millimètre, probablement des douves. Ils étaient contenus dans des espèces de kystes.

» Quant à nous, tenant compte de l'énorme quantité des corpuscules en question, de l'absence de toute forme semblable dans la cavité de l'intestin, de leur absence dans toute villosité n'ayant point subi l'espèce de macération caractérisant les villosités farcies de globules graisseux, enfin de certaines formes de transition entre ces derniers et les *globules géminés*, nous croyons ne pas trop nous hasarder en rattachant les corpuscules en question au fait du mécanisme de l'absorption graisseuse. C'est tout ce que nous pouvons en dire quant à présent. » (Henri Finck, *Sur la physiologie de l'épithélium intestinal*, thèse de Strasbourg, 1854, 2e série, n° 324, p. 17).

(1) Depuis que ceci est écrit, mon ami M. Vulpian a fait des recherches sur ce sujet : il a vu des corps oviformes inclus dans des *cellules du foie*, et il serait disposé à penser que ces corps ont pour origine le noyau de la cellule qui se développerait anormalement (ces recherches seront publiées dans les *Comptes rendus de la Société de biologie* 1859). L'opinion de M. Vulpian ne me paraît pas encore suffisamment établie par les faits, ce qui m'engage à ne rien changer à cet article.

(2) *Ces ovules* n'offraient aucune trace de fractionnement lorsqu'ils ont été recueillis dans l'intestin. Leur petit nombre et la grande difficulté de les retrouver dans la terre où je les avais déposés ne m'ont pas permis de pousser plus loin l'observation.

La présence dans un organe d'œufs d'helminthe agglomérés ne serait point sans analogue :

M. Dujardin a observé des tumeurs de la rate chez la *musaraigne* (*Sorex araneus*), tumeurs qui étaient constituées quelquefois par des ovules de *calodium*. Les faits observés par M. Dujardin donnent même le mode de formation de ces tumeurs : « Ce ver (le *calodium*), dit le savant observateur, vit d'abord dans l'estomac et le duodénum ; puis il pénètre dans l'épiploon à travers les tissus, et il arrive dans la rate, où il produit des tubercules blanc jaunâtre, d'un aspect crétacé, qui en augmentent considérablement le volume. Ces tubercules finissent par n'être plus qu'un amas d'œufs, de débris membraneux de *trichosomes* (*calodiums*) et de la substance gélatineuse dont les œufs sont entourés à l'instant de la ponte. Les *trichosomes*, avant de disparaître, se sont allongés de plus en plus par suite du développement des œufs ; en même temps, l'intestin s'est atrophié et il semble alors n'être plus qu'un tube membraneux rempli d'œufs (1). » La migration des *calodiums* hors de l'intestin a-t-elle été observée, ou n'est-elle admise que par une vue théorique? C'est ce que M. Dujardin ne dit pas ; quoi qu'il en soit, l'atrophie progressive des organes du ver et leur disparition paraît un fait acquis.

M. Rayer, de même, a observé l'accumulation d'un nombre considérable d'œufs d'helminthe à la surface du foie d'un *surmulot*, sans qu'il restât de traces de l'entozoaire qui les y avait déposés. Un certain nombre de ces ovules offrait un fractionnement déjà avancé. Ils étaient longs de 0mm,05 à 0mm,55 et par leur forme, ils avaient beaucoup de rapport avec ceux des trichosomes ou des calodiums, helminthes de genres très voisins.

Nous avons donné la description d'une tumeur commune chez l'*aigle-bar* dans laquelle sont contenus un nombre prodigieux d'œufs déposés évidemment par un helminthe, quoiqu'il n'ait pas été possible de reconnaître cet helminthe, ni même à quel genre ou à quel ordre il appartient (2).

(1) Dujardin, *ouvr. cit.*, p. 26.

(2) Ces tumeurs singulières de l'*aigle-bar* avaient été déjà décrites par notre collègue et ami, M. Ch. Robin, lorsque nous en donnâmes une description nouvelle dans les *Comptes rendus de la Société de biologie*, 1854. Nous déterminâmes la nature des corps oviformes qu'elles contenaient, en démontrant dans ces corps la présence d'un embryon armé de *huit* (?) crochets. Le nombre et la forme des crochets ne permettaient pas de regarder cet embryon comme celui d'un ténia, et

Ces différents faits prouvent que des ovules peuvent être déposés dans les organes par un ver qui se détruit et disparaît, et l'on est, dès lors, autorisé à regarder les corps oviformes du foie du lapin comme des ovules dans une condition analogue.

Les amas des corps oviformes constituent à la surface du foie chez le lapin des élevures aplaties, blanchâtres, plus ou moins isolées et irrégulières, semblables en apparence à des dépôts tuberculeux. La matière qu'ils contiennent est molle ou solide, d'un blanc grisâtre ou jaunâtre, et formée par les corps oviformes décrits ci-dessus, qui sont tantôt parfaitement intacts, tantôt plus ou moins altérés, réduits en détritus, et mêlés avec l'épithélium des conduits biliaires. Ces amas ont pour siége les conduits biliaires dilatés et épaissis. Un certain nombre de corpuscules, entraînés par la bile, arrivent dans la vésicule du fiel ou dans l'intestin ; ils sont ensuite évacués avec les fèces.

Cette affection du foie est très commune à Paris chez les lapins élevés dans des réduits étroits et obscurs. Au rapport de M. Handfield Jones, les éleveurs en Angleterre l'attribuent à la nourriture exclusivement composée d'herbes fraîches. M. Brown-Séquard a observé des dépôts semblables en apparence chez des lapins nouveau-nés. Ce fait témoignerait de l'existence des corps oviformes antérieurement à la naissance, s'il n'y manquait l'examen microscopique. Le même observateur n'a point vu cette affection chez les lapins domestiques aux États-Unis.

Sur six lapins d'une même portée, M. Rayer constata la maladie chez trois ; deux en étaient exempts ; chez le sixième les conduits biliaires offraient des dilatations partielles, fusiformes et d'autres dilatations terminées en cæcum, remplies d'une matière grisâtre ou jaunâtre. Dans cette matière examinée à un fort grossissement, on

l'existence même de crochets nous éloignait de le rapporter aux trématodes, quoique l'existence d'un opercule rapprochât les ovules de ceux des trématodes. M. Vulpian (*Comptes rendus Soc. biologie*, 1858) ayant rencontré depuis lors, dans la cavité buccale d'une grenouille, quelques distomes dont les ovules renferment un embryon pourvu de crochets, il nous est permis de penser aujourd'hui que les ovules de la tumeur de l'*aigle-bar* appartiennent à un trématode. Il ne serait pas impossible encore qu'ils appartinssent à un bothriocéphale ; mais l'on ne connaît aucun de ces vers vivant adulte hors de l'intestin. Dans son *Mémoire sur les vers intestinaux*, qui a obtenu le prix des sciences naturelles pour 1853 et qui vient d'être publié, M. Van Beneden décrit ce ver et le rapproche des trématodes.

ne distinguait point d'œuf ni d'autre corpuscule à forme bien déterminée. Il est probable que, chez ce lapin comme chez les autres, les dépôts avaient été originairement formés par des corps oviformes qui s'étaient détruits ou qui avaient été évacués dans l'intestin.

Nous avons observé plusieurs fois de ces dépôts dans lesquels on ne retrouvait plus qu'un détritus composé de matières amorphes et de cellules altérées. Chez les moutons, les distomes des conduits biliaires laissent quelquefois dans ces conduits des traces analogues de leur existence antérieure.

Les lapins dont le foie offre des dépôts assez considérables, sont généralement maigres. M. Claude Bernard a remarqué que la piqûre du plancher du quatrième ventricule ne produit point chez eux le diabète.

DEUXIÈME SECTION.

CORPS OVIFORMES CHEZ L'HOMME.

Des corps oviformes, qui paraissent analogues à ceux du foie du lapin, ont été observés dernièrement dans le foie de l'homme par M. Gubler. Ces corps, que nous avons pu examiner, mais malheureusement dans un état déjà avancé de putréfaction, nous ont paru se rapprocher de la plus petite variété qui existe chez le lapin. Voici le fait :

« Le nommé Jean-Nicolas M....., carrier, âgée de quarante-cinq ans, entre à l'hôpital Beaujon, n° 3, salle Saint-Jean, le 3 août 1858.

» Cet homme se plaint de troubles dans les fonctions digestives depuis une époque qu'il ne peut bien préciser. L'appétit, sinon supprimé, est très amoindri ; il n'a pas de vomissements, mais des renvois acides ; la digestion est lente et pénible ; il accuse dans la région hypochondriaque droite une douleur obtuse que la pression exagère un peu. Sa constitution est robuste, il n'offre pas d'amaigrissement mais seulement une teinte cachectique assez prononcée, se rapportant bien plus à l'anémie qu'à toute autre diathèse.

» A la percussion, le foie présente une augmentation considérable de volume ; la matité s'étend depuis 2 centimètres au-dessus du sein droit jusqu'au niveau de l'épine iliaque antéro-supérieure en dehors, et de l'ombilic en dedans. La palpitation révèle dans la partie inférieure de cette région une tumeur globuleuse dont la plus grande saillie est située vers le milieu de l'étendue du lobe droit et correspond assez à la vésicule biliaire.....

» Rien de notable du côté de l'estomac ni dans la région des reins ; urines ambrées ne s'éloignant pas de l'état normal ; jamais de jaunisse ni de coliques hépatiques. — M. Gubler s'arrête à l'idée d'un kyste hydatique.

» Il n'y a pas eu grande modification dans les signes fonctionnels durant le séjour du malade à l'hôpital ; toutefois la teinte cachectique s'est prononcée de plus en plus ; les muqueuses sont complétement décolorées, à tel point qu'il est difficile, par la coloration, d'établir une ligne de démarcation nette entre la peau et la muqueuse des lèvres. L'examen physique, soit par la percussion, soit par la palpation, ne révèle rien de nouveau.

» Le 28 septembre au soir, le malade sort de son lit pour aller à la garde-robe, et fait une chute pendant le trajet. Il ne peut se relever sans le secours de l'infirmier, et, aussitôt après être couché, il est pris d'un frisson général très intense et persistant.

» Le 29, à la visite, on constate : Douleurs vives dans le ventre, fièvre, pouls petit, précipité, vomissements bilieux, dyspnée extrême, refroidissement des extrémités, décubitus dorsal, prostration complète ; dans la nuit il y a eu du délire. Le malade succombe à onze heures du matin.

» *Autopsie.* Cœur : hypertrophie excentrique portant surtout sur le ventricule gauche. Péritoine : injection vive, inflammatoire. Rien à noter du côté de l'estomac.

» Augmentation considérable du volume du foie ; à la face convexe de ce viscère, on remarque un épaississement avec adhérence de la membrane séreuse. De nombreuses tumeurs sont disséminées dans la substance hépatique, présentant la forme et le volume de marrons, avec l'aspect du cancer encéphaloïde ; vers le bord extérieur existe un kyste énorme ayant environ 12 à 15 centimètres et s'enfonçant profondément dans le parenchyme. En arrière, il est environné d'une masse de substance semblable à celle qui forme les tumeurs d'apparence encéphaloïde, et dont la limite atteint le quart postérieur du diamètre antéro-postérieur du lobe droit. Ce kyste est rempli d'un liquide filant, comme muqueux, mêlé à du sang altéré en assez grande quantité ; ses parois sont organisées et anfractueuses. La tumeur est ramollie et laisse suinter un pus concret, lorsqu'on la presse.

» Une incision pratiquée dans le milieu de la tumeur permet l'écoulement d'un flot de liquide sanieux, bigarré de rouge et de blanc grisâtre ou jaunâtre, ayant généralement la consistance du pus et d'un mucus visqueux ; une partie ressemble au pus rouge des muscles dans les abcès farcineux, une autre au pus phlegmoneux, mêlé de grumeaux de sang et de flocons caséiformes, de matière albumino-fibrineuse.

» Le foie est parsemé d'une vingtaine d'autres tumeurs plus petites ; plusieurs ont le volume d'un œuf, d'autres celui d'une noix. Toutes sont formées au centre par une masse grisâtre, parfois déprimée en son milieu et un peu mamelonnée, comme les marrons cancéreux ; mais elles n'ont pas la couleur blanc rosé de ces derniers ni leur vascularisation spéciale, ni l'ombilic jaune indiquant la transformation graisseuse rétrograde. Elles sont ordinairement environnées d'une zone différente dans laquelle apparaissent des ampoules demi-transparentes, d'où s'échappe, par des incisions, une matière excessivement gluante, ambrée ou rouillée, assez semblable aux crachats de la pneumonie, dont nous dirons plus tard la composition microscopique. D'autres cavités, creusées dans l'intérieur de ces masses, offrent en général les caractères du kyste principal, tant sous le rapport du contenu que sous celui de la structure des parois, seulement la sanie rougeâtre y est plus abondante. L'une des plus grandes de ces cavités présente une ulcération irrégulièrement circulaire, de 15 à 20 millimètres de diamètre, au fond de laquelle apparaît à nu une partie de cette substance grise ramollie dont la masse ressemble à de l'encéphaloïde. Quand on presse sur l'une quelconque de ces tumeurs d'apparence cancéreuse, après l'avoir incisée, ou fait sourdre, par un grand nombre de points, comme cela a lieu pour le poumon dans la pneumonie suppurée, une matière d'un blanc grisâtre, nuancée de vert ou de jaune, n'ayant pas cet aspect blanc rosé ou crémor encéphaloïde, et douée d'une cohésion plus grande que ce dernier; elle ressemble davantage au pus concret.

» Examinée au microscope, cette matière crémeuse montre un grand nombre de cellules épithéliales cylindroïdes, comme celles qui appartiennent normalement aux canalicules biliaires, avec d'autres très larges munies de noyaux parfois très gros et fortement granuleux. Celles-ci ne paraissent autres que des cellules d'enchyme hypertrophiées et obèses, bien qu'elles offrent alors les caractères assignés par quelques personnes aux seuls éléments cancéreux. Il existe, en outre, des noyaux libres ou des globules puriformes, des granules moléculaires, de nombreux corps granuleux et des gouttelettes de graisse. Dans la sanie rouge on voit encore de la matière globulaire du sang altéré. Mais l'élément le plus curieux est le suivant : on constate une proportion assez considérable de cellules, colorables par l'iode en jaune, au moins quatre fois plus grosses que les plus grosses cellules d'enchyme, les unes très régulièrement ovoïdes avec un double contour parfaitement net, et remplies exactement par un contenu finement granuleux, les autres plus ou moins aplaties, flétries et comme vidées. Les deux extrémités de ces ovoïdes ne m'ont pas paru exactement semblables, l'une est un peu plus obtuse, l'autre offre un étranglement très léger et peu visible sur plusieurs d'entre elles, et se termine par une petite surface un peu aplatie ou même très légèrement déprimée, comme s'il existait là un opercule ou un micropyle. Dans quelques cellules ayant subi un commencement d'altération, le contenu revenu sur lui-même s'est séparé de la paroi désormais trop spacieuse pour lui ; il est en même temps devenu plus opaque et se présente dans la cellule sous forme d'une masse assez sombre, assez fortement granuleuse, ellipsoïde, rappelant le pollen en masse d'une orchidée, plus rapprochée d'une des extrémités de la cellule, de celle qui offre l'apparence d'un léger étranglement à laquelle elle semble adhérer. Dans un cas, cette masse m'a paru légèrement renflée à ses deux bouts. L'acide sulfurique ajouté en petite quantité à une préparation renfermant des cellules ovoïdes bien conservées, produit artificiellement la modification indiquée en dernier lieu, parce qu'il exerce une corrugation plus marquée sur le contenu que sur la paroi cellulaire.

» Les éléments que nous venons de décrire se retrouvent aussi avec des globules graisseux, soudés par une sorte de mucus, dans la matière visqueuse des petites ampoules qui règnent autour de quelques tumeurs, et même dans la raclure de la substance hépatique très loin des parties dégénérées..... De quelle nature sont ces éléments? Bien certainement ils n'ont aucun analogue dans l'économie normale, et dès l'abord tous leurs caractères doivent les faire considérer comme des œufs d'animaux inférieurs, œufs formés d'une coque à double contour et d'un vitellus granuleux, c'est l'aspect sous lequel se présentent les œufs d'un parasite très fréquent dans l'appareil biliaire : je veux parler du *distome*. Si nous avions réellement affaire à des œufs d'helminthes, quel rôle devons-nous leur assigner dans les désordres anatomiques dont le foie était le siége? Sont-ils un accident, un effet ou une cause (1)?..... »

QUATRIÈME PARTIE.

AFFECTIONS VERMINEUSES DES VOIES URINAIRES.

Les voies urinaires, chez l'homme et chez les animaux domestiques, sont très rarement atteintes par les entozoaires ; un seul ver chez l'homme et chez ces animaux paraît spécial à l'appareil urinaire : c'est le *strongle géant*.

Les cas rapportés aux entozoaires des reins ou de la vessie qui n'appartiennent pas aux strongles, concernent : 1° des protozoaires ; 2° des vers d'espèce indéterminée ou mal déterminée, observés une ou deux fois au plus, ou bien des corps vermiformes qui n'étaient peut-être pas des animaux ; 3° des vers de l'intestin ou des hydatides

(1) A. Gubler, *Tumeurs du foie déterminées par des œufs d'helminthe et comparables à des galles observées chez l'homme* (*Mém. Soc. de biologie*, 2e série, 1858, et *Gaz. méd. de Paris*, 1858, p. 657).

erratiques ; 4° des concrétions sanguines formées dans les voies urinaires, des insectes ou des larves d'insecte tombés accidentellement dans l'urine.

PREMIÈRE DIVISION.

VERS SPÉCIAUX AUX VOIES URINAIRES.

(STRONGLE GÉANT, *Synops.*, n° 99.)

Le strongle géant est le seul ver des voies urinaires qui soit bien connu, c'est aussi le premier qu'on y ait signalé.

Au XVIe siècle, Jean de Clamorgan, dans son traité de *la Chasse du loup* (1), dit avoir vu plusieurs fois des serpents dans les reins de cet animal. D'après son rapport, on peut se convaincre qu'il s'agit de strongles géants. L'opinion que ces parasites étaient des serpents a fait croire alors que la morsure des loups qui les portaient devait être venimeuse. Plus tard, lorsque la nature de ces entozoaires fut bien connue, plusieurs auteurs attribuèrent néanmoins à leur présence dans le rein l'invasion de la rage dans l'espèce canine (2).

(1) *La Chasse du loup*, par Jean de Clamorgan. Lyon, 1583, in-4, page 5, éditions antérieures 1570, 1574.

La plupart des auteurs attribuent à tort le fait observé par J. de Clamorgan à Jean Bauhin. Voici comment ce dernier s'exprime, répétant textuellement les phrases de l'auteur précédent : « Les morsures des loups doivent être très venimeuses, suivant ce qu'en écrit Jean de Clamorgan, seigneur de Saave, en son livre de *la Chasse du loup* ; disant : « Il y a une chose qui n'a esté écrite par aucun, au moins que j'aye lue ou ouy dire, que dedans les rognons d'un vieil loup s'engendrent et nourrissent des serpents : ce quay veu à trois, voire à quatre loups : aucune fois à un loup y a en un rognon deux serpents, l'un d'un pied, l'autre d'un pouce de long, les autres moindres, et par succession de temps font mourir le loup, et deviennent serpents et bêtes fort venimeuses... » (Jean Beaubin, *Hist. notable de la rage des loups advenue en l'an* 1590, p. 46. Montbéliart, 1591, in-8.)

Le fait de Clamorgan a encore été attribué par Gaspar Bauhin, Schenck, Rayger, etc., à Charles Estienne, auteur de la *Maison rustique*. C'est une nouvelle erreur qui provient de ce que le traité de Clamorgan se trouve imprimé (avec un titre particulier) à la suite de toutes les éditions de la *Maison rustique* depuis 1570; mais, dans le texte d'Estienne non plus que dans la première édition de la *Maison rustique* (1564), il n'est question de vers ou de serpents chez les loups.

(2) Hermann Boerhaave, *Aphorism. de cur.*, etc. — *Rabies canina*, aphor. 1134, p. 270. Lugd. Batav., 1728.

André Cæsalpin prit aussi le strongle géant pour un reptile : « Vidi » in rene cujusdam canis macilenti dracunculum longissimum serpentis » magnitudine convolutum (1). » Mais dans le siècle suivant, Hegenitius, Th. Bartholin, Kerckring, Rayger, etc., ont reconnu des vers dans les strongles des reins : « Je ne déciderai pas, dit ce dernier observateur qui en avait vu deux chez le chien, je ne déciderai pas si l'on doit donner le nom de serpents à ces vers et si, par la suite des temps, ils auraient pu devenir venimeux, ou si les loups sont les seuls animaux dans lesquels les vers prennent la forme de serpents; mon dessein n'a été que de faire observer qu'il se formait quelquefois dans les reins des chiens des vers d'une très grande longueur (2). »

Le strongle a été observé encore dans l'appareil urinaire chez d'autres animaux domestiques, tels que le cheval et le bœuf, et chez plusieurs animaux sauvages, principalement chez des carnassiers.

Quelques cas de vers des reins chez l'homme paraissent se rapporter au strongle géant. Blaes est le premier observateur qu'on puisse citer à ce sujet; cependant, il faut le dire, aucun des vers observés chez l'homme ne peut être rapporté avec certitude au strongle géant; jamais l'organisation de ces vers n'a été recherchée; jamais même l'examen des caractères extérieurs n'a été fait d'une manière suffisante pour apaiser tous les doutes; ce n'est que par la considération de l'*habitat*, du nombre, de la couleur, de la longueur des entozoaires observés, qu'il est permis de les rapporter aux strongles. L'existence de ces animaux chez l'homme n'est donc point absolument certaine, et les cas dont nous parlerons dans la suite demandent quelque réserve.

Les strongles qui ont été observés dans les voies urinaires chez les animaux que nous avons cités, appartiennent à la même espèce (*Strongylus gigas*). Ces vers ont été longtemps confondus avec d'autres nématoïdes et surtout avec l'ascaride lombricoïde ; néanmoins Redi avait reconnu que le ver du rein du chien diffère des vers ronds qui sont dans l'intestin ou dans les *tubercules vermineux* de l'œso-

(1) Andreas Cæsalpinus, VII, *Pr. med.*, XII, cité par Welsch, *De vena medin.*, p. 135.

(2) Charles Rayger, *Sur un serpent qui sortit du corps d'un homme après sa mort* (*Ephem. nat. cur.*, dec. I, ann. 6 et 7, obs. ccxv, 1675, et *Coll. acad.*, part. étrang., t. III, p. 309).

phage du même animal (1), remarque faite de nouveau par Vallisneri; mais cette distinction resta généralement ignorée jusqu'à ce que Collet-Meygret (1802) l'eût indiquée d'une manière plus positive, en donnant au ver du rein le nom de *dioctophyme* (2).

Le strongle géant a été observé dans diverses contrées de l'Europe et de l'Amérique :

A Paris, par Rayger, de l'Etang, Du Verney, Méry, Moublet, etc.
En Hollande, par Hegenitius, Bartholin, Kerckring, Ruysch, Van Swieten, etc.
En Italie, par Redi, Vallisneri, Valsalva, F. Frank, etc.
En Allemagne, par Sennert, Schelgvigius, Wedel, Hartmann, Schacher, Wolff, etc.
Au Canada, par Stratton.
Aux Etats-Unis, par Érasme Miller.
Au Brésil, par Natterer,
Au Paraguay, par Blas Noseda.

Les observations de strongle chez le chien et chez quelques autres

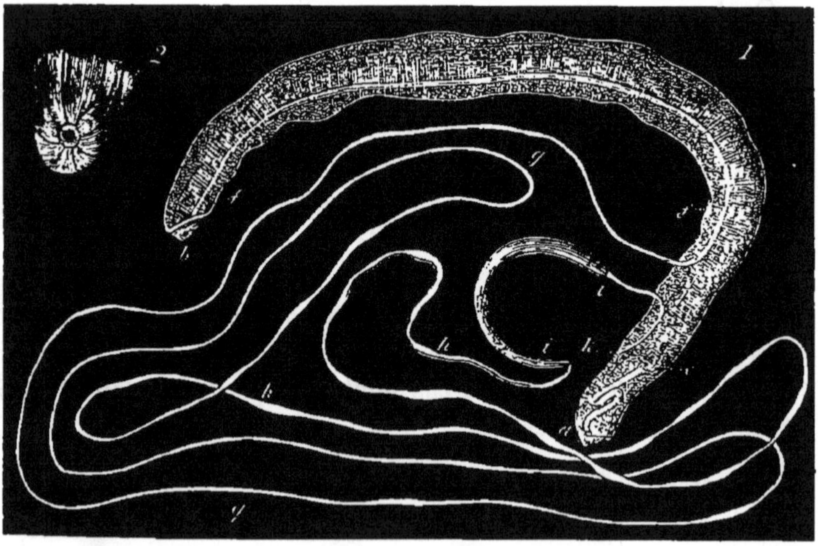

FIG. 9. — Strongle géant femelle, d'après un individu trouvé chez le chien, par M. Leblanc, et donné à M. Rayer. — 1, figure réduite aux deux cinquièmes. Le corps de l'animal est ouvert; le tube génital est étalé au dehors. — *a*, extrémité antérieure; *b*, extrémité postérieure. — 2, extrémité antérieure de grandeur naturelle. (Pour l'explication des lettres voir le *Synopsis*.)

animaux, sans avoir jamais été très communes, se sont assez mul-

(1) F. Redi, *op. cit.*, p. 196, édit. Amst., 1708.
(2) G. F. H. Collet-Meyret, *Mém. sur un ver trouvé dans le rein d'un chien* (*Journ. de physique*, etc., par De Lamétherie. Paris, 1802, t. LV, p. 458.

tipliées avec le temps. C'est en Hollande et en France que le nombre des cas connus est le plus considérable; cependant à Paris, où ces cas sont les plus nombreux, le strongle se rencontre très rarement: M. Rayer a examiné plus de trois mille reins d'homme, et plus de cinq cents reins de chien sans rencontrer une seule fois ce ver (1). Mais sans doute ces animaux, comme plusieurs autres entozoaires dont nous rapportons l'histoire, deviennent plus communs dans certaines circonstances et dans certaines localités. Redi, Ruysch et Drelincourt en ont rencontré plusieurs fois; Kerckring rapporte que sur les quatre premiers chiens qu'il a disséqués, trois avaient des vers dans un rein et qu'ensuite chez un grand nombre d'autres qu'il a examinés, il n'en a plus trouvé (2). A Dorchester (États-Unis), la présence du strongle dans le rein des visons (*Putorius vison*) est assez commune pour que le docteur Érasme Miller en ait rencontré six cas (3).

Le séjour ordinaire du strongle géant est le rein; il est probable que ce ver occupe d'abord le bassinet ou les calices; rarement on le rencontre dans l'uretère ou dans la vessie. Chez un chien observé par Kerckring, un strongle occupait toute la longueur de l'uretère (4); chez un autre, observé par Redi, le ver occupait le rein et une partie de l'uretère (5).

L'un des fils de P. Frank trouva un strongle à Pavie dans la vessie d'un chien (6).

Il n'y a jamais qu'un seul rein d'envahi.

Le strongle géant a été rencontré encore dans d'autres parties que le rein ou la vessie; généralement, c'est dans le voisinage de ces organes qu'il a été trouvé, et selon toute apparence, dans la plupart de ces cas, il s'était primitivement développé dans les voies urinaires.

M. Leblanc a observé chez trois chiens vivants, une tumeur sous-

(1) P. Rayer, *Traité des maladies des reins*. Paris, 1841, t. III, p. 728.

(2) Theod. Kerckringii *Spicilegium*, *Anat.* Amst., 1670, in-4, obs. 79, p. 153.

(3) *Descript. Catalogue*, etc.. *of the Boston Society*, § 598, 889.

(4) *Op. cit.*, obs. 59, p. 121.

(5) Redi, *ouvr. cit.*, p. 41.

(6) François Frank, *Ein Spulvürm in der Urinblase eines Hundes*, in *Hufeland; med. Journ.*, t. XVIII, part. I, p. 112, et P. Frank, *ouvr. cit.*, t. V, p. 349.

cutanée, située dans le voisinage du pénis; chez ces trois animaux la tumeur avait été occasionnée par un strongle géant qui a été extrait par une incision, et la guérison s'en est suivie. Selon M. Leblanc, « les trois vers dont-il s'agit se sont développés dans les voies urinaires, et, à une époque plus ou moins avancée de leur croissance, ils en sont sortis par une ouverture anormale produite à l'urèthre, et sont venus se loger dans le tissu cellulaire voisin, arrêtés qu'ils se sont trouvés, dans leur progression en dehors, par l'os pénien, le long duquel le canal offre un calibre de 1 à 2 millimètres au plus; en effet, chez les trois chiens, la tumeur vermineuse avait un pédoncule qui indiquait manifestement que sa cavité avait communiqué avec l'urèthre (1). »

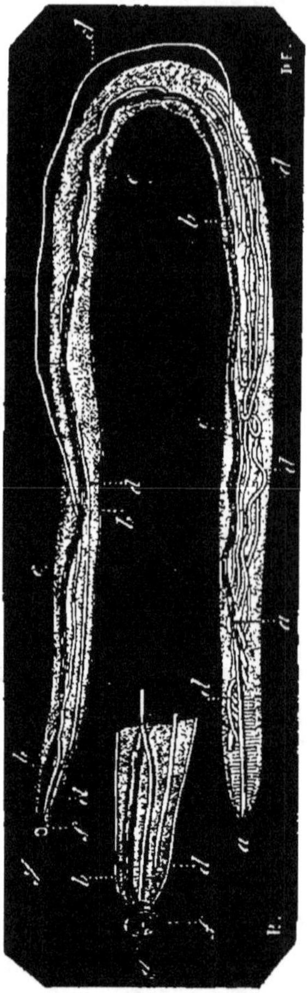

FIG. 10. Strongle géant mâle, d'après un individu trouvé chez le chien par M. Leblanc et donné à M. Rayer. — 1, figure demi-nature. Le corps de l'animal est ouvert; le tube génital et l'intestin sont dans leur situation normale. — *a*, extrémité antérieure; *g*, extrémité postérieure. — 2, extrémité postérieure de grandeur naturelle. (Pour l'explication des lettres voir le *Synopsis*.)

A propos de ces faits, M. Leblanc en rapporte un autre qui lui a été communiqué par M. Plasse, vétérinaire à Niort: « Ce vétérinaire a trouvé chez un chien trois strongles géants dont un avait pénétré dans la cavité abdominale après avoir rompu la coque du rein qui l'enveloppait encore en partie; les deux autres étaient restés dans le rein ou plutôt dans la place du rein qui avait entièrement disparu. »

Rudolphi observa un cas semblable: « Duo specimina in *canis lupi* abdomine » reperi mortua quæ renem dextrum exca- » vatum et emollitum deseruerant (2). »

Il est probable que dans ces derniers cas les strongles n'ont quitté le rein qu'après la mort des animaux dans lesquels ils

(1) *Note sur une espèce particulière de tumeurs sous-cutanées chez le chien, déterminées par la présencec du strongle géant*, par M. Leblanc, médecin vétérinaire à Paris. Rapport de MM. Rayer, Bouley, Ségalas (*Bullet. de l'Acad. nation. de méd.* Paris, 1850, t, XV, p. 640).

(2) Rud., *Synops.*, p. 261.

vivaient ; ainsi nous avons vu les vers de l'intestin chercher à quitter cet organe après la mort de leur hôte. Les strongles qui ont été trouvés dans la cavité abdominale du chien par Stratton au Canada (1), et de la loutre par Natterer au Brésil (2), étaient peut-être aussi des vers du rein émigrés après la mort de leur hôte.

Rarement on observe plus de deux strongles chez le même animal; souvent il n'y en a qu'un, jamais on n'en a vu plus de huit. Chez le chien, Sterck et Plasse (cité ci-dessus) en ont vu trois (3), Hegenitius (4), et Du Verney quatre; Blas Noseda six dans le rein de l'agouara-gouazou (*Canis jubatus* Cuvier) (5), et Klein huit (deux femelles, six mâles) chez un loup (6).

La présence d'un strongle dans le rein amène de graves désordres: la substance de cet organe est peu à peu détruite ; les vaisseaux qui résistent un certain temps à la destruction donnent lieu à de fréquentes hémorrhagies. Le ver est ordinairement plongé dans une masse sanguinolente. En dernier lieu, les vaisseaux disparaissent et la capsule du rein seule forme une tumeur qui acquiert un volume plus ou moins considérable. Le liquide que renferme cette tumeur continue d'être sanguinolent; mais quelquefois il est entièrement formé par du pus; dans ce cas, le ver perd sans doute sa coloration habituelle qui est d'un rouge vif; Chabert, en effet, dit à propos d'un strongle qu'il trouva dans le rein gauche d'une jument : « Ce viscère était gorgé, *suppuré* et d'un volume énorme : le ver était blanc (7). »

La capsule du rein, acquérant un plus grand volume, se déforme,

(1) Stratton trouva à Kingston (Canada, 1841), dans la cavité péritonéale d'un chien qui s'était noyé, quatre strongles encore vivants, quoique l'animal eût passé quarante-huit heures dans l'eau glacée. Croyant que ces vers venaient de l'intestin, il y chercha vainement une perforation. L'auteur ne dit rien de l'état des reins (*Edinb. med. and surg. Journ.* Edinburgh, 1843, t. LX, p. 261).

(2) Cité par Diesing, t. II, p. 328

(3) Sterck, *Diss. de rabie canina.* Lugd. Bat., 1740, § 10, cité par Pallas, thèse, p. 19.

(4) Gothofredus Hegenitius, *Itin. Fris. Holland*, p. 15, cité par Welch, *De vena medin.*, p. 135.

(5) Noseda, dans *Essais sur l'hist. nat. des quadrupèdes du Paraguay*, par D. Felix d'Azara. Paris, 1801, t. I, p. 313, et *Voyages dans l'Amérique méridionale*, par le même, t. I, p. 297.

(6) Jacq. Théod. Klein (secrétaire de la ville de Dantzick), *An analom. descript. of worms found in the kidneys of wolves*; in *Philosoph. Transact.* London, 1729-1730, vol. XXXVI, p. 269.

(7) Chabert, *ouvr. cit.*, 1782, 1re édit., p. 65.

s'épaissit, et subit des transformations qui n'ont point été suffisamment étudiées. Chez le chien dont parle Rayger, le rein était beaucoup « plus gros que dans l'état naturel, et paraissait entouré de tous côtés de graisse; mais ce que je pris d'abord pour de la graisse, dit cet observateur, était une membrane blanchâtre, double ou triple et qui avait, en effet, tellement l'apparence de la graisse que du premier coup d'œil on s'y trompait. Ayant ouvert cette membrane, je ne trouvai dessous aucun parenchyme ; tout ce rein était extrêmement défiguré, blanchâtre, sans vaisseaux sanguins et ne ressemblait à un rein ordinaire, ni par sa substance ni par sa figure (1). »

L'accroissement du volume du rein, sa décoloration, sa transformation en une sorte de sac membraneux (*marsupio ex crassiori et rugoso corio similis*, Pallas), ont été remarqués par la plupart des observateurs. L'ossification partielle de la membrane interne de la poche rénale a été signalée deux fois chez le *putorius vison* par le docteur Érasme Miller (2).

Le bassinet participe ordinairement de la dilatation du rein; l'uretère est aussi quelquefois plus ou moins dilaté. Tel était le cas observé par Du Verney. Généralement ce conduit reste perméable. Chez un chien observé par Drelincourt (3), et chez un autre observé par Sperling (4) il était oblitéré; dans un cas de Ruysch, outre deux strongles, il y avait un calcul qui oblitérait complétement le bassinet (5).

Le rein resté sain acquiert ordinairement un volume plus considérable que le volume normal.

Il est à présumer que le strongle occasionne aux animaux de vives douleurs et qu'il altère leur constitution; cependant Ruysch rapporte qu'un chien, dans le rein duquel il trouva un de ces vers, était assez vigoureux, autant qu'il en avait pu juger par son agilité (6); celui dont parle Hartmann était du reste sain; celui de Sterck, qui avait trois strongles dans le rein, était très bien portant; un autre,

(1) *Mém. cit.*, p. 310.

(2) *Musée de Boston*, cité p. 185, n° 598.

(3) Caroli Drelincurtii *Experim. anat. ex vivorum sectionibus petita*, edit. per Ern. Gottfried Heiscum. Leyde, 1681. — Manget, *Bibl. anat.*, t. II, p. 681, canicidium III, §§ 10-15.

(4) Sperling, *Dissert. de vermibus*, § III, cité par Pallas, thèse, p. 18.

(5) Ruysch, *Mém. cit.*, obs. II, p. 14.

(6) Fred. Ruysch., *Dilucid. valv.*, cap. IV, obs. anat. XI, in *Op. omn.*, t. I, p. 17. Amst., 1737.

dont parle Moublet (1), était gros et vigoureux, et celui de Collet-Meygret était gras et bien portant. Les visons, au nombre de six, dont les reins sont déposés au musée de Boston, paraissaient tous bien portants.

Quelques auteurs rapportent des faits contraires : Le chien observé par Cæsalpin était maigre; un lévrier, disséqué à Montpellier par de Sillol, était *desséché, exténué et atrophié* (2); le chien qui avait un strongle dans l'uretère, au rapport de Kerckring, se tordait et poussait des cris nuit et jour ; il en était de même de ceux qui ont été observés par Boirel, par Liefmann (3) et par Heucher (4). Van Swieten dit qu'un chien, chez lequel il avait trouvé un strongle du rein, avait été sacrifié parce que ses hurlements troublaient tout le voisinage (5). De l'Étang rapporte le fait suivant : « Quondam in » parisiensi medicorum schola inferiore, in dissecto cane quem vide- » ramus *eundo in sinistrum latus inclinantem*, renis sinistri sub- » stantia interior a duobus vermibus consumpta occurit (6). »

Les animaux qui ont un strongle dans le rein rendent sans doute, lorsque l'uretère est perméable, des urines sanguinolentes ou purulentes. Un taureau observé par Grève souffrait depuis près d'un an de rétention d'urine ; dans les derniers temps, ce liquide sortait mêlé de flocons muqueux. Le rein gauche de l'animal fut trouvé transformé en un énorme kyste rempli de pus et d'un liquide fétide ; il contenait un strongle géant long de onze pouces (7).

Introduit dans l'uretère, ce ver occasionne la rétention de l'urine et la distension du rein, comme l'a remarqué Redi ; dans la vessie, il détermine des accidents analogues à ceux des corps étrangers de cet organe. Le chien dans la vessie duquel François Frank trouva un strongle, urinait avec beaucoup de difficulté et goutte à goutte (8).

(1) Moublet, *Journ. de méd. chir.*, etc., 1758, t. IX, p. 346.

(2) De Sillol, cas rapporté par Covillard, *ouvr. infra cit.*

(3) Liefmann, ap. *Breslaviens.*, tentamen XXII, cité par Pallas.

(4) Heucher, *Diss. errores circa causas mortis subitæ*, § 22, cité par Pallas.

(5) Gerardi Van Swieten *Comment. in Aphor.* Paris, 1758, t. III, p. 540, § 1134.

(6) François de l'Étang, médecin de Montpellier, in *Actis med.*, Th. Bartholin, ann. 1675. — Bonet, *Sepulc.*, t. III, lib. IV, sect. XI, obs. IV, § 7, p. 545. — *Collect. acad.*, part. étrang., t. VII, p. 255.

(7) Bernard Antoine Grève, *Expér. et obs. sur les maladies des anim. domest. comp. aux malad. de l'homme.* Oldenbourg, 1818, t. I, chap. XVII.

(8) *Mém. cit.*

Chez l'homme, autant qu'on en peut juger par le petit nombre d'observations que nous possédons, le strongle occasionne de violentes douleurs, des hématuries et des phénomènes graves, semblables à ceux des calculs rénaux.

Le diagnostic de la présence d'un tel ver dans les voies urinaires ne pourrait être établi par la seule considération des symptômes, car les corps étrangers formés dans ces voies donnent lieu à des phénomènes semblables (1); mais il est probable que, dans les cas ou l'uretère est perméable, l'examen microscopique des urines ferait reconnaître avec certitude l'existence du strongle par la rencontre des œufs de cet entozoaire. Ces œufs sont volumineux, ovoïdes, brunâtres; ils sont longs de sept à huit centièmes de millimètre et larges de quatre centièmes de millimètre; la coque, à l'extrémité du grand diamètre, paraît épaisse d'un centième de millimètre; ils existent en quantité telle qu'ils doivent être expulsés en grand nombre avec les urines.

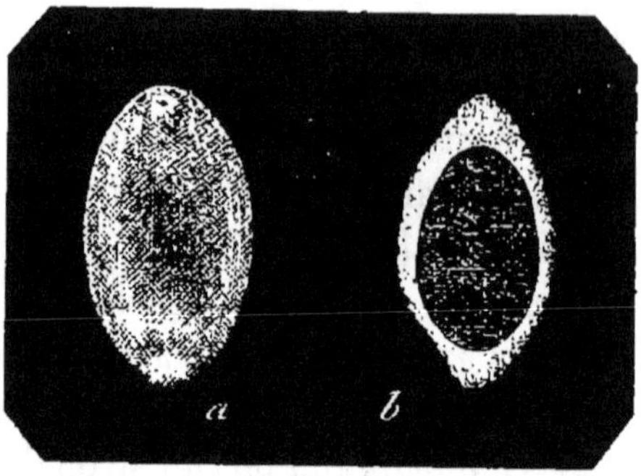

FIG. 11. — Ovule du *strongle géant* (du chien). — *a*, grossi 340 fois ; *b*, le même au même grossissement, traité par l'acide sulfurique concentré qui rend le vitellus apparent.

La détermination de la nature des œufs rendus avec l'urine et les symptômes de la présence d'un corps étranger dans les reins ou dans la vessie pouvant donner la certitude de l'existence d'un strongle dans ces parties, la néphrotomie serait indiquée dans le premier cas, et, dans le second, le broiement à l'aide d'instruments lithotriteurs.

(1) Voyez cependant ci-après l'observation VI, chap. Ier, dans laquelle des mouvements particuliers pouvaient faire soupçonner l'existence d'un être vivant : « Dans les six derniers mois, dit l'auteur de l'observation, la maigreur permettait de sentir à travers les parois de l'abdomen et même de voir des mouvements de gonflement et d'ondulation qui agitaient le rein droit. Le malade accusait la sensation d'un mouvement de reptation dans la région du rein. » A l'autopsie, on trouva dans cet organe un *strongle* vivant.

PREMIÈRE SECTION.

STRONGLE GÉANT CHEZ L'HOMME.

CHAPITRE PREMIER.

CAS PROBABLES.

Ier Cas (Blaes).

« Renem hunc illumve in canibus substantia sua non solum privari verum » et lumbricis sæpe plurimis, variisque, loco consumpto se exhibentibus, re» pleri, frequentissimum adeo anatomicis ut vix attentionem aliquam mereri » videatur. At in homine talia evenire rarissimum, licet plurium dissectioni » præfuerim adfuerim ve, non nisi unica tantum vice in emaciato sene reperire » mihi concessum vermes duos, ulnæ ad minimum longitudinem habentes, » rubicondioris coloris, aquoso liquore scatentes, similes omninò iis quos in » caninis renibus reperiri dixi. Adumbrat unum eorum fig. IX, licet annulos » ipsos ex quibus videtur constare haud clare adeo exhibere queat (1). »

IIe Cas (Ruysch).

Après avoir dit qu'il existe des vers dans les artères chez les chevaux, dans les conduits biliaires chez les moutons, Ruysch ajoute : « In renibus humanis » semel eos me vidisse memini quales in canum renibus longè frequentius » occurrunt (2). »

IIIe Cas (Moublet).

« Moublet, chirurgien-major de l'hôpital de Tarascon, avait taillé avec succès un enfant âgé de cinq ans, et lui avait extrait une grosse pierre. Quatre années après, il fut encore appelé pour ce même enfant qui n'avait point uriné depuis vingt-quatre heures, qui avait le hoquet, des vomissements, beaucoup de fièvre et qui se plaignait d'une douleur vive avec élancements à la région lombaire du coté droit. Il le sonda, et l'urine qui s'écoula fut trouble et en petite quantité, et déposa un sédiment épais. Il prescrivit des fomentations émollientes sur le ventre, des lavements, des boissons adoucissantes, et le saigna deux fois dans l'espace de six heures. Le lendemain les accidents parurent plus vifs. Le malade était inquiet, brûlant, altéré ; il avait le pouls

(1) Gerardi Blasii *Observ. anat. in homine, simia, equo*, etc. Lugd. Batav., 1674, p. 125. — Reproduit en partie dans : *Observ. med.*, Amst., 1700, pars v, obs. xii, p. 80.

(2) Fred. Ruyschii *Observ. anatomico-chirurgicarum cent.*, obs. LXIV, in *Op. omn.*, Amst., 1737, t. I, p. 60.

concentré, des coliques très fortes ; il rendit des urines rouges, briquetées et en petite quantité. La région lombaire était tendue et la peau rouge. On réitéra la saignée et les mêmes remèdes, excepté qu'on appliqua sur les lombes un cataplasme anodin. Vers le dixième jour, M. Moublet sentit un amas de pus à la région lombaire ; la fluctuation était lente et profonde. L'enfant avait moins de fièvre, il urinait sans peine, le ventre s'était amolli ; on appliqua un cataplasme maturatif sur la tumeur lombaire qui était moins tendue. Le lendemain la fluctuation de l'abcès paraissant plus sensible, M. Moublet se détermina à l'ouvrir ; il y fit une incision profonde de deux travers de doigt, sans qu'il en sortît du pus. Mais, portant le doigt dans le fond de la plaie et sentant l'ondulation d'un liquide, il y enfonça le bistouri ; alors il sortit un jet de pus mêlé de sang ; il agrandit cette ouverture du côté des vertèbres, ce qui procura une grande évacuation purulente. Le malade pansé se trouva soulagé. La suppuration fut très abondante pendant douze jours, ensuite elle diminua. Mais la plaie, au lieu d'être vive, restait livide, pâle. Deux mois après, il n'en suintait qu'une humeur fétide, tantôt jaunâtre, tantôt verdâtre; les chairs étaient molles, fongueuses, comme dans un ulcère sanieux. Cependant après l'usage d'injections détersives, cet ulcère se cicatrisa. M. Moublet vit l'enfant quelques mois après ; il remarqua que la cicatrice était molle, gonflée, et que les parties voisines étaient tendues et douloureuses. Cet enfant n'avait point uriné depuis la veille; il se plaignait de tiraillements et de déchirements dans le ventre et surtout aux lombes ; il avait des mouvements convulsifs ; ses extrémités étaient froides. M. Moublet incisa la cicatrice ; il s'écoula du pus, et les accidents cessèrent. Cet ulcère se referma et les douleurs recommencèrent. On fut obligé de le rouvrir et il resta fistuleux. Les urines, dont le cours était souvent interrompu, paraissaient quelquefois purulentes, et toujours chargées de mucosités filandreuses. La persévérance de la fistule et des douleurs aiguës vers le rein donnèrent lieu à des recherches plus exactes avec la sonde, pour juger si cet ulcère n'était pas entretenu par une pierre ; mais M. Moublet n'en trouva point. Enfin la mère de cet enfant vit remuer un ver dans cette fistule qui durait depuis trois ans. Elle le tira vivant et le conserva pour le montrer à M. Moublet, qui, le jour même, en tira un autre également en vie, mais plus petit. Ce ver avait quatre pouces de long, et était de la grosseur d'une plume. On maintint la fistule ouverte. Deux jours après, l'enfant ne put uriner. On observa pour la première fois qu'il avait la vessie tendue et gonflée. M. Moublet ne pouvant parvenir à y introduire la sonde, injecta dans l'urèthre de l'huile pour faciliter la sortie de gravier qu'il soupçonnait intercepter le passage de la sonde et de l'urine. Le malade fut mis dans un bain ; il eut bientôt des mouvements convulsifs qui obligèrent de l'en retirer. M. Moublet voulant encore le sonder, aperçut au bout de l'urèthre un corps étranger qu'il saisit avec des pinces. C'était un ver en vie qu'il tira facilement. Il avait la même figure et la même longueur que le premier sorti de la fistule. La nuit suivante l'enfant en rendit un semblable par l'urèthre.

Ces quatre vers sortis, il n'en parut plus. Les urines coulèrent sans douleur, sans peine, et chargées de filaments comme membraneux; tous les symptômes ont disparu; la fistule lombaire s'est cicatrisée dans l'espace d'un mois. L'enfant a repris ses forces, a recouvré son embonpoint, et jouissait depuis cinq années d'une santé parfaite, lorsque M. Moublet communiqua cette observation (1). »

IVe Cas (Duchateau).

Un homme de cinquante ans, ayant passé dix-huit mois dans l'île de Valcheren pendant l'occupation française, a été atteint quatre fois dans cet intervalle par des fièvres rémittentes ou intermittentes. Chacune de ces maladies a été accompagnée de douleurs violentes dans la région lombaire, sur le rein droit et dans l'urèthre, et alors une hématurie considérable ne tardait pas à se manifester. Rappelé à Paris, il fut atteint en route d'une douleur violente dans le rein droit et dans tout le trajet de l'urèthre du même côté, suivie d'un frisson prolongé, d'un accès de fièvre qui dura huit heures et d'une nouvelle perte de sang avec les urines. Le malade arriva le surlendemain (4 décembre 1812) à Paris, où il fut pris aussitôt d'un nouvel accès de fièvre; la région du foie était tendue, douloureuse, ainsi que la région lombaire droite au niveau du rein. La douleur se prolongeait dans la région iliaque et jusqu'au col de la vessie. Urine rare et brûlante à l'émission. Le 6, le 8, le 10, le 12 nouveaux accès de fièvre, le dernier plus violent que les autres; le malade a rendu plein un pot de chambre de sang liquide et de caillots qui n'ont pas été examinés; il urine de nouveau en présence du médecin: « J'examinai, dit Duchateau, ce qui venait d'être rendu et qui consistait à peu près en un demi-setier d'urine ou de sang. Je fis décanter doucement le liquide dans un autre pot. J'aperçus quelque chose au fond du vase dont le malade s'était servi, j'examinai de plus près et je vis un ver vivant; je le mis sur une assiette avec un peu d'eau froide, il s'agita..... Ce ver était d'un rouge brun, long, à peu près, de quatre pouces, gros comme un lombric, ayant environ une ligne de diamètre depuis l'une de ses extrémités jusqu'à la moitié de son étendue; le reste se terminait en queue filiforme et plate très pointue vers la fin. Le gros bout représentait une tête aplatie en dessous comme celle de la sangsue et des suçoirs qui paraissaient encroûtés de sang: cette tête se terminait par une espèce de trompe ou antenne, ayant au milieu du corps un appendice comme une espèce de cordon vermiculaire. J'ai examiné ce ver au microscope; j'ai aperçu plusieurs anneaux dans la partie la plus grosse de son corps..... »

Le lendemain le malade urine beaucoup de sang dans lequel on trouve encore un ver semblable au précédent et vivant, et un autre long d'un pouce et gros comme un *fil de Bretagne;* il était frétillant; vu au microscope, il a paru semblable aux deux gros.

(1) Analyse par Chopart, *ouvr. cit.*, t. I, p. 139. — *Sur des vers sortis des reins et de l'urèthre d'un enfant*, par Moublet, dans *Journ. de méd. et de chirurg.*, juillet 1758, t. IX, p. 244. — Rapporté *in extenso* dans Rayer, *Maladies des reins*. Paris, 1841, t. III, p. 732.

Les jours suivants, le malade se trouve mieux; il urine encore une fois du sang, puis il se rétablit rapidement (1).

Il est bien probable que les trois vers observés par Duchateau, étaient des strongles géants. Le malade avait habité la Hollande, pays où ces vers ont été souvent observés chez le chien et quelquefois aussi chez l'homme, d'après Blaes et Ruysch ; en outre, la description des trois vers qui ont été vus vivants, se rapporte au strongle géant mâle ; seulement l'auteur a pris la queue pour la tête. On peut reconnaître, en effet, la bourse caudale dans la tête aplatie en dessous, et le pénis dans la trompe ou antenne qui la terminait (voy. fig. 10). Au reste, l'auteur donne ensuite des détails plus précis sur cette partie qui caractérise le strongle mâle : « Lors de la sortie du premier ver, j'aperçus, dit-il, au bout de sa grosse extrémité une pointe en manière de trompe et une tête assez grosse avec un méplat ou facette, comme on le voit à la tête de la sangsue, du côté de ses bouches aspirantes ou suçoirs. »

Ve Cas (Josephi).

« Cel. Josephi, professor Rostochiensis, entozoa magna ex hominis urethra » dejecta vidit, amico qui mihi mitteret data, sed casu perdita, huc certe » pertinentia (Ad *Strong. gigant.*) (2). »

VIe Cas (docteur Aubinais).

« Un cultivateur, âgé de soixante ans, homme robuste, adonné au vin...., fut pris de douleurs aiguës et profondes dans la région du rein droit ; ces douleurs, qui ne pouvaient être confondues avec celles du rhumatisme, furent attribuées à une néphrite ; mais rien ne put les calmer..... L'opium, l'eau distillée de laurier-cerise, l'éther sulfurique et l'essence de térébenthine, données à haute dose, amenèrent toutefois un soulagement appréciable, mais de courte durée. Après trois ans de douleurs atroces et incessantes, le malade, dont l'obésité était considérable au début du mal, se trouvait réduit à une maigreur squelettique. Dans les six derniers mois, cette maigreur permettait de *sentir à travers les parois de l'abdomen et même de voir des mouvements de gonflement et d'ondulation qui agitaient le rein droit*. Le malade accusait la sensation d'un mouvement de reptation dans la région du rein ; le péritoine sembla rester sain jusqu'aux derniers instants de la vie ; des eschares se manifestèrent au sacrum et aux trochanters et le malade succomba dans le marasme.

» L'*autopsie* complète ne fut pas permise par les parents qui, seulement, autorisèrent le médecin à inciser le flanc droit, pour examiner le rein. Vingt heures après la mort cet organe fut extrait de l'abdomen et les mouvements

(1) Duchateau, *Observ. sur des vers contenus dans les voies urinaires*, etc.; dans *Journ. de méd. chir.*, etc., de Leroux. Paris, 1816, t. XXXV, p. 242.

(2) Rudolphi, *Synopsis*, p. 261.

ondulatoires qui s'y manifestaient prouvaient que l'entozaire était encore vivant. Le rein étant ouvert, on y trouva un strongle d'un peu plus de 43 centimètres de longueur sur 5 à 6 millimètres de grosseur. Le tissu du rein était profondément altéré, son parenchyme détruit en grande partie et son poids réduit de moitié (1). »

Quoique les caractères spécifiques n'aient pas été donnés, il ne paraît pas douteux que ce ver ne fût un strongle géant. Le fait de son inclusion dans le rein prouve qu'il appartenait bien à cet organe, et d'ailleurs sa longueur surpassait celle des lombrics les plus grands. D'après les symptômes observés, les mouvements ondulatoires de la région rénale pourraient être regardés comme un signe de l'existence d'un strongle dans le rein. Il est à regretter qu'on n'ait fait aucune mention de l'état des urines.

VIIe Cas (.....?).

« Il y a un très beau spécimen de ce ver (strongle géant), provenant du rein d'un homme, dans le Muséum du collége royal des chirurgiens d'Angleterre (2). »

CHAPITRE II.

CAS TRÈS INCERTAINS.

Ier Cas.

« Anno 1595, Ernestus, archidux, Belg. provinc. gub. gener. nocte inter » 20 et 21 febr. diem, anno ætatis 42, placidè in Christo Bruxellis obdormivit; cum mortuum ejus corpus aperiretur, cor, pulmo et jecur sana et » integra reperta sunt : in lumbis tantum calculus mediocris magnitudinis et » in renibus vermis oblongus et vivus inventus est qui interiora principis eum » in modum corroserat ut brevi tempore marcuerit, corporeque toto extenuatus, superesse diutius non potuerit (3). »

Hugo Grotius rapporte le fait à peu près dans les mêmes termes (4). Toutefois, il n'est fait aucune mention de vers dans l'histoire de la maladie et de l'autopsie de l'archiduc Ernest, que Schenck rapporte sous ce titre : « Serinissimi archiducis Ernesti, » archiducis Austriæ, proregis Belgii, etc., morbi et symptomata :

(1) Aubinais, *Journ. de la sect. de méd. de la Soc. acad. du département de la Loire-Inférieure*, liv. CVI (rapporté dans *Revue médicale*, décembre 1846, p. 569.)

(2) Edwin Lankester, dans Küchenmeister, *ouvr. cit.*, trad., t. I, p. 379, note.

(3) D. M. Jansonius, tome II *Mercurii Gallo-Belgici*, cité par Schenck, *op. cit.*, p. 441 et 445.

(4) Hugonis Grotii *Ann. et hist. de rebus Belgicis*. Amst., 1657, lib. IV, p. 209.

« quæquæ ipsius cadavere dissecto inventa fuerint rara (1). » Il y avait des calculs dans le rein gauche; on ne parle point de vers.

IIe Cas (Zacutus Lusitanus).

« Olyssipone in Xenochio decumbebat juvenis robustus, qui a pueritia ve-
» luti dolore renum fuerat oppressus, qui sensim ac sine sensu pedetentim
» que ita accrevit et immaniter excarnificavit, ut spretis omnibus præsidiis
» eum per duos annos ad mortis fauces deduceret. Extenuatum est corpus
» cum febre jugi : insolenter illum vexarunt sitis, ardor sensatus in regione
» renum, alvi nimia adstrictio, vigilia importuna : demum accedente nimio
» fastidio tabidus vitam finivit.

» Cadavere dissecto, in renibus (in quibus æger dicebat se lignum acutum
» aut cultellum portare infixum) inventi sunt in utroque renum cavo ver-
» mes crassi, albi, vivi, dimidii digiti indicis longitudine qui interiora ita
» arroserant, ut totum corpus contabefecerint (2). »

Si les vers avaient été trouvés morts, on pourrait croire à des concrétions fibrineuses, rouges à des strongles; toutefois nous avons vu qu'un strongle observé par Chabert dans un rein purulent, n'était pas rouge, mais blanc. Quant à la longueur de ces *vers*, on conçoit qu'existant dans les deux reins à la fois, ils ont dû faire périr le malade avant qu'ils ne fussent parvenus à un grand développement. Malgré ces considérations, ce cas nous paraît devoir être rangé parmi les faits mal observés.

IIIe Cas (Albrecht).

En 1678, un soldat « était travaillé depuis longtemps d'une suppression d'urine..... Il y avait déjà sept jours qu'il n'avait rendu une goutte d'urine. Il se plaignait de grandes douleurs autour du nombril et de la vessie qui était fort tendue..... Comme je me préparais à le faire sonder, la femme du malade m'apporta un ver de la grosseur d'une plume à écrire et de la longueur de trois doigts. Après avoir rendu ce ver, il recouvra sa première facilité d'uriner. L'excrétion du ver fut suivie d'un écoulement de sang qui dura pendant quelques jours. Le ver était vivant, mais il mourut peu après (3). »

IVe Cas (Ent.).

« Le ver, quand je l'ai rendu (à la seconde urine), était vivant; il avait la

(1) Schenck, *op. cit.*, lib. III, p. 440.

(2) Zacutus, *Prax. hist.*, lib. II, cap. XVI, observ. VI, et Bonet, *Sepulchretum*, t. II, p. 568, lib. III, sect. XXII, § 5.

(3) J. P. Albrecht, *Eph. nat. cur.*, dec. II, ann. 1, observ. LXXVII, 1682, et *Coll. acad.*, t. III, p. 497.

» tête d'un serpent et la queue mince ; il était d'une substance quelconque au » milieu ; il avait en longueur au delà d'une demi-aune. J'étais très malade » avant de le rendre, et depuis lors j'ai toujours rendu quelque chose comme » du sang. »

» Cette relation est faite dans les propres paroles du malade. Il est fort probable qu'il a eu une suppression d'urine pendant quelque temps ; à la première émission le ver est arrivé des reins, dans lesquels il s'était developpé, jusque dans la vessie, et ensuite de celle-ci dans le vase de nuit.

» Le ver étant mort et sec, était d'une couleur rouge obscur ; il avait en épaisseur environ un douzième de pouce (1). »

Ve Cas (Pechlin).

Il s'agit d'un enfant qui avait souffert longtemps de vives douleurs des reins et de la vessie ; un lithotomiste ayant jugé qu'elles étaient dues à un calcul, bien qu'on n'en eût pas constaté la présence par le cathétérisme, pratiqua l'opération de la taille et causa de grands dégâts dans les parties. On ne trouva pas de calcul. Il survint une tumeur qui s'étendait des reins à la vessie du côté droit. Le quatrième jour, le chirurgien trouva dans l'appareil, en rapport avec la plaie, un ver qui avait plus d'un empan de longueur (environ 20 centimètres) ; la tumeur du côté disparut, néanmoins l'enfant mourut.

A l'*autopsie*, Pechlin trouva la vessie saine, le rein droit d'un volume exagéré, le bassinet très dilaté, ainsi que l'uretère ; d'où il était évident, dit Pechlin, que le ver avait suivi ce trajet (2).

VIe Cas (Raisin).

« Un homme d'environ cinquante ans fut attaqué, il y a deux ans, d'une colique néphrétique très violente. Ses urines étaient teintes de sang et presque noirâtres ; quelques remèdes que je lui prescrivis calmèrent pour un temps les douleurs. Elles l'ont repris l'hiver dernier avec plus de violence que jamais, et ont persisté malgré tous les secours que j'ai pu lui donner, jusqu'au 10 juin, qu'il rendit par les urines un ver qui avait plus de trois pouces de long. Depuis ce moment, il est parfaitement rétabli et ses urines ont repris leur cours naturel (3). »

VIIe Cas (Lapeyre).

Une fille de quarante ans entre à l'hôpital en 1779 ; elle éprouve une douleur forte et continue à la région lombaire droite ; il existe dans cette région un engorgement œdémateux, douloureux à la pression. Fièvre modérée,

(1) *Relation d'un ver rendu avec l'urine*, communiquée par M. Ent., auquel il avait été envoyé par M. Matthew Milford, in *Philosoph. Transact.*, *for the months of July and August.* 1678, vol. X, p. 1009.

(2) N. Pechlin, *Vermis pro calculo* (*op. cit.*, lib. I, obs. IV, p. 8).

(3) Raisin, *Observation sur un ver rendu par les urines* (*Journ. de méd. chir.*, etc., 1763, t. XIX, p. 458).

urines ordinaires, point de nausées ni de vomissements; ouverture spontanée de la tumeur lombaire; accidents variés; douze lombrics évacués par l'administration d'un purgatif. Mort deux jours après.

Autopsie. « ..... Ayant enlevé le foie pour découvrir le rein, nous vîmes ce dernier viscère adhérent au rein dans toute sa surface et faisant corps pour ainsi dire avec lui; le rein détaché et coupé en long formait un corps ferme, entièrement graisseux et sans vaisseaux apparents. Dans le bassinet nous trouvâmes une pierre grosse comme une fève de marais, dure et raboteuse.... Nous trouvâmes de plus, dans la substance du rein, trois vers en vie qui avaient trois pouces et demi de long. En poussant nos recherches plus loin, vers l'épine lombaire, notre étonnement augmenta encore en découvrant trois autres vers longs de deux à sept pouces qui étaient fixés et comme lardés dans la substance des muscles..... Les intestins étaient sains, le rein gauche augmenté de volume (1). »

VIIIe Cas (Arlaud).

« Le sujet de cette observation est une fille de Cherbourg, âgée de vingt-six ans, bien constituée, bien réglée, bien portante jusqu'à l'époque où se sont manifestés les premiers symptômes de l'affection vermineuse. M. Arlaud la vit pour la première fois le 3 mars 1840; elle souffrait depuis dix-huit mois; elle avait éprouvé d'abord les symptômes d'une néphrite; puis il s'y était joint un sentiment de brûlure, de picotement dans la région des reins... il y avait de loin en loin du hoquet, de la toux, des douleurs dans le membre abdominal droit, des hématuries.

» M. Arlaud apprit, en outre, qu'après trois mois de souffrance, la malade avait rendu spontanément par l'urèthre un ver ou quelque chose qui lui parut être un ver et qu'on avait négligé de conserver. Les accidents ayant continué malgré l'émission du corps étranger, un collègue de M. Arlaud, dans l'espace de six mois, put constater la sortie de six vers, dont deux furent extraits par lui avec la sonde de Hunter.....

» ..... 3 mars. Facies souffrant, un peu d'amaigrissement, douleur dans la région rénale droite, engourdissement et douleur le long du nerf crural droit jusque auprès de l'articulation fémoro-tibiale, ischurie..... — Le lendemain, rétention d'urine complète. M. Arlaud pratiqua encore le cathétérisme et cette fois il sentit un obstacle au col de la vessie. Cet obstacle vaincu, un flot d'urine trouble et brunâtre s'échappa par la soude..... Remplaçant la sonde par la pince de Hunter, il saisit, après quelques tâtonnements, un corps mou qu'il tira avec lenteur et en causant des douleurs très aiguës, c'était *un ver*. Il était de couleur rougeâtre, un peu aplati, avec deux dépressions longitudinales le long du corps, atténué aux deux extrémités, long de 22 centimètres et de 4 millimètres d'épaisseur. Les vers extraits plus tard n'étaient pas tous de la

(1) Lapeyre, *Abcès de la région lombaire* (*Journ. de méd.*, t. LXV, p. 375, et Rayer, *Mal. des reins*, t. III, p. 740).

même longueur; la différence pouvait être de quelques millimètres en plus ou en moins. »

Il survint, à la suite de cette extraction, des accidents nerveux, des douleurs, puis une amélioration; mais le 15 mars les accidents de rétention d'urine reparurent. — «Le lendemain, M. Arlaud parvint à saisir avec la pince à trois branches et à extraire *un corps mou, rougeâtre, d'apparence charnue*, et du volume d'une amande. — Dans l'espace de huit mois, ce chirurgien pratiqua ainsi l'extraction d'une *quinzaine de ces corps* de volumes différents, et de sept nouveaux *strongles*.

» Un jour, tous ses efforts furent impuissants; il ne put faire franchir le col vésical à un corps étranger dont le volume était fort considérable; il prit le parti de dilater l'urèthre avec une grosse sonde. Après quatre jours d'accidents divers et graves...... le chirurgien examina les parties génitales, vit un *corps mou, spongieux*, ayant en partie franchi le méat urinaire, et en fit l'extraction avec la pince à anneaux..... Ce corps se présentait sous la forme d'*un gros marron percé au centre* et contenait cinq autres corps plus petits dans sa cavité.

» Après son extraction, il y eut pendant deux heures alternativement des syncopes et des accès hystériques violents; ces symptômes furent suivis d'un hoquet qui dura quatre heures, c'était le 19 novembre. Le 20, il y avait une hématurie, un point douloureux au côté droit de la poitrine, une hémoptysie, une réaction générale des plus intenses, du délire.

» Jusqu'au mois d'avril suivant, la malade éprouva des accidents variés et pour la plupart analogues aux précédents.

» Au mois d'avril, les règles depuis longtemps supprimées, reparurent; *une membrane de 30 centimètres de longueur, formant un conduit cylindrique qui pouvait admettre le pouce dans sa cavité*, sortit spontanément de l'urèthre.

» Vers le milieu du mois de mai, l'état de la malade était assez bon; elle pouvait marcher sans douleur et vaquer à ses occupations. Néanmoins trois nouveaux strongles furent encore extraits après cette époque. »

EXAMEN DES ENTOZOAIRES ET DES CORPS CHARNUS, PAR MM. DUMÉRIL, MARTIN-SOLON, SÉGALAS, *rapporteur*, ET M. DELAFOND, *adjoint*.

« ..... Leur corps se termine à une extrémité par une pointe mousse, portant plusieurs renflements de papilles légèrement ovalaires, au centre desquels se montre une petite ouverture arrondie qui constitue la bouche. L'autre extrémité, terminée également par une pointe mousse, mais plus allongée, porte une petite ouverture ronde qui forme l'anus. *Ces caractères ont fait reconnaître que ces deux entozoaires appartiennent à l'ordre des vers cavitaires, et sont de l'espèce strongle géant.* » — Les commissaires de l'Académie de médecine ont en outre reconnu des ovules dans le tube génital. Quant au tube qui pouvait *admettre l'index* dans sa cavité, il était formé de fibres longitudinales et transversales blanches et nacrées. Il fut jugé être une portion d'un *énorme strongle*. Les autres corps mous étaient formés de tissu cellulaire et musculaire, et leur nature n'a pu être déterminée (1).

Il est à regretter que l'examen des vers n'ait pas été plus complet: Les caractères indiqués ne suffisent pas pour caractériser le strongle géant. On a bien prouvé pour quelques-uns de ces corps, qu'il s'agissait de vers, fait confirmé par la recherche des ovules, mais on aurait dû indiquer le nombre des tubercules de la bouche, et la disposition caractéristique de l'oviducte, car rien ne prouve absolument que l'on n'avait pas affaire à des ascarides lombricoïdes.

Il y a dans ce cas plusieurs circonstances qui ne sont pas ordinaires dans les observations où l'on a constaté avec certitude la présence des strongles. Ce sont: 1° le nombre des vers qui n'aurait pas été moindre que dix-neuf; or, dans les animaux, on en voit très rarement trois, une seule fois on en a vu six et huit; 2° la grosseur extraordinaire du *fragment de strongle*; 3° la présence de corps charnus d'une origine inconnue. On serait tenté de croire à quelque communication de la vessie avec l'intestin, par laquelle tous ces corps se seraient introduits dans le réservoir de l'urine. Il est donc fort à regretter que l'examen insuffisant des caractères spécifiques de ces vers laisse des doutes sur leur détermination (2). »

(1) *Sur une observation de strongles géants sortis des voies urinaires d'une femme*, par M. Arlaud, chirurgien de la marine; rapport de MM. Duméril, Martin-Solon, Ségalas (*Bull. de l'Acad. roy. de méd.*, 1846, t. XI, p. 426).

(2) Six de ces strongles, dit le rapport, ont été déposés au muséum d'anatomie de l'hôpital de la marine de Cherbourg. Il y a un an que M. Rayer a bien voulu, à ma prière, demander à M. Fonssagrives, médecin en chef de la marine, la communication de quelques-uns de ces vers; mais les recherches que ce médecin distingué s'est empressé de faire sont restées sans résultat: les vers n'ont pas été retrouvés.

(Ce fait et nos remarques étaient livrés à l'impression, lorsque M. Ch. Robin communiqua à la Société de biologie la lettre d'un chirurgien qui annonçait avoir retrouvé la malade du docteur Arlaud, et que cette femme rendait toujours des vers. Un de ces vers, envoyé à M. Robin, a été reconnu par lui pour un intestin de pigeon séparé de son mésentère. Cet intestin n'était pas cuit et n'avait pas passé par le canal alimentaire de la femme. Les membres de la Société de biologie ont vérifié le fait.

Une telle mystification doit faire présumer que les vers envoyés à l'Académie de médecine étaient, non des strongles qui sont fort rares, mais des ascarides lombricoïdes, qui auront été introduits dans les voies urinaires, ou peut-être simplement dans le vagin, dans un but de simulation de maladie ou de mystification dont on possède bien d'autres exemples non moins singuliers.)

SECTION II.

STRONGLE GÉANT CHEZ LES ANIMAUX.

A. Dans le rein.

1° *Chez le chien.*

André Cæsalpin, 1593? Un strongle (cas cité).

De Sillol, 1610. Un strongle énorme; rein gauche. Montpellier (cas cité).

Hegenitius, 1616. Quatre strongles. Groningue (cas cité).

Thomas Bartholin, 1639. Deux strongles; rein gauche. Leyde. (*Epist. med.*, cent. I, epist. II, p. 5, Hagæ Comitum, 1740).

Sennert, 163**. Strongles? Wittemberg. « Ipse in cane vidi totam unius renis » substantiam fuisse absumptam, superstite tantum tunica eum ambiente, quæ » tota vermibus longis instar lumbricorum repleta fuit. » (Dan. Sennerti, *op.*, t. III, lib. III, part. VII, sect. I, cap. VII, p. 359, Paris, 1641.)

Sperling, 16**. Un strongle; uretère oblitéré (cas cité).

Samuel Schelgvigius, 1654 octobre. Un strongle; rein droit. Wittemberg (Simonis Schultzii, *De vermibus in renibus. — Ephem. nat. cur.*, dec. I, ann. 3, obs. CCLVI, p. 405, 1672).

Ruysch, 1664. Un strongle; rein droit. Leyde? (cas cité).

Id. 1665, juin. Deux strongles; calcul dans le bassinet; rein gauche. Leyde? (cas cité).

Id. Rein contenant un ver (pièce conservée). (*Thes. anat.*, t. VI, n° 113, in *Op. omn.*, t. III, p. 49). Amsterd., 1744.

Kerckring, 1670. Trois cas, deux strongles dans chacun? Un autre cas? avec un seul ver. Amsterdam (cas cité).

Wedel, 1675. Un strongle; rein gauche. Le ver était rempli d'une infinité de vermicules vivants (in Th. Bartholin, *Acta med. phil.*, t. III, cap. LVIII, ex litt., D. Georg. Wolff. Wedelii. — Andry, *ouvr. cit.*, t. I, p. 64, *Collect. acad.*, part. étrang., t. VII, p. 272).

De l'Étang, 1675. Deux strongles; rein gauche. Paris (cas cité).

Ch. Rayger, 1676. Deux strongles; rein droit. Paris (cas cité).

Boirel, 1679. Un strongle; rein droit. Argentan (Blegni, *Nouvelles découvertes*, Paris, 1679, lett. VI, p. 228, et Bonet, *Sepulc.*, lib. III, sect. XXII, addit. obs. II).

Landoüillette, 1679. Un strongle long de 3/4 d'aune. Caen (Blegni, *ouvr. cit.*, lettr. VIII, p. 358).

Drelincourt, 1681. Deux strongles unis par la copulation; rein droit. Leyde (cas cité).

Id. 1681. Un strongle long de deux pieds un pouce et demi; rein droit. Leyde (*op. cit.*, canicid. III, § 16).

Id. 1681. Un strongle long de 8 pouces; rein droit. Leyde (*op. cit.*, canicidium XI, § 35, 36).

Redi, 1684. Un strongle; rein gauche. Florence (*ouvr. cit.*, p. 40).

Id., 1684. Deux strongles; rein gauche. Florence (cas cité).

Hartmann (Ph. Jacq.), 1685. Un strongle; rein droit (*Ephem. nat. cur.*, dec. II, ann. 4, observ. LXXII, p. 149, 1685).

Du Verney, 1694. Quatre strongles, dont trois petits et un long de deux pieds trois pouces. Uretère fort dilaté. Paris (*Hist. de l'Acad. roy. des scienc.*, Paris, 1733, in-4, t. II, p. 213).

Mery, 1698. Un strongle long de deux pieds et demi et de quatre lignes de diamètre. Paris (*Mém. Acad. roy. des scienc.*, Paris, 1733, in-4, t. II, p. 338, et J. B. Duhamel, *Regiæ scient. Acad. historia*, Paris, 1701, in-4, p. 505).

Wolff, 1704. Deux strongles; rein droit (Ido Wolfii (Jo. Christ.), *Observ. med., libri duo*, lib. II, obs. IV, p. 185, Quedlimburgi, 1704).

Vallisneri (étant étudiant). Un strongle de plus de quatre palmes; rein. Bologne (Ant. Vallisneri, *Dell' origine de' vermi*, etc., dans *Œuvr. cit.*, t. I, p. 148).

Schacher (Polycarp. Gottl.), 1719 (*Panegyris medica*, Lips., 1719, cité par Rud., *Hist. nat.*, t. I, p. 83).

Valsalva, ann.? Un ver long de trois aunes; rein droit (cité par Morgagni, *De sed. et causis morb.*, etc., epist. XL, § 7).

Farcy, octobre 1722. Un strongle; rein droit. Paris? (*Mém. de Trévoux*, 1722, cité par Pallas, *Thèse*, p. 19).

Moublet, 1726. Un strongle. Paris (cas cité).

Liefmann (cas cité).

Heucher (cas cité).

Van Swieten, 17**. Un strongle; rein gauche. Leyde (cas cité).

Sterck, 1740. Trois strongles, rein droit (cas cité).

Collet-Meygret, 1802. Un strongle. Paris (cas cité).

Godine, 1804. Un strongle, rein gauche (le strongle était situé en partie dans le bassinet, en partie dans l'*artère rénale* (probablement l'uretère). Paris (*Journ. gén. de méd.*, Paris, 1804, t. XIX, p. 160).

Grève (B. A.), 1818. Un strongle long de 2 pieds; rein gauche. Oldenbourg (*ouvr. cit.*).

2° *Chez le cheval.*

Chabert, 1782. Jument; un strongle; rein gauche. Paris (cas cité).

Rudolphi. Un strongle dans sa collection (*Ent. hist. nat.*, t. II, part. I, p. 213).

Leblanc. Strongle trouvé dans le rein chez le cheval, décrit par Blanchard (*Ann. sc. nat*, Paris, 1849, 3e série, t. XI, p. 187).

3° *Chez le bœuf.*

Rudolphi? (ouvr. et passage cités).

Musée vétérinaire d'Alfort. Un exemplaire cité par Diesing, p. 328.

B. Grève, 1818. Taureau; un strongle long de onze pouces; rein gauche. Oldenbourg (cas cité).

4° *Chez les animaux sauvages.*

Clamorgan. Trois cas chez le loup (cité).

KLEIN. Huit strongles dans le rein chez le loup (cité).

BLAS NOSEDA. Six strongles dans le rein de l'agouara-gouazou, au Paraguay (cité).

CUVIER. Strongle long de trente pouces, du rein d'une fouine. Paris (Bremser, *ouvr. cit.*, p. 254).

DE BLAINVILLE. Un strongle long de 29 pouces, du rein d'une marte. Paris (*Dict. scient. nat.*, art. STRONGLE, et Bremser, p. 524).

ÉRASME MILLER. Six cas de strongle dans le rein, chez le *Putorius vison*. États-Unis (cité).

B. STRONGLE DANS LA VESSIE.

FRANÇOIS FRANK, 1790. Un strongle long de deux aunes et demie dans la vessie d'un chien. Pavie (cas cité).

C. STRONGLE DANS LA CAVITÉ ABDOMINALE.

PLASSE. Un strongle dans la cavité abdominale, chez le chien ; deux dans le rein. Niort (cité).

STRATTON. Quatre strongles dans la cavité péritonéale du chien (cité).

RUDOLPHI. Deux strongles *erratiques* dans la cavité péritonéale du loup (cité).

NATTERER. Strongles dans la cavité abdominale de la loutre. Brésil (cité par Diesing, t. II, p. 328).

D. STRONGLE DANS LE TISSU CELLULAIRE ADJACENT AUX ORGANES URINAIRES.

LEBLANC. Trois cas chez le chien. Paris (cité).

E. STRONGLE DANS LE COEUR.

Dr JONES. Chez le chien (voy. HÉMATOZOAIRES DU CHIEN).

DEUXIÈME DIVISION.

VERS RARES, INDÉTERMINÉS, ERRATIQUES OU FICTIFS.

PREMIÈRE SECTION.

VERS MICROSCOPIQUES (PROTOZOAIRES).

Il n'existe point de protozoaires dans l'urine normale ; il est même très rare d'en rencontrer dans celle qui est altérée par une affection des voies urinaires. Les seuls animalcules qu'on y ait observés jusque aujourd'hui sont des vibrions et des monades.

1° Vibrioniens (*Synops.*, n° 2).

L'urine glaireuse et fétide d'un homme affecté de cystite chronique, offrit plusieurs jours de suite à notre examen un nombre immense de vibrions; le malade, qui était à la Charité, dans le service de M. Rayer, urinait dans un vase très propre et l'examen du liquide était fait très peu de temps après l'émission. Pour nous assurer si les vibrions existaient dans la vessie même, l'urine fut extraite par la sonde et examinée immédiatement après; elle contenait néanmoins tout autant de ces animalcules.

2° Monadiens (*Synops.*, n° 3).

Des monades d'espèce indéterminée ont été plusieurs fois rencontrées dans l'urine des cholériques. Le docteur Hassall a relevé des observations de ce genre faites dans plusieurs hôpitaux de Londres, pendant l'épidémie du choléra de 1854 (1).

Sur vingt-neuf échantillons d'urine qui avaient été rendus au plus tôt vingt-neuf heures après la suppression, Thomas Richardson, à l'*hôpital Saint-Nicolas*, trouva dix fois des monades.

Sur quinze échantillons d'urine, William Stevens, à l'*hôpital Saint-Thomas*, trouva sept fois un grand nombre de monades.

Dans un échantillon d'urine examiné par John Brandon, à l'*hôpital Saint-Thomas*, il y avait un grand nombre de monades.

Patrick Reilly, à l'*hôpital Saint-Bartholomé*, trouva dans deux échantillons d'urine un grand nombre de monades.

DEUXIÈME SECTION.

VERS VISIBLES A L'OEIL NU (*observés une seule fois*).

CHAPITRE PREMIER.

VERS ÉVACUÉS AVEC L'URINE.

A. Spiroptère. — *Observé par Barnett et Lawrence.*

« Une fille, âgée de vingt-quatre ans, d'une bonne et forte constitution, fut saisie dans l'hiver de 1806 d'une rétention d'urine qui nécessita l'emploi

(1) *Results of the microscopical and chemical examination of seventy-two samples of the urine of cholera patients*, in *General Board of health*. London, 1855, p. 293 et suiv.

journalier du cathéter. Elle se plaignait d'un grand poids à la vessie, de douleurs dans les aines, d'engourdissement dans les cuisses ; elle urinait rarement, et chaque fois elle rendait quelques gouttes d'urine mêlées de sang. On pensa qu'il existait un calcul dans la vessie, mais l'exploration par la sonde n'en fournit aucun indice... Dans l'été de 1809, elle se confia aux soins de M. Barnett. Alors sa constitution était épuisée, elle était très maigre, sa langue était chargée et offrait souvent un aspect typhoïde ; elle se plaignait de douleurs dans les aines et la vessie, et n'avait uriné depuis six mois qu'à l'aide du cathéter. Elle était saisie de douleurs violentes si l'emploi du cathéter était suspendu ; alors la douleur et la chaleur brûlante de la vessie étaient très intenses.

» Après une nouvelle exploration de la vessie qui ne donna aucune lumière sur le diagnostic, l'état de la malade s'aggrava de jour en jour ; un nouvel examen de la vessie fut suivi d'un violent accès de convulsions. Depuis cette époque de semblables accès eurent lieu fréquemment. Une sonde ayant été laissée à demeure, Barnett fut surpris, en la retirant, de trouver un corps qui lui parut un ver engagé dans son ouverture ; il était du volume d'un fuseau à dentelle, d'un pouce et demi de long, et de couleur blanche. Trois vers furent encore expulsés les jours suivants. L'huile de térébenthine fut administrée intérieurement ; la malade rendit encore quatre vers, et sa santé parut s'améliorer ; mais bientôt de violentes douleurs de tête, un érysipèle de la face et du tronc forcèrent à suspendre l'emploi de ce médicament. Injecté dans la vessie avec partie égale d'eau, il détermina de nouveaux symptômes fâcheux, et l'érysipèle.

» Ces moyens ayant échoué, M. Barnett introduisit, le 22 février, une large sonde ouverte à son extrémité, mais garnie d'un stylet qui en remplissait l'orifice pendant son introduction ; en retirant le stylet, un libre passage était ouvert aux matières contenues dans la vessie. En moins d'une demi-heure, neuf vers sortirent avec une cuillerée à café de matière sablonneuse. Quatre de ces vers avaient cinq pouces et demi de long. Cinq vers sortirent le 24, un le 25. La nuit suivante, la malade n'eut pas de repos, et les contractions de la vessie furent assez douloureuses pour occasionner un accès. Le 28, trois vers furent rendus. Le 2 mars, il en sortit neuf grands ; le 6, quatre ; le 9, cinq ; le 17, quatre ; le 23, deux ; le 5 avril, sept ; le 6, sept ; le 12 avril, une liqueur composée de parties égales d'huile de térébenthine et d'eau ayant été injectée, douze vers sortirent. Le 17, on injecta trois parties d'huile de térébenthine et une d'eau, et treize vers furent expulsés. Le 20, on injecta de l'huile de térébenthine pure, et dix vers sortirent. De légers mouvements d'ondulation furent observés dans ceux-ci ; mais ces vers étaient ordinairement morts. Quelquefois les vers qui sortaient par le cathéter cheminaient dans le lit de la malade jusqu'à ses pieds. Elle continua à rendre des vers de la même manière, et M. Barnett suppose qu'il y en eut plus de six cents de rendus. Une fois il sortit une portion de mucus qui enveloppait plusieurs petits vers d'un demi pouce à un pouce de long, qui vécurent trois jours dans l'urine et s'y mouvaient vivement. »

En avril 1811, cette femme était dans le même état; les vers sortaient toujours en plus ou moins grand nombre; des injections d'huile d'olive procurèrent quelque soulagement dans l'irritation et dans la durée des accès.

En juin, un large abcès se forma près du vagin; il s'ouvrit dans cette cavité et procura un grand soulagement; il en sortit beaucoup de pus et huit ou dix vers chaque jour.

En octobre, cette femme est passablement bien; elle a bon appétit, mais ne peut pas se mouvoir; elle a parfois des accès comme autrefois et rend encore des vers. Le nombre qui en a été rendu dépasse un millier (1).

Ces corps vermiformes, examinés par plusieurs helminthologistes, les ont laissés dans le doute relativement à leur nature. Rudolphi les a rapportés au genre spiroptère (voyez le *Synopsis*, n° 65).

M. Diesing a commis une erreur en donnant l'indication d'un second cas semblable observé en Amériqne (2).

B. Dactylius aculeatus. — *Observé par Curling.*

« Une jeune fille de cinq ans, jusqu'alors bien portante, éprouva, en 1837, une pneumonie subaiguë; à plusieurs reprises, elle avait rendu par les selles de petits ascarides; au commencement de mai, elle maigrit et fut prise de toux; la fièvre avait le caractère rémittent; les urines étaient fort troubles. Un traitement bien dirigé fit disparaître ces accidents et l'urine reprit sa couleur normale. Le 26 mai, on trouva dans les urines quelques petits vers; il en fut de même les jours suivants. Le 1er juin, elle rendit par les selles quelques ascarides, mais ce jour et les suivants les urines n'offrirent plus rien. On

(1) W. Lawrence, *Cas d'une femme qui a rendu un grand nombre de vers par l'urèthre*, lu le 12 novembre 1812 (*Medic. chirur. Transact.*, t. II, 3e édit., p. 385, — rapporté *in extenso* dans Rayer, *ouvr. cit.*, t. III, p. 747 et *Atlas*, pl. XXVIII, fig. 7).

(2) Diesing (*ouvr. cit.*, t. II, p. 223) donne l'indication suivante: Var. B, major? Brighton, in *The Americ. Journ. of the medic. scienc.*, 1837. — *The medic. chirurg. Review*, 1837, n° 54, 495. — *Froriep's, neue Notiz.*, VII, 224, etc.

Le fait, rapporté dans *The American Journal*, etc., comme l'indique Diesing, se trouve encore dans *London med. Gaz.*, 1837, vol. XX, p. 666, sous ce titre: *Worms in the urinary bladder, simulatting stone in that organ*; il a pour auteur le docteur *Brigham* et non *Brighton*.

Il s'agit d'une femme âgée de trente-cinq ans qui offrait depuis plusieurs années les symptômes d'un calcul de la vessie, mais le cathétérisme n'en fit point reconnaître. « Quinze jours après cette exploration, cette femme rendit par l'urèthre *un ver blanc de la longueur de six pouces*, et dès lors tous les symptômes se dissipèrent. La malade s'est rappelée qu'à l'âge de quatorze ans, à la suite d'une fièvre typhoïde, elle avait eu une rétention d'urine qui s'était dissipée après l'évacuation par l'urèthre d'un ver long d'un pouce.

constate de nouveau la présence des entozoaires dans les urines, le 3 juin, et quelques-uns s'étaient présentés seuls à l'orifice de l'urèthre pendant le courant de la journée. Cette enfant se rétablit rapidement et n'eut aucune affection des voies urinaires. L'urine qui contenait ces vers, était très colorée et légèrement acide; lorsqu'ils s'échappaient les premiers, ils flottaient séparément dans l'urine; mais bientôt ils se réunissaient et se formaient en pelotons (1). »

Ces vers n'ont été observés qu'une seule fois; mais ils ont été examinés par Owen et Quekett, dont les connaissances spéciales en helminthologie nous ont engagé a ne pas ranger ce cas parmi ceux qui appartiennent aux pseudhelminthes (voyez le *Synopsis*, n° 100).

C. TÉTRASTOME DU REIN. — *Observé par Lucarelli et Delle Chiaje.*

« Dans l'été de 1826, une dame sexagénaire, demeurant au *Capodimonte*, fut prise d'une très vive douleur du rein gauche. L'examen des symptômes me fit croire que la cause du mal était dans quelque calcul; je prescrivis donc les moyens que l'art conseille en pareil cas; mais, quoiqu'ils aient été suivis pendant longtemps, ils le furent en vain. Les urines, à part une coloration plus foncée, n'offraient rien de particulier. Un jour la malade crut avoir uriné du sang, et j'aperçus au fond du vase des corpuscules de couleur de sang jaunâtre. Ils ne paraissaient pas être des grumeaux de sang, et ils étaient bien distincts de l'urine qui ne participait pas de leur couleur. La régularité de leur forme me parut tenir à une certaine organisation. J'en recueillis cinq pour les examiner à loisir, d'autant plus que sur mes questions, on me rapporta qu'on avait observé quelques mouvements dans ces petits corps. Après de minutieuses recherches, je pensai que ces êtres étaient des *tétrastomes*, auxquels je donnai l'épithète de *rénaux*, d'après leur séjour présumé.

» Au bout de deux mois la malade mourut... le rein gauche ne présenta à mes investigations que de la mollesse et un volume plus grand que d'ordinaire. Les calices membraneux qui reçoivent l'urine de la substance tubuleuse, étaient plus amples que dans l'état naturel (2). »

Delle Chiaje, qui fit aussi l'examen des entozoaires rendus avec l'urine, les décrit sous le nom de *Tetrastoma renalis*. Il est à remarquer qu'il n'a pas été trouvé de ces vers à l'autopsie; c'est donc

(1) T. B. Curling, *Case of a girl who voided from the urethra a number of entozoölic worms not hitherto described...*, in *Med. chir. transact.* London, 1839, t. XXII (*Arch. gén. de méd.*, 1840, et Rayer, *ouvr. cit.*, t. III, p. 753).

(2) Lucarelli, *Relaz. manuscr.* (Delle Chiaje, *Compend. di elmint. umana.* Napoli, 1833, p. 13 et p. 116).

arbitrairement que ce dernier auteur dit qu'ils habitent dans des fistules rénales (1), et que Diesing leur donne pour séjour les tubes urinifères (2) (voyez le *Synopsis*, n° 47).

CHAPITRE II.

VERS TROUVÉS DANS LES REINS.

A. Pentastome denticulé. — *Observé chez l'homme par E. Wagner* (voy. *Synops.*, n° 103).

A l'autopsie d'un peintre, âgé de soixante-deux ans (le 24 septembre 1856), M. E. Wagner trouva sur le bord concave du rein droit, dans le tiers supérieur, un petit corps blanchâtre, comme fibreux, faisant une saillie d'un demi-millimètre à la surface de l'organe. Il était irrégulièrement ovale; long de 4 millim., large de 3 millim., et épais d'un demi-millim. Situé sous la capsule du rein qui ne lui adhérait pas, il avait des adhérences tellement intimes avec le tissu propre de cet organe, qu'on ne pouvait l'enlever sans déchirer ce tissu. Ce petit corps était creux en dedans; il contenait une masse jaunâtre qui se brisa en plusieurs fragments lorsqu'on en pratiqua l'extraction. L'examen de cette masse permit d'y reconnaître un entozoaire identique avec ceux qui ont été trouvés à la surface du foie et décrits par Zencker. C'était évidemment un pentastome denticulé (3).

B. Ver nématoïde. — *Observé chez l'ours par Redi.*

« Chez *un ours* mort dans la ménagerie du grand-duc de Toscane, j'ai remarqué entre la tunique adipeuse et la membrane qui, comme un sac, renferme les nombreux lobes du rein de cet animal; j'ai remarqué, dis-je, entre la membrane adipeuse et ce sac, un grand nombre de vésicules membraneuses dont chacune contenait un ver allongé, très petit et blanc. Quelques-unes de ces vésicules contenaient même deux, et d'autres trois de ces petits vers (4). »

C. Ver nématoïde. — *Observé chez le chevreuil par Redi.*

« Chez *un chevreuil*, une masse grande et dure de glandes s'était développée dans le rein gauche. Cette masse recouvrait de toutes parts non-seulement le rein, mais encore tous les vaisseaux les plus volumineux du bas-ventre. Cette énorme masse de glandes pesait 5 livres; outre qu'elle cou-

(1) Delle Chiaje, *ouvr. cit.*, p. 13.

(2) Diesing, *ouvr. cit.*, t. I, p. 408.

(3) Docteur E. Wagner, *Pentastomum denticulatum in der Niere*, in *Arch. für Physiol.*, etc., von Vierord, 1856, p. 581.

(4) F. Redi, *ouvr. cit.*, p. 200.

vrait entièrement le rein, elle renfermait six poches dont quelques-unes avaient la grosseur d'une noix et les autres étaient beaucoup plus grandes. Elles contenaient toutes dans la cavité d'une double tunique dont chacune était formée, une matière de couleur noirâtre et d'une consistance approchant de celle du beurre. Dans cette matière, j'ai trouvé des pelotons de vers très petits, d'une longueur variable et en nombre tel que j'en ai compté quatre cents. Du reste, les autres viscères de ce chevreuil étaient à l'état sain et le rein lui-même, renfermé dans cette énorme masse de glandes, n'offrait aucune altération (1). »

D. Ver nématoïde. — *Observé chez le chien par Vulpian* (voy. *Synops.*, n° 54).

« *Chez un chien* qui avait servi à des études physiologiques (mai 1856), les reins offraient une assez grande quantité de petites tumeurs blanchâtres. La plupart étaient situées sous la capsule propre. J'estime leur nombre à 80 ou 100 dans chaque rein. Ces petites tumeurs, grosses, en général, comme des graines de chènevis, étaient formées par des tubes urinifères remplis en grande partie de graisse granulaire ou vésiculaire. On voyait, de plus, de la matière amorphe granuleuse et des glomérules de Malpighi. Peut-être, ceux-ci étaient-ils dans la petite partie de substance rénale qu'on enlevait avec les tumeurs. Dans l'une de celles-ci, j'ai trouvé le ver ci-dessus. J'avais cru *a priori* que toutes devaient en contenir; mais après avoir trouvé ce ver, j'en ai cherché infructueusement dans plus de vingt autres petites tumeurs prises au hasard dans l'un ou l'autre rein (2). »

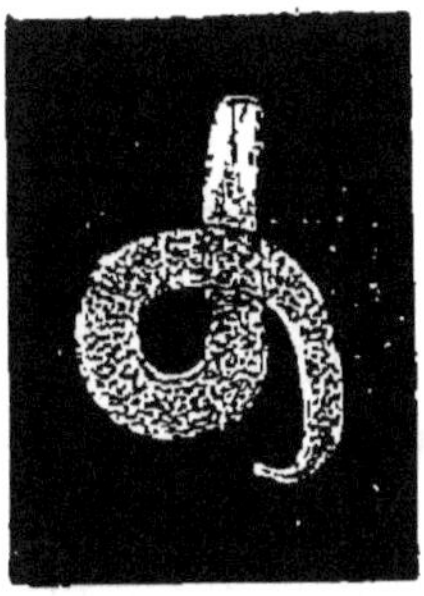

Fig. 12. — Ver du rein observé par M. Vulpian, grossi 150 fois.

Ce dernier cas a beaucoup d'analogie avec ceux qui ont été observés par Redi. Il est probable que des vers ont été la cause de la formation des tumeurs; si M. Vulpian n'en a pas trouvé dans toutes, c'est sans doute que ces vers, après un certain temps, périssent et disparaissent (3).

TROISIÈME SECTION.

VERS ERRATIQUES.

Les hydatides et les vers de l'intestin pénètrent quelquefois accidentellement dans les voies urinaires.

(1) F. Redi, *ouvr. cit.*, p. 202.

(2) Vulpian, note communiquée.

(3) Quoique les faits observés par Redi n'appartiennent pas aux animaux domes-

Chez la femme, il ne serait pas impossible que les oxyures arrivassent dans la vessie par le canal de l'urèthre; chez l'homme, les entozoaires de l'intestin n'arrivent dans les voies de l'urine que par une communication accidentelle. Une tumeur du rein qui s'ouvrirait dans l'intestin, pourrait donner accès à des vers intestinaux qui pénétreraient ensuite dans l'uretère, puis dans la vessie; nous ne connaissons néanmoins aucun fait de ce genre. La lésion qui permet aux entozoaires de l'intestin d'arriver dans les voies urinaires, existe ordinairement à la vessie. Parmi les cas connus, la communication avait pour cause: deux fois le passage d'une épingle du canal intestinal dans les voies urinaires; une fois l'opération de la taille; dans les autres cas, elle avait été occasionnée par un abcès ou par une affection cancéreuse.

Les cas d'entozoaires intestinaux expulsés avec les urines appartiennent au ténia, à l'ascaride lombricoïde et aux oxyures.

Les caractères spécifiques de ces entozoaires feront reconnaître leur origine. Lorsque l'on aura affaire à de tels vers, il restera à déterminer le siége de la lésion par laquelle ils ont pénétré dans la vessie. La connaissance des phénomènes et de la marche de la maladie, l'examen des matières expulsées de l'urèthre ou de l'intestin, l'introduction du doigt dans le rectum et de la sonde dans la vessie, une injection poussée dans ce dernier organe, seront les moyens du diagnostic.

Le traitement de la fistule vésico-intestinale devra être accompagné de l'administration de quelque vermifuge, afin de débarrasser l'intestin des vers dont l'introduction dans la fistule pourrait nuire aux moyens dirigés contre elle. Peut-être y aurait-t-il aussi quelque avantage à pratiquer des injections d'eau froide dans la vessie, comme on l'a fait avec succès dans un cas observé par Chapotin.

Nous avons rapporté déjà les cas de ténias expulsés par l'urèthre; nous parlerons ailleurs des hydatides erratiques dans les voies urinaires.

tiques, j'ai pensé que leur rapprochement du fait observé par M. Vulpian offrirait un certain intérêt. Si l'on ajoute aux cas rapportés jusqu'ici ceux d'hydatides des voies urinaires, dont il sera question plus loin, et les cas de trichosomes de la vessie urinaire du renard, du chien, du loup et du rat, on aura l'histoire à peu près complète des helminthes de l'appareil urinaire chez les mammifères.

Ier CAS (FABRICE DE HILDEN).

« Anno 1591, vocatus in Garrad ad uxorem..... quam inveni laborantem » vehementissimis circa imum ventrem doloribus, cum manifesta duritie. Hæc » urinam et excrementa nonnisi cum gravissimis doloribus, parturientis simi- » libus excernebat; febrim, quandoque etiam lypothymiam patiebatur. Pur- » gato autem leviter corpore....., ruptus est tandem in vesica abscessus, » isque octo aut novem diebus excretus fuit. Quoties vero ægra lotium red- » debat (reddebat autem sæpius) simul etiam multum puris fætidi, innumeris » scatentibus vermibus (quales in caseo nascuntur) eminxit. Inde sedati sunt » dolores aliaque symptomata..... multisque post annis incolumis vixit (1). »

IIe CAS (BLAES).

« Mulier 26 annorum, mense martio 1673, postquam circa pudenda dolo- » rem toleraverat summum, cum urina excrevit primo saniosa, hinc puru- » lenta, tandem vermem, spithamæ longitudinis, externa facie similem om- » ninò iis quos per os et alvum quotidie excerni notamus, teretes vocatos; » coloris erat flavescentis, ubi primò excernebatur vita adhuc gaudens (2). »

IIIe CAS (CLAUDINUS).

Il s'agit d'un garçon âgé de sept à huit ans qui avait avalé, en jouant, une épingle longue de deux travers de doigt. « Il souffrit de grandes douleurs de reins et de vessie les deux premières années, car il garda cette épingle cinq ans. Il jeta par les urines des graviers, de petites pierres, des *vers vivants*, une matière puante et noire, après avoir fait usage d'eaux minérales chaudes. Un jour qu'il avait beaucoup de peine à uriner, il retira de l'urèthre une épingle dont la pointe paraissait à l'entrée du canal; elle était enveloppée, surtout par le milieu, d'une matière plâtreuse (3)..... »

IVe CAS (ALGHISI).

« J'ai vu à Florence, dit Alghisi, médecin et lithotomiste savant, un enfant âgé de sept ans qui, depuis un an, rendait des vers par le méat urinaire; il en était sorti par cette voie environ soixante; les plus grands avaient la grosseur d'une plume à écrire; ils variaient pour la longueur, l'un atteignait celle d'une aune de Florence; d'autres étaient très petits et appartenaient aux oxyures; en outre, cet enfant avait rendu par les selles un très grand nombre de ces vers. Quelques médecins pensèrent que les vers qui sortaient de l'urèthre, s'étaient développés dans les reins ou dans la vessie. Pour moi, observant que tous les vers sortis soit par l'anus, soit par la bouche, ne différaient

(1) G. Fabrice de Hilden, *op. cit.*, cent. I, obs. LVI, p. 69.

(2) Gerardi Blasii *Observ. med.*, obs. X (*Vermis cum urina excretus*. Amst., 1700).

(3) Claudinus, *Resp. med.*, XL, p. 147, cité par Vander-Wiel, obs. rares. Paris, 1758, t. II, obs. XVIII, p. 196.

point d'une manière notable de ceux qui étaient sortis de l'urèthre, si ce n'est que ceux-ci étaient plus lisses et plus polis, j'eus la pensée d'examiner l'intestin rectum avec un spéculum....., et j'ai aperçu un trajet fistuleux allant du rectum à la vessie; d'où j'ai même vu sortir l'urine : ainsi, j'ai acquis la certitude que ces vers n'étaient point nés dans les reins ou dans la vessie. »

En remontant aux antécédents, Alghisi apprit que cet enfant avait eu une petite vérole très grave quatorze à quinze mois auparavant et que depuis lors les vers s'étaient montrés dans les urines (1).

Ve Cas (Pereboom).

Le ver rendu avec l'urine et dont parle Pereboom dans son mémoire relatif au genre nouveau qu'il désigna par le nom de *stomachide*, était certainement un ascaride lombricoïde. Ce ver était vivant lorsque Pereboom l'observa, et de couleur blanche. Le malade étant mort, on trouva, à l'autopsie, des lésions profondes de la vessie qui était adhérente au côlon, au cæcum et confondue avec le rectum. Il y avait, en outre, des ulcères fistuleux entre la vessie et l'intestin adhérent (2).

VIe Cas (Auvity).

Il s'agit d'un jeune homme de dix-huit ans, habitant Troyes, qui, ayant rendu par l'usage de médicaments un grand nombre de lombrics, fut pris tout à coup d'une grande difficulté à rendre ses urines; elles ne sortaient que goutte à goutte et avec douleur. Auvity ne fait aucune mention de douleurs lombaires ou rénales. Après avoir pris six bains le malade rendit par le canal de l'urèthre deux vers semblables à ceux qui avaient été rendus par les selles, seulement un peu moins gros et moins longs; aussitôt tous les accidents disparurent (3).

VIIe Cas (Chapotin).

Il s'agit d'un nègre âgé de vingt ans, esclave à l'île de France, qui rendait depuis quelque temps avec l'urine du sang et des vers vivants. On fit dans la vessie des injections d'eau froide et dès lors les vers ne sortirent plus que morts. « Ils étaient longs de 3 à 4 centimètres et avaient une parfaite analogie avec les lombrics. Le malade en rendit quinze dans l'espace de cinquante jours que dura ce traitement qui suffit à sa guérison; six mois après, il en sortit encore quelques-uns; on parvint à le guérir en renouvelant les injections d'eau froide dans la vessie. Deux ans et demi après cette indisposition, ce noir existait, mais dans le dernier degré du marasme (4). »

(1) Ant. Vallisneri, *Nuove osserv. int. all. ovaja de' vermi*, etc., in *Opere fisico-med. cit.*, t. I, p. 301.

(2) Pereboom, *Descript. et icon. delin. novi generis vermium stomachidæ dicti*, etc., 1772, p. 24, rapporté *in extenso* dans Brera, *Mal. verm. cit.*, p. 207.

(3) Auvity le jeune, *Obs. sur des vers sortis par le canal de l'urèthre* (*Obs. sur la physique*, etc., de l'abbé Rozier. Paris, 1779, t. I, p. 379).

(4) Chapotin, *Topogr. médic. de l'île de France*. Paris, 1812, in-8, p. 99.

L'analogie parfaite de ces vers avec les lombrics, leur nombre bien plus considérable que celui des strongles géants, dont on ne rencontre chez les animaux qu'un ou deux, et dont on n'a vu qu'une seule fois jusqu'à huit chez le même animal, l'état de marasme de l'individu affecté font conclure qu'il ne s'agit point ici de strongles, mais d'ascarides lombricoïdes parvenus dans la vessie par quelque fistule intestinale.

VIIIe Cas (Bobe-Moreau).

Il s'agit d'une femme qui avait eu, douze ans auparavant, à la suite d'un accouchement, des douleurs qu'elle rapportait à la région lombaire droite et qui s'accompagnaient ds strangurie; elle était très amaigrie. Elle portait dans l'abdomen deux tumeurs ; l'une arrondie, rénitente, plus grosse que le poing, occupait l'espace compris entre l'hypochondre droit, l'ombilic et le flanc du même côté; l'autre, qui surmontait la précédente, avait le volume, la forme et la flexibilité du doigt auriculaire. La malade éprouvait des élancements douloureux très fréquents vers le pubis et le périnée, du ténesme vésical; les urines laissaient déposer un sédiment muqueux, épais, non purulent. Après de longues douleurs, une pleurésie, une fièvre quarte *dont chaque accès s'accomgnait d'hémoptysie*, une fièvre tierce ataxique-cholérique, la tumeur se dissipa en partie ; les symptômes du côté des voies urinaires s'amendèrent et la malade devint enceinte. Après l'accouchement, qui fut heureux, nouvelle fièvre ataxique-cholérique grave. Un an après, nouvelles difficultés d'uriner, accompagnées des autres symptômes ; tout à coup, douleurs atroces avec ténesme vésical, convulsions à plusieurs reprises ; enfin, expulsion par l'urèthre d'un corps que la malade croit être un caillot ; cessation subite des douleurs. L'examen de ce corps montre un ver vivant : « Ce ver, que je reconnus pour un lombricoïde (*Ascaris lumbricoides*), dit Bobe-Moreau, avait 6 à 7 centimètres de long, était de la grosseur d'une plume à écrire et aminci par ses deux extrémités. » A la suite de cette expulsion, l'état de la malade s'améliora, les urines devinrent plus abondantes et faciles ; tous les symptômes graves qui indiquaient la présence d'un corps étranger dans la vessie, diminuèrent, etc. (1).

IXe Cas (Chopart).

« On m'a montré un ver ascaride sorti par l'urèthre d'un enfant de huit ans, qui en avait rendu plusieurs par l'anus et qui avait une fistule uréthrale pénétrant dans le rectum, à la suite d'une opération de la taille où l'on avait incisé cet intestin avec le col de la vessie (2). »

(1) Bobe-Moreau, médecin à Rochefort, *Observ. sur quelques espèces de vers* (*Journ. gén. de méd. de Sédillot*, 1813, t. XLVII, p. 3).

(2) Chopart, *Traité des maladies des voies urinaires*. Paris, 1821, 2e édit. t. II, p. 144.

Xe Cas (Duméril).

« M. Duméril m'a dit avoir vu un malade rendre par l'urèthre un ascaride lombricoïde (1). »

XIe Cas (docteur William Kingdon).

Il s'agit d'un enfant de sept ans qui, au commencement de 1836, souffrit de rétention d'urine pendant plus de huit jours, après lesquels un ver lombric se présenta au méat urinaire et fut retiré par l'enfant lui-même. Un an après, le même fait se reproduisit et sa mère lui retira du canal de l'urèthre un nouveau lombric. Des lombrics se présentèrent ainsi successivement au méat urinaire six mois après, puis en octobre 1838, janvier et avril 1839. L'issue de plusieurs lombrics par l'anus, les douleurs violentes de la région vésicale, les urines purulentes qui enfin sortirent avec les selles, la fièvre vive et constante, la perte de la vue, qui se rétablit cependant, la faiblesse extrême et progressive, furent les symptômes les plus remarquables de cette maladie qui se termina par la mort le 15 novembre 1839.

« *Autopsie.* — L'*appendice vermiculaire*, au lieu d'occuper sa place ordinaire, s'est enfoncé dans le petit bassin, à un pouce environ de sa terminaison ; il adhère intimement à la région supérieure et latérale de la vessie, un peu au-dessus de la jonction de l'urèthre avec cet organe. La vessie elle-même était plus petite et resserrée à sa partie inférieure sur un corps dur, qu'on reconnut être un calcul d'un pouce six lignes de longueur, et de deux pouces neuf dixièmes de circonférence. Les parois vésicales étaient très épaissies, et s'opposaient presque entièrement au passage de l'urine dans cette direction. La muqueuse de la vessie était ulcérée en deux endroits, et sur la ligne médiane de l'orifice de l'uretère et un peu au-dessus de lui étaient deux ouvertures fistuleuses, à cloison très petite, qui communiquaient avec l'intérieur de l'appendice vermiforme ; les deux uretères étaient très élargis et enflammés, et les deux reins, plus volumineux qu'à l'état normal, étaient si complétement remplis de pus, qu'à peine restait-il trace du tissu sain.

» Le docteur Kingdon divisa avec soin le calcul, et il trouva dans son centre une grosse épingle dont la présence peut expliquer les lésions décrites ci-dessus. L'enfant a dû avaler l'épingle, qui, après avoir traversé l'intestin grêle, se sera logée dans l'appendice vermiforme. De là l'irritation qui a amené l'adhérence de celui-ci avec l'extérieur de la vessie, puis une ulcération à travers laquelle l'épingle tomba dans le réservoir, où elle devint le noyau d'un calcul méconnu pendant la vie (2). »

XIIe Cas (docteur Peter Clark).

« Un homme, âgé de trente-trois ans, rendit par l'urèthre un lombric (*Lumbricus teres*) long de onze pouces ; depuis dix-huit mois environ, il avait

(1) J. Cloquet, *Mém. cit.*, p. 9.

(2) *London med. chir. Review*, juillet 1842; et *Arch. gén. de méd.* Paris, 1842, 3e série, t. XV, p. 323.

éprouvé les symptômes d'une maladie de vessie. Le docteur Clark pense qu'une communication entre cet organe et le rectum s'est formée par ulcération, et il suppose que le ver est arrivé de l'intestin dans la vessie (1). »

XIIIe Cas (Laugier).

« M. Laugier a vu un ver lombric sorti par le canal de l'urèthre et qui provenait de la vessie où il avait pénétré par une double perforation pratiquée aux parois de cet organe, au point correspondant d'une anse intestinale adjacente. Le malade conserva longtemps après cet accident une fistule intestino-vésicale qui finit par s'oblitérer (2).

XIVe Cas (Alexandre).

Il s'agit d'un garçon âgé de huit ans, qui, à la suite de la rougeole, évacua beaucoup de vers et conserva une santé fort délabrée. Un jour, un lombric se présenta au méat urinaire ; il en fut extrait par le père de l'enfant, puis on en retira successivement trois autres ; le médecin, appelé, en retira encore deux vivants et longs de 7 à 8 centimètres ; l'enfant mourut le lendemain ; l'autopsie ne fut pas faite. Point de détails sur l'état des urines, sur leur émission, etc. (3).

QUATRIÈME SECTION.

PSEUDHELMINTHES DES VOIES URINAIRES.

Nous avons fait jusqu'ici l'histoire des vers qui s'engendrent ou qui arrivent accidentellement dans les voies urinaires ; parmi les cas nombreux rapportés à ces entozoaires par les auteurs anciens ou modernes, il en est beaucoup qui ne concernent point les vers et qui n'ont été rapportés aux entozoaires que par suite d'erreurs plus ou moins grossières. Dans ces cas, il s'agissait soit de concrétions sanguines ou fibrineuses, soit de vers qui n'avaient point passé par les voies urinaires, soit d'animaux, d'insectes surtout qui s'étaient trouvés accidentellement dans le vase avec l'urine ; un autre genre d'erreur encore a grossi le nombre de ces cas, c'est la fausse interprétation de faits étrangers aux voies urinaires (4).

(1) Docteur Peter Clark, *New-York Journal of medicine*, may 1844, et *The Edinburgh, med. and surg. journal*, 1845, t. XXVIII, p. 526.

(2) Acad. de médecine, séance du octobre 1855 (*Gaz. des hôp.*, 1855, p. 463).

(3) Alexandre, officier de santé à Riancourt (Somme), l'*Abeille médicale*, 1857, p. 168.

(4) On cite généralement, depuis Hipp. Cloquet, comme appartenant aux vers des voies urinaires un cas observé par Stromeyer ; mais voici ce cas : « Præterea

§ I. — Les concrétions sanguines, dans les cas d'hématurie, peuvent acquérir une grande consistance et une grande longueur en passant par l'uretère ou par l'urèthre qui leur sert de filière. On trouve dans les Mémoires de l'Académie des sciences pour 1735, l'exemple d'un homme atteint de gravelle qui rendait par l'urèthre des concrétions sanguines grosses comme une plume d'oie et dont quelques-unes ont atteint jusqu'à la longueur de douze aunes. Jacques Spon rapporte le cas d'un caillot fibrineux long d'un pied, qui fut pris d'abord pour un ver, et dont un examen plus attentif fit reconnaître ensuite la nature (1). Beaucoup d'observateurs qui n'ont pas pris le même soin sont restés dans leur erreur.

On peut regarder comme appartenant aux concrétions fibrineuses ou sanguines les cas suivants :

Cas de Tulp. — Ver d'un rouge de sang qui se résolut bientôt en ce liquide (Nic. Tulpii, *Obs. med.*, Amst., 1672, obs. XLIX, p. 172).

Cas de Plantcovius. — Un religieux de Milan, après une rétention d'urine, rendit avec ce liquide deux vers qui avaient environ une ligne de diamètre et quatre pieds et demi de longueur (J.-L. Hannemann, *Ephem. nat. cur.*, dec. II, ann. 6, 1687 et *Coll. acad.*, part. étrang., t. VII, p. 424).

La longueur excessive de ces deux vers doit faire croire qu'il s'agit de concrétions sanguines.

Cas de Léautaud. — Il s'agit d'une rétention d'urine avec un *ver velu, tiré* de l'urèthre d'un homme (*Journ. de méd. chir.*, etc. Paris, 1760, t. XII, p. 151).

Cas de Decerf. — Homme âgé de cinquante ans, ayant eu des hématuries, des douleurs abdominales et lombaires. En 1807, il rend *un ver* tout couvert de sang, de la grosseur d'un tuyau de plume et long de 40 centimètres. A la suite et pendant plusieurs mois, il en rend plus de cinquante semblables à des

» puer, Jacob Reischlins filius, 9 annorum, ex usu decocti cornu cervi usti unà » cum syrupo citri, vesicam quamdam magnitudine nucis juglandis ejecit, quam » dum aperui, lumbricum teretem, longitudine sua dimidiam ulnam superantem » inveni. An hic casus sit rarior, an vero omnes lumbrici ita generentur, nondum » satis exploratum habeo. » (*Epist.*, Seb. Stromeyer, *Phys. ulmensis*, G. Horstio, 1623, in Greg. Horstii, *Operum*, tom. sec., p. 538, in-fol., Norimbergæ, 1660). Il est donc question d'un ver rendu par les voies ordinaires et renfermé dans une poche ou vésicule. Rudolphi (t. I, p. 77) rapporte ce fait en quelques mots (*De lumbrico vesica incluso*), dans lesquels Hipp. Cloquet (*Faune*, t. II, p. 118) a vu la mention d'un ver renfermé, non dans *une* vessie ou vésicule, mais dans *la* vessie. L'origine de l'erreur de Cloquet se reconnaît dans l'indication bibliographique transcrite avec une lettre surajoutée, comme elle se trouve dans Rudolphi.

(1) J. Spon, *Act. erudit.* Lips., mai 1684, cité par Chopart, t. I, p. 138.

lombrics et variant en longueur depuis 4 jusqu'à 20 centimètres. Guérison (1).

Ces corps vermiformes, examinés par Bremser et Duméril, ont été reconnus par ces savants pour n'être que des concrétions fibrineuses (Decerf, *Journ. de méd. chir. pharm. de Corvisart*, etc., Paris, 1809, t. XVII, p. 92; et Bremser, *ouvr. cit.*, p. 256).

§ II. — Les oxyures ou même les ascarides lombricoïdes erratiques dans le vagin ou la vulve, balayés par l'urine, pourraient être pris pour des vers venus de la vessie. La même méprise pourrait être commise chez les petites filles relativement à des lombrics qu'on trouverait dans le vase avec l'urine, quoiqu'ils n'auraient point été rendus avec ce liquide. On peut regarder comme appartenant à cette catégorie les cas suivants :

Cas de N. Andry. — Jeune fille de sept ans qui rendit par les urines quatre petits vers, après avoir pris de l'eau de fougère; ces vers étaient blancs, menus et sans pieds (Andry, *ouvr. cit.*, t. I, p. 123).

Cas de Guillaume Remer. — Nous croyons devoir rapporter aux faits de cette catégorie un cas observé par Guillaume Remer, malgré l'autorité de Rudolphi qui le regarde comme appartenant au strongle géant (Rud., *Hist. nat.*, t. I, p. 141).

Il s'agit d'une jeune fille de dix-huit ans, atteinte d'épilepsie, qui rendit, le 12 novembre 1802, par l'urèthre trois vers (ascarides lombricoïdes) et le jour suivant deux autres. La mère de la malade vint en aide à sa fille pour extraire ceux-ci. Quelques jours après la jeune fille en rendit avec les garderobes, sept, puis onze, plus tard encore d'autres, mais il n'en fut plus rendu par les urines. Le bas-ventre avait été ballonné et résistant. Il n'est point parlé de douleurs de reins, ni de rétention d'urine, etc. Guillaume Remer chercha en vain une communication entre l'intestin et la vessie; l'urine est constamment restée claire.

L'examen anatomique qui a été fait des vers, démontre qu'ils appartenaient aux ascarides, car la vulve était située vers le quart antérieur du corps et l'oviducte se divisait en deux branches; or, on sait que la vulve, chez le strongle géant, est située près de la bouche et que l'oviducte est simple. Il n'est donc point question ici de vers développés dans les voies urinaires; l'absence de toute lésion apparente de la vessie, de matières intestinales dans les urines, et de dysurie doit faire aussi conclure qu'il n'est point question d'un lombric introduit accidentellement dans ces voies. Nous présumons que des ascarides chassés du rectum pendant une attaque d'épilepsie, se seront introduits dans le vagin à

(1) L'auteur de l'article Cas rares, du *Dict. des sc. méd.*, rapporte ce fait sous le nom de *Demet*.

l'insu de la malade, et que celle-ci, comme sa mère, les trouvant hors de leurs voies naturelles, aura pensé qu'ils étaient dans le canal de l'urètbre (Wilh. Remer, *Epilepsie von Spulwürmern und merkwürdige art der Ausleerung dieser Würmer;* in *Hufeland med. Journ.*, t. XVII, part. II, p. 116).

Cas de Maceroni. — Il s'agit d'une petite fille, âgée de quatre ans, qui, dans le cours d'une *fièvre nerveuse*, perdit la parole pendant quatorze jours; ayant rendu une grande quantité d'urine dans laquelle la mère trouva un ver vivant, la malade se rétablit bientôt après. (Metaxà, *Mem. zool. med.* 72, cité par Delle Chiaje, *ouvr. cit.*, p. 108.)

Cas de P. Frank. — « Une demoiselle de Vienne, âgée de sept ans, après être sortie d'un typhus très grave, rendit avec l'urine une trentaine de ces vers (oxyures); ils étaient encore vivants au fond du vase, nous les séparâmes de l'urine en filtrant ce liquide... » (*Ouvr. cit.*, t. V, p. 347.)

§ III. — Quant aux animaux différents des vers intestinaux qui ont été pris pour des entozoaires venant des voies urinaires, les exemples en sont nombreux. Le plus simple examen montre le défaut de la plupart de ces faits, car, soit par la description, soit par les figures que les auteurs ont données, on voit qu'il s'agit d'animaux tantôt velus, tantôt pourvus d'antennes, d'yeux, d'ailes ou de pattes. On a même pris de véritables coléoptères pour des vers de l'urine.

Une erreur de ce genre fut un instant commise par Valsalva qui soumit à l'épreuve de divers médicaments de petits insectes noirs, semblables à des scarabées, trouvés dans l'urine d'un malade atteint de gravelle. La rencontre d'insectes de la même espèce dans la chambre du malade fit cesser les expériences (1).

Ruysch, ayant mis dans une capsule, pour les examiner à loisir, des *vers* trouvés dans le vase de nuit d'un de ses malades, les vit, deux jours après, transformés en mouches; il ne restait plus des *vers* que leur enveloppe de nymphe. Le célèbre anatomiste s'explique la présence de ces nymphes dans les urines par l'introduction des larves dans le méat et le canal de l'urèthre, larves qui se seraient transformées en nymphe au col de la vessie (2). Il n'est pas aujourd'hui de médecin qui, en présence d'un pareil fait, ne reconnaisse que ces *vers* se sont trouvés accidentellement dans le vase ou le malade a uriné.

Les observations de vers de l'urine pourvus de pieds, d'antennes,

(1) Morgagni, *De sed.*, etc., epist. XLII, § 6.
(2) Ruysch, *Thes. anat. prim. arcula quarta*, tab. III, fig. V, p. 32.

ou d'ailes ne sont que le produit d'erreurs semblables ; telles sont les suivantes :

CAS D'AMB. PARÉ. — 1° L. Duret, interprète d'Hippocrate, rendit avec les urines un animal rouge semblable à un cloporte. 2° Paré rapporte un cas analogue du comte de Mansfeld. (*OEuvres de Paré*, édit. J. F. Malgaigne, t. III, p. 35).

CAS DE GUIDI GUIDO. — Il s'agit d'un ver cornu avec une cuirasse dure (*Vidus vidius junior*, lib. X, cap. XIV, *De curat. membratim*, cité par Schenck).

EH. HAGENDORN rapporte qu'une petite fille de quatre ans, après avoir eu la variole, rendit pendant quelque temps avec les urines des vers ailés et vivants (*Eph. nat. cur.*, dec. I, ann. 3, p. 39).

CAS DE RONSSEUS. — Il s'agit d'un ver semblable à une sangsue, ayant deux têtes, qui fut expulsé par un vieillard avec des urines sanguinolentes, et qui, conservé dans de l'eau froide, vivait sept jours encore après son expulsion. (Bald. Ronss., in *Epist. medicin.*, X, p. 41, *op. cit.*)

PIERRE PACHECO, médecin de Lunelle, vit rendre en 1626, par une dame polonaise qui souffrait de violentes douleurs de reins, un grand nombre de vers de la longueur d'une aiguille, noirs et cornus (J. Rhodius, *ouvr. cité*, cent. III, p. 155; plusieurs histoires du même genre sont citées par Rhodius dans les § 35 et 36.)

TULP rapporte deux observations : 1° « Undevigenti vermiculi excreti. » Vers ayant deux cornes et un grand nombre de pieds. 2° « Cottidianus vermium mictus. » Vers ayant des pieds (Tulpii, *op. cit.*, obs. L, p. 173 et obs. LI, p. 174).

CAS DE BARTHOLIN. — Insecte ayant la forme d'un scorpion (*Hist. anat.*, cent IV).

CAS DE TURBERVILLE. — Femme épileptique ayant rendu longtemps avec les urines des vers courts et munis de pieds (*Trans. philos.*, n° 167, 1685, et *Coll. acad.*, part. étrang., t. VII, p. 82).

CAS DE ED. TYSON. — Nymphe de sauterelle (*Collect. acad.*, part. étrang., t. VII, p. 878).

CAS DE BARRY. — Homme sujet à des hématuries qui rendit avec les urines un ver dont on put voir la bouche, les *yeux* et les anneaux circulaires (*Essais d'Edimb.*, t. VI, p. 381, rapp. *in extenso*, par Chopart, *ouvr. cit.*, t. II, p. 138).

CAS DE BIANCHI. — Vieillard rendant avec l'urine des vers oblongs, semblables à des oxyures, ayant une tête munie de cornes, six pattes, etc. (*Op. cit.*, p. 327, tab. III, fig. 17).

CAS DE HARVEY CAMPBELL (*vers dans la vessie urinaire*). — Ces vers, rendus au nombre de trente, avaient un demi-pouce de longueur et des jambes disposées en deux rangées (*American Journ. of the med. science* et *Gaz. méd. de Paris*, t. VI, p. 125, 1838).

§ IV. — *Cas incertæ sedis.* Parmi les cas qui appartiennent probablement soit aux vers erratiques, soit aux concrétions fibrineuses, soit à des animaux autres que des vers, il en est que l'on ne peut ranger avec quelque certitude dans l'une ou l'autre de ces catégories, les auteurs n'ayant point donné de détails sur l'état des malades ou sur la constitution des corps observés ; d'autres fois, ils en ont donné qui n'admettent aucune explication.

Scaliger attribue la mort d'un de ses malades à des vers qui s'étaient formés dans la vessie et qui avaient mis obstacle aux cours de l'urine. Ces vers étaient lisses, blancs, avec des yeux de feu et un rostre aigu (J. Scaliger, in Arist., *Comment. cit.*, lib. V, § 213, p. 597).

Argenterius et Rondelet rapportent le cas d'un homme mort avec de violentes douleurs de reins, chez lequel on trouva un dragonneau de la longueur du doigt index pourvu d'ailes et d'une queue (cité par Leclerc, *op. cit.*, p. 276).

Gentilis a vu un homme qui eut la fièvre quotidienne avec une douleur des reins et qui, dans la convalescence, rendit avec les urines des vers *petits et plats*. La douleur alors cessa (*Canon* Avicen., *Comment.*, ad lib. III, fenn. I, tract. 2, cap. III, et Schenck).

Aloysus Mundella parle de vers rendus avec l'urine, longs comme le doigt, semblables à ceux de l'intestin et rouges (*Dialogo VI*, cité par Marcellus Donatus, *op. cit.*, p. 155).

Thomas Mermann, médecin du duc de Ferrare, a vu une femme atteinte de dysurie guérir après avoir rendu par les urines un ver long d'une coudée (Andry, *ouvr. cit.*, t. I, p. 295).

Fernel dit avoir vu de petits vers nés dans les reins qui avaient été rendus avec l'urine (*Pathol.*, lib. VI, cap. X, et Schenck, obs., etc.).

Houillier dit avoir vu de longs vers rendus avec les urines après de grandes douleurs des lombes (Hollerius, *De morbis internis*, lib. I, cap. LIV, p. 419, in *Scholiis*. Paris, 1664).

Th. Bartholin rapporte qu'un petit ver rouge, long comme une phalange du doigt, a été rendu avec l'urine par un enfant atteint de strangurie (*Act. de Copenhague*, obs. XXI, 1677-1679, et *Collect. acad.*, part. étrang., t. VII, p. 336).

« L'an 1633, dit Covillard, M. de Sillol me fit voir un enfant âgé d'environ cinq ans, lequel ayant été travaillé durant plusieurs jours de la vermine avec fièvre ardente, tomba dans une légère suppression d'urine ; et ensuite la nature poussa dehors par la verge, avec les urines, un vermisseau excédant un pied de sa longueur ; le lendemain lui étant arrivé pareille chose, ces animaux, sortis extraordinairement par ce conduit, me jetèrent dans quelque étonnement..... » (J. Covillard, *Observ. iatro-chirurgiques*, ouvr. publ. en 1639. Strasbourg, 1791 ; p. 119.)

Le R. P. Camerin rendit longtemps par les urines du sang, des flocons de vers et enfin un animal qui ressemblait à une petite vipère, après quoi il fut guéri (Blegny, *Nouv. découv. cit.*, p. 135, 1679, rapporté *in extenso* dans Rayer, *Maladies des reins*, t. III, p. 745).

Mauche a vu un garçon de six à sept ans rendre par la verge un ver *velu*, long de sept à huit travers de doigt et gros à proportion, et cela après avoir souffert près d'une année de grandes douleurs de reins qui durèrent jusqu'à ce que le ver fut rendu avec du sang caillé qui sortit peu après (Blegny, *Nouv. découv.*, lett. VII, p. 317, 1679; et Bonet, *Sepulc.*, lib. III, sect. XXII, addit. obs. II, t. II, p. 597).

Séger a vu un enfant de onze ans rendre avec les urines un paquet de vers renfermés dans une sorte de sac (rapporté par S. Schultz, *Ephem. nat. cur.*, déc. I, ann. 8, 1677, et *Collect. acad.*, part étrang., t. III, p. 324).

Olaüs Borrichius raconte qu'un homme atteint d'une fièvre quarte rendait de temps en temps avec les urines des vers morts, plus longs et moins gros que les vers de terre (*Act. de Copenhague*, 1677-1679, obs. LXX, et *Coll. acad.*, part. étrang., t. VII, p. 368).

Spechtius a trouvé un petit ver dans une vessie dont le bas-fond était ulcéré (cité par Bonet, *Sepulc.*, lib. III, sect. V, obs. XX).

Cousin rapporte qu'un soldat rendit par l'urèthre un ver rond de huit pouces de longueur. Il en avait rendu beaucoup d'autres semblables depuis plusieurs années (*Acta helvet.*, t. VIII, p. 192, cité par Borsieri, *Instit. med.* Lipsiæ, 1826, t. IV, cap. X, § 132, p. 366).

Du Monceau, médecin à Tournay, rapporte qu'un homme, âgé de cinquante ans, expulsa deux vers avec une urine sanguinolente et deux autres le surlendemain, l'un de ces vers avait la longueur du doigt, l'autre était plus petit. — Pas de caractères de ces vers ; absence de détails concernant une maladie des reins ou de la vessie.

Il parle d'un cas semblable observé chez une femme par un médecin de sa connaissance (*Journ. de méd.* de Corvisart. Paris, an XIII, t. X, p. 11).

Cas de Géron. — Femme, douleurs aiguës dans les lombes et dans les parties voisines, ischurie. Un ver est rendu le 15 janvier (1788) ; un autre est tiré de l'urèthre, le 22, par la garde-malade ; nouveau ver le 26. Guérison en quelques semaines.—Absence de détails propres à éclairer le fait; point de description des vers (*Ancien journ. de méd.*, t. LXXX, p. 210, 1789).

Cas de Kuhn. — « Un garçon de six ans, d'une bonne constitution, avait été attaqué tout à coup, en mangeant, d'un tétanos que des onctions antispasmodiques ont dissipé facilement. Le malade, s'étant endormi ensuite profondément, a eu une sueur qui s'est soutenue pendant six heures. A son réveil, il a pris le pot de nuit et a rendu avec des douleurs interrompues une grande quantité d'urine dans laquelle on a vu plus de deux cents ascarides (oxyures) dont la plupart étaient encore en vie. L'urine était naturelle, claire, sans glaires ni graviers; une poudre laxative n'a pas fait évacuer de vers. L'évacuation finie, l'enfant a joui d'une bonne santé. » (*Diss. de ascarid. per urin. emissis*, aut. J. A. Fried, Kuhn. Ienæ, 1798, et *Journ. de Sédillot*, t. I, p. 222, Paris, an VII.)

Nous rapportons ce fait avec tous ses détails parce qu'il est généralement cité comme un cas d'oxyures rendus avec l'urine, mais comment croire d'une part que ces oxyures avaient vécu dans la vessie sans occasionner d'accidents, et d'une autre qu'ils sont sortis, tout à coup, tous à la fois? Au reste, d'où seraient-ils arrivés dans la vessie, puisqu'il n'en existait pas dans l'intestin? Ce cas concerne sans doute, comme celui de Ruysch, des larves de mouche qui se sont trouvées accidentellement dans le vase de nuit.

« Ballard a vu sortir de la vessie d'un homme vivant un ver long de trente pouces, gros comme une première corde à violon, ne ressemblant à aucun ver connu, si ce n'est un peu aux lombricaux, ce ver vivait encore au moment de sa sortie. » (*Journ. milit.* et *Nouv. journ. de méd., chir.*, etc., de Béclard, 1819, t. IV, p. 168).

Fr. Pascal rapporte que « chez un jeune homme de vingt-deux ans qui éprouvait de véritables accès d'épilepsie, l'usage du calomel à haute dose et des boissons amères déterminèrent la sortie d'une grande quantité d'oxyures vermiculaires par l'anus, et d'une trentaine de vers du même genre, mais très petits, par le canal de l'urèthre. Les phénomènes nerveux cessèrent après cette dernière évacuation. » (*Traité des malad. des voies urin.* de Chopart, t. I, p. 141, note, 1821).

LIVRE DEUXIÈME.

VERS DANS LES CAVITÉS CLOSES NATURELLES OU ACCIDENTELLES.

PREMIÈRE PARTIE.

AFFECTIONS VERMINEUSES DU SYSTÈME SANGUIN. HÉMATOZOAIRES.

L'existence de vers libres dans les vaisseaux de certains animaux est un fait constaté depuis longtemps. Ces vers ont été désignés sous le nom d'*hématozoaires* et réunis en un groupe distinct. Si cette réunion permet d'embrasser dans une étude générale les questions de physiologie et de pathologie que soulève la présence des entozoaires dans le système sanguin, au point de vue de la zoologie elle est purement artificielle.

On connaît des hématozoaires chez les mammifères, les oiseaux, les reptiles, les poissons, et chez plusieurs invertébrés. La plupart de ces entozoaires sont microscopiques, dépourvus d'organes génitaux, et circulent avec le sang dans tous les vaisseaux. Un très petit nombre atteignent des dimensions plus considérables et sont pourvus d'organes génitaux. Ceux-ci se trouvent généralement dans une portion déterminée du système circulatoire. Les mieux connus parmi ces derniers sont :

Chez l'homme, le *Distomum hæmatobium*, qui se trouve dans le système veineux abdominal ;

Chez les solipèdes, le *Sclerostomum aneurysmaticum*, qui se trouve dans le système artériel abdominal ;

Chez le marsouin, le *Pseudalius filum* et le *Stenurus inflexus*, qui se trouvent, le premier dans l'artère pulmonaire et ses divisions, le second dans les sinus de la base du crâne.

Ces hématozoaires peuvent se rencontrer dans les vaisseaux de plusieurs organes, mais c'est toujours dans le même système; ainsi, la *pseudalie* n'a été rencontrée que dans des vaisseaux à sang veineux ; le *sclérostome anévrysmatique* ne l'a été que dans des artères, au moins aucune observation ne prouve que les vers qui ont été trouvés dans les veines, chez le cheval, appartiennent à cette espèce d'entozoaire.

Il existe aussi chez le chien des hématozoaires adultes, mais leur étude est encore fort incomplète ; ils paraissent appartenir à plusieurs espèces ; la moins rare est la *filaire hématique*, qui se trouve dans les cavités droites du cœur.

Les entozoaires du sang appartiennent aux nématoïdes, aux trématodes ou aux protozoaires. Il en est qu'on ne peut encore rapporter à un ordre déterminé.

L'origine de ces parasites, comme celle de la plupart des entozoaires, est généralement inconnue. Si ceux qui sont pourvus d'organes génitaux se reproduisent dans la cavité qu'ils habitent, on se demandera par quelle voie se transmettent-ils d'un individu à l'autre, et comment se fait-il que leur nombre soit en général assez limité, quand celui de leurs œufs ou de leurs larves est extrêmement considérable ?

Quelques faits récemment observés permettent de penser que plusieurs des hématozoaires dépourvus d'organes génitaux sont les larves d'un helminthe qui vit dans les vaisseaux mêmes ou dans les organes de l'animal envahi. Les petits vers nématoïdes du sang de la grenouille, désignés sous le nom d'*Anguillula intestinalis* par Valentin qui les a découverts, sont, à n'en pas douter, les larves d'une filaire que l'on rencontre, chez ce batracien, dans le voisinage des gros vaisseaux de la poitrine. Ce fait, constaté par M. Vulpian, jettera sans doute quelque clarté sur l'origine des larves des nématoïdes, qui circulent avec le sang dans les vaisseaux de plusieurs autres animaux (1). Déjà Ecker avait vu un fait analogue, mais moins probant chez le corbeau (2).

On comprend que l'on ne puisse trouver sur les tuniques des vaisseaux la trace du passage de ces larves microscopiques ; or, on ne peut d'avantage espérer de reconnaître celle du passage des hématozoaires adultes et relativement très volumineux qui habitent les artères ou les veines de certains animaux ; car c'est à l'état de larve que ces entozoaires ont dû arriver dans la place où on les trouve

(1) Vulpian, *Note sur les hématozoaires filiformes de la grenouille commune* (*Mém. Soc. biologie*, 1854, t. I, 2e série, p. 123).

(2) Ecker, *Muller's Arch. anat. phys.*, 1845, p. 501.

adultes. Il se peut même que ces larves aient pénétré dans le système sanguin par les vaisseaux capillaires et se soient arrêtées ensuite dans la portion déterminée de ce système où elles doivent prendre leur développement ultérieur; aussi nous ne serons point surpris du résultat des recherches de MM. Trousseau et Leblanc, sur le sclérostome des artères du cheval : « Nous avons recherché avec soin, disent ces auteurs, des traces de cicatrice sur la membrane interne, et nous n'en avons jamais rencontré. Nous voulions, en effet, connaître la route qu'avaient suivie les entozoaires pour arriver dans l'intérieur du vaisseau, et nous devons dire que jusqu'ici nous l'avons cherchée sans pouvoir la trouver (1). »

Certains animaux reçoivent héréditairement la disposition aux hématozoaires; c'est ce qui a été reconnu pour le chien par MM. Gruby et Delafond. On pourrait attribuer cette *prédisposition* au fait de la communication des hématozoaires de la mère au fœtus par la circulation placentaire; c'est même de cette manière que quelques helminthologistes ont expliqué la transmission des entozoaires en général; mais, si nos connaissances physiologiques relativement aux communications de la mère avec le fœtus, n'infirmaient cette manière de voir, un fait observé par M. Chaussat la détruirait complétement : « Ayant examiné, dit M. Chaussat, le sang d'une femelle pleine du rat noir (*Mus rattus* L.) dont le sang offrait un très grand nombre de ces animalcules filiformes, je cherchai si le sang contenu dans le cœur et les vaisseaux de cinq fœtus qu'elle portait en contenait également. Je ne pus en découvrir un seul, et ce fait, au point de vue physiologique, présente peut-être quelque intérêt (2). »

Les jeunes animaux sont moins sujets aux hématozoaires que les vieux. Les observations de M. Rayer sur le sclérostome des artères du cheval, celles de M. Chaussat sur l'hématozoaire du rat noir, et celles de MM. Gruby et Delafond sur celui du chien, s'accordent sur ce point.

Chez la plupart des animaux, les hématozoaires n'occasionnent aucun phénomène appréciable dans la santé, aucun désordre dans les organes. Leur présence paraît généralement compatible avec l'intégrité de toutes les fonctions. Quelques-uns de ces vers cepen-

(1) *Recherches anat. sur les malad. des vaisseaux* (*Arch. gén. de méd.*, 1828, t. XVI, p. 198).

(2) J. B. Chaussat, *Des hématozoaires* (thèse, 1850, p. 26).

dant ne sont point inoffensifs ; ils occasionnent des désordres locaux et peut-être quelques troubles dans les fonctions du système nerveux doivent-ils leur être attribués dans des cas dont nous parlerons bientôt.

Nous n'aurons à nous occuper ici que des hématozoaires de l'homme et de ceux du cheval et du chien, les seuls animaux domestiques chez qui l'on ait encore rencontré des hématozoaires.

PREMIÈRE SECTION.

HÉMATOZOAIRES DE L'HOMME.

L'opinion que le sang de l'homme contient quelquefois des vers n'est pas nouvelle. On trouve dans les anciens auteurs plusieurs faits qui s'y rapportent ; mais c'est de nos jours que l'existence d'entozoaires dans le sang de l'homme a été mise hors de doute ; toutefois les faits qui concernent les hématozoaires réels de l'homme sont bien différents de ceux qui ont été rapportés anciennement et ne les confirment en aucune manière : les hématozoaires de l'homme appartiennent généralement à l'ordre des trématodes, tandis que les vers que nos devanciers croyaient avoir vus dans le cœur ou dans les vaisseaux veineux et auxquels ils avaient donné le nom de *vers sanguins*, appartiendraient à l'ordre des nématoïdes. Tous ces faits ont été généralement regardés par les helminthologistes modernes comme mal interprétés, et peut-être n'en est-il aucun qui mérite d'occuper un auteur sérieux.

Plusieurs médecins ou naturalistes, nos contemporains, attribuent à l'homme des hématozoaires microscopiques dont l'existence est tout aussi contestable que celle des *vers sanguins*.

Klencke assure avoir vu dans le sang, chez l'homme, des animaux semblables aux infusoires et rapporte à leur présence la manifestation d'accès périodiques de vertige (1). Gros dit qu'on en a rencontré dans le sang d'individus atteints de syphilis (2) ; mais M. Chaussat a vainement recherché des hématozoaires microscopiques chez des individus atteints d'affections syphilitiques récentes ou anciennes et

(1) Klencke, *Neue Physiol.*, *Abhandl.* Leipz., 1843, p. 163.
(2) Gros, *Obs. et induct. microsc. sur quelques parasites*, 1845.

dans un grand nombre d'autres maladies (1). Quoique les recherches microscopiques soient aujourd'hui très communes, nous ne connaissons aucun observateur qui ait fait mention, depuis quelques années, d'hématozoaires microscopiques chez l'homme (2).

Nous parlerons d'abord des hématozoaires vrais, ensuite des entozoaires qui, vivant normalement hors du système sanguin, se trouvent dans ce système accidentellement, en apparence au moins, et comme par une *erreur de lieu.* Nous rapprocherons de ces *hématozoaires accidentels* d'autres vers qui ont été trouvés dans des tumeurs et dont, suivant nous, le siége primitif a été les vaisseaux de la partie affectée. En troisième lieu nous rappellerons les cas d'hématozoaires fictifs.

CHAPITRE PREMIER.

HÉMATOZOAIRES VRAIS.

Distome hæmatobie (Synops., n° 38).

On ne connaît point en Europe d'entozoaire qui fasse son séjour normal dans les vaisseaux sanguins chez l'homme; mais en Égypte, un ver du genre distome se trouve fréquemment dans les vaisseaux des organes abdominaux. C'est en 1851 qu'il a été observé pour la première fois. M. Bilharz, qui l'a découvert, et M. Griesinger nous ont donné tout ce que l'on sait aujourd'hui de cet hématozoaire (3).

Le distome hæmatobie n'a encore été observé qu'en Égypte; il y est très commun, car sur 363 autopsies, il a été trouvé 117 fois par M. Griesinger. Il paraît plus commun de juin à août, et plus rare en septembre, octobre et janvier.

Il existe dans la veine porte et dans les veines mésaraïques, hépatique, liénale, intestinales et viscérales. Il ne paraît point occasionner de désordres dans les troncs principaux de ces vaisseaux, mais il en détermine dans les capillaires et dans les membranes muqueuses.

(1) Chaussat, *Thès. cit.*, p. 14.

(2) Toutefois on a considéré les globules blancs comme doués d'une vie propre (voyez le *Synopsis*, art. PROTOZOAIRES).

(3) Bilharz et V. Siebold, *Mém. cit.*, p. 59, 71, 72. — Bilharz, *même ouvr.*, p. 454.

A. — La présence du distome hæmatobie dans les vaisseaux des parois de la vessie occasionne des lésions variées. Dans le degré le plus faible, la membrane muqueuse vésicale offre des taches plus ou moins circonscrites, formées par une hypérémie très forte et par du sang extravasé, avec du gonflement; en ces points adhèrent des mucosités et des masses d'exsudation contenant des œufs de distome. Les taches varient entre la dimension d'une lentille et celle d'un franc; elles existent habituellement sur la paroi postérieure de la vessie; il est rare que la muqueuse vésicale soit partout injectée et ecchymosée. L'urine est pâle et claire, muqueuse, et contient quelquefois des œufs du parasite. Dans un degré plus avancé, la membrane muqueuse de la vessie offre des élevures molles, fongueuses, d'un gris jaunâtre, avec des taches pigmentaires; elles ont jusqu'à une ligne d'épaisseur et renferment des extravasations sanguines; ces élevures sont quelquefois recouvertes d'une croûte calcaire formée en partie par une agglomération d'œufs de distome, des coques, et des sels de l'urine; rarement on trouve sous ces croûtes de véritables ulcérations. Dans d'autres cas, ce sont des excroissances ou des végétations isolées ou bien agglomérées, de la grosseur d'un pois à celle d'un haricot, jaunâtres et ecchymosées, d'une à trois lignes de hauteur, verruqueuses ou fongueuses, à forme variée et comparables aux condylomes; elles ont pour base le tissu sous-muqueux. Ce tissu est souvent d'un jaune grisâtre, ramolli, diffluent, infiltré de sang coagulé ou de pigment; la membrane muqueuse qui le recouvre est souvent épaissie, mais elle a sa consistance normale. Dans les autres points, cette membrane est généralement un peu hypertrophiée. Le péritoine vésical est quelquefois aussi le siége d'excroissances verruqueuses ou semblables à des crêtes de coq. A la base des excroissances, Bilharz a trouvé des distomes hæmatobies et leurs œufs dans les exsudations qui recouvrent la membrane muqueuse.

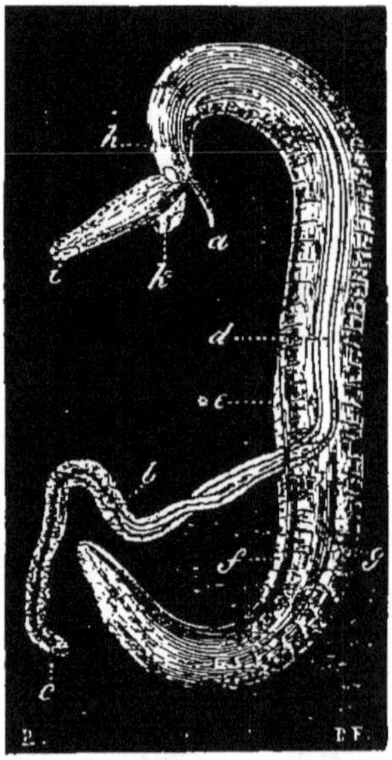

FIG. 13. — Distome hæmatobie, mâle et femelle, d'après la figure donnée par M. Bilharz (pour l'explication des lettres, voir le *Synopsis*).

B. — Des lésions semblables à celles de la vessie se trouvent aussi sur la membrane muqueuse des uretères et, dans des cas plus rares, sur celle du bassinet. Elles consistent dans des plaques irrégulières, isolées, d'un gris jaunâtre, un peu élevées, recouvertes d'une couche de graviers urinaires d'un noir foncé, ayant le toucher du sable. Ces graviers sont constitués par une agglomération d'œufs de distome vides ou contenant un embryon, par du sang, des corpuscules d'exsudation et des cristaux d'acide urique. Il existe en même temps un épaississement du tissu sous-muqueux et quelquefois de la couche musculaire, qui amène des rétrécissements et par suite des dilatations plus ou moins considérables des uretères ; de là résultent des rétentions d'urine et toutes leurs conséquences. La membrane muqueuse du bassinet et des calices est injectée ; les reins sont généralement volumineux et gorgés de sang. Ces organes finissent par subir une dégénérescence graisseuse, ou bien l'on observe la pyélite, la dilatation du bassinet et des calices et l'atrophie de la substance rénale.

Il n'est pas rare de voir les ovules du distome hæmatobie constituer le noyau de graviers ou de pierres dont les couches extérieures sont formées d'acide urique. Ces graviers se trouvent dans le rein, l'uretère ou la vessie. Peut-être est-ce à la présence fréquente du distome hæmatobie dans les voies urinaires qu'il faut rapporter la fréquence des graviers ou des *ulcères* des reins dont les Égyptiens étaient fort souvent affectés au temps de Prosper Alpin (1).

C. — Dans le gros intestin il se trouve assez fréquemment des altérations semblables à celles de la vessie, telles que des épanchements sanguins, des dépôts dans l'épaisseur et à la surface des tissus muqueux et sous-muqueux, des excroissances verruqueuses et fongueuses et des agglomérations d'œufs dans les vaisseaux de la membrane muqueuse. Les œufs du distome hæmatobie sont souvent fixés par rangées dans ces tissus et dans des exsudations pseudo-membraneuses qui recouvrent des ulcérations intestinales. Après la rupture des vaisseaux, ces ovules sont mis en liberté à la surface de la membrane muqueuse. L'existence de ce distome dans les vaisseaux des intestins n'est point en relation avec les dysenteries aiguës ou chroniques qui sévissent endémiquement en Égypte, car MM. Bilharz et Griesinger ont pu se convaincre que la dysenterie atteint des individus tout à fait exempts de cet entozoaire.

D. — Le tronc de la veine porte est quelquefois rempli de dis-

(1) P. Alpini, *De med. Ægyptiorum*. Parisiis, 1645, lib. I, cap. XIV, p. 26, B.

tomes hæmatobies adultes ; on trouve alors des œufs dans la substance hépatique même. Il se pourrait que la présence des ovules dans le tissu du foie devînt une cause d'altération du parenchyme de ce viscère, et le transport de ces ovules dans d'autres organes par le sang, pourrait peut-être encore occasionner d'autres affections, ce qui toutefois n'est jusqu'ici qu'une simple hypothèse.

E. — Lorsqu'une hématurie sans cause apparente, ou bien lorsque les symptômes d'une affection de la vessie ou des reins aura appelé l'attention du médecin, la recherche des ovules du distome hæmatobie fournira assez souvent des données certaines sur l'existence ou sur l'absence de ce distome dans le système sanguin ; les ovules pourraient aussi être recherchés dans les matières fécales.

L'ignorance où l'on est du mode de pénétration de ces entozoaires dans le corps humain ne permet pas de déterminer les moyens de prévenir leur invasion. Quant au traitement curatif à leur opposer, il n'est pas mieux connu. Les médicaments empyreumatiques ou fétides, tels que l'huile de Dippel, la térébenthine, l'asa fœtida, etc., auraient sans doute une action sur ces vers comme ils en ont une sur beaucoup d'autres entozoaires.

CHAPITRE II.

HÉMATOZOAIRES ACCIDENTELS.

Distome hépatique (Synops., n° 35).

Le distome qui habite les voies biliaires chez les ruminants et chez l'homme, c'est-à-dire le distome hépatique, peut vivre dans les vaisseaux veineux des organes abdominaux. Nous allons en rapporter un exemple incontestable observé chez l'homme.

Chez les ruminants et chez le mouton même, cet entozoaire n'a point été rencontré dans les vaisseaux sanguins. D'anciens auteurs disent, il est vrai, que ce ver existe, chez le mouton, dans les veines du foie ; mais il est facile de voir que cette assertion tient à une méprise, et qu'ils n'ont point examiné d'assez près dans quel ordre de canaux les distomes se trouvaient (1). Quant au fait observé chez

(1) Nous avons cité ces auteurs en parlant des vers des voies biliaires (p. 237). Un observateur plus récent, Treutler (*Mém. cit.*, *Animadv.*, ad obs. VI, p. 35),

l'homme, les circonstances qui l'ont accompagné, les détails dans lesquels l'observateur est entré, ne permettent pas de le révoquer en doute.

Ier Cas (Duval). — *Distomes dans la veine porte chez l'homme.*

« Dans les premiers jours d'avril 1830, j'avais pour sujet de veinologie du cours d'anatomie de l'École secondaire de médecine un homme âgé d'environ quarante-neuf ans, venant de l'Hôtel-Dieu (Rennes); c'était un couvreur nommé F. Faucheux, entré dans le service de médecine le 24 mars au soir (1830), mort le 28 du même mois, et sur la maladie duquel je ne pus obtenir aucun renseignement précis. Des informations prises sur son état antérieur ne m'éclairèrent pas davantage, il ne s'était jamais plaint de rien de particulier; ce fut tout ce que j'en appris.

» Ayant fait préparer pour la leçon le système veineux abdominal sans y pousser d'injection, et le foie étant conservé intact, je commençai par décrire les veines mésaraïques et la veine splénique. Arrivé au tronc de la veine porte, je m'aperçus, en le décrivant, qu'un corps étranger placé dans l'intérieur même de ce vaisseau glissait entre mes doigts. L'idée d'un ver parasite, comme il en existe dans le foie de plusieurs animaux, me vint aussitôt à l'esprit; quoique je n'eusse pas eu encore l'occasion d'en observer dans l'homme, j'ignorais également alors qu'on en eût nié l'existence dans la veine porte. Je fis part de ma pensée aux élèves, et, prenant de suite un scalpel, j'incisai avec précaution les parois de la veine sur ce corps, que je tenais toujours entre les doigts de la main gauche, et je découvris au milieu d'un peu de sang fluide que contenait le tronc de la veine porte une *douve* du foie de la plus grande dimension. Après avoir terminé ma leçon, que cette découverte avait interrompue un instant, je poussai mon examen dans les divisions de la veine porte. Je ne trouvai rien dans les branches abdominales qui concourent à les former; mais deux ou trois autres distomes semblables au premier furent rencontrés dans le sinus et les divisions sous-hépatiques de ce vaisseau. Les branches de la veine furent ainsi suivies jusque dans l'intérieur du foie, et je découvris alors d'autres entozoaires de la même espèce, toujours dans les ramifications veineuses. J'en recueillis en tout cinq à six. Je ferai remarquer que les parois des veines qui contenaient ces parasites n'avaient pas été ouvertes avant ma leçon; qu'elles étaient dans un état tout à fait normal et ne présentaient ni traces d'inflammation, ni érosion; le foie lui-même paraissait dans un état naturel, et le sujet ne présentait ailleurs rien de particulier.

» L'animal du distome hépatique est trop connu pour que je m'arrête à dé-

dit qu'il y a deux espèces distinctes de distomes chez le mouton, que les grands se trouvent toujours dans les canaux biliaires, mais que les petits se trouvent, en outre, dans la veine porte. Nous ne savons si cette assertion a donné lieu à quelques recherches vérificatives.

crire les individus que j'ai trouvés dans les veines de mon sujet; mais, afin qu'on ne puisse avoir aucune incertitude sur l'identité de l'espèce, j'ajouterai qu'étudiés avec soin le jour même de leur découverte et comparés aux figures de l'Encyclopédie (*Hist. nat. des Vers*, pl. 79, fig. 1 à 9), je n'eus aucun doute sur leur détermination; ils furent mis alors dans l'alcool, où je les ai conservés depuis et déposés dans le cabinet de l'École secondaire. Enfin, les ayant soumis postérieurement à l'examen du doyen de la Faculté des sciences de Rennes, M. Dujardin, dont le nom fait autorité en pareille matière, il reconnut tout de suite le distome hépatique; ce qui ajoute encore quelque intérêt à notre observation, ce sont les dimensions remarquables de ces entozoaires, car on ne les rencontre en général chez l'homme que beaucoup plus petits (1). »

Il est donc évident, quoique ce fait soit unique, que le distome hépatique peut vivre et sans doute se développer dans le système sanguin.

D'autres faits, qui ne sont point sans analogie avec celui-ci, ont été observés récemment. L'analogie consiste en ce que les vers étaient aussi le distome hépatique, en ce que leur séjour était en dehors des voies biliaires ou de l'intestin. Dans ces autres faits, le siége du distome était la plante du pied, la paroi de la poitrine, la région mastoïdienne, l'occiput; mais il est à présumer que, primitivement, les vers étaient libres dans les vaisseaux, et que, entraînés avec le sang, ils se sont arrêtés dans les capillaires de la partie où leur présence s'est manifestée par une tumeur. En effet, un distome extrait des parois de la poitrine et qui a été confié à notre examen était gorgé de sang jusque dans les dernières ramifications de son intestin. Un foyer occupé par deux distomes trouvés dans le pied, contenait, non du pus, mais un caillot sanguin. Dans un troisième cas, la tumeur s'étant ouverte spontanément, il en sortit un liquide séro-sanguinolent. Comment, d'ailleurs, expliquer la présence d'un distome dans la région occipitale, par exemple, autrement que par le transport de ce ver par les vaisseaux sanguins?

D'après ces considérations, nous rangerons les cas de tumeurs sous-cutanées contenant des distomes, parmi ceux qui appartiennent aux hématozoaires. A côté de ces faits, nous placerons celui de Treutler, qui est généralement connu, et qui est généralement aussi regardé comme un fait mal observé. Il a une grande analogie avec les précédents; et, si les animaux extraits de la veine tibiale

(1) Duval, *Note sur un cas de présence du distome hépathique dans la veine porte chez l'homme* (*Gazette médic. de Paris*, 1842, t. X, p. 769).

antérieure n'ont pas été rapportés aux distomes, c'est à un examen trop peu éclairé qu'il faut sans doute l'attribuer.

IIe Cas (Giesker et Frey). — *Deux distomes renfermés dans une tumeur de la plante du pied.*

« Giesker fut consulté, le 20 décembre 1848, pour la femme du contre-maître d'une manufacture de soie, près de Zurich. Depuis le milieu d'août, un médecin traitait cette femme pour une inflammation située dans le milieu de la plante du pied droit. Il y avait là une espèce de tumeur d'environ 1 pouce à 1 pouce 1/2 de diamètre, qui était quelquefois apparente vers le bord externe, quelquefois vers le bord interne du pied, sans jamais s'ouvrir, et qui disparaissait habituellement dans l'espace de six ou huit jours. Cependant, le milieu de la plante du pied restait toujours plus ou moins gonflé et douloureux, en sorte que cette femme ne pouvait marcher que sur la pointe du pied. Toutes les tentatives faites pour déterminer l'ouverture de la tumeur furent vaines. En décembre 1848, la plante du pied présentait une enflure d'un rouge pâle qui s'étendait obliquement depuis le côté interne du calcanéum jusqu'au cinquième métastasien, mais qui n'était pas en rapport avec les os, le périoste ou les muscles de la plante du pied, puisque les orteils avaient conservé l'intégrité de leurs mouvements. La tumeur avait en partie son siége sous l'aponévrose plantaire dans le tissu aréolaire. Elle n'était pas douloureuse au toucher, elle paraissait céder longitudinalement et être logée dans une cavité profonde. Il n'y avait pas de fluctuation. Un peu au-dessus du bord du pied, directement sous la malléole interne, il y avait encore un léger gonflement arrondi de 1 pouce de diamètre et d'un rouge presque érysipélateux. Sur ce gonflement il y avait une petite tache d'un rouge noirâtre, un peu plus grande que celle qui est occasionnée par la piqûre d'une abeille ou de quelque autre insecte. Aucune ouverture n'existait dans l'épiderme, aucune écharde, aucun fragment de verre ou d'une substance quelconque n'était entré dans le pied. De la partie externe de la cheville, le gonflement s'était étendu graduellement à la partie inférieure de la jambe et à la plante du pied.

» Le docteur Giesker pensa que cette affection provenait d'un corps étranger qui serait éliminé par l'inflammation des parties; en conséquence, il ouvrit la tumeur sur le bord interne du pied, et il observa que la tache noire, qui se trouvait au centre, menait à un petit canal qui était en rapport avec un plus grand situé dans la plante du pied; celui-ci, dont la situation correspondait au second gonflement, fut aussi ouvert; il se dirigeait sous l'aponévrose plantaire, entre cette aponévrose et les fléchisseurs des doigts, et se terminait en cul-de-sac vers l'éminence du cinquième métatarsien. Il ne contenait ni pus, ni corps étranger, mais seulement du sang coagulé et du tissu cellulaire non coloré et libre. Après que l'écoulement du sang fut arrêté, on introduisit dans la plaie de la charpie et on laissa l'appareil pendant huit jours. Lorsqu'on eut levé les pièces du pansement pour la première fois, et après qu'on eut pratiqué une forte compression de bas en haut, un animal semblable à un ver qui, placé ensuite dans l'eau, eut des mouvements propres, sortit avec le pus. Le médecin ordinaire crut d'abord à une illusion, il retira encore un second corps semblable qu'il écrasa malheureusement entre ses doigts, supposant que c'était du tissu cellulaire. Le 11 février, la guérison était complète.

» L'animal, ajoute M. Giesker, ne peut avoir été introduit dans la partie malade par la charpie du pansement; tout indique qu'il existait dans le corps longtemps avant l'ouverture de la tumeur, et qu'il avait produit le canal et la tuméfaction dont le siége était variable. L'animal avait six lignes de longueur (13 millimètres); il a été reconnu par le professeur Frey, et aussi par Von Siebold, pour un distome hépatique jeune. Il est plus que probable qu'il avait pénétré directement sous la forme de cercaire, dans la plante du pied. La femme a pu donner lieu à cette introduction en lavant du linge dans les parties stagnantes du lac de Zurich, ou bien en baignant ses pieds ou son corps entier dans le lac (1). »

Le distome est déposé dans la collection zoologique de Zurich.

IIIe CAS (PENN HARRIS). — *Distomes sortis d'un abcès situé à l'occiput chez un enfant.*

« William Bridge, âgé de vingt-cinq mois, était pâle, maigre, et avait le ventre tuméfié; d'ailleurs, il était bien portant et jouissait d'un bon appétit. Il y a environ deux mois, sa mère observa une tumeur à la partie supérieure de l'occiput, tumeur de la grandeur d'une demi-couronne et qui atteignit, en six à huit jours, la circonférence d'une orange. Alors elle s'ouvrit spontanément et rendit une grande quantité de pus. L'abcès continua à se remplir et à se vider par intervalles pendant environ trois semaines, lorsqu'un jour, après avoir enlevé le cataplasme et abstergé le pus, la mère aperçut, sur la serviette destinée à cet usage, plusieurs entozoaires qui ne donnaient aucun signe de vie ni de mouvement. Je vis l'enfant pour la première fois, et la mère me montra les entozoaires (au nombre de six). J'examinai la cavité de l'abcès, mais je n'en découvris pas d'autre. La plaie se guérit en continuant l'usage des cataplasmes.

» On n'a jamais remarqué que l'enfant eût rendu des vers, et j'en ai recherché vainement en prescrivant des remèdes anthelminthiques. L'enfant avait été sevré à l'âge de dix-huit mois; sa nourriture, depuis lors, avait consisté particulièrement en farineux, et les pommes de terre en avaient formé la base.

» Jusqu'à présent je n'ai trouvé aucun cas semblable dans les ouvrages de médecine que j'ai consultés. Quant à ce qui regarde la classe à laquelle appartiennent ces animaux, on pourrait les ranger parmi les trématodes, car ils paraissent avoir de la ressemblance avec le distome qui se trouve dans le foie du mouton (2). »

(1) *Mittheilungen der naturforschenden Gesellschaft in Zurich*, 1850, Bd. II, p. 89. — Küchenmeister, *ouvr. cit.* — Lebert, *Traité d'anatomie pathologique générale et spéciale.* Paris, 1857, t. I, p. 406.

(2) J. Penn Harris, Liverpool, octobre 1836, *Lettre au professeur R. Owen*

IVe CAS (FOX). — *Distome dans une tumeur située derrière l'oreille.*

« M. L..., âgé de trente-neuf ans, d'une bonne constitution et grêlé excessivement, avait été marin pendant vingt ans, naviguant dans les Indes occidentales, la Méditerranée, l'Amérique du Sud, etc. Pendant ces dernières huit années, il a pris chargement à Cronstadt, dans la Baltique, et visité aussi Amsterdam. Il y a environ quatorze mois, pendant qu'il était à Cronstadt, il s'aperçut d'un petit bouton placé à 3 pouces derrière l'oreille. Ce bouton s'agrandit et atteignit la grosseur d'une petite noix. Une solution iodée fut appliquée pour dissoudre la tumeur, mais sans succès. Quelque temps après, pendant que cet homme était en mer, le bouton s'enflamma et s'ouvrit, rendant par deux petites ouvertures un liquide séro-sanguinolent. Le bouton se guérit alors, et, après quelque temps, se remplit de nouveau d'un liquide semblable. On en fit l'ouverture et la plaie fut pansée avec de la charpie sèche. Le lendemain, en examinant cette plaie, je crus voir quelque chose se mouvoir, et, l'ayant extrait, je reconnus un *distome*. En faisant le pansement le jour suivant, des portions d'un autre ver parurent exister dans la plaie; mais elles étaient dans un tel état de ramollissement, que je ne pus les reconnaître d'une manière certaine. La couleur de ces vers était tout à fait semblable à celle de la surface de la plaie. Celle-ci fut pansée avec un onguent résineux et de la charpie; elle guérit doucement et resta en bon état depuis lors. Cet homme est maintenant en mer et je n'ai pas appris qu'il eût eu d'autres tumeurs du même genre (1). »

V[e] CAS (DIONIS DES CARRIÈRES). — *Distome extrait d'une tumeur située dans la région hypochondriaque droite.*

« Vers la fin de mai 1857, je fus consulté par un de mes amis, âgé de trente-cinq ans, d'une assez bonne constitution, pour une tumeur très douloureuse située dans la région hypochondriaque droite, qui le privait de sommeil et l'empêchait de vaquer à ses occupations. Cette tumeur peu volumineuse, de la grosseur d'un œuf de pigeon, était rapprochée un peu de la région épigastrique et à 2 centimètres environ au-dessous des cartilages costaux. Elle était non fluctuante, très dure; la peau, qui avait sa couleur naturelle, n'était point mobile sur elle et se fronçait quand on cherchait à la pincer. Par sa base, il était difficile de la limiter; elle paraissait se perdre dans les organes profonds.

» Le malade, qui a habité trois ans les Antilles, où il eut un accès de fièvre intermittente, et six mois la partie marécageuse de la province de Constantine, avait déjà éprouvé quelques douleurs vives dans le côté, à Bône, entre autres, à la suite d'une longue course à cheval pendant laquelle il avait été

(*Appendix* B de la traduction anglaise du *Manuel des parasites* de Küchenmeister, par Edwin Lankester. London, 1857, t. I, p. 435).

(1) Charles Fox, de Topsham, Devonshire, 2 février 1857, *Appendix* B, cité, p. 434.

mouillé. Deux ans après, il fut obligé, par ses occupations, d'habiter sur les bords d'un lac durant plusieurs semaines, à l'époque où commençaient les fortes chaleurs de 1857. Ce fut dans ce séjour humide qu'il ressentit les premières atteintes de sa maladie, et qu'il s'aperçut de la tumeur qui existait dans la région hypochondriaque.

» Une nuit il fut réveillé par une douleur vive, poignante, occupant tout l'hypochondre et accompagnée de violents tiraillements du côté du sternum. Un médecin des environs, appelé, lui prescrivit quelques calmants; mais les douleurs n'en continuèrent pas moins; elles se manifestaient par intermittences. La pommade camphrée, les cataplasmes laudanisés, paraissaient les diminuer.

» Quelque temps après, il revint à Auxerre. Grand fut mon embarras : M. X... se portait assez bien ; il n'avait pas de nausées, pas de vomissements, aucun accident du côté des voies digestives, si ce n'est une teinte subictérique et une anorexie qui persiste encore aujourd'hui ; il prétend n'avoir jamais ressenti l'aiguillon de la faim. Le foie n'était pas hypertrophié et ne dépassait pas le rebord costal. La tumeur correspondait bien à la vésicule biliaire, mais elle était très dure, liée intimement à la peau, et il n'y avait aucun symptôme de colique hépatique. Il y avait eu antérieurement des douleurs intercostales; le malade se plaignait de douleurs atroces derrière le sternum. Mon attention se porta du côté d'un abcès par congestion, malgré l'absence de plusieurs signes importants. Je prescrivis des pommades iodées, et, les accidents augmentant, une application de sangsues. Ces moyens, loin de calmer les douleurs, ne firent que les exaspérer. Mon malade s'en tint à sa pommade camphrée et à l'usage d'un baume débité par un paysan du Morvan. Il se sentit mieux... Sa tumeur ne laissait cependant pas que de le préoccuper, il n'y ressentait plus de douleurs, mais des démangeaisons très vives. Enfin, dans le mois d'août de la même année, il me la montra en me disant qu'elle voulait percer, que depuis vingt-quatre heures il éprouvait des démangeaisons intolérables. Je l'examinai : elle n'était pas acuminée et n'offrait pas la moindre trace de fluctuation; la peau avait partout sa coloration normale, mais au centre se voyait un petit point bleuâtre de la grosseur d'une tête d'épingle et formé par une pellicule mince et transparente comme une pelure d'oignon, derrière laquelle on distinguait facilement une gouttelette de sérosité de couleur violacée. Je pressai à droite et à gauche avec les deux pouces, comme on ferait pour une petite tumeur sébacée; une goutte de sérosité jaillit, et aussitôt après s'échappa un helminthe très vivace, ayant à peine 1 centimètre de longueur, dont le corps était aplati et tel que je n'en avais jamais vu. Des pressions plus fortes et réitérées ne firent plus rien sortir. En quelques jours la tumeur s'affaissa, et depuis ce temps, il y a bientôt un an, le malade n'a plus rien ressenti. J'examinai avec une loupe d'horloger l'helminthe provenant de la tumeur; je constatai très facilement, à une de ses extrémités, une ouverture arrondie en forme de bouche, un cou court, un corps aplati et une arborisation simulant assez bien les rudiments d'un tube digestif... (1). »

L'entozoaire recueilli par M. Dionis a été présenté à la Société de biologie par notre collègue et ami M. le docteur Gubler, qui a bien voulu le confier à notre examen. Cet entozoaire, conservé dans de l'huile, est intact, mais très durci; il appartient au distome hépatique, dont il a les principaux caractères, c'est-à-dire le corps ovalaire, lancéolé, aplati; la bouche située en avant; une ventouse triangulaire au sixième antérieur; le tégument couvert d'épines microscopiques; l'intestin ramifié. Il est long de 6 millimètres, et ne possède point d'organes génitaux externes ou internes. Il offre donc une analogie complète avec celui qu'ont observé MM. Giesker et Frey, et peut-être aussi avec ceux qui ont été observés par MM. Penn Harris et Fox, et dont l'examen n'a pas été fait au point de vue de l'absence ou de l'existence des organes sexuels.

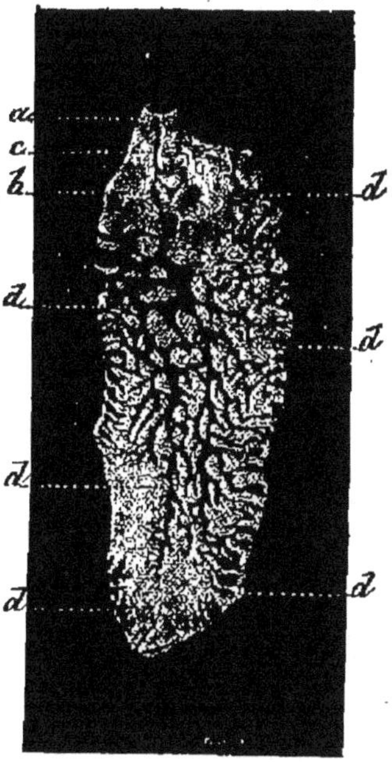

FIG. 14. — Distome hépatique extrait d'un abcès par M. Dionis des Carrières. — Grossi huit fois. — *a*, bouche; *b*, ventouse postérieure; *c*, œsophage; *d*, *d*, *d*, ramifications de l'intestin.

L'intestin ramifié était gorgé d'une substance d'un rouge foncé, concrète, qui, macérée dans l'eau, nous a présenté les caractères des corpuscules du sang de l'homme plus ou moins altérés; il se dessinait en rouge à la surface du corps, et non en noir ou verdâtre, comme il arrive aux distomes extraits de la vésicule ou des conduits biliaires; dans aucun point il ne paraissait contenir de la bile; d'un autre côté, à l'ouverture de la tumeur, il ne s'est écoulé que de la sérosité. Il y a donc tout lieu de croire que ce distome, avant de se faire jour au dehors, a vécu dans les vaisseaux sanguins, et non dans les voies biliaires.

Chacun des faits que nous venons de rapporter, isolé et inconnu aux observateurs des autres faits, a dû soulever des doutes dans

(1) Cas communiqué par le docteur Dionis des Carrières, médecin à Auxerre, 30 septembre 1858.

l'esprit même de ceux qui les ont observés, ou donner lieu à des explications diverses. C'est ce qui est arrivé, et ces explications sont toutes fort contestables; mais ces faits réunis se confirment et s'expliquent les uns par les autres : leur nombre et leur similitude ne permettent pas de révoquer en doute la réalité de l'existence des distomes dans certaines tumeurs sous-cutanées. Après des objections exprimées par M. R. Owen, qui a constaté que les vers observés par M. Penn Harris étaient bien des distomes hépatiques, ce dernier s'est efforcé d'expliquer comment ces distomes avaient pu se trouver accidentellement dans une serviette qui avait peut-être servi à envelopper de la viande de boucherie; mais la mère de la malade n'a cessé d'opposer à cette explication des dénégations formelles. Celle de MM. Giesker et Frey, relativement à l'introduction directe de leur distome sous les téguments, pendant que la femme avait les pieds dans le lac de Zurich, n'est point non plus acceptable, car les cas dans lesquels les distomes ont eu leur siége à la tête n'admettent point une semblable explication. On ne peut davantage admettre celle de M. Dionis des Carrières, qui suppose que l'entozoaire observé par lui se trouvait primitivement dans la vésicule ou dans les canaux biliaires, et qu'il a perforé ces parties, ainsi que la paroi abdominale correspondante. Un fait semblable devrait se présenter souvent chez le mouton ; d'ailleurs, il est bien évident que ce distome s'est trouvé dans la paroi de la poitrine de la même manière que les autres se sont trouvés à la plante du pied ou à l'occiput. Suivant nous, l'existence possible du distome hépatique dans le système circulatoire, prouvée par le fait de M. Duval, autorise à croire qu'un tel ver, entraîné avec le sang, pourrait arriver dans les vaisseaux périphériques, où il s'arrêterait et deviendrait le point de départ des phénomènes occasionnés par un corps étranger.

VIe Cas (Treutler). — *Deux distomes dans la veine tibiale antérieure (Hexathyridium venarum*, Treutler). Voy. *Synops.*, n° 49.

« Jam igitur enarrabo historiam morbi adolescentis sedecim circiter anno-
» rum.... Hic nimirum adolescens sordidam fabri ferrarii artem ediscens ad
» munditiem corporis servandam frequenti lavatione in flumine uti admonitus
» est. Is igitur cum aliquando pedetentim aquam intrâsset, vix per horæ
» momentum ibi commoranti sponte rupta est vena tibialis antica dextri
» pedis, atque non lævis hemorrhagia eam rupturam secuta est, quæ modo
» intermisit, modo vehementior rediit. Quod sanguinis profluvium nec reme-
» diis stipticis, nec firmiori fascia cohiberi poterat; in quod diligentius inqui-
» rendum ea propter sum provocatus. Et dum huic examini præessem, sanguis

» modo lentiori, modo citatiori flumine promanavit, atque cum e vena mate-
» riem aliquam densiorem eminere viderim, eam pro cruore sanguinis coa-
» gulato primum habui, sed accuratiùs intuenti duo animalcula vivendi et se
» movendi facultate instructa se obtulerunt, quibus sine magna opera e vena
» rupta extractis, confestim sanguis effluere desiit : vulnus autem ruptum
» post tres fere septimenas coaluit... (1). »

Personne n'a révoqué en doute le fait observé par Treutler; mais comme on ne connaît aucun animal libre ou parasite qui réponde aux caractères que cet observateur a donnés de ces vers, on a pensé qu'il s'agissait ici de quelque hirudinée ou de quelque planaire qui s'était attachée aux téguments intacts ou accidentellement excoriés. Cependant une sangsue ne pénètre point dans les vaisseaux qu'elle atteint, une planaire ne se nourrit point de sang. L'existence aujourd'hui connue de distomes dans les vaisseaux de l'homme pourrait donner à penser que ces deux animaux appartenaient aux distomes; et, en effet, lorsqu'on examine la figure donnée par Treutler, on y reconnaît tout d'abord le distome lancéolé ou un distome hépatique jeune. La ventouse ventrale, bien dessinée, est située normalement, et les six bouches antérieures dont parle l'auteur ne sont pas rendues. Ces animaux avaient, comme celui de M. Dionis, 6 millimètres de longueur; les bouches n'ont pu être vues qu'à la loupe, et sans doute on a pris pour telles de simples dépressions des téguments. L'intestin était ramifié, dit Treutler, ce qui se rapporte au distome hépatique; sur la figure qu'il en donne, les ramifications sont tracées en rouge, couleur qui rendait sans doute leur coloration normale, et qui était aussi celle du distome de M. Dionis.

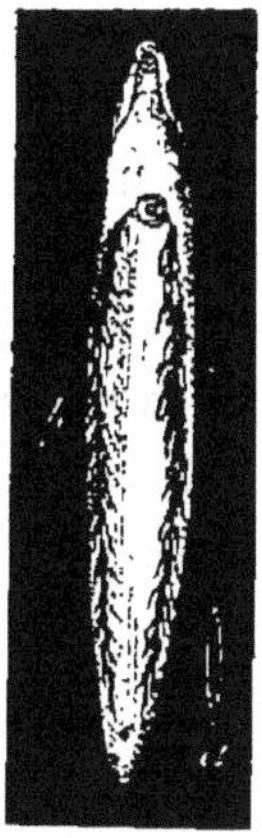

FIG. 15. — *Hexathyridium venarum*, d'après la figure donnée par Treutler. — *a*, grandeur naturelle; *b*, grossi six fois.

Il nous paraît, d'après ces considérations, que le fait de Treutler, dont la bonne foi n'a jamais été révoquée en doute, s'explique par les faits rapportés ci-dessus. Ses hexathyridium étaient des distomes lancéolés ou hépatiques jeunes; leur petitesse n'en a pas permis un examen très exact, en sorte que leurs caractères auront été mal interprétés.

(1) Fred. Aug. Treutler, *Observ. path. anat. ad helminthologiam human. corp.* Lipsiæ, 1793, p. 23.

CHAPITRE III.

HÉMATOZOAIRES FICTIFS.

Les observations que nous allons énumérer se rapportent sans doute à des concrétions sanguines que la crédulité, l'ignorance ou l'amour du merveilleux ont transformées en vers du sang. Toutefois quelques-uns de ces faits peuvent laisser des doutes dans l'esprit, et peut-être des faits nouveaux permettront-ils un jour de les regarder comme vrais.

Des cas de *vers sortis par une saignée* ne sont pas seulement rares aujourd'hui, mais ils ont cessé d'être observés depuis tantôt un siècle; ils ont été très fréquemment mentionnés, au contraire, au dix-septième siècle et dans la première moitié du dix-huitième. En supposant que tous ces *vers* aient été des caillots sanguins, d'où vient qu'il n'en est plus question de nos jours? Faut-il attribuer ce fait aux saignées plus fréquentes autrefois, ou bien à quelque modification dans le procédé opératoire? car les connaissances des médecins praticiens touchant l'helminthologie ne sont guère plus avancées aujourd'hui qu'autrefois, et ce ne serait point là la cause qui ferait qu'on ne voit plus de *vers* sortir par la saignée.

A. — *Observations se rapportant à des vers sortis par une saignée.*

I. Renodœus rapporte avoir vu un ver long d'une palme, sortir de la veine dans une saignée (1).

II. « J'ai plusieurs fois ici vu sortir des vers des veines par la saignée au bras, dit Guy Patin; mais quand ils ont été grands et morts, je n'ai vu personne qui en soit eschappé (2). »

III. Thomas Bartholin parle d'un cas dans lequel un ver fut extrait de la veine ouverte par la saignée; en outre, le sang qui sortait était rempli de vers (3).

IV. Ettmuller et Riolan, d'après Andry, parlent aussi de vers sortis par une saignée (4).

(1) Joan. Renodæus, *Pharmacopol.*, lib. III, cap. XXXIII, cité par Rhodius, *op. cit.*, cent. III, obs. LXI, p. 180.

(2) Guy Patin, Lett. XCIV, t. I, p. 348, cité par Wolff.

(3) Th. Bartholin, *Observ. de sang. vermin.* (*Ephem. nat. cur.*, dec. I, ann. 1, p. 147, 1670, et dec. I, ann. 2, app., p. 23, 1671).

(4) Ettmuller Schrod., *Dilucid. phis.*, class. II, *De aceto*; — Riolan, *Encheir. anat.*, p. 247, cités par Andry.

V. « Il est à présumer qu'il s'engendre bien souvent des vers dans les vaissaux sanguinaires par la corruption du sang; car, outre toutes les observations qui ont été données sur ce sujet, M. Dupuy, médecin résident à Fontenay-le-Comte, faisant faire une saignée en sa présence, il y a environ deux mois, sur une femme malade de fièvre, et ayant aperçu que le sang était arrêté à l'occasion d'un corps étrange qui bouchait l'ouverture du vaisseau, en fit tirer un ver gros comme le tuyau d'une plume à écrire et long de trois bons travers de doigt (1). »

VI. « J'ai retiré, dit Boirel, un ver du bras de M. le marquis de Montecler, long de deux travers de doigt, qui s'était présenté à l'ouverture d'une saignée (2). »

VII. « M. Mauche.... (médecin dans le faubourg Saint-Jacques), dit que, dans une saignée du bras qu'il fit à M. Masson, il y a quelques années, un ver gros et long comme un moyen fer d'aiguillette sortit de la veine ouverte (3). »

VIII. Garossi, maître chirurgien à Paris, ayant ouvert la basilique du bras droit chez un artisan atteint de pleurésie, « il se présenta à l'ouverture la tête d'un animal qui arresta le cours du sang, et qui, après avoir été retiré, parut de la figure d'une lamproie, gros comme un tuyau de plume à écrire et long de six à sept travers de doigt (4). »

IX-XV. Andry rapporte sept cas de vers sortis de la veine pendant la saignée; ces cas lui avaient été communiqués par divers médecins : le premier par de Saint-Martin, chirurgien à Paris; le deuxième par Duval, docteur de la Faculté de Paris; le troisième par Charollois, médecin de l'hôpital de Châlon-sur-Saône; le quatrième par Vrayet, médecin à Compiègne; le cinquième par Collasson, maître chirurgien à Vatan ; le sixième et le septième encore par Vrayet, qui exerçait alors la médecine à Abbeville (5).

XVI. Leclerc dit qu'à sa connaissance, en Suisse, un ver a été extrait de la veine d'un jeune homme pendant une saignée (6).

XVII. Dans un ouvrage allemand, cité par Chaussat (Thèse), se trouve l'observation d'un ver sorti par l'ouverture d'une saignée et que l'auteur assure avoir conservé vivant pendant trois jours (7).

XVIII-XIX. Enfin, Baratte (8) et Bousquier (9) disent avoir retiré eux-

(1) Nicolas Blegny, *Le temple d'Esculape, ou Nouv. découv.* Paris, 1680, t. II, p. 211.

(2) N. Blegny, *Nouv. découv.*, cité p. 277, 1679.

(3) N. Blegny, *ouvr. cit.*, p. 221, 1679.

(4) N. Blegny, *ouvr. cit.*, lett. XII, p. 534, 1679.

(5) Andry, *Génér. des vers*, 1741, t. I, p. 103.

(6) Leclerc, *Hist. nat. lat. lumbric.*, 1715, p. 285.

(7) *Fraenkische Sammlungen*, Bd. VIII, p. 322, cum figuris.

(8) Baratte, *Sur des vers sanguins* (*Recueil périod. d'obs. de méd. et de chir.*, 1753, t. VI, p. 300).

(9) Bousquier, *Sur les vers sanguins* (*Journal de Vandermonde*, t. VII, p. 65).

mêmes de la veine un ver qui interceptait le cours du sang dans une saignée. Dans le premier cas, c'était une *portion de strongle;* dans le second, un *ver long de quatre pouces*, qui l'un et l'autre firent des mouvements après leur extraction.

B. — *Ver extrait par une opération.*

Un homme de cinquante ans, qui avait tous les jours un accès de fièvre caractérisé par du frisson, de la chaleur et du délire, fut guéri par l'extraction d'un ver contenu dans la veine sublinguale (1).

C. — *Vers trouvés dans le cœur et les gros vaisseaux.*

Un grand nombre d'anciens auteurs ont cru trouver des vers nématoïdes dans le cœur et les gros vaisseaux. Les cas de ce genre observés par Welsch (2) et Polisius (3) ont été souvent cités. Riolan, Zacutus Lusitanus, Pierre de Castro, Vidius le jeune, Vidal, Lochnerus, Th. Bonet, Th. Cornelis, Hœlmius, Stoker, rapportent des faits semblables (4). Lochnerus et Hœlmius disent même avoir vu les mouvements de ces vers. La plupart de ces cas appartiennent certainement à des concrétions fibrineuses, et les autres à des animaux qui se sont trouvés là accidentellement ou qui sont purement imaginaires : ainsi, les deux vers dont parle Polisius avaient des *oreilles*, des *yeux* et une *trompe!...*

D. — *Vers trouvés à l'autopsie dans les veines.*

I. Gaspard Bauhin rapporte le fait suivant :

« Anno 1578, in Patavino Xenodochio a me observati fuere, adstantibus plu-
» rimis studiosis, tam Germanis quam Italis, imprimis verò viro Ex. D. Æm.
» Campolongo, prof. Pat., observati, inquam, fuere, in puero qui denos non
» excedebat annos, vermes in hepate... Puer hic cum morbillis laboraret et
» ratione eorum vita functus esset...

» Eo ergò aperto, habita primum ratione hepatis... invenimus vermes plu-
» rimos in ipsis venæ portæ ramis et quidem in ipsis hepatis ramis, quorum
» alii quidem viventes adhuc, alii verò emortui; hi rubri et pro ratione loci
» in quo continebantur, oblongi erant, satis item magni, sed molles ad tactum,
» gibbosi item quoad superficiem, ratione corporis concavi in quo geniti
» fuerant (5). »

(1) *Ephem. nat. cur.*, dec. I, ann. 8, obs. c, cum fig., 1677.

(2) Chr. Lud. Welsch, *Resp. J. Ant. Helwig, Disp. de verm. cordis.* Lipsiæ, 1694.

(3) J.-S. Polisius, *Observ. de vermibus in cordis ventriculo repertis* (*Ephem. nat. cur.*, dec. I, ann. 9, p. 51).

(4) Auteurs cités par de Senac (*Traité des maladies du cœur*, 1778, t. I, 248).

(5) C. L. V. Casparus Bauhinus, *De observ. propriis*, cité par Schenck (*Obs. med.*, lib. III, obs. 1, p. 394).

II. Spigel dit avoir vu un ver remarquable, long de deux travers de doigt, dans le tronc de la veine cave inférieure (1).

III. Le même auteur rapporte avoir trouvé dans le tronc de la veine porte du cadavre d'une femme dont il préparait le foie, quatre vers ronds (lumbrici teretes) de la longueur de la paume de la main (2).

IV. « Hieronymo Fabricio ab Acquapendente, Patavii corporis dissectio» nem peragente, Joannes Prevotius in vena emulgente sinistra vermem » conspexit (3). »

V. « M. Duverney a rapporté qu'un enfant de cinq ans, qui se plaignait toujours d'une violente douleur à la racine du nez, avait eu pendant trois mois une fièvre lente et à la fin de grandes convulsions. On lui trouva, après sa mort, dans le sinus longitudinal supérieur du cerveau un ver d'environ 4 pouces de long, semblable à ceux de terre. Ce ver vécut depuis six heures du matin jusqu'à trois heures après midi (4). »

VI. Un autre exemple de *ver* trouvé dans une veine (la saphène) est consigné dans la *Gazette médicale de Paris*. Ce *ver*, qui a été soumis à mon examen par M. Ch. Robin, auquel il avait été envoyé, n'était qu'une concrétion sanguine (5).

E. — *Vers trouvés dans du sang expectoré.*

Delle Chiaje rapporte que des vers (*Polystoma sanguicola*) ont été trouvés dans des crachats sanguinolents d'un malade qui avait eu plusieurs hémoptysies. Ces vers, dont la description est donnée d'après le récit du médecin et non d'après l'inspection, sont sans doute des animaux fictifs (6).

DEUXIÈME SECTION.

HÉMATOZOAIRES DES SOLIPÈDES.

Il existe très fréquemment dans le système sanguin chez le cheval, l'âne et le mulet, des entozoaires du genre strongle ; on en a vu aussi

(1) A. Spigel, *De human. corp. fabrica*, lib. V, cap. XIII.

(2) A. Spigel, *De lumb. lat.*, 1618, cap. V, *nota*, p. 71.

(3) J. Rhodius, *op. cit.*, cent. III, obs. LXI, p. 180 (dans l'observation LXII, il s'agit d'un ver noir trouvé dans les vaisseaux iliaques, et qu'on peut juger, par les détails, n'avoir été qu'un caillot sanguin).

(4) *Histoire de l'Académie royale des sciences*. Amst., 1700, p. 39.

(5) *Filaria zebra* (*Gazette méd.*, 1er févr. 1852, et *Mém. Soc. biol.*, t. IV, 1re série, p. 127).

(6) Delle Chiaje, *ouvr. cit.*, p. 15.

chez l'hémione. L'homogénéité du groupe des solipèdes rend très probable que toutes les espèces qui le composent sont atteintes de ces entozoaires.

CHAPITRE PREMIER.

VERS DES ARTÈRES. — ANÉVRYSME VERMINEUX.

Ruysch est le premier observateur qui ait fait mention de vers dans la cavité d'une artère. En 1665, il découvrit une quantité innombrable de petits vers dans une portion dilatée de l'artère mésentérique d'un cheval ; ce fait se présenta encore trois ou quatre fois à son observation (1). Soixante ans plus tard (1725), J. H. Schulze observa un cas semblable (2), et de nouveau Chabert (1782) vit, dans les artères d'un cheval, des vers auxquels il donna le nom de *crinons* (3). Ces observations se sont beaucoup multipliées depuis lors. Parmi les savants qui ont fait des recherches spéciales sur les anévrysmes vermineux du cheval, nous citerons : Rudolphi, Hodgson (4), Greve, Trousseau et Leblanc (5), Hering, enfin M. Rayer, qui, dans un examen historique et critique des travaux antérieurs, a rectifié les interprétations erronées et les généralisations fausses dont les faits rapportés par les premiers observateurs avaient été l'objet, et qui, par ses propres observations, a fait connaître l'anévrysme vermineux au double point de vue de la zoologie et de la pathologie. L'exposé qui suit n'est en quelque sorte que l'extrait de ce savant travail (6).

(1) Ruysch, *Opera omnia : Dilucidatio valvularum, acces.* (*Obs. anatom.*, 1737 ; *Obs. anatom.*, cap. IV, obs. 6, figures ; *Obs. anat. chir. cent.*, p. 61).

(2) J. H. Schulze, *De anevrysmate verminoso in arteria mesocolica equæ* (*Act. phys. med. nat. cur.*, t. I, p. 519, obs. CCXXIX).

(3) Chabert, *Traité des maladies vermineuses dans les animaux*. Paris, in-8, 1782, p. 19.

(4) Hodgson, *Engravings intended to illustrate some of the diseases of arteries*. London, 1815.

(5) Trousseau et Leblanc, *Recherch. anatom. sur les maladies des vaisseaux* (*Arch. gén. de médec.*, 1828, t. XVI, p. 193).

(6) Rayer, *Recherches critiques et nouvelles observations sur l'anévrysme vermineux et sur le* Strongylus armatus minor (*Archiv. de médecine comparée*, Paris, 1842, n° 1, p. 1).

Les animaux chez lesquels on a observé l'anévrysme vermineux sont le cheval, l'âne, le mulet et l'hémione (1).

L'artère mésentérique antérieure et ses divisions sont le siége presque constant de cette espèce d'anévrysme. Hering a noté sur soixante-cinq chevaux l'anévrysme du tronc de l'artère grande mésentérique, sept fois; de l'artère colique, cinquante-neuf fois; de l'artère du cæcum, dix-huit fois; des artères de l'intestin grêle, seize fois; de la mésentérique postérieure, deux fois; de l'artère cœliaque, deux fois; de l'artère hépatique, trois fois; enfin de l'artère rénale, une fois (2). Rudolphi fait mention d'une tumeur anévrysmale de l'aorte du cheval, près de l'origine de la grande mésentérique, et d'un autre anévrysme de l'aorte postérieure, qui l'un et l'autre contenaient des strongles; ces pièces pathologiques étaient conservées dans le cabinet d'anatomie d'Alfort (3). On n'a jamais vu d'anévrysme vermineux dans les artères de la poitrine, de la tête ou des membres.

L'anévrysme vermineux des solipèdes consiste dans une dilatation de l'artère qui en est le siége avec hypertrophie de ses parois. Il ressemble à l'anévrysme vrai de l'homme par l'absence d'une déchirure des tuniques interne et moyenne; mais il en diffère par la présence dans sa cavité d'un caillot adhérent.

Le ver qu'on rencontre dans sa cavité appartient au genre *Sclérostome* de Dujardin. C'est le *crinon* de Chabert, le *Strongylus armatus minor* de Rayer, le *Sclérostome armé anévrysmatique* de Diesing (voyez le *Synopsis*, n° 85).

L'anévrysme vermineux est ordinairement fusiforme; plus rarement il est globuleux ou cylindroïde. Les dilatations fusiformes ont ordinairement le volume du doigt, et les globuleuses celui d'une noix; mais elles acquièrent quelquefois la grosseur du poing et même celle d'une tête d'homme.

La *membrane interne* du vaisseau semble légèrement épaissie dans certains points; elle offre quelquefois une teinte blanchâtre, laiteuse, au lieu d'être transparente et jaunâtre, comme à l'état nor-

(1) Mon ami le docteur Laboulbène a observé un anévrysme vermineux de l'artère mésentérique chez un hémione, au Muséum d'histoire naturelle, à Paris.

(2) Hering, *Mém. sur les anévrysmes internes du cheval* (*Rec. de méd. vétér.*, Paris, 1830, p. 443).

(3) Rudolphi, *Bemerkungen aus dem Gebiet*, etc. Berlin, 1805, zweyter Theil, p. 36.

mal. Dans les cas ordinaires, elle ne présente point de perforation ou d'ulcération.

La *membrane moyenne* est toujours hypertrophiée, et quelquefois d'une manière extraordinaire. L'épaisseur de cette membrane, qui dans l'état normal est d'environ 1 millimètre, peut s'élever à 12 millimètres. Lorsque la tumeur n'est pas très ancienne, ordinairement, l'hypertrophie occupe tout le pourtour du tube constitué par la membrane moyenne. Les fibres de cette membrane, qui ont pris un développement remarquable, laissent voir plus distinctement leur disposition circulaire.

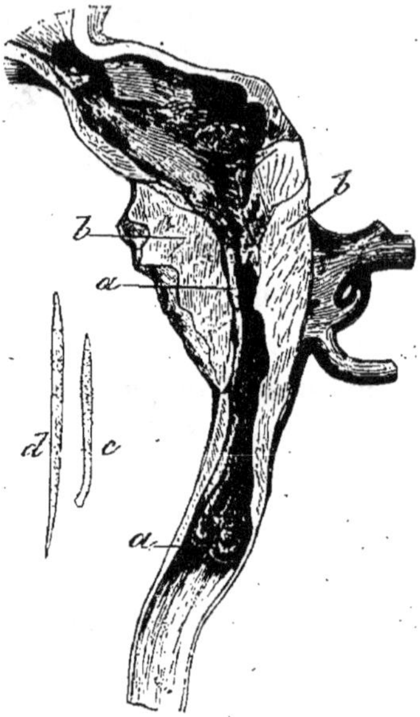

FIG. 16. — Anévrysme vermineux d'une division de l'artère mésentérique antérieure (cheval), d'après une figure de M. Rayer ; demi-nature.—*a*, *a*, caillot contenu dans l'artère ; *b*, *b*, membrane moyenne hypertrophiée ; *c*, sclérostome mâle ; *d*, femelle ; grandeur naturelle.

La *membrane externe* ou celluleuse est le plus souvent épaissie. Lorsque la tumeur a acquis un certain volume, elle est indurée ; elle adhère fortement aux parties voisines, et se confond plus ou moins intimement avec le tissu cellulaire ambiant.

L'hypertrophie de l'artère, surtout celle de la tunique moyenne, ne tient point à une infiltration des fibres par des matières morbides : « Si l'on examine au microscope, dit M. Rayer (1), une lame mince de la coupe des parois de l'artère, on voit nettement la disposition des fibres en faisceaux incomplétement circulaires ; l'épaisseur de ces bandes est uniquement le résultat d'une hypertrophie. » Contrairement aux assertions de quelques auteurs, M. Rayer n'a jamais vu de liquide purulent dans la membrane celluleuse, ni de matière mélanique entre la tunique interne et moyenne, ni de vers dans l'épaisseur des parois anévrysmatiques.

Il se développe quelquefois dans la membrane interne, ou bien entre celle-ci et la moyenne, des plaques crétacées ou de la matière athéromateuse, au niveau desquelles la tunique interne peut s'ulcérer ou se perforer, et ce n'est même qu'à la suite du dépôt de ces matières

(1) *Mém. cit.*, p. 25.

étrangères que la membrane séreuse se perfore ou s'ulcère ; mais plus souvent, peut-être, on voit la membrane moyenne remplacée par une coque osseuse dont l'épaisseur est irrégulière, et qui affaiblit considérablement la résistance de l'artère. L'hypertrophie des parois de l'artère malade, et notamment celle de la membrane moyenne, est un des principaux caractères des anévrysmes vermineux. Dans les dilatations anévrysmatiques non vermineuses qui ont pour siége les artères pulmonaires, aorte, carotides, etc., chez le cheval, les tuniques de ces vaisseaux acquièrent un épaississement bien moins considérable, souvent au contraire elles sont amincies.

Un autre caractère encore distingue l'anévrysme vermineux d'un anévrysme vrai *non vermineux*, ou du moins de l'anévrysme vrai de l'homme, c'est l'existence constante, dans la portion de l'artère dilatée, d'un dépôt fibrineux adhérent à ses parois. Ce dépôt est plus ou moins considérable ; dans quelques cas il rétrécit la cavité de l'artère au point de ne plus laisser au cours du sang qu'un très étroit passage. « Lorsqu'il n'y a qu'une couche très mince de fibrine déposée à la surface interne de l'artère, dit M. Rayer, soit dans une partie ou dans la totalité de sa circonférence, cette couche fibrineuse adhère comme une fausse membrane, et la surface interne du vaisseau paraît inégale. En raclant légèrement cette surface, on peut enlever cette lame fibreuse, et reconnaître distinctement au-dessous la membrane interne de l'artère, ou bien encore en incisant les parois du vaisseau. Suivant leur épaisseur, on distingue au-dessous de cette lame de fibrine une ligne qui, en deçà et au delà de l'altération, se continue régulièrement avec la membrane interne...

» Un fait qu'il importe de noter, c'est que toutes les concrétions fibrineuses, même les plus minces, situées dans l'intérieur de ces artères anévrysmatiques, sont toujours plus ou moins adhérentes aux parois du vaisseau, ainsi que cela a lieu dans l'artérite. Les dépôts de fibrine les plus considérables sont très adhérents ; leurs couches les plus externes sont denses et d'un blanc jaunâtre ; les internes, ou les plus récentes, sont moins denses et rougeâtres. On trouve le *Strongylus armatus minor* dans les *différentes couches* (1). » Ces couches de fibrine ont été prises par Schulze pour des replis de la membrane interne de l'artère, et comparées par lui et par d'autres aux colonnes charnues du cœur.

Quant aux sclérostomes anévrysmatiques, les uns sont presque

(1) *Mém. cit.*, p. 22-23.

entièrement libres dans la cavité de l'artère, les autres, et c'est le plus grand nombre, sont comme enfouis dans le caillot fibrineux. Le nombre des vers contenus dans le caillot est souvent considérable, mais on n'en trouve quelquefois qu'un ou deux ; il est très rare qu'on n'en trouve aucun. « Lorsque le dépôt de fibrine est plus considérable, dit M. Rayer, on rencontre toujours un plus grand nombre de strongles. Il y a réellement une sorte de rapport entre le volume et l'ancienneté des dépôts fibrineux et le nombre de ces vers. Quant au rapport qu'on a cru remarquer entre l'existence de ces vers et l'ossification de la poche anévrysmale, je dois dire qu'on trouve aussi souvent des vers dans les artères simplement dilatées et hypertrophiées que dans celles dont les parois offrent des incrustations ou des lames d'ostéides (1). »

Généralement l'anévrysme vermineux n'est point grave ; la grande épaisseur de ses parois s'oppose à sa rupture, qui cependant a lieu quelquefois, et surtout lorsque la tunique moyenne est ossifiée. C'est ordinairement pendant un effort de l'animal que la rupture se produit, et la mort est instantanée. Greve a observé cinq fois cette terminaison (2).

Cet anévrysme ne donne lieu à aucun phénomène appréciable, à moins que, par exception, il n'ait acquis un grand volume. Dans ce cas, quelques chevaux ont présenté des symptômes d'*indigestion*, et d'autres de la faiblesse dans les membres postérieurs.

Les anévrysmes vermineux sont plus fréquents dans la vieillesse des solipèdes qu'aux autres âges. On n'en a jamais rencontré chez les poulains nouveau-nés, mais on en a observé chez des chevaux âgés de un à deux ans et même de six mois. Les vieux chevaux en sont presque tous atteints. M. Rayer en a vu quarante-huit fois sur cinquante individus, et non moins souvent chez les ânesses.

M. Mather, vétérinaire anglais, a observé chez des poulains plusieurs cas d'anévrysme vermineux de l'aorte près de la naissance des artères rénales ; mais, ce qu'il y a de plus intéressant dans le fait, c'est que cette affection a paru régner d'une manière épizootique (3).

(1) *Mém. cit.*, p. 22.

(2) Bern. Ant. Greve, *Erfahrungen und Beobachtungen über die Krankheiten der Hausthiere in Vergleich mit den Krankheiten des Menschen*, 1818.

(3) Mather, in *The veterinarian*, ann. 1857, janv.-juin, et *Recueil de méd. vétér.*, Paris, 1858, p. 692.

On a attribué la formation de l'anévrysme vermineux à diverses causes : 1° à l'existence des vers dans les parois artérielles et à la perforation de ces parois par l'action de ces entozoaires ou par la pression de la tumeur qui les renferme ; 2° à la position des artères malades dans le voisinage de parties qui sont le centre de mouvements étendus ; 3° aux tiraillements résultant du poids des intestins, ou des efforts occasionnés par le travail, etc. La première explication est fondée sur une erreur rectifiée par les recherches de M. Rayer ; les deux autres ne peuvent se soutenir devant les objections de l'éminent auteur des *Archives de médecine comparée* : La constitution différente de l'anévrysme *par tiraillement* ; l'existence d'anévrysmes vermineux chez le poulain, l'hémione, chez des ânesses laitières, et nous ajouterons l'absence d'anévrysmes semblables chez le bœuf, qui sert aux travaux de l'agriculture, ne laissent subsister ni l'une ni l'autre de ces explications.

M. Rayer, après avoir fait remarquer qu'on ne rencontre pas toujours des vers dans les anévrysmes de l'artère mésentérique, ne paraît pas disposé à regarder le *Strongylus armatus minor* comme la cause de l'altération artérielle qui nous occupe. — Pour nous, la présence presque constante du sclérostome armé dans l'anévrysme des artères abdominales nous porte à regarder ce ver comme la cause de la lésion artérielle, mais nous nous expliquons son action autrement qu'on ne l'a fait jusqu'ici. La lésion pathologique des artères anévrysmatiques nous paraît être le résultat d'une véritable inflammation déterminée par le sclérostome ; en effet, l'opacité de la membrane interne, l'épaississement de la moyenne, la présence d'un caillot, l'adhérence de ce caillot, sont des phénomènes propres à l'artérite ; d'un autre côté, la bouche du sclérostome est armée d'un appareil corné pourvu de pointes acérées et résistantes, au moyen desquelles ce ver peut exercer des piqûres, des titillations souvent répétées, et entretenir une irritation constante dans la paroi artérielle (1). Dira-t-on que l'on

(1) La bouche du sclérostome est sans doute trop petite pour qu'elle puisse produire des pertes de substance appréciables sur la membrane interne des artères ; M. Rayer a d'ailleurs fait voir que les ulcérations qui existent quelquefois dans les anévrysmes vermineux dépendent de productions crétacées ou athéromateuses. Mais ces vers peuvent entretenir une irritation constante dans les parties en y enfonçant leur tête. Les sclérostomes de l'intestin, dont la bouche est conformée comme celle du sclérostome anévrysmatique, « sont fixés solidement par leur armure buccale à la muqueuse de l'intestin, sur laquelle chacun forme, en suçant, une petite papille de couleur foncée, » dit M. Dujardin. Il est probable qu'on pourrait constater le même fait dans les artères vermineuses, si on les ouvrait peu de

ne trouve pas toujours de vers dans l'anévrysme des artères mésentériques? Nous répondrons que, dans ce cas d'ailleurs très rare, il se peut que les entozoaires aient abandonné la tumeur ou qu'ils aient péri, comme on l'a vu pour les vers d'autres espèces de tumeurs vermineuses. On pourra dire encore que l'artère pulmonaire, chez le marsouin, contient souvent des vers beaucoup plus volumineux que le sclérostome armé, et que cependant cette artère n'offre aucune lésion pathologique. Le fait est vrai; mais la bouche de la *pseudalie du marsouin* étant arrondie, très petite et tout à fait inerme (1), ce ver ne peut en aucune manière piquer ou irriter la paroi qui le renferme, et cette différence mérite sans doute d'être remarquée : dans les artères du marsouin, *ver inerme*, absence de lésions pathologiques; dans les artères du cheval, *ver armé*, existence de lésions pathologiques.

L'anévrysme vermineux n'a jamais été observé que chez les solipèdes. Si l'on a rencontré chez le chien des vers dans les parois de l'aorte, dans aucun cas la poche qui renfermait les vers ne communiquait avec la cavité du vaisseau; chez les solipèdes, on n'a jamais vu dans les parois des artères de tumeurs vermineuses semblables à celles du chien; c'est donc par une induction fautive, et non d'après l'observation, que Morgagni d'abord (2), puis un grand nombre d'auteurs, Rudolphi (3), Scarpa (4), Hurtrel d'Arboval (5), Otto (6), etc., ont admis dans les parois des artères du cheval l'existence de vers et de tumeurs vermineuses, et que Sabatier (7) et Laënnec (8) ont admis l'existence d'anévrysmes vermineux chez le chien (9).

temps après la mort du cheval. Ne voit-on pas d'ailleurs les oxyures, qui sont moins grands et moins bien armés que les sclérostomes, occasionner une irritation vive et même l'inflammation dans les organes qu'ils habitent!

(1) Davaine, *Recherches sur les vers des vaisseaux pulmonaires et des bronches chez le marsouin* (*Mém. Soc. de biologie*, 1854, 2e série, t. I, p. 117).

(2) Morgagni, *Epist. anatom.*, 1764, epist. IX, §§ 45 et 46, in-fol.

(3) Rudolphi, *Entozoorum Hist. nat.*, t. I, p. 438.

(4) Scarpa, *Sull'aneurisma*, etc., trad., 1809, p. 106.

(5) Hurtrel d'Arboval, *Dict. médec. vétérin.*, art. CRINON. Paris, 1824.

(6) Otto, *Lehrbuch der path. Anat.*, etc. Berlin, 1830.

(7) Sabatier, *Médecine opératoire*, 1re édit., 1796; et 3e édit., Paris, t. III, 1832, p. 108.

(8) Laënnec, *Dict. des sciences médicales*, art. CRINON, 1813.

(9) C'est encore par erreur qu'on a dit que les anévrysmes du pécari (*Sus tajassu*), observés par Tyson et par Daubenton, renfermaient des vers; ces observateurs ne font aucune mention de vers (Rayer).

CHAPITRE II.

VERS DES VEINES.

MM. Trousseau et Leblanc rapportent que l'on trouve des *crinons* dans les veines mésentériques du cheval; mais ils n'en ont jamais observé. « M. Jobert, disent-ils, aide d'anatomie de la Faculté de médecine de Paris (aujourd'hui professeur et membre de l'Institut), a rencontré très souvent de ces entozoaires nageant dans le sang des veines mésaraïques du cheval; il me permet de citer ce fait curieux (1). » Valentin rapporte que, « dans l'hiver de 1841, on a trouvé à l'école vétérinaire de Berne un strongle dans la veine porte d'un cheval. On s'assura que le vaisseau n'avait point été mis en communication avec l'intérieur du canal intestinal par suite de quelque perforation (2). »

Les observateurs n'ont pas dit s'il y avait quelque lésion pathologique dans les veines.

TROISIÈME SECTION.

HÉMATOZOAIRES DU CHIEN.

Chez le chien, les cas de vers du sang visibles à l'œil nu sont très rares; ceux qui concernent les larves microscopiques d'un ver nématoïde, larves qui circulent dans tous les vaisseaux avec le sang, paraissent devoir être beaucoup plus communs.

Les hématozoaires du chien appartiennent, autant qu'on peut le présumer, à trois espèces distinctes : le *dochmie trigonocéphale* (?), observé par M. Serres ; le *strongle géant* (?), observé par M. Jones ; la *filaire hématique* (?), par MM. Gruby et Delafond, Gervais, et Jones.

Nous rapporterons simplement les faits connus, comme des documents devant servir plus tard à l'histoire des vers du sang chez le chien.

(1) *Mém. cit.*, p. 194, note.

(2) Valentin, *Repertorium für Anatomie und Physiologie*, S. 51, 1841, cité par Rayer, *Archiv. de méd. comp.*, 1842, n° 1, p. 42.

CHAPITRE PREMIER.

HÉMATOZOAIRES SÉJOURNANT DANS UNE PORTION DÉTERMINÉE DU SYSTÈME CIRCULATOIRE.

Ier CAS (PANTHOT). — *Espèce indéterminée.*

« J'ai ouvert une petite chienne vivante pour faire quelques démonstrations anatomiques ; cette chienne était plus vieille que jeune, elle nourrissait cinq petits chiens et n'avait aucune apparence de maladie ni de langueur. A l'ouverture du ventricule droit du cœur, on trouva trente et un vers ramassés en peloton ; ils étaient chacun de la longueur du doigt et de la grosseur d'une épingle médiocre (voy. fig. IV). » (Cette figure représente un trait de plume fin, flexueux, aminci aux deux extrémités, et long de 75 millimètres.)

« Ces vers se séparèrent d'abord et sautèrent sur la table avec une grande vitesse; mais ils ne vécurent pas trois minutes. Je ne trouvai aucune altération dans la substance du cœur ni dans les autres parties du corps (1). »

IIe CAS (DE LA PEYRONIE). — *Espèce indéterminée.*

« M. de la Peyronie m'a assuré que, dans plusieurs chiens, il avait vu des pelotons de tels insectes (vers) entre la base du cœur et le péricarde, et même dans les ventricules. Des anatomistes dont le savoir et l'esprit philosophique rassurent contre toute illusion et tout préjugé, ont fait de semblables observations (2). »

IIIe CAS (DOCTEUR PEYSSON). — *Espèce indéterminée.*

« Un chien de forte taille était depuis quelque temps triste et languissant, il était presque toujours couché et mangeait très peu. Cinq ou six fois par jour il était pris de convulsions de tous les membres et des yeux ; une sorte d'étourdissement paraissait précéder ces convulsions et faisait tomber l'animal. A la fin de l'accès, qui durait une ou deux heures, il avait un peu d'écume à la gueule.

» On le tua, et le docteur Peysson (de Montpellier), l'ayant ouvert afin d'observer les mouvements du cœur, trouva dans le ventricule droit de cet organe cinq ou six vers cylindriques, longs de 8 à 10 pouces et gros comme une chanterelle de violon ; leurs extrémités se terminaient en pointe, de manière qu'il était difficile de distinguer la tête de la queue. Leur surface ne présentait pas d'anneaux distincts, même à la loupe. Ces vers étaient courbés en spirale à raison de l'étroitesse du lieu qui les renfermait ; ils s'agitaient et opéraient

(1) Panthot, docteur en médecine et professeur au collége de Lyon, *Journal des savants*, 28 août 1679, et *Collect. acad.*, part. étrang., t. I, p. 284.

(2) De Senac, *Traité des maladies du cœur*, 2e édit. Paris, 1778, t. I, p. 251.

divers mouvements qui cessèrent peu de temps après qu'on eut placé les vers sur une table. Les parois du ventricule droit n'étaient nullement altérées ; seulement les piliers charnus étaient plus prononcés qu'à l'ordinaire. Il n'y avait de vers ni dans les autres cavités du cœur, ni dans les gros vaisseaux (1). »

IVe Cas (Zeviani). — *Espèce indéterminée.*

Rudolphi rapporte en ces termes un cas observé par Zeviani :

« Auctor in canis ventriculo cordis sinistro quatuor reperisse vult vermes » teretes, tenaces, glabros, flavicantes, tenues, quorum bini dimidium, bini » integrum pedem longi fuerunt. Caput, collum, aliæve partes discerni non » potuerunt... (2). »

Ve Cas (Bobe-Moreau). — *Espèce indéterminée.*

A propos d'un cas de ver expulsé avec l'urine (voy. p. 298), Bobe-Moreau ajoute : « Deux observations, dont l'une est relative à un lombricoïde rendu avec les urines, et l'autre à des crinons (*ascaris crino*) trouvés dans le cœur d'un chien, m'ont fait naître ces réflexions. » L'auteur ne donne aucun autre détail (3).

VIe Cas (docteur Jones). — *Filaria hæmatica* (Synops., n° 78).

Philadelphie (États-Unis). Chien d'arrêt mâle ; cinq filaires dans le ventricule droit. Ce chien avait un appétit vorace et insatiable; il était très maigre, quoiqu'il eut une nourriture abondante; il était très vif et toujours en mouvement. Il avait été sacrifié pour des études physiologiques (4).

VIIe Cas (docteur Jones). — *Filaria hæmatica.*

Philadelphie. Chien bâtard. L'oreillette et le ventricule droits, l'artère pulmonaire jusque dans ses dernières divisions, étaient littéralement bourrés de filaires adultes. Le sang contenait un grand nombre de larves. Ce chien était tellement maigre, qu'il ressemblait à un squelette; il était cependant très bien nourri. Comme le précédent, il avait un appétit vorace; il était toujours en mouvement et fut sacrifié pour des recherches physiologiques (5).

(1) *Journ. de méd., chir., pharm.*, de Corvisart, etc., 1806, t. XI, p. 441 (extrait des *Annales de médecine de Montpellier*).

(2) Giov. Verardo Zeviani, *Vermi del cuore vivi e veri*, in *Mem. di matem. et di fisica della Soc. ital.*, Verona, 1809, t. XIV, p. 2, cité par Rudolphi, *Synopsis*, p. 628.

(3) Bobe-Moreau, *Mém. cit.* Paris, 1813, p. 4. — J'ai cherché vainement dans les recueils du temps si l'auteur avait publié le fait dont il ne donne ici qu'une simple indication. Il est probable que c'est à ce fait que se rapporte la mention suivante de Dujardin : « On l'indique aussi (le dochmie trigonocéphale) comme trouvé à Paris, en 1813, dans le cœur même d'un chien. » (*Catalogue du Musée de Vienne*, cité par Dujardin, *ouvr. cit.*, p. 278.)

(4) Docteur Jones de Philadelphie, dans J. Leidy, *Synops.*, n° 159, p. 55.

(5) J. Leidy, *Synops. cit.*, n° 159.

VIIIe CAS (DOCTEUR LIVINGSTON). — *Espèce indéterminée.*

« Le docteur Livingston a présenté, à un récent meeting de la Société pathologique de New-York, le cœur d'un chien mort subitement et sans cause appréciable.... A l'ouverture du thorax, on trouva une déchirure de la plèvre pulmonaire et du feuillet du péricarde droits ; de plus, un épanchement considérable de sang dans la cavité pulmonaire du même côté. Cette hémorrhagie était due à une rupture de l'oreillette droite du cœur dans sa partie antérieure; la déchirure était longue d'un pouce, à bords irréguliers, à travers lesquels passaient trois ou quatre vers *filamenteux* ressemblant aux intestins d'un ver à soie. Dans le cœur droit et dans l'artère pulmonaire, on rencontra dix de ces parasites, dont la longueur variait de 6 à 10 pouces, et dont le diamètre mesurait environ un tiers de ligne.

» Le professeur Dalton considère ces vers comme appartenant à une espèce non classée de spiroptère : il a montré les organes génitaux du mâle consistant en deux pénis et des testicules enroulés autour de l'intestin (1). »

IXe et X[e] CAS (.....?). — *Espèce indéterminée.*

« Une préparation renfermant des helminthes semblables a été trouvée dans le musée du Collége des médecins et des chirurgiens ; elle était classée sous le titre de : *Vers trouvés dans le cœur d'un chien venant de Hong-kong (Chine).*

» Le docteur Isaac cite un fait analogue à celui du docteur Livingston (2). »

XIe CAS (SERRES). — *Dochmie trigonocéphale? dans l'oreillette droite, le ventricule correspondant et l'artère pulmonaire d'un chien* (Synops., n° 84).

« Le 12 mai 1853, un chien braque, âgé de deux ans, est conduit dans nos hôpitaux. Cet animal est nourri avec de la viande; depuis quelques jours il paraît triste, mange peu et a eu des vomissements.

» Les symptômes sont vagues, et ne permettent pas de bien établir le diagnostic : l'inappétence, la chaleur et la sécheresse de la bouche, la douleur témoignée par l'animal lorsqu'on lui comprime la région abdominale, la constipation, les vomissements qui ont eu lieu, sont, il est vrai, des signes suffisants pour admettre l'existence d'une gastro-entérite. Il y a néanmoins dans le facies, les attitudes que prend l'animal, l'état de sa respiration, quelque chose dont on ne se rend pas compte, mais qui fait croire à une lésion plus grave qu'une gastro-entérite. Le traitement consiste en lavements mucilagineux et tisane d'orge miellée. Lait pour nourriture.

» Le 16, l'animal est considéré comme guéri. Avant de le retirer, le propriétaire désire lui faire couper un morceau de queue. Cette opération donne

(1) *The veterinarian or Monthly Journ. of veterin. science*, ann. 1857, janv.-juin, et *Recueil de méd. vétér.*, Paris, 1858, p. 688.

(2) Même journal.

écoulement à environ 50 grammes de sang. L'hémorrhagie est arrêtée avec le cautère chauffé à blanc. Dans la journée, l'animal est vu plusieurs fois et n'offre rien d'anormal. Le lendemain, peu ne fut pas grand l'étonnement de trouver l'animal mort. Il n'y a pas eu d'hémorrhagie ; l'eschare produite par la cautérisation est intacte ; l'extérieur de l'animal n'offre rien pouvant rendre compte d'une mort si prompte.

» *Autopsie.* — L'estomac et l'intestin grêle offrent les traces d'une inflammation légère. Trois ténias, mesurant ensemble environ 7 mètres, sont trouvés dans l'intestin grêle. Le cœur est plus volumineux qu'à l'état normal. Cette augmentation de volume est due à l'hypertrophie active du ventricule droit.—L'oreillette et le ventricule droits renferment une infinité d'entozoaires ; les plus longs mesurent environ 15 millimètres, et ont la grosseur d'un fil de soie. Les vers sont disséminés dans les cavités de l'oreillette et du ventricule droits ; on en trouve aussi par petits pelotons de la grosseur d'un pois ordinaire. L'orifice de l'artère pulmonaire est presque entièrement bouché par de petits pelotons vermineux. On trouve enfin de ces entozoaires jusque dans les dernières divisions de l'artère pulmonaire. — Rien d'anormal dans l'oreillette et le ventricule gauches. Le ventricule droit, l'oreillette droite et tout le système veineux, sont remplis de sang coagulé. Les vaisseaux de la pie-mère sont fortement injectés.

» La mort subite à laquelle a succombé l'animal trouve parfaitement son explication dans la présence du nombre prodigieux des entozoaires qui ont mis un obstacle au passage du sang dans le cœur droit et l'artère pulmonaire (1). »

XIIe Cas (docteur Jones). — *Strongle géant?* (Synops., n° 99).

« Un individu (strongle géant) de huit pouces de longueur a été trouvé par M. J. Jones dans le cœur d'un chien, associé avec des filaires dont nous parlerons autre part (2). » (C'est chez le chien du cas VI ou VII, rapporté ci-dessus.

D'après les cas connus on peut inférer : 1° que les vers du sang sont, sans doute, plus communs en Amérique qu'en Europe et qu'il en existe aussi en Chine ; 2° que trois espèces se trouvent dans les vaisseaux du chien ; 3° que la plus commune est la filaire ; 4° que ce dernier ver habite, à l'état adulte, les cavités droites du cœur et l'artère pulmonaire.

MM. Gruby et O. Delafond ont aussi trouvé dans les vaisseaux du chien la filaire adulte, mais ils n'ont point décrit ses caractères ; ils ont reconnu que les hématozoaires microscopiques qui circulent avec le sang sont des larves de cette filaire.

(1) E. Serres, chef de clinique à l'École de Toulouse (*Journal des vétérinaires du midi*, Toulouse, 1854, 2e série, t. VII, p. 70).

(2) Leidy, *Synops. cit.*, n° 152.

CHAPITRE II.

HÉMATOZOAIRES CIRCULANT AVEC LE SANG.

(*Filaria hæmatica*, Synops., n° 78.)

C'est à MM. Gruby et Delafond que l'on doit la connaissance des hématozoaires microscopiques du chien. Ces vers ont été observés de nouveau en Amérique par les docteurs Leidy et Jones (cas cités), à Montpellier par M. P. Gervais (1).

D'après les observations de MM. Gruby et Delafond, les hématozoaires du chien, à l'état de larves, circulent dans tout le système sanguin ; après avoir acquis un certain développement, ils séjournent exclusivement dans le cœur et les gros vaisseaux. Ces vers appartiennent au genre filaire (*Filaria papillosa hæmatica canis domestici*, Gruby et Delafond).

Le nombre des larves circulant dans le sang est quelquefois prodigieux et peut aller approximativement dans quelques cas jusqu'à 224 000. Alors une goutte de sang prise n'importe dans quelle partie du corps renferme de ces petits hématozoaires ; le nombre des adultes est au contraire très peu considérable.

Les chiens qui possèdent des hématozoaires sont rares ; d'après une moyenne prise sur 480 de ces animaux, MM. Gruby et Delafond ont trouvé un chien vermineux sur vingt à vingt-cinq qui ne le sont pas. La race, le sexe, l'état de maigreur ou d'embonpoint, de santé ou de maladie, n'ont aucune influence sur l'existence ou l'absence des hématozoaires. Mais ces parasites se rencontrent plus souvent chez les chiens adultes et vieux que chez les jeunes. La condition la plus apparente pour l'existence des hématozoaires chez le chien, c'est l'hérédité :

« Un chien à sang vermineux donne avec une chienne à sang non vermineux des descendants dont les uns, appartenant à la race du père, ont le sang vermineux, et dont les autres, appartenant à la race de la mère, ne l'ont pas.

» Une chienne à sang vermineux, donne avec un chien à sang non vermineux, des descendants dont les uns, tenant de la race de

(1) Gervais et Van Beneden, *Zoologie médicale*. Paris, 1859, t. II, p. 302.

la mère, ont des vers dans le sang, tandis que ceux de la race du père n'en ont pas.

» Une chienne à sang vermineux donne avec un chien également à sang vermineux des descendants appartenant soit à la race du père, soit à la race de la mère, ayant des vers dans le sang.

« Les filaires dans le sang des descendants n'ont été découvertes qu'à l'époque où les chiens ont eu l'âge de cinq à six mois. Le sang vermineux des chiens ne présente point de modifications bien notables dans les caractères physiques et dans la proportion en poids de ses principes organiques ou inorganiques.

» Les hématozoaires, même en nombre immense, n'altèrent pas les facultés instinctives des chiens et n'affaiblissent pas l'énergie musculaire de ces animaux.

» Dix-neuf chiens, dont chacun avait, d'une manière approximative, depuis 11 000 jusqu'à près de 224,000 filaires microscopiques dans leur sang, en outre un chien ayant aussi dans le sang six filaires adultes de la longueur de 14 à 20 centimètres, n'ont point été atteints de maladies spéciales; cependant trois chiens ayant approximativement, le premier 17 000, le deuxième 25 000, et le troisième 112 000 filaires microscopiques dans le suc vital, ont été frappés d'attaques épileptiformes. Deux de ces animaux sont morts de ces attaques; chez le troisième, elles ont disparu. La santé de ce dernier chien est parfaite depuis plus d'un an, quoique le même nombre de vers existe toujours dans le sang (1). »

(1) Gruby et O. Delafond, *Troisième Mémoire sur le ver filaire qui vit dans le sang du chien domestique* (*Comptes rendus de l'Acad. des sc.*, 1852, t. XXXIV, p. 9).

DEUXIÈME PARTIE.

AFFECTIONS VERMINEUSES DES CAVITÉS SÉREUSES NATURELLES OU ADVENTIVES.

GÉNÉRALITÉS. — Quels sont les vers des cavités séreuses? — Vers vésiculaires : ils existent dans des membranes séreuses naturelles ou adventives ; ils produisent dans les unes comme dans les autres les mêmes accidents ; ils n'existent pas dans les cavités muqueuses. — Historique : confusion des vers vésiculaires avec les kystes ; découverte de l'animalité des cysticerques, des hydatides ; échinocoques chez les animaux, chez l'homme ; relation de l'hydatide avec les échinocoques. — Corps inanimés pris pour des vers vésiculaires. — Dénominations. — Division de la deuxième partie.

Les cavités qui sont revêtues d'une membrane séreuse peuvent être envahies par les entozoaires aussi bien que celles qui sont revêtues d'une membrane muqueuse. Ces entozoaires appartiennent aux nématoïdes et aux cestoïdes :

Les nématoïdes des cavités séreuses sont rares, on n'en a point observé chez l'homme. De tous les animaux domestiques, le cheval est celui qui en offre le plus fréquemment ; mais, si l'on excepte les vers de la chambre antérieure de l'œil dont nous parlerons autre part, aucun de ces entozoaires nématoïdes n'occasionne d'accidents ou même de phénomènes appréciables. Nous n'aurons donc point à nous en occuper ici.

Les cestoïdes des cavités séreuses sont des vers vésiculaires qui, soit par leur nombre, soit par leur volume, donnent lieu à des phénomènes apparents ou même à des accidents graves.

Toutes les cavités séreuses naturelles ne sont point sujettes à être envahies par des vers vésiculaires : on n'en a point signalé dans les cavités synoviales ; on n'en a point signalé non plus dans le péritoine chez l'homme, à moins qu'ils n'y fussent arrivés accidentellement par la rupture d'un kyste situé dans les organes abdominaux ; il en est autrement chez plusieurs animaux qui offrent quelquefois des cysticerques libres dans le péritoine.

Les cavités séreuses dans lesquelles on a vu des vers vésiculaires libres sont celles des ventricules cérébraux et de l'arachnoïde, les chambres de l'œil, la plèvre, le péricarde, la tunique vaginale, et, chez quelques animaux, le péritoine.

On rencontre assez fréquemment dans les ventricules cérébraux et dans l'arachnoïde chez le porc le cysticerque ladrique; on l'a vu plusieurs fois chez l'homme ainsi que des hydatides.

Dans l'humeur aqueuse de l'œil, on a vu plusieurs fois le cysticerque ladrique chez l'homme et chez le porc.

La cavité de la plèvre et celle du péricarde en ont offert des exemples non moins certains. Bremser a vu des cysticerques libres dans la plèvre des campagnols (1). M. Andral rapporte que, sur un singe dont il fit l'ouverture avec Magendie, en 1818, il trouva l'une des plèvres remplie d'une grande quantité de sérosité, au milieu de laquelle nageaient une quarantaine de petits corps sphériques, très élastiques, de la grosseur d'une noisette, et qui, d'après les autres détails, ne peuvent être rapportés qu'aux hydatides (2). « J'ai disséqué, dit M. Reynaud, un rat de Pharaon dans lequel il existait des acéphalocystes libres et sans kyste dans les deux plèvres, en telle quantité que les poumons se trouvaient refoulés vers la colonne vertébrale; l'intérieur du péricarde en contenait aussi un grand nombre sans qu'il fût perforé (3). »

Obs. I (Andral et Lemaitre). — *Hydatide dans la plèvre.*

Une femme, âgée de quarante et un ans, entra en 1850 dans le service de M. Andral. Elle avait éprouvé pendant dix-sept mois une gêne dans la respiration et une douleur dans le côté gauche de la poitrine, douleur qui redoublait au moindre mouvement. Elle mourut peu de temps après son entrée à l'hôpital, avec des phénomènes d'asphyxie. On avait constaté les signes d'un vaste épanchement dans la plèvre gauche.

A l'autopsie, M. Lemaître trouva le cœur repoussé à droite, le poumon gauche refoulé en dedans et en arrière vers la colonne vertébrale et réduit au volume du poing. « La cavité de la plèvre (gauche) est occupée par une énorme poche fluctuante, dont les parois, blanches et opaques comme du blanc d'œuf coagulé, sont entièrement semblables aux parois des vésicules acéphalocystes. La surface externe de cette poche, partout lisse et énucléable, est séparée de la plèvre par une matière gélatineuse jaunâtre peu consistante; ses parois, épaisses de 3 millimètres, se composent de plusieurs feuillets superposés; sa surface externe est un peu inégale et comme chagrinée; on y aperçoit à l'œil nu une multitude de très petits points blancs; à l'intérieur, elle contient trois litres d'un liquide transparent, légèrement jaunâtre, d'apparence

(1) Bremser, *ouvr. cit.*, p. 31.

(2) Andral, *Anat. path.*, t. I, p. 382.

(3) A. Reynaud, *Dict. de méd.* en 30 vol. Paris, 1837, t. XV, p. 428, article Hydatides.

homogène. L'examen microscopique de ce liquide et de la surface interne des parois de la poche permet de constater partout l'existence d'un très grand nombre d'échinocoques. Cette poche est donc une énorme *acéphalocyste développée dans la cavité même de la plèvre*. Le poumon droit était sain, le foie renfermait un kyste du volume d'un gros œuf de poule, qui contenait une hydatide solitaire avec des échinocoques (1). »

Au rapport de M. Guérault, on a vu des hydatides dans la tunique vaginale chez les Islandais (2).

Dans la cavité des veines, dont la membrane interne n'est pas sans analogie avec une séreuse, M. Andral a rencontré des hydatides libres, et M. Wunderlich en a vu dans les divisions de l'artère pulmonaire.

On ne connaît point de fait certain qui établisse que les vers vésiculaires se développent dans des cavités communiquant avec le dehors, c'est-à-dire dans des cavités revêtues par une membrane muqueuse; on a vu sortir, sans doute, par les voies naturelles, des hydatides intactes, mais il est aujourd'hui généralement reconnu que les hydatides expulsées dans des cas semblables proviennent d'un kyste qui s'est ouvert dans ces voies. D'après le fait suivant toutefois, il semblerait qu'il n'en est pas toujours ainsi : « Dans plusieurs poumons de vache, de cerf, de gazelle, j'ai trouvé, dit M. Reynaud, des acéphalocystes renfermées dans l'intérieur des *extrémités bronchiques*. Une dissection attentive des bronches m'a plusieurs fois permis d'arriver, sans inciser autre chose que leurs parois, à un point de leur trajet où l'instrument rencontrait à nu une *poche hydatique adhérente par simple contiguïté* aux parois distendues, et se continuait par des commencements d'embranchements dans deux ou plusieurs des divisions suivantes. Ces acéphalocystes contenaient tantôt un liquide aqueux, et tantôt une matière comme crémeuse ou caséeuse (3). » Un fait aussi exceptionnel eût demandé des détails plus circonstanciés sur l'apparence des vésicules dont il est ici question. Nous verrons que lorsqu'un kyste hydatique contient une matière crémeuse ou caséeuse, cette matière ordinairement n'existe pas dans la cavité de l'hydatide, mais extérieurement à elle, dans son kyste; en sorte qu'il est à croire qu'il ne s'agit point ici de véritables hydatides, mais de kystes séreux. Si, néanmoins, le fait est exact, nous nous

(1) *Bull. Soc. anat.*, 25ᵉ ann., p. 106.
(2) Même *infrà cit.*
(3) A. Reynaud, *art. cité*, p. 429.

rappellerons ce que nous a enseigné Magendie : la membrane qui revêt l'extrémité des bronches se rapproche par ses propriétés physiologiques des membranes séreuses et du tissu cellulaire.

Si l'énumération qui précède montre que les vers vésiculaires vivent librement dans les cavités séreuses naturelles, elle montre aussi que les exemples n'en sont pas communs, surtout chez l'homme ; et c'est, en effet, dans le parenchyme des organes que ces vers font leur séjour ordinaire. Il est vrai qu'ils sont isolés de ce parenchyme par une poche accidentelle ou kyste dont la structure se rapproche de celle des membranes séreuses.

Dans quelque partie que se développe le ver vésiculaire, il n'a d'action sur les organes que médiatement, à travers la membrane séreuse naturelle ou adventive qui le renferme, et cette action ne diffère nullement, qu'il soit renfermé dans une cavité naturelle ou dans une cavité adventive, car les phénomènes que la présence de l'entozaire détermine n'étant autres que ceux de la compression, il importe peu, en définitive, que cette compression porte son action sur les organes de dehors en dedans ou de dedans en dehors.

L'histoire pathologique des vers vésiculaires serait ici fort incomplète, si nous ne nous occupions que de ceux des cavités séreuses naturelles ; mais, l'analogie de la structure des poches accidentelles qui renferment les entozoaires cystiques avec celle des cavités naturelles, l'identité des entozoaires, la similitude des phénomènes et des lésions que ceux-ci déterminent, l'avantage de considérer ces phénomènes et ces lésions dans leur ensemble, nous engagent à ne point séparer l'étude pathologique des vers des cavités accidentelles de celle des vers des cavités naturelles ; ainsi, cette partie de notre ouvrage comprendra l'histoire générale des lésions occasionnées par les cysticerques et les hydatides (mères des échinocoques).

Nous parlerons ailleurs du cœnure, car, bien que ce ver puisse se rencontrer dans une cavité séreuse, il est toujours en rapport avec le système nerveux central, et doit être considéré comme un entozoaire spécial à ce système.

Historique. — Les anciens ont observé les vers vésiculaires, mais ils ignoraient que ces êtres jouissent d'une vie propre. Jusqu'à l'époque de la découverte de leur animalité, ces vers n'étaient point distingués des kystes séreux, et de même que ceux-ci ils étaient regardés comme des dilatations variqueuses des vaisseaux lymphatiques ou sanguins, ou bien comme un mode particulier d'altération du tissu cellulaire. Les premières notions touchant l'animalité des entozoaires cystiques furent acquises vers la fin du XVIIe siècle; toutefois elles restèrent ignorées de la généralité des médecins jusqu'à la fin du XVIIIe. C'est, au reste, vers cette époque seulement que l'on reconnut d'une manière positive la nature de ces entozoaires, qu'on distingua leurs genres et leurs espèces, et qu'on put les séparer définitivement des produits pathologiques plus ou moins analogues, quant à la forme et à l'apparence (1).

La confusion qui existait entre les kystes séreux, les hydatides et les cysticerques, a subsisté presque jusqu'au commencement de notre siècle. Les cysticerques ont été connus comme animaux bien avant les hydatides.

Cysticerques. — Le *cysticerque ladrique*, ou plutôt la vésicule caudale de cet entozoaire est désignée avec précision dans le passage d'Aristote relatif à la ladrerie du porc (2), mais elle n'est point considérée comme douée de l'animalité. Le premier ver vésiculaire qui ait été regardé comme un animal est le cysticerque fasciolaire : en effet, en 1668, Pecquet parle des vers que *M. Estienne a trouvés à Chartres dans le foie des souris, et que l'on fit voir*, dit-il, *il y a quelques jours, à la Compagnie* (Académie des sciences), lesquels vers *sont une chose qui est ordinaire à ces animaux en ce pays là* (3). Est-il nécessaire de faire remarquer toutefois que le cysticerque de la souris n'est jamais invaginé dans sa vésicule caudale très petite, et que la connaissance de cet entozoaire n'a pu servir en rien à celle de l'animalité des autres vers cystiques qui, rétractés dans leur vésicule, ne nous apparaissent ordinairement que sous cette dernière forme?

(1) La confusion des vers vésiculaires avec les kystes avait cessé depuis longtemps pour les helminthologistes, que beaucoup de médecins, refusant aux hydatides une vie indépendante, cherchaient encore l'origine de ces êtres dans quelque altération des liquides ou des solides de l'économie. Les opinions tant anciennes que modernes relatives à la nature de ces vésicules sont très nombreuses : selon Bartholin, Warthon, Bidloo, Dodard, Morand, etc., les hydatides doivent leur origine à des dilatations des vaisseaux lymphatiques; selon Ruysch, à celles des vaisseaux sanguins; à une altération du tissu cellulaire, selon Monro et Schreiber; des follicules, selon Boerhaave, Haller, etc.; du tissu adipeux, selon Grashuys. Elles ont été considérées par d'autres comme de la gélatine disposée en membrane (Merklin), comme une pituite épaisse et albumineuse (Ch. Lepois), comme des hydropisies enkystées, comme un produit d'inflammation, etc.

(2) Voyez *Ladrerie*.

(3) Pecquet, lettre citée.

Redi (1684) paraît avoir observé plusieurs vers vésiculaires; il est certain qu'il a connu au moins le cysticerque du lapin (*C. pisiformis*): « Vidi mesenterium leporis inter utramque tunicam undique » distinctum bullis seu hydatibus pellucidis, aqua limpidissima re- » fertis, peponis semen referentibus cum acumine ab una extremitate » candido, nec pellucido (1). » Il ajoute que des vésicules semblables trouvées libres dans la cavité du ventre avaient un mouvement spontané (quasi animalia forent proprio motu acta). Il est disposé à croire que la partie de ces vésicules qui ressemble à une semence de concombre est un embryon de distome hépatique ; il fait ensuite la remarque importante que le liquide contenu dans ces vésicules ne se coagule pas par la chaleur.

La découverte de l'animalité des vers vésiculaires est généralement attribuée à Hartmann, qui détermina d'une manière très précise la nature de ces êtres. Hartmann fit part de sa découverte à l'Académie des curieux de la nature, en 1685. Ayant trouvé des hydatides dans l'épiploon d'une chèvre, « j'essayai d'abord, dit-il, d'introduire un stylet dans une de ces hydatides où était un appendice, ou prolongement cannelé circulairement, et qui paraissait avoir une petite ouverture; mais ne pouvant y réussir, je pressai doucement avec les doigts une espèce de mamelon rond et blanc qui était à l'extrémité de l'appendice, afin de rendre plus apparent ce que je prenais pour un conduit: je vis à l'instant que ce petit corps s'allongeait, qu'il avait la forme d'un ver rond, et je crus même y apercevoir quelque mouvement.

» Pour m'assurer si cette hydatide était véritablement animée, je la plongeai dans de l'eau tiède, et s'étant précipitée d'abord au fond du vaisseau, j'aperçus des mouvements d'ondulation vifs et très marqués non-seulement dans l'appendice, mais dans toute la vessie, et ces mouvements imitaient ceux de la systole et de la diastole du cœur, par l'élévation et l'abaissement successifs de la membrane qui formait cette vessie... (2) » D'après la description et la figure que donne Hartmann, il est facile de reconnaître qu'il s'agit de cysticerques. Il parle de leur forme, du corps et de l'eau limpide qu'ils contiennent, mais il ne parle pas de leur tête qui, à cette époque,

(1) F. Redi, *ouvr. cit.*, trad. lat., p. 196.

(2) *Collect. acad.*, part. étrang., t. III, p. 657, obs. LXXIII. *Dissection de deux chèvres, dans l'une desquelles on trouva des hydatides vivantes, ou plutôt des vers vésiculaires renfermés dans l'épiploon*, par le docteur Philippe Jacques Hartmann (extrait des *Misc. Acad. nat. cur.*, 1686, dec. II, ann. 4, p. 152).

était encore inconnue chez les cestoïdes, sauf chez le *ténia du chien.*

Edward Tyson, quelques années après (1693), reconnut aussi l'animalité des cysticerques d'abord chez l'antilope, ensuite chez le mouton. Il soupçonna que ces vésicules étaient des *insectes* ou bien des œufs ou des embryons d'*insectes*, par les raisons suivantes :

1° Elles sont contenues dans une sorte de *matrice* renfermant un liquide.

2° Il y a dans leur intérieur un cou plus opaque que le reste de la vessie et une ouverture à l'extrémité. Ce cou a des mouvements.

Tyson ne parle pas de la tête ; il prend l'ouverture terminale du cou pour une bouche, et la vésicule pour un estomac ; ayant trouvé de ces vers dans des moutons *pourris*, il conclut que ces hydatides sont des vers ou des insectes *sui generis* qui sont devenus *hydropiques* comme l'animal dans lequel ils existaient (1).

Malpighi, probablement sans connaître les découvertes des observateurs contemporains, arriva au même résultat pour le cysticerque ladrique. Il décrivit avec exactitude les vésicules qui se trouvent dans les chairs des cochons ladres (*lazaroli*). Il fit sortir de ces vésicules un corps blanchâtre qui se *développa* comme les cornes du colimaçon ; il reconnut à l'extrémité une petite tête (*in apice attolitur capitulum*) ; il remarqua encore chez le hérisson des vers annelés et blancs, renfermés dans des kystes (cysticerques?) : la tête sortait et rentrait alternativement ; elle était pourvue de crochets ou d'aiguillons (*styli, aculei*) ; le corps était composé de douze anneaux et parcouru par deux canaux latéraux, regardés par Malpighi comme des trachées (2).

Pendant plus de soixante ans, les connaissances acquises sur l'animalité des cysticerques restèrent ensevelies dans l'oubli, car Linné seul en avait fait mention dans son *Systema naturæ*. En 1760, Morgagni rappelle les recherches de Redi, de Hartmann et de Tyson, sans se prononcer sur leur valeur ; « il pense, néanmoins, que les vésicules remplies d'eau qui se présentent aux anatomistes ne sont pas toutes d'une seule espèce, que, par conséquent, leur origine doit être différemment expliquée (3). »

(1) *Lumbricus hydropicus or an essay to prove that hydatides often met with in morbid animal bodies, are a species of worms, or imperfect animal*, by Edward Tyson, in *Philosoph. Transact.*, vol. XVII, for the year 1693, p. 506.

(2) Marc. Malpighi, *OEuvres posth.*, édit. Lond., 1797, p. 84.

(3) J.-B. Morgagni, *De sedibus et causis morborum per anatomen indagatis libri quinque*, epist. XXXVIII, § 44. Venetiis, 1760, trad. franç., 1855, p. 395.

Enfin, Pallas étudie la constitution de ces animaux (1766), il reconnaît les rapports qui les lient aux ténias, et définitivement il met leur existence hors de toute contestation (1). Quelques années après (1786), Werner découvre chez l'homme le cysticerque ladrique.

HYDATIDES MÈRES DES ÉCHINOCOQUES. — Hippocrate avait sans doute en vue les hydatides dans l'aphorisme suivant : « Quand le foie, plein d'eau, se rompt dans l'épiploon, le ventre se remplit d'eau et les malades succombent (2). » Ces entozoaires sont assez clairement indiqués dans le commentaire de Galien sur cet aphorisme : « Le foie est bien propre à engendrer des hydatides dans la membrane qui le revêt, car de temps en temps on trouve dans les animaux que l'on égorge ce viscère rempli de vésicules pleines d'eau (3). » Enfin on ne peut les méconnaître dans le passage suivant d'Arétée : « On connaît encore une autre espèce d'hydropisie; dans cette maladie, des vésicules très petites, nombreuses, pleines d'eau, se produisent dans le lieu où l'ascite existe ordinairement... D'où ces vésicules sont-elles sorties ? La route n'en est pas facile à trouver, car quelques-uns disent que de semblables ampoules sont passées par l'intestin (4). »

Plusieurs observateurs du XVIe et du XVIIe siècle rapportent des faits dans lesquels les hydatides sont parfaitement désignées : « Vidimus sæpe jecur, dit Christ. a Vega, non in nobis tantum » sed et in animalibus occisis, plenum aqua, quoniam in mem- » brana ipsum obvolvente continetur, plures efficiens vesiculas; hæ » quoque rumpuntur... (5) » — « Vesiculas tenuissimas, dit F. Plater, » pellucidas, aqua distentas, pomi magnitudinem nonnunquam » æquantes, hepatis substantiæ accrevisse, in cachecticis sæpe in- » veni; sed similes ex hepate et liene simiæ... excepi... (6). »

Rivière et Wolckerus rapportent des observations intéressantes de tumeurs hydatiques ouvertes pendant la vie des malades :

« Rusticus quidam, dit le premier, hydropicus factus, abscessum » passus est in dextra parte abdominis; eoque aperto, infinitus prope- » modum vesicularum aqua repletarum numerus egressus est, ut

(1) Pallas, *Miscellanea zoologica*, 1766.

(2) *Aphor.*, sect. VII, n° 55 (*Œuvres d'Hyppocrate*, trad. Littré, t. IV, p. 595).

(3) *Comment. in Aphor.*, lib. VII, n° 54.

(4) *De causis et notis diuturn. affect.*, lib. II, cap. I : *De hydrope.*

(5) Christ. à Vega, *Comment. ad aphor.* 55, *lib. VII*, *Aphor. Hipp.*, in Schenck, lib. III, obs. I, p. 395.

(6) L. V. Felix Platerus, *De observ. propriis*, in Schenck, *loc. cit.*, obs. II.

» ducentarum numerum excederet, idque per plurium dierum spa-
» tium, et sic omnino curatus est (1). »

Une tumeur située près du cartilage ensiforme fut prise pour un abcès. Wolckerus l'ouvrit : « Quo facto, magno impetu eruperunt » plurimæ vesicæ partim disruptæ, partim integræ, tenui ac pellu- » cida aqua refertæ ; harum aliquot magnitudine erant ovi gallinacei » vel ovi columbarum, nonnullæ minores, quæ inter tussiendum satis » longè protrudebantur... ; vesicarum fuisse ultra trecentas compertum » est... » Le malade vécut encore un an. A l'autopsie, on trouva trois *abcès* : l'un dans le foie, contenant des hydatides ; un autre dans *les poumons ;* le troisième, adhérent au côlon. Le méat biliaire était oblitéré près de l'intestin (2).

D'autres faits, observés vers la même époque, sont encore rapportés dans le *Sepulcretum* de Bonet (3) ; ils se multiplièrent ensuite beaucoup ; mais aucun des auteurs ou des observateurs antérieurs à Pallas (1766 1767) ne soupçonna que ces vésicules jouissent d'une vie indépendante. Dodart, en 1697, rapporte un cas intéressant d'hydatides, dont il cherche l'origine dans la dilatation des vaisseaux lymphatiques (4) ; en 1723, Morand, s'efforçant de montrer aussi comment ces vésicules peuvent être formées par des vaisseaux lymphatiques, ne fait nulle mention des observations de Hartmann, de Tyson ou de Malpighi (5).

Pallas, ayant examiné, comme nous l'avons dit, la constitution du cysticerque et reconnu les rapports de ce ver vésiculaire avec le ténia, lui avait en conséquence donné le nom de *tænia hydatigena ;* de plus, il avait remarqué dans le foie des moutons et des bœufs des hydatides différentes de son *tænia hydatigena :* elles ne conte-

(1) Riverius ap. *Boneti Sepulcr.*, lib. III, sect. XXI, § 2, *in scholiis.*

(2) Wolckerus ap. Joachim Camerarium, *De observ. propriis,* et Schenck, lib. III, obs. IV, p. 392.

(3) Bonet, *Sepulcr.*, cit., lib. III, sect. XXI, obs. XXI, p. 429 et suiv.

(4) Dodart (12 juin 1697), in *Regiæ scient. Acad. historia*, lib. V, cap. V, § 8, p. 454, aut. J.-B. Du Hamel. Paris, 1701.

(5) Morand, *Observ. sur des sacs membraneux pleins d'hydatides sans nombre attachés à plusieurs viscères du bas-ventre, et découverts par l'ouverture du cadavre* (*Mém. Acad. des sciences*, ann. 1722, p. 158 ; continuation, ann. 1723, p. 23).

L'animalité des hydatides n'était point encore généralement admise au commencement de notre siècle, car Pujol, dans son *Mémoire sur les maladies propres à la lymphe et aux voies lymphatiques*, dit que les hydatides ne doivent pas leur existence à des vers, mais à l'atonie de certaines portions du système lymphatique dont les vaisseaux se dilatent (*Journ. Sédillot*, t. XIV, p. 137, an X).

naient point, comme celui-ci, un cou et une tête de ténia, mais un grand nombre de corpuscules fort petits (*moleculæ singulæ ex atomis innumeris oblongis compactæ*). C'étaient des échinocoques dont Pallas ne reconnut point la structure ni la nature, parce qu'il les examina à un trop faible grossissement. Il nomma les vésicules qui contenaient ces corpuscules *hydatides singulares,* et partagea dès lors les hydatides en deux groupes : les *hydatides adhérentes*, et les *hydatides sans adhérence;* division féconde et vraie, qui séparait définitivement les kystes séreux des vers vésiculaires. Il y avait dans cette distinction plus qu'un fait anatomique ; la haute intelligence du savant naturaliste ne le laissa pas échapper. Pallas pressentit que les *hydatides singulières,* quoiqu'il n'eût reconnu en elles ni mouvements ni organes distincts, sont douées de la vie comme le *ténia hydatigène ;* il exprima très nettement cette opinion en 1767, et, dans l'un de ses derniers ouvrages (1781), il en parla de nouveau en ces termes : « Il est vraisemblable que les *hydatides non adhérentes*, quelquefois observées dans le corps humain, sont ou de l'espèce du *ténia vésiculaire* proprement dit, ou de ces *hydatides singulières* que j'ai remarquées et décrites dans le foie et les poumons des veaux et des moutons malades; qui doivent certainement être attribuées à une *créature vivante*, et qui sont évidemment organisées (au moins d'après la pellicule interne parsemée de granulations) (1). »

La justesse des vues de Pallas ne tarda pas à être confirmée : en 1782, Goeze reconnut que les *granulations* remarquées par cet observateur dans les *hydatides singulières* sont des vers. Des kystes du foie d'un mouton ayant été ouverts, il en sortit, dit Goeze, « des vésicules internes, calleuses, bleuâtres, qui étaient encore formées d'une substance un peu plus molle que les vésicules externes, mais cependant bien plus cartilagineuses (2) que les vésicules des

(1) Pallas, *Neue Nord.*, cit., p. 83.

(2) Avant que l'anatomie générale et l'histologie eussent déterminé les caractères de chaque tissu, l'expression de *cartilage* n'était pas prise dans un sens aussi restreint qu'aujourd'hui ; elle s'appliquait aussi à des substances qui en avaient les caractères extérieurs seulement. Bisson (1759) dit d'une hydatide du scrotum : « Au premier aspect, on l'aurait prise volontiers pour être de nature cartilagineuse ; sa polissure, sa blancheur et la dureté par le fluide comprimé qu'elle renfermait, paraissaient l'indiquer. » Ce sont, sans doute, ces trois qualités que Goeze exprime par l'expression de *cartilagineuse.* Au reste, cette expression se trouve appliquée, presque jusqu'à nos jours, à des substances qui n'ont nullement la nature du cartilage. Bruguières désigne une *variété* du ténia solium par les mots *cucurbitin*

vers vésiculaires glomérides (cysticerques ou cœnures) ; en les ouvrant, il s'est trouvé en plusieurs endroits une matière granuleuse d'un gris blanc, comme les plus petits œufs de poisson, qui était combinée avec une membrane muqueuse très tendre... » Ces vésicules *cartilagineuses* sont nos hydatides, la membrane muqueuse est notre membrane germinale, et quant aux granules (échinocoques), dont la description très exacte vient ensuite, Goeze ajoute : « lorsque je me suis servi du n° 1, j'ai vu distinctement que c'étaient de *vrais ténias* (1). »

Les hydatides singulières des moutons et des bœufs devinrent donc le *tænia socialis* (*Echinococcus* Rud.).

Les échinocoques ne furent point reconnus chez l'homme d'une manière certaine avant 1821. Jusque-là Goeze (2), Zeder (3), Rudolphi (4) et même Werner (5) eurent, il est vrai, des échinocoques de l'homme sous les yeux, mais leurs observations furent très inexactes ou très incomplètes.

C'est Bremser qui décrivit le premier les échinocoques de l'homme : après en avoir cherché inutilement dans des hydatides de divers organes qui lui avaient été envoyées par Hildebrandt, Sœmmering fils, Hieser, il en trouva enfin (le 21 févr. 1821) dans un kyste hydatique de la grosseur d'un œuf de poule, que Kern avait extirpé de la région sous-claviculaire d'une femme. L'hydatide mère contenait une trentaine d'autres hydatides ; la première lui montra des échinocoques encore vivants : « les *echinococci* ne se rencontrèrent pas uniquement dans l'hydatide primitive, mais aussi dans deux des pe-

cartilagineux blanc ; Leroux dit d'un bothriocéphale qu'il diffère du ténia par sa *consistance cartilagineuse* (*ouvr. cit.*, t. IV, p. 329) ; Bosc dit que les crochets du ténia sont *cartilagineux* ; M. Dujardin parle des enveloppes *cartilagineuses* du mermis, quoiqu'elles n'aient du cartilage qu'une apparence très superficielle.

(1) J. A. E. Goeze, *Versucheiner Naturgesch.*, etc., 1782, p. 258, 264.

(2) Goeze aperçut dans des hydatides que lui avait envoyées Meckel de *petits corps olivaires* armés d'une *simple* couronne de crochets (cité par Zeder, *Erster zur Naturgesch.*, etc., 1800, p. 308).

(3) Zeder, Hydatides du cerveau d'une jeune fille prises pour des cœnures (voy. ci-après, liv. III, part. I, *Cœnure chez l'homme*).

(4) « Ipse hydatides humanas plurimas vidi ; inter plures tamen, quas ab ægroto dejectas am. Weigel *spiritu vini servatas* communicavit, altera *intus pulvere adspersa*, qui sub microscopio vermiculos rotundos vel obovatos exhibuit, quorum autem capita retracta essent. » (Rudolphi, *Ent. hist. cit.*, t. II, part. II, p. 248.)

(5) Werner parle des corpuscules blancs très nombreux qu'il rencontra à la surface interne d'hydatides extraites de la région inguinale, et qui sont évidemment des échinocoques (voy. obs. 231, *infra cit.*).

tites ; quelques autres de ces dernières ne renfermaient que de l'eau, ou tout au plus de petits globules dépourvus de crochets et de suçoirs (1). » Ce fait aurait dû faire comprendre qu'il n'y a point une différence de nature ou d'espèce entre les hydatides qui contiennent des échinocoques et celles qui n'en contiennent pas, mais on n'en tira aucune conséquence ; l'observation de Bremser resta, il est vrai, à peu près ignorée dans ses détails. Rendtorf, l'année suivante, publia une observation d'hydatides du cerveau, dans laquelle l'existence des échinocoques fut bien établie (2), et ce cas est donné par la plupart des auteurs comme le premier d'échinocoques chez l'homme.

Dans l'intervalle de temps qui sépare la découverte des échinocoques dans les hydatides des animaux et dans les hydatides de l'homme, celles-ci furent diversement interprétées et toujours d'une manière erronée.

En 1789, James Lind observe des hydatides (échinocoques) expulsées par les selles chez l'homme, il les appelle des *tænia hydatigena*, et dit qu'elles répondent au *lumbricus hydropicus* de Tyson (3). C'est là la première notion, chez un médecin, des travaux des naturalistes que nous avons cités ; mais c'est aussi une erreur, car le *tænia hydatigena* ou le *lumbricus hydropicus* est un cysticerque. En 1790, la même expression est employée par Berthelot pour un cas à peu près semblable (4), et par Lettsom pour des hydatides rénales (5) ; on la retrouve ensuite dans plusieurs observations d'hydatides et dans le mémoire de Lassus (6).

En 1804, un grand observateur, Laennec, ne confond plus les hydatides (échinocoques) de l'homme avec les cysticerques ; mais, n'ayant point vu dans ces hydatides les têtes de ténia qu'il connaissait dans celles du bœuf et du mouton, il les considère comme des êtres d'une autre nature ou d'un autre genre ; il leur reconnaît du moins des caractères d'animalité, un mode particulier de reproduction et leur donne le nom d'*acéphalocystes* (7). Himly, après

(1) Bremser, professeur à l'Université de Vienne, *Notice sur l'echinococcus hominis* (*Journ. complém.* Paris, 1821, t. XI, p. 282).

(2) Rendtorf, *Dissert. de hydatidibus, præsertim in cerebro humano repertis.* Berlin, 1822, cap. x, p. 22.

(3) *Observ.* 119, *infra cit.*

(4) *Observ.* 127, *infra cit.*

(5) *Observ.* 186, *infra cit.*

(6) *Mém. infra cit.*

(7) Laennec, *mém. cit.*

Laennec (1), s'efforce de prouver que l'hydatide de l'homme (*hydatis simplex*) est un animal, et peut-être, dit-il, le plus simple de tous les animaux (2). Kuhn la range dans le genre *Psychodiaire* de Bory (3).

Jusqu'en 1843, l'hydatide contenant des échinocoques passe pour être très rare chez l'homme; à cette époque, M. Livois, dans une excellente thèse faite sous l'inspiration de M. Rayer, prouve que les échinocoques, loin d'être rares, sont très communs dans les hydatides ou les acéphalocystes de l'homme; il conclut que :

« Les hydatides doivent être rejetées de la classe des vers vésiculaires dans laquelle les a rangées Laennec, en en faisant un genre particulier sous le nom d'*acéphalocystes ;*

» Les hydatides..., sont de simples poches dans la cavité desquelles sont *toujours* contenus des échinocoques dont le nombre est en rapport avec le volume des poches elles-mêmes (4). »

Ces conclusions sont aujourd'hui généralement acceptées par les médecins, et le temps les a confirmées en partie; c'est-à-dire que les échinocoques existent dans les hydatides aussi bien chez l'homme que chez les animaux, et que les acéphalocystes ne sont que des *hydatides à échinocoques*. Mais quelle est la fonction, quelle est la nature de la vésicule hydatique? C'est ce que M. Livois ne dit pas. « Les hydatides dépourvues, dit-il, de toute espèce de mouvement, de toute espèce d'organes, ne sont pas des êtres doués de la vie, des vers, comme on le croit encore généralement. »

Les opinions les plus diverses quant aux rapports des hydatides avec les échinocoques, se trouvent dans les œuvres des auteurs contemporains : les uns font abstraction de la vésicule hydatique dans leurs considérations sur l'échinocoque, ou réciproquement; les autres

(1) Everard Home, avant Laennec, avait dit que les hydatides de l'homme sont des animaux; mais cet observateur n'en a parlé que d'après les connaissances de son temps, et n'a point fait sur les *acéphalocystes* de recherches particulières. En effet, s'il établit que le cœnure est doué de mouvements, il ne dit pas que les *acéphalocystes* en sont complétement privées; il ne les a donc point examinées de près, et l'on ne doit point le citer comme ayant établi *le premier*, ou *l'un des premiers*, l'animalité des hydatides acéphalocystes (voy. *The Croonian lecture on muscular motion*, by Everard Home; read 11 nov. 1790, in *Philosoph. Transact.*, for the year 1795, part. I, p. 204).

(2) Himly, *Hufeland's Journal*, décembre 1809, p. 140, et Bremser, *ouvr. cit.*, p. 295.

(3) Kuhn, *mém. infra cit.*

(4) Eug. Livois, *Recherches sur les échinocoques chez l'homme et chez les animaux* (*Thèse*. Paris, 1843, p. 123).

croient que ces deux êtres n'en forment qu'un, correspondant au cœnure, vésicule pourvue de plusieurs têtes (Gervais, 1845); pour d'autres, l'hydatide n'est qu'un échinocoque qui a perdu ses crochets et qui s'est développé (de Siebold ? 1838; Diesing, 1850); ou bien c'est une sécrétion produite par des larves de ténia qui ont subi une dégénérescence hydropique (de Siebold, 1851); enfin c'est un produit inanimé, une enveloppe protectrice des échinocoques (Rudolphi, 1810; Robin, 1854). Les auteurs qui nous ont donné les deux traités les plus récents sur l'helminthologie, M. Küchenmeister et MM. Gervais et Van Beneden, ne paraissent pas non plus avoir, touchant la question qui nous occupe, une idée bien arrêtée, nous dirions même bien définie (1).

Nous croyons avoir déterminé, dans un mémoire publié en 1856 (2),

(1) M. Küchenmeister, après avoir regardé, avec M. de Siebold, les hydatides comme le produit de la dégénérescence hydropique d'une larve de ténia égarée, change d'opinion et professe, dans son nouvel ouvrage, que les hydatides, ou textuellement, « que les acéphalocystes sont des embryons de cestoïdes à six crochets, lesquels ont grandi sans obstacles, mais qui sont restés néanmoins stériles ou plus correctement qui ne deviennent jamais prolifères et ne produisent point de scolex. » Il admet ensuite trois sortes d'acéphalocystes provenant de trois ténias différents (Küchenmeister, *ouvr. cit.*, trad. angl., t. I, p. 230). Si cette *explication* peut rendre compte de l'origine des acéphalocystes privées d'échinocoques, elle ne donne aucune raison des rapports d'une hydatide avec les échinocoques qu'elle contient.

MM. Gervais et Van Beneden, dans l'ouvrage qu'ils viennent de publier, n'ont pas traité cette question d'une manière plus claire : « On admettait encore un autre genre d'hydatides, disent-ils..., c'étaient les acéphalocystes avec lesquelles il est facile de confondre les échinocoques *lorsque les têtes de ceux-ci font saillie en dehors ou en dedans de la vésicule*, et qu'on les examine superficiellement, et c'est là sans doute ce qui a donné lieu à la distinction des acéphalocystes exogènes et des acéphalocystes endogènes établie par Kuhn. » Il est difficile de comprendre comment les auteurs envisagent l'acéphalocyste, car jamais un échinocoque ne fait saillie en dehors de cette vésicule. Kuhn a parfaitement défini ses acéphalocystes endogène ou exogène : la première produit par sa surface interne, la seconde par sa surface externe, un bourgeon hydatique (voy. ci-après, p. 360, fig. 18), une hydatide et non un échinocoque qui ne peut jamais être exogène, et que d'ailleurs Kuhn ne connaissait pas ou ne connaissait que très imparfaitement. « Il n'en existe pas moins, disent ensuite MM. Gervais et Van Beneden, des acéphalocystes véritables, c'est-à-dire des vésicules hydatiques *encore* sans têtes, sans crochets et sans suçoirs..., nous ne pensons pas qu'on doive les considérer autrement que comme *un état particulier et acéphale des échinocoques* (Gervais et Van Beneden, *ouvr. cit.*, t. II, p. 219). Évidemment les auteurs n'ont point sur les rapports de l'hydatide avec l'échinocoque une opinion bien arrêtée.

(2) Davaine, *Recherches sur les hydatides, les échinocoques et le cœnure et sur leur développement* (*Mém. Soc. biologie*, 1855, et *Gaz. méd.*, 1856).

la fonction des hydatides et les rapports qui existent entre ces vésicules et les échinocoques : pour nous, l'hydatide correspond à une phase de développement d'un animal qui vit un certain temps et peut se reproduire un certain nombre de fois sous la forme vésiculaire; l'échinocoque offre une phase plus avancée du développement de ce même animal. Des faits observés ultérieurement nous ont confirmé dans cette manière de voir (voy. le *Synopsis*, n° 7, art. HYDATIDE-ÉCHINOCOQUE).

Les connaissances nouvellement acquises sur l'animalité de certaines vésicules qui se développent dans les organes de l'homme et des animaux, jetèrent de l'incertitude sur la nature de quelques autres corps qui jusque-là avaient été confondus avec elles. Les vésicules choriales furent regardées aussi comme des vers cystiques, et formèrent une espèce à laquelle H. Cloquet donna le nom de *acephalocystis racemosa* (1). Laennec considéra, avec doute toutefois, les corps riziformes des membranes synoviales comme des êtres animés, et proposa de les appeler *acephalocystis plana* (2).

De plus, suivant des accidents de forme ou suivant des variations pathologiques, les vers vésiculaires mêmes furent divisés d'une manière tout à fait fautive en plusieurs espèces; dans d'autres cas, par suite des transformations profondes qu'amène l'âge dans la constitution de ces vers, leur nature a été méconnue; la tumeur qu'ils formaient a été regardée comme le produit d'une affection particulière

(1) Laennec considère les vésicules choriales comme de véritables acéphalocystes (*mém. cit.*, p. 117), mais il n'en forme point une classe particulière; cette distinction appartient à Bremser (*ouvr. cit.*, p. 312) et à Hipp. Cloquet (*Faune citée*, art. ACÉPHALOCYSTE, p. 133).

(2) Laennec reçut ces corps de *Dupuytren*, qui les trouva dans une poche située au poignet; il en reçut aussi de *Dubois*, qui en trouva une cinquantaine dans la même région. Laennec (*mém. cit.*, p. 109) dit : « Si l'on parvient un jour à observer en eux quelque signe évident de vie, on pourra les désigner sous le nom d'*acéphalocystis plana.* » Il ne les considérait donc point définitivement comme des animaux. — H. Cloquet observa des corps semblables, 1° dans la capsule de glissement du tendon du grand fessier sur le grand trochanter; 2° dans un kyste à l'insertion cubitale du muscle triceps brachial; 3° dans la gaîne du tendon du grand palmaire. Il resta dans le doute sur leur nature (art. ACÉPHAL., cité page 179, note). — Bosc et Duméril trouvèrent que des corps semblables, qui leur avaient été donnés par Dupuytren, n'étaient point des animaux; néanmoins ce grand chirurgien persista à les considérer comme des êtres animés. Aux raisons qu'il en donne, il ajoute : « Je crois avoir aperçu des mouvements dans plusieurs de ces corps. » (*Leçons orales*, t. III, p. 35.) Leur origine n'est peut-être point encore bien déterminée; toutefois, personne ne les considère plus aujourd'hui comme des hydatides.

de l'organe envahi. C'est ce qui arriva pour les tumeurs du foie dites athéromateuses.

Dénominations. — Les dénominations données aux vers vésiculaires ont varié suivant les connaissances acquises sur la nature de ces corps ou suivant les opinions qu'on s'en est faites.

Hartmann appela *vers vésiculaires* les hydatides dont il avait découvert l'animalité (*vermes vesiculares sive hydatodes; hydacides vulgò dictæ*); Pallas, ayant remarqué les rapports de ces hydatides avec le ténia, leur donna le nom de *tænia hydatigena;* Gœze, par une raison semblable, appela *tænia socialis* celles qui contiennent des échinocoques. Les hydatides de l'homme dans lesquelles des *têtes de ténia* n'avaient point été observées, conservèrent généralement leur nom primitif, jusqu'à ce que Laennec, démontrant en elles une vitalité propre, leur eut imposé celui d'*acéphalocyste.*

D'un autre côté, les produits pathologiques consistant dans des vésicules pleines d'une eau limpide et adhérentes aux tissus ambiants furent rapportés aux kystes ou aux hydropisies partielles, et le nom d'hydatide cessa de leur être donné; ainsi, cette expression eût été complétement abandonnée, si la plupart des médecins n'eussent continué à l'appliquer aux vésicules mères des échinocoques, c'est-à-dire aux acéphalocystes de Laennec. Nous suivrons leur exemple pour plusieurs raisons:

1° Le nom d'*acéphalocystes* donné à des animaux très simples et vésiculeux, sans tête, ne s'applique point avec justesse aux vésicules mères des échinocoques, qui sont un état transitoire d'un animal pourvu, à une certaine époque, d'organes complexes et d'*une tête.*

2° Le nom d'*échinocoques* a été donné plus particulièrement aux corpuscules renfermés dans les hydatides.

3° Le nom d'*hydatides* exprime avec justesse l'apparence de ces vésicules sans préjuger leur nature; il est ancien; il est encore généralement usité; il ne désigne plus aucun autre produit pathologique; enfin il n'est appliqué à aucun autre ver vésiculaire, même chez les médecins qui désignent, comme les naturalistes, l'*hydatide cérébrale* par le nom de cœnure, et l'*hydatide à une seule tête* par le nom de cysticerque.

Division. — Nous étudierons d'abord les lésions occasionnées par les hydatides, chez l'homme, puis chez les animaux;

En second lieu, celles qui sont déterminées par les cysticerques.

PREMIÈRE DIVISION.

LÉSIONS PATHOLOGIQUES OCCASIONNÉES PAR LES HYDATIDES.

—

SUBDIVISION I.

HYDATIDES CHEZ L'HOMME.

(Hydatide et échinocoque, *Synops.*, n° 7).

Les hydatides de l'homme, dans leur état d'intégrité, sont des vésicules arrondies, formées d'une matière semblable à de l'albumine coagulée, renfermant un liquide limpide, et libres de toute adhérence, de toute connexion avec l'organe qui les recèle. Elles contiennent des échinocoques adhérents à leur surface interne ou libres et flottants dans le liquide hydatique; rarement elles n'en contiennent pas.

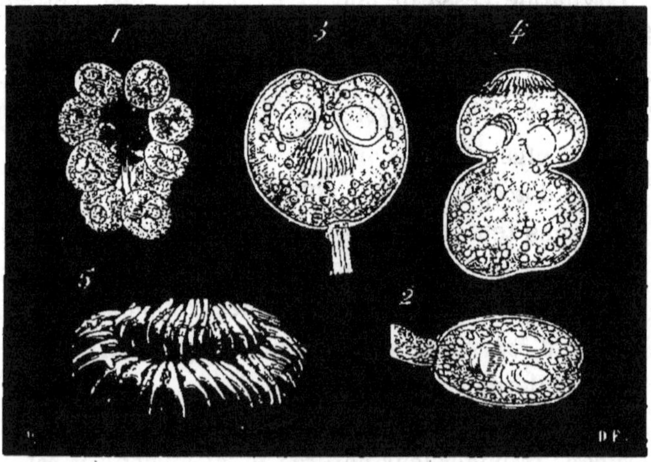

FIG. 17. — Échinocoques de l'homme (pour l'explication, voir le *Synopsis*).

Les hydatides de l'homme sont d'un volume très variable; il en est d'à peine perceptibles à l'œil nu, d'autres égalent en grosseur la tête d'un fœtus à terme. Le plus communément, elles varient entre le volume d'un pois et celui d'une orange. Leur forme, primitivement sphéroïde ou ovoïde, se trouve quelquefois modifiée d'une manière permanente par la pression des parties environnantes, qui ont opposé quelque obstacle à leur accroissement régulier. Leurs parois sont généralement d'une épaisseur uniforme et proportionnelle au volume de la vésicule; elles sont incolores et transparentes ou d'une teinte opaline, soit en quelques points, soit dans une plus ou moins grande étendue de leur surface. Des circonstances accidentelles, comme le contact d'un liquide coloré, de la bile par exemple, en changent quelquefois la couleur.

La substance des hydatides est homogène, friable, élastique, sans

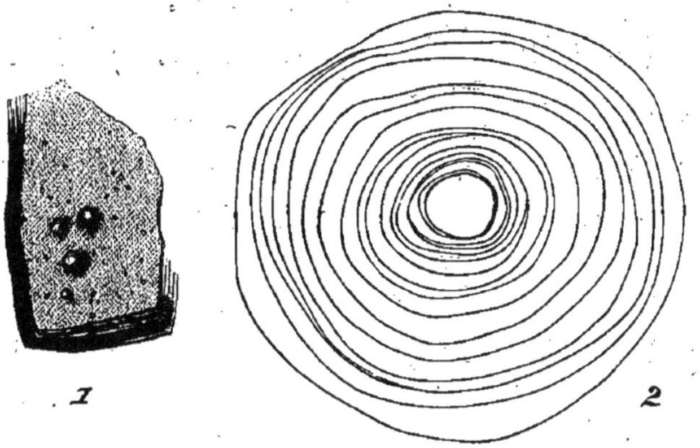

FIG. 18. — 1. Fragment d'une hydatide de l'homme, grandeur naturelle. La tranche montre les feuillets dont se compose son tissu; la surface offre plusieurs bourgeons *exogènes* plus ou moins développés. — 2. Un des bourgeons comprimé et grossi 40 fois. Il est formé, comme l'hydatide souche, de feuillets stratifiés; la cavité centrale ne contient encore ni échinocoque, ni membrane germinale.

fibres ou cellules, analogue pour l'aspect et la consistance à du blanc d'œuf cuit. Cette substance constitue une membrane disposée en couches stratifiées; les couches, d'une minceur extrême, se reconnaissent au microscope jusque dans les plus petites hydatides et forment un caractère distinctif de ce produit pathologique. Lisses et unies à leur surface extérieure, les hydatides présentent souvent à leur surface interne des inégalités ou des épaississements d'apparences variées, sphériques ou irréguliers, transparents ou opaques, pleins ou creux. Les plus petites hydatides sont constituées, quant à leurs parois, comme les plus grandes. A moins qu'elles ne soient d'une petitesse extrême, on peut constater toujours l'existence d'une cavité centrale. Cette cavité renferme un liquide plus ou moins abondant, ordinairement séreux et limpide. Elle est revêtue, chez les hydatides *fertiles*, par une membrane d'une nature particulière (*membrane germinale*) d'où naissent les échinocoques.

Quelquefois avec une grande hydatide on en trouve plusieurs petites, qui lui sont extérieures ; plus fréquemment une grande hydatide en renferme plusieurs petites qui sont libres dans sa cavité; d'autres fois on en trouve de très petites adhérentes à la surface interne ou externe d'une plus grande. Ces hydatides naissent, comme des bourgeons, dans l'épaisseur ou à la superficie des parois de leur mère, s'élèvent sur l'une ou sur l'autre de ses surfaces, grossissent, deviennent creuses et ne tardent pas à se détacher.

Les hydatides, en général fortement distendues par le liquide qu'elles contiennent, jouissent d'une élasticité remarquable, en sorte que le moindre ébranlement se communique à toute leur masse, et occasionne un frémissement particulier et prolongé qui, dans quelques cas, devient un moyen de diagnostic des tumeurs qu'elles forment. C'est sans doute cet ébranlement facile qui a fait croire à plusieurs observateurs que ces corps sont doués d'un mouvement spontané.

Les hydatides conservent leur vie pendant un temps indéterminé et probablement assez long; dans des tumeurs déjà anciennes, on en trouve qui paraissent parfaitement intactes; plus fréquemment, il est vrai, elles ont subi des altérations: les échinocoques qu'elles contiennent ont disparu et les crochets qui persistent sont le seul indice de l'existence de ces entozoaires. La membrane de l'hydatide a perdu plus ou moins de sa transparence et de son homogénéité par le développement dans son épaisseur de granulations d'apparence graisseuse; elle s'est plus ou moins affaissée, mais le liquide contenu conserve ordinairement sa limpidité; quelquefois elle *s'est déchirée?* ou sa cavité est complétement effacée.

Il arrive que toutes les hydatides d'un kyste perdent simultanément leur liquide; les vésicules s'affaissent et se plissent régulièrement, tandis que le kyste éprouve un retrait proportionnel; celui-ci ne contient plus enfin que des membranes plissées et tassées comme les pétales du pavot renfermés dans leur calice.

La substance de l'hydatide résiste longtemps à une résorption ou à une transformation complète; aussi, dans de très anciennes tumeurs hydatiques, retrouve-t-on des débris membraneux et des crochets d'échinocoque qui témoignent de la constitution primitive de ces tumeurs.

Nous allons étudier :

Les lésions que les hydatides déterminent dans l'organisme en général, les phénomènes locaux ou généraux qu'elles produisent, leur diagnostic, etc.

Nous examinerons ensuite ces vers vésiculaires en particulier dans chacun des organes qu'ils envahissent, à savoir :

1° Les hydatides en rapport avec les organes de la circulation ;

2° Celles qui sont en rapport avec les organes de la respiration ;

3° Celles qui sont développées dans les organes ou dans les diverses parties de l'abdomen : *foie, rate, épiploon;*

4° Dans le petit bassin ;

5° Dans les reins ou en rapport avec les voies urinaires ;

6° Dans les parties superficielles de la tête, du cou, du tronc ou dans les membres ;

7° Dans le système osseux.

Quant aux hydatides des centres nerveux, de l'œil et des organes génitaux, il en sera question à propos des affections vermineuses de ces organes.

Enfin nous examinerons les divers moyens de traitement proposés jusqu'aujourd'hui pour en délivrer l'économie.

PREMIÈRE SECTION.

CONSIDÉRATIONS PATHOLOGIQUES SUR LES HYDATIDES DE L'HOMME.

CHAPITRE PREMIER.

CONSTITUTION ANATOMIQUE ET TRANSFORMATIONS DES TUMEURS HYDATIQUES.

§ I. — Les hydatides développées dans les parenchymes sont renfermées dans un kyste qui les isole des parties environnantes. Ce kyste (Folliculus, *Malpighi*, *Wepfer*, *Lancisi*, etc.; Hydatis externa, *Rudolphi*), est primitivement formé par le tissu cellulaire de l'organe qui contient le ver vésiculaire, et ne paraît pas différer de celui qui se développe autour d'un corps étranger quelconque; aussi le kyste hydatique présente-t-il des différences qui sont en rapport avec la structure de l'organe dans lequel il a pris naissance : épais et consistant dans le foie, il est très mince et très peu consistant dans le cerveau. Les hydatides développées dans une cavité séreuse naturelle ne s'enveloppent point d'une poche particulière, trouvant, sans doute, dans la membrane qui revêt cette cavité des conditions de structure analogues à celle des kystes celluleux. Il paraît en être de même pour les hydatides développées dans les veines.

Les parois des kystes hydatiques sont constituées par le tissu cellulaire plus ou moins condensé, et disposé en couches qu'on peut séparer par lambeaux d'une grandeur variable, mais qui ne peuvent être isolées en tuniques distinctes. Outre les différences que peuvent offrir ces parois suivant les différents organes dans lesquels elles se sont développées, on en observe d'autres qui sont en rapport avec l'âge et l'évolution naturelle des corps qu'elles renferment. L'épaisseur des parois augmente suivant le volume qu'acquiert la tumeur et plus encore peut-être suivant son ancienneté. Mince et purement celluleux dans le principe, le kyste devient ensuite fort et épais (1) ; plus tard, il acquiert la consistance d'une membrane fibreuse et même d'un fibro-cartilage. Dans les kystes anciens, on trouve fréquemment des noyaux disséminés et des plaques crétacées et d'apparence osseuse formés de phosphate de chaux et d'une faible proportion de carbonate de la même base. Ces productions n'envahissent pas les parois de la tumeur d'une manière uniforme; quelquefois ces parois sont minces et presque transparentes dans certaines parties, fort épaisses, au contraire, et comme fibro-cartilagineuses dans d'autres; mais, quelquefois aussi, elles sont devenues complétement osseuses. Dans le *Muséum de King's College* (prép. 332), il existe, au rapport de M. Budd, un foie qui contient trois grands kystes hydatiques ayant subi complétement cette transformation. Le savant médecin que nous venons de nommer, pense que le dépôt de matières terreuses dans la paroi des kystes hydatiques a plus de tendance à se faire chez les vieillards que chez les individus jeunes (2).

Le kyste est réuni aux parties environnantes, tantôt par un tissu cellulaire assez lâche et l'on voit ramper des vaisseaux sanguins sur sa paroi, tantôt par un tissu fibreux condensé qui établit des adhérences solides et difficiles à détruire. Sur un cadavre dont les artères avaient été injectées à la cire, M. Charcot ayant trouvé deux kystes hydatiques situés dans le petit bassin, vit qu'ils recevaient des vaisseaux artériels assez volumineux et que les petites ramifications de ces vaisseaux *pénétraient dans le tissu même de la poche fibreuse* (3).

Lorsque les hydatides se développent à la surface d'un organe, dans le tissu cellulaire sous-séreux, il peut se faire que le kyste re-

(1) M. Béraud a montré à la Société de biologie un kyste du foie en partie osseux et dont les parois avaient un demi-centimètre d'épaisseur (*Soc. biol.*, t. I, p. 27).

(2) Budd, *ouvr. cit.*, p. 422.

(3) Charcot, *Mém. Soc. biologie*, 1852, t. VI, p. 103.

pousse la membrane séreuse, se coiffe, en quelque sorte, de cette membrane et ne reste en rapport avec son point d'origine que par un pédicule plus ou moins allongé et aminci. C'est ce que nous avons vu, M. Charcot et moi, dans un cas ou de tels kystes pédiculés existaient en grand nombre à la surface du péritoine; le pédicule de quelques-uns de ces kystes avait jusqu'à sept centimètres de longueur et n'était pas plus gros qu'un crin de cheval. Il se pourrait que ces minces pédicules se rompissent et que les kystes devinssent libres dans la cavité péritonéale (1).

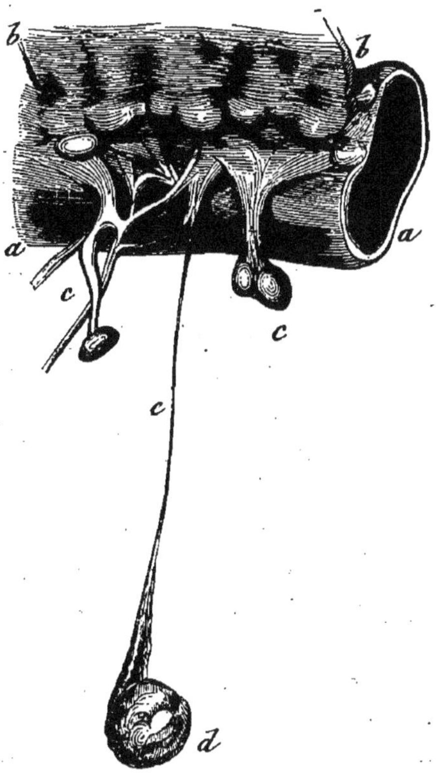

Fig. 19. — Kystes hydatiques pédiculés observés par les docteurs Charcot et Davaine. — *a*, *a*, intestin grêle ; *b*, *b*, mésentère ; *c*, *c*, kystes ayant un court pédicule ; *d*, autre kyste supporté par un pédicule *c*, très long et très aminci.

La face interne des kystes hydatiques récents est blanche, lisse, et ressemble, jusqu'à un certain point, à celle d'une membrane séreuse ; dans les kystes anciens, elle est comme chagrinée, rugueuse ou couverte d'exsudations plus ou moins adhérentes et épaisses ; les vaisseaux s'y montrent aussi quelquefois avec une apparence variqueuse, ou sont entourés dans leur trajet par une véritable suffusion sanguine (2).

Suivant M. Vogel, le kyste doit son origine à de la fibrine coagulée qui s'est organisée peu à peu et qui a même acquis des vaisseaux (3). Si tel était le mode de formation de cette poche, elle aurait

(1) Charcot et Davaine, *Note sur un cas de kyste hydatique* (*Mém. Soc. biologie*, 1857, 2e série, t. IV, p. 103). Voyez ci-après, obs. 105.

Dans un cas de kyste du petit bassin observé par Lelouis, un kyste considérable n'était aussi rattaché aux parties que par un pédicule relativement très mince (voy. sect. V, Petit bassin, obs. 153).

(2) J'ai examiné dernièrement un kyste hydatique considérable, à la surface interne duquel les vaisseaux étaient en quelques points très dilatés, et entourés en d'autres points par de véritables ecchymoses.

(3) Vogel, *Traité d'Anat. pathol.*, Paris, 1847, p. 419.

probablement la même épaisseur, la même consistance dans tous les organes, aussi bien dans le cerveau que dans le foie ; or c'est ce que l'on ne voit pas. Suivant le même auteur, sa face interne est tapissée d'un épithélium plus ou moins complet.

Le kyste hydatique est en général d'une forme globuleuse, régulière ou plus ou moins bosselée, mais il est rarement composé de loges distinctes ; ce cas peut provenir de la fusion de plusieurs kystes. Lorsque la poche hydatique devient multiloculaire par suite des obstacles qu'elle rencontre à son accroissement uniforme, l'hydatide, si elle est unique, envoie des prolongements dans les diverses loges, comme M. Cruveilhier l'a observé (1).

§ II. — Un kyste renferme fréquemment chez l'homme plusieurs hydatides ; leur nombre peut être très considérable, s'élever même au delà de mille.

Boudet a vu un kyste hydatique qui contenait à peu près quatre mille hydatides (2). « Pemberton a vu au foie, dit Bremser, un *abcès* qui s'était étendu jusqu'aux poumons et qui contenait au moins cinq cent soixante hydatides d'un diamètre de deux pouces et demi à celui d'une tête d'épingle (3). » Ploucquet cite un cas de Allen dans lequel on trouva sept à huit mille hydatides (4) et un autre d'une tumeur globuleuse dans laquelle il y avait neuf mille de ces vésicules (5). Nous avons rapporté le cas de Rivière ou l'on a vu plus de deux cents hydatides sortir à l'ouverture d'une tumeur, et celui de Wolcherus ou l'on en compta plus de trois cents ; nous rapporterons encore un cas de Tyson qui en a vu plus de cinq cents, et un autre de Panaroli qui en a vu plus de mille dans des circonstances semblables. Les faits de ce genre sont trop communs pour que nous nous y arrêtions davantage.

Dans ces cas, le volume de la tumeur est toujours énorme et atteint jusqu'à la grosseur de la tête d'un homme.

Lorsque le kyste ne contient qu'une seule hydatide, celle-ci le remplit ordinairement en entier, et tapisse immédiatement ses pa-

(1) J. Cruveilhier, *Traité d'anatomie pathologique générale*, 1856, t. III, p. 547.

(2) *Observ.* 224, *infra cit.*

(3) Chr. Rob. Pemberton, *A pract. treat. on various diseases of the abdom. visc.* London, 1814, cité par Bremser, p. 306.

(4) Allen, p. 294, cité par Ploucquet, art. HYDATIDES.

(5) *Comm.*, Nor., 1731, p. 271 (9000 *hydatides in tumore globoso*), cité par Ploucquet.

rois ; lorsqu'il en contient plusieurs, il se trouve quelquefois dans sa cavité un liquide plus ou moins abondant dans lequel nagent les hydatides. Ce liquide est transparent et limpide comme celui des vésicules ; ou bien il est diversement coloré, trouble, épais, etc., ainsi que nous le verrons ci-après.

§ III. — Nous avons dit que les hydatides ont une existence limitée, et qu'elles se détruisent tôt ou tard avec les échinocoques qu'elles contiennent. Cette destruction est déterminée par l'action de la poche qui les renferme ; au moins la masse entière de la tumeur offre-t-elle des transformations morbides qui ne paraissent point procéder des hydatides.

Lorsque le ver vésiculaire est solitaire, ou lorsque, étant multiples, ces vers ont leur vésicule appliquée au kyste sans interposition de liquide, une matière d'apparence tuberculeuse ou sébacée, demi-liquide et visqueuse, quelquefois épaisse et consistante, se dépose par couches sur la face interne du kyste ; cette matière s'accumule et enveloppe complétement la vésicule hydatique ou la refoule vers un des côtés de la poche. Le liquide contenu dans l'hydatide reste ordinairement limpide, mais il diminue de quantité, et la vésicule s'affaisse et se plisse ; en même temps le kyste se resserre, au moins d'après toutes les apparences, et contribue de cette manière à effacer de plus en plus la cavité du ver vésiculaire.

Avec le temps la matière sécrétée s'épaissit, se concrète, et prend l'aspect du mastic des vitriers et quelquefois celui de la craie ; l'hydatide se réduit à quelques lambeaux membraneux et finit même par disparaître ; les échinocoques qui se sont détruits depuis longtemps ne sont plus représentés que par leurs crochets. « L'hydatide se transforme entièrement, dit Bremser en parlant de celle du bœuf, en une masse calcaire que l'on peut quelquefois détacher aussi facilement que l'hydatide saine de l'organe dans lequel elle se trouve (1). »

Dans d'autres cas, chez l'homme, la tumeur hydatique subit des transformations différentes en apparence, quoique toujours de même nature ; la matière qui remplit le kyste est liquide et ressemble, pour l'aspect, à du pus ou à du tubercule ramolli. Nous avons vu, avec M. Duplay, un vaste kyste hydatique de la rate, qui contenait un grand nombre de lambeaux d'hydatides nageant dans plusieurs litres d'un liquide qu'il était impossible, à la simple vue, de distinguer du

(1) Bremser, *ouvr. cit.*, p. 278.

pus. Ce liquide n'offrit au microscope aucun globule purulent ; il n'était certainement formé que par de la sérosité tenant en suspension la matière dont nous avons parlé ci-dessus. La présence des crochets d'échinocoque ne laissait, au reste, aucun doute sur l'origine de cette vaste collection d'apparence purulente.

Les matières du kyste peuvent encore avoir une teinte rougeâtre, jaune ou verdâtre, par leur mélange avec les liquides de l'économie, tels que le sang ou la bile.

§ IV. — Les tumeurs hydatiques ainsi transformées étaient appelées autrefois *athéromateuses* : il conviendrait de conserver ce nom aux matières complexes qu'elles renferment, quel que soit leur aspect. Les observations de kystes hydatiques *suppurés, transformés en abcès, contenant une grande quantité de pus ou de matière tuberculeuse* sont très communes dans les ouvrages de médecine. Nous sommes persuadé, d'après nos recherches, que la plupart de ces observations, sinon toutes, concernent des kystes *athéromateux*. *L'état puriforme*, ou de *tubercule*, n'est probablement qu'un degré moins avancé de la transformation *athéromateuse* dont l'état *crétacé* est le dernier ; aussi, dans des cas de kystes hydatiques multiples, on peut voir plusieurs degrés de cette transformation chez le même individu ; M. Cruveilhier rapporte, dans son *Anatomie pathologique*, un cas dans lequel un kyste hydatique de la rate contenait une *matière semblable à du plâtre*, tandis qu'un kyste du foie contenait du *pus*.

Des faits analogues se trouvent consignés dans divers ouvrages anciens, et nous aurons l'occasion dans la suite d'en rapporter plusieurs, mais leurs auteurs n'avaient pas reconnu que les tumeurs qu'ils observaient avaient toutes la même origine et la même nature ; tel est le cas suivant observé par de Haen :

Obs. II. — *Kystes hydatiques athéromateux du foie.*

Un individu, âgé de vingt-quatre ans, avait une tumeur dans l'épigastre et dans l'hypochondre droit depuis quatre ans ; pris tout à coup de fièvre et de délire, il mourut le neuvième jour.

Le foie, d'une grosseur monstrueuse, contenait plusieurs tumeurs : l'une, située dans le lobe droit, renfermait une énorme hydatide solitaire ; une autre, située dans le même lobe, contenait un grand nombre d'hydatides de diverse grosseur, d'une ligne à un pouce et demi de diamètre ; un troisième kyste, situé dans le lobe gauche, contenait des vésicules semblables ; un quatrième existait en dehors du foie ; un cinquième, situé à la surface de cet organe, était gros comme le poing : « Isque, dit de Haen, non, quemadmodum

» omnes præcedentes, aquâ limpidâ, verùm amurcâ nigrâ, tactuque arenaceâ, » repletus: membrana porro unica, explens totum cavum, hanc amurcam » continebat, lacera hinc inde ac complicata et ab asperâ amurcâ adhærente » valdè indurata. Pars dextra superiorque lobi dextri continebat sextum cavum » priore majus, biloculare, crassâ itidem ac pingui amurcâ plenum... (1). »

Ruysch a reconnu le premier les transformations des tumeurs hydatiques: « Hydatides in atheromata, steatomata et melicerides » mutari nulla mihi ambigendi relinquitur ansa, dit-il; plures enim » hoc anno istius modi offendi hydatides, in quibus aliquando mate- » riam pulti, lacti, sero, coagulo, caseoque æmulam reperi (2). »

Laennec a reconnu de même ces transformations des kystes hydatiques; il a vu de plus qu'elles peuvent amener une terminaison favorable de la maladie: « Je crois pouvoir établir, dit ce grand observateur, d'après quelques faits que j'ai vus, que, même sans sortir du kyste qui les renferme, les acéphalocystes peuvent périr spontanément: alors la partie la plus ténue du liquide dans lequel elles nagent est absorbée, le kyste se resserre sur lui-même comme un anévrysme après l'opération faite suivant le procédé de Hunter, et, au bout d'un certain temps, un kyste très volumineux se trouve réduit en une petite masse qui contient une matière de nature variable, etc. (3). »

Bremser fait des remarques semblables sur les hydatides du bœuf. « J'ai souvent rencontré, dit-il, dans le foie des bœufs, à côté des hydatides complétement développées et saines, tous ces degrés de désorganisation. L'hydatide saine, remplie d'un liquide limpide, forme à la surface de l'organe dans lequel elle séjourne, une protubérance convexe et élastique; mais si, au contraire, *cet animal* s'est déjà changé en une masse ossiforme, on trouve alors une dépression entourée de rides (4). »

M. Cruveilhier a rapporté plusieurs faits intéressants qui ne laissent point de doutes sur les transformations du contenu des kystes hydatiques, sur le retrait de ces kystes, et sur ce mode de guérison des tumeurs qu'ils forment (5). Nous avons examiné, il y a quelques années, un kyste gros comme un œuf de poule trouvé par M. Charcot

(1) De Haen, *op. cit.*, pars VII, cap. III, § 2, p. 318.
(2) Ruysch, *op. cit.*, observ. anat. XXV, p. 25.
(3) Th. Laennec, *Mém. sur les vers vésiculaires*, 1804 (*Mém. de la Soc. de méd. de Paris*. Paris, 1812, p. 120 et 142, note).
(4) Bremser, *ouvr. cit.*, p. 278.
(5) Cruveilhier, *Anat. pathologique générale*, cité t. III, p. 550 et suiv.

dans le foie d'une vieille femme. Ses parois étaient très épaisses, et sa cavité contenait une matière qui avait l'apparence du mastic des vitriers, avec quelques lambeaux hydatiformes. L'existence de crochets d'échinocoque ne laissa pas de doute sur sa nature. L'épaisseur de ses parois, son petit volume relatif, son contenu, ne permettaient pas de douter qu'il n'eût subi une transformation et un retrait semblables à ceux dont il vient d'être question ci-dessus.

§ V. — Si la matière athéromateuse étendue de sérosité a été prise souvent pour du pus, celle qui est concrète l'a été pour du tubercule, et cette erreur a fait croire à plusieurs observateurs que les tubercules doivent leur origine à des hydatides ; mais entre le tubercule et la matière athéromateuse il existe des différences essentielles, autant dans leur composition que dans leur mode de formation et dans leur nature. L'un est un produit primitif qui, en grossissant, se ramollit et tend à la destruction, l'autre est un produit secondaire, produit de sécrétion, qui tend à se concréter et à se résorber.

Jenner, le premier, a cru trouver l'origine des tubercules dans les hydatides. Il envoya à ce sujet au docteur Beddoes deux observations que celui-ci publia dans son ouvrage sur les *airs factices* (1). « Ce tubercule naissant, décrit par Starck, ne serait-il pas une hydatide? dit Jenner. Il est clairement démontré que les hydatides forment des tubercules dans les poumons de la vache : j'ai fait la préparation de ces parties..... » L'illustre inventeur de la vaccine cherche expérimentalement la solution de la question ; il nourrit de jeunes animaux de diverses manières : « Lorsqu'il les nourrissait avec certaines substances, on trouvait bientôt le foie rempli d'hydatides. En les examinant, à différentes époques, il fut à même de tracer les diverses gradations déjà mentionnées, depuis la plus légère bulle de fluide jusqu'à l'épaississement de leur enveloppe, et leur entière conversion en tubercules de volume et de consistance divers (2). »

Vers la même époque (1817), un savant vétérinaire français, Dupuy, fit à plusieurs reprises des rapprochements entre l'hydatide et le tubercule qu'il observait souvent chez la vache, sans cependant conclure que l'un dérivât de l'autre : « Ces hydatides, dit-il, regardées et décrites par les zoologistes comme des corps organisés et vivants, pourraient bien apporter quelque lumière sur l'origine et la formation des tubercules, ou du moins prouver que ces corps,

(1) Cité par John Baron, *Recherches, observ. et expér. sur le développement naturel et artificiel des maladies tuberculeuses*, trad. par M. V. Boivin. Paris, 1825 p. 100.

(2) Baron, *ouvr. cit.*, p. 99.

qui désorganisent les poumons de la même manière, se développent sous l'empire des mêmes circonstances (1). »

John Baron, dans son ouvrage sur les maladies tuberculeuses publié en 1819, s'efforça de montrer que « les tubercules, à leur origine, sont de petits corps vésiculaires, c'est-à-dire des hydatides contenant du fluide; que ces corps éprouvent des transformations subséquentes, de la nature desquelles dépend leur caractère tuberculeux... (2) » Qu'entend cet auteur par hydatide et tubercule? Il ne définit ni l'un ni l'autre; mais il résulte clairement de la lecture de son ouvrage que, pour lui, toutes les vésicules renfermant un liquide plus ou moins transparent sont des hydatides : tels sont le cysticerque, l'hydatide (mère des échinocoques), les vésicules choriales, les kystes séreux, etc., et que par *tubercules*, il entend les produits non liquides renfermés dans un kyste, quels que soient le volume du kyste et la nature des matières qu'il renferme.

Enfin, en 1832, le docteur Kuhn a cherché à déterminer la part que les hydatides (mères des échinocoques) prennent dans la production des tubercules, et quoiqu'on lui attribue généralement l'opinion que le tubercule (pris dans son acception ordinaire) doit son origine à des hydatides, c'est à la conclusion contraire qu'il est arrivé : « J'ai reconnu, dit-il, que sans être pour quelque chose dans les *affections tuberculeuses ordinaires*, les acéphalocystes pouvaient néanmoins déterminer la production d'un *genre* de tubercules *tout particulier* (3). » Et plus loin il donne les caractères distinctifs de ce *genre de tubercules* qui sont toujours enkystés, d'une couleur jaune foncé, renfermant des débris de la pellicule de l'acéphalocyste, ayant une tendance à se durcir, « tandis que les *tubercules ordinaires* finissent presque toujours par se ramollir. » Ainsi donc Kuhn n'a point confondu le *tubercule* avec la matière athéromateuse, il n'a point donné l'hydatide pour origine au premier de ces produits pathologiques, il n'a fait qu'une confusion de mots.

D'un autre côté, ayant, après Laënnec, cherché à déterminer chez les ruminants le mode de génération des acéphalocystes et leur mode de destruction par l'envahissement de la matière *tuberculeuse* (athéromateuse), il a fait connaître mieux qu'aucun autre la génération des hydatides par bourgeonnement, et la production *par le kyste* de cette matière concrète qui refoule et envahit l'hydatide, laquelle se ride, se plisse, perd son liquide, et finit même par disparaître.

Malgré les différences essentielles qui existent entre la matière athéromateuse et le tubercule, ces deux produits sont encore aujour-

(1) Dupuy, *De l'affection tuberculeuse vulgairement appelée morve*. Paris, 1817, p. 271.

(2) *Ouvr. cit.*, p. 286.

(3) Docteur Kuhn, médecin à Niederbronn, *Recherches sur les acéphalocystes et sur la manière dont ces productions parasites peuvent donner lieu à des tubercules*. Strasbourg, 1832, p. 16.

d'hui confondus par quelques observateurs; le fait suivant, qui, du reste, est intéressant à plus d'un titre, en est la preuve.

Obs. III (Malherbe). — *Hydatides du foie, athérome, gangrène.*

Il s'agit d'un homme âgé de vingt-neuf ans, qui, ayant fait une chute sur un escalier six semaines avant son entrée à l'Hôtel-Dieu de Nantes, fut pris de toux et d'oppression, et présenta, le jour de son entrée à l'hôpital (9 décembre 1856), des signes de pneumonie et de *gangrène pulmonaire ;* il succomba le 20 décembre.

A l'autopsie, on trouva les lésions suivantes : Quelques tubercules ramollis dans les poumons, gangrène pulmonaire à droite; abcès sous la pie-mère et dans un hémisphère cérébral; large *abcès enkysté* dans la région splénique; abcès dans la rate, un autre avec gangrène dans un rein.

Il existe un kyste hydatique dans le lobe gauche du foie; sa paroi est calcaire en quelques points; à la face interne du kyste on voit « une couche molle, jaunâtre, épaisse de 3 à 5 millimètres, de consistance de fromage, ressemblant à du pus concret ou à du tubercule jaune. Examinée au microscope, je la trouve exclusivement constituée de granulations moléculaires et graisseuses, de rares cristaux de cholestérine, et surtout de *corpuscules tuberculeux types* offrant tous les caractères *donnés par les auteurs*... pas la trace d'un globule de pus. — Une quarantaine d'hydatides accolées à cette couche pulpeuse, mais ne lui adhérant pas autrement que par contact, de la grosseur d'une tête d'épingle jusqu'à celle d'une orange moyenne, les unes jaunâtres, etc... — Enfin ce fait est, je crois, unique jusqu'à présent, c'est la présence d'une couche de *matière tuberculeuse* intermédiaire au kyste fibreux adventif et à la membrane propre des hydatides (1). »

CHAPITRE II.

CONSTITUTION CHIMIQUE DE LA TUMEUR HYDATIQUE ; PRODUITS ACCIDENTELS.

La connaissance de la composition chimique des membranes hydatiques est sans importance pour nous ; il n'en est pas de même de celle des liquides ou des matières qu'elles renferment.

Le liquide limpide des hydatides ne contient que des traces d'albumine; il renferme en quantité assez considérable du chlorure de sodium, dont les cristaux deviennent apparents au microscope lorsqu'on laisse évaporer une goutte de liquide sur une lame de verre. Sa

(1) Docteur Malherbe, *Gazette des hôpitaux*, 1857, p. 130.

densité est de 1,008 à 1,013 ; il est neutre ou légèrement alcalin. *Il ne se coagule pas par la chaleur ou par les acides* (1).

La matière athéromateuse est composée principalement de phosphate de chaux et d'une matière animale semblable à l'albumine ; elle contient aussi une petite quantité de carbonate de chaux, de la cholestérine et d'autres matières grasses.

M. Berthelot, ayant fait l'examen des matières grasses renfermées dans la substance puriforme d'un kyste hydatique de la rate (2), obtint le résultat suivant :

« 100 parties de la substance contenue dans le kyste ont fourni :

Matière grasse totale	1,7

Cette matière renfermait :

Substances saponifiables	0,4
Cholestérine	0,9
Substance fétide particulière, non saponifiable, de nature cireuse, soluble dans l'éther, presque insoluble dans l'alcoool	0,4
Principe colorant jaune qui a disparu pendant la saponification	»
	1,7

» D'après cette analyse, les matières grasses contenues dans le kyste se rapprochent beaucoup de celles que renferme le pus, tant par leur nature que par leur proportion. Ce qu'elles offrent de plus remarquable, c'est d'une part l'abondance de la cholestérine, d'autre part la présence de la matière cireuse et fétide que j'ai signalée. » (Berthelot.)

L'examen microscopique de cette même matière nous a montré des granulations élémentaires et des particules amorphes, une énorme quantité de lamelles de cholestérine, des crochets d'échinocoque. L'abondance des cristaux de cholestérine était le fait le plus notable ; nous n'avons trouvé aucun globule de pus.

La présence de la cholestérine dans les kystes athéromateux est probablement générale ; nous avons trouvé cette substance dans trois

(1) Redi a fait, le premier, l'observation importante que le liquide d'un cysticerque ne se coagulait pas par la chaleur ; Dodart ensuite a fait la même remarque pour des hydatides de l'homme. C'est Récamier qui le premier, je pense, a cherché dans ce fait un signe diagnostique des tumeurs hydatiques.

(2) Kyste de la rate de l'homme observé par M. Duplay. (Voy. sect. IV, chap. IV.)

kystes hydatiques qui avaient subi la transformation athéromateuse et nous l'avons vue signalée dans plusieurs cas où l'examen microscopique avait été fait.

On trouve encore dans les kystes hydatiques d'autres substances, dont la présence est accidentelle. Ce sont : l'*hématoïdine*, le *sucre*, et quelques *sels de l'urine*.

Hématoïdine. — Toutes les tumeurs hydatiques dans lesquelles, à notre connaissance, la présence de l'hématoïdine a été constatée, appartenaient au foie :

I. Dans un kyste adhérent à cet organe, et qui avait subi la transformation athéromateuse, M. Jones trouva des globules huileux, des lamelles de cholestérine, des membranes hydatiques, des crochets d'échinocoque et des cristaux d'hématoïdine. Cet observateur ne fait point mention de l'existence de cristaux semblables dans des kystes hydatiques qui, chez le même sujet, étaient situés dans d'autres parties de la cavité abdominale (1).

II. Un kyste du foie observé par M. Leudet renfermait une hydatide solitaire. A la surface interne du kyste existait un dépôt de matière jaunâtre qui contenait des cristaux de cholestérine et de l'*hématine granuleuse* (2).

III. Dans un kyste du foie également, le docteur Hyde Salter trouva une matière rouge et cristallisée (hématoïdine). Les cristaux se trouvaient non-seulement dans le liquide qui entourait les hydatides, mais encore à l'intérieur même de ces vésicules (3).

IV. MM. Robin et Mercier ont trouvé aussi des cristaux d'hématoïdine, et même une masse de la grosseur d'une noisette, dans un kyste du foie. Dans ce cas, comme dans le précédent, les cristaux existaient au dehors et dans la cavité de presque toutes les hydatides ; il est vrai que celles-ci étaient ouvertes et affaissées. Plusieurs kystes hydatiques existaient dans d'autres organes, mais aucun ne contenait d'hématoïdine (4).

V. Dans un cas de kystes hydatiques multiples disséminés dans

(1) Voyez ci-après, obs. 161.
(2) Leudet, *Bulletin Soc. anat.*, 1853, ann. XXVIII, p. 185.
(3) Hyde Salter, *Transact. of pathol. Society*. London, 1854, p. 304.
(4) *Mém. de la Soc. de biologie*, 1855, p. 117. Voy. ci-après, obs. 81.

plusieurs organes que nous avons observés, M. Charcot et moi, un kyste situé dans le foie offrait de nombreux cristaux rhomboïdaux d'hématoïdine. Ces cristaux existaient dans le liquide du kyste évacué pendant la vie du malade. Chez tous les échinocoques renfermés dans les hydatides évacuées en même temps, les corpuscules calcaires offraient une coloration d'un rouge très intense, tout à fait analogue à celle des cristaux d'hématoïdine ; ces corpuscules n'avaient éprouvé d'ailleurs, dans leur forme ou dans leurs autres caractères, aucune modification appréciable. Il y avait encore des cristaux d'héma-toïdine sous la paroi de quelques hydatides intactes, mais aucun des kystes situés dans les autres organes n'en renfermait (1).

Sucre. — La présence du sucre en grande quantité a été constatée dans le liquide d'un kyste situé à la région épigastrique et probablement dans le foie. Ce liquide avait été extrait par une ponction exploratrice. Le kyste ayant été ouvert plus tard par des applications caustiques, le liquide qui s'écoula alors ne contenait plus de sucre. MM. Ch. Bernard et Axenfeld, qui rapportent ce fait, disent que M. Cl. Bernard avait déjà constaté l'existence du sucre dans le liquide d'hydatides du foie, chez le mouton (2).

Sels de l'urine. — M. H. Barker rapporte avoir trouvé des cristaux d'acide urique, d'oxalate de chaux et de phosphate de soude à l'intérieur de vésicules hydatiques rendues avec les urines par un malade soumis à son observation. M. Quekett, ayant examiné plusieurs de ces vésicules intactes, dit : « Dans la plus grande hydatide, la couche la plus interne était couverte d'une grande quantité de petits cristaux prismatiques ayant l'apparence générale du triple phosphate. Dans l'une des plus grandes, des cristaux semblables étaient adhérents à la surface externe ; les cristaux se voyaient mieux dans les grandes hydatides nouvellement ouvertes que dans les petites, qui souvent n'en contenaient pas. En plaçant une portion de la membrane interne entre deux lames de verre, pour examiner les cristaux en place, ceux-ci se détachaient si facilement, qu'il fallait de grandes précautions pour les conserver dans leur situation... La présence de ces cristaux à l'intérieur des hydatides me paraît s'expli-

(1) Voyez ci-après, obs. 105.

(2) Ch. Bernard et Axenfeld, *Présence du sucre dans le liquide d'un kyste hydatique du foie* (*Comptes rendus Soc. biologie*, 2e série, 1856, t. III, p. 90).

quer par la pénétration de l'urine à travers les parois par endosmose (1). »

Cette explication est confirmée par les faits rapportés précédemment. Un cas observé par Fréteau prouve, d'ailleurs, que la matière colorante du sang passe très facilement à travers la paroi des hydatides; le médecin de Nantes, à la suite d'une observation que nous rapporterons ci-après, ajoute : « Le plus grand nombre des hydatides étaient du plus beau rouge... ; la plus grande partie des vésicules rouges étaient de la grosseur d'un grain de raisin, quelques-unes de la grosseur d'une lentille, un certain nombre de la grosseur d'un grain de chènevis... Tous les *kystes* (hydatides) nous ont paru tellement *poreux*, que les vésicules colorées en rouge, laissées pendant quelque temps dans l'eau froide, y déposaient peu à peu leur matière colorante (2). »

M. Cruveilhier a rendu la perméabilité des hydatides très évidente, en plongeant ces vésicules dans de l'encre. Le liquide qu'elles contenaient ne tardait pas à devenir violet et noir (3).

CHAPITRE III.

ORGANES ENVAHIS PAR LES HYDATIDES; ALTÉRATIONS CONSÉCUTIVES DE CES ORGANES.

Les hydatides se rencontrent chez l'homme dans tous les organes parenchymateux, mais avec un degré très différent de fréquence : le foie, à lui seul, offre plus de cas de cette affection que tous les autres organes ensemble. Souvent lorsque des hydatides existent dans quelque partie éloignée, il s'en rencontre en même temps dans le foie; le poumon vient en seconde ligne, sous le rapport de la fréquence des hydatides; elles sont encore assez fréquentes dans la rate, les reins, l'épiploon, le cerveau; on en possède quelques exemples dans le canal rachidien, dans l'œil et même dans les os; il n'est guère plus commun d'en rencontrer dans les membres et dans les parois

(1) T. Herbert Barker, *On cystic Entozoa in the human kidney*. London, 1856, p. 9 (voy. ci-après, obs. 192).

(2) Voyez ci-après, obs. 34.

(3) *Dictionnaire de méd. et de chirurgie pratiques*, t. I, p. 199, art. ACÉPHALOCYSTES.

de la poitrine et de l'abdomen; le testicule, l'ovaire, la matrice et la mamelle en sont fort rarement atteints (1).

Le kyste hydatique est assez souvent solitaire ; cependant il n'est pas rare d'en voir deux, trois ou quatre existant dans le même organe ou dans des régions différentes; leur nombre dépasse rarement dix ou douze, quoique l'on en ait quelquefois vu plus de cinquante et jusqu'à un millier (2).

Les tissus ou les organes au sein desquels se développent les kystes hydatiques peuvent rester longtemps sans éprouver d'altération appréciable. Souvent ils s'atrophient plus ou moins; ils dispa-

(1) Voici approximativement le relevé des cas d'hydatides dont il est fait mention dans cet ouvrage :

Foie. — Kystes faisant saillie dans le thorax			4 cas.
—	s'ouvrant dans la plèvre		9
—	—	à la base du poumon ou dans les bronches	21
—	—	dans les conduits biliaires	8?
—	—	dans le péritoine	8
—	—	dans le tube digestif	22
Kystes dans d'autres conditions			94

Poumons	40 cas.	Corps thyroïde	2 cas?.
Cœur	10	Parois du tronc	12
Artère et veines pulmonaires	2	Bras (parties molles)	2
Cerveau, cervelet, etc.	20?	Avant-bras et main (parties molles)	0
Moelle épinière	3?	Cuisse (parties molles)	6
Corps pituitaire	2	Jambe et pied (parties molles)	0
Reins	30	Système osseux	17
Capsule surrénale	1	Testicule et scrotum	2?
Petit bassin	26	Vésicule séminale	1
Globe de l'œil	3?	Ovaire	4?
Orbite	9?	Matrice (parois)	1
Face	2	Placenta	1?
Bouche	2	Sein	7?
Col	5?		

Ce relevé est fort incomplet pour ce qui concerne le foie, car parmi les faits qui se trouvent dans les recueils de médecine, nous n'avons mentionné que ceux qui nous offraient quelque intérêt au point de vue des lésions concomitantes ou du traitement, ou par quelque particularité. Il est plus complet pour l'encéphale, les poumons, le cœur, les vaisseaux, les reins, les organes génitaux, les membres et les os. Nous avons, en effet, cité tous les cas dont nous avons eu connaissance; mais, dans un certain nombre de ces cas, il peut y avoir des doutes sur la détermination de la nature des vésicules observées, comme aussi sur le siége primitif de ces vésicules.

(2) Cruveilhier, *Anatomie pathologique du corps humain*, livr. XIX, pl. 1 et 2.

raissent même quelquefois entièrement par les progrès incessants du corps étranger qui les comprime. Ils peuvent éprouver aussi dans leur structure des changements considérables, au moins pour ce qui est de la portion en rapport immédiat avec l'hydatide; elle se condense; plusieurs de ses éléments disparaissent, et elle subit dans sa constitution une véritable transformation. Les organes voisins contractent des adhérences avec les parties qui contiennent le kyste et participent quelquefois à ces changements.

La partie de l'organe qui n'est pas en rapport immédiat avec le kyste reste généralement normale; parfois, peut-être, elle acquiert un plus grand développement. Dans plusieurs cas d'hydatides volumineuses du foie, nous avons vu signalé un état *granuleux*, ou plutôt *granulé*, du parenchyme resté *sain*. Évidemment, il n'était pas question de cirrhose, mais probablement d'une hypertrophie de certains éléments qui exagérait l'aspect grenu et normal du tissu hépatique. Ne se produirait-il point dans les parties qui échappent à la compression du kyste une hypertrophie analogue à celle qui se produit dans un rein, lorsque son congénère se détruit?

Dans certains cas, à la suite de quelque violence extérieure ou spontanément, l'inflammation s'empare des parties voisines du kyste; il s'y forme des collections purulentes diffuses ou disséminées et ordinairement d'un petit volume. Il est douteux pour nous que la paroi interne de la poche hydatique devienne spontanément le siége d'une suppuration, opinion que nous avons déjà exprimée.

On a vu la suppuration s'établir dans les veines de la partie affectée, et l'inflammation se propager à des organes éloignés; mais ce fait n'arrive peut-être que consécutivement à la communication accidentelle de ces vaisseaux avec la cavité du kyste. (Voy. HYDATIDES DU FOIE).

Dans d'autres cas, les parties anciennement ou nouvellement en rapport avec la poche hydatique se détruisent et s'ulcèrent, ainsi que la paroi correspondante de cette poche, qui se perfore et livre passage aux matières qu'elle renferme; alors le kyste hydatique s'ouvre directement au dehors ou dans un organe qui communique plus ou moins directement avec l'extérieur, comme les bronches, le tube digestif, les canaux biliaires, les voies urinaires, ou bien dans une cavité close comme la plèvre, le péritoine et même dans les veines. La tumeur se met ainsi quelquefois en communication avec un organe éloigné et sans connexion avec celui qui contient les hydatides: les kystes du foie, par exemple, après avoir perforé le diaphragme et le tissu pulmonaire, s'ouvrent quelquefois dans les bronches, et par cette voie leur contenu s'échappe au dehors.

Ce n'est pas seulement sur les parties molles que les hydatides exercent leur influence destructive ; lorsqu'elles sont en rapport avec un os, elles peuvent en déterminer la résorption et la perforation ; M. Andral rapporte le cas d'un malade chez lequel des acéphalocystes, logées dans la fosse sous-scapulaire, s'étaient fait jour dans la fosse sous-épineuse, à travers l'omoplate dont elles avaient opéré la perforation (1). Nous rapporterons plusieurs autres exemples analogues.

Une communication peut aussi s'établir entre deux kystes hydatiques par la perforation de l'un et de l'autre. Les cas de tumeurs hydatiques contenant plusieurs loges séparées par un diaphragme incomplet ne sont pas très rares. L'observation suivante suffit à prouver que ces loges peuvent être produites par la réunion de plusieurs kystes, dont les parois se sont perforées à leur point de contact ; nous n'en donnerons que les circonstances qui ont un rapport plus ou moins direct avec le sujet dont nous parlons.

Obs. IV (Neucourt). — *Hydatides du poumon et du foie.*

A l'autopsie d'une femme morte de pneumonie à l'âge de soixante ans, on trouva, à la base du poumon droit, un kyste renfermant une hydatide solitaire. Ce kyste avait environ 15 centimètres d'avant en arrière, et 5 dans sa plus grande largeur. Il paraissait constitué en partie par la base des poumons, en sorte qu'il était difficile de dire s'il était véritablement creusé dans l'épaisseur de cet organe, ou bien s'il lui était simplement accolé.

Toute la portion droite du foie était remplacée par des kystes, au nombre de dix ou douze ; l'un avait le double du volume d'un rein. « *Le diaphragme a disparu dans la partie occupée par les kystes*, de sorte que celui des poumons et ceux de l'abdomen se touchent par leur face externe ; à la face inférieure du foie, il y en a un gros comme le poing *et étranglé à son milieu ;* les autres sont gros comme une pomme, une noix, une noisette ; *quatre ou cinq de ces derniers sont réunis entre eux et présentent un groupe de bosselures...* — La face interne de ces kystes est rugueuse, jaunâtre, remplie d'anfractuosités ; *plusieurs d'entre eux communiquent ensemble...* — On distingue au milieu de ces kystes une petite poche remplie d'une bile verte, qui paraît être la vésicule biliaire (2). »

(1) Voyez ci-après, obs. 223.

(2) Neucourt, *Bulletin Soc. anat.*, 1842, p. 235, et Livois, *Thèse sur les Échinocoques*, p. 107.

CHAPITRE IV.

CONDITIONS DE L'EXISTENCE OU DE LA FRÉQUENCE DES HYDATIDES : AGE, PROFESSIONS, RÉGIME ; CAUSES EXTERNES ; DISTRIBUTION GÉOGRAPHIQUE.

Les hydatides existent principalement à l'âge moyen de la vie ; c'est de vingt à quarante ans que les cas en sont les plus communs. Elles sont presque inconnues chez les petits enfants : M. Cruveilhier croit avoir vu un kyste de cette nature, mais qui s'était vidé dans l'intestin, chez un enfant mort, âgé de douze jours (1). Bodson a trouvé des hydatides dans le foie chez une fille de quatre ans (2). Les vieillards en sont aussi fort rarement atteints : M. Monod en a vu un cas chez un homme âgé de soixante et dix-sept ans (3) ; le docteur Charvot, dans une phalange du doigt indicateur, chez un homme âgé de quatre-vingt-un ans.

Les hydatides ne paraissent point avoir de préférence pour l'un ou l'autre sexe.

On ignore si les professions ont une influence sur la fréquence des vers vésiculaires ; toutefois ils paraissent très rares chez les marins : « Lorsque j'étais médecin au *Dreadnought* (4), dit M. Budd, j'ai trouvé une tumeur contenant des hydatides dans le foie d'un nègre de la côte occidentale d'Afrique... ; mais on ne connaît aucun autre cas de cette affection qui ait été reçu dans cet établissement. M. Busk, qui était resté dans l'hôpital presque depuis sa fondation, m'a dit qu'il n'en avait vu aucun autre. Il est possible que le régime des marins, qui consiste pour la plus grande partie en salaison, soit contraire au développement de cette maladie (5). »

Suivant le même observateur, les pauvres en Angleterre paraîtraient être plus fréquemment atteints de ces vers que les riches, cir-

(1) « J'ajoute une telle importance, dit M. Cruveilhier, à la structure des parois du kyste, comme caractère d'un kyste adventif acéphalocyste, qu'appelé à prononcer sur la nature d'un kyste hépatique à parois denses, fibrineuses, cartilagineuses et osseuses, observé sur le corps d'un enfant nouveau-né, âgé de douze jours, kyste hépatique situé à la surface convexe du foie et communiquant avec le côlon ascendant, je n'ai pas hésité à le considérer comme le kyste adventif d'une acéphalocyste dont le contenu s'était complétement vidé dans l'intestin. » (Cruveilhier, XXXVIIe livr., p. 6 du texte de la pl. 4, cité dans *Anat. pathol.*, t. III, p. 557).

(2) Bodson, *Bulletin sc. médic.*, t. V, p. 75.

(3) Monod, *Bulletin Soc. anat.*, et Cruveilhier, art. *Acéphalocystes*, p. 216.

(4) Vaisseau-hôpital sur la Tamise pour le service des marins.

(5) Budd, *ouvr. cit.*, p. 440.

constance qu'il croit pouvoir expliquer par ce fait, que les pauvres habitent des maisons basses et humides et se nourrissent en plus grande proportion de végétaux. On sait que les hydatides sont très communes chez les moutons et chez les bœufs qui paissent dans des prairies marécageuses, et surtout pendant les années pluvieuses. L'influence du régime sur la production de ces vers vésiculaires est donc assez manifeste ; toutefois son mode d'action est encore couvert d'une profonde obscurité.

L'animalité des hydatides n'étant plus aujourd'hui contestée, leur origine dans une génération spontanée n'étant pas admissible, la cause de leur existence ne peut être attribuée à quelque violence extérieure, ni à l'état particulier d'un organe ou de l'économie; il existe cependant beaucoup de faits dans lesquels l'apparition des hydatides a été précédée d'une contusion, d'une commotion, d'un effort. Dans quelques-uns de ces cas, la violence extérieure, ayant déterminé quelque lésion dans la tumeur hydatique ou dans l'organe qui la renfermait, n'a fait que révéler son existence auparavant inaperçue ; ou bien encore un effort musculaire a pu chasser le kyste de la place où il s'était développé et l'a rendu apparent par le fait de son déplacement (1). C'est probablement ainsi que les choses se sont passées dans un cas rapporté par Dupuytren :

« Un homme, ayant été obligé de faire un effort plus grand que de coutume, sentit une vive douleur dans le bras gauche, vis-à-vis du corps du biceps ; il y porta la main, et y découvrit pour la première fois une tumeur... : elle avait le volume d'un petit œuf de poule ; elle était sans chaleur, sans changement de couleur à la peau, immobile, et cependant la flexion de l'avant-bras sur le bras produisait sur elle un mouvement d'affaissement. Au dire du malade, cette tumeur datait de huit ou dix jours au plus, mais elle était assurément d'une époque beaucoup plus ancienne. » Dupuytren, ayant fait l'incision de cette tumeur, en retira une *hydatide musculaire* (2).

Envisageant les causes de l'apparition des hydatides à un autre point de vue, on peut se demander pourquoi ces entozoaires siégent-ils ordinairement dans les organes abdominaux et thoraciques, fré-

(1) Lorsque j'étais élève dans le service de Sanson, il vint à l'hôpital une femme chez laquelle une tumeur était apparue tout à coup à la vulve par suite d'un effort. Sanson, ayant reconnu que cette tumeur n'était point une hernie, pensa qu'elle pouvait être un kyste déplacé, et par ce fait devenu apparent. L'opération vérifia le diagnostic : c'était un kyste séreux.

(2) Dupuytren, *Leçons orales*, t. III, p. 358.

quence qui chez les moutons et les bœufs est extrêmement prédominante. Il se présente de ce fait une explication plausible, s'il est vrai que les hydatides doivent leur origine à la transformation ou au développement d'un embryon de ténia. Cet embryon, introduit dans le tube digestif avec les aliments ou les boissons, et ne pouvant vivre ou se développer dans l'intestin avant d'avoir subi certaines transformations, quitte cet organe en le perforant, et gagne les parties voisines, soit directement, soit par l'intermédiaire des vaisseaux sanguins, lesquels se rendent dans le foie ou dans les poumons.

On ne possède qu'un petit nombre de documents sur la fréquence ou sur la rareté des hydatides, suivant les contrées ou suivant les localités :

Inde. — Au rapport de M. Budd, leur existence est à peine mentionnée par les médecins qui ont écrit sur les maladies de l'Inde (1).

Égypte. — M. Bilharz a vu trois cas d'hydatides du foie en Égypte (2).

Amérique. — Elles sont très rares aux États-Unis. Ce fait m'a été confirmé par M. le docteur Shattuck. M. Leidy, dans le *Synopsis* des entozoaires qu'il a observés, ne fait mention que de deux cas d'hydatides : 1° l'un concerne un kyste trouvé dans les muscles du côté droit de l'abdomen, chez le fils d'un marin *anglais ;* 2° l'autre deux kystes trouvés dans le foie chez un *Français ;* il ajoute qu'il n'a jamais vu d'hydatides chez un *Anglo-Américain* (3). Il n'y en a point de mentionnées dans le Catalogue du musée de Boston.

France. — Les hydatides, d'après les recherches de M. Leudet, sont plus communes à Rouen qu'à Paris. « Une étude attentive des vers vésiculaires chez l'homme, dit notre ancien collègue et ami, nous a permis de nous convaincre, dans l'année 1855, de la fréquence de ces tumeurs hydatiques à Rouen, et de leur existence sans symptômes graves, même appréciables des malades. — Sur près de deux cents ouvertures de cadavres des malades morts dans le service de clinique chirurgicale placé sous la direction de mon père, et de celui de clinique médicale qui m'est confié, j'ai rencontré six fois des kystes hydatiques du foie, dont quatre avaient subi une atrophie spontanée. — Pendant six années consécutives d'internat dans les hôpitaux de Paris, nous avons pratiqué un grand nombre d'ouvertures de cada-

(1) Budd, *ouvr. cit.*, p. 440.
(2) Bilharz, *Mém. cit.*, p. 51.
(3) Leidy, *Synops. cit.*, n° 43.

vres, sans néanmoins, rencontrer aussi fréquemment des kystes hydatiques que nous l'avons fait à Rouen dans l'année 1855. — Le ténia ne nous a pas paru plus fréquent à Rouen qu'à Paris ; ainsi, en 1855, nous n'avons vu que deux cas de *Tænia armata*, et pas un bothriocéphale (1). »

ALLEMAGNE. — D'après les recherches nécroscopiques de M. Virchow, les échinocoques sont très communs à Würzburg aussi bien qu'à Berlin (2).

EN ISLANDE, l'affection hydatique règne d'une manière endémique. Le docteur Schleisner, qui a publié une topographie médicale de cette contrée, a, l'un des premiers, fait connaître ce fait (3). D'après des informations données à M. de Siebold par le professeur Eschricht (de Copenhague), le sixième de la population islandaise est atteint de cette maladie (4). Le docteur Schleisner dit qu'elle est plus commune à l'intérieur de l'île que sur le littoral.

Un chirurgien de marine, M. Guérault, a donné dernièrement une nouvelle relation de cette endémie : « Les statistiques dressées par ordre du gouvernement danois, dit ce chirurgien, et que le médecin général de l'Islande transmet chaque année à Copenhague, établissent que cette maladie attaque actuellement le cinquième de la population islandaise... L'affection hydatique islandaise (*Livrarveiki*) occupe presque toujours le foie, comme le témoigne le nom qu'elle a reçu dans la langue du pays ; toutefois on y a trouvé des hydatides dans les poumons et dans les reins, au-dessus comme au-dessous du diaphragme ; on en a trouvé aussi sous la peau et même dans la *tunique vaginale* (5). »

Il existerait des hydatides jusque dans la peau, suivant ce que dit M. de Siebold. Le savant zoologiste ajoute que ce parasite est un cysticerque, et qu'il doit son origine au *Tænia serrata*; mais il est aujourd'hui reconnu qu'il appartient aux échinocoques.

L'affection hydatique est peut-être plus commune en Islande au-

(1) E. Leudet, *Comptes rendus Soc. biologie*. Paris, année 1856, t. III, 2ᵉ série, p. 59.

(2) R. Virchow, *Notices helminthologiques citées*.

(3) Schleisner, *Forsög til en nosographie of Island*. Kjöbenhavn, 1849 (extrait dans Janus, *Dem central Magazin für Geschichte... der Medizin*, 1851, vol. I, p. 300, cité par de Siebold).

(4) Carl. Theodor von Siebold, *Ueber die Band und Bläsenwürmer*. Leipzig, 1854, p. 112.

(5) H. Guérault, *Note sur la maladie hydatique du foie en Islande, et l'emploi de l'électro-puncture à la destruction des acéphalocystes* (*Société de chirurgie*, 8 avril 1857, dans *Gazette des hôpitaux*, ann. XXX, p. 184).

jourd'hui qu'au siècle dernier, car il n'en est fait nulle mention dans un ouvrage assez considérable publié dans ce siècle, sur l'état physique et moral du peuple islandais, sur l'histoire naturelle du pays, etc. (1).

CHAPITRE V.

MARCHE, DURÉE, TERMINAISON DES TUMEURS HYDATIQUES; SYMPTÔMES, SIGNES, DIAGNOSTIC ET PRONOSTIC.

§ I. — Les tumeurs hydatiques se développent ordinairement avec une grande lenteur; leur durée est presque toujours de plusieurs années (2); il n'est pas très rare d'en observer dont les premiers sym-

(1) *Voyage en Islande, fait par ordre de S. M. danoise*, traduit du danois par Gauthier de Lapeyronie. Paris, 1802.

Dans cet ouvrage, les maladies propres à chaque district sont indiquées avec soin et souvent avec des détails suffisants pour qu'on puisse les reconnaître aisément. Aucune maladie, aucune description ne se rapporte à l'affection hydatique du foie, qui n'aurait pas été oubliée, vu sa gravité, si elle avait été alors aussi commune qu'aujourd'hui. Toutefois, en parlant du district de Kiosar, l'auteur dit : « Le mal hypochondriaque (*malum hypochondriacum*) y est très commun. Ne sachant comment caractériser cette maladie, il lui donne le nom générique de *briostveike* (maladie de poitrine). » (*Ouvr. cit.*, t. I, p. 42.) — Le nom de *mal hypochondriaque* donné par l'auteur pourrait bien se rapporter aux hydatides du foie; mais il ne rend pas celui de *briostveike*, et celui-ci diffère beaucoup pour le sens de celui de *livrarveiki*, lequel serait, d'après M. Guérault, le nom islandais de la maladie qui nous occupe. Ces diverses considérations nous feraient croire que l'affection hydatique n'était pas très commune en Islande, au siècle dernier.

L'auteur du *Voyage en Islande* dit aussi que les vers du corps humain sont moins communs en ce pays qu'ailleurs (t. IV, p. 183).

(2) D'après vingt-quatre cas, dont les détails sont assez précis pour qu'on puisse établir des données positives sur l'âge des tumeurs observées, M. Barrier a dressé le tableau suivant :

DURÉE.	NOMBRE DE CAS.
De moins de 2 ans	3
De 2 à 4 ans	8
De 4 à 6	4
De 6 à 8	3
De 8	2
De 15	1
De 18	1
De plus de 20	1
De plus de 30	1
Total	24

(F. M. Barrier, *De la tumeur hydatique du foie*. Thèse, Paris, 1840, p. 36.)

ptômes remontent à dix et quinze ans. Mais on en a vu de beaucoup plus anciennes.

Nous rapporterons ailleurs le cas d'une femme chez laquelle une tumeur datant d'environ trente ans s'ouvrit enfin dans l'intestin et au dehors, et donna issue à des hydatides (1). Le docteur Thompson a rapporté un cas semblable :

OBS. V (THOMPSON).

« Une femme morte à l'âge de cinquante-trois ans, d'une affection de poitrine, portait depuis trente ans des hydatides à la région hépatique; ces hydatides étaient apparues à la suite d'un coup reçu par la malade sur l'abdomen. Vingt-neuf ans avant sa mort, et à différentes époques depuis, elle avait rendu par une ouverture qui s'établissait près de l'ombilic un grand nombre de ces corps, accompagnés d'un liquide particulier qui offrait parfois le caractère purulent. A l'autopsie, on trouva près de l'ombilic, deux tumeurs communiquant avec un conduit plein d'une matière mêlée de chaux, et qui allait jusqu'à la partie supérieure du foie, avec lequel il paraissait avoir autrefois communiqué (2). »

Le *Journal médico-chirurgical d'Édimbourg* rapporte le cas d'une femme morte à l'âge de soixante et treize ans, dans le foie de laquelle on trouva deux kystes complétement osseux. Ils contenaient une matière gélatineuse épaisse et beaucoup d'hydatides. Il parut probable, d'après les symptômes, que cette femme avait eu ces tumeurs dès l'âge de huit ans (3).

Dans le cas suivant, la tumeur hydatique datait de quarante-trois ans, et cependant les hydatides étaient encore parfaitement intactes.

OBS. VI (REYNAL). — *Hydatides de la face.*

« La femme d'un berger portait à la partie latérale gauche du cou une tumeur énorme qui s'étendait jusque sur le tiers externe de la face; du volume de la tête d'un enfant, presque indolente, sans aucun signe d'inflammation, cette tumeur était le siége d'une fluctuation manifeste.

» La malade, ayant alors soixante ans, la portait depuis l'âge de dix-sept ans, époque à laquelle elle avait commencé à se manifester sous un très petit volume. On se décida à en faire l'ouverture dans toute son étendue, et aussitôt il s'en échappa un flot d'hydatides dont le poids devait équivaloir au moins à

(1) Voyez *Hydat. ouvertes dans l'intestin*, observ. CXXIX.
(2) Thompson, *Gaz. méd. Paris*, 1844, et Cadet de Gassicourt, *Thèse infrà cit.*
(3) *Edinburgh med. and surg. Journ.*, p. 286, octobre 1835, cité par Budd.

deux livres. Ces hydatides étaient parfaitement sphériques et avaient une teinte opaline nacrée. Elles étaient enduites d'une humeur tellement visqueuse, qu'on ne pouvait en saisir une entre deux doigts. Leur grosseur variait depuis celle d'un petit pois jusqu'à celle d'un œuf de pigeon, et elles n'avaient contracté aucune adhérence entre elles, ni avec les parties voisines (1). »

§ II. — Située dans un organe essentiel à la vie et qui ne peut se déplacer ou se laisser distendre, la tumeur hydatique occasionne la mort avant qu'elle ait acquis un grand volume ; mais lorsqu'elle se développe dans d'autres conditions, elle ne porte point une atteinte immédiate à l'existence. Dans ce cas, elle peut rester longtemps sans être perçue, et devenir considérable avant de produire une gêne notable dans les fonctions, soit que les organes cèdent peu à peu à sa pression et se déplacent, soit que, à raison de la lenteur du développement de la tumeur, ils s'habituent en quelque sorte à sa présence.

Lorsque la tumeur, ayant acquis un certain volume, variable suivant les cas, comprime un organe dans lequel circulent les liquides de l'économie ou les substances alimentaires, comme les canaux urinaires, le tube digestif, des accidents graves et la mort même surviennent par l'obstacle qu'elle apporte au cours naturel de ces liquides ou de ces matières. Si la fonction de l'organe est nécessaire à la vie de l'individu, à moins que cet organe ne puisse être suppléé par un autre, comme il arrive pour le rein, par exemple, la santé générale s'altère, le malade maigrit et tombe en *consomption*, expression qui s'applique ici avec justesse. La fièvre, la diarrhée, les sueurs colliquatives surviennent, et la mort arrive sans qu'on puisse l'attribuer à une autre cause que l'imperfection, l'insuffisance ou l'abolition d'une fonction nécessaire. Dans d'autres cas, qui sont sans doute les plus fréquents, avant que la consomption ait fait assez de progrès pour amener la mort, une affection intercurrente, la pneumonie plus souvent qu'aucune autre, emporte le malade.

§ III. — Le kyste hydatique n'est pas douloureux par lui-même ; il n'est pas rare de rencontrer, à l'autopsie de personnes mortes d'une maladie quelconque, des kystes de ce genre dont elles ne s'étaient jamais plaintes. Il occasionne, lorsqu'il a acquis un certain volume, un sentiment de distension, de plénitude, de gêne, de pesanteur

(1) Reynal, *Bull. des sc. méd. de la Soc. du départ. de l'Eure*, juillet 1809, et Hipp. Cloquet, *Faune cit.*, t. I, p. 178.

plutôt que de véritable douleur. Il n'en est plus de même lorsque l'inflammation ou la suppuration envahissent les parties voisines; alors surviennent des douleurs que la pression ou les mouvements exaspèrent, des frissons, la fièvre, et tous les symptômes et les conséquences d'une suppuration intérieure.

L'ouverture de la tumeur dans une grande cavité séreuse y détermine une inflammation instantanée et des plus graves; dans les vaisseaux, suivant que la communication est large ou étroite et que les matières du kyste s'y introduisent en plus ou moins grande quantité, elle produit des désordres plus ou moins graves, mais qui n'ont pas été suffisamment étudiés : tels sont sans doute la phlébite, l'infection purulente, la pneumonie, et probablement encore l'inflammation des membranes séreuses, l'érysipèle, l'ictère, etc., ou bien, dans certains cas, elle frappe de mort subite (voy. sect. II, et sect. IV, chap. III). L'ouverture dans les cavités muqueuses offre une voie d'élimination aux matières du kyste, qui assez souvent se vide peu à peu et marche vers la guérison sans accident.

§ IV. — L'existence d'une tumeur dans une région quelconque, les phénomènes de la compression d'un organe situé dans la même région, l'évacuation par les voies naturelles ou par une ouverture accidentelle de vésicules ou de fragments d'hydatides, sont les symptômes ordinaires des affections causées par ces entozoaires.

Dans les premiers temps de leur développement, le diagnostic des tumeurs hydatiques est en général fort difficile ou impossible; plus tard, les signes qui permettent de les reconnaître deviennent plus manifestes ; ils diffèrent : 1° suivant que le kyste est intact ; 2° suivant qu'il s'est ouvert.

1° On aura lieu de croire qu'une tumeur est formée par des hydatides, lorsque, existant depuis longtemps, développée lentement et ayant acquis un grand volume, elle n'a occasionné ni douleurs, ni fièvre, ni dépérissement dans l'économie. On considérera, en outre, que la tumeur hydatique est ordinairement globuleuse, régulière, élastique ; qu'elle donne un son mat à la percussion, et que souvent on peut y sentir de la fluctuation. Quelquefois elle est le siége d'un frémissement particulier, qui peut être regardé comme un signe pathognomonique.

Le *frémissement hydatique* a été découvert (1) et bien étudié par

(1) La découverte du frémissement hydatique appartient entièrement à

M. Briançon, qui a compris toute l'importance de ce phénomène pour le diagnostic :

« J'espère, dit ce médecin, que désormais ces difficultés (dans le diagnostic) n'existeront plus ou qu'elles ne se présenteront que dans des cas fort rares, si l'on a égard aux signes que fournissent la percussion seule, et la percussion et l'auscultation réunies. Lorsqu'on applique une main sur un kyste contenant des acéphalocystes, de manière à l'embrasser le plus exactement possible, en exerçant une pression légère, et qu'avec la main opposée on donne un coup sec et rapide sur cette tumeur, on sent un frémissement analogue à celui que ferait éprouver un corps en vibration : c'est le *frémissement hydatique* dont j'ai parlé dans le commencement de ce travail. Si l'on réunit l'auscultation à la percussion, on entend des *vibrations* plus ou moins graves, semblables à celles que produit une corde de basse (1). »

M. Piorry en donne la description suivante : « Si l'on tient une montre à répétition de telle sorte qu'elle repose par son boîtier sur la paume de la main gauche, et si alors on percute légèrement sur le verre avec les doigts de la main droite, on éprouve une sensation de vibration due aux oscillations du timbre ; c'est précisément la même impression que perçoit celui qui percute des hydatides renfermées

M. Briançon, qui, dans sa thèse, fit de ce phénomène une étude approfondie. C'est à tort qu'on l'attribue à M. Piorry. Cet auteur dit, en effet, dans la *première édition du traité de la percussion médiate* : « Ce malade, sur lequel M. Briançon a trouvé, *le premier*, le bruit dont il s'agit, était considéré par M. Récamier comme atteint d'hydatides ; malheureusement, il sortit de l'hôpital sans qu'on ait pu vérifier le diagnostic. — Un autre malade, qui se trouvait aussi à la clinique de M. Récamier, présentait le même bruit accompagné de la même sensation. » (P.-A. Piorry, *De la percussion médiate, et des signes obtenus à l'aide de ce nouveau moyen d'exploration*. Paris, 1828, p. 158). Chez ce dernier malade, la tumeur fut ouverte par la potasse caustique ; la sortie des hydatides donna la confirmation du diagnostic, et fit reconnaître l'importance du phénomène nouvellement observé.

Ce n'est pas, cependant, que le frémissement hydatique fût resté jusqu'alors tout à fait inobservé. Il avait été signalé au commencement du siècle. On trouve dans une observation de Blatin (1801), relative à une masse d'hydatides située dans l'abdomen, le passage suivant : « *La percussion lui faisait éprouver un mouvement de totalité avec tremblotement semblable à celui qu'eût présenté une masse de gélatine.* » (Voy. ci-après, obs. 131.) MM. Briançon et Piorry ont fait la même comparaison. On pourrait donc faire remonter à Blatin la connaissance du frémissement hydatique, mais la découverte d'un fait de cette nature appartient à celui qui a su en saisir et qui en a signalé la valeur.

(1) P.-A. Briançon, de Tournon (Lot-et-Garonne), *Essai sur le diagnostic et le traitement des acéphalocystes* (*Thèse de Paris*, 26 août 1828, n° 216, p. 18).

en grand nombre dans un kyste commun. On peut encore s'en faire une juste idée en frappant sur de la gelée de viande dont la consistance est ferme (1). »

L'importance attribuée au frémissement, comme signe de l'existence des hydatides, n'était encore établie que sur un seul fait clinique, lorsque M. Tarral publia l'observation suivante :

Obs. VII (Cl. Tarral).

« M. Laugier me permit d'assister, en ville, à l'autopsie fort curieuse d'un homme affecté d'ascite, et que l'on supposait également affecté d'hydatides, parce qu'il en avait rendu plusieurs fois par la bouche et par l'anus. Guidé par ces soupçons, j'explorai avec le plus grand soin, à l'aide du plessimètre, les diverses parties de l'abdomen, qui était d'un volume vraiment extraordinaire. Dans la paroi antérieure du ventre existaient des bosselures grosses comme des œufs, et d'une forme plus ou moins régulière. A peine je les eus percutées, que j'éprouvai sous les doigts une sensation toute nouvelle pour moi, mais que je ne doutais pas être le phénomène décrit par M. Piorry et que j'avais tant cherché, mais toujours infructueusement. Je fis sentir ce frémissement à MM. Laugier et Morette, qui le trouvèrent, comme moi, de la plus grande évidence. *Voici la manière dont je procédai pour le trouver.* La plaque d'ivoire appuyée avec plus ou moins de légèreté par la main gauche sur la partie que je voulais explorer, je percutai l'instrument d'un seul doigt, mais en l'y faisant rester jusqu'à ce que l'ébranlement produit par la percussion eût entièrement cessé. Lors de l'existence du phénomène, le doigt percevait très distinctement un tremblotement bien évident, d'une durée assez longue, à la suite de chaque nouvelle impulsion. Cette sensation existait dans la région hépatique, dans beaucoup d'autres points de l'abdomen, et dans plusieurs des bosselures dont nous avons parlé. Dans quelques-unes, au contraire, il m'était impossible de la percevoir.

» L'ouverture du corps fit voir des sacs énormes d'hydatides développées dans le foie et communiquant avec le lobe inférieur du poumon droit ; dans le mésentère, entourant partout les intestins ; dans l'épiploon, et enfin dans les bosselures décrites. La percussion à nu sur les sacs acéphalocystiques donnait lieu au frémissement d'une manière remarquable. Mais les tumeurs ou bosselures superficielles qui ne le présentaient pas, contenaient seulement des débris d'hydatides. Dans les autres, au contraire, les vers étaient entiers, isolés les uns des autres, et nageant dans un liquide contenu dans un kyste (2). »

En 1834, M. Rayer observa le frémissement hydatique, avec quelques modifications. La tumeur était située dans le petit bassin ;

(1) Piorry, *Percussion médiate*. Paris, 1831, 2e édit., p. 37.

(2) Claudius Tarral, *Rech. propres à éclairer le diagnostic de diverses maladies* (*Journ. hebdom. de méd.*, Paris, 1830, t. VII, p. 110).

la sensation de frémissement que l'on faisait naître ressemblait à celle que fait éprouver un ressort que l'on percute ; l'*auscultation* et la *percussion combinées* faisaient entendre un son analogue à celui d'un tambourin (1).

Le frémissement ne se rencontre point dans toutes les tumeurs hydatiques, et son intensité est très variable suivant les cas. On ne connaît pas encore bien toutes les conditions qui le font paraître ou disparaître. M. Briançon a cherché par des expériences (2) à se rendre compte de ces variations : « De ces expériences, je conclus, dit-il, que les kystes hydatifères sont d'autant plus faciles à diagnostiquer par le moyen que j'indique, que la quantité des acéphalocystes par rapport au liquide dans lequel elles plongent est plus considérable ; qu'il est nécessaire cependant, pour que le frémissement et la vibration hydatiques soient à leur *summum* d'intensité, qu'il y ait dans le kyste une petite quantité de liquide ; et que, si la quantité de celui-ci est trop grande, le diagnostic finit par être impossible. »

On a dit que le frémissement ne se produit pas lorsque la tumeur contient une hydatide solitaire ; cependant l'existence de ce phénomène a été constatée par M. Jobert dans un cas d'une hydatide solitaire qui formait une tumeur dans la région deltoïdienne (3). Il ne se produit probablement jamais lorsque la tumeur est devenue athéromateuse.

(1) Voyez *Hydatides du petit bassin* (obs. 166), cas rapporté par M. Brun.

(2) Voici dans quels termes M. Briançon rapporte ces expériences : « J'ai pris une vessie ordinaire (de cochon) que j'ai remplie d'acéphalocystes entières et de diverses grosseurs ; j'ai ajouté une assez grande quantité d'eau pour remplir les intervalles qu'elles laissaient entre elles, et je l'ai fermée très exactement : alors, en agitant la vessie entre les mains, j'ai senti le frémissement hydatique de la manière la plus prononcée. J'ai placé cette vessie sur une table, et tandis que je la frappais légèrement à la surface, j'entendais d'une manière très distincte, avec le stéthoscope appliqué sur elle, les vibrations dont j'ai parlé plus haut. J'ai diminué la quantité des acéphalocystes et j'ai augmenté celle du liquide, de manière qu'ils fussent en parties égales ; le frémissement et les vibrations étaient moins distincts que dans le cas précédent. J'ai diminué encore les acéphalocystes, et j'ai augmenté la quantité de liquide ; l'intensité des *vibrations* et du frémissement est constamment allée en diminuant. Enfin, lorsqu'il n'y a plus en dans la vessie que deux ou trois acéphalocystes et une très grande quantité d'eau, les signes dont je parle ont entièrement disparu. J'ai fait l'expérience inverse : j'ai rempli la vessie avec des acéphalocystes que j'ai tassées les unes contre les autres ; le frémissement et les vibrations n'ont point été aussi prononcés que lorsqu'il y avait une petite quantité d'eau dans la vessie. » (*Thèse citée*, p. 19.)

(3) Cité par Barrier, *Thèse infrà cit.*, p. 67, et Piorry, *Traité de méd. prat.*, 1844, t. IV, p. 522.

L'absence de la sensation du frémissement peut tenir à la manière dont la percussion est pratiquée. M. Briançon veut qu'une main embrasse et comprime légèrement la tumeur, tandis que l'autre donne un coup sec et rapide. M. Tarral percute d'un seul doigt, mais en le faisant rester appliqué au plessimètre jusqu'à ce que l'ébranlement produit par la percussion ait entièrement cessé. L'application de la main pendant et après la percussion est nécessaire à la perception du phénomène dont nous nous occupons; on doit de plus exercer une certaine pression sur la tumeur. Chez une jeune fille que nous avons vue dans le service de M. Rayer, et qui portait dans l'hypochondre droit une tumeur hydatique considérable, la sensation déterminée par la percussion était très distincte. La meilleure manière d'obtenir ce phénomène nous a paru la suivante : appliquer avec une certaine pression sur la partie la plus saillante de la tumeur trois doigts écartés, et donner sur celui du milieu un coup sec et rapide; les deux autres doigts perçoivent le frémissement d'une manière très nette. Ce frémissement avait un grand rapport avec celui que donne un *siége à élastiques* qu'on frappe avec la main. Chez cette malade, l'auscultation et la percussion combinées ne donnaient pas de sensation bien distincte.

Lorsque le frémissement existe, il détermine sûrement la nature de la tumeur, toutefois il ne faudrait pas confondre avec ce phénomène la crépitation qui se produit quelquefois dans les bourses synoviales, et dans les abcès froids divisés par des cloisons ou dont le foyer est disposé en bissac. Nous avons été témoin, dans ce dernier cas, d'une méprise de ce genre.

En général, l'absence de fièvre et de douleur permet de ne pas confondre une tumeur hydatique avec un abcès, l'absence de battements et la lenteur de son développement avec un anévrysme, l'absence de douleurs et d'altération dans l'économie avec une tumeur cancéreuse.

Le diagnostic devient plus difficile lorsque autour d'un kyste hydatique il est survenu de l'inflammation ou de la suppuration : alors la douleur, les frissons et la fièvre peuvent faire croire à un abcès, le dépérissement de l'économie à une tumeur cancéreuse; mais la marche de la tumeur, son grand développement avant l'invasion de la fièvre et de la consomption, qui n'a point d'ailleurs l'apparence particulière à la cachexie cancéreuse, éclaireront le diagnostic, que l'existence du frémissement hydatique peut rendre tout à fait certain.

Les signes physiques des hydatiques, tels que la tuméfaction, la matité à la percussion, la fluctuation, le frémissement, ne peuvent, en général, être perçus lorsque le kyste est situé dans les parties profondes de la poitrine ou du bassin ; dans la cavité du crâne, dont les parois osseuses mettent un obstacle à l'exploration, le diagnostic est ordinairement impossible.

Les kystes hydatiques étant fréquemment multiples, lorsque l'on aura constaté dans un organe l'existence d'une tumeur de ce genre, et que des symptômes de compression se manifesteront dans un autre organe inaccessible à l'exploration, il sera présumable qu'il existe dans celui-ci un second kyste hydatique.

Dans les cas où la nature d'une tumeur volumineuse resterait indéterminée, le diagnostic pourra être éclairé par une ponction exploratrice. Un liquide clair et limpide extrait d'un kyste, ne donnant point de coagulation par la chaleur ou les acides, et laissant, par l'évaporation d'une gouttelette sur une lame de verre, des cristaux de chlorure de sodium reconnaissables au microscope, appartient généralement aux hydatides (1). Un liquide trouble, en apparence séro-purulent, qui offre au microscope les caractères de la matière athéromateuse, appartient encore aux tumeurs hydatiques. Dans l'un et l'autre cas, on rencontre assez fréquemment des échinocoques ou leurs crochets.

La ponction exploratrice, recommandée par Dupuytren dans les tumeurs de nature douteuse (2), mise en pratique par Récamier pour les kystes du foie, a été regardée par plusieurs médecins comme dangereuse lorsqu'elle doit traverser une cavité séreuse ; mais faite par un trocart capillaire, elle paraît généralement exempte de danger (voy. le traitement).

2° Lorsque le kyste s'est ouvert, l'apparition par les voies naturelles ou par une ouverture accidentelle de membranes hydatiques rend le diagnostic tout à fait certain ; mais pour prononcer que les

(1) Lorsqu'on fait dans ces kystes hydatiques plusieurs ponctions successives, le liquide dans les dernières devient albumineux; ce fait, entrevu par Barrier (*thèse citée*, p. 65) et indiqué depuis par plusieurs observateurs, n'a point reçu d'explication satisfaisante : nous pensons que la cause en est dans ce que la première ponction amène le liquide propre au ver vésiculaire, tandis que les autres amènent un liquide produit par le kyste, lequel a laissé transsuder le sérum du sang pour remplir le vide qui s'est produit dans son intérieur. — Le changement qui s'opère dans le liquide du kyste fait que celui de la première ponction seule peut être pris en considération pour le diagnostic.

(2) Dupuytren, *ouvr. cit.*, t. III, p. 373.

membranes expulsées sont des hydatides, il ne suffit pas toujours d'un simple examen à l'œil nu. Un médecin distingué de Paris soignait une dame pour une tumeur située dans l'abdomen ; cette tumeur, qui existait déjà depuis longtemps, diminua tout à coup avec rapidité, et l'on crut qu'elle s'était ouverte dans l'intestin, d'autant plus qu'il survint de la diarrhée. On fit donc avec soin l'examen des selles, et l'on y constata la présence de lambeaux membraneux qui furent regardés, vu les circonstances, comme des hydatides. Ces membranes, qui nous furent remises et que nous examinâmes au microscope, n'étaient que des membranes fibreuses provenant des aliments non digérés. Les fragments d'hydatide ont des caractères particuliers : ils sont, comme nous l'avons déjà dit, formés de lames superposées de 2 à 4 centièmes de millimètre d'épaisseur qui, au microscope, se dessinent sur la coupe transversale en lignes parallèles, semblables aux feuillets d'un livre ou mieux aux fibres du cristallin. Le diagnostic serait confirmé de même par la présence de crochets d'échinocoque dans les matières expulsées ; enfin on aurait encore raison de croire qu'une tumeur appartient aux hydatides, si ces matières, ayant l'apparence de pus, offraient au microscope les caractères que nous avons dit appartenir aux substances renfermées dans les kystes athéromateux.

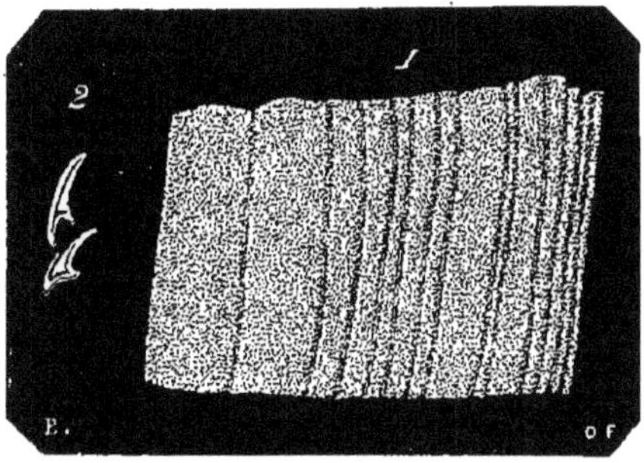

Fig. 20. — 1. Fragment de membrane hydatique légèrement comprimé et vu au grossissement de 350 diamètres ; les lames qui constituent le tissu hydatique s'écartent plus ou moins, suivant le degré de la compression. — 2. Crochets d'échinocoque vus au grossissement de 350 diamètres.

§ V. — Les tumeurs hydatiques ne constituent pas par elles-mêmes une affection grave, car elles n'apportent dans l'économie aucun trouble général, mais elles deviennent graves par leur situation ou par leur grand volume.

Le pronostic, étant nécessairement subordonné au diagnostic, ne peut être établi dans les premiers temps du développement des vers vésiculaires, ni lorsque ces vers existent dans des parties inaccessibles à l'exploration. Les kystes situés dans les membres, dans les parois du tronc, dans des régions très accessibles aux moyens chirurgicaux, ne deviennent point ordinairement la cause d'accidents sérieux, et se guérissent facilement. Les tumeurs hydatiques qui, ayant duré longtemps, ne s'accroissent plus ou même subissent un retrait appréciable, pourront être considérées comme en voie de guérison. Il en sera de même lorsque, s'étant ouvertes au dehors ou dans un organe en communication avec le dehors, elles n'ont point déterminé d'accidents et que leur volume tend à diminuer.

Elles sont au contraire très graves lorsqu'elles occupent un organe important, qu'elles ont acquis un grand volume, et que les parois du kyste sont devenues plus ou moins osseuses ou cartilagineuses ; lorsqu'elles sont multiples ; enfin lorsqu'elles ont causé l'amaigrissement, la consomption, ou qu'elles sont accompagnées de l'inflammation d'un organe important. Elles sont généralement mortelles lorsqu'après leur ouverture dans un organe communiquant avec le dehors, les symptômes généraux persistent et s'aggravent, lorsque les matières expulsées prennent une odeur gangréneuse, lorsqu'il survient une pneumonie ou des signes d'une suppuration profonde, enfin lorsque la poche s'est ouverte dans une grande cavité séreuse.

Les phénomènes pathologiques et les accidents que déterminent les hydatides offrent, suivant les organes ou suivant les régions dans lesquelles existent ces entozoaires, des différences qu'il importe d'indiquer avant d'exposer les moyens de les guérir.

DEUXIÈME SECTION.

HYDATIDES EN RAPPORT AVEC LE SYSTÈME SANGUIN.

Les hydatides se rencontrent quelquefois dans les organes de la circulation, soit qu'elles s'y soient développées, soit qu'elles y soient arrivées accidentellement.

Parmi les cas d'hydatides rencontrées libres dans les voies circulatoires, il en est un, observé par M. Andral (voy. obs. IX), qui autorise à penser que ces vers vésiculaires se développent dans la cavité même des vaisseaux. Plusieurs autres cas témoignent de la possibilité de leur développement dans les parois du cœur ; mais nous ne possédons aucun exemple d'hydatides renfermées dans la paroi même des vaisseaux.

Nous rapporterons des observations d'hydatides introduites dans les voies circulatoires par une perforation des parois ; ces vers s'étaient développés primitivement dans les tissus du cœur ou dans un organe étranger au système de la circulation.

Les faits concernant les vers vésiculaires des voies circulatoires sont encore assez peu nombreux (1). Ceux qui ont été rapportés par d'anciens auteurs appartiennent le plus souvent, sans doute, à des tumeurs de diverse nature qui n'ont eu de commun que le nom avec les vers dont nous nous occupons (2).

Les hydatides développées dans l'épaisseur des parois du cœur peuvent acquérir un certain volume avant de causer aucun trouble dans les fonctions de cet organe ; souvent elles ne donnent lieu à des phénomènes appréciables que lorsque le kyste se rompt et que son contenu est versé dans les cavités ventriculaires ; les vésicules intactes ou déchirées sont entraînées avec le sang, elles opposent un obstacle plus ou moins absolu à la circulation, et déterminent des accidents plus ou moins rapides, quelquefois la mort subite.

La mort, sans aucun phénomène qui l'annonce, peut même survenir lorsque le kyste hydatique du cœur est encore intact.

(1) M. Griesinger, à propos d'une observation d'hydatides développées dans la paroi du cœur, observation que nous rapporterons ci-après (obs. 18), dit avoir relevé dans divers recueils quinze cas analogues :

3	fois	les kystes étaient logés	dans l'oreillette droite.
3	—	—	dans le ventricule droit.
1	—	—	dans la cloison interventriculaire, avec rupture du côté droit.
1	—	—	dans la pointe du cœur droit.
1	—	—	dans la cloison interventriculaire, sans rupture.
2	—	—	dans la paroi du ventricule gauche.
1	—	—	à la face externe du ventricule gauche.
1	—	—	dans les substances musculaires, sans autre indication du siége.
1	—	—	dans le péricarde.

Plusieurs de ces cas n'appartiennent certainement point aux hydatides, car, parmi les auteurs cités à la suite de ce relevé, il s'en trouve dont les observations ne concernent point des vers vésiculaires.

(2) Plusieurs cas de vésicules renfermant un liquide plus ou moins limpide, et désignées sous le nom d'*hydatides*, sont rapportés dans Bonet (*Sepulchretum*) ou sont cités par Ploucquet. Morgagni les cite également pour la plupart et en rapporte quelques autres (voy. *De sed. et caus. cit.*, epist. XVI, § 44 ; XXV, § 15 ; XXXVIII, § 35). L'un de ces cas, observé par Wepfer, concerne des cysticerques du cœur du porc; d'autres concernent évidemment des kystes séreux ou même des *tubercules* cancéreux. Un cas de Dupuytren (*Journ. Corvisart*, t. V, p. 139), rapporté aussi par quelques auteurs aux hydatides, n'appartient très probablement pas à ces vers.

On ne connaît aucun signe qui indique la présence d'un ver vésiculaire dans le cœur.

Les hydatides développées dans un organe étranger aux voies circulatoires peuvent déterminer la perforation des vaisseaux avec lesquels le kyste est en rapport; de là résulte l'introduction dans la cavité de ces vaisseaux du liquide contenu dans la poche, de la matière athéromateuse, et sans doute des vésicules elles-mêmes ou de leurs débris. Dans un cas rapporté ci-après (obs. X), des hydatides en grand nombre, rencontrées dans l'artère pulmonaire et ses divisions, provenaient très probablement d'un énorme kyste hydatique situé dans le foie ; une communication de ce kyste avec les vaisseaux eût sans doute été trouvée, si elle eût été cherchée.

Le transport des matières d'un kyste hydatique dans le torrent de la circulation doit nécessairement occasionner des accidents graves, mais variés, suivant que la pénétration dans les vaisseaux est plus ou moins rapide, ou suivant que ces matières sont le liquide hydatique, la matière athéromateuse, ou bien les vésicules. Nous verrons, à propos des hydatides du foie, que la bile même, versée dans un kyste en rapport avec les canaux biliaires d'une part, et les veines de l'autre, doit arriver par cette voie dans le sang. Les faits connus suffisent à montrer que la communication d'un kyste hydatique avec les vaisseaux veineux détermine des phénomènes de phlébite, d'infection du sang, la pneumonie, peut-être même la gangrène pulmonaire et diverses affections aiguës des organes éloignés, affections consécutives à la détérioration ou à l'infection de l'économie (1). D'après les recherches que nous avons faites sur cette question, la communication des vaisseaux avec les kystes hydatiques nous paraît devoir être fréquente ; on en trouvera plusieurs exemples intéressants parmi les observations qui concernent le foie.

Nous nous occuperons d'abord des hydatides du cœur et des vaisseaux, ensuite de celles du péricarde.

(1) Les hydatides ou leurs débris, entraînés par le sang jusque dans le cœur droit et l'artère pulmonaire, doivent produire des phénomènes identiques avec ceux que Virchow a étudiés dans son mémoire intitulé *Thrombose et embolie*, phénomènes que M. Lasègue a exposés dans les *Archives* 1857, et sur lesquels mon ami le docteur Charcot vient de publier un intéressant travail (*Gaz. hebdom. de méd.*, Paris, 1858).

CHAPITRE PREMIER.

HYDATIDES DU CŒUR ET DES VAISSEAUX SANGUINS.

Nous rapporterons les observations qui font le sujet de ce chapitre dans l'ordre suivant : 1° hydatides libres dans les cavités du cœur ou des vaisseaux, et dont l'origine au dehors de ces cavités n'a point été constatée ; 2° hydatides dans les parois du cœur ; 3° hydatides libres dans les cavités du cœur ou des vaisseaux provenant des parois du cœur ; 4° hydatides ou matières d'un kyste hydatique libres dans les cavités du cœur ou des vaisseaux, et provenant d'un organe étranger au système circulatoire.

A. — Hydatides *développées?* dans les cavités du cœur ou des vaisseaux.

Obs. VIII (docteur Broderille). — *Hydatides dans le ventricule droit.*

I. — « Le docteur Broderille fut appelé, en 1835, auprès d'une dame de Warminster, qui, après avoir passé une nuit tranquille, fut prise en s'habillant d'une forte dyspnée. La respiration offrait une fréquence extraordinaire ; la figure était pâle, les lèvres livides. Elle avait conservé sa connaissance, mais elle ne pouvait articuler, et quand on lui demandait si elle ressentait de la douleur quelque part, elle se contentait de porter la main sur la poitrine. Le pouls était très petit et donnait 130, mais sans irrégularité ni intermission notable. La main, appliquée sur la région du cœur, sentait cet organe battre avec beaucoup de force et de violence. Cet état continua en s'aggravant jusqu'à la mort, qui arriva trois heures après le début de l'attaque.

» *Autopsie.* — Le cœur est à l'état normal, à l'exception d'une hydatide volumineuse qui remplit si complétement le ventricule droit, qu'elle semble avoir dû empêcher entièrement le passage du sang dans l'artère pulmonaire. En ouvrant cette hydatide unique, on trouve qu'elle en contient huit ou dix autres qui flottaient dans un liquide. Tous ceux qui ont vu la préparation qui en a été faite et conservée ont reconnu les caractères de l'hydatide ordinaire (1). »

Obs. IX (Andral). — *Hydatides dans les veines pulmonaires.*

II. — « Un homme, de cinquante-cinq ans, s'était mal nourri depuis un an, et avait souvent éprouvé toutes les angoisses de la misère. Pendant son séjour à la Charité, ce malade ne présenta d'autre phénomène que les symptômes ordinaires d'une affection de cœur : battements s'entendant avec bruit, mais

(1) Docteur Broderille, *The Lancet*, juillet et août 1838, et *Gazette méd.*, Paris, t. VI, p. 601.

sans impulsion, dans toute l'étendue du sternum et sous les deux clavicules ; pouls ordinaire ; face bouffie et violacée ; infiltration des membres ; état d'orthopnée habituel. En plusieurs points des parois thoraciques, on entendait un râle bronchique humide, et en d'autres il y avait absence complète de respiration. Cependant la difficulté de respirer devint de plus en plus grande, et le malade succomba dans un état d'asphyxie.

» *Autopsie.*—Les deux poumons furent trouvés remplis d'un grand nombre d'hydatides. Nous crûmes d'abord qu'elles étaient logées dans le parenchyme même des poumons ; mais bientôt une dissection plus attentive nous découvrit un fait qui a, jusqu'à présent, peu d'analogues dans les annales de la science,'savoir, l'existence des hydatides dans les veines pulmonaires. M. Breschet a bien voulu examiner la pièce avec nous.

» *Plusieurs de ces hydatides étaient logées dans des poches à surface lisse, qui nous parurent d'abord autant de kystes ; d'autres, vides et plusieurs fois roulées sur elles-mêmes, étaient contenues dans d'étroits canaux, dont elles avaient pris la forme allongée. La surface interne de ces canaux était lisse comme celle des grandes poches ; ils se ramifiaient comme des vaisseaux. Enfin, nous reconnûmes bientôt qu'à chaque poche aboutissait un vaisseau d'un petit calibre, qui, pour la former, subissait une dilatation plus ou moins considérable. Nous disséquâmes alors les veines pulmonaires à leur entrée dans le cœur, et nous les suivîmes dans le poumon. Lorsque nous fûmes arrivés à leur division presque capillaire, nous commençâmes à voir plusieurs d'entre elles présenter un grand nombre de renflements que remplissaient des hydatides ; après s'être ainsi dilatée, la veine reprenait son calibre primitif, puis un peu plus loin elle se dilatait encore. Les poches les plus considérables auraient pu admettre une grosse noix, et les plus petites auraient pu à peine recevoir un pois.* Elles existaient également dans les deux poumons. Les deux hydatides qu'elles contenaient avaient tous les caractères des acéphalocystes : plusieurs présentaient dans leur épaisseur des petits points d'un blanc mat, d'autres offraient à leur surface interne un grand nombre de granulations miliaires, la plupart étaient rompues. Autour d'elles, le tissu pulmonaire était en plusieurs points sain et crépitant, en d'autres fortement engoué et même hépatisé.

» Un vaste kyste hydatifère à parois cartilagineuses, pouvant admettre dans son intérieur une grosse orange, existait au milieu du foie, dont il avait refoulé le parenchyme ; huit à dix acéphalocystes y étaient renfermées. C'est la seconde fois que nous constatons l'existence simultanée des hydatides dans le foie et dans le poumon (1). »

Obs. X (Wunderlich). — *Hydatides dans l'artère pulmonaire et dans plusieurs organes.*

III.—C. N..., âgé de vingt-deux ans, entre à l'hôpital le 30 juin 1857, après avoir éprouvé de la céphalalgie, des vertiges, des bourdonnements dans les

(1) Andral, *Clinique méd. cit.*, t. II, p. 412, obs. 5.

oreilles, de la courbature, des douleurs dans l'abdomen, de la diarrhée, une épistaxis, enfin un frisson suivi de chaleur et de sueur.

En examinant l'abdomen, qui était sensible et recouvert, dans sa moitié inférieure, d'un réseau de veines variqueuses, on y constate l'existence de deux tumeurs occupant, l'une l'épigastre, et l'autre la fosse iliaque droite. La première était mate à la percussion, se déplaçait par les mouvements respiratoires, et présentait quelques bosselures; la seconde était mobile, résistante; elle donnait à droite une matité complète à la percussion, à gauche on y percevait un frémissement hydatique peu distinct. Le malade avait une fièvre brûlante; un peu d'œdème aux pieds, et son urine, faiblement albumineuse, contenait des cylindres fibrineux et des globules sanguins.

Les jours suivants, les tumeurs, la rate et le foie augmentèrent rapidement de volume; la fièvre, toujours intense, s'accompagna d'ictère et d'épistaxis répétées, qui semblèrent être suivies d'une amélioration sensible. Mais le mieux ne se soutint pas. Le malade, outre des épistaxis, avait parfois des selles sanguinolentes et des crachats striés de sang, presque toujours de la fièvre, et s'affaiblissait de plus en plus. Les tumeurs continuaient à s'accroître. — Le 22 septembre, il survint un frisson suivi de chaleur et de sueurs. — Le 28, des douleurs vives se firent tout à coup sentir à l'épigastre, s'accompagnant d'une dyspnée intense. L'ictère, qui avait cédé, revint, et le malade mourut le 20 octobre, après être tombé rapidement pendant les deux derniers jours dans un collapsus profond.

Autopsie. — Dans une branche de troisième ordre, fournie par l'artère pulmonaire droite et correspondant au lobe inférieur du poumon, il y avait une dilatation cylindrique du volume d'un œuf de pigeon; la cavité de cette dilatation était remplie par une vésicule hydatique qui en oblitérait complétement le calibre, sans toutefois adhérer à ses parois: cette vésicule avait environ un demi-millimètre d'épaisseur dans sa paroi; sa surface était lisse, gris jaunâtre; elle contenait un liquide limpide et ne renfermait point d'autre hydatide. Une bronche qui naissait de l'artère, au-devant du point où se trouvait l'hydatide, était oblitérée par des caillots sanguins récents; celles qu'elle fournissait au delà étaient remplies par des détritus d'hydatides, en masses gris jaunâtre, friables, disposées en couches concentriques. Le tissu pulmonaire où se rendait cette artère n'était pas altéré.

Le péricarde présentait tous les caractères d'une inflammation violente (épanchement purulent abondant, etc.); il communiquait avec une tumeur du volume d'une tête d'enfant qui occupait le lobe gauche du foie, par une perforation circulaire, dans laquelle était engagée une petite vésicule hydatique; le diaphragme était perforé. La tumeur du foie était constituée par un kyste central volumineux, qui présentait à sa surface une foule de diverticules et de poches surajoutées, et qui renfermait un liquide purulent, mêlé d'une grande quantité de crochets d'échinocoques et d'un nombre incroyable de vésicules acéphalocystiques des dimensions les plus variées. Le foie était seulement refoulé par la tumeur, qui adhérait au diaphragme et aux parois abdominales.

Une tumeur hydatique du volume du poing occupait l'extrémité supérieure de la rate, qui était triplée de volume. Trois autres tumeurs, du volume d'une pomme et à poche simple, occupaient le tissu cellulaire rétro-péritonéal, depuis le diaphragme jusqu'au milieu de l'estomac. Six tumeurs semblables, du volume d'une noix ou d'une pomme, se trouvaient dans le grand épiploon ; une autre, du volume du poing, soulevait le cæcum ; on en rencontrait encore une dans le mésorectum. Le mésentère renfermait plus de cinquante kystes acéphalocystiques en grande partie desséchés et d'un volume qui variait depuis la dimension d'un grain de chènevis jusqu'à celle d'un demi-pois. Deux poches remplies d'une masse solide, jaunâtre, du volume d'un noyau de cerise, occupaient l'extrémité libre de l'appendice vermiforme.

Les reins étaient volumineux et hypérémiés ; les autres organes ne présentaient rien de remarquable (1).

B. — Hydatides dans les parois du cœur.

Obs. XI (David Price).

IV. — Il s'agit d'un garçon, âgé de dix ans, qui fréquentait une école gratuite. Le matin du jour où il mourut, il alla à l'école avec les mains sales; le maître le renvoya chez ses parents, priant la mère de le laver. Cette demande, à ce qu'il paraît, ne fut pas exécutée, et dans l'après-midi, l'enfant revint avec les mains non lavées. Le maître commanda à l'un des élèves de le mener dans la cour et de le laver; mais l'élève outrepassa les ordres, et, au lieu de le laver simplement comme il lui avait été ordonné, il lui ôta la chemise et lui jeta de l'eau froide sur tout le corps. Le pauvre enfant parut cependant assez bien après cette ablution ; il quitta l'école avec les autres écoliers, et en apparence content et bien portant. Quand il eut fait quelques pas, il tomba soudainement sur les mains et les genoux ; quelques minutes après il était mort.

Il a été constaté que cet enfant n'avait jamais éprouvé de difficulté à respirer et qu'il ne s'était jamais plaint de palpitations; il n'avait jamais ressenti de difficulté à monter rapidement un escalier, et il faisait avec célérité tous les exercices des enfants de son âge.

La soudaineté de la mort détermina une enquête ; le corps fut examiné. Le docteur Price dit : « En conséquence des instructions que j'avais reçues, j'ai examiné minutieusement le cerveau, les viscères abdominaux et ceux de la poitrine, et j'ai trouvé tout à l'état normal, à l'exception du cœur et d'une portion du péricarde qui lui était adhérent. Dans sa cavité, il y avait deux onces de liquide d'une couleur foncée ; dans le tissu musculaire du cœur, on trouva

(1) C. A. Wunderlich, *Fall von zahllosen Echinococcen in der Leber, der Milz, dem Peritoneum, dem Netze, Mesenterium, dem Retroperitonealraume, der Lungenarterie; Perforation des Herzbeutels* (*Archiv. für physiologische Heilkunde*, 1858, nouv. série, t. II, p. 283).

une grande hydatide. » Le docteur Price ne dit pas dans quelle partie du cœur était logée l'hydatide, si elle était rompue ou non (1).

OBS. XII (R. EVANS).

V. — « En 1832, un récit intéressant et complet du même genre fut envoyé à la Société médico-chirurgicale par M. Herbert R. Evans, de Hamstead, et fut publié dans le dix-septième volume des *Transactions de la Société*.

» La malade était une femme non mariée, d'environ quarante ans, qui, pendant quelques mois avant sa mort, eut la respiration courte, et qui, par moments, sentait une douleur vive et subite dans la région du cœur. Le 20 avril, après avoir monté et descendu assez rapidement les escaliers, elle fut prise d'un violent paroxysme de dyspnée, accompagné de profondes inspirations et de douleurs du cœur qui la forcèrent à prendre le lit; depuis ce temps, elle fut constamment au lit, souffrant extrêmement d'abattement, de palpitations et de suffocations qui étaient considérablement aggravés par le moindre mouvement. Parfois, sans mouvement, des paroxysmes de dyspnée assez violents pour faire craindre la mort survenaient et duraient pendant des heures. Il y avait peu de sommeil, et le peu qu'il y avait était interrompu et ne reposait pas. L'urine était rare, mais les extrémités n'enflaient pas; les jambes étaient souvent le siége de crampes vives. Les forces diminuèrent graduellement, et le 1er janvier, la malade mourut.

» *Autopsie*. — Le sommet du ventricule droit était occupé par une tumeur hydatique globuleuse, de trois pouces de diamètre, qui contenait un certain nombre d'hydatides flottantes. La tumeur, faisant saillie dans le ventricule droit de manière à occuper environ un quart de la cavité ventriculaire, était unie et polie, couverte par la membrane interne du ventricule; extérieurement la tumeur s'étendait au delà du tissu charnu du cœur, et le feuillet externe du péricarde adhérait sur la partie correspondante à la tumeur.

» Le cœur est conservé dans le muséum de *Bartholomew's Hospital* (2). »

OBS. XIII (PORTAL).

VI. — « J'en ai vu (des hydatides) à la base du cœur d'un cadavre; une d'elles était de la grosseur d'un petit œuf de poule, et, dans ce sujet, il n'y avait point d'eau épanchée dans le péricarde (3). »

OBS. XIV (.....)?

VII. — « Une acéphalocyste de la dimension d'un œuf de pigeon, située dans la cloison interventriculaire du cœur, existe au muséum d'*University College* ?

(1) Lettre de D. Price à Astley Cooper (20 janvier 1820), in *Medic.-chir. Trans.*, vol. XI, cité par Budd, *Mém. infrà cit.*, p. 55.

(2) Cité par Budd, *Mém. infrà cit.*, p. 56.

(3) Portal, *Anat. méd.* Paris, 1803, t. III, p. 29.

(U. C. Muséum, n° 2293); elle provient d'une femme qui mourut subitement pendant qu'elle vaquait aux soins de son ménage (1). »

Obs. XV (Carswell).

VIII. — « Parmi les dessins du docteur Carswell, appartenant au muséum d'*University College* (U. C. Muséum, A. 9.), est la figure d'un cœur qui contient, dans la partie postérieure du ventricule gauche, une acéphalocyste intacte faisant saillie à sa surface.

» La malade avait succombé à la phthisie, et l'entozoaire avait été trouvé accidentellement à la dissection du cadavre. Comme cette femme est morte à l'hôpital et que son cœur n'a point attiré l'attention du médecin, il est probable qu'il n'y eut aucun symptôme déterminé par l'existence de l'hydatide (2). »

Obs. XVI (Rokitansky).

IX. — Le sujet était un soldat âgé de trente-cinq ans. « La partie postérieure et supérieure de la cloison des ventricules, et la portion contiguë de la paroi du ventricule gauche, étaient occupées par une poche arrondie, du volume d'un œuf de canard, ayant des parois dures, d'une ligne d'épaisseur, et faisant saillie dans les cavités du ventricule et de l'oreillette droits. La poche contenait un liquide brunâtre, épais, mêlé avec des concrétions fibrineuses mollasses, ratatinées, et des restes gélatineux d'acéphalocystes (3). »

C. — Hydatides libres dans les cavités du cœur et des vaisseaux, provenant des parois du cœur.

Obs. XVII (G. Budd).

X. — « Sarah Sheppard, âgée de vingt-trois ans, grasse et vermeille, fut reçue dans *King's College Hospital*, le 23 décembre 1857. Depuis neuf mois, elle travaillait dans les modes, auparavant elle était domestique; elle rapporta que quatre ans auparavant, elle avait eu une pleurésie et une inflammation des reins; depuis lors, elle avait gardé de la toux avec de la dyspnée et des palpitations. Il y a deux ans, elle eut une attaque de pleurésie, à la suite de laquelle sa santé s'est altérée ; la toux était accompagnée d'une expectoration sanguinolente. Neuf jours avant son admission à l'hôpital, elle prit froid et ses jambes s'enflèrent.

» A son entrée à l'hôpital, elle avait de la toux, la respiration difficile, les pieds légèrement œdémateux ; lorsqu'elle était couchée elle ne souffrait pas, mais le moindre effort occasionnait une dyspnée considérable. Elle expecto-

(1) W. H. Walshe, *A pract. Treat. on the diseases of the lungs and heart.* London, 1851, p. 497.

(2) Walshe, *ouvr. cit.*, p. 497.

(3) Rokitansky, *Path. anat. translation of Sydenham Soc.*, vol. IV, p. 208, cité par Budd., *Mém. infra cit.*

rait des crachats muqueux plus ou moins opaques et striés de sang. L'auscultation du cœur faisait entendre un bruit de râpe à la base de cet organe, se propageant à droite. L'impulsion n'était pas forte et le pouls était petit et faible; la langue était sale, l'appétit nul, la menstruation régulière. L'urine trouble, avec un dépôt d'acide urique et une petite quantité d'albumine, pesait 1020.

» Le 28 décembre, il fut constaté que le bruit anormal du cœur était beaucoup moins rude, et le 30 aucun bruit morbide ne fut perçu ; depuis ce temps jusqu'à la mort de la pauvre femme, quoique j'aie souvent écouté le cœur, je n'ai jamais entendu aucun bruit morbide de cet organe, mais le médecin adjoint, qui résidait dans l'hôpital et qui l'examinait plus fréquemment, me dit qu'il avait parfois entendu un léger bruit de souffle.

» Depuis le 23 décembre, jour de l'admission, jusqu'au 9 janvier, il n'y eut aucun changement dans l'état de la malade; la toux était très fatigante et les matières expectorées constamment striées de sang. Le pouls donnait de 90 à 100 pulsations ; le nombre des inspirations était de 36 à 48 par minute ; il y avait de la crépitation dans les deux poumons en arrière.

» Le 9 janvier, la malade expectora presque la moitié d'une pinte de sang mêlé de mucus, et pendant quelques jours, le pouls et les inspirations perdirent de leur fréquence, la toux devint moins pénible et la respiration plus facile.

» Le 27 janvier, nouveaux crachements de sang, mais moins abondants.

» Le 29, elle avait conservé sa force et son embonpoint ; depuis lors elle est restée dans la même condition, tourmentée par la dyspnée et la toux, et crachant du mucus strié de sang. La difficulté de respirer variait considérablement suivant les jours : du 26 janvier au 9 février, le nombre des inspirations fut de 30 à 48 ; le pouls, constamment petit, variait de 72 à 90.

» Le 19 février, la respiration était presque pure à la base des poumons, et le 24, la malade quitta l'hôpital.

» Le 28 février, elle expectora une grande quantité de sang; la difficulté de respirer s'étant beaucoup accrue, elle revint à l'hôpital le 3 mars. On trouva un bruit respiratoire rude à la partie supérieure du poumon gauche en avant et au niveau du lobe inférieur du poumon droit en arrière.

» Le 14 mars, l'œdème des jambes, qui avait disparu pendant quelque temps, était revenu ; l'urine ne contenait pas d'albumine.

» Le 7 avril, il survint un mal de gorge, et un ulcère profond se forma sur l'amygdale gauche; ce mal disparut en dix ou quinze jours.

» Le 12, la malade se plaignit beaucoup de douleurs lancinantes dans le côté gauche de la poitrine; depuis lors, elle accusa souvent une douleur intense à la région précordiale, qui était mate à la percussion et qui paraissait agrandie, mais on n'entendait point de bruit de souffle anormal. L'impulsion du cœur était passablement forte et son action était en tout régulière. Les bruits propres à la bronchite s'entendaient à la partie supérieure du poumon gauche en avant, et dans les deux poumons en arrière, mais dans aucun point de la poitrine le bruit respiratoire n'était complétement absent. L'œdème des jambes augmenta et l'ascite se manifesta ; la difficulté de la respiration devint par moments une orthopnée extrême ; le visage, qui était uniformément rouge, exprimait une grande angoisse. Les jambes, les cuisses et l'abdomen devinrent enfin extrêmement enflés.

» Dans l'après-midi du 4 mai, le docteur Duffin, médecin adjoint, ayant été appelé près de cette femme, la trouva pâle, faisant à de longs intervalles des inspirations profondes, le pouls était à peine perceptible et cinq minutes après elle expira.

» *Autopsie.*—Les deux poumons offraient des adhérences pleurétiques ; le péricarde contenait environ une once de liquide séreux : ses parois étaient unies par d'anciennes adhérences ; le cœur avait une forme irrégulière, antérieurement aplati et bombé en arrière. Sa forme irrégulière dépendait d'une tumeur hydatique de la grosseur d'une orange, située dans la pointe du ventricule droit et faisant saillie dans sa cavité. L'oreillette et le ventricule droits étaient remplis de sang coagulé ; les cavités gauches étaient vides et les valvules saines.

» Sous l'une des valvules tricuspides existe une petite hydatide flasque et libre ; dans l'artère pulmonaire, immédiatement au-dessus des valvules, il s'en trouve une autre intacte, ayant plus d'un demi-pouce de diamètre, et dans le tronc de cette artère, avant sa subdivision, il s'en trouve encore quelques autres plus petites. En suivant les branches de l'artère pulmonaire, on découvre quelques amas d'hydatides, et des membranes hydatiques affaissées qui avaient en diamètre un huitième à un quart de pouce. Ces hydatides étaient confinées exclusivement dans le poumon gauche et en particulier dans le lobe supérieur. On n'en trouva qu'un petit amas dans le centre du poumon, et une seule hydatide dans le lobe inférieur. Les amas d'hydatides étaient enveloppés d'une couche pâle de fibrine, mais non d'une poche organisée.

» Les lobes inférieurs des deux poumons étaient carnifiés, mais encore un peu crépitants sous les doigts. Les bronches et les veines pulmonaires ne contenaient pas d'hydatides. Tous les autres organes examinés avec soin étaient sains.

» L'examen de l'une des petites hydatides trouvées dans l'artère pulmonaire y montra des échinocoques bien formés.

» La tumeur située au sommet du cœur était remplie d'hydatides, et il était évident que les vésicules qui furent trouvées dans le ventricule droit et dans l'artère pulmonaire étaient sorties de ce kyste (1). »

Obs. XVIII (Griesinger).

XI. — « Une femme de trente-sept ans fut frappée, il y a quelques années, dans une rixe, sur la région précordiale et sur la tête ; depuis elle se plaignit

(1) G. Budd, *An hydatid Tumour in the apex of the eight ventricle of the heart*, etc., in *Medical Times*, n° 420, p. 54. London, 1858.

de céphalalgie intermittente, n'accusa aucun symptôme du côté de la poitrine, même après les plus grandes fatigues. Le 30 octobre au matin, elle se plaignit pour la première fois d'un sentiment d'anxiété et d'oppression sur la poitrine; une demi-heure après, elle fut trouvée morte dans son lit.

» *Autopsie.*— Forte adhérence de la dure-mère avec le crâne; sinus gorgés de sang; celui-ci très fluide dans tout le corps sans traces de coagulation; cœur en apparence sain à l'extérieur, couvert de beaucoup de graisse; ses dimensions, ses parois, ses cavités à l'état normal. La cloison ventriculaire, vue par la face droite au-dessous de la naissance de l'artère pulmonaire, présente une ouverture irrégulière, comme rongée, longue de trois lignes, et une déchirure parallèle au grand diamètre du cœur conduisant dans une cavité qui s'étend presque à toute la cloison; le bord supérieur de cette cavité n'est qu'un renflement transversal au-dessous de l'orifice pulmonaire; le bord inférieur n'est indiqué que par un faible relief qui fait saillie dans le ventricule gauche. La cavité pouvait contenir une grande noix, elle est tapissée d'une membrane lisse, blanche, mate, plissée sur les fibres musculaires sous-jacentes dont on peut facilement la détacher. Un sac d'acéphalocystes, ayant la même dimension que la cavité de la cloison interventriculaire, s'est trouvé implanté dans la plèvre gauche en arrière, sur le diaphragme; ses parois sont dures et épaisses, et ses bords renversés.

» Cette pièce, envoyée à l'auteur par un de ses amis, M. le docteur Fabre, est très curieuse, car il ne peut guère y avoir de doute que l'espèce de cavité trouvée dans la cloison du cœur n'appartînt à une acéphalocyste qui s'est rompue vers le cœur droit et qui a produit ainsi une mort subite par l'entrée des vésicules dans l'artère pulmonaire; ce qui vient confirmer cette opinion, c'est que parmi les détritus, il y avait des fragments de vésicules dont les bords avaient de la tendance à se rouler (1). »

Obs. XIX (Rokitansky).

XII.—« Dans la collection de Vienne, on trouve le cœur un peu hypertrophié d'une fille, âgée de vingt-trois ans, morte subitement. Dans la partie supérieure de la cloison des ventricules se trouve un kyste fibreux, à parois minces, plus grand qu'un œuf de poule. Ce kyste proémine dans les deux ventricules, mais surtout dans le droit, vers le cône artériel; il a tellement comprimé les muscles, qu'il se trouve presque à nu; il s'est ouvert dans le ventricule droit. Une vésicule d'*echinococcus* du volume du kyste lui-même en était sortie; elle avait été poussée par le sang dans le cône artériel et l'artère pulmonaire. Cette vésicule était pleine et distendue; elle était si fortement tassée dans le cône artériel et le tronc de l'artère pulmonaire, qu'elle atteignait jusqu'à la branche gauche de ce vaisseau.

» Il y avait trois autres tumeurs hydatiques dans le foie (2). »

(1) Docteur Griesinger, *Arch. für physiol. Heilkunde*, 1846, et *Gaz. méd.*, Paris, 1846, p. 862.

(2) Rokitansky, *Lehrbuch der path. Anat.*, vol. II, p. 285.

D. — Hydatides ou matières d'un kyste hydatique libres dans le cœur et les vaisseaux et provenant d'un organe étranger au système circulatoire.

OBS. XX (PIORRY). — *Kyste du foie ouvert dans la veine cave inférieure.*

XIII. — « Une femme septuagénaire éprouve tout à coup les symptômes suivants : perte de connaissance, de mouvement et de sentiment ; les extrémités supérieures présentent quelques convulsions et de la contracture ; bientôt la respiration s'embarrasse, le râle survient ; la mort a lieu deux ou trois heures après les premiers accidents.

» La *nécropsie* montra l'encéphale et la moelle de l'épine exempts de toute lésion. Le foie avait un énorme volume ; enlevé avec précaution en même temps que la veine cave inférieure, on découvrit sur la face supérieure et sur le bord postérieur du foie une tumeur de quatre pouces de diamètre, sphéroïde, grisâtre, présentant sur quelques points une dureté osseuse, résonnant aussi comme un os par la percussion médiate... On ouvrit cette tumeur avec précaution et l'on ne tarda pas à découvrir qu'elle s'était ouverte *dans la veine cave inférieure ;* accolée à cette veine, elle en avait ossifié la membrane moyenne ; *on ne put même découvrir la tunique interne du vaisseau, ni en détacher des lambeaux de la paroi indurée de la tumeur ;* seulement la surface en rapport avec le sang était lisse, polie ; c'était une véritable fracture qui s'était faite dans les parois veineuses ossifiées et faisant partie de l'enveloppe du kyste. La solution de continuité avait un demi-pouce de long, était rugueuse, inégale, ossifiée sur les bords ; des concrétions nombreuses recouvraient toute la surface en rapport avec la cavité de la tumeur. Le fluide dont celle-ci était remplie présentait *l'apparence et la consistance du pus ;* mais quelques portions de *kystes hydatifères* (membranes d'hydatides) transparentes, analogues à de la gelée, nageaient dans ce fluide. On retrouva une substance semblable (la matière puriforme ?) *dans la veine cave inférieure, dans le cœur droit, dans l'artère pulmonaire et dans ses divisions.*

» Plusieurs autres kystes contenant des hydatides intactes existaient dans le foie (1). »

OBS. XXI (LHONNEUR). — *Kyste hydatique ouvert dans la veine cave inférieure.*

XIV. — « Un homme de soixante ans, fort, n'ayant jamais été malade, n'ayant pas eu d'ictère ni reçu de coup sur l'hypochondre, éprouva dans cette région une douleur qu'il attribuait à la fatigue, qui fut considérée comme une névralgie intercostale, et traitée par une application de ventouses scarifiées. Huit jours après, il entra à l'hôpital. On fut d'abord frappé du volume du ventre. Interrogé avec soin, le malade disait avoir senti des élancements dans l'hypo-

(1) Piorry, *Percussion médiate*, 2e édit., p. 169.

chondre droit depuis six mois, et des douleurs abdominales depuis deux mois surtout. Par la percussion et la palpation, on constata la présence d'une tumeur mate, descendant à 6 centimètres au-dessous du rebord des fausses côtes, s'élevant jusqu'à la quatrième côte, séparée, par un petit espace sonore, de la rate à laquelle touchait son extrémité gauche, se confondant plus haut avec la matité précordiale ; en avant, le foie semble remonter jusqu'à la sixième côte. Le malade ne gardait pas le lit, ses fonctions digestives et autres étaient en bon état.

» Dans la nuit du 2 juillet, il fut pris tout à coup de suffocation et de nausées ; appelé auprès de lui, l'interne ne trouva plus qu'un cadavre ; la face était pâle, les lèvres un peu bleuâtres.

» La percussion, faite au moment de l'*autopsie*, donna une matité moins étendue que sur le vivant. Le ventre étant ouvert et le foie extrait, on trouva à peine un peu de liquide dans le péritoine, et la surface du foie flasque, ridée, comme grenue ; cependant on ne voyait aucune rupture. Après avoir pratiqué une petite incision sur la poche liquide, on y poussa de l'air et de l'eau, et l'on vit ces fluides sortir par la veine cave inférieure qui adhérait au foie. Une dissection attentive démontra, en effet, les particularités suivantes :

» 1° Il existait vers le milieu et dans la partie gauche du foie, faisant saillie surtout vers la face interne de l'organe, un kyste hydatique ayant le volume d'une tête d'adulte, adhérant au rein droit et renfermant, outre un liquide transparent, quelques caillots sanguins mous et faciles à enlever par un jet d'eau. Les parois de cette poche sont constituées par une couche blanche d'apparence albumineuse, friable, dont quelques lambeaux flottent sous forme de feuillets légèrement enroulés dans l'intérieur du kyste.

» 2° Vers la partie inférieure du lobe de Spiegel, la veine cave offrait une déchirure irrégulière de 2 centimètres de longueur, déchirure qui s'est faite sur une surface ulcérée, érodée. La face interne de ce vaisseau, au-dessous de cette solution de continuité, présentait, dans une longueur de 5 centimètres environ, des plaques grisâtres, athéromateuses.

» 3° Enfin, il y avait quelques fausses membranes récentes, et une injection arborisée de plusieurs anses intestinales. L'aorte était saine, ainsi que le cœur qui était vide de sang et de caillots (1). »

CHAPITRE II.

HYDATIDES DU PÉRICARDE.

Nous rapporterons les observations qui font le sujet de ce chapitre dans l'ordre suivant : 1° hydatides développées dans la cavité

(1) Lhonneur, *Bull. Soc. anat.*, ann. XXX, Paris, 1855, 7 juillet, et Hérard, *Union médicale*, 1855, 18 septembre.

ou dans la paroi du péricarde; 2° hydatides arrivées accidentellement dans cette cavité.

A. — Hydatides développées dans la cavité ou dans les membranes du péricarde.

Obs. XXII (Docteur Habershon).

I.—«S. H..., âgée de seize ans, fut admise à *Guy's Hospital*, le 12 avril 1854, dans le service du docteur Barlow; elle avait eu un rhumatisme pendant l'année qui a précédé son admission; elle souffrait actuellement de dyspnée et de phénomènes ressemblant à ceux qui résultent d'une affection des valvules; les bruits du cœur étaient sourds; elle mourut le 28 avril.

» L'*autopsie* fut faite vingt-trois heures après la mort. La puberté n'était pas complète. Il y avait une congestion veineuse considérable de la face et du cou, un œdème des membres inférieurs, et, à un moindre degré, des membres supérieurs; il existait d'anciennes adhérences pleurétiques dans les deux côtés de la poitrine, une congestion plus ou moins marquée de la trachée, des bronches et de plusieurs lobules pulmonaires.

» Le péricarde était généralement adhérent; en avant, il offrait une proéminence considérable qui faisait sur le reste de la surface une saillie d'un demi-pouce, et qui occupait un espace de deux pouces et demi dans un sens, et d'un pouce dans l'autre; il contenait environ deux onces d'un *pus épais* (matière athéromateuse); ce liquide était entouré d'une membrane assez épaisse et contenait de nombreuses vésicules qui variaient beaucoup en volume. Les plus grandes avaient environ un demi-pouce de diamètre; elles contenaient de petites vésicules secondaires adhérentes à leur paroi interne, et qui avaient de une à deux lignes de diamètre. Ces vésicules étaient demi-gélatineuses, élastiques, et formées de couches nombreuses, parallèles, homogènes dans quelques parties et couvertes par leur face interne d'une matière granulaire. On ne trouva ni cysticerques, ni échinocoques. L'oreillette et le ventricule droits étaient pressés par cette poche qui se projetait entre les deux cavités; le cœur tout entier était agrandi et ses cavités étaient distendues par un caillot noirâtre.

» Les diverses parties du cœur offraient des lésions peu importantes et dont la relation avec le kyste hydatique n'est pas très évidente; les autres organes ne présentaient rien de particulier à noter (1). »

Obs. XXIII. — (...?).

II. — D'après Laennec, une observation d'hydatides développées dans les *duplicatures* du péricarde se trouve dans la Bibliothèque germanique (2).

(1) Docteur Habershon, *Hydatids in the pericardium* (*Transact of the pathol. Society of London*, 1855, t. VI, p. 108).

(2) *Bibliothèque germanique*, t. IV, citée par Laennec, *mém. cit.*, p. 114.

B. — Hydatides arrivées accidentellement dans la cavité du péricarde.

Obs. XXIV (Chaussier).

III. — « M. Chaussier met sous les yeux des membres de la Société (Faculté de médecine) une pièce d'anatomie pathologique sur laquelle il donne verbalement quelques détails. Une femme mourut presque subitement; on trouva, en ouvrant son cadavre, le péricarde énormément distendu et rempli d'un véritable pus, sans que la surface du cœur offrît de traces d'inflammation. En examinant la partie inférieure du péricarde, on découvrit une perforation qui, traversant le diaphragme, conduisait dans un kyste ou abcès rempli d'hydatides, et situé entre le foie et le diaphragme. M. Chaussier se propose d'écrire l'observation dont il vient d'entretenir la Société (1). »

Obs. XXV (Alibert).

IV. — « Il s'agit d'un homme âgé de trente-neuf ans, malade depuis trois ans, qui éprouvait une douleur sourde dans le côté droit de la poitrine avec toux et dyspnée; le côté droit, inférieurement, était plus développé que le gauche, les espaces intercostaux étaient élargis; dans cette région, la percussion donnait un son mat, et l'auscultation l'absence de bruit respiratoire. Le cœur était déplacé. Après une nuit d'anxiété extrême, avec battements du cœur tumultueux, douleurs précordiales, etc., le malade mourut.

Autopsie. — » En divisant les cartilages costaux à gauche, le bistouri pénètre dans la cavité du péricarde, d'où il s'écoule une assez grande quantité de sérosité inodore, citrine et tout à fait limpide. Le péricarde conserve sa couleur, son épaisseur et sa transparence naturelles. Dans le côté droit du thorax, entre le diaphragme, le poumon et le cœur considérablement déjeté à gauche, il existe une hydatide de la grosseur de la tête d'un enfant d'un an. Les parois de cette vaste *poche* ont environ une ligne d'épaisseur; elles sont homogènes, d'un blanc laiteux, fragiles et résultent de la juxtaposition de plusieurs feuillets très minces (il s'agit probablement ici de l'hydatide renfermée dans le kyste). Le liquide que cette *poche* contient est limpide, et en tout semblable à celui qui se trouvait dans le péricarde. La cavité du kyste hydatique (2) communique avec le péricarde au moyen d'une ouverture toute

(1) *Bull. de la Faculté de médecine*, ann. 1811, n° 5, t. II, p. 98, cité par Cadet de Gassicourt, *Thèse infrà cit.*

(2) On peut juger ici que l'expression de *poche*, employée antérieurement, s'applique à la vésicule hydatique. Beaucoup d'auteurs, en se servant d'expressions mal définies, rendent leurs observations tout à fait inintelligibles. On voit souvent l'expression de *poche* appliquée aussi bien à la vésicule hydatique qu'au kyste, et même il n'est pas rare de trouver l'expression de *kyste* appliquée à la vésicule hydatique (voy. p. 375, *Fréteau;* l'obs. 20 et l'obs. 29). Il est quelquefois impossible alors, même par une lecture très attentive, de savoir de quoi les auteurs ont parlé. Nous croyons qu'il serait important de n'appliquer à l'hydatide que l'expression de *vésicule*, et de garder le mot *poche* comme synonyme de *kyste*.

récente, étroite, longue de quatre lignes et située derrière l'oreillette droite, au-devant de la veine cave inférieure. Cette ouverture permet au liquide contenu dans l'hydatide de passer librement dans la cavité du péricarde (1). »

V. — Nous avons vu, dans l'observation X, une hydatide sur le point de pénétrer dans la cavité du péricarde à travers une ouverture qui faisait communiquer cette dernière cavité avec celle d'un kyste hydatique du foie.

TROISIÈME SECTION.

HYDATIDES EN RAPPORT AVEC LES ORGANES RESPIRATOIRES.

Les hydatides en rapport avec les organes de la respiration se sont développées dans la cavité thoracique même, ou bien, développées primitivement dans l'abdomen, elles ont envahi la cavité du thorax par suite du grand volume qu'elles ont acquis.

CHAPITRE PREMIER.

HYDATIDES DÉVELOPPÉES PRIMITIVEMENT DANS LA CAVITÉ THORACIQUE.

§ I. — Les hydatides développées dans la poitrine ne sont pas très communes : M. Andral rapporte que sur six mille malades environ, reçus dans les salles de Lerminier dans l'espace de six ans, cinq seulement étaient atteints de cette affection (2).

§ II.—C'est ordinairement dans le parenchyme pulmonaire que les hydatides existent. Nous avons rapporté une observation de laquelle il est permis de conclure que ces entozoaires se développent quelquefois dans la cavité de la plèvre (voy. obs. I). L'inspection nécroscopique n'a pas laissé de doute sur ce point. Les faits observés pendant la vie du malade seraient loin de donner quelque certitude à l'égard du siége du ver vésiculaire ; il est impossible, en effet, de reconnaître sur l'homme vivant si le siége d'une hydatide est dans la

(1) Alibert, *Journ. hebdom. de méd.*, Paris, 1829, t. II, p. 264, et Bouillaud, *Traité des maladies du cœur*, Paris, 1841, t. II, p. 468.

(2) G. Andral, *Clinique médicale*. Paris, 1829, t. II, p. 406.

cavité pleurale même ou dans les tissus voisins, car, le plus souvent, entre la paroi de la poitrine et le ver il ne reste, du tissu pulmonaire atrophié, qu'une lame extrêmement amincie et tout à fait imperméable à l'air. M. Cruveilhier rapporte un cas d'hydatide dans lequel « la plèvre pulmonaire soulevée avait été, en quelque sorte, disséquée par l'entozoaire pour constituer la plus grande partie de sa cavité de réception. Cette plèvre pulmonaire était tellement adhérente à la plèvre costale, qu'elle s'est rompue lorsqu'on a voulu détacher le poumon, et que l'acéphalocyste est tombée dans la cavité pleurale (1). »

Dans un cas observé par Geoffroy et Dupuytren, deux kystes énormes paraissaient avoir leur siége dans les plèvres, mais probablement, comme dans le fait que nous venons de citer, les hydatides existaient dans le poumon même ; en prenant de l'accroissement, elles avaient refoulé cet organe en dedans et la plèvre en dehors. Voici le sommaire de ce fait :

Obs. XXVI (Geoffroy et Dupuytren).

Jeune homme ; à 18 ans, pneumonie ; à 24 ans, rhumes opiniâtres, douleurs fréquentes dans le côté gauche. En 1800, ictère qui dure trois mois ; fragments de ténia par les selles ; quelque temps après, toux sèche et violente ; tumeur dans l'hypochondre droit. En 1803, amaigrissement, la tumeur est énorme, dure, lisse, un peu mobile ; battements du cœur dans la région épigastrique, étouffement continuel ; les autres fonctions assez régulières. En 1804, suffocations fréquentes et mort dans un accès.

Autopsie faite par Dupuytren et Geoffroy. Kyste dans le lobe gauche du foie, contenant un liquide brun et beaucoup d'hydatides. — Un *kyste* volumineux dans chaque plèvre, étendus l'un et l'autre depuis le sommet de la poitrine jusqu'au diaphragme, adhérents aux côtes et à la totalité du médiastin ; constitués par une membrane mince, fibreuse, blanche ; contenant l'un et l'autre une hydatide solitaire énorme qui remplissait exactement leur cavité. Chacune de ces hydatides contenait un liquide limpide évalué à cinq pintes et demie (pour chacune). — Le cœur était repoussé en bas dans la partie supérieure de l'épigastre ; les poumons comprimés, aplatis et réduits à un feuillet très mince, étaient refoulés vers la partie antérieure de la poitrine, derrière les cartilages des côtes (2).

« Il me paraît probable, dit Laennec à propos de ce fait, que ces

(1) Cruveilhier, *Anat. patholog. générale*. Paris, 1856, t. III, p. 545.

(2) *Bulletin de l'École de médecine*, 1805, an XIII, n° 12. — Laennec, *Traité de l'auscultation*, t. II, p. 196. — Cruveilhier, article Acéphalocystes, p. 245. — Dupuytren, *Leçons orales*, t. III, p. 375.

kystes s'étaient développés primitivement dans le poumon, et qu'en se développant, ils se sont portés à sa partie externe et l'ont refoulé contre le médiastin. » Suivant nous, c'est par un développement analogue que, dans presque tous les autres cas connus, on doit expliquer l'existence d'une poche hydatique en rapport avec la plèvre; en effet, la mention de l'existence d'un *kyste* dans la plupart des observations que rapportent les auteurs, ne permet pas de penser que les vers vésiculaires se soient développés dans la cavité pleurale même.

§ III. — Il serait encore impossible de déterminer pendant la vie le siége d'hydatides développées entre la plèvre et les côtes ou dans le médiastin ; ces cas, au reste, sont très rares.

Obs. XXVII (Cayol). — *Hydatide sous la plèvre costale.*

« M. Cayol, dit Laennec, a présenté depuis à la Société de la Faculté de médecine une observation à peu près semblable à celle de M. Geoffroy, mais elle n'a point encore été publiée. Dans le cas observé par M. Cayol, le kyste hydatique était situé entre la plèvre et les côtes (1). »

Obs. XXVIII (Docteur Simon). — *Hydatide dans le médiastin antérieur.*

Il s'agit d'une femme, âgée de trente-quatre ans, qui commença à ressentir, en 1837, de la gêne dans la respiration. En 1839, il survint tout à coup une oppression extrême que rien ne put calmer, et la malade mourut au bout de quarante-huit heures, dans un état de véritable asphyxie.

A l'*autopsie*, le larynx, la trachée-artère n'offraient qu'une légère injection de la membrane muqueuse et un liquide spumeux abondant. Une vaste poche était placée entre les deux poumons ; elle contenait une grande quantité d'hydatides ; cette poche était ouverte et une partie des hydatides était répandue dans la cavité thoracique, mais l'auteur attribue ce fait à un accident de l'autopsie (2).

Nous avons vu déjà un kyste hydatique, dont le siége primitif a sans doute été le médiastin, produisant des phénomènes analogues et s'ouvrant spontanément dans la cavité du péricarde (voy. obs. XXV). Lorsque les hydatides développées dans le médiastin ne forment pas une tumeur extrêmement volumineuse, elles n'occasionnent point

(1) Laennec, *ouvr. cit.*, t. II, p. 200.

(2) Docteur Maximilien Simon, *Journ. des connaissances médic.-chirurg.*, 1840, p. 194.

d'accidents et restent ignorées. Nous rapporterons le cas d'un homme, mort avec un grand nombre de kystes volumineux dont l'un occupait le médiastin en avant du péricarde ; l'existence de ce kyste n'a été révélée que par l'autopsie (1).

§ IV. — Les hydatides du poumon existent ordinairement dans le lobe inférieur et surtout dans le droit, on ne possède qu'un petit nombre d'exemples de kystes développés dans le lobe supérieur ou moyen.

Obs. XXIX (Sonnié-Moret). — *Hydatide du lobe supérieur des poumons.*

Il s'agit d'une jeune fille, âgée de onze ans, qui entra le 25 février 1832 à l'hôpital des Enfants. « Elle se plaignait d'éprouver depuis plusieurs jours dans la fosse sous-épineuse droite une douleur qu'exaspéraient la toux et les fortes inspirations. La toux était d'ailleurs peu intense et sans expectoration ; la respiration, un peu plus accélérée que dans l'état normal, s'entendait dans toute l'étendue des deux poumons sans aucun bruit particulier ; la soif était assez vive ; inappétence ; paroxysme fébrile le soir... L'auscultation pratiquée à cette époque (5 mars) fit reconnaître du retentissement de la voix dans le lieu déjà indiqué ; ce symptôme ne fit que s'accroître jusqu'à la sortie de la malade qui eut lieu le 17 mars.

» Le 31 du même mois, elle revint à l'hôpital : la face était pâle, le corps émacié ; une diarrhée abondante était survenue ; il y avait des sueurs nocturnes, et, quoique les crachats fussent simplement muqueux et les signes locaux peu caractéristiques, on crut à l'existence d'une phthisie tuberculeuse. »

Le 3 avril, invasion du choléra-morbus ; mort le 6.

Autopsie... « Le lobe supérieur du poumon droit présente des adhérences constituées par des fausses membranes assez épaisses. Une incision, faite sur la paroi postérieure de ce lobe, donna aussitôt issue à un flot de matière séro-purulente et à une masse globuleuse blanchâtre, d'apparence pseudo-membraneuse, élastique et tremblotante, qui fut bientôt reconnue pour un *kyste* hydatique. Ce sac avait été ouvert par la première incision, de manière que le liquide qu'il contenait s'était presque entièrement écoulé. Le peu qui restait était d'une couleur citrine et légèrement opaque, il n'y avait pas de vésicules hydatiques. L'épaisseur du *kyste* est d'environ une ligne ; il paraît formé de plusieurs couches superposées, il est absolument analogue à de l'albumine concrétée par la chaleur. Les couches intérieures sont plus molles, légèrement jaunâtres ; la surface extérieure, dans l'état de vacuité, est ridée et comme chagrinée.

» Une vaste *caverne*, occupant tout le lobe supérieur droit, loge l'acéphalocyste. Les parois de cette caverne sont très minces en dehors, et ne paraissent

(1) Voy. Hyd. de l'abdom., observ. CII, de Richter.

constituées là que par la plèvre seule renforcée par les fausses membranes. Dans le reste de leur étendue, elles sont formées par le tissu pulmonaire refoulé et densifié de telle sorte qu'une portion de ce tissu, jeté dans l'eau, se précipite au fond. Dans l'intérieur de la *caverne* on trouve une certaine quantité de pus analogue à celui que contiennent les cavernes tuberculeuses. Cette cavité est tapissée par une fausse membrane épaisse, formant des sortes de colonnes, et d'organisation déjà ancienne. A la surface de la pseudo-membrane vient aboutir le gros tuyau bronchique du lobe supérieur, qui pouvait ainsi transmettre au dehors la matière contenue dans la caverne (1). »

Obs. XXX (Séguin). — *Lobe supérieur du poumon. Hydatides du foie.*

Il s'agit d'une jeune fille qui avait trois kystes hydatiques dans le foie, un dans le cerveau et un au sommet du poumon droit (2).

Obs. XXXI (Trochon). — *Lobe supérieur du poumon. Hydatides du foie.*

« M. Trochon fait voir des hydatides trouvées dans le poumon d'une femme de soixante ans, journalière, qui fut traitée dans les derniers temps de sa vie pour une double pneumonie et sur les antécédents de laquelle on manquait de renseignements. On trouva les deux poumons criblés de petits abcès, ou, suivant d'autres personnes, de tubercules ramollis ; en outre le poumon droit contenait, au centre de son lobe supérieur, un kyste renfermant des hydatides au nombre de trois, dont une du volume d'un œuf de pigeon. Une semblable altération se montrait aussi dans le lobe droit du foie (3). »

Obs. XXXII (Aubré). — *Lobe supérieur du poumon gauche, inférieur et moyen du poumon droit.*

Le malade, âgé de dix-sept ans, avait été jugé atteint d'une phthisie pulmonaire ; il avait eu de la toux pendant plusieurs mois, des hémoptysies, des sueurs nocturnes, etc.

« Le 1er juillet 1854, il fut pris de frisson, de fièvre et d'une vive douleur dans le côté droit ; cinq jours après, il entre à l'hôpital : expectoration de matières mucoso-purulentes, blanchâtres, comparables à du mastic délayé dans de l'eau. A l'auscultation, diminution du bruit respiratoire dans tout le côté gauche ; à droite, gros râles muqueux, caverneux à la base ; au sommet, respiration faible ; vers la racine du poumon droit, un peu d'égophonie. *Épanchement pleurétique léger*. La fièvre persiste, 112 pulsations ; le malade, après quelques alternatives d'amélioration et d'aggravation, succombe le 19 juillet.

» *A l'autopsie*, on ne trouve dans les poumons *nulle trace de tubercules*. Un peu de pleurésie avec fausses membranes, et une petite quantité de liquide à droite. Dans chacun des poumons, on rencontre un *vaste kyste hydatique ;* à gauche, la cavité admettrait au moins le poing ; à droite, il est un peu moins

(1) Sonnié-Moret, *Bull. Soc. anat.*, 1836, 3e série, t. II, p. 36.
(2) Voyez ci-après, liv. II, part. I, *Cas d'hydatides du cerveau.*
(3) Trochon, *Bull. Soc. anat.*, 1840, ann. XV, p. 211.

étendu. Dans le poumon droit, il occupe à la fois les deux lobes inférieurs, et s'étend jusqu'à la plèvre diaphragmatique ; dans le poumon gauche, le kyste occupe tout le lobe supérieur et empiète légèrement sur l'inférieur. Des deux côtés, il existe *des orifices de communication entre les bronches et la cavité accidentelle.* Une matière purulente, mêlée à des débris d'hydatides, remplissait en partie les cavités. Le kyste a pu être détaché presque en entier ; il présente les caractères ordinaires de ces sortes de produits morbides (1). »

Obs. XXXIII (Pillon). — *Lobe supérieur du poumon droit.*

Il s'agit d'un homme âgé de vingt-huit ans, qui entra à l'hôpital Saint-Antoine le 4 février 1856, et chez lequel on crut reconnaître un épanchement pleurétique ; cet homme mourut après avoir eu des crachats purulents, et avec un œdème général.

A l'autopsie, on trouva le poumon gauche adhérent à la paroi thoracique ; sa base était réunie au diaphragme par des adhérences difficiles à détruire ; son volume était considérable ; il donnait à la main la sensation d'une vaste poche à parois minces et complétement remplie d'un liquide ; ce liquide était du sang récemment coagulé, dont la quantité pouvait remplir les deux mains rapprochées. Cinq ou six débris d'une hydatide rompue nageaient dans ce sang. Tout le poumon, à l'exception d'une petite partie de son bord antérieur, était réduit à l'état d'une poche d'une capacité d'un litre au moins et dont les parois fibro-celluleuses avaient un demi-millimètre d'épaisseur. Cette poche communiquait avec la première division supérieure de la bronche gauche. Le poumon droit était sain. Pas d'hydatides dans le foie. Le kyste fut jugé s'être développé dans le lobe supérieur du poumon (2).

Ces cinq cas et celui d'hydatides dans les veines pulmonaires observé par M. Andral, sont les seuls que nous connaissions qui ne concernent pas des kystes du lobe inférieur.

§ V. — Il est rare de rencontrer deux kystes dans un même poumon, les cas d'un kyste dans l'un et l'autre poumon sont plus communs. Souvent, en même temps qu'il existe des hydatides dans la poitrine, il en existe dans le foie.

Maloët rapporte le cas d'un soldat invalide, dans le cadavre duquel on trouva trois kystes volumineux ; ces kystes avaient deux enveloppes ; *ils étaient formés par couches qui se séparaient facilement avec les doigts*. L'un existait dans le foie et les deux autres dans

(1) Aubré, *Bull. Soc. anat.* Paris, 1854, p. 241.

(2) A. Pillon, *Kyste hydatique du poumon gauche* (lobe supérieur), *suppuration, vomique, hémorrhagie interne* (*Bull. Soc. anat.*, ann. XXXI, p. 309, Paris, 1856), et Moutard-Martin, *Gaz. des hôp.*, 1856, p. 501.

les deux poumons. Le liquide contenu dans le premier était jaune mêlé de vert, il était *plus pur* dans les deux autres (1). Quoique Maloët ne parle point d'hydatides, la coexistence de kystes dans les poumons et dans le foie, la constitution de leurs parois, ne peuvent laisser de doute sur leur nature : ils appartenaient aux hydatides ; leur volume en est une autre preuve, car nous ne pensons pas qu'un kyste séreux du foie ou du poumon atteigne jamais le volume d'un kyste hydatique même de dimension moyenne.

§ VI. — Dans le plus grand nombre des cas, le kyste intra-thoracique contient une hydatide solitaire qui en occupe toute la capacité. Ce kyste a des parois minces et lisses, à moins qu'il n'ait subi quelque transformation ; il est quelquefois énorme, et occupe tout un côté de la cavité thoracique : alors, la poitrine ou le côté affecté est agrandi très notablement ; les espaces intercostaux sont élargis dans une plus ou moins grande étendue ; le poumon revenu sur lui-même, aplati, ou réduit à un mince feuillet, est refoulé vers sa racine, le long de la colonne vertébrale ou vers le sommet du thorax, et, suivant les cas, le cœur repoussé du côté opposé à l'hydatide, se trouve sous l'aisselle gauche, à l'épigastre ou vers l'aisselle droite. Le foie peut aussi être déplacé et refoulé plus ou moins bas dans la cavité abdominale.

§ VII. — Lorsque le kyste est considérable ou lorsqu'il est situé près de la plèvre, la cavité de celle-ci est ordinairement effacée et les feuillets séreux sont réunis par des adhérences. Le kyste hydatique peut ainsi venir faire saillie et s'ouvrir au dehors, soit à travers les parois de la poitrine, soit à travers le diaphragme et la paroi abdominale.

Obs. XXXIV (Fréteau). — *Kyste ouvert par le bistouri dans le côté droit et spontanément dans les bronches. Guérison.*

Il s'agit d'un homme âgé de vingt-huit ans, qui fut pris *en janvier* 1811 de douleurs rhumatismales, *en août* de douleurs de reins, principalement dans le côté droit de la poitrine, s'étendant au bras et à l'épaule. Fièvre, oppression, hoquet, urines rouges. — *Le 2 octobre*, douleur du côté, toux pénible, empâtement de l'étendue d'une carte à jouer à la partie postérieure et inférieure du côté droit, son centre répondant à la hauteur du onzième espace intercostal ; matité à la percussion. — *Le 12 novembre*, un demi-verre de pus

(1) Maloët, *Sur des hydropisies enkystées dans les poumons et dans le foie* (*Mém. Acad. roy. des sciences*, 1732, p. 25).

est rendu dans une crise de toux ; une fluctuation manifeste existe au centre de l'empâtement, avec cette particularité qu'en pressant cette partie, on fait rentrer le fluide en dedans de la poitrine, et qu'en faisant alors tousser le malade, la tumeur molle se reproduit aussitôt. Une incision longue de 18 lignes est pratiquée au centre de l'empâtement, à la hauteur de l'intervalle des troisième et quatrième fausses côtes et suivant leur direction ; une hydatide est mise à nu et ouverte, écoulement d'une eau limpide, puis d'une grande quantité de pus jaunâtre. La membrane hydatique se retrouve le lendemain dans les pièces du pansement ; elle a le volume d'un œuf d'oie. Pendant dix jours plusieurs hydatides plus petites sortent par la plaie, avec une grande quantité de pus.

Dans la nuit du quinzième jour de l'opération, anxiété précordiale, toux pénible, dix hydatides *rougeâtres* grosses comme des lentilles sont rendues par expectoration ; elles sont entières et plongées dans un mucus rougeâtre. Vingt hydatides *rougeâtres*, avec du pus de couleur sirop de groseille, sortent le lendemain par la plaie.— Le dix-septième jour de l'opération, toux intense et expectoration de plusieurs hydatides *rouges*. — Le vingt et unième jour (3 *décembre*), issue par la plaie de 81 hydatides *rouges*. — Le vingt-deuxième jour, nouvelle issue d'une centaine d'hydatides. — Le vingt-troisième jour, 150 hydatides sortent de nouveau, avec une grande quantité de matières rougeâtres. — *Le 10 décembre*, expectoration de deux poches hydatiques, longues de 6 à 7 lignes, avec menace de suffocation, syncopes. — *Jusqu'au 26 décembre* (quarante-cinquième jour après l'opération), des hydatides en plus petit nombre sont rendues de temps en temps par expectoration.

Le 4 janvier l'expectoration d'hydatides a cessé. *Le 24* la plaie, réduite à une petite ouverture fistuleuse, n'offre qu'une légère suppuration de bonne nature. L'état général s'améliore de jour en jour (1).

OBS. XXXV (DUPUYTREN). — *Kyste hydatique du poumon ouvert à l'ombilic. Mort.*

« Une femme vint, en 1811, à l'Hôtel-Dieu pour une tumeur inflammatoire à l'ombilic. Dupuytren ne voulut pas d'abord y toucher ; mais la fluctuation étant devenue manifeste et la peau menaçant de s'ouvrir, une incision donna issue à une grande quantité de pus et à quelques poches hydatiformes. Cette femme mourut, et, à l'autopsie, Dupuytren trouva une communication entre l'ouverture de l'ombilic et une cavité contenue dans le poumon, par une espèce de canal formé à travers le diaphragme, entre le foie et les parois abdominales. La cavité du poumon contenait encore une grande quantité de poches hydatiques. Il était évident que cet organe avait été le siége primitif de la maladie (2). »

(1) *Opération de l'empyème, suivie de la sortie de plus de 500 hydatides*, par Fréteau, médecin à Nantes, janvier 1812, dans *Journ. gén. de Sédillot*, t. XLIII, p. 121. En extrait dans Cruveilhier, art. ACÉPH., p. 249. —Voy. ci-dessus, p. 375.

(2) Dupuytren, *Leçons orales*, t. III, p. 379, et Cruveilhier, art. ACÉPH., p. 252.

§ VIII. — D'après l'observation suivante, on pourrait croire que les hydatides des poumons s'ouvrent quelquefois aussi dans le tube digestif :

OBS. XXXVI (LAENNEC). — *Kyste hydatique du poumon ouvert dans l'intestin?*

« J'ai été consulté, il y a environ quinze ans, dit Laennec, pour une jeune personne qui éprouvait une grande dyspnée, avec toux, expectoration abondante et amaigrissement notable. L'ensemble des symptômes qu'elle présentait annonçait, en un mot, la phthisie pulmonaire. Un jour, elle éprouva des douleurs très vives dans la région épigastrique, et, quelques heures après, elle rendit par les selles une quantité considérable d'acéphalocystes, dont la grosseur variait depuis celle d'une aveline jusqu'à celle d'un œuf de pigeon. Dès ce moment la fièvre hectique, le catarrhe et la dyspnée cessèrent, et peu de temps après, la malade avait repris son embonpoint et ses forces. Ne peut-on pas penser que chez cette malade un kyste, placé dans le poumon gauche, se sera ouvert, à travers le diaphragme, dans l'estomac ou le côlon transverse (1) ? »

§ IX. — Beaucoup plus fréquemment les hydatides se font jour au dehors en perforant les bronches ; à la faveur de cette perforation, la poche se vide et la guérison peut en être la suite. La caverne qui se forme après l'expulsion totale des hydatides se rétrécit et se cicatrise ; elle est d'ailleurs ordinairement unique, car nous savons que le kyste hydatique du poumon est ordinairement unique et de plus il n'existe point ici, comme chez les tuberculeux, une disposition à la formation de nouveaux produits pathologiques analogues. Toutefois lorsque la tumeur hydatique est ancienne et considérable, elle ne se vide que lentement, soit à cause de l'induration de ses parois, soit à cause de la nature des matières qu'elle contient. Le malade, épuisé par la

(1) Laennec, *ouvr. cit.*, t. II, p. 201.

Bayle parle d'un cas observé par Laennec, dans lequel la guérison d'une affection qu'on croyait être une phthisie pulmonaire fut guérie rapidement par l'expectoration d'un grand nombre d'hydatides. Il est probable qu'il s'agit du fait rapporté ci-dessus, car il n'est point question dans les œuvres de Laennec de celui que rapporte Bayle en ces termes : « J'ai vu une malade, âgée d'environ vingt-trois ans, traitée par M. *Laennec*, qui, étant affectée d'une toux chronique avec une expectoration abondante et un amaigrissement très remarquable, paraissait dans le deuxième degré de la phthisie pulmonaire. Elle se rétablit complétement après avoir rendu tout à coup, par l'expectoration, une innombrable quantité d'hydatides du genre des acéphalocystes. » Toutes les circonstances se rapportent au fait cité ci-dessus, sauf la voie d'élimination des hydatides. (G.-L. Bayle, *Rech. sur la phthisie pulm., mém. et travaux divers.* Paris, 1855, p. 632.)

fièvre, par la toux et l'expectoration ou par quelque affection intercurrente, succombe avant que la poche ne soit revenue sur elle-même.

§ X. — Les hydatides des poumons peuvent encore s'ouvrir dans la plèvre ou le péricarde, circonstance rare, il est vrai, à cause des adhérences qui existent ordinairement dans ces feuillets séreux. La mort en est, sans doute, constamment la suite.

Obs. XXXVII (Fouquier). — *Kyste ouvert dans la plèvre et dans les bronches.*

Une femme de trente-six ans, d'une bonne santé apparente, fut prise tout à coup, à la suite d'une violente colère, de suffocation extrême, d'anxiété, de douleur très vive dans le côté droit du thorax, avec toux fréquente et expectoration ; elle mourut vingt-deux jours après, ayant éprouvé comme phénomènes principaux, des quintes de toux très rapprochées, une expectoration abondante, des vomissements et une dyspnée extrême.

A l'autopsie, l'on trouva un kyste hydatique du lobe inférieur droit, communiquant d'une part avec deux bronches et de l'autre avec la cavité de la plèvre par une ouverture arrondie, à bords relevés, dans laquelle on pouvait facilement introduire l'extrémité de l'index (1).

§ XI. — Les kystes hydatiques de la poitrine acquièrent quelquefois un volume énorme et déterminent la mort par suffocation. Le poumon paraît n'avoir subi d'autre lésion qu'un retrait considérable, et c'est uniquement au défaut de sa fonction que le malade succombe.

Obs. XXXVIII (Andral). — *Kyste dans le lobe inférieur de chaque poumon.*

« Un homme, d'un âge moyen, entra à l'hôpital dans un état de dépérissement assez avancé. Depuis longtemps il toussait et avait la respiration courte. La poitrine percutée rendit un son mat, dans toute l'étendue à peu près des parois thoraciques correspondant à l'espace occupé par le lobe inférieur de chaque poumon. Des deux côtés aussi, dans cette même étendue, le bruit respiratoire ne s'entendait pas. Cet individu succomba peu de temps après son entrée.

» Le lobe inférieur de chacun des poumons était transformé en une vaste poche à parois minces, constituées par le parenchyme pulmonaire refoulé, et

(1) Fouquier, *Clinique des hôpitaux*, *Journal analytique*, n° 5, p. 204, et Cruveilhier, art. Acéphalocystes, cité p. 250).

tapissées par une membrane blanchâtre fibro-celluleuse. Chacune de ces poches était entièrement occupée par une volumineuse hydatide acéphalocyste, qui en contenait dans son intérieur deux ou trois autres petites. Cette hydatide était remplie comme de coutume par un liquide incolore, limpide comme de l'eau de roche (1). »

La mort paraît n'avoir été occasionnée que par l'atrophie du lobe inférieur des deux poumons. La réduction du poumon est quelquefois si considérable, qu'il est difficile de comprendre comment la vie a pu se prolonger assez pour permettre une telle atrophie de l'organe de la respiration. Dans le plus grand nombre de cas, la pneumonie ou bien la gangrène pulmonaire vient interrompre et terminer le cours naturel de la maladie.

§ XII. — La durée des tumeurs hydatiques des organes de la respiration est toujours longue. Dans un grand nombre de cas, on a pu faire remonter leur existence à une ou plusieurs années avant l'époque à laquelle les malades ont réclamé les secours de la médecine, ou bien avant qu'il ne fût survenu des accidents sérieux. La durée moyenne de ces tumeurs est de deux à quatre ans.

§ XIII. — Les malades qui ont un ou plusieurs kystes hydatiques dans la cavité du thorax n'éprouvent de dérangement fonctionnel que lorsque ces kystes sont devenus considérables. Jusqu'à la dernière période de la maladie, les digestions, les selles, les urines, le pouls sont normaux, le sommeil n'est troublé que par la gêne de la respiration, il n'y a pas de fièvre. Plus fréquemment que celles d'aucune autre région, les hydatides de la poitrine sont accompagnées de douleurs qui se font ressentir dans le côté, dans le dos, dans l'épigastre; elles sont vives, persistantes et sujettes à des exacerbations. Le décubitus a lieu sur le dos ou sur le côté affecté.

Le symptôme le plus constant et le plus marqué est la dyspnée; elle offre des exacerbations fréquentes et va souvent jusqu'à la suffocation ; il existe encore ordinairement une toux sèche ou accompagnée d'une expectoration médiocre. Lorsque le kyste communique avec les bronches, la toux est fréquente, vive et l'expectoration est abondante, quelquefois énorme. Les matières expectorées sont un liquide séreux, puriforme ou *athéromateux* avec des débris d'hydatides : ces matières sont inodores ou fétides et même elles ont l'odeur

(1) Andral, *ouvr. cit.*, t. II, p. 407.

de la gangrène, suivant l'état de la poche ou des parties dont elles proviennent.

Les matières expectorées sont quelquefois teintes de sang ; dans quelques cas, il y a des hémoptysies plus ou moins considérables.

Obs. XXXIX (Husson). — *Expectoration d'hydatides. Hémoptysie.*

« M. Husson montre des membranes rejetées par expectoration et dans lesquelles on retrouve tous les caractères de débris d'hydatides. C'est la douzième ou quinzième expectoration semblable, chaque fois accompagnée d'une hémoptysie abondante (de 60 à 80 grammes). Chez le jeune homme qui est le sujet de cette observation, l'auscultation ne fournit que des signes négatifs, hormis les époques des hémoptysies où l'on entend des râles muqueux au sommet des poumons. Ces accidents ne paraissent avoir eu aucune suite fâcheuse sur la nutrition et le développement physique (1). »

Les hydatides expectorées entières sont généralement petites, sinon elles sortent par fragments d'un volume variable et enroulés sur eux-mêmes ; on en a vu dont le volume égalait celui de la coquille d'un œuf d'oie ; on a quelquefois constaté, avec ces fragments, des échinocoques ou leurs crochets. L'expectoration de ces produits a lieu à des intervalles plus ou moins éloignés, ordinairement de plusieurs jours et quelquefois de plusieurs semaines. Lorsque l'hydatide expectorée est très volumineuse, il survient des phénomènes plus ou moins graves et plus ou moins prolongés de suffocation qui peuvent faire craindre pour la vie du malade.

L'espace de temps nécessaire à l'expulsion des hydatides varie suivant la grandeur du kyste qui les contient et probablement suivant le degré de consistance de ses parois ; cette expectoration peut durer plusieurs mois.

§ XIV. — Les signes physiques des tumeurs hydatiques des poumons sont prononcés en raison du volume, du nombre et de la situation de ces tumeurs. On observe, plus ou moins, suivant ces conditions, un élargissement d'un côté ou des deux côtés de la poitrine et des espaces intercostaux, un déplacement du cœur ou du foie, la matité à la percussion dans une certaine étendue, et, à l'ausculation, l'absence, dans le même espace, du bruit respiratoire, de bronchophonie ou d'égophonie ; toutefois ces deux derniers signes pourraient exister, s'il y avait un épanchement pleurétique du côté où siége l'hydatide. Le

(1) Husson, *Bull. Soc. anat.*, ann. XV, 1840, p. 172.

thorax peut être dilaté et déformé partiellement d'une manière qui n'est pas ordinaire dans les vastes épanchements pleurétiques.

La fluctuation pourra se manifester lorsque la poche se portera vers l'extérieur. Il ne paraît pas que l'on ait constaté le frémissement dans les hydatides de la poitrine.

On entendra probablement les bruits propres à l'entrée de l'air dans une caverne, ou ceux du pneumothorax, lorsque le kyste communiquera avec les bronches.

OBS. XL (BEAUGENDRE). — *Hydatides expectorées.*

« Laennec rapporte que le docteur Beaugendre lui a fait voir à Quimperlé, en 1821, une dame convalescente d'une affection de poitrine, dans laquelle elle avait craché un grand nombre d'acéphalocystes. On reconnaissait encore un rhonchus caverneux dans le point occupé par le kyste. M. Beaugendre dit avoir entendu plusieurs fois un léger gargouillement indépendant des mouvements respiratoires, et qui paraissait dû à la *contraction automatique* des vers vésiculaires (1). »

§ XV. — Les hydatides de la poitrine ont été rarement reconnues lorsqu'elles n'avaient point de communication avec l'extérieur. Les médecins qui les ont observées ont cru, dans la plupart des cas, avoir affaire à un épanchement pleurétique. La longue durée de la maladie, les signes d'un vaste épanchement sans altération très notable de l'économie, sans fièvre, la déformation de la poitrine consistant en un changement de forme qui n'est pas ordinaire dans l'épanchement pleurétique, le refoulement exagéré du cœur ou du foie, peuvent mettre sur la voie du diagnostic. L'absence de tout bruit respiratoire, d'égophonie ou de bronchophonie avec une matité correspondante à la percussion, est probablement un signe pathognomonique de l'hydatide intra-thoracique. Le diagnostic serait confirmé dans la plupart des cas sans doute par une ponction exploratrice. Cette opération n'offrirait généralement ici aucun danger, car le plus souvent les adhérences des deux feuillets de la plèvre ont oblitéré sa cavité.

L'observation suivante nous donne un exemple d'hydatide intrathoracique, dont l'existence a été reconnue pendant la vie du malade.

(1) Laennec, *ouvr. cit.*, t. II, p. 202.
On sait aujourd'hui que les hydatides ne sont pas susceptibles de contraction spontanée. L'expérience de Percy, qui croyait avoir vu des hydatides se contracter dans sa main, a été faite avec des *hydatides utérines*, c'est-à-dire des vésicules choriales qui ne sont point des animaux.

OBSERV. XLI (VIGLA). — *Hydatide intra-thoracique; ponction exploratrice; injection iodée. Guérison.*

« Le nommé Constant R..., âgé de trente-deux ans, conducteur de bestiaux, entre à la maison municipale de santé, salle 1, n° 5, le 20 novembre 1853... Il y a quinze mois, il fut renversé par un taureau ; les cornes de l'animal labourèrent le scrotum, tandis qu'un pied frappa violemment le côté droit de la poitrine. Depuis cette époque R.. éprouve de la douleur dans l'hypochondre droit, et une oppression qui a toujours été croissant; la dyspnée est devenue considérable depuis cinq mois, et le malade a été forcé de renoncer à ses occupations. D'ailleurs peu ou point de toux, pas d'expectoration, jamais d'hémoptysie; aucun symptome fébrile actuel ou antérieur, aucun désordre dans les fonctions autres que la respiration.

» La douleur dont se plaint le malade paraît assez intense; elle a son siége sous le sein droit et ne s'étend pas fort loin; l'oppression, qui est constante, devient extrême quand il veut marcher ou seulement quand il a parlé quelque temps ou fait des efforts exagérés de respiration; il lui est impossible de se coucher sur le côté gauche, il se tient habituellement assis dans son lit et peut se coucher sur le côté droit ou sur le dos. La voix est faible et altérée comme celle des personnes dont la trachée ou les nerfs laryngés récurrents sont comprimés. La forme de la poitrine présente quelque chose de très insolite : vue par la face antérieure, on trouve le côté droit beaucoup plus développé que le gauche, avec voussure très prononcée et élargissement des espaces intercostaux correspondants qui sont au moins aussi saillants que les côtes; les veines sous-cutanées sont dilatées et très apparentes. En arrière, on trouve l'inverse, le côté droit paraissant avoir la forme régulière et le gauche présentant une saillie assez prononcée; la colonne vertébrale est légèrement déviée à gauche et convexe dans ce sens.

» La *mensuration* nous a donné les résultats suivants (le ruban n'étant que peu serré) :

		Cent.
1° Circonférence totale suivant une ligne qui passerait par les mamelons et l'épine de la 7e vertèbre dorsale		83
Circonférence partielle	droite	43,4
	gauche	39,6
Différence en plus pour le côté droit		3,8
2° Circonférence totale en suivant une ligne qui passe sous les aisselles et à 4 centimètres au-dessus des mamelons		81,4
Circonférence partielle	côté droit	41,5
	gauche	39,5
Différence en plus du côté droit		2

» La *percussion* donne un son mat dans tout le côté antérieur droit de la poitrine, à l'exception du premier espace intercostal ; ce même son est obtenu, sans changement appréciable, dans l'hypochondre et le flanc du même côté jusqu'au niveau de l'ombilic. La matité, mesurée suivant une ligne parallèle au sternum, donne une hauteur de 28 centimètres (la longueur de l'os sternal est de 18 centimètres). Transversalement la matité dépasse le côté droit de la poitrine et le sternum lui-même, de telle sorte que l'espace occupé par elle se trouve circonscrit : inférieurement par une ligne qui, après avoir passé par l'ombilic, se porte de là obliquement sous l'aisselle gauche de manière à être distante du bord correspondant du sternum, de 4 centimètres au niveau de la dixième côte, de 18 centimètres au niveau de la sixième ; supérieurement par une ligne qui, suivant le bord supérieur de la seconde côte droite, passe sur le sternum à 3 centimètres au-dessous de la fourchette de cet os, et, décrivant une ligne courbe, va rejoindre sous l'aisselle gauche la ligne inférieure, c'est-à-dire que la matité arrivée sur les limites du côté droit de la poitrine et de la partie supérieure de l'abdomen qu'elle occupe entièrement depuis la seconde côte jusqu'à l'ombilic, se prolonge de ces deux points extrêmes vers l'aisselle gauche de manière à dessiner une espèce de cône tronqué, ou, si l'on veut une comparaison, les deux lignes qui circonscrivent la matité se dirigent vers l'aisselle gauche comme les deux courbures de l'estomac, de la grosse tubérosité vers le pylore. La matité occupe aussi tout le côté latéral droit de la poitrine ; en arrière et à droite on la retrouve dans la partie inférieure à partir de l'angle de l'omoplate, et elle empiète sur le côté gauche par un prolongement analogue à celui de la partie antérieure, mais moins étendu et limité entre la septième et la neuvième côte. D'une autre part, on constate un son normal : 1° en avant, dans le premier espace intercostal droit et gauche ; 2° dans la partie antéro-inférieure et dans toute la partie latérale du côté gauche ; 3° en arrière, dans presque tout le côté gauche ; 4° dans la partie postérieure droite, depuis la fosse sus-épineuse jusqu'à l'angle inférieur de l'omoplate.

» *Auscultation.* En avant, soit à droite, soit à gauche, on n'entend le murmure vésiculaire que sous les clavicules, encore est-il faible et mélangé de quelques râles sibilants. Partout où il y a matité, on n'entend ni murmure respiratoire, ni souffle bronchique ; si l'on fait parler le malade, la main appliquée sur les mêmes points ne perçoit aucune vibration, et l'oreille ne distingue aucune résonnance. En arrière, bruit respiratoire exagéré dans tout le côté gauche et dans les trois quarts supérieurs du côté droit ; de ce même côté, timbre amphorique de la voix et même du bruit respiratoire, semblable à celui que l'on entend dans certains épanchements de la plèvre ; absence de souffle et d'égophonie. Dans le quart inférieur, absence de murmure quand le malade respire ; absence d'égophonie et de vibrations thoraciques quand il parle.

» Les bruits du cœur ne sont guère entendus que sous l'aisselle gauche, sans aucune modification anormale et seulement dans une très petite étendue ; ce fait établit, mieux que la percussion, le refoulement de cet organe à l'extrême gauche de la poitrine et à un point de cette région plus élevée que cela n'a lieu d'ordinaire. Aucun bruit de souffle dans la direction de l'aorte. Les côtes, examinées pendant l'inspiration, restent à peu près immobiles ; les parois de l'abdomen sont inégalement soulevées, la différence en plus du côté gauche étant très sensible; enfin la palpation attentive des espaces intercostaux de la partie antérieure droite de la poitrine donne aux doigts une sensation qui approche beaucoup de celle de la fluctuation.

» Le 9 décembre, à huit heures du matin, M. Monod fit, entre la sixième et la septième côte droite, une ponction avec le trocart explorateur; il s'en écoula un liquide transparent comme de l'eau de roche, sans réaction sur le papier de tournesol, qui ne perdit rien de sa transparence par son mélange avec l'acide azotique, non plus que par l'action de la chaleur. On introduisit alors une canule de Reybard, et on tira 2450 grammes d'un liquide semblable au premier, et dont les dernières portions entraînèrent des débris de membranes transparentes comme celles de l'œuf, et qui ultérieurement soumises à l'examen de M. Ch. Robin, furent reconnues par lui de nature hydatique. Le malade supporta cette opération sans fatigue, sans accidents; il n'eut même pas ces quintes de toux convulsives habituellement observées à la fin de la thoracocentèse. Alors M. Monod injecta environ 250 grammes d'une solution composée comme il suit :

Eau distillée	450 grammes.
Alcool	150
Iode	15
Iodure de potassium	15

La moitié environ du liquide injecté fut extraite quelques minutes après. La canule fut alors retirée, un morceau de diachylon fut appliqué sur la piqûre et maintenu par un bandage de corps.

» Immédiatement après cette opération, le cœur se rapproche sensiblement de la ligne médiane, et la sonorité reparaît dans une étendue plus considérable au-dessous des clavicules et dans le côté gauche du thorax; le calme du malade se soutient; le pouls marque 112. Une heure après, un peu d'ivresse iodique qui se dissipe vers les trois heures de l'après-midi. Le soir, le malade continue à avoir la respiration libre et en éprouve un bien-être dont il était privé depuis longtemps; 132 pulsations, il n'y a pas eu de frissons dans la journée, la peau est chaude, céphalalgie légère; le point de côté dorsal droit a complétement disparu, et le malade a toussé à peine deux ou trois fois dans toute la journée.

» Le 10, la nuit a été calme, le malade a dormi trois heures; 120 pulsations, 23 respirations. — *Respiration*. Murmure vésiculaire distinct dans toute la partie supérieure et antérieure du côté gauche; les bruits du cœur sont entendus au lieu que cet organe doit naturellement occuper; bruit respiratoire normal dans toute la région latérale et postérieure de ce même côté gauche. Du côté droit le bruit respiratoire manque encore dans toute la partie antérieure, si ce n'est au-dessous de la clavicule où il est mélangé de râles sous-crépitants et de craquements humides; en arrière, absence de tout bruit dans la partie inférieure; murmure mêlé de craquements humides dans les fosses sus- et sous-épineuses; retentissement normal de la voix; au-dessous de l'aisselle, mélange de craquements humides et de bruit respiratoire; absence de tout bruit dans les deux tiers inférieurs de la région latérale droite. — *Percussion.* En avant et à droite, sonorité depuis la clavicule jusqu'à la quatrième côte, obscurité du son dans le tiers moyen de cette région, matité dans le tiers inférieur; réapparition de la sonorité entre la base de la poitrine et la région ombilicale; réascension du foie derrière les côtes. Du côté gauche et en avant, réapparition complète de la sonorité, si ce n'est vers la région précordiale où la matité reste un peu plus considérable qu'à l'état normal. Les côtes droites sont encore immobiles pendant les mouvements respiratoires; mais on observe déjà un peu de dépression des espaces intercostaux pendant l'inspiration; à gauche, ce dernier phénomène a lieu d'une manière beaucoup plus sensible et les côtes sont très mobiles; l'abdomen se soulève *également* des deux côtés pendant l'inspiration. Le soir, état satisfaisant; 112 pulsations, 19 respirations.

» Le 11, 104 pulsations, 20 respirations; nuit calme, pas de céphalalgie, absence de douleur, un peu de toux.

» Le 12, le malade a dormi toute la nuit, a très peu toussé; absence de toute douleur; 104 pulsations, 24 respirations; la respiration est libre et le malade peut se coucher sur les deux côtés. — *Respiration.* Elle est très pure et même puérile dans tout le côté gauche, tant en avant qu'en arrière et latéralement. Du côté droit, en avant, mélange de murmure respiratoire et de craquements humides dans presque toute la hauteur; en arrière, le murmure vésiculaire et la voix ont un timbre amphorique assez marqué quoique paraissant se produire un peu loin de l'oreille. La fluctuation thoracique ne peut être constatée par la succussion hippocratique répétée plusieurs fois. —La *percussion* de ce côté donne, en arrière, sonorité parfaite dans les deux tiers supérieurs, incomplète dans le tiers inférieur; en avant, sonorité depuis la clavicule jusqu'au mamelon. — (Le malade prend dans la journée deux bouillons et deux potages.)

» Le 13, un peu plus de toux que les jours précédents; 96 pulsations, langue nette, pas de garderobes; souffle voilé et égophonie à la base du côté droit de la poitrine, en arrière; d'ailleurs absence complète de douleur. (Large vésicatoire dans le dos; deux bouillons et deux potages.)

» Le 14, sommeil la nuit; peu de toux, quelques crachats muqueux, jaunâtres; langue nette; 84 pulsations; respiration très libre; souffle léger et égophonie à la base de la poitrine en arrière, mais dans une moindre hauteur que la veille, apparition dans les mêmes points de râles crépitants et de craquements humides; l'épanchement nous paraît avoir diminué.

» Le 15, état satisfaisant de la respiration, sommeil pendant la nuit. Plus de souffle ni d'égophonie, mais persistance de la matité dans le tiers inférieur et postérieur droit; 84 pulsations; deux selles liquides depuis la veille.

» Le 16, 92 pulsations, après une nuit assez bonne, avec sommeil. Diminution de la matité en avant, où elle a pour limite supérieure une ligne horizontale passant par les mamelons, ce qui établit dans ce sens une diminution de 9 à 10 centimètres depuis l'opération, et pour limite inférieure une ligne suivant à peu près la huitième côte, ce qui donne dans ce sens une diminution de 4 à 5 centimètres. Total du retrait du kyste suivant la hauteur, 14 à 15 centimètres. Transversalement, la matité ne s'étend plus qu'à 2 centimètres en dehors d'une ligne fictive, abaissée de la clavicule et passant perpendiculairement sur le mamelon, ce qui donne une autre diminution de 9 centimètres. A l'auscultation, le murmure vésiculaire gagne un peu en force et en étendue dans la partie postérieure droite de la poitrine.

» Le 17, sommeil la nuit précédente; 72 pulsations. Depuis comme avant l'opération, la diarrhée a toujours de la tendance à reparaître; il y a eu deux selles liquides dans les vingt-quatre heures. (Deux verres d'eau de Sedlitz.)

» Le 19, 84 pulsations; respiration très libre; la disposition diarrhéique persiste, deux selles liquides depuis hier. Du côté gauche, sous l'aisselle, il y a de la résonnance, mais pas de murmure vésiculaire; dans le tiers inférieur et postérieur droit on entend de la crépitation pleurale; il n'y a plus d'égophonie.

» Le 21, cessation de la diarrhée; le malade, qui jusque-là, suivant l'état du ventre, n'avait mangé que des bouillons, des soupes et même avait gardé la diète, est mis au premier degré d'aliments solides.

» Le 22, retour du bruit respiratoire dans toute la partie postérieure de la poitrine; le malade respire comme un homme en état de santé, tout au plus peut-on remarquer un peu d'anhélation quand il parle.

» Le 26, la percussion permet de constater encore une notable diminution dans la matité du côté gauche de la poitrine, qui ne s'étend plus qu'à 5 centimètres en dehors de la ligne médiane du sternum...

» Le 29, vingtième jour depuis l'opération, le sternum occupe exactement la ligne médiane; le côté droit de la poitrine est manifestement et régulièrement bombé à partir de la troisième côte jusqu'à la fin de l'hypochondre; les espaces intercostaux sont plus sensiblement déprimés à gauche qu'à droite... Le développement de la région postérieure se maintient en sens inverse de celui de l'antérieure. La colonne vertébrale présente une légère convexité tournée à gauche, et ce côté de la poitrine est plus saillant que le droit... — Mesuré en serrant fortement le ruban, le côté droit donne au niveau des mamelons 37 centimètres et le côté gauche 35 centimètres. — En avant, la poitrine est sonore tout le long du sternum jusqu'un peu au-dessous d'une ligne qui réunirait les deux mamelons; de la clavicule gauche au mamelon du même côté, sonorité parfaite; à droite dans la même direction, sonorité parfaite au niveau des deux premiers espaces intercostaux, un peu obscure au troisième et mate à partir du quatrième, où se trouve le mamelon; de là, la matité, plus étendue que les jours précédents, descend jusqu'à l'ombilic. — La région latérale gauche est sonore, la droite correspondante est sonore sous l'aisselle même et mate à partir du cinquième espace intercostal. — En arrière, sonorité parfaite dans tout le côté gauche et dans les deux tiers supérieurs du côte droit, un peu obscure mais non complétement absente dans le tiers inférieur de ce même côté.

» 4 janvier 1854. Respiration puérile mêlée de râles sibilants des deux côtés de la poitrine, en arrière. A gauche, en avant et sur le côté latéral correspondant, respiration puérile, un peu sifflante, entendue aussi le long du bord correspondant du sternum, et même tout le long de cet os lui-même; dans tous ces points, son normal à la percussion. — Sonorité un peu exagérée à droite en avant, entre la première et la troisième côte; diminution de celle-ci entre la troisième et la quatrième; à partir de cette dernière, matité se confondant inférieurement avec celle du foie, qui elle-même ne s'étend pas au delà des dernières côtes. — Le cœur bat entre la cinquième et la sixième côte gauche, un peu en dehors d'une ligne verticale traversant le mamelon.

» Le 9, 108 pulsations, langue sale, un peu d'augmentation de la matité, environ de 3 centimètres en hauteur; respiration puérile, diminution des râles.

» Le 11, à droite, il n'y a plus que les deux premiers espaces intercostaux qui restent sonores; latéralement la matité s'est étendue jusqu'au bord gauche du sternum, inférieurement jusqu'à l'ombilic. Le cœur est évidemment plus à gauche que les jours précédents.

» Le 13, la saillie du côté droit du thorax est devenue plus apparente; les espaces intercostaux y participent sensiblement, et les veines sous-cutanées sont très gonflées de ce côté. Nous constatons par la percussion que le kyste a augmenté de quelques centimètres en tous sens, et à l'auscultation, que la respiration manque dans toute l'étendue correspondante à la matité, mais que dans tous les points sonores elle a généralement le caractère puéril ou sibilant. — La mensuration de la poitrine faite avec soin, le cordon passant en avant au-dessous du sein, et en arrière à un travers de doigt au-dessous de l'angle de l'omoplate, donne pour toute la circonférence 78 centimètres et pour chaque côté 39 centimètres. — La colonne vertébrale est devenue presque droite; il faut une grande attention pour voir qu'elle est encore un peu convexe du côté gauche. La poitrine examinée dans sa partie antérieure, on voit que le côté droit est sensiblement plus développé, plus convexe que le côté gauche, et comme placé sur un plan plus antérieur et obliquement dirigé de gauche à droite. Examinée dans sa partie postérieure, c'est tout le contraire : le côté gauche est plus bombé que le droit, et semble placé sur un plan postérieur un peu oblique de droite à gauche; l'angle inférieur de l'omoplate gauche est situé un peu plus bas et fait un peu plus de saillie que celui du côté opposé. Examinée dans ses régions latérales, le côté droit paraît plus plat que le gauche, mais présente un diamètre antéro-postérieur un peu plus considérable, au moins à l'œil. »

Sortie de l'hôpital le 15 janvier.

Le malade s'étant représenté le 3 décembre 1854, offre l'état suivant :

« Aspect extérieur de la santé; embonpoint au moins égal à celui qu'il avait avant l'accident qui paraît avoir été le point de départ de sa maladie, quoiqu'il n'ait pas renoncé à ses habitudes. R... peut remplir facilement les exigences de son état. Sa respiration bonne, dit-il, est cependant un peu moins longue qu'avant sa maladie, mais lui permettrait néanmoins de faire facilement une dizaine de lieues par jour; il tousse un peu, mais il ne se rappelle pas qu'il en ait jamais été autrement... La poitrine a repris son développement à peu près égal des deux côtés; mais la conformation n'en est pas régulière, sans que je puisse dire si celle-ci préexistait ou non à la maladie... Le sternum est un peu dévié à gauche; le côté droit de la poitrine présente en avant une légère voussure dont le centre est un peu au-dessus du mamelon : elle mesure 6 à 7 centimètres en tous sens; dans l'espace occupé par celle-ci, il y a un peu moins de son que dans les autres régions, mais on y entend très bien le murmure respiratoire, un peu plus faible cependant qu'ailleurs. Dans tous les autres points, la percussion et l'auscultation constatent un état normal, une similitude parfaite. Le foie ne dépasse pas les côtes (1). »

Dans les cas d'hydatides expectorées, le diagnostic sera, en général, facile; il suffira d'établir la nature des membranes expulsées, quelquefois même on trouvera les échinocoques. Alors, d'après la marche de la maladie, on pourra déterminer si le siége des vers vésiculaires est dans le poumon ou dans le foie.

§ XVI. — Les hydatides développées dans le poumon, ou bien en rapport avec cet organe, occasionnent constamment des phénomènes graves. D'après les faits rapportés dans cet ouvrage, la mort arriverait deux fois sur trois cas; mais ces faits concernent pour la plupart des kystes qui ne se sont pas fait jour au dehors; lorsque les kystes entrent en communication avec les bronches, après un temps plus ou moins long, après des accidents divers, la guérison arrive pour le plus grand nombre des cas.

§ XVII. — Les observations d'hydatides pulmonaires ne sont pas très nombreuses, et, comme il n'est pas sans intérêt de connaître les divers accidents qu'elles déterminent, leur marche, leur durée, leur terminaison variables, nous rapporterons *in extenso* celles dont nous n'avons pas encore parlé, ou nous en donnerons une analyse sommaire.

1° *Cas de guérison.*

A cette catégorie appartiennent les cas rapportés ci-dessus :

(1) Docteur Vigla, *Des hydatides de la cavité thoracique*, obs. I (*Arch. gén. de médecine*, Ve série. Paris, 1855, t. VI, p. 282).

I. — Obs. XXXIV (Fréteau). — *Kyste ouvert à travers la paroi thoracique et plus tard dans les bronches.*

II. — Obs. XXXV (Laennec). — *Kyste ouvert dans l'intestin.*

III. — Obs. XXXIX (Husson). — *Hydatides expectorées.*

IV. — Obs. LX (Beaugendre). — *Hydatides expectorées.*

V. — Obs. XLI (Vigla). — *Ponction, injection iodée.*

Obs. XLII (Doubleday). — *Hydatides expectorées.*

VI. — En 1776, le docteur Doubleday rapporta le cas d'une femme d'un âge moyen, qui, après avoir éprouvé pendant deux années de la difficulté à respirer et d'autres symptômes pulmonaires, avec de l'amaigrissement, expectora tout à coup, en toussant, du sang mêlé d'une matière transparente et visqueuse comme du blanc d'œuf. La matière expectorée remplit une cuvette; elle contenait un certain nombre de vésicules transparentes, variant pour la grosseur depuis un gros pois jusqu'à celle d'un œuf de poule, plus ou moins déchirées, mais paraissant avoir contenu la matière glaireuse expectorée. Après avoir rendu ces corps, elle recouvra un état de santé meilleur que celui dont elle avait joui depuis longtemps. Elle parut tout à fait guérie quelques années après (1).

Obs. XLIII (Johnson). — *Hydatides expectorées.*

VII. — En 1785, *Johnson*, chirurgien de *Lancastre*, publia l'histoire d'une femme âgée de quarante-neuf ans, qui avait longtemps souffert d'une douleur du côté droit, avec des symptômes d'une maladie du foie. En septembre 1779, elle fut prise de toux et d'une grande difficulté de respirer. Dans le mois de mars 1780, elle commença à expectorer des hydatides nageant dans une matière gélatineuse. Elle continua d'en expectorer chaque jour pendant près de quatre mois et puis seulement de temps à autre. Au mois de janvier 1783, tous les accidents prirent une nouvelle intensité et la malade expectora à la fois une grande quantité d'hydatides. Elle recouvra bientôt après une santé parfaite. Le nombre des hydatides rendues était de plus de cent. Les plus grosses étaient rompues, elles égalaient en grosseur un œuf de poule. Le plus grand nombre avait le volume d'une noix muscade (2).

Obs. XLIV (...?). — *Hydatides expectorées.*

VIII. — On trouve dans le *journal de médecine* de Corvisart (1801) le cas d'un jeune homme qui expectora des hydatides. Le malade rapporte qu'ayant atteint l'âge de vingt-sept ans sans avoir jamais souffert de maladie sérieuse,

(1) *Medical observat. and inquiries*, vol. V, p. 143.

(2) Johnson, in *London medical Journ.*, vol. VI, p. 293 (Doubleday); — *Abrégé des Transact. philosoph.*, partie VI ou VII; — *Anat. anim.*, p. 180; — *Transact. philos. de Londres* (Andral, sans nom d'auteur).

il fut pris d'une forte douleur dans le côté gauche après s'être exposé au froid et à l'humidité ; cette douleur, quoique bientôt guérie, revint après un intervalle de deux mois et persista pendant trois mois. A cette époque le malade expectora, en toussant, une grande quantité de liquide albumineux et d'une couleur pâle. Il fut alors reçu à l'hôpital par *Corvisart?* Peu de temps après avoir rendu le liquide dont il est parlé ci-dessus, il commença à expectorer par intervalles des lambeaux de membranes ressemblant à du blanc d'œuf coagulé. Ces lambeaux continuèrent à être expulsés pendant quelques mois. Le malade, étant réduit à l'état le plus grave, obtint un jour une amélioration soudaine après avoir expectoré un lambeau d'hydatide grand comme la main. Ayant remarqué qu'une position du corps dans laquelle la tête était en bas favorisait la sortie des matières, il avait pris cette position qui avait aidé à l'expulsion de cet énorme lambeau, non sans menace de suffocation. A partir de ce moment, la santé continua de s'améliorer et le jeune homme paraissait guéri à l'époque où il faisait la relation de sa maladie (1).

OBS. XLV (BAUMES). — *Hydatides? expectorées.*

IX. — « Baumes rapporte qu'une dame de vingt-cinq ans, sujette à une toux forte et convulsive, fut atteinte de dyspnée, de picotement dans l'intérieur du thorax ; elle cracha du sang et de plus quelques lambeaux membraneux blancs et lymphatiques. La malade fut mise à l'usage du calomel et guérit (2). »

OBS. XLVI (DUNCAN). — *Hydatides expectorées.*

X. — En 1811, un médecin de Londres communiqua au docteur Duncan (d'Édimbourg) les détails de la maladie d'une femme de vingt-quatre ans, qui fut d'abord prise des symptômes d'une pleurésie pour laquelle elle subit un traitement actif ; au bout de deux mois, il survint une toux accompagnée d'expectoration de pus d'une odeur fétide ; bientôt après cette malade expectora, à la suite de quelques accès de toux, des fragments de membranes transparentes, consistant en plusieurs lambeaux qui étaient évidemment des membranes d'hydatides. Cette expectoration procura un soulagement immédiat aux douleurs de poitrine et aux suffocations. La toux et l'expectoration ayant persisté pendant trois mois, elle recouvra enfin les forces, mais elle continua à souffrir de symptômes pulmonaires pendant un an et demi (3).

OBS. XLVII, XLVIII (LAENNEC ET RIBES). — *Hydatides expectorées.*

XI, XII.—Laennec rapporte avoir vu, en 1798, un malade qui expectorait

(1) *Histoire d'une maladie singulière de poitrine observée à la clinique interne de l'École de Paris* (*Journal de Corvisart*, t. II, p. 195, an IX).

(2) *Ann. de la Soc. de médecine de Montpellier* (1803), numéro de thermidor an IX, cité par Fréteau.

(3) *Edinb. med. and surg. Journal*, vol. VII, p. 490 (Doubleday).

des hydatides, et qu'un cas semblable lui a été montré par Ribes. L'un et l'autre de ces malades se rétablirent (1).

Obs. XLIX (Andral). — *Hydatides expectorées.*

XIII. — Homme, vingt-huit ans ; toux depuis quatre mois, hémoptysie, douleur habituelle sous le sein gauche, pâleur, maigreur, respiration courte, décubitus à droite, crachats muqueux, apyrexie, résonnance égale de la poitrine dans tous les points, râle bronchique en arrière des deux côtés. Le troisième jour après son entrée à l'hôpital, expectoration d'un large fragment de membrane roulée sur elle-même, ayant l'aspect caractéristique des acéphalocystes. « Cette membrane déroulée avait à peu près la largeur de la paume de la main ; ainsi il était bien évident qu'elle ne s'était point formée dans les bronches. » Les jours suivants, le malade cracha beaucoup de sang, d'abondantes saignées furent pratiquées, l'hémoptysie cessa, et le malade, se trouvant mieux, voulut quitter l'hôpital (2).

Obs. L (Fouquier). — *Hydatides expectorées.*

XIV. — « M. le professeur Fouquier a bien voulu nous communiquer verbalement, dit M. Andral, l'observation d'un individu chez lequel avaient existé tous les symptômes rationnels d'une phthisie pulmonaire très avancée. Ce malade recouvra une parfaite santé après avoir expectoré une grande quantité d'hydatides rompues (3). »

Obs. LI (Hœring). — *Hydatides expectorées.*

XV. — Il s'agit d'un homme âgé de 42 ans, habituellement bien portant ; il lui survint successivement à la poitrine deux petites tumeurs qui s'ouvrirent et donnèrent issue pendant plusieurs mois à un liquide séreux. Le 26 mars 1835, M. Hœring observa tous les signes de la phthisie ; le 16 mai, une *vomique* s'ouvrit, avec expectoration de pus sanguinolent, puis de sang pur. Le 19, il survint des accès violents de suffocation, à la suite desquels le malade rendit une assez grande masse membraneuse entourée de beaucoup de pus. Le soir, nouvelle expulsion d'une masse semblable qu'on reconnut pour une hydatide, sa dimension était à peu près celle d'un œuf d'oie. Au bout de quelques jours l'état du malade s'améliora ; au mois de juillet, il put reprendre ses occupations de bureau. L'automne et l'hiver se passèrent bien, sans nouvelle expectoration d'hydatides (4).

(1) Laennec, *Traité de l'auscultation médiate*, t. II, p. 201, 3e édit. (1re édit., Paris, 1819).

(2) Andral, *Clinique médicale*, t. II, obs, VI, p. 414.

(3) Andral, *Clin. cit.*, t. II, p. 416.

(4) Docteur Hœring, *Wissenchaftliche Annal. der gesammten Heilkunde*, et *Gaz. méd. Paris*, 1836, t. IV, p. 601.

2° *Cas de mort.*

A cette catégorie appartiennent les cas rapportés ci-dessus :

I. — Obs. I (Andral). — *Hydatides libres dans la plèvre, un kyste hydatique dans le foie.*

II. — Obs. IV (Neucourt). — *Kyste hydatique à la base du poumon, plusieurs dans le foie.*

III. — (Cruveilhier). — *Hydatide sous-pleurale.*

IV. — Obs. XXVI (Geoffroy et Dupuytren). — *Hydatide solitaire dans chaque poumon et dans le foie.*

V. — Obs. XXVII (Cayol). — *Hydatide sous la plèvre costale.*

VI. — Obs. XXVIII (Simon). — *Hydatide dans le médiastin antérieur.*

VII. — Obs. XXV (Alibert). — *Hydatide dans le médiastin, ouverte dans le péricarde.*

VIII. — Obs. CII (Richter). — *Kystes multiples, l'un dans le médiastin antérieur.*

IX. — Obs. XXIX (Sonnié-Moret). — *Hydatide du lobe supérieur.*

X. — Obs. XXX (Séguin). — *Hydatides du foie, du cerveau, du lobe supérieur du poumon.*

XI. — Obs. XXXI (Trochon). — *Hydatides du lobe supérieur.*

XII. — Obs. XXXII (Aubré). — *Kyste dans le lobe supérieur du poumon gauche ouvert dans les bronches. — Kyste de la base du poumon droit.*

XIII. — Obs. XXXIII (Pillon). — *Hydatides du lobe supérieur.*

XIV. — (Maloët). — *Kyste dans chaque poumon, un dans le foie.*

XV. — Obs. XXXV (Dupuytren). — *Kyste du poumon ouvert à l'ombilic.*

XVI. — Obs. XXXVII (Fouquier). — *Kyste ouvert dans la plèvre et dans les bronches.*

XVII. — Obs. XXXVIII (Andral). — *Kyste dans le lobe inférieur de chaque poumon.*

Obs. LII (Lepois).

XVIII. — « Charles Lepois parle d'un jeune homme qui périt subitement de suffocation par suite d'orthopnée invétérée et de fièvre lente : il avait de l'eau dans la poitrine, mais l'un des côtés contenait en outre plusieurs hydatides ; ces vésicules étaient transparentes et ressemblaient à des œufs (1). »

Obs. LIII (Leroux). — *Vaste kyste contenant des hydatides multiples.*

XIX. — Il s'agit d'un individu âgé de trente-cinq ans, entré à la Clinique en 1815. Toux et dyspnée depuis plus de trois ans ; parole lente, entre-

(1) Carolus Piso, *Observ. méd.*, page 239, cité par Fréteau.

coupée, battements du cœur profonds, toux continuelle sans expectoration, essoufflement, anxiétés horribles. A la percussion, matité dans tout le côté droit, membres thoraciques œdémateux, membres abdominaux non infiltrés. Diagnostic : hydrothorax. Mort dans la suffocation.

Autopsie. — Le côté droit de la poitrine est rempli par une hydatide qui en occupe toute la capacité ; le poumon, réduit au volume du poing, est refoulé en haut et à gauche. Sac formé par l'hydatide *mère* de la capacité de six litres environ, renfermant des centaines d'hydatides, refoulant le diaphragme en bas et le médiastin à gauche ; tous les organes sont à l'état normal (1).

OBS. LIV (ANDRAL). — *Hydatides dans le poumon et dans le foie.*

XX. — Homme, vingt-six ans, symptômes et phénomènes de la phthisie pulmonaire ; mort. — *Autopsie :* tubercules à divers états ; dans le centre du lobe inférieur du poumon gauche, poche de la capacité d'une grosse noix renfermant un liquide puriforme ; à l'intérieur, hydatide unique, pleine d'un liquide limpide ; kyste hydatique dans le foie (2).

OBS. LV (ANDRAL). — *Kyste unique contenant des hydatides multiples.*

XXI. — Femme, quarante-cinq ans, respiration libre, pas de toux, pas de matité à la percussion. Inégalité d'intensité du bruit respiratoire entre les deux côtés de la poitrine, plus fort à droite ; mort par un cancer utérin. — *Autopsie :* au centre du lobe inférieur du poumon droit, hydatide du volume d'une grosse noix qui en contenait plusieurs autres ; kyste fibro-celluleux, poumon sain (3).

OBS. LVI (DOCTEUR WATTS, DE MANCHESTER). — *Hydatides dans le poumon et dans le foie.*

XXII. — Homme âgé de quarante-sept ans, ayant toujours joui d'une bonne santé jusqu'en 1842. Alors dyspepsie, douleurs d'estomac et du dos sous l'omoplate droite. En 1843, aggravation, douleurs d'estomac violentes, dyspnée ; symptômes de gangrène pulmonaire ; mort. — *Autopsie :* au centre du lobe inférieur du poumon gauche, hydatide solitaire de la grosseur du poing ; une autre solitaire, grosse comme la tête d'un enfant, existe dans le foie. Le lobe inférieur de chaque poumon, surtout du gauche, compacte, facile à écraser entre les doigts, laisse échapper une matière opaque, épaisse, d'une odeur gangréneuse (4).

OBS. LVII (BOUVIER). — *Kyste hydatique solitaire.*

XXIII. — Femme de soixante ans, matité et absence de respiration dans une grande étendue du poumon droit, crachats incolores, pas de dyspnée. Dia-

(1) Leroux, *ouvr. cit.*, t. VII, p. 140.
(2) Andral, *Clin. cit.*, t. II, p. 408, obs. III.
(3) Andral, *Clin. cit.*, t. II, p. 410, obs. IV.
(4) Budd, *ouvr. cit.*, p. 427.

gnostic : épanchement pleurétique. Mort par la diarrhée. — *Autopsie :* poumon droit adhérent aux parois, acéphalocyste du volume d'une grenade dans le lobe inférieur. Kyste fibro-celluleux mince, lisse, très adhérent ; à travers sa paroi se dessinent en relief des branches vasculaires et des rameaux bronchiques, un de ces rameaux est ouvert dans le kyste. Tous les organes sains, à l'exception de l'intestin (1).

Obs. LVIII (Bouvier). — *Kyste hydatique solitaire.*

XXIV. — Femme de soixante-cinq ans, morte de méningite ; matité dans toute la hauteur du poumon droit en arrière, et à la base du poumon gauche. — *Autopsie.* Adhérences du poumon gauche avec les parois ; énorme acéphalocyste solitaire, remplissant presque la totalité du lobe inférieur ; le tissu de ce lobe réduit à une lame mince et comme membraneuse, entourant l'hydatide ; dans un point où le tissu pulmonaire a disparu, plaque cartilagineuse assez large en contact immédiat avec l'hydatide. Kyste formé par une membrane celluleuse fine, à travers laquelle se dessinent des branches vasculaires dénudées et comme disséquées dans une partie de leur trajet (2).

Obs. LIX (Pinaut). — *Hydatides dans les deux poumons, le foie et la rate.*

XXV. — Il s'agit d'une femme, âgée de trente ans, qui éprouvait depuis deux ans de la gêne à respirer, et qui offrait de l'œdème des jambes, les signes d'un épanchement séreux dans l'abdomen et dans la cavité gauche du thorax.

A l'autopsie, on trouva un kyste hydatique dans le lobe droit du foie ; un autre kyste considérable dans la rate ; un kyste de la grosseur d'un œuf adhérent au bord postérieur du foie, au diaphragme, et comprimant la veine cave, ce qui explique l'œdème et l'ascite ; un kyste considérable occupant la partie antérieure du lobe moyen, la partie la plus inférieure du lobe supérieur, et la partie supérieure du lobe inférieur du poumon droit ; un autre très considérable occupant tout le lobe inférieur et la plus grande partie du lobe supérieur du poumon gauche ; enfin deux petits kystes, l'un du lobe inférieur du poumon droit, l'autre du lobe supérieur du poumon gauche, appartenaient probablement aussi aux hydatides (3).

En résumé : Sur les quarante cas rapportés ci-dessus, la guérison a eu lieu quinze fois, et la mort vingt-cinq fois.

(1) Bouvier, *Hydatide du poumon* (*Bull. Acad. royale de méd.* Paris, 1841-1842, t. VII, p. 935).

(2) Bouvier, *Hydatide du poumon* (*Bull. Acad. royale de méd.* Paris, 1842-1843, t. VIII, p. 1244).

(3) Pinaut, *Bull. Soc. anatom.* Paris, 1854, p. 406, et Houël, *Rapport sur cette observation*, p. 411.

La guérison a été due :

A l'expectoration des hydatides..................	12 fois.
A leur évacuation par l'intestin..................	1
A la ponction avec injection iodée...............	1
A l'ouverture par le bistouri à travers les parois de la poitrine et à l'évacuation spontanée par les bronches..............................	1

Le siége des hydatides dans les vingt-cinq cas de mort a été :

La cavité de la plèvre..........................	1 fois.
Le tissu cellulaire sous-pleural de la paroi thoracique.	1
Le médiastin..................................	3
Le lobe supérieur du poumon.....................	5 ou 6 fois.
Le lobe inférieur..............................	12 ou 13 fois.

5 fois il y avait un kyste dans chaque poumon.
8 fois il existait en même temps un kyste hydatique dans le foie.

Dans le plus grand nombre de cas, le kyste contenait une hydatide solitaire.

CHAPITRE II.

KYSTES HYDATIQUES ABDOMINAUX ENVAHISSANT LA CAVITÉ DU THORAX.

Les kystes hydatiques développés dans quelques-uns des organes abdominaux, mais surtout ceux de la partie supérieure du foie, soulèvent le diaphragme, refoulent les poumons et apportent un obstacle au libre exercice de ces organes. Comme ceux qui se sont développés dans la cavité thoracique même, ils peuvent se perforer et verser leur contenu dans la cavité du péricarde ou de la plèvre, ou bien entrer en communication avec quelque bronche, et se vider par cette voie au dehors. Les symptômes, la marche et la terminaison de ces kystes ont la plus grande analogie avec ceux des kystes hydatiques intra-thoraciques ; nous en parlerons donc immédiatement à leur suite.

A. — Kystes refoulant le poumon, médiatement à travers le diaphragme intact.

Les kystes développés vers la face supérieure du foie refoulent fortement le diaphragme en haut et médiatement le poumon ; d'un autre côté, le foie est repoussé en bas et dépasse le rebord des fausses côtes. Le poumon peut ainsi être refoulé jusqu'à la troisième ou la seconde côte, sans que le diaphragme soit perforé ; il en résulte une grande gêne de la respiration et plusieurs des signes physiques d'un épanchement dans la plèvre ; aussi la plupart des cas ont-ils été confondus avec l'hydrothorax ou la pleurésie.

Obs. LX (Gooch).

I. — Il s'agit d'une petite fille, âgée d'environ neuf ans, qui avait une grande tuméfaction au foie, laquelle élevait et repoussait les côtes de bas en haut. La tumeur était fluctuante ; une ponction y fut faite avec une lancette ; il en sortit un peu de liquide et l'enfant mourut le lendemain. A l'ouverture du cadavre on trouva que le foie *s'étendait presque jusqu'aux clavicules, repoussait et entraînait avec lui le diaphragme ;* il avait comprimé le poumon droit jusqu'au point qu'on ne put le gonfler d'air en soufflant par la trachée-artère ; il était adhérent au diaphragme ainsi qu'à la plèvre. Il y avait dans le foie un kyste hydatique qui contenait environ cinq pintes de liquide (1).

Obs. LXI (Dolbeau).

II. — Un homme, âgé de cinquante-huit ans, avait eu une pleurésie à droite, deux ans avant sa mort ; il avait la respiration courte, anxieuse ; il succomba aux *progrès de l'asphyxie.*

Autopsie. Le foie n'était distant de l'ombilic que de trois travers de doigt ; un kyste hydatique existait à sa face supérieure ; ce kyste, *coiffé du diaphragme,* remontait dans le thorax et atteignait à droite la deuxième côte ; le poumon, très comprimé, était réduit à une lame mince qui descendait en arrière jusqu'à la quatrième côte ; le kyste dépassait encore le bord gauche du sternum de cinq à six travers de doigt ; le cœur, repoussé à gauche et en haut, occupait la paroi latérale gauche de la poitrine. Le poumon gauche était très comprimé et la cavité de la plèvre gauche présentait les signes d'une pleurésie récente (2).

Deux cas analogues sont rapportés l'un par Mercier (3), l'autre par M. Combessis (4) : le premier avait été pris pour un hydrothorax, le second pour un épanchement pleurétique. Nous rapporterons un cas semblable de MM. Duplay et Morel-Lavallée (5).

Une observation non moins remarquable concernant un kyste dé-

(1) Gooch, *Cases and remarks of surgery*, p. 170. — Lassus, *Mém. cit.*, obs. VII, p. 128. — Cruveilhier, art. Acéph., p. 238.

(2) F. Dolbeau, *Étude sur les grands kystes de la surface convexe du foie* (*Thèse*, n° 113, obs. III, p. 32. Paris, 1856).

(3) J. Mercier, *Dissert. sur l'hydrothorax, thèse.* Paris, 1810, n° 63, p. 21, et L. Barrier, *thèse cit.*, p. 69.

(4) Combessis, *Bull. Soc. anat.*, 1851, p. 347.

(5) Voy. ci-après observation 112.

veloppé dans la rate, a été rapportée par M. Rombeau : ce kyste avait refoulé le cœur vers la troisième côte, et le poumon vers l'origine des bronches ; ce dernier organe avait à peine le volume du poing ; le diaphragme, repoussé dans la poitrine, était intact (1).

Le diagnostic de ces tumeurs doit être souvent fort incertain ; néanmoins il sera possible de les reconnaître lorsque l'on observera des phénomènes semblables à ceux des kystes hydatiques de la plèvre ou de la base du poumon droit, et qu'en outre le foie sera plus ou moins abaissé. Peut-être pourra-t-on, dans certains cas, sentir, sous le rebord des dernières côtes, la fluctuation ou même le frémissement hydatique ; alors l'origine de l'affection ne serait plus douteuse.

B. — Kystes perforant le diaphragme et s'ouvrant dans la plèvre.

Les kystes du foie développés vers la poitrine perforent, dans certains cas, le diaphragme par leur action propre ou par suite d'un effort du malade, et leur contenu s'échappe dans la plèvre. Une douleur de côté violente marque ordinairement cette invasion ; il en résulte une pleurésie aiguë et rapidement mortelle ; cependant la marche de la maladie est quelquefois moins rapide, alors une communication peut s'établir entre la plèvre et les bronches, et les signes du pneumothorax succèdent à ceux de l'épanchement pleurétique.

Le diagnostic d'un tel accident ne pourrait guère être établi que si l'on avait préalablement constaté l'existence d'un kyste hydatique dans un organe de l'abdomen.

Nous possédons huit observations de kystes du foie ouverts dans la plèvre, or nous n'en avons rapporté qu'une seule de kyste du poumon ouvert dans cette même cavité ; une telle différence tient, sans doute, à ce que les hydatides intra-thoraciques déterminent ordinairement des adhérences entre les deux feuillets de la membrane séreuse.

Obs. LXII (Bianchi). — *Rupture spontanée.*

I. — « Talem saccum, *gelatinosa materia* plenum, ad plures libras accumulata, » in gibba hepatis regione, in cadavere invenit Bianchus : ingens ille tumor » diaphragma tandem laceraverat et in cavum dextrum thoracis magnam par-

(1) Rombeau, *Bull. Soc. anat.*, 1854, p. 341.

» tem contentæ materiæ effuderat et tandem suffocaverat miserum homi-
» nem (1). »

Obs. LXIII (Valsalva) ? — *Rupture spontanée.*

II. — Il s'agit d'une femme sexagénaire qui se plaignait depuis longtemps d'une douleur au-dessus de l'ombilic ; elle avait de la toux, de la dyspnée, et quelques jours avant sa mort, son ventre se tuméfia tout à coup considérablement et ses pieds s'œdématièrent.

A l'autopsie, on trouva le foie dur ; la vésicule pleine de calculs ; *un amas de vésicules* pleines de sérosité, attachées au foie ; un *abcès* occupant plus du tiers de cet organe ; « *la matière de l'abcès* (*athéromateuse*), après avoir perforé le diaphragme, s'était précipitée dans la cavité droite de la poitrine qui était totalement remplie d'un pus sanieux, cependant le poumon était sain (2). »

Obs. LXIV (Cruveilhier). — *Rupture spontanée.*

III. — Il s'agit d'une femme âgée de trente-six ans, atteinte d'une tumeur du foie considérée comme un abcès, et qui mourut tout à coup suffoquée.

A l'autopsie, on trouva dans la plèvre droite deux ou trois pintes de sérosité jaunâtre dans laquelle nageaient une multitude d'hydatides. Le poumon était sain et libre d'adhérences ; le diaphragme et la plèvre étaient perforés par une ouverture inégale, circulaire, du diamètre d'une pièce de vingt francs, qui conduisait dans un kyste énorme, contenu dans l'épaisseur du foie ; ce kyste avait des parois très denses, fibreuses, ossifiées en partie, et contenait beaucoup de sérosité et des hydatides (3).

Obs. LXV (Clémot). — *Rupture spontanée.*

IV. — Hôpital de Rochefort ; matelot, quarante-cinq ans, n'ayant jamais été malade, entré à l'hôpital pour des douleurs vagues survenues depuis peu, et jugées rhumatismales. Le lendemain, suffocation imminente, extrémités froides, anxiété extrême, pouls petit, concentré, précipité, langue naturelle, idées nettes, immobilité et matité du côté droit dans toute son étendue, pas d'expectoration ; mort le soir.

Autopsie. Les viscères, à l'exception du foie, ne présentent rien de remarquable. Cinq à six pintes de liquide séro-purulent, avec une multitude d'acéphalocystes dans la cavité de la plèvre droite ; poumon comprimé, aplati, réduit à l'épaisseur de deux doigts ; fausses membranes minces, recouvrant la plèvre ; dans le foie kyste à parois épaisses, communiquant avec la plèvre à travers le diaphragme (4).

(1) *Historia Hepatica*, pars II, cap. v, § 12, t. I, p. 154, cité par Van Swieten, *op. cit.*, t. III, p. 88.

(2) Morgagni, *De sedib. cit.*, épist. XXXVI, § 4.

(3) Cruveilhier, *Dict. de méd. et de chirurgie pratiques*, art. Acéph, p. 239.

(4) Clémot, *Gaz. des hôp.*, 1832, t. VI, p. 30.

Obs. LXVI (Docteur Foucart). — *Rupture spontanée.*

V. — Femme âgée de trente ans ; kyste hydatique du foie ouvert dans la plèvre ; pleurésie avec épanchement. Infiltration du membre supérieur droit, surtout de la main et du tiers inférieur de l'avant-bras, pas d'œdème des autres membres (1).

Obs. LXVII (Fouquier). — *Rupture spontanée.*

VI. — Une femme âgée de quarante-deux ans entre à la Charité ; elle avait une tumeur dans la région du foie et des symptômes qu'on rapporte à l'hépatite ; il survient tout à coup des douleurs vives dans le côté droit de la poitrine, de la dyspnée, de la toux, des crachats spumeux... Matité à la base du poumon droit, respiration amphorique ; mort douze jours après l'invasion de ces phénomènes.

A l'autopsie, kyste contenant de nombreuses hydatides, situé dans le lobe droit du foie et communiquant à travers le diaphragme avec la cavité de la plèvre, plusieurs fistules pleuro-bronchiques (2).

Obs. LXVIII (Monneret). — *Kyste communiquant avec la plèvre ; un autre avec les canaux biliaires ; thoracocentèse.*

VII. — « L... (Firmin), âgé de dix-sept ans, cordier, entre à l'hôpital Necker le 18 août 1852. Il y a trois semaines, il éprouva tout à coup, au milieu de la nuit, une douleur assez vive dans le ventre, et de la diarrhée. Le lendemain, la douleur occupe l'hypochondre droit, et se transmet à l'épaule droite ; la respiration est fréquente et pénible. Les jours suivants, les symptômes augmentent, mais en restant toujours les mêmes ; il n'y a ni vomissements, ni jaunisse, ni épistaxis. Le malade se décide à entrer à l'hôpital.

» A son entrée, on constate en avant une matité complète de bas en haut, jusqu'à la quatrième côte, en arrière jusqu'à la cinquième ; la respiration est rude dans le tiers supérieur du poumon, et nulle ailleurs. Dans un point, on entend un frottement pleural ; le foie a une hauteur de 25 centimètres ; la matité du lobe gauche va se confondre avec celle de la rate. Il existe une voussure marquée de toute la région hépatique ; le diagnostic porté le jour même est celui-ci : acéphalocyste du foie, avec pleurésie consécutive.

» Le 20, dans la nuit, le malade ressent une douleur vive dans le côté droit ; cris, suffocation imminente.

» Le 21, le matin, on constate que la matité occupe toute la hauteur de la poitrine ; la respiration ne s'entend plus nulle part. M. Monneret juge alors que le kyste du foie s'est ouvert dans la plèvre, et il pratique immédiatement la thoracocentèse. La ponction laisse écouler quatre verrées d'un pus blanc, séreux, qui contient de petites vésicules gélatineuses, transparentes, verdâtres, reconnues aussitôt pour des hydatides.

(1) A. Foucart, *Gaz. des hôp.*, 1851, p. 397.

(2) Fouquier, *Clinique des hôpitaux*, 1828, t. II, n° 82, et Barrier, *thèse citée*, p. 47.

» A la suite de cette ponction, le malade se sentant de mieux en mieux, on ne fait rien de plus; mais, du 1er au 10 septembre, L... est pris d'un ictère léger, et bientôt d'une bronchite très intense; en même temps, un phlegmon diffus se développe sur la hanche droite et gagne la cuisse. Malgré tous les moyens que l'on emploie pour se rendre maître de ces accidents, le malade meurt le 19 septembre.

» *Autopsie*. On trouve : 1° Une tumeur au bord postérieur du foie, qui lui adhère intimement; cette tumeur a la grosseur d'une pomme; elle se compose d'une membrane extérieure fibreuse, très épaisse, résistante, qui renferme dans son intérieur le détritus de nombreuses vésicules, de dimensions variables et tout à fait vides, et des fragments de membranes gélatineuses, hyalines, qui ont dû avoir un volume considérable. Ce détritus est fortement teint en jaune d'ocre, et le microscope y montre tous les éléments de la bile. En examinant de plus près l'intérieur du sac fibreux hydatifère, on y aperçoit quelques ouvertures capables d'admettre un stylet, et qui laissent couler à la pression une matière jaunâtre bilieuse. 2° Une seconde tumeur au-dessus, qui n'a de communication ni avec la première ni avec le foie; elle a le volume du poing, et refoule le diaphragme qui la coiffe; en un point, existe dans le diaphragme une perforation d'un centimètre, et la poche communique largement avec la cavité droite de la poitrine; une membrane gélatineuse est engagée dans cette ouverture. Le kyste et la plèvre contiennent de nombreux débris d'hydatides, qui nagent dans le liquide purulent de la plèvre. On ne trouve pas de bile dans cette seconde tumeur. — Le microscope ne fait apercevoir nulle part ni échinocoques ni crochets (1). »

C. — Kystes envahissant le poumon.

Les kystes du foie, plus rarement ceux des autres organes, tels que la rate ou le rein, contractent des adhérences avec le diaphragme, puis avec le poumon même. Les fibres musculaires comprimées disparaissent dans une étendue variable; une perforation se fait qui met en communication l'intérieur du kyste avec la base des poumons; les matières s'y creusent une cavité nouvelle ; cette cavité entre quelquefois en communication avec les bronches qui fournissent une voie d'élimination au contenu de la tumeur hydatique.

On peut suivre dans les faits connus tous les différents degrés de cette marche des poches hydatiques de la surface convexe du foie.

Obs. LXIX (Esquirol). — *Hydatides dans le foie et dans l'ovaire.*

I. — Une fille folle et paraplégique depuis quatre ans, ayant recouvré tout à

(1) Monneret, *Revue médico-chirurgicale*, 1852, t. XII, p. 257, et Cadet de Gassicourt, *thèse citée*, p. 54.

coup l'usage de ses jambes, alla se précipiter par une fenêtre. On trouva dans le foie deux kystes hydatiques énormes : le plus grand avait contracté des adhérences par la face supérieure avec le diaphragme qui adhérait lui-même aux poumons, il y avait de cette manière communication entre le poumon et le kyste du foie; l'ovaire gauche contenait aussi des hydatides (1).

OBS. LXX (CRUVEILHIER).

II.—Un kyste solitaire très volumineux, à moitié logé dans une excavation de la face convexe du foie, avait fortement soulevé le diaphragme qui adhérait d'une part au kyste, de l'autre à la base du poumon (2).

OBS. LXXI (ANDRAL).

III. — « Un homme de cinquante ans environ, mourut dans notre service (Andral) à la Maison royale de santé, après avoir présenté un ictère et d'autres symptômes d'une affection du foie. Nous trouvâmes dans cet organe une vaste poche remplie d'hydatides et qui communiquait à travers le diaphragme avec une autre cavité, pleine de *pus* et d'hydatides, creusée à la base du poumon droit (3). »

Une observation rapportée par le docteur Machaud, concerne une tumeur dont le point de départ avait probablement été la rate, et qui avait envahi le foie et le poumon droit; mais il peut aussi se faire que le kyste qui existait dans ces trois organes ne fût qu'une fusion de trois kystes développés d'abord isolément; quoi qu'il en soit, voici les principales circonstances du fait :

OBS. LXXII (MACHAUD). — *Kyste envahissant le foie, la rate et le poumon.*

IV. — Il s'agit d'un homme mort à l'hôpital de Dôle, avec une tumeur à l'épigastre et des symptômes qui firent croire à l'existence d'un hydrothorax. *A l'autopsie*, « on reconnut que la tumeur appartenait à la rate, dont le volume était sextuplé et occupait l'hypochondre gauche, l'épigastre, une partie de l'hypochondre droit, et descendait en outre jusqu'à la région ombilicale au-dessous de laquelle l'estomac venait faire une saillie remarquable... Le foie, profondément caché dans l'hypochondre sous la portion antérieure et droite de la rate, n'était pas sensiblement altéré dans sa couleur, mais il paraissait atrophié... Quant à la rate, ses dimensions étaient extraordinaires et sa couleur violacée... Une tumeur placée au tiers supérieur et à droite de cet organe, et correspondant à l'extrémité inférieure du sternum, fut ouverte à

(1) Esquirol, *Journ. génér. de médecine de Sédillot.* Paris, 1819, t. LXVII, p. 363.

(2) Cruveilhier, art. ACÉPH., p 237.

(3) Andral, *Clin. cit.*, t. II.

son sommet, dans la longueur d'un pouce et demi, un grand nombre d'hydatides s'en échappèrent... Le sternum ayant été enlevé, l'on reconnut un vaste kyste qui, ayant fait saillie à la partie supérieure et antérieure de la rate à la région épigastrique, avait envahi toute la cavité droite de la poitrine et une partie du foie. On tira environ trois litres d'hydatides et de fluide albumineux... Le kyste ainsi vidé, on reconnut qu'il était composé de trois poches distinctes, l'une formée par le poumon droit dont il n'existait qu'une faible portion à la naissance des bronches; de toutes parts, le parenchyme de ce viscère avait été refoulé sur la plèvre pulmonaire, qui du reste avait contracté d'intimes adhérences avec la plèvre costale, le médiastin et aussi avec le foie et la rate... La base du kyste offrait deux poches, l'une formée par la dépression du parenchyme du foie, dans sa partie antérieure et supérieure, près de ses ligaments; il existait dans cette partie des brides et des membranes frangées et flottantes qui paraissaient provenir de la destruction de la partie membraneuse du diaphragme et des téguments du foie; l'autre poche occupait la partie supérieure droite de la rate, comme nous l'avons vu. Cette portion du kyste était plus grande que celle du foie et sa surface plus unie; enfin les trois poches ne formaient par leur union qu'un seul et même kyste, et réunissaient les trois viscères, en laissant toutefois intacte la cavité gauche du thorax dans laquelle se trouvait un poumon assez sain (1). »

Obs. LXXIII (Rostan).

V. — Il s'agit d'une femme âgée de quarante-cinq ans, malade depuis six mois et offrant les symptômes de la phthisie pulmonaire. Dans les derniers jours de la vie, il était survenu une hématémèse causée par une ulcération chronique de l'estomac.

A l'autopsie, on trouva une énorme *collection purulente* dans le poumon avec des hydatides flétries. « Tout l'intérieur du lobe inférieur gauche est occupé par une cavité anfractueuse avec des brides allant d'une paroi à l'autre, parois qui sont formées par le parenchyme lui-même ramolli et infiltré de pus. Il n'y a pas de membrane kystique. Cette cavité est remplie par des détritus organiques réduits en bouillie grisâtre, par de la sérosité roussâtre et purulente, par des hydatides flétries en très grande quantité... Cette cavité correspond à une perte de substance du diaphragme de la grandeur d'une pièce de 5 francs, à bords taillés à pic, le doigt pénètre à travers ce trou presque dans l'intérieur du foie. » Il existait dans le foie un *kyste* du volume de la tête d'un enfant nouveau-né, en communication avec la base du poumon; ce kyste était rempli de substance puriforme, de pus, dit l'auteur, et d'hydatides (2).

(1) *Observation sur un énorme kyste d'acéphalocystes qui avait envahi le poumon droit, le foie et la rate*, par le docteur Machaud, médecin de l'hôpital de Dôle (*Journ. complém.*, 1823, t. XV, p. 83).

(2) Devers, *Cas recueilli dans le service de M. Rostan, à l'Hôtel-Dieu* (*Gaz. des hôpitaux*, 1854, p. 346).

La présence d'un kyste dans le foie et l'absence d'une membrane semblable dans le poumon prouvent suffisamment que l'origine de cette vaste collection athéromateuse ou purulente était dans le premier de ces organes.

D. — Kystes communiquant avec les bronches.

Les kystes dont nous venons de parler se sont ouverts à la base du poumon dans laquelle les hydatides se sont creusé une cavité plus ou moins profonde ; dans les cas suivants, après avoir causé des désordres semblables, la tumeur hydatique est entrée en communication avec les bronches et son contenu à pu être expectoré.

Ces tumeurs hydatiques offrent une marche et des phénomènes semblables à ceux des kystes intra-thoraciques qui se mettent en communication avec les bronches ; il y a, en outre, un abaissement plus ou moins considérable du foie, ou bien une tumeur dans l'épigastre ou dans l'hypochondre gauche. C'est d'après ces diverses considérations que l'on pourra établir le diagnostic. Dans plusieurs cas, on a vu le malade rendre de la bile avec les matières expectorées ; ce fait ne laisserait aucun doute sur le siége du kyste dans le parenchyme hépatique.

La communication d'un kyste hydatique du foie avec les bronches offre une voie d'élimination aux matières du kyste et aux hydatides, et en même temps un moyen de guérison.

1° *Cas de mort.*

Obs. LXXIV (Simmons).

I. — Une femme âgée de quarante-quatre ans, dont le docteur Simmons rapporte l'histoire, avait dans l'abdomen une tumeur qui commença en 1772, après un accouchement. En 1781, cette femme avait le ventre très tuméfié ; elle éprouvait de la dyspnée, de la toux avec expectoration et de la fièvre hectique. L'abdomen fut ponctionné, mais deux litres (two quarts) de liquide seulement furent évacués. La malade mourut quinze jours après.

A l'autopsie, on trouva dans l'abdomen un vaste kyste plein d'hydatides qui adhérait au foie, au pancréas, au mésentère et au péritoine. Le poumon droit était refoulé en haut, et sain en apparence ; mais le poumon gauche était en grande partie détruit par la suppuration ; en outre, le côté gauche de la poitrine était presque rempli par une tumeur qui communiquait avec celle de l'abdomen par une ouverture creusée à travers le diaphragme et qui s'ouvrait aussi dans le poumon malade en plusieurs endroits (1).

(1) *Medical communications*, vol. I, p. 101, cité par le docteur Peacock.

Obs. LXXV (docteur Peacock).

II. — « Marie Holland, âgée de vingt ans, fut reçue à l'hôpital (Royal-Free) le 4 août 1848. Le jour de son admission, elle faisait remonter sa maladie à quinze jours, mais elle était trop abattue pour donner des renseignements satisfaisants ; sa manière de vivre avait été très irrégulière depuis plusieurs années. Elle avait une légère jaunisse, de la douleur dans la région du foie, accompagnée de diarrhée, de vomissements et de symptômes fébriles. (Calomel et opium ; huile de ricin ; petites doses de mercure, etc. ; vésicatoire à l'épigastre).

» Le 16, elle est assez bien, mais le jour suivant, la jaunisse qui avait presque disparu, devient plus intense.

» Le 20 au matin, la malade est prise subitement d'une douleur violente dans la partie inférieure du côté droit de la poitrine, elle est très affaissée ; la face est livide et tirée, la peau plus jaune ; la toux continuelle, saccadée, avec expectoration de pus d'une couleur jaune foncé et d'une odeur excessivement fétide.

» Le 21, le décubitus devient impossible sur le côté droit ; il existe une douleur vive dans ce côté, dans le dos, et de la sensibilité dans l'hypochondre droit ; la peau n'est pas très jaune, mais l'urine est très colorée, et les matières fécales consistent dans de petites masses blanchâtres. La malade est très tourmentée de nausées et de vomissements ; elle a eu du délire pendant la nuit, elle parle encore d'une manière incohérente. Le pouls est à 136 et régulier ; la langue est recouverte d'un enduit épais, d'un blanc brunâtre. Il y a de la toux avec expectoration d'une grande quantité de liquide très fétide de la couleur du *porter*. A la percussion, le côté droit tout entier donne un son moins clair que le normal ; en avant et en bas, il y a une matité complète qui s'étend aussi dans l'abdomen. Un léger gargouillement s'entend vers la partie inférieure du côté droit, en avant ; il y a aussi une espèce d'écho métallique dans la toux et dans la voix. (Morphine, acide cyanhydrique dans une potion, eau-de-vie avec de l'eau de Seltz glacée, jusquiame ; vésicatoire à l'épigastre).

» Le 23, la malade est un peu soulagée ; la jaunisse a presque disparu, quoique les matières fécales soient encore d'une couleur grisâtre ; la douleur du côté a presque cessé ; le pouls est à 120 et faible ; la langue est rouge au centre et aux bords ; elle a une raie jaune de chaque côté, formée d'un enduit épais. Face moins livide ; toux très fréquente, expectoration d'une grande quantité de pus de couleur jaune vif ; le décubitus à droite amène la toux et l'expectoration ; matité complète en avant et en arrière, du côté droit, mais dans la région latérale, la percussion donne une résonnance imparfaite, ressemblant beaucoup au bruit de pôt fêlé ; on entend la respiration, quoique faible, dans toute la partie supérieure du côté droit, et quelques râles muqueux en arrière ; inférieurement, dans la partie mate et dans la région latérale où existe la résonnance tympanique, il y a une absence complète de respiration.

» 28. Depuis la dernière date, l'amélioration avait continué, quoique la toux et l'expectoration eussent persisté; mais hier, vers onze heures du matin, l'état de la malade empira et à la même heure, aujourd'hui, elle eut une attaque semblable. Elle est extrêmement affaissée, elle a une toux saccadée et elle expectore une grande quantité de matières d'une odeur très fétide; ces matières sont composées en partie d'une substance épaisse, légèrement teinte de bile, et en partie de masses ressemblant à des parcelles de poumon gangrenées avec un liquide clair et mousseux. La toux et l'expectoration reviennent par paroxysmes et la malade paraît alors sur le point de suffoquer; elle est forcée de rester assise sur son lit, mais après quelque temps ces symptômes se calment. Ces paroxysmes sont ramenés immédiatement par le décubitus sur le côté droit. Le pouls est rapide et très faible; la peau est baignée de sueur; la langue est chargée d'un enduit jaune, épais; il y a du délire plus ou moins constamment; la jaunisse est très légère, quoique les matières soient pâles et les urines très colorées; il survient de la douleur dans la partie inférieure du côté gauche; la respiration est courte et précipitée. La percussion donne un son particulier de matité et tympanique dans la partie inférieure de la région latérale droite; et, dans un espace non beaucoup plus grand que l'extrémité du stéthoscope, situé à trois pouces du côté droit du cartilage xiphoïde sous le rebord des côtes, elle produit un son distinct de *pot fêlé;* l'auscultation fait percevoir un bruit de gargouillement et un son tympanique pendant l'inspiration, dans toute la partie inférieure du côté droit et surtout dans les parties mentionnées plus haut. Il y a dans la partie inférieure, latérale et postérieure du côté gauche une matité à la percussion, et une fine crépitation à l'auscultation. La malade accuse des palpitations, mais les battements du cœur, quoique forts, sont naturels.

» 4 septembre. Depuis la dernière date, la malade est dans le même état; les paroxysmes de toux et d'expectoration, survenant par intervalles, l'ont laissée dans un épuisement extrême. Les matières qu'elle a expectorées ont varié: quelquefois elles ont paru n'être que de la bile pure, d'autres fois elles ont consisté en totalité ou en partie en une sorte de blanc d'œuf partiellement coagulé. Délire presque continuel, agitation la nuit, nausées et vomissements, urines involontaires. Aujourd'hui les crachats ressemblent davantage à ceux de la pneumonie, étant très adhérents, d'une couleur roussâtre, et aérés. Le décubitus se fait maintenant sur le côté droit et non sur le côté gauche. La jaunisse est plus marquée; le pouls à 140 et très petit; la langue sèche et couverte d'un enduit d'un jaune blanchâtre; matité dans la partie inférieure du côté gauche de la poitrine, et respiration bronchique avec râles muqueux. A droite, persistance des phénomènes déjà décrits.

» Depuis ce temps, il n'y eut guère de changements jusqu'à la mort; l'expectoration est moins abondante, probablement par le manque de force; la toux et les vomissements sont incessants, la prostration est extrême. Le 5, garderobe d'une couleur bilieuse foncée; éruption de taches purpurines sur la poitrine; mort dans l'épuisement le 8 septembre.

» L'*autopsie* eut lieu le jour suivant : Le foie, très volumineux, s'étendait depuis le niveau du sein jusqu'à l'ombilic et même dans le côté gauche. La tumeur occupait particulièrement le lobe droit, qui était fortement attaché au diaphragme dans une étendue considérable par d'anciennes adhérences et dans le reste par de la lymphe plastique récemment épanchée. En cherchant à enlever ensemble le foie et le poumon droit, tout en maintenant leurs rapports mutuels, une cavité qui occupait la partie inférieure de la région latérale antérieure, fut ouverte. Cette cavité était constituée par une vaste excavation creusée inférieurement dans le foie et supérieurement dans la base du poumon; la partie du diaphragme interposée entre ces deux organes était détruite; cette cavité contenait au moins deux pintes d'une matière purulente, épaisse, opaque, d'une couleur blanchâtre, mêlée d'air, dans laquelle flottait une grande acéphalocyste affaissée.

» Le kyste était compacte et fibro-cartilagineux, variant en épaisseur d'un huitième à un quart de pouce; il était plus épais sur les côtés où les restes du diaphragme le recouvraient, tandis qu'en haut, dans la portion limitée par le poumon, il était incomplet par places, de sorte que son contenu était en contact avec le parenchyme même du poumon. Son tissu consistait en fibres fermes, entrelacées, et sa surface interne était tapissée de masses épaisses ou de plaques d'une matière inorganique, brunâtre et calcaire. Ces plaques étaient adhérentes au kyste ou libres dans les matières qu'il contenait. À la surface du kyste, dans la partie en rapport avec le foie, on voyait un grand nombre de petites ouvertures, à trajet oblique; dans l'une d'elles, une sonde peut pénétrer d'un pouce au moins. Quelques-unes de ces ouvertures communiquaient probablement avec les conduits biliaires, mais ce fait ne fut pas distinctement établi. L'acéphalocyste affaissée était d'une couleur d'ambre foncé.

» Le poumon droit avait été repoussé en haut par la pression du kyste, et sa tunique séreuse était adhérente à celle des parois. Le poumon entier, à l'exception de la portion antérieure du lobe supérieur, était plus ou moins condensé, et dans son lobe supérieur le parenchyme était converti en une masse compacte, contenant des portions gangrenées, ou passant à l'état de gangrène, et en outre des cavités irrégulières évidemment produites par la fonte de masses gangrenées. Ces altérations existaient particulièrement dans la portion du poumon en contact avec le kyste. Une sonde passait facilement des grosses bronches dans les cavités gangrenées.

» Le poumon gauche était adhérent aux parois par de la lymphe plastique récente, d'une épaisseur considérable, principalement à la partie inférieure. Les parties inférieures et postérieures du lobe inférieur étaient condensées et dans certains endroits passées en gangrène, dans d'autres elles étaient entièrement réduites en une pulpe gangrenée et fluide.

» Les bronches, dans les deux poumons, contenaient un liquide écumeux et foncé.

» Dans le foie, on trouva un second kyste de grosseur moindre que le premier et situé en arrière. Il était en tout semblable à celui-ci et contenait aussi un liquide épais, d'une couleur blanchâtre, avec une hydatide affaissée. Un troisième kyste plus petit existait entre le duodénum et le foie; il était environ de la grosseur d'une petite orange; sa paroi était très condensée et plus mince que celle des deux autres; il était tapissé par des plaques semblables et contenait une acéphalocyste unique et un liquide très chargé de bile.

» Tous les autres organes de la poitrine et de l'abdomen furent examinés; on les trouva sains et normaux, à l'exception des reins qui étaient d'une couleur pâle, mais sans apparence d'aucun dépôt de matières étrangères (1). »

Obs. LXXVI (Goupil). — *Deux kystes du foie. Ponctions. Rupture par un effort?*

III. — Il s'agit d'une femme âgée de trente ans, traitée, en janvier 1853, pour une pleurésie qui persiste jusqu'au mois de juin; on constate alors, en outre, une tumeur volumineuse dans la région du foie. Le 11 août, ponction exploratrice au dessous des fausses côtes gauches, issue de 1500 grammes d'un liquide incolore, non albumineux. Amélioration. Le 18, nouvelle ponction sans résultat. En octobre, la tumeur a diminué de volume; l'état général s'est amélioré et la malade se croit presque guérie, lorsque, à la suite d'un effort, une douleur vive est ressentie tout à coup au niveau des quatrième et cinquième côtes droites. Quatre jours après, nouvelle ponction à droite de l'ombilic, sans résultat; toux, suffocation, crachats liquides et visqueux, colorés en jaune, respiration amphorique, tintement métallique..... diarrhée abondante; mort un mois après l'invasion de la douleur de côté.

A l'autopsie, kyste hydatique du lobe gauche du foie, diminué de son volume primitif (kyste ayant reçu la première ponction); second kyste à la face supérieure du lobe droit du foie, ayant perforé le diaphragme, refoulé le poumon, et communiquant largement avec une caverne et deux tuyaux bronchiques (2)

Obs. LXXVII (Turner). — *Kystes multiples de l'abdomen; l'un du rein?*

IV.—Femme, âgée de vingt-neuf ans; expulsion de matières ayant l'apparence de mucus, de pus et de sang avec des portions de membranes blanches, durant depuis plusieurs années. Foie et rate hypertrophiés; tumeur volumineuse, étendue de la région iliaque droite à l'ombilic; plusieurs petites tu-

(1) Thomas Bevill Peacock, *Case in which Hydatids were expectorated, and one of suppuration in a Hydatid cyst of the Liver, communicating with the Lungs* (*Edinburgh med. and surg. Journ.*, 1850, vol. LXXIV, p. 33).

(2) Ernest Cadet de Gassicourt, *Rech. sur la rupture des kystes hydatiques du foie à travers la paroi abdominale et dans les organes voisins* (*Thèse de Paris*, 1856, n° 50, p. 46).

meurs arrondies dans le ventre; cavité du bassin remplie par une masse volumineuse.

Trois applications de potasse caustique sur la tumeur du ventre, issue d'une grande quantité de liquide et d'hydatides, affaissement du ventre. Accidents nouveaux vers la poitrine; mort.

Autopsie. « Un très grand nombre de kystes existent dans le péritoine; l'un, très volumineux, situé en arrière du foie et au-devant du pilier droit du diaphragme, avait aplati le rein droit et s'était fait, à travers le diaphragme, une ouverture dans le poumon qui était creusé d'une large cavité, tapissée d'une membrane mince, transparente, dans laquelle venaient s'ouvrir de nombreux tuyaux bronchiques, *dont l'un contenait encore une petite hydatide.* Un autre kyste existait dans l'épiploon gastro-splénique et s'était accolé la rate et le pancréas; une autre tumeur occupait le bassin sans avoir de rapports avec l'ovaire, elle était très volumineuse; chacune des hydatides mères pouvait peser de sept à huit livres....; un petit kyste, au lieu de renfermer des hydatides et un liquide transparent, contenait une matière molle, brunâtre, comme caséeuse; il était affaissé et comme revenu sur lui-même (1). »

Obs. LXXVIII (docteur Fiaux). — *Kyste du rein, ouvert dans les voies urinaires et dans les bronches.*

V. — « M. Fiaux expose les pièces anatomiques et donne les détails d'un cas d'acéphalocystes d'un rein du côté droit, avec cette particularité qu'il y a eu expulsion de ces acéphalocystes par les voies urinaires pendant la vie et formation d'une fistule réno-pulmonaire, située en dehors du foie et accusée, quinze jours avant la mort du sujet, par une expectoration purulente (2). »

Obs. LXXIX (Gros). — *Kyste du foie.*

VI. — Kyste hydatique du foie, perforation du diaphragme et du poumon, expulsion d'hydatides par la bouche. Mort (3).

Obs. LXXX (docteur Kunde, de Berlin). — *Kyste du foie.*

VII. — *Abcès* du foie avec hydatides communiquant avec le poumon; expectoration de pus. Mort (4).

Obs. LXXXI (Robin et Mercier). — *Kystes multiples.*

VIII. — Kystes hydatiques du foie et du péritoine; pneumonie; expectoration de matières jaunâtres, abondantes, fétides; mort. *A l'autopsie*, kystes nombreux, avec hématoïdine et débris d'hydatides dans l'un d'eux qui com-

(1) Turner, *Bulletin gén. de thérapeutique*, 1848, t. XXXV, p. 226.
(2) Fiaux, *Comptes rendus Soc. biologie*, t. IV, p. 8, ann. 1852.
(3) *Bull. Soc. anat.*, ann. 1844, p. 133.
(4) *Wochenschrift für die gesammte Heilkunde*, v. dr Kasper; — *Gaz. méd. de Paris*, 1837, t. V, p. 365; — Cadet de Gassicourt, *Thèse*.

muniquait avec une bronche; deux kystes sous le péritoine qui revêt la vessie (1).

2° *Cas de guérison.*

Obs. LXXXII (Collet).

I. — « M. Collet, médecin à Newbury, a fait part à M. Baker d'une maladie fort singulière :

» Une dame délicate, mais qui s'était bien portée jusqu'à l'âge de trente-trois ans, sentit de l'abattement et de l'oppression; il lui survint de l'enflure au bas des jambes. Au bout de trois ans, elle commença à être tourmentée d'une toux qui lui faisait cracher un phlegme épais et très visqueux. — Le 6 septembre 1771, elle cracha douze hydatides et, depuis ce temps, elle en a craché cent trente-cinq; elles étaient de différentes grosseurs, depuis celle d'un pois jusqu'à celle d'un œuf. En général, elles sortaient avec facilité, mais toujours précédées de la toux, elles venaient constamment rompues et elles étaient suivies d'un phlegme épais. Cette dame avait en outre une tumeur au-dessus du nombril, qui s'était déclarée depuis six mois; son ventre était distendu et on y sentait de la fluctuation. Les remèdes dont on lui a fait faire usage sont des pilules composées de gomme ammoniaque, de myrrhe, de fleurs de benjoin et de scille; elle a pris aussi du calomel ou mercure doux sublimé sept fois, et elle paraît se rétablir (2). »

Obs. LXXXIII (docteur Hill de Dumfries).

II.—En 1784, le docteur *Hill de Dumfries* rapporta deux cas dans lesquels des hydatides furent expectorées : l'un de ces cas concernait une fille âgée de dix ans, qui, après avoir reçu une contusion dans le côté, avait éprouvé de la douleur et de la sensibilité dans la région du foie et dans l'épigastre, avec de la difficulté à respirer et de la toux. Elle expectora ensuite du sang et du pus mêlé avec des vésicules et des membranes d'hydatides. Cette expectoration fut suivie de l'apparition d'une tuméfaction dans l'hypochondre droit, qui s'ouvrit et donna issue à de la matière contenant des restes d'hydatides. Après quelques mois, les ouvertures se fermèrent et la jeune fille recouvra sa santé. Elle continua d'être bien portante pendant treize ans; alors de nouvelles tumeurs se formèrent dans l'abdomen ou dans ses parois, les tumeurs disparurent après l'expulsion de masses d'hydatides par l'intestin.

L'autre cas est incertain, il est rapporté d'une manière succincte : le malade, après avoir souffert d'une douleur de côté et de la toux, expectora de la

(1) *Mém. sur l'hématoïdine* (*Mém. Soc. biologie*, p. 116, ann. 1855).

(2) *Journ. de méd. chir.*, etc. Paris, 1773, t. XXXIX, p. 121 (extrait de *Medic. Transact.* London, 1772). — *Med. Transact.*, vol. II, p. 486. — *Commentarii de rebus in scient. natural.*, vol. XIX, p. 222 (Laennec)— Cruveilhier, art. Acéph., p. 237.

bile mêlée avec des vésicules ressemblant à des peaux de groseilles et après quelque temps il guérit (1).

Obs. LXXXIV (Smith).

III. — Il s'agit d'une femme âgée de vingt ans qui fut prise de fièvre, de nausées, de vomissements, de toux avec expectoration muqueuse, etc.; il existait en même temps une tumeur à l'épigastre, sur la ligne médiane. Ces premiers symptômes, s'étant dissipés, reparurent avec plus d'intensité un mois après; la malade expectora alors dans des crachats sanguinolents des corps vésiculeux, ovoïdes, reconnaissables pour des hydatides; il y en avait de très petits et d'autres gros comme une noisette. La quantité des matières et des hydatides expectorées dans une nuit remplissait la moitié d'un grand pot de nuit. Huit jours après, trois hydatides furent encore expectorées. La tumeur de l'épigastre avait notablement diminué de volume. Un mois après, la malade avait repris ses occupations et semblait guérie (2).

Obs. LXXXV (Husson).

IV. — « M. Husson présente une quantité considérable de débris d'hydatides rendus par expectoration. Le sujet de cette observation avait offert tous les symptômes d'une affection organique du foie.....; il expectora sans effort et sans éprouver de toux, ni aucune irritation dans la poitrine, un grand nombre de lambeaux membraneux; cette expuition dura pendant deux ou trois jours. Guérison parfaite (3). »

Obs. LXXXVI (Nonat).

V.—Il s'agit d'un homme, âgé de vingt-cinq ans, malade depuis seize mois, toussant fréquemment, entré à l'hôpital Cochin. Crachements de sang et de mucosités depuis deux mois; par des efforts pour vomir et par la toux, il expulse des fragments d'hydatide et une entière très volumineuse, mais rompue. A la base du poumon droit, bruit de l'air traversant un liquide. Point d'autres phénomènes notés. On présume que les hydatides viennent du foie (4).

Obs. LXXXVII (Bricheteau).

VI. — Il s'agit d'une femme, âgée de trente-deux ans, sujette depuis son enfance à des douleurs du foie, à des vomissements, de la dyspnée, etc. — *Le 2 juin 1851*, souffle et frottement pleural au côté droit; matité dans les deux tiers inférieurs de ce côté; égophonie, bruit de souffle au cœur et dans les carotides, inappétence.....; foie volumineux et dont le prolongement, ainsi

(1) J. Hill de Dumfries, *Account of singular appearances from affections of the liver*, in *Medical and philosophical Commentaries*, vol. II, p. 303.

(2) Andral, *Clin. cit.*, t. II, sect. IV, observ. VII.

(3) Husson, *Acad. de médecine*, séance du 24 août 1824, dans *Bull. des sc. médic.*, t. IV, p. 89, et *Arch. de méd.*, 1824, p. 139.

(4) *Gazette des hôpitaux*, 1847, p. 572.

qu'une tumeur qui lui est adhérente, s'étend jusqu'au bord antérieur du bassin et rend un son très mat à la percussion qui est très douloureuse. Crachats jaunes, d'une saveur âcre et amère. — *Le* 10, épanchement diminué, égophonie disparue, continuation de la dyspnée et de la toux. — *Le* 13, étendue insolite du bruit respiratoire, bruit amphorique ou vibratoire en arrière dans la région lombaire ou thoraco-abdominale et dans tout le poumon droit. Expuition de petits *kystes* membraneux du volume d'un œuf de pigeon nageant dans une expectoration bilieuse jaunâtre, c'étaient vraisemblablement des hydatides. *Le* 14 *et le* 15, souffle amphorique dans la région du foie, dans le poumon droit; pectoriloquie très marquée dans la région hépatique, en avant et en arrière. Accès de dyspnée, vomissements bilieux. — *Les jours suivants*, amélioration progressive. — Le 26, respiration rude en haut et à droite, bronchophonie confuse, plus de bruit amphorique, état général satisfaisant; sortie de l'hôpital (1).

Obs. LXXXVIII (docteur Peacock).

VII.—« Samuel Hewdibank, âgé de trente et un ans, tisserand en soie, fut admis, le 18 juillet 1849, pour une maladie de poitrine dans l'hôpital de la *city of London*, service du docteur Bentley.

» Quand je l'ai vu, le 1er septembre, il me dit que son indisposition durait depuis quinze mois, mais qu'il avait été depuis longtemps maladif et avait souffert quelquefois dans le côté droit de la poitrine. Sa maladie commença par une très grande douleur dans l'épigastre, douleur qui survint subitement et fut suivie de malaise et de vomissements; les fonctions intestinales étaient alors régulières, il souffrait aussi dans l'omoplate droite et était un peu jaune. Pendant un mois environ la douleur revint par intervalles. Les attaques duraient généralement deux heures; il y en avait quelquefois deux ou trois par jour; d'autres fois, il n'y en avait que deux ou trois par semaine. Après un mois environ, il reprit ses occupations habituelles, mais il fut bientôt plus mal et dut les suspendre de nouveau pendant sept semaines. Son état devint ensuite supportable jusqu'au moment où je l'ai vu, c'est-à-dire pendant onze mois. Alors il avait été pris, un matin en s'éveillant, d'une grande douleur sous le rebord des côtes droites, d'une difficulté à respirer, d'une forte toux suivie peu après d'expectoration. Il vint à l'hôpital et le traitement qu'il suivit soulagea la douleur de côté, mais la toux continua et l'expectoration devint plus considérable, allant quelquefois à une pinte par jour; ses crachats consistaient d'abord en une matière jaune, qui offrit plus tard des stries de sang; quelquefois, après de fortes quintes de toux, des masses solides comme de la gelée, et semblables à celles qui sont encore rejetées aujourd'hui, furent expectorées.

» Le malade a la mine mauvaise, le teint pâle, jaunâtre, la voix voilée (*husky*),

(1) Bricheteau, *Revue méd.-chirurg.*, août 1852, t. XII, p. 70, et Cadet de Gassicourt, *Thèse.*

la langue couverte d'un enduit jaune, blanchâtre, épais, le pouls à 100 et petit; il est amaigri et se plaint surtout d'une forte toux, accompagnée d'une douleur dans le côté droit et suivie d'une expectoration abondante de matières épaisses, d'une couleur jaunâtre, parfois très fétides et contenant des masses de matières gélatineuses, évidemment des débris de vésicules (*cysts*) d'hydatides; il ne peut rester sur le côté droit que quelques minutes de suite à cause de la douleur et de la toux que cette position amène. Quand il est couché sur le dos, il est aussi très tourmenté par l'expectoration. La toux s'aggrave par intervalles; il éprouve une sorte de suffocation dans la gorge qui l'oblige à tousser violemment, et alors, après quelque temps, il expulse des matières en masses, et ce phénomène se calme. Quelquefois la toux suffocante survient une ou plusieurs fois dans la journée, d'autres fois elle se suspend pendant plusieurs jours et même pendant une semaine, il ne reste dans les intervalles qu'une toux légère et une expectoration peu abondante de pituite pâle. La quantité des matières solides expectorées varie beaucoup; parfois le malade rend seulement un ou deux petits lambeaux, en d'autres temps, il en a observé quinze ou vingt; quelques-uns de ces lambeaux étaient d'une grande dimension. Généralement la matière expectorée a une mauvaise odeur.

» Le côté droit de la poitrine, particulièrement dans sa partie inférieure et l'hypochondre, est élargi par comparaison avec le côté opposé, mais le mouvement respiratoire semble également libre de chaque côté. A la percussion, la poitrine résonne normalement partout à gauche; dans le côté droit, une matité profonde commence presque à un pouce au-dessus du teton; et la matité superficielle, partant d'un pouce au-dessous, s'étend jusqu'au près de l'ombilic et jusqu'au côté gauche. A l'auscultation, la respiration est bonne dans ce côté et dans la partie supérieure du côté droit, jusqu'à un pouce au-dessous du teton; au delà de ce point, elle ne peut plus être entendue en avant, et il existe une légère subcrépitation vers la partie inférieure du poumon. Aux environs de l'angle inférieur de l'omoplate, la résonnance est celle de *pot fêlé*, la respiration est caverneuse ainsi que la voix et la toux.

» Le 5 septembre, les matières expectorées sont visqueuses, d'une couleur vert jaunâtre foncée et légèrement striées de sang; leur odeur est fétide et il y flotte de petits fragments d'acéphalocyste affaissée, d'une couleur d'ambre foncée, ressemblant à ceux qu'on trouve dans des kystes hydatiques du foie dans lesquels la bile a pénétré; au microscope, les crachats se composent de globules ressemblant aux globules de pus par leur apparence et par les changements que produit en eux l'acide acétique, et en outre de *corpuscules d'exsudation* et d'*épithélium*, mêlés avec des portions d'acéphalocyste, avec des restes et des crochets d'échinocoque.

» Le 15 décembre, l'état du malade paraît s'être amélioré. Depuis quelques jours, il a ressenti fréquemment des coliques avec des flatuosités, suivies de l'expulsion de masses fécales dures, de couleur grisâtre. Les quintes de toux ont été moins fortes dans les derniers jours, mais il continue d'expectorer de temps en temps des hydatides, tantôt réunies en masses, tantôt isolées. Il peut se coucher sur les deux côtés, mais il se trouve mieux sur le dos. Son pouls est à 198, faible; la conjonctive a une teinte jaune pâle; la langue est nette; la toux provoque de la douleur dans l'hypochondre droit et sous l'omoplate droite; l'épigastre est proéminent, le côté droit est un peu plus gonflé que le gauche, particulièrement en bas. L'auscultation et la percussion donnent des résultats peu différents de ceux qui ont déjà été notés. Les crachats consistent comme précédemment dans une matière visqueuse, opaque, muco-purulente, jaunâtre, contenant des vésicules hydatiques colorées en jaune avec des crochets d'échinocoque visibles au microscope. Les hydatides sont généralement expectorées sous la forme de lambeaux membraneux, mais parfois elles sont presque entières et quelques-unes ont le volume de billes ou de noix; les plus grandes sont généralement expulsées après de violentes quintes de toux (quinine, fer, morphine, nourriture substantielle).

» Le 8 mars 1850, amélioration très notable dans la physionomie et dans les forces ; la toux a presque cessé. L'expectoration beaucoup moins abondante ne consiste pendant le jour que dans un mucus pâle qui devient dans la nuit d'une couleur brunâtre, comme auparavant. Il y a neuf semaines qu'il n'a expectoré des hydatides, et la toux suffocante ne l'a pas repris depuis ce temps ; il peut se coucher sur le côté droit pendant quelques minutes et quelquefois pendant un quart d'heure, mais après un certains temps, la toux et l'expectoration surviennent ; il se couche généralement sur le côté gauche. L'appétit, la digestion, les évacuations sont à l'état naturel ; il n'y a pas eu récemment de douleurs dans le côté droit et le sentiment de pesanteur constant dans cette région a disparu; le pouls est à 88, et faible ; le sommeil bon ; l'enflure des malléoles a presque cessé, et depuis un mois le malade a pu reprendre son ouvrage plus régulièrement que depuis deux ans. La base de la poitrine du côté droit est un peu plus enflée que du côté gauche et le mouvement des côtes y est moins libre. Quant aux phénomènes produits par la percussion et l'auscultation, ils sont restés à peu près les mêmes. Il n'y a pas d'apparence d'une affection du sommet de l'un ou de l'autre poumon, il y a donc toute raison d'espérer que la santé se rétablira complétement (1). »

Obs. LXXXIX (docteur Bourgeois).

VIII.—Homme âgé de trente ans ; douleur du côté droit sans cause connue. Flanc distendu, matité dans un grand espace, toux, expectoration subite d'une grande quantité de matières purulentes, d'une teinte jaunâtre avec de nombreux débris d'hydatides. Quinze jours après, nouvelle expectoration de matières semblables et de débris d'hydatides. Trois ou quatre retours semblables, à des intervalles de dix à vingt jours. La santé se raffermit et la guérison est complète après quelques années (2).

(1) Docteur Peacock, *Mém. cit.*, obs. II, p. 3/

(2) P. Bourgeois, *Gaz. des hôpitaux*, 1857, p. 395.

En résumé, d'après les faits rapportés dans ce chapitre, on voit que des kystes hydatiques développés dans les divers organes de l'abdomen, le foie, la rate, le rein, etc., remontent vers la cavité du thorax, repoussent le diaphragme, compriment et atrophient les poumons; ils donnent lieu alors à des phénomènes semblables à ceux des kystes intra-thoraciques et se terminent de même.

Le diaphragme restant intact, ils peuvent remonter jusqu'au niveau de la troisième ou de la seconde côte et peuvent être pris pour un épanchement ou pour une hydatide de la plèvre.

Le diaphragme étant perforé, ils peuvent se vider dans la cavité de la plèvre, ou se creuser un foyer à la base du poumon ou bien entrer en communication avec les bronches; alors leur contenu peut être expulsé au dehors et la guérison en être la suite.

QUATRIÈME SECTION.

HYDATIDES DÉVELOPPÉES DANS LA CAVITÉ ABDOMINALE OU DANS L'UN DES ORGANES DE CETTE CAVITÉ.

On n'a point rencontré d'hydatides libres dans le péritoine, à moins qu'elles ne provinssent d'un kyste dans lequel elles s'étaient développées et qui, après sa rupture, avait versé son contenu dans la cavité péritonéale. Les hydatides de l'abdomen se développent dans le parenchyme de l'un des organes du ventre, ou bien dans le tissu cellulaire sous-séreux; dans ce dernier cas les kystes sont fréquemment multiples; celles du foie sont les plus fréquentes.

Ordinairement, ces tumeurs hydatiques parcourent toutes leurs périodes dans la partie même où elles se sont développées; quelquefois, par suite de leur grand accroissement ou accidentellement, leur kyste se rompt et leur contenu arrive dans une cavité ou dans un organe plus ou moins éloigné, ou bien à l'extérieur en perforant les téguments; il en résulte tantôt des accidents variés et même mortels; tantôt la guérison.

Nous nous occuperons en premier lieu des hydatides dans leurs rapports avec la partie qui a été le siége primitif de leur développement.

SOUS-SECTION PREMIÈRE.

HYDATIDES DE L'ABDOMEN CONSIDÉRÉES DANS L'ORGANE OU ELLES SE SONT DÉVELOPPÉES.

CHAPITRE PREMIER.

HYDATIDES DU FOIE; ACTION SUR LE PARENCHYME DE CET ORGANE, SUR L'ÉCONOMIE; MARCHE, SYMPTÔMES, DIAGNOSTIC.

Les généralités par lesquelles nous avons commencé l'histoire des hydatides, sont surtout applicables aux vers vésiculaires du foie; nous n'aurons donc à indiquer ici que les particularités relatives à leur siége spécial, c'est-à-dire celles qui résultent de la structure et de la fonction de l'organe hépatique, de sa situation et de ses rapports.

Il n'existe quelquefois qu'un seul kyste hydatique dans la substance du foie, assez souvent l'on en trouve deux ou trois et rarement plus de cinq ou six ; en même temps il peut s'en trouver dans d'autres viscères, mais, généralement, lorsqu'on en rencontre quelques-uns dans d'autres viscères, il s'en trouve aussi dans le foie.

Les kystes hydatiques de cet organe se développent avec une grande lenteur. S'ils sont solitaires, ils occasionnent rarement des troubles dans les fonctions, avant qu'ils n'aient acquis un grand volume. La digestion, la nutrition s'accomplissent d'une manière normale; il n'y a point de douleurs, ou s'il en existe, elles sont vagues et consistent plutôt dans un sentiment de pesanteur, de distension que dans une vraie douleur. Elles occupent la région épigastrique, l'hypochondre droit, quelquefois l'épaule du même côté.

Lorsque le kyste a acquis un grand volume, le foie subit une atrophie plus ou moins étendue, plus ou moins profonde. S'il ne survient point d'accidents, l'amaigrissement et le dépérissement de l'économie se manifestent, et le malade finit par succomber aux progrès de la consomption dont la cause ne peut être attribuée qu'à l'insuffisance de la fonction de l'organe sécréteur du sucre.

Obs. XC (Leroux). — *Kyste énorme du foie; tous les organes sains; mort dans le marasme; oblitération des canaux biliaires.*

« Bougniol (Augustin), âgé de quarante-deux ans, se disant homme de lettres, est d'un tempérament éminemment bilieux... Il y a environ quatre ans que Bougniol commença à sentir des picotements dans l'hypochondre droit; ensuite il y éprouva une douleur pongitive, sourde, mais peu fatigante. Il y a à peu près dix-huit mois qu'il s'aperçut que le foie acquérait plus de volume... Ce malade, dans la détresse, endura ses maux, ne consulta personne, et ne fit aucun remède. Cependant les accidents s'étant aggravés, étant portés au comble, il se décida à venir chercher des secours à la clinique interne et il y entra le 24 vendémiaire an X (16 octobre 1801).

» Toute la surface du corps est d'un jaune verdâtre et comme bronzé; les conjonctives sont restées blanches. La figure est singulièrement grippée; elle annonce plutôt la morosité que la grande souffrance. La maigreur est horrible: sur tous les membres et sur la poitrine, il n'y a qu'une peau mince, flasque, terreuse et plissée. La région épigastrique, et encore plus l'hypochondre droit, sont tendus par une tumeur énorme qui déforme le ventre. Cette tumeur est douloureuse au toucher; on y sent une fluctuation plus profonde, plus obscure que dans l'ascite, et même que dans les hydropisies enkystées. Il n'y a point de fluctuation dans le reste de l'abdomen, qui paraît n'être tendu que par le refoulement des viscères; on n'y produit aucune douleur en le palpant. La langue est encore assez vermeille, mais elle est sèche et rude; l'anorexie est complète; la constipation subsiste; les urines, assez abondantes, sont presque aussi foncées en couleur, aussi huileuses que chez les ictériques. La fièvre lente, hectique est continue, avec des exacerbations le soir; la soif est inextinguible; la respiration est extrêmement gênée; il y a une petite toux sans expectoration. Le malade dit sentir du mouvement dans la tumeur et une espèce de ballottement; il se croit hydropique, et désire qu'on lui fasse la ponction.

» Nous reconnûmes bien, Corvisart et moi, que le foie était le foyer d'un épanchement considérable, mais nous ne pûmes constater de quelle nature était cet épanchement, soit séreux, soit sanguin, soit purulent. D'ailleurs, voyant le malade si près de sa fin, nous nous contentâmes de prescrire de légers apéritifs... Bougniol languit jusqu'au 6 novembre, qu'il mourut à sept heures du matin.

Autopsie. — » Dans le crâne, on ne trouva aucune désorganisation; seulement l'encéphale paraissait un peu desséché et consistant. Les poumons étaient flétris, mais point altérés; le cœur était petit, mais sain. L'estomac avait une fort petite capacité; le pancréas était comprimé; les intestins étaient diminués d'étendue dans leur calibre, mais leurs membranes n'offraient aucune lésion; l'épiploon ressemblait à une toile d'araignée très mince et très diaphane; la rate, les reins, les uretères et la vessie ne présentaient aucune affection morbide.

» Tous les désordres se trouvaient dans le foie. Le grand lobe de ce viscère n'était plus qu'un large sac, à parois épaisses et formées par le parenchyme refoulé et comprimé contre l'enveloppe péritonéale, au point de n'avoir pas plus d'un pouce (27 millimètres) d'épaisseur. Ce parenchyme, de couleur brune, ainsi aplati et desséché, ressemblait à une portion de chair qu'on aurait soumise à la presse ; on n'y distinguait plus aucun vaisseau. *La vésicule biliaire avait disparu ; on ne retrouvait aucun vestige des canaux hépatique, cystique et cholédoque.* Dans ce sac, à parois consistantes, était contenue une autre enveloppe très molle, très blanche, très facile à déchirer, dans laquelle on aurait pu faire tenir huit à dix litres de fluide. Cette grande hydatide était pleine d'une sérosité opaque, gluante, comme lactescente ; elle renfermait plusieurs centaines d'autres hydatides, quelques-unes de la grosseur d'un œuf de poule, d'un œuf de pigeon, le plus grand nombre de la grosseur d'une noisette et même d'un pois ; elles étaient toutes isolées et distinctes ; elles n'étaient unies entre elles que par une espèce de gluten ; on pouvait les enlever séparément sans rompre la vessie et les faire couler dans la main lorsqu'on les ouvrait, il en sortait une sérosité limpide.

» De toutes les hydatides que j'ai été dans le cas d'observer, c'est une des plus considérables que j'aie trouvées. Je n'en ai connu qu'une autre aussi monstrueuse qui existait dans la poitrine (1). »

Il est rare qu'un kyste unique fasse éprouver au foie une atrophie aussi complète ; le plus souvent une grande partie de l'organe échappe à la compression et suffit à l'entretien des fonctions hépatiques. Il n'en est plus de même lorsque plusieurs kystes hydatiques envahissent le foie ; alors, le dépérissement de l'économie est plus certain et plus rapide et, sous l'influence de l'état général, on voit fréquemment survenir des complications graves telles que l'érysipèle, la pneumonie, la pleurésie, la péritonite, etc., qui emportent le malade.

Une disposition à la gangrène est probablement encore l'un des effets des grands kystes hydatiques du foie ; il n'est pas très rare de voir la gangrène du poumon enlever les malades atteints de ces kystes (obs. LVI, LXXV) ; nous avons cité un cas (obs. III) dans lequel des abcès gangréneux s'étaient manifestés dans plusieurs organes.

Une disposition aux hémorrhagies paraît aussi la conséquence des hydatides du foie ; nous connaissons plusieurs cas dans lesquels il s'est manifesté des épistaxis répétées et abondantes et d'autres dans lesquels on a observé des métrorrhagies.

Les hydatides du foie ne produisent pas très fréquemment l'ictère ; ce phénomène survient principalement dans trois conditions : lorsque le tissu hépatique devient le siége d'une inflammation plus ou moins étendue, lorsque les vers vésiculaires s'engagent dans les conduits

(1) Leroux, *ouvr. cit.*, t. III, p. 187, obs. IX.

biliaires par la communication de ces conduits ou de la vésicule avec le kyste, ou bien lorsque la tumeur comprime le canal cholédoque ou l'un des troncs principaux des conduits hépatiques. Il est probable que l'ictère surviendrait encore si les canaux biliaires et les veines communiquaient avec le kyste, la bile pénétrerait dans le sang par cette voie. (Voy. obs. XCIII.)

Si la tumeur exerce une compression sur les principaux troncs veineux qui sont en rapport avec le foie, il survient un œdème des membres inférieurs, ou même un épanchement de sérosité dans l'abdomen.

La présence du kyste hydatique occasionne quelquefois dans le parenchyme hépatique une inflammation plus ou moins aiguë qui se termine par suppuration ; cette inflammation survient soit parce que le kyste s'est accru rapidement, soit parce qu'il a acquis un grand volume ; mais l'action de ces causes est à vrai dire fort incertaine. Elle peut survenir aussi par suite d'une violence extérieure et lorsque l'existence des vers vésiculaires n'a encore été décélée par aucun symptôme.

Obs. XCI (Budd). — *Kyste du foie ; rupture par un coup.*

« Un boxeur de profession reçut un coup de poing dans l'hypochondre droit, sous les fausses côtes ; la boxe se faisait avec des gants. Avant ce moment, cet homme avait toujours joui d'une bonne santé, mais depuis lors il éprouva des douleurs continuelles dans le côté droit, et, selon son expression, il ne fut plus le même homme. Environ six semaines après avoir reçu le coup, il ressentit soudainement des douleurs très vives dans le côté ; cette exacerbation fut bientôt suivie de céphalalgie et de nausées ; le malade perdit l'appétit, devint faible, languissant, et la diarrhée survint. Ces symptômes ayant persisté pendant deux jours, la peau prit une teinte jaune ; la diarrhée cessa, mais le mal de tête et les nausées persistèrent et la jaunisse augmenta. Le 4 avril, cinq jours après l'apparition de la jaunisse et environ sept semaines après avoir reçu le coup, cet homme entra à l'hôpital dans mon service (M. Budd).

» Alors il avait la peau très jaune, il se plaignait d'une douleur forte, avec beaucoup de sensibilité au toucher dans l'hypochondre droit ; le ventre était ballonné ; le foie, considérablement augmenté de volume, dépassait les fausses côtes de cinq travers de doigt ; il y avait de la fièvre, plus de 100 pulsations par minute ; la peau était chaude et sèche ; la langue sèche, fendillée et couverte d'un enduit épais ; l'appétit nul et la soif vive avec de la céphalalgie et des nausées. La maladie fut regardée comme une inflammation du foie causée par le coup. (On appliqua des sangsues sur le côté qui furent suivies de quelque soulagement dans les douleurs, plus tard on administra des sels, des pilules bleues et quelques purgatifs.)

» Les pilules occasionnèrent de la salivation sans être suivies d'un soulagement appréciable. La douleur, la sensibilité à la pression, la fièvre, la jaunisse continuèrent, la tumeur du foie parut s'accroître, et le malade se plaignait beaucoup de douleurs dans l'épaule et dans le bras droit. Le pouls était toujours fréquent et la langue chargée et sèche ; malgré la jaunisse les selles avaient une couleur bilieuse.

» Le 26 avril, douze jours après admission du malade à l'hôpital, le foie dépassait l'ombilic de deux ou trois pouces ; lorsqu'on appliquait la main sur le côté droit, on sentait une crépitation distincte ; l'oreille appliquée sur cette partie percevait un bruit de frottement analogue à celui de la pleurésie. Le lendemain l'état du malade s'était beaucoup aggravé, il éprouvait une vive douleur à l'épigastre ; la face était anxieuse, la respiration accélérée, le pouls rapide et faible et la peau couverte d'une sueur froide. La mort arriva dans la même journée.

» *A l'autopsie*, on trouva le foie considérablement augmenté de volume, descendant dans l'abdomen jusqu'à l'ombilic. La surface était couverte d'exsudations molles, mais il n'y avait pas de traces de péritonite dans les autres parties du ventre. En soulevant le foie, on trouva un caillot de sang dans la région épigastrique, mais en le retirant j'amenai en même temps une hydatide qui devait s'être échappée de son kyste, entièrement ou en partie avant la mort. L'hydatide était affaissée et n'en contenait pas d'autres ; la poche qui avait renfermé l'hydatide était située à la face inférieure du foie, entre les lobes droit et gauche ; elle avait la grosseur d'un orange, et était remplie par un caillot de sang. Le kyste avait des parois très minces relativement à son volume. Dans la substance du foie étaient un grand nombre d'abcès, variant de la grosseur d'un pois à celle d'une noix, le pus avait une couleur jaune orange. Tous ces abcès existaient dans le voisinage du kyste hydatique et dans la partie supérieure du foie entre le kyste et le diaphragme, il n'y en avait pas dans la partie inférieure du lobe droit ; parmi ces abcès étaient disséminées de petites taches brunes ou jaunes.

» En examinant sous l'eau des coupes pratiquées dans le foie, on voyait clairement que la lésion pathologique, qui se terminait par la suppuration, avait commencé dans les lobules. Au début, ces lobules étaient d'une couleur brune foncée ; dans un état plus avancé, ils étaient d'un jaune foncé, couleur qui persistait jusqu'à ce qu'ils fussent transformés en matière purulente. Les conduits biliaires et les ramifications de la veine porte parurent normaux. »

L'examen microscopique démontra dans les plus grands abcès du pus en grande proportion, de la matière jaune de la bile, des globules huileux et des particules amorphes qui étaient probablement les débris de cellules hépatiques et du parenchyme du foie (1).

Quelque forte qu'ait été la commotion, il est probable que le coup

(1) Budd, *ouvr. cit.*, p. 90.

reçu dans l'hypochondre droit n'eût pas occasionné d'accidents sans la présence du kyste hydatique.

M. Budd attribue les phénomènes inflammatoires survenus chez ce malade au contact du liquide de l'hydatide avec le parenchyme du foie ; suivant cet observateur, qui partage en ceci l'opinion de M. Cruveilhier, le fluide hydatique, quoique clair et limpide, est un irritant violent pour les tissus, et la preuve c'est que des kystes du foie, qui contenaient une hydatide solitaire, s'étant rompus et ayant versé dans la cavité du péritoine le liquide du ver vésiculaire et les échinocoques tout en retenant la vésicule elle-même, il s'en est suivi une péritonite rapidement mortelle (1).

L'inflammation du parenchyme hépatique peut survenir encore à la suite des opérations pratiquées pour procurer l'évacuation du kyste, et cette inflammation peut se communiquer aux veines, comme il semble résulter d'un cas observé par M. Dolbeau (2). Nous reviendrons, ci-après, sur les conditions de l'inflammation des veines sus-hépatiques en rapport avec les kystes hydatiques. (Voy. ci-après, chap. III.)

Lorsque le kyste est très considérable, il produit des désordres dans les organes voisins : développé vers la face inférieure du foie, il repousse en bas l'estomac, le côlon, et fait saillie jusqu'au niveau de l'ombilic ou même jusqu'à la crête iliaque droite ; développé vers la face supérieure, il repousse en haut le diaphragme et médiatement le poumon droit et le cœur ; on l'a vu remonter, sans avoir perforé le diaphragme, jusqu'au niveau de la deuxième côte et même jusqu'à la clavicule. Nous en avons mentionné plusieurs exemples (voy. sect. III, chap. II). Dans ces cas la respiration éprouve une gêne qui peut être portée au plus haut degré et qui peut entraîner la mort, pour peu qu'une autre affection, même légère, occasionne un nouveau trouble dans la respiration : M. Budd rapporte l'observation d'un homme, qui, atteint d'une tumeur du foie, offrait comme phénomène le plus apparent une grande gêne de la respiration avec une ascite et de l'œdème des membres inférieurs. — *A l'autopsie*, l'on trouva dans le foie un kyste hydatique considérable et deux plus petits; tous les organes étaient à l'état normal, à l'exception de la valvule mitrale qui était épaissie. Or, dit

(1) Budd, *ouvr. cit.*, p. 425.
(2) Dolbeau, *thèse citée*, p. 28. (Voyez ci-après, obs. 296.)

M. Budd, la respiration et la circulation étaient certainement affectées par cet état de la valvule mitrale, mais la mort n'a été déterminée que par l'obstacle additionnel apporté aux fonctions par la tumeur volumineuse du foie (1). La réciproque est également vraie.

Le kyste hydatique du foie qui n'a pas acquis un grand volume est d'un diagnostic fort incertain ; mais, lorsqu'il est volumineux, la présence dans l'hypochondre droit d'une tumeur très apparente, égale, qui s'est accrue lentement, sans beaucoup de douleur, sans jaunisse, sans ascite, sans fièvre, sans dépérissement général, ne peut guère appartenir qu'aux hydatides. Celui qui, développé vers la face convexe, aura fortement repoussé le diaphragme, sera distingué d'un épanchement dans la plèvre aux signes que nous avons déjà indiqués (p. 437). La tumeur hydatique du foie ne pourra guères être confondue avec un abcès qui acquiert rarement un grand volume sans être précédé ou accompagné de douleurs et de fièvre, ni avec un cancer qui n'atteint pas en général un volume aussi considérable et ne forme pas une tumeur globuleuse et unie, mais qui paraît résulter de la réunion d'un certain nombre de tumeurs; on observe d'ailleurs ordinairement les phénomènes de la cachexie cancéreuse.

La tumeur de la vésicule biliaire pourrait plus facilement être prise pour une hydatide; elle est, en effet, globuleuse, arrondie, dépressible, mais cette tumeur est constamment et presque au début, accompagnée d'une jaunisse intense, de douleurs vives, et jamais on n'y produit le frémissement hydatique.

On pourrait encore confondre avec une tumeur hydatique, un anévrysme de l'aorte abdominale; en effet, cet anévrysme, de même qu'une tumeur hydatique, est globuleux et sans douleur à la pression, il ne produit ni jaunisse, ni épanchement de sérosité dans l'abdomen, ni troubles de la digestion, ni gêne de la respiration, à moins qu'il n'ait acquis un grand volume; mais, généralement, il occasionne des douleurs vives, douleurs qui non-seulement se font sentir au siége de la tumeur, mais qui se propagent aussi au loin; en outre, des pulsations très distinctes, un bruit de souffle perceptible au niveau des dernières vertèbres dorsales ou des premières lombaires, sont des symptômes caractéristiques de ces tumeurs anévrysmales.

(1) Budd, *ouvr. cit.*, p. 442.

Malgré tous ces signes distinctifs, il est des cas dans lesquels le diagnostic offre les plus grandes difficultés, c'est lorsque l'accroissement de la tumeur hydatique plus rapide que d'ordinaire, est accompagné de douleurs et de fièvre, lorsqu'une circonstance particulière, comme une violence extérieure, est venue en changer la marche, lorsque, par la compression qu'elle exerce sur les conduits biliaires, sur la veine porte ou sur la veine cave, la tumeur produit un ictère, une ascite ou un œdème des membres inférieurs qui changent plus ou moins la physionomie ordinaire de la maladie, lorsque plusieurs kystes donnent à la tuméfaction de l'hypochondre un aspect inégal; mais, dans ces différents cas, à défaut du frémissement hydatique, la ponction exploratrice avec un trocart capillaire pourra donner des indications précises sur la nature de l'affection du foie, autant qu'il sera établi que cette ponction est exempte de dangers.

CHAPITRE II.

ACTION DES HYDATIDES DU FOIE SUR LES CONDUITS ET LA VÉSICULE BILIAIRES.

L'un des points les plus intéressants de l'histoire des hydatides du foie est la communication qui se fait dans certains cas entre le kyste et les conduits biliaires.

Quelques auteurs ont pensé que la poche hydatique en communication avec un conduit biliaire, se développe aux dépens de ce conduit et que la cavité qui renferme les vésicules est celle du conduit dilaté. Les hydatides, dans ce cas, se seraient développées dans une cavité muqueuse, ce qui serait tout à fait exceptionnel; l'examen des faits prouve qu'il en est autrement. Généralement les kystes hydatiques perforent les parois et entrent en communication avec les cavités qui sont dans leur voisinage, comme nous l'avons constaté déjà pour les vaisseaux et les bronches. Nous verrons ce fait se reproduire à l'égard de la trachée, du tube digestif, de la vésicule biliaire, du bassinet, de la vessie, des trompes utérines. Les conduits biliaires seuls feraient-ils exception? Non sans doute : l'existence d'un véritable kyste, le grand nombre de conduits biliaires ouverts dans sa cavité, ne s'accordent point avec l'idée d'un développement dans la cavité même d'un conduit; or dans la plupart des cas connus, on a signalé l'existence d'un kyste et des ouvertures quelquefois nombreuses à l'intérieur de ce kyste ; on a même vu les ouvertures communiquer d'une part avec les canaux biliaires, d'une autre avec les veines ; d'ailleurs une hydatide développée dans la cavité d'un conduit biliaire serait nécessairement chassée dans l'intestin ou dans la vésicule par la bile qui s'accumulerait derrière elle.

Un fait observé par M. Cadet de Gassicourt nous montre un kyste en communication avec deux points distincts du canal cholédoque, de telle sorte que la communication n'a pu être primitive en ces deux points ; il faut donc admettre qu'elle s'est faite par ulcération d'un côté comme de l'autre. Voici cette observation :

Obs. XCII (Cadet de Gassicourt).

I. — Il s'agit d'un garçon âgé de sept ans qui, au mois de mai 1854, fut pris de jaunisse à la suite d'une impression morale vive ; l'ictère disparut, mais au mois de mars de l'année suivante, il reparut ; le malade entra alors à la Charité dans le service de M. Cruveilhier.

« A son entrée, outre l'ictère et les phénomènes présentés par les garde-robes et les urines que l'acide nitrique verdissait fortement, on constata une légère augmentation du volume du foie. Le foie remontait jusqu'au niveau du mamelon droit ; au-dessous des fausses côtes, on sentait parfaitement le bord tranchant, qui ne descendait pas beaucoup plus bas que de coutume (à 4 centimètres à peu près au-dessous des fausses côtes). Le malade, du reste, n'accusait aucune douleur dans la région hépatique ; il se plaignait seulement d'épistaxis répétées, qui, après avoir à peu près complètement cessé depuis le commencement de novembre 1854, jusqu'à la fin de février 1855, avaient reparu en même temps que l'ictère, et amenaient une grande faiblesse. M. Cruveilhier ordonna d'abord quelques légers purgatifs, mais il insista particulièrement sur le tannin et les préparations ferrugineuses destinées à combattre les hémorrhagies et l'anémie.

» Sous l'influence de cette médication, le malade sembla marcher vers une guérison rapide : les saignements de nez devinrent moins fréquents ; l'ictère diminua sensiblement ; les selles, les urines, reprirent presque tout à fait leur coloration normale, à peine si l'acide nitrique décélait quelque trace de bile dans les urines. Cet état d'amélioration était très manifeste du 5 au 10 avril, lorsque, à cette époque, les accidents reparurent avec une violence plus grande que jamais. Tout à coup, presque du jour au lendemain, l'ictère reprit une intensité remarquable ; les selles redevinrent dures, sèches, décolorées ; l'urine prit une teinte jaune foncé, puis brune, et sembla se couvrir d'une couche huileuse. En même temps, l'abondance, la fréquence des épistaxis redoublèrent, surtout par la narine droite ; un premier tamponnement fut fait le 17 avril au matin ; le sang coula dans la journée, et surtout dans la nuit, par la narine gauche ; un second tampon fut appliqué, le lendemain 18, à la narine gauche. Quelques instants après, le malade vomissait environ 1 litre de sang ; à dix heures et demie, il rendait une selle entièrement sanglante ; à midi, une seconde garderobe, dans laquelle les matières, dures et décolorées, étaient enveloppées d'une couche de sang. Puis, à deux heures et demie du soir, il se plaignit, pour la première fois, d'une vive douleur à la région hépatique. A trois heures, il était mort. »

Autopsie. — Rien de bien notable dans les divers organes, si ce n'est la fluidité du sang contenu dans les vaisseaux.

« Le foie avait une couleur bronzée à sa surface, et, en le coupant longitudinalement, on voyait que cette coloration se prolongeait dans toute l'épaisseur du tissu ; les vaisseaux biliaires n'étaient nullement dilatés. Sur le trajet du canal cholédoque, entre la vésicule et le canal cystique d'une part, et l'ouverture du canal cholédoque dans le duodénum de l'autre, se trouvait une poche, du volume d'un œuf de poule à peu près, qui était située sur le trajet même du canal cholédoque ; *cette poche n'était pas distendue et se laissait facilement déprimer par la pression.* Elle fut fendue dans sa longueur et par sa paroi opposée au trajet du canal cholédoque ; l'incision donna issue à quelques gouttes seulement de bile épaisse, et à une autre poche plus petite, affaissée sur elle-même, plissée et vide, colorée en jaune verdâtre, qui fut aussitôt reconnue pour une hydatide. Cette hydatide avait une longueur de 5 centimètres et une largeur de 4 ; elle était, comme je l'ai dit, entièrement vide, et présentait, dans un des points de sa paroi, une ulcération de 1 centimètre de longueur, dont la circonférence était brunâtre.

» La première poche étant ainsi vidée, et incisée dans sa longueur, voici ce qu'on a pu constater :

» Les parois du kyste étaient résistantes, assez épaisses, de couleur blanc mat extérieurement, et jaune verdâtre à l'intérieur. A l'extrémité supérieure du kyste, du côté de la vésicule biliaire, on voyait une ouverture irrégulièrement ovalaire, longue de 15 millimètres, et dont la circonférence était entourée d'une coloration brunâtre, presque noire. Cette ouverture, ou plutôt cette ulcération, était probablement en contact avec l'ulcération que nous avons décrite sur l'hydatide elle-même, et qui avait la même apparence. En faisant glisser un stylet par la partie supérieure de l'ulcération, on arrivait, d'une part, dans le canal hépatique, de l'autre, dans le canal cystique et la vésicule biliaire ; et de plus, on a pu constater, par la dissection de ces différents canaux, que le point de jonction du canal cystique et du canal hépatique était situé à 25 millimètres à peu près en deçà de la perforation. Ainsi il est démontré que l'ulcération intéressait en même temps la paroi du canal cholédoque et celle du kyste ; que le kyste communiquait avec le canal cholédoque, et que c'est en passant par ce canal que le stylet pénétrait, d'un côté dans le canal hépatique, de l'autre dans le canal cystique et la vésicule.

» Un stylet introduit par l'extrémité inférieure de l'ulcération pénétrait aussi dans un canal, mais il était arrêté dans un cul-de-sac après un trajet de 3 centimètres. En disséquant avec attention cette portion du canal par la face externe du kyste, il était facile de voir qu'elle faisait suite au canal cholédoque, dont la paroi supérieure avait été en partie détruite par l'ulcération qui s'ouvrait dans le kyste.

» A l'extrémité inférieure du kyste, on trouvait une seconde perforation, également ovalaire, longue de 1 centimètre, qui ne présentait pas de coloration brune à sa circonférence. Cette seconde ulcération était distante de la première de 5 centimètres, et elle était séparée de l'extrémité du canal cholédoque terminé en cul-de-sac, par un intervalle de 2 centimètres. Il semble donc que, dans cet intervalle, le canal cholédoque a été détruit par compression; du moins on n'a pu constater sa continuité.

» Enfin, en faisant pénétrer un stylet par cette ulcération, on arrivait dans le duodénum, à l'endroit où les canaux cholédoque et pancréatique réunis s'ouvrent dans cet intestin. La distance de cette seconde ulcération à l'ouverture duodénale était de 15 millimètres (1). »

Lorsque le kyste s'est mis en communication avec les conduits biliaires, les hydatides qu'il contient s'engagent quelquefois dans ces conduits, comme celles du poumon s'engagent dans les bronches. Nous verrons, dans les faits que nous allons rapporter, que les canaux biliaires sont dilatés par les vers cystiques qui s'y introduisent comme ils le sont par des calculs, que ces vers sont expulsés dans l'intestin ou dans la vésicule biliaire; enfin que la guérison d'une tumeur hydatique du foie arrive probablement par suite de l'évacuation du contenu du kyste dans le canal intestinal.

L'introduction dans les conduits hépatiques des hydatides d'un kyste paraît, au premier abord, peu susceptible d'explication ; rien de plus simple cependant, si l'on y réfléchit : un kyste hydatique qui a perforé un conduit biliaire est en rapport d'une part avec les branches périphériques de ce conduit, et d'une autre part, avec la portion inférieure ou le *tronc* de ce conduit qui se rend au canal cholédoque; le kyste reçoit donc la bile qui lui vient des conduits périphériques, et ce liquide s'écoule par le *tronc* en communication avec le canal cholédoque; les plus petites hydatides, d'abord, peuvent se présenter à l'orifice de ce dernier conduit ou *tronc*, entraînées par la bile ; elles peuvent s'y introduire et le parcourir sans difficulté, si elles sont fort petites ; elles peuvent éprouver quelque résistance, si elles sont plus grosses ; mais, pressées par le liquide qui s'accumule dans le kyste, elles cheminent en dilatant les canaux comme font des calculs. Ainsi, des hydatides successivement plus

(1) E. Cadet de Gassicourt, *thèse citée*, obs. XIV, p. 36, et *Bull. Soc. anat.* 1855, p. 214.

grosses peuvent s'engager dans le *conduit excréteur* du kyste et le parcourir en le dilatant de plus en plus.

Nous rapporterons d'abord les faits qui concernent des hydatides sorties d'un kyste et engagées dans des conduits ouverts dans ce kyste; nous rapporterons ensuite d'autres faits dans lesquels plusieurs circonstances doivent faire présumer que des hydatides ont aussi traversé les canaux biliaires, et ces derniers faits emprunteront une explication et un nouvel intérêt de leur rapprochement des précédents.

Obs. XCIII (Charcellay). — *Kyste communiquant avec les conduits hépatiques et les veines; pus dans les veines, hydatides dans les conduits.*

II. — « Le nommé Léguey, âgé de cinquante et un ans, peintre en bâtiment, brun, assez robuste, de tempérament nervoso-bilieux, entre à l'hôpital de la Charité le 2 août 1836, dans le service de M. Rullier, salle Saint-Ferdinand, n° 30. Cet homme n'a jamais eu de colique de plomb, ni de jaunisse, et mène une vie fort régulière. Il y a quatre à cinq ans, il a gardé sept mois *les fièvres*, dont il a été traité à l'Hôtel-Dieu ; il y a dix-huit mois, il a reçu un violent coup de pied dans l'un des côtés, mais n'a point été indisposé à la suite ; il y a un an, séjour de trois mois à l'Hôtel-Dieu, pour fièvre tierce devenue ensuite quotidienne. Depuis longtemps il est sujet à avoir des faiblesses, à se trouver mal.

» 3 août, le malade est jaune depuis hier; pas de diarrhée ni de vomissement; cependant il a vomi hier de l'huile d'olive qu'il avait prise d'après l'ordonnance d'un médecin lequel avait diagnostiqué une colique de plomb. Aujourd'hui, douleur des jambes, grandes coliques, pas de selles; ventre sans tension, un peu douloureux ; légère teinte jaune des sclérotiques ; pouls assez fréquent et développé ; peau un peu chaude et moite ; langue humide, un peu blanche, jaunâtre ; pas de vomissements ; face non grippée. (*Traitement de la Charité, du premier jour ;* diète.)

» *Le diagnostic porte : colique de plomb avec légère fièvre et ictère.*

» 4 août, toujours de la fièvre, pouls assez fort et fréquent ; peau chaude, langue blanche, humide ; hier, selles fréquentes après le lavement purgatif ; il a eu aussi quelques vomissements ; ventre douloureux ; peu de soulagement. (*Traitement du deuxième jour : bouillon, lait.*)

» 5 août, à peu près le même état ; il a été souvent à la selle ; pouls assez fort ; la potion émétique a produit plusieurs vomissements ; langue humide ; moins de douleurs du ventre. (*Traitement du troisième jour : bouillon, lait.*)

» 6 août, ictère plus prononcée ; pouls assez développé et fréquent ; soif ; langue blanche-jaunâtre, un peu rouge sur les bords, humide ; quelques selles ; ventre un peu développé, sonore, assez douloureux. (*Traitement du quatrième jour. bouillon, soupe, lait.*)

» 7 août, l'état du malade avait été jugé le même que celui de la veille, et déjà le traitement du cinquième jour avait été prescrit, lorsque j'appelai l'attention de M. Rullier sur de nouveaux symptômes qui firent changer la prescription. Face grippée; ictère assez intense; peau chaude, un peu sèche; pouls assez dur et fort, un peu fréquent; langue blanche, jaunâtre, rouge sur les bords et à la pointe; matité normale de l'hypochondre droit, qui n'est pas douloureux; pas de douleur à l'épaule droite; ventre assez développé, sonore et douloureux, plusieurs selles hier, et nausées. (*Fomentations émollientes, bain de siége, riz gommé, demi-lavement amylacé.*)

» Mort le 7 août à six heures du soir.

» *Autopsie* le 8 à dix heures du matin. 1° *Teinte ictérique* assez prononcée; 2° crâne,—arachnoïde un peu injecté; le cerveau, un peu petit, remplit à peine la cavité crânienne; la substance cérébrale est peu ferme, saine du reste; 3° thorax, — plèvres saines; la moitié inférieure des poumons est engouée; bronches remplies d'écume rosée, et leur muqueuse rouge, épaissie; cœur un peu gros, rempli de caillots en partie noirs et fibreux, jaunâtres dans les cavités droites, noirs seulement dans les cavités gauches; pas de traces de pus, non plus que dans le tissu pulmonaire.

» 4° Abdomen tympanisé, sonore; à l'ouverture du péritoine, il sort une grande quantité de gaz; cette membrane séreuse est généralement rouge, enflammée, elle offre en quelques endroits des fausses membranes pultacées, jaunâtres, molles, récentes, surtout dans l'hypochondre droit et les fosses iliaques; en outre, la cavité péritonéale contient quatre onces environ de sérosité jaunâtre, purulente, un peu consistante; vessie assez distendue par de l'urine; rate saine; les reins sains contiennent assez de graisse, de couleur ictérique; intestins fort rouges à l'extérieur, assez distendus par un liquide grisâtre dans lequel flottent quelques mucosités jaunâtres, ainsi que des grumeaux d'un détritus purulent.

» Pas de matières fécales; la muqueuse intestinale n'est pas rouge; plaques ou glandes sans développement; vers la fin de l'intestin grêle existe de l'emphysème sous-muqueux, répandu par stries transversales dans l'étendue de deux pieds environ.

» Le duodénum est rouge, brun, verdâtre dans l'étendue de deux pouces, un pouce au-dessus et un pouce au-dessous de l'embouchure du canal cholédoque; cette portion de duodénum est un peu friable, à parois épaissies, et la muqueuse est piquetée en noir dans les orifices des glandes mucipares; estomac sain.

» Le canal pancréatique assez dilaté, contient un peu de liquide laiteux, gris-blanchâtre; sa muqueuse épaissie, grise, jaunâtre; le pancréas lui-même est très volumineux, injecté, friable, on y voit un grand nombre de points jaunes, verdâtres plus ou moins ramollis, et même avec commencement de suppuration en quelques endroits; le foie un peu volumineux, est recouvert de fausses membranes pultacées; une énorme hydatide monoloculaire, ayant trois pouces de diamètre, remplit le tiers moyen du lobe droit, en avant, où elle est à nu, ainsi qu'à la face supérieure et inférieure; elle est parfaitement sphérique ; ses parois assez épaisses, sont nacrées, d'un blanc-opalin, peu consistantes, et le liquide qu'elles contiennent est transparent, clair et limpide comme l'eau de fontaine.

» Le kyste qui environne cette poche solitaire est fibreux, assez épais, dur et résistant, fortement uni au foie ; sa cavité est hérissée de fibrilles et en quelques points tapissée par une légère exsudation pultacée ; elle n'offre pas un seul orifice de vaisseaux. Le foie ayant été coupé en plusieurs tranches, l'expression et divers mouvements nécessaires pour examiner cet organe *font sortir par les veines sus-hépatiques et les canaux biliaires, en assez grande quantité, du pus jaune-verdâtre, crémeux.* On trouve dans le tiers droit du lobe gauche un foyer hydatique purulent, assez grand pour loger un œuf de poule ; il contient du pus jaune-verdâtre, des fausses membranes pultacées et des débris de *parois d'hydatides rompues* dont les unes sont blanches-nacrées, et les autres jaunes, verdâtres ou brunâtres ; *l'une de ces dernières est engagée en partie, par un prolongement d'un pouce et demi de long, dans un large conduit biliaire*, à peu de distance de la racine gauche du conduit hépatique. *On en trouve une autre semblable, longue de deux pouces et demi environ, dans les trois quarts inférieurs du canal cholédoque dilaté, dont elle a pris la forme.* Le kyste fibreux, contenant ces acéphalocystes multiples, est fortement enflammé, ramolli et tapissé de couches pseudo-membraneuses jaunâtres, molles ; *et, chose bien remarquable, on voit à la surface de sa cavité un très grand nombre d'ouvertures plus ou moins larges, qui, suivies avec soin, conduisent la plupart dans des veines sus-hépatiques, et quelques autres dans des conduits biliaires dilatés.*

» La vésicule du fiel est distendue par de la bile verte, brunâtre, assez consistante ; ses parois sont épaisses, un peu injectées ; la muqueuse offre une altération assez rare ; elle est, en un grand nombre d'endroits, marquée de taches vertes, brunâtres, étendues et de formes différentes. Dans ces points la muqueuse est ramollie ; on pense que ce sont de petites eschares de cette membrane ainsi que du tissu cellulaire sous-jacent. On ne peut faire disparaître ces taches qu'en enlevant la muqueuse, qui cède facilement. En d'autres points cette lésion est plus avancée, et consiste en une véritable ulcération ; là, on voit que la muqueuse manque et a été enlevée comme par un emporte-pièce (1). »

Il ne peut y avoir de doute sur l'origine des hydatides rencontrées dans les conduits biliaires, car l'une d'elles n'était qu'en partie engagée dans le *conduit excréteur* du kyste. Ce conduit, comme le canal cholédoque lui-même, était dilaté, et les vésicules qui se trouvaient dans ce dernier canal allaient être évacuées dans l'intestin, si la mort ne fût survenue. La présence d'un kyste fibreux ôte

(1) Charcellay, *Bull. Soc. anat.*, 1836, ann. XI, p. 317.

l'idée d'une poche développée par la dilatation d'un conduit hépatique ; les ouvertures, communiquant d'une part avec des conduits biliaires, d'un autre avec des veines, prouvent bien que la communication de la poche avec les voies biliaires était le fait de la destruction des parties ; d'ailleurs, si les hydatides se fussent développées dans la cavité même d'un conduit, elles eussent été entraînées vers l'intestin, pendant qu'elles étaient petites, bien plus sûrement et plus facilement qu'au moment où elles avaient acquis deux pouces et demi de longueur. Il est à croire que le passage des matières du kyste dans les veines n'a pas été étranger à la production de l'ictère et de la péritonite qui enleva le malade.

Dans le cas suivant l'évacuation des hydatides était plus avancée ; il n'en restait plus dans le kyste où elles s'étaient développées.

Obs. XCIV (Charcot). — *Kyste communiquant avec les conduits biliaires ; hydatides dans ces conduits ; absence de ces vers dans le kyste.*

III. — « Le nommé Platz (Christophe), âgé de quarante-sept ans, cuisinier, entre, le 20 juillet 1854, salle Saint-Charles, n° 9, à l'hôpital de la Charité.

» Ce malade, extrêmement affaibli et très souffrant lors de son entrée à l'hôpital, peut à peine nous donner quelques renseignements sur son état antérieur ; nous apprenons cependant de lui qu'il dépérit et qu'il souffre depuis quatre mois environ. Les symptômes qu'il a remarqués pendant cette période de la maladie sont de l'oppression et une douleur sourde et profonde dans la région du foie. Cette douleur s'étend parfois vers l'épaule droite et vers le flanc droit, mais elle a toujours été presque continue, et ne s'est jamais présentée sous forme d'accès capables de faire croire à l'existence de coliques hépatiques calculeuses. Il n'y a jamais de vomissements noirs, et la constipation est l'état habituel. Il y a trois mois, une jaunisse très marquée est apparue. Au début, cette jaunisse a été accompagnée de vomissements de matières alimentaires ; puis il s'est manifesté de la diarrhée. Elle a disparu au bout de quelques semaines ; puis elle a reparu il y a une quinzaine de jours. Cette fois elle a persisté jusqu'à la terminaison fatale de la maladie.

» Le 19 juillet, Platz est pris tout à coup de douleurs hépatiques beaucoup plus vives que d'habitude, et qui se répandent dans toute l'étendue de l'abdomen. Presque aussitôt la physionomie est profondément altérée ; la face est grippée, bleuâtre ; les yeux sont enfoncés dans l'orbite ; les extrémités sont froides, cyanosées comme dans la période algide du choléra. Le malade est transporté à la Charité, quelques heures après l'apparition de ces nouveaux symptômes. Nous l'y trouvons dans l'état suivant : ictère extrêmement foncé, presque vert ; maigreur générale très prononcée. La face est grippée, violacée, froide. Les extrémités sont également froides et cyanosées. Le pouls est à 110,

120, très fort, très dur, *très plein*. Constipation opiniâtre depuis deux jours; douleur très vive à la pression dans toute la région de l'abdomen, mais bien plus prononcée à droite, sous les fausses côtes, que partout ailleurs. Le ventre n'est pas volumineux; il est plutôt rétracté, et les muscles droits antérieurs se dessinent fortement sous les téguments. Il rend par la percussion un son obscur. L'état de convulsion où se trouvent continuellement les muscles des parois abdominales rend la palpation impossible; mais par la percussion des hypochondres, on obtient ce résultat que le bord supérieur du foie ne remonte pas plus haut qu'à l'état normal, et qu'il existe au niveau de la région splénique une matité très étendue et très considérable qui n'est pas le résultat d'un épanchement pleural, ainsi qu'on s'en assure par l'examen du côté gauche de la poitrine. Les poumons et le cœur paraissent complétement exempts de lésion. Aucun phénomène du côté du cerveau. Les urines ne sont pas albumineuses; elles sont fortement chargées de la matière colorante de la bile. La langue est sèche; la voix est extrêmement faible. (On prescrit les opiacés à haute dose et les lavements laxatifs.)

» Les jours suivants les symptômes vont en s'aggravant, et le malade succombe le 23 juillet, trois jours après son admission dans les salles.

» *Autopsie*. — A l'ouverture de la cavité abdominale, on reconnaît l'existence d'une péritonite générale très intense. Le foie est refoulé directement d'avant en arrière et de dehors en dedans, de telle sorte que les faces supérieures du lobe droit et du lobe gauche présentent, chacune de leur côté, une concavité qui regarde en avant et en dehors. Ces sortes de cavités ainsi comprises entre la face supérieure du foie et la paroi abdominale antérieure, sont remplies par un liquide d'un jaune foncé, ayant tout à fait l'aspect de la bile, et tenant en suspension des flocons albumineux.

» Les circonvolutions de l'intestin sont collées les unes aux autres par des fausses membranes molles, de formation évidemment très récente, et teintes en jaune par de la matière colorante de la bile. Le grand épiploon présente une coloration d'un rouge vif, et il est comme pelotonné, recoquillé. Une certaine quantité de liquide d'un jaune foncé se rencontre dans les parties les plus déclives de la cavité abdominale, mais il y est peu abondant. Traité par l'acide nitrique, ce liquide présente un dépôt albumineux très abondant, mais en même temps il se colore en vert foncé, puis en rouge quand on y ajoute un excès d'acide. A l'examen microscopique on y rencontre une grande quantité de globules de pus fortement colorés en jaune.

» Les intestins, ouverts dans toute leur étendue, ne présentent aucune altération; ils sont remplis par une matière semi-liquide d'une couleur gris sale. Ils ne contiennent rien qui ressemble à des fragments d'hydatides ou à des calculs biliaires. L'estomac est normal, sa membrane muqueuse un peu injectée. Rate normale.

» Le foie, à part l'aplatissement dû à la compression qu'il a subie et les fausses membranes qui le recouvrent, ne présente aucune altération de texture. On le laisse en place, ainsi que l'estomac et le duodénum, et l'on dissèque avec soin les conduits biliaires : *Le canal cholédoque est extrêmement volumineux; il paraît distendu par une substance ayant la consistance de la cire. Quand on le comprime, on voit sortir par son orifice duodénal, d'abord une gouttelette de bile verte, puis une sorte de membrane ridée, fortement teinte en vert foncé par la bile, et qui, ainsi que nous le verrons, n'est autre chose qu'une hydatide. Le canal cholédoque est alors ouvert avec précaution, et on le trouve rempli par un grand nombre de débris d'hydatides baignés dans la bile. Ces fragments s'étendent jusque dans la ramification principale gauche du canal cholédoque qui est très dilatée.* La ramification du côté droit est également fort distendue, mais par de la bile seulement.

» Le canal cystique est tout à fait aplati par suite de la compression exercée sur lui par le canal cholédoque distendu. La vésicule biliaire n'est pas plus volumineuse qu'à l'état normal ; elle est pleine d'une bile épaisse, d'un noir vert, beaucoup plus foncé que celle qui imprègne les hydatides dans le canal cholédoque.

» *En examinant avec attention la face intérieure du foie, on finit par découvrir au niveau de l'origine œsophagienne de la petite courbure de l'estomac, plus près du bord postérieur que du bord antérieur de l'organe hépatique, à 4 ou 5 centimètres environ à gauche du canal cholédoque, une cavité hémisphérique, allongée dans le sens transversal, et qui, si elle était complète, pourrait loger un gros œuf de poule.* Cette sorte de poche s'ouvre largement dans l'arrière-cavité des épiploons : cependant on la trouve limitée de ce côté, mais en partie seulement, et d'une manière très incomplète, par une sorte de membrane blanchâtre, déchiquetée, qui est libre et flottante du côté de l'extrémité gauche du kyste, tandis qu'elle est adhérente à son extrémité droite. *La cavité que nous venons de décrire n'est autre chose qu'un kyste hydatique; elle est constituée par une membrane propre, brune, dont la surface extérieure adhère intimement au tissu du foie qui la loge, et dont la membrane flottante dont nous avons parlé n'est qu'un débris. La face interne de ce kyste est tapissée par une matière d'apparence caséeuse, teinte de bile. Sa cavité communique largement avec la branche droite de bifurcation du canal cholédoque par deux pertuis ayant environ 1 centimètre et demi de long chacun, sur un demi centimètre de large seulement; mais ces orifices sont encore dilatables.*

» *La cavité du kyste ne contient pas de débris d'hydatides, on n'en a pas rencontré non plus dans le liquide épanché dans l'abdomen.*

» *Il est hors de doute que les fragments membraneux contenus dans le canal cholédoque sont bien des débris d'hydatides.* D'abord, quand on les fait flotter dans l'eau, on reconnaît les membranes anhistes, transparentes, et couvertes de granulations qui caractérisent ces sortes de poches ; seulement ici elles sont fortement teintes en vert par la bile. *Enfin, l'examen microscopique fait reconnaître, au milieu du liquide qui les baigne, l'existence des crochets qui sont la preuve indubitable des échinocoques.*

» Les autres organes n'ont présenté aucune altération (1). »

(1) Charcot, *Comptes rendus Soc. biologie*, 1854, 2e série, t. I, p. 99.

Les vers vésiculaires contenus dans le canal cholédoque provenaient évidemment du kyste hydatique comme ceux du cas précédent. Ce canal étant obstrué, la bile, qui affluait dans le kyste et qui le distendait, en détermina la rupture, mais déjà toutes les hydatides étaient sorties de ce kyste, car on n'en retrouva ni dans la poche même, ni dans la cavité du péritoine. Si cette poche eût résisté plus longtemps, les débris des vers vésiculaires qui avaient parcouru déjà un long trajet dans les canaux hépatiques dilatés, eussent été évacués dans l'intestin comme des calculs biliaires et la guérison en eût été sans doute la suite.

Obs. XCV (Leroux). — *Plusieurs kystes athéromateux, communication avec les conduits biliaires; dilatation des conduits, hydatides dans leur orifice; conduit cystique oblitéré; vésicule communiquant avec un kyste.*

IV.—Il s'agit d'un homme âgé de vingt-quatre ans, qui, ayant fait une chute sur l'hypochondre droit, y ressentait des douleurs depuis dix-huit mois que cette chute avait eu lieu. A son entrée à l'hôpital (2 mai 1798), toute la surface du corps était d'un jaune bronzé; le foie descendait jusqu'à la crête iliaque; le marasme était complet, et la mort arriva vingt jours après.

A l'autopsie, le foie seul offrit des lésions remarquables.

« Cet organe descendait jusqu'au bassin et remplissait presque toute la capacité du ventre; il était adhérent de tous côtés aux parties environnantes, et refoulait l'estomac, l'épiploon et les intestins contre le diaphragme; il paraissait rempli de liquide; on distinguait particulièrement à sa surface la vésicule du fiel, dilatée au point d'y pouvoir loger un corps plus gros que le poing; elle contenait un liquide moins jaune que la peau du cadavre. Le foie étant incisé, offrit plusieurs cavités très considérables remplies d'un *pus blanc* (matière athéromateuse?) dans lequel flottaient des flocons membraneux, des débris d'hydatides *qui bouchaient les canaux hépatique et cholédoque*, lesquels étaient plus dilatés que le cystique, dont on ne put parvenir à découvrir l'orifice, *mais dont le liquide s'échappait par une communication établie entre ce conduit et un foyer purulent (athéromateux?) formé dans la substance du grand lobe du foie.* Une autre poche assez grande contenait une hydatide pleine d'une sérosité très claire et qui ne communiquait avec aucune autre cavité (1). »

Cette observation nous offre plusieurs faits intéressants : 1° un foyer *purulent* communiquant avec des conduits hépatiques dilatés; ce foyer, dans lequel nageaient des membranes d'hydatides, était évidemment un kyste athéromateux; 2° plusieurs des membranes

(1) Leroux, *ouvr. cit.*, t. III, p. 45.

introduites dans les canaux hépatique et cholédoque qu'elles *bouchaient*, comme dans les deux cas précédents ; 3° la vésicule biliaire communiquant avec un *foyer purulent* qui était encore très probablement un kyste hydatique athéromateux ; 4° l'oblitération du conduit cystique.

OBS. XCVI (LAENNEC). — *Conduit ouvert dans un kyste hydatique? hydatides dans la vésicule biliaire.*

V. — Il s'agit d'un homme âgé de vingt-six ans, qui avait de la douleur et une tumeur dans la région du foie; cette tumeur acquit tout à coup un accroissement rapide; au bout de vingt jours, elle occupa presque la moitié de la capacité du ventre. Le malade était jaune, amaigri; il avait la respiration gênée, des nausées, des vomissements, etc.; *un jour la tumeur s'affaissa et diminua considérablement de volume*, néanmoins l'état général continua d'être très mauvais et le malade succomba huit jours après.

Autopsie. « L'ouverture du cadavre fit voir qu'il existait à la fois chez ce malade une péritonite, une affection du pancréas assez analogue aux squirrhes et des vers vésiculaires dans le foie.....

» Le foie, d'un volume très considérable, remplissait tout l'hypochondre droit, presque tout l'épigastre et une partie de l'hypochondre gauche. Son lobe droit surtout était extrêmement volumineux..... On y plongea le scalpel et il en sortit environ trois pintes d'un liquide puriforme, d'un jaune un peu verdâtre..... ce liquide contenait une grande quantité de vésicules aplaties..... Le kyste adhérait intimement à la substance du foie, auquel il paraissait aussi tenir en certains endroits par quelques vaisseaux biliaires, comme par des racines. *Il y avait même au dedans du kyste une ouverture au fond de laquelle paraissait s'ouvrir un de ces vaisseaux.* On oublia de vérifier le fait..

» La vésicule biliaire contenait environ quatre gros d'un liquide à peu près *semblable à celui du kyste*, mais un peu plus vert et moins puriforme. Ce liquide contenait trois acéphalocystes *semblables aux précédentes* et d'environ 1 pouce de diamètre; la membrane muqueuse de la vésicule biliaire, celle des conduits cystique, hépatique et cholédoque étaient saines (1). »

Comment expliquer la présence de ces hydatides dans la vésicule biliaire, car tout tend à prouver que ces entozoaires ne se développent jamais dans des cavités muqueuses? D'un autre côté, il est très probable que l'action de la bile les altère et les fait périr promptement. Nous nous expliquons leur présence dans la vésicule, par la pensée que ces hydatides se sont engagées dans un conduit biliaire ouvert dans le kyste; et en effet Laennec signale l'existence d'une ouverture au fond du kyste; les vésicules auront suivi ce conduit et

(1) Laennec, *Mém. cit.*, obs III, p. 130.

seront arrivées par le canal cystique jusque dans la vésicule, poussées sans doute par la bile qui y refluait. Les faits rapportés ci-dessus, qui montrent que des hydatides peuvent cheminer dans les conduits de la bile, rendent cette explication très admissible. Nous ajouterons que Laennec fait la remarque que le liquide contenu dans la vésicule était à peu près semblable à celui du kyste. Quant au volume des hydatides, on sait que pour passer à travers des conduits tels que les bronches, l'uretère ou l'urèthre, ces vésicules s'allongent beaucoup et qu'elles reprennent ensuite leur forme sphérique.

Obs. XCVII (Rœderer et Wagler). — *Kyste communiquant avec un conduit biliaire, lombric dans le kyste.*

VI. — Nous avons rapporté le cas observé par Wagler d'un kyste hydatique communiquant avec un conduit biliaire. (Voyez cas XXXVII, p. 172.) Un ascaride lombricoïde venu de l'intestin était arrivé par ce conduit jusque dans le kyste; la voie lui avait très probablement été ouverte par des hydatides qui, s'étant engagées dans les conduits, les avaient dilatés, et, sans doute, celles qui étaient encore contenues dans la poche eussent continué à prendre la même voie, si le malade n'eût succombé à la fièvre muqueuse.

Le cas suivant nous montre des kystes communiquant avec plusieurs conduits biliaires; dans chaque kyste, l'un de ces conduits se rendait directement dans le canal hépatique; les autres étaient des branches périphériques qui amenaient la bile dans le kyste. La dilatation des conduits principaux, qui admettaient une sonde de femme, et celle du canal hépatique, qui avait acquis le volume de l'index, ne peuvent guère s'expliquer que par l'introduction et le passage des hydatides dans ces canaux.

Obs. XCVIII (Saussier).

VII. — « Au mois d'août 1839, entre à l'Hôtel-Dieu, salle Sainte-Jeanne, le nommé Hippolyte Shawliége, âgé de quarante à quarante-cinq ans, tailleur. Ce malade a eu, il y a quatre ans, une pleuro-pneumonie à droite, qui céda au traitement antiphlogistique. Il s'était bien porté pendant deux ans, lorsque, vers la fin de l'année 1838, il me consulta pour une tumeur volumineuse, bilobée, fluctuante, qui avait son siége à la région épigastrique, et se prolongeait dans l'hypochondre droit, en remontant au-dessous du rebord des côtes. Croyant avoir affaire à une hydatide, je prescrivis des préparations mercurielles localement et à l'intérieur; *une salivation survint sans modifier la tumeur;* des préparations iodurées ne furent pas plus efficaces; cependant le malade continua son travail, éprouvant des douleurs modérées à la région épigastrique.

» Au commencement de l'année 1839, il éprouva des douleurs plus vives, de la fièvre et des symptômes locaux de phlegmasie dans la région hépatique. Les accidents, combattus antiphlogistiquement, se calmèrent, mais il survint un ictère des plus intenses ; le malade maigrit et tomba dans le marasme ; la tumeur avait acquis un nouveau développement. La mort semblait prochaine, lorsque j'essayai l'application d'un large vésicatoire sur la tumeur. Dès lors *cette tumeur s'affaissa sensiblement*, l'ictère disparut, les forces revinrent, l'embonpoint se rétablit, le malade recommença à travailler. Au bout de quelque temps de cette convalescence, la tumeur, qui avait diminué de moitié environ, redevint douloureuse, l'ictère reparut, des frissons se manifestèrent ; les mêmes moyens furent employés, mais sans succès.

» Au bout de quinze à vingt jours de cette rechute, le malade vint à l'Hôtel-Dieu. La lésion importante semblait encore bornée à la région du foie. Cet organe faisait, au-dessous des côtes, une saillie très prononcée, et descendait de 6 pouces environ plus bas qu'à l'ordinaire. Il formait une tumeur principale, volumineuse, sur laquelle on apercevait immédiatement une tumeur secondaire, dont le contour était facile à dessiner, parce qu'elle s'élevait brusquement et en pointe. Celle-ci paraissait avoir 4 pouces de diamètre à sa base ; son sommet, large et convexe, soulevait les téguments d'une manière très évidente. Toute la région occupée par le foie rendait à la percussion un son complétement mat. Dans la tumeur secondaire on sentait une fluctuation bien caractérisée, sans crépitation ni frémissement, soit à l'oreille, soit au toucher. — L'abdomen, au-dessous de la partie occupée par le foie, n'était pas développé et ne présentait rien qui méritât d'être noté. — L'état général du malade était encore assez satisfaisant : l'ictère, qui avait paru dans les premiers temps, avait disparu. — On employa, contre l'affection du foie, les moyens de traitement qui avaient déjà réussi ; des vésicatoires sur la tumeur et des purgatifs. Cette fois, on n'obtint aucune amélioration, même momentanée ; la tumeur augmenta, l'ictère reparut ; il survint ensuite une diarrhée abondante, puis une ascite considérable, et le malade, déjà très affaibli d'autre part, finit par succomber dans un état de dyspnée considérable. Les selles n'avaient pas perdu tous les caractères qui annoncent, lorsqu'ils existent, que la bile continue à passer dans les intestins ; elles avaient une couleur légèrement jaune, mais nous avions vu des matières fécales beaucoup moins colorées chez des malades qui ne présentaient pas d'ictère.

» *Autopsie*. — L'abdomen seul nous présenta des phénomènes importants ; il contenait environ six litres d'une sérosité limpide. La muqueuse intestinale était pâle et excoriée en quelques points dans le gros intestin. — Le foie dépassait de 6 pouces le rebord des côtes, et s'étendait jusque vers l'hypochondre gauche ; son volume nous parut augmenté de moitié. Sa couleur brune, normale, était remplacée par une teinte jaune foncé. On constata sur sa partie antérieure l'existence de la tumeur que l'on avait reconnue pendant la vie ; mais il en offrit aussi un grand nombre d'autres. — Ces tumeurs étaient de deux natures ; les unes, très volumineuses, au nombre de trois, contenaient du *pus* et des *kystes* (c'est-à-dire des vésicules) acéphalocystes; les autres, dont les dimensions variaient d'une ligne à huit ou dix lignes de diamètre, ne contenaient que du *pus*. — Les trois grosses tumeurs occupaient, l'une la partie antérieure et inférieure, la seconde la partie supérieure, la troisième la partie postérieure du foie. Leur diamètre était de 6 pouces environ ; elles siégeaient toutes dans l'intérieur de la substance du foie, mais faisaient à la périphérie une saillie plus prononcée que vers le centre ; une couche de la substance du foie les recouvrait là où elles auraient pu sembler n'avoir qu'une membrane peu épaisse pour paroi, c'est-à-dire à la circonférence de l'organe. — Ces tumeurs étaient remplies d'un *pus* très liquide, légèrement verdâtre, et dans chaque kyste on trouvait en outre cinq ou six acéphalocystes très volumineuses, dont les unes contenaient un liquide trouble, les autres une espèce de sérosité transparente ; quelques-unes de ces acéphalocystes étaient doublées par une couche très remarquable de matière biliaire concrète, brune, facile à écraser entre les doigts, laquelle formait aux hydatides comme une coque calcaire. — Les parois des trois tumeurs, constituées par un tissu fibreux de 2 à 3 lignes d'épaisseur, étaient elles-mêmes recouvertes de cette matière à leur intérieur, et, lorsqu'elles eurent été lavées, elles nous présentèrent une face interne blanche, réticulée, analogue, sous ce rapport, à la face interne des ventricules du cœur, et formée par des bandelettes fibreuses, de différentes dimensions, lesquelles, s'entre-croisant à l'infini, produisaient la disposition remarquable que nous venons de signaler, et que l'on rencontre d'ailleurs souvent dans les kystes ovariques en particulier. — La face interne, ainsi disposée, présentait une série d'enfoncements et de saillies plus ou moins considérables, et en cherchant à apprécier la profondeur des enfoncements, de ceux qui étaient les plus marqués surtout, nous fûmes frappés du résultat auquel nous arrivâmes : *Une sonde de femme, introduite dans ces enfoncements, venait sortir à la face inférieure du foie* ; il en était de même de quelques-uns des petits, qui ne pouvaient admettre qu'un stylet. En examinant le point de la face inférieure du foie, par lequel les instruments se présentaient au dehors, nous ne fûmes pas peu surpris de reconnaître que c'était le *canal hépatique qui avait acquis le volume de l'index*. Nous fûmes certains de ne pas nous tromper à cet égard, lorsque nous eûmes mis en évidence à la fois, la veine porte avant son entrée dans le sillon transverse, la veine cave, le canal cystique et le canal hépatique. La sonde et le stylet démontraient donc que le *canal hépatique communiquait directement, mais par des branches différentes, avec l'intérieur des kystes ; dans chacun d'eux on trouvait un tronc particulier qui s'interrompait brusquement à son entrée*, et dont le canal était remplacé par la poche elle-même. Le stylet, introduit dans d'autres enfoncements, ne sortait plus au dehors, mais *se dirigeait vers d'autres points du foie, auxquels aboutissaient des ramuscules du canal hépatique*. — Les tumeurs les plus petites étaient en quantité innombrable; elles contenaient toutes un pus jaune vert, qui était en contact avec la substance même du foie ; cette substance était généralement ramollie, surtout au niveau des abcès. *En introduisant un stylet dans quelques petites ramifications, on pénétrait facilement dans l'intérieur des abcès;* mais comme la substance du foie était notablement ramollie, il était difficile de savoir si la communication était directe, ou si le stylet ne déchirait pas cette substance en pénétrant, quelques précautions que nous prissions. — Le canal cystique avait son volume ordinaire; la vésicule contenait un liquide jaunâtre, trouble, visqueux.

» Il nout fut impossible de savoir comment les canaux cystique et hépatique se comportaient, soit relativement à eux-mêmes, soit relativement à l'intestin; le foie avait été emporté pour être examiné à loisir, et les canaux se trouvaient divisés avant leur jonction (1). »

Le kyste s'ouvre quelquefois directement dans la vésicule du fiel; une semblable communication existait dans le cas de Leroux rapporté ci-dessus (obs. XCV). Nous en verrons deux nouveaux exemples observés par MM. Bowman (obs. CI) et Budd (obs. CIII); dans le premier cas, les hydatides renfermées dans la vésicule avaient un diamètre plus considérable que celui de l'ouverture de communication, mais ce fait n'implique nullement que les vers cystiques ne provenaient point du kyste; l'ouverture avait pu se rétrécir depuis le passage de ces corps, ou plutôt ceux-ci s'étaient allongés pour la traverser, comme nous l'avons dit déjà à propos d'une observation de Laennec.

L'introduction des hydatides dans la vésicule du fiel pourrait avoir pour effet la rétention de la bile, mais elle pourrait fournir aux vers par le canal cystique une voie d'élimination, surtout si, par l'existence de calculs biliaires, ce canal avait subi préalablement quelque dilatation. Le fait suivant ne nous paraît pas susceptible d'une autre interprétation :

Obs. XCIX (docteur Perrin). — *Tumeur dans la région du foie; hydatides et calculs biliaires rendus par les selles.*

VIII. — « Une demoiselle de cinquante ans, lymphatique, obèse, valétudinaire, éprouva, à la fin de janvier 1846, de vives douleurs partant de l'épigastre. Le 31 du mois suivant, elles reparurent subitement et avec violence, accompagnées de nausées et de vomissements. Ventre météorisé, douloureux, pouls petit, concentré. Des fomentations émollientes, huileuses, soulagèrent peu; mais un laxatif produisit d'abondantes évacuations alvines qui firent du bien. Cependant le foie dépassait les fausses côtes, et l'on croyait sentir une fluctuation au-dessous de celles-ci. La douleur forçait la malade à se pencher en avant. Trois semaines après, nouvelles douleurs plus violentes, plus lon-

(1) Saussier, dans F. M. Barrier, *De la tumeur hydatique du foie* (*thèse*, p. 22, obs. I, Paris, 1840).

gues. Les urines sont couleur rhubarbe. Efforts expulsifs qui amènent d'abondantes matières glaireuses, où se trouvent des hydatides et des concrétions friables. Pendant quatre mois, tous les trois septénaires, à jour fixe, coliques hépatiques, accompagnées d'évacuations abondantes dans lesquelles sont des hydatides et des calculs biliaires au milieu d'une bile gluante. Le 4 avril, eut lieu la dernière colique ; le foie restait douloureux et proéminent, ne pouvant supporter la moindre pression ; pas de fièvre. Un traitement varié et enfin une saison à Vichy, sur le conseil de M. Prunelle, amenèrent la guérison (1). »

L'ulcération des conduits biliaires dans les cas d'hydatides du foie, et la communication de ces conduits avec le kyste sont sans doute un fait très commun. Nous en avons rapporté quelques exemples à propos des kystes du foie ouverts dans les bronches, et nous aurons occasion d'en rapporter encore plusieurs autres.

Lorsque la bile a pénétré dans le kyste, on trouve souvent les hydatides rompues, vides, et plus ou moins fortement teintes par ce liquide. Dans le cas cité de Rœderer et Wagler (obs. XCVII), toutes les vésicules étaient intactes, il est vrai, mais elles n'étaient que légèrement colorées, et, sans doute, la communication du kyste avec les canaux biliaires était assez récente. Il est probable que le contact prolongé de la bile est une cause de mort pour les vers vésiculaires, mais l'invasion de ce liquide produit-elle la suppuration du kyste? c'est l'opinion de M. Cruveilhier, opinion partagée par M. G. Budd (2). Ce dernier auteur rappelle, à l'appui de cette manière de voir, l'action irritante de la bile sur les membranes séreuses, puis il ajoute que les kystes du foie suppurent même sans qu'il y ait eu de pénétration de la bile dans leur cavité ; à ce sujet, il rapporte une observation dans laquelle de nombreux débris d'hydatides nageaient dans un liquide puriforme et nullement teint par la bile. Dans ce cas, comme dans d'autres observés par MM. Andral (3) et Cruveilhier (4), le liquide était sans doute de la matière athéromateuse et non du pus. Quant à l'action de la bile sur le kyste, nous avons vu une tumeur hydatique du foie communiquant avec les conduits hépatiques, et nous n'avons point trouvé de corpuscules de pus dans les matières fortement colorées en jaune qu'elle contenait.

(1) *Traité de l'affection calculeuse du foie et du pancréas*, par M. V. A. Fauconneau-Dufresne. Paris, 1851, p. 292 (Extrait de l'*Union médicale*, 1849, 20 fév.).

(2) Budd, *ouvr. cit.*, p. 423.

(3) Andral, *Clin. cit.*, t. IV, liv. II, chap. 1, § 13 ; liv. II, obs. XLV.

(4) Art. ACÉPHALOCYSTES, cité p. 201, 208, 212, 215.

Nous ajouterons que le contact de la bile a été considéré dans ces dernières années comme favorable à la guérison du kyste, et que l'injection de bile de bœuf, pratiquée à plusieurs reprises dans un kyste hydatique du foie, n'a pas donné lieu à la formation de pus (obs. CCXCVIII).

Dans les cas où la tumeur hydatique du foie s'ouvre dans les bronches ou bien à l'extérieur, l'apparition de la bile dans les crachats ou par la plaie est un signe certain de la communication du kyste avec les conduits biliaires. La diminution rapide et sans cause apparente d'une tumeur hydatique du foie pourrait encore être un signe de cette communication; nous avons vu, dans le cas de M. Cadet de Gassicourt (obs. XCII), que la pression de la main, à l'autopsie, déprimait un kyste qui communiquait avec le canal cholédoque; et nous avons vu que dans les cas de Laennec (obs. XCVI) et de Saussier (obs. XCVIII), un affaissement de la tumeur du foie s'était opéré pendant la vie, fait dont les observateurs n'ont point cherché l'explication. Dans l'un et l'autre cas, l'autopsie montra une communication du kyste avec les conduits biliaires.

Les kystes hydatiques du foie déterminent encore l'oblitération des conduits biliaires et l'atrophie partielle ou totale de la vésicule du fiel.

Dans le cas de Wolcherus, rapporté par Camérarius (obs. CCLXXII), le méat biliaire, près de l'intestin, était oblitéré. Ruysch rapporte que chez un hydropique, dont le foie *consistait entièrement en vésicules*, il ne retrouva plus de rameaux de la veine porte, de la veine cave, de l'artère hépatique, ni des conduits biliaires (1). Dans un cas de Leroux, non-seulement la vésicule avait entièrement disparu, mais on ne trouva aucun vestige des canaux hépatique, cystique et cholédoque (obs. XC). Dans celui de Cadet de Gassicourt (obs. XCII) le canal cholédoque était en partie oblitéré; dans un autre cas de Leroux (obs. XCV), le conduit cystique ne put être retrouvé.

Quant à la vésicule du fiel, nous avons vu, dans le cas de Neucourt, qu'elle était réduite à une petite poche remplie de bile verte (obs. IV); Lassus n'en trouva point chez un individu dont le kyste s'était ouvert dans le péritoine (obs. CVI); enfin nous constaterons encore son absence dans un cas de M. Mesnet (obs. CCXCI).

(1) Ruysch, *op. cit.*, *Thes. anat.*, I, n° 12, p. 23.
Ruysch, conclut de ce fait que non-seulement les vaisseaux lymphatiques, mais aussi les vaisseaux sanguins dégénèrent en hydatides.

CHAPITRE III.

ACTION DES HYDATIDES DU FOIE SUR LES VAISSEAUX SANGUINS.

Nous avons vu que l'inflammation s'empare quelquefois des tissus qui avoisinent le kyste hydatique; cette inflammation se communique, dans quelques cas, aux veines, ainsi que le démontre le pus qui se trouve dans l'intérieur de ces vaisseaux; néanmoins, au lieu d'être consécutive à l'inflammation du tissu hépatique, il se pourrait que la phlébite fût, au contraire, un phénomène primitif. Il est rare, en effet, de voir les vaisseaux participer de l'inflammation franche des tissus ambiants, mais cet accident est commun lorsqu'il s'introduit dans ces vaisseaux quelque matière étrangère ou septique. Suivant nous, l'inflammation des veines des organes qui renferment un kyste hydatique reconnaît une cause semblable, et survient par suite de la communication de ces veines avec la cavité du kyste et de l'introduction dans leur intérieur des matières qu'il contient. La possibilité d'une telle communication est établie par plusieurs faits : nous avons rapporté déjà deux cas de kystes du foie ouverts dans la veine cave inférieure (obs. XX, XXI); un autre cas que nous avons également rapporté (obs. XCIII), montre que ce n'est pas seulement avec les gros troncs de ces vaisseaux que les kystes hydatiques se mettent en communication, mais que les petites veines sont également perforées : « Chose remarquable, dit M. Charcellay, » auteur de cette observation, on voit à la surface de la cavité du » kyste un grand nombre d'ouvertures plus ou moins larges, qui, » suivies avec soin, conduisent pour la plupart dans les veines sus- » hépatiques, et quelques autres dans des conduits biliaires dilatés. »

Le cas suivant est un nouvel exemple de communication d'un kyste hydatique avec les veines qui rampent à sa surface :

Obs. C (Dolbeau).

« M. Dolbeau présente à la Société un foie très volumineux renfermant à peu près quarante kystes hydatiques. A la périphérie se voient de nombreuses bosselures ; à l'incision on trouve aussi plusieurs tumeurs dans le parenchyme de l'organe. — Dans ces poches se trouvent de la bile et des concrétions biliaires.

» Une injection légère a été poussée dans les vaisseaux du foie, et cette injection pénètre dans les tumeurs. A la périphérie de chaque tumeur se voient des ramifications de la *veine porte* et de l'*artère hépatique*, ce qui explique parfaitement comment on trouve du sang dans quelques-unes de ces tumeurs; en effet l'hydatide usant petit à petit un des vaisseaux, l'écoulement sanguin a lieu dans l'intérieur du kyste (1). »

L'auteur a négligé de dire dans quelles veines l'injection a été faite, et quel était l'état de ces veines et du parenchyme du foie.

Un kyste hydatique de la grosseur d'une tête de fœtus à terme que nous avons eu l'occasion d'examiner, était parcouru à sa face interne par un grand nombre de veines dilatées, comme variqueuses et entourées d'ecchymoses ou de suffusions sanguines assez larges. Il était manifeste que le moindre travail ulcératif eût mis ces vaisseaux en communication avec la cavité du kyste, comme il arrive aux bronches, aux canaux biliaires, etc., qui sont en rapport avec de semblables tumeurs.

L'ulcération des rameaux veineux qui parcourent le kyste doit produire des effets différents, suivant que ces rameaux appartiennent à la veine porte ou à la veine cave. Dans le premier cas, il doit en résulter un épanchement de sang dans le kyste, et dans le second, au contraire, l'introduction des matières du kyste dans les vaisseaux; de cette introduction résultera la phlébite qui n'aura pas lieu dans le premier cas. Dans le fait observé par M. Dolbeau, il est probable que les rameaux de la veine porte étaient seuls atteints.

Le cas suivant offre un exemple d'inflammation suppurative du foie, accompagnée de phlébite; il se pourrait, et c'est notre opinion, que tous les désordres aient eu pour point de départ la communication d'une veine avec un kyste hydatique.

OBS. CI (BOWMAN). — *Plusieurs kystes dans le foie; l'un communiquant avec les canaux biliaires et la vésicule; hydatides dans cette vésicule; suppuration du foie et des veines; kyste ou abcès communiquant avec une veine.*

« Une domestique, âgée de vingt-cinq ans, fut admise dans l'hôpital de Birmingham, le 24 février 1837. Selon son récit, elle avait joui d'une bonne santé jusqu'à la fin du mois de décembre, lorsque, sans cause connue, elle fut prise de frisson et d'autres phénomènes fébriles, de douleurs dans la région du foie, et quelques jours après de jaunisse. Sa maladie fut regardée comme une inflammation du foie. La saignée du bras, des sangsues, des vésicatoires, et le mercure jusqu'à produire une légère salivation, furent les moyens de traitement qu'on lui opposa. A la suite de ce traitement, la malade parut guérie; cependant elle éprouvait encore une gêne dans le côté, de la lassitude et de la

(1) Dolbeau, *Bull. Soc. anat.* Paris, 1857, p. 116.

faiblesse. A peine avait-elle repris ses occupations depuis une semaine, qu'elle fut saisie soudainement d'un frisson suivi de chaleur à la peau et de transpiration. Le lendemain, trois jours avant son admission à l'hôpital, elle devint jaune.

» A son entrée, elle présentait les phénomènes suivants : jaunisse assez prononcée, démangeaisons, crampes dans les membres, peau sèche et farineuse, d'une température naturelle, pouls légèrement accéléré, respiration naturelle ; point de toux, pas d'appétit ; soif, langue chargée, nausées, céphalalgie, constipation, selles d'un brun clair, urine d'un jaune foncé, tachant le linge et devenant d'un vert olive par l'addition d'acide muriatique, malaise dans l'hypochondre droit particulièrement dans les mouvements et par le décubitus sur le côté gauche. Dans cette position, la malade sentait un poids qui tirait le côté droit du ventre, et quelquefois elle avait des nausées ; elle se couchait toujours sur le côté droit ou sur le dos, elle avait aussi par moment une douleur dans l'épaule droite. L'examen des parties fit reconnaître une plénitude considérable et un gonflement résistant qui s'étendaient depuis les cartilages des côtes du côté droit et le cartilage ensiforme jusqu'à l'ombilic. Autant qu'on en put juger, la partie gonflée était unie, résistante et douloureuse à la pression ; la percussion y donnait un son mat et tympanique dans le reste de l'abdomen. La face était très altérée. (Pilules bleues et coloquinte chaque soir.)

» *Le 4 mars*, douleurs plus vives dans le côté droit (vésicatoire), la douleur ne fut pas soulagée.

» *Le 8 au matin*, léger frisson, céphalalgie, soif, nausées ; une inflammation érysipélateuse apparaît autour du vésicatoire. (Tartre émétique à la dose de trois quarts de grain toutes les deux heures, jusqu'au vomissement.)

» *Le 9*, l'érysipèle s'est étendu jusqu'à l'aisselle et des phlyctènes se sont formées sur la partie premièrement affectée ; soif moins vive ; pas de nausées, langue couverte d'un enduit jaunâtre ; pouls à 88. (Petites doses de tartre émétique et d'acétate d'ammoniaque dans une mixture camphrée, lotions alcooliques sur le côté.)

» *Le 11*, l'érysipèle est guéri ; les fèces sont teintes par la bile ; la jaunisse a presque complétement disparu ; mais l'urine est encore foncée, la physionomie altérée ; les forces diminuées, l'hypochondre n'est pas moins gonflé et la sensibilité est la même. (Sulfate de quinine à petites doses, éther nitrique, deux verres de vin par jour.)

» A partir de ce moment la tumeur grossit rapidement et vers la fin du mois elle devint de nouveau très sensible. La malade avait des vomissements fréquents qui continuèrent jusqu'à sa mort.

» *Le 23* et encore *le 26 mars*, elle eut un frisson fort et prolongé La fièvre hectique, les vomissements, la douleur de l'hypochondre persistèrent.

» *Le 5 avril*, la sensibilité de la tumeur s'était accrue ; une proéminence superficielle et arrondie, était apparente entre les cartilages costaux et l'ombilic ; la jaunisse avait complétement disparu ; l'urine déposait un sédiment rose.

» *Le 9 avril*, la malade eut un autre frisson qui dura deux heures ; la percussion de la tumeur donna une sensation peu distincte de fluctuation. La tumeur continua de s'élever, la fluctuation devint plus distincte ; le ventre était météorisé ; la douleur de l'épaule droite s'était beaucoup accrue ; enfin la malade s'affaissa graduellement et mourut le 12.

» *Autopsie.* — Le corps fut examiné vingt heures après la mort.

» Le foie, excessivement développé, arrivait jusqu'à l'ombilic et dans l'hypochondre gauche ; il avait contracté des adhérences récentes avec le diaphragme, les parois du ventre, le côlon transverse et le rein droit ; le lobe droit semblait transformé en une grande poche pleine de liquide ; le gauche était en grande partie sain. La poche du lobe droit contenait plus de trois pintes d'un liquide opaque, coloré par la bile, et contenant environ un tiers de pus dans lequel flottaient un grand nombre d'hydatides de grosseur variable, depuis celle d'un pois jusqu'à celle d'un gros œuf de poule. La grande cavité qui les contenait était revêtue par une membrane condensée, blanchâtre et épaisse d'un huitième de pouce.

» Cette cavité était traversée en différents sens par de nombreuses brides, restes des vaisseaux devenus imperméables. A la partie postérieure de la surface interne de la poche étaient les restes d'un kyste cartilagineux très épais, qui offrait quelques plaques crétacées. Il n'y a pas de doute que cette poche ne fût un ancien kyste dans lequel les hydatides avaient été d'abord contenues. Plusieurs conduits biliaires s'ouvraient dans sa cavité ; mais, ce qu'il y avait de plus remarquable, c'est qu'elle communiquait avec la vésicule du fiel. Cette vésicule contenait, au lieu de bile, un certain nombre d'hydatides flottantes dans un liquide semblable à de l'eau de gruau. L'ouverture de communication située près du conduit cystique, était circulaire et avait le diamètre d'une plume d'oie ; les hydatides renfermées dans la vésicule étaient trop grosses pour pouvoir passer par cette ouverture ; l'une d'elles avait la grosseur d'une aveline ; toutes ces hydatides étaient globuleuses et paraissaient plus minces que celles du kyste. La membrane muqueuse de la vésicule biliaire était pâle et saine, même sur les bords de l'ouverture. Le conduit cystique n'était pas coloré par la bile, mais il avait une communication libre avec le conduit cholédoque. Celui-ci et les conduits hépatiques étaient normaux.

» En dehors de l'immense kyste, l'état du foie était différent dans différents endroits : en certains points, le tissu hépatique était plus rouge qu'à l'état normal et condensé, dans d'autres il était pâle et ramolli, tandis que, dans une grande étendue, il était profondément altéré ; là, le parenchyme, de couleur brun clair, d'une odeur fétide, était presque détruit ; rien ne restait que des flocons celluleux et les ramifications des vaisseaux à moitié dissoutes.

» Dans le lobe gauche, près de la surface convexe adhérente au diaphragme, il y avait un *abcès* du volume d'une noix, *entouré d'une membrane épaisse* et ne contenant que du pus; *cet abcès était contigu à une des veines hépatiques, avec laquelle il communiquait par une ouverture assez large pour y introduire un tuyau de plume d'oie.* Cette portion de la veine, qui communiquait ainsi avec l'abcès, contenait du pus; le pus était entouré par de la *lymphe* qui, après avoir tapissé les parois du vaisseau, les abandonnait dans la veine cave et se prolongeait en un long tube conique, dont la cavité était ainsi continue avec celle de l'abcès.

» Plusieurs branches veineuses du lobe gauche contenaient de petites collections de pus circonscrites par de la lymphe. En incisant le foie dans différentes directions, on remarquait de petites taches d'un vert vif, formées apparemment par une petite quantité de bile sortie des conduits enflammés et ulcérés. De quelques-uns des conduits, il sortait aussi un peu de pus. *Toutes les branches de la veine porte étaient saines.*

» Le lobe inférieur du poumon gauche était condensé, lourd, d'une couleur foncée et ne crépitait pas. Il était gorgé d'un sérum sanguinolent et dans plusieurs endroits il était d'une couleur gris jaunâtre. Son tissu était très mou, la plus légère pression des doigts suffisait pour l'écraser. Le poumon droit était dans un état analogue, excepté que son lobe inférieur était simplement gorgé d'un sérum sanguinolent et très condensé.

» L'état des autres viscères parut généralement normal (1). »

L'inflammation qui envahit tout à coup le foie, est survenue sans cause appréciable; elle n'a pas été déterminée, sans doute, par le grand développement du kyste hydatique, car nous en avons vu de plus volumineux encore ne rien produire de semblable. Tous les désordres s'expliqueraient facilement, si le foyer qui communiquait avec une veine et que l'on a regardé comme un abcès, avait été un kyste hydatique athéromateux. L'introduction dans la veine de la matière de ce kyste aurait été le point de départ de tous les accidents. Nous savons que, jusqu'aujourd'hui, dans la plupart des cas, la matière athéromateuse a été prise par les observateurs pour du pus; n'en a-t-il pas été de même ici? Examinons ce fait de plus près : « Dans le lobe gauche il y avait, dit M. Bowman, un abcès du volume d'une noix entouré d'une *membrane épaisse;* cet abcès était contigu à l'une des veines sus-hépatiques avec laquelle il communiquait par une ouverture assez large pour y introduire un tuyau de plume d'oie; cette portion de la veine qui communiquait avec l'abcès contenait du pus, etc. » La communication d'un abcès du foie avec une veine est certainement un fait très rare; nous n'en connaissons aucun exemple. S'il est vrai que les collections puru-

(1) Budd, *ouvr. cit.*, p. 434.

lentes du foie s'entourent fréquemment d'une membrane épaisse, on peut en dire autant des hydatides, en sorte qu'il est permis de concevoir des doutes sur l'origine de cette *membrane épaisse qui communiquait largement avec une veine*, et qui pouvait être un kyste hydatique ancien et devenu athéromateux. Un kyste athéromateux existait dans une autre partie du foie, raison pour croire qu'il pouvait en exister un second. Quant au pus, il pouvait être de la matière athéromateuse, car sa nature ne paraît pas avoir été déterminée par l'examen microscopique. Dans le cas de kyste hydatique communiquant avec la veine cave inférieure observé par M. Piorry, « le fluide dont la cavité de la tumeur était remplie présentait, dit l'inventeur de la percussion médiate, l'apparence et la consistance du pus, mais quelques portions des hydatides transparentes nageaient dans ce fluide; on retrouva une substance semblable dans la veine cave inférieure, dans le cœur droit, dans l'artère pulmonaire et dans ses divisions..... (1). » Dans ce fait, la présence des hydatides a déterminé la nature de la collection puriforme, mais supposons que la poche hydatique, plus avancée dans sa transformation, n'eût plus contenu que la matière puriforme seule; l'observateur n'eût-il pas pu dire, comme M. Bowman, qu'un abcès entouré d'une membrane épaisse *communiquait avec la veine qui contenait du pus?* Ces considérations nous disposent à conclure que le cas de M. Bowman concerne un kyste athéromateux en communication avec une veine, d'où sont résultés le passage de la matière athéromateuse dans les veines sus-hépatiques, la phlébite, l'inflammation et la suppuration du parenchyme du foie, des poumons, etc.

Quoi qu'il en soit, au reste, de ce fait particulier, il est certain que les kystes hydatiques du foie peuvent entrer en communication avec les veines qui rampent à leur surface ou dans leur épaisseur; alors, les matières qu'ils contiennent sont versées plus ou moins rapidement dans la cavité des vaisseaux et sont portés jusque dans les dernières divisions de l'artère pulmonaire; de là doivent ou peuvent résulter des accidents locaux ou généraux, les inflammations et les suppurations locales du foie et du poumon, l'infection purulente, etc., et, comme phénomène du début, les frissons, la fièvre, la céphalalgie, les vomissements, etc. On conçoit que ces accidents, toujours graves, seront plus ou moins rapides, suivant que la communication des vaisseaux avec le kyste sera plus ou moins large, et suivant la

(1) Voyez obs. XX.

nature du contenu de la poche hydatique; lorsqu'il consistera en de simples vésicules sans liquide interposé entre leurs parois et celles du kyste, la communication pourra être inoffensive. Il n'en serait plus de même si ces vésicules venaient à se rompre ou s'il existait au dehors d'elles un liquide plus ou moins limpide ou bien de la matière athéromateuse. La bile déversée dans le kyste, lorsque les canaux biliaires sont en communication avec lui, comme dans le cas cité de M. Charcellay, la bile même devra arriver dans le sang des veines sus-hépatiques; il est aisé de prévoir tout ce qu'un tel mélange doit avoir de funeste pour l'économie.

Des phénomènes, des symptômes ou des altérations anatomiques semblables à ceux que nous avons vus dans le cas de M. Bowman, sont signalés assez fréquemment dans les cas d'hydatides du foie; ils accompagnent l'hépatite dont la cause a été attribuée au développement rapide, au grand volume de la tumeur hydatique. La péritonite, la pleurésie, la pneumonie, qui surviennent aussi dans les cas d'hydatides du foie, ont été attribuées à cette même cause; mais, lorsque l'on voit les kystes les plus considérables, tels que celui dont nous avons parlé d'après Leroux (obs. XC), être exempts de ces accidents, on est disposé à chercher leur cause dans une autre condition : des investigations ultérieures montreront, sans doute, que la communication du kyste avec les veines est une de ces conditions et qu'elle est plus fréquente qu'on ne pourrait l'inférer des faits connus. La fréquence d'une communication semblable avec les canaux bronchiques ou biliaires qui, au voisinage des kystes hydatiques, se trouvent anatomiquement dans une condition analogue à celle des vaisseaux sanguins, l'existence fréquente de l'hématoïdine dans les hydatides du foie, substance qui doit sans doute son origine à du sang épanché, nous confirment dans cette opinion.

CHAPITRE IV.

HYDATIDES DES ORGANES DE L'ABDOMEN AUTRES QUE LE FOIE.

Rate. — Les hydatides de la rate sont beaucoup moins communes que celles du foie. Dans le plus grand nombre de cas, elles coexistent avec des hydatides de cet organe ou de l'abdomen. Elles se développent fréquemment dans le tissu cellulaire sous-péritonéal ou dans le voisinage et n'envahissent la rate que consécutivement, mais elles se forment aussi dans l'intérieur du parenchyme splénique. Dans un cas observé par M. Duplay, le kyste, d'un volume énorme, avait séparé la rate en deux moitiés qui se trouvaient l'une et l'autre, avec leur apparence presque normale, sur les deux côtés opposés de la tumeur (1). Les kystes de la rate ont leurs parois plus minces que ceux qui se développent dans le tissu hépatique; le parenchyme environnant reste ordinairement normal (2). Le développement de ces tumeurs, le volume qu'elles acquièrent et les transformations qu'elles subissent n'offrent rien de spécial. — Leurs effets pathologiques, si l'on excepte les phénomènes qui résultent de la compression ou de l'ulcération des conduits biliaires, sont analogues à ceux que produisent les kystes du foie; ils déplacent comme eux les organes voisins, envahissent la cavité thoracique et causent les mêmes accidents.

Les signes diagnostiques des hydatides de la rate sont analogues à ceux du foie et ne diffèrent que par le côté affecté.

Mésentère; épiploon; parois de l'intestin, de l'abdomen. — Les hydatides se développent encore dans d'autres organes ou dans d'autres régions de l'abdomen. On les rencontre en un point quelconque de la grande cavité viscérale, non dans la cavité du péritoine, mais dans le tissu cellulaire extérieur à cette membrane; elles naissent soit de la face interne des parois du ventre, soit de la face externe de l'intestin, de la vessie ou de quelque autre organe, soit dans l'épaisseur du mésentère et des épiploons. Leur kyste est revêtu extérieurement par le péritoine qui lui forme une enveloppe plus ou moins complète, il s'isole quelquefois de la paroi qui lui a donné naissance, et n'est plus maintenu que par un mince pédicule (voy. p. 364, fig. 19). Plus fréquemment peut-être que celles d'aucune autre partie du corps, ces tumeurs hydatiques sont multiples et en grand nombre. Elles peuvent acquérir séparément un très grand volume ou former ensemble une masse considérable.

OBS. CII (RICHTER).

Un tailleur âgé de cinquante ans, entra en 1797 dans un des hôpitaux de Gœttingue et reçut les soins du professeur Richter. — Il portait dans l'ab-

(1) Duplay, *Observation d'un kyste hydatique développé dans l'épaisseur de la rate, et ayant divisé cet organe en deux moitiés latérales* (*Comptes rendus Société biologie*, 2e série, t. II, p. 11. Paris, 1855).

(2) *Kyste hydatique dans le foie et dans la rate* (Andral, *Clin. médic.*, t. IV, liv. II, obs. XLIII).

domen une tumeur volumineuse, obscurément fluctuante, formée de plusieurs lobes. L'émission des urines et la défécation étaient libres. — La fièvre hectique, le délire, la diarrhée colliquative, la leucophlegmasie survinrent et emportèrent le malade.

A l'autopsie l'on trouva :

1° Un kyste hydatique dans la paroi abdominale s'étendant de la région précordiale à l'ombilic; un second kyste d'un volume égal se trouvait à côté du précédent et dans la région du foie, développé sous le péritoine, il contenait une matière épaisse, grisâtre, comme graisseuse, et des hydatides; la paroi abdominale contenait encore dans son épaisseur un certain nombre de kystes hydatiques plus petits.

2° Dans la duplicature de l'enveloppe séreuse de l'estomac existait un kyste hydatique volumineux.

3° Au voisinage de la vessie, on rencontra un sac volumineux, contenant un liquide clair et plusieurs hydatides. — Ce sac était situé entre le péritoine et l'extrémité supérieure de la vessie; on put l'énucléer complétement et ce n'est qu'alors qu'on aperçut la vessie elle-même.

4° Le foie et la rate contenaient plusieurs kystes disséminés dans leur parenchyme.

5° Un hyste hydatique volumineux existait encore dans le médiastin antérieur, en avant du péricarde (1).

Lorsque les kystes ont acquis un assez grand volume, on les sent à travers la paroi abdominale; ils pourraient être alors confondus avec des masses cancéreuses ou avec des tubercules du mésentère, mais pendant longtemps, ils n'occasionnent ni douleurs, ni désordres dans les fonctions, ni trouble dans l'économie. S'ils ne déterminent pas, par un accident quelconque ou par leur situation, dans un organe voisin une affection aiguë qui emporte le malade, ils finissent néanmoins par causer dans plusieurs fonctions une gêne si considérable que l'individu maigrit, tombe en consomption et périt.

Obs. CIII (Budd).

« Georges Berbick fut admis dans *King's College Hospital*, le 31 août 1842; il était âgé de vingt-huit ans, il avait toujours résidé à Londres, et avait été d'une bonne santé avant les dix dernières années : alors, son ventre avait commencé de grossir sans qu'il en souffrît, excepté que depuis il avait toujours été tourmenté par la bile. Il y a cinq ans, il eut une maladie grave qui paraît avoir été la fièvre typhoïde et qui dura sept à huit semaines; il guérit parfaitement de cette maladie, mais le ventre continua de grossir

(1) *Journal de chirurgie de Chrestien-Loder*, 1797, t. I.

jusqu'à il y a trois ans ; à dater de cette époque, il resta stationnaire. Depuis sept ans, cet homme a été sujet à des *spasmes*, qui sont devenus moins fréquents depuis quelque temps. Il y a six semaines, il fut pris d'un mal de gorge et d'un érysipèle à la tête qui dura quinze jours; depuis lors, il maigrit et vomit presque tout ce qu'il prit.

» Au moment de son admission à l'hôpital, il était très amaigri et son intelligence était affaiblie au point qu'il ne répondait pas toujours aux questions qu'on lui adressait; il vomissait tous ses aliments et avait de la diarrhée; l'urine et les fèces étaient rendues involontairement; l'appétit était mauvais, la langue couverte d'un enduit foncé; pouls à 84, très faible; ventre très volumineux; partie inférieure du thorax très élargie; *un grand nombre de tumeurs dures, de la grosseur à peu près d'une orange, pouvaient être senties à travers la paroi du ventre*, mais il n'y avait pas de fluctuation; la matité à la percussion du foie s'étendait considérablement au-dessous des fausses côtes, le son clair de l'intestin s'entendait suivant une ligne transversale passant par l'ombilic; dans le reste du ventre, la percussion produisait une résonnance qui n'était ni tout à fait claire, ni tout à fait mate, donnant l'idée d'une couche solide placée sous les muscles abdominaux et recouvrant les intestins. La poitrine du côté droit était mate à la percussion, jusqu'à la hauteur du mamelon, et presque jusqu'à la même hauteur du côté gauche. Le cœur battait au-dessus du mamelon gauche.

» Le malade s'affaiblit graduellement et mourut le 3 septembre.

» *A l'ouverture* de l'abdomen, on vit un grand nombre de tumeurs globuleuses en rapport avec l'épiploon; quelques-unes contenaient une hydatide solitaire, pleine d'un liquide transparent, d'autres en contenaient de deux à cinquante ou plus; il y en avait de tout à fait solides, remplies qu'elles étaient d'un grand nombre d'hydatides sans liquide et pressées dans leur kyste comme des raisins secs. L'épiploon était soulevé par les tumeurs; l'intestin, au dessous, était parfaitement sain; le côlon passait suivant la ligne qui donnait un son clair à la percussion observée pendant la vie.

» Quelques tumeurs de la même nature étaient en rapport avec le foie, lui donnant un volume énorme; le parenchyme de cet organe était tout à fait sain. Quelques-unes des tumeurs étaient en partie enclavées dans sa substance et *la vésicule biliaire communiquait avec l'un des kystes*. Le plus grand contenait environ une demi-pinte de liquide.

» Des tumeurs du même genre étaient aussi en rapport avec la rate et une autre était adhérente au *sommet de la vessie urinaire*. Tous les grands kystes étaient globuleux, comme aussi les hydatides contenues (1). »

Ces tumeurs multiples sont d'autant plus graves que si la nature ou l'art amène la guérison de quelqu'une d'entre elles, les autres n'en continuent pas moins leur marche et, soit parce qu'elles ne

(1) G. Budd, *ouvr. cit.*, p. 431.

sont pas toutes accessibles aux moyens chirurgicaux, soit parce que l'économie souffre de plus en plus de leur présence, la mort en est constamment la suite ; du moins on n'a point vu chez l'homme de guérison bien constatée dans les cas de tumeurs hydatiques multiples existant même en nombre peu considérable (1).

Nous avons rapporté (obs. LXXVII) un cas de tumeurs hydatiques multiples de l'abdomen, dont l'une fut ouverte par la potasse caustique et se vida ; mais les autres n'en continuèrent pas moins leur marche et firent périr le malade. L'observation suivante est un autre exemple de tumeurs multiples de l'abdomen dans lesquelles la nature et l'art semblent devoir rester toujours impuissants.

Obs. CIV (Guerbois et Pinault).

Merlin, cordonnier, âgé de trente-cinq ans, ayant joui d'une bonne santé jusqu'en août 1824, fut pris à cette époque d'une douleur du côté droit, avec toux, dyspnée, etc., dont il ne se guérit pas complétement ; en octobre 1825, il entra à l'hôpital Cochin.

« Sous les cartilages des côtes asternales droites existait une tumeur plus volumineuse que le poing, indolente, fluctuante, acuminée ; la peau qui répond au sommet est d'un rouge livide et paraît prête à se rompre. Le ventre est très volumineux, très dur et peu sensible à la pression ; le foie se prolongeait au-dessous des fausses côtes.—Les fonctions digestives sont régulières, amaigrissement, pâleur, point d'infiltration. — On applique des cataplasmes émollients et deux jours après M. Guerbois ouvre la tumeur ; il s'échappe aussitôt un liquide séro-purulent et des hydatides..... une mèche est introduite dans la plaie et, à chaque pansement qui se renouvelle tous les jours, on trouve des hydatides dans les pièces de l'appareil. — ..... Au bout de cinq jours, la matité, l'égophonie et d'autres signes firent reconnaître l'existence d'un épanchement dans la plèvre droite. — Le lendemain, le malade mourut.

» *Autopsie.*—A l'ouverture de l'abdomen, on trouva un foie très volumineux, remplissant tout l'hypochondre droit, l'épigastre et l'hypochondre gauche ; les épiploons parsemés de kystes qui s'étendaient jusque dans le bassin. La face convexe du foie adhérait intimement au diaphragme et aux parois abdominales des côtes asternales droites. L'incision faite à la tumeur conduisait dans une vaste poche creusée dans l'épaisseur du foie. Ces premières observations faites, le foie, les épiploons furent détachés avec précaution, et présentés intacts à la Société anatomique ; nous vîmes quatre kystes hépatiques, dont deux gros comme un œuf de dinde ; le plus considérable, celui dans lequel on avait pénétré, avait le volume de la tête d'un fœtus ; le quatrième

(1) Nous rapporterons un cas (obs. CCXCVII), le seul que nous connaissions, dans lequel deux kystes ont été opérés avec succès.

avait le tiers du volume du précédent. L'un des petits kystes contenait une matière boueuse, jaune, d'odeur fécale (1). Un kyste acéphalocyste développé dans l'épaisseur du petit épiploon comprimait la rate. Enfin l'épiploon gastro-hépatique, le grand épiploon, contenaient dans leur épaisseur plus de cinquante kystes hydatiques dont le volume variait depuis celui d'une noix jusqu'à celui des deux poings, et qui formaient une sorte de chapelet étendu de la face concave du foie dans le petit bassin, où l'on voyait un grand kyste remplissant la cavité pelvienne, situé entre le rectum et la vessie, adhérant à la vésicule séminale droite aux dépens de laquelle il paraît formé (2). »

Le cas suivant, que nous avons mentionné déjà plusieurs fois, est intéressant à divers points de vue :

Obs. CV (Charcot et Davaine). — *Tumeurs hydatiques du foie, du mésentère, du petit bassin; kystes pédiculés; absence remarquable des échinocoques dans quelques-uns; hématoïdine.*

Il s'agit d'un homme, âgé de soixante-trois ans, entré à l'hôpital de Lariboisière, le 9 juin 1856. Il avait dans l'hypochondre droit une tumeur fluctuante, sans frémissement hydatique, qui donna, par une ponction exploratrice, un liquide limpide, non albumineux.

Une application de caustique de Vienne est faite le 23 juin; elle est renouvelée tous les deux jours: après la quatrième, l'eschare s'ouvre et laisse échapper une grande quantité de liquide avec des vésicules hydatiques du volume d'une tête d'épingle à celui d'un œuf de poule.

Le liquide était trouble, de couleur jaunâtre et contenait de petits grumeaux d'une matière rouge vif, qui, examinés au microscope par MM. Sénac et Heurtaux, internes de l'hôpital, offrirent de nombreux cristaux rhomboïdaux d'hématoïdine. Les hydatides renfermaient toutes des échinocoques dont les corpuscules calcaires, bien que normaux dans leur forme et dans leurs autres caractères, avaient une coloration d'un rouge très intense, tout à fait semblable à celle des cristaux d'hématoïdine. Quelques-unes des hydatides offraient à l'intérieur des taches de couleur rouge, formées par des cristaux de cette dernière substance.

Jusqu'au 9 juillet, il sort chaque jour par la plaie quelques hydatides entières ou déchirées; le malade est dans un état satisfaisant, il se lève plusieurs heures tous les jours; la tumeur a diminué et son bord inférieur est remonté

(1) C'est probablement de ce kyste qu'il est question dans cette phrase de la relation donnée par M. Pinault (*Bull. de la Soc. anat.*, 1826, t. I, p. 23): « Il (le kyste) était uni au foie par un tissu cellulaire dense : la veine cave lui adhérait intimement, et contenait un grand nombre d'hydatides opaques, affaissées, et une matière comme une boue. » C'est sans doute le kyste et non la veine cave qui contenait ces substances, car le fait eût été assez remarquable pour que M. Cruveilhier, dont j'emprunte la relation, ne l'eût pas omis.

(2) Pinault, *Bull. Soc. anat.*, et Cruveilhier, art. Acéphalocystes, p. 226.

à deux travers de doigt au-dessus de l'ombilic; l'hypochondre droit s'est affaissé et, dans la région correspondante du côté gauche, une tuméfaction fluctuante est devenue apparente.

Une injection d'une grande quantité d'eau est faite matin et soir dans le kyste, et sa cavité, après chaque lavage, est maintenue pleine de ce liquide ; deux fois on injecte une solution iodée très étendue.

Jusqu'au 15 juillet l'état du malade est satisfaisant, mais alors l'appétit et les forces diminuent, l'affaiblissement fait de rapides progrès ; un érysipèle paraît au bras et à la cuisse et laisse après lui des taches de purpura ; le liquide du kyste devient purulent et fétide et le malade succombe le 3 août, dans le marasme.

Autopsie.—Fausses membranes de formation récente dans le péricarde ; adhérences presque générales dans les deux plèvres; base du poumon gauche adhérant intimement au diaphragme, enfin adhérence du diaphragme au foie dans toute son étendue.

Un grand nombre de kystes hydatiques plus ou moins volumineux existent à la face inférieure du foie, en partie contenus dans le parenchyme de cet organe, le reste fait saillie au dehors.

En outre, à l'intérieur du foie, un kyste athéromateux contenant de nombreuses hydatides, existe vers la face supérieure du lobe gauche; sa paroi supérieure adhère au diaphragme et au péricarde. — Un autre kyste, très vaste, existe à la face supérieure et antérieure du lobe droit ; il adhère au diaphragme et à la paroi abdominale; c'est ce kyste qui a reçu la ponction. — Un troisième kyste d'un volume moyen existe dans le lobe de Spigel en partie détruit.

Dans l'épiploon gastro-hépatique se trouvent deux tumeurs hydatiques, égalant le volume d'un œuf de poule. — Dans l'épiploon gastro-splénique s'en trouve une autre plus volumineuse.

A la surface du mésentère, on remarque un très grand nombre de kystes du volume d'une noix à celui d'un pois ; ils sont situés dans le tissu cellulaire sous-péritonéal, le long de l'intestin grêle et du gros intestin ; beaucoup de ces kystes sont pourvus d'un pédicule plus ou moins long et plus ou moins aminci. (Voy. p. 364, fig. 19.)

Dans le petit bassin, entre le rectum et la vessie, existe un kyste hydatique du volume du poing ; il adhère à la face extérieure du rectum et postérieure de la vessie; sur ses côtés rampent les uretères ; il contient un liquide puriforme et des hydatides rompues.

Tous les kystes situés dans le foie et dans les replis du péritoine avaient des hydatides pourvues d'échinocoques, mais les hydatides des kystes pédiculés n'avaient pas d'échinocoques.

Aucun des kystes hydatiques situés en dehors du foie ne contenait d'hématoïdine (1).

(1) Charcot et Davaine, *Note sur un cas de kystes hydatiques multiples* (*Mém. Soc. biologie*, 2e série, t. IV, p. 103, ann. 1857, — et Sénac, *Bull. Soc. anat.*, ann. XXXI, p. 357. Paris, 1856).

SOUS-SECTION II.

HYDATIDES DES ORGANES ABDOMINAUX OUVERTES DANS UNE GRANDE CAVITÉ NATURELLE.

Assez fréquemment les kystes hydatiques du foie ou des autres organes abdominaux s'ouvrent dans les cavités séreuses ou muqueuses voisines, soit par suite de quelque violence extérieure, soit par suite d'un effort du malade, soit par un excès de distension du kyste, lorsque, par exemple, la bile y pénètre, soit enfin par les progrès mêmes de la tumeur.

CHAPITRE PREMIER.

TUMEURS HYDATIQUES S'OUVRANT DANS UNE CAVITÉ SÉREUSE.

Lorsque le kyste hydatique de l'un des organes de l'abdomen s'ouvre dans une grande cavité séreuse, l'inflammation en quelque sorte instantanée qui survient, a une marche rapide et se termine toujours par la mort. On a vu cet accident entraîner la perte du malade en quelques heures, d'autres fois après plusieurs jours. La différence dans la marche de la maladie peut tenir à l'étendue de la perforation et à la nature du liquide épanché : dans un cas observé par Chomel, le malade vécut encore douze jours après la rupture de la poche hydatique dans le péritoine, la perforation était étroite ; dans un cas observé par MM. Duplay et Morel-Lavallée, le malade succomba en quelques heures, cependant le liquide seul de l'hydatide avait envahi la cavité péritonéale.

L'affaissement d'une tumeur abdominale, quelquefois précédé ou accompagné d'une sensation de rupture, la coïncidence de douleurs violentes et les signes de la péritonite ou de la pleurésie doivent faire présumer que la tumeur s'est ouverte dans la cavité séreuse du ventre ou de la poitrine.

Nous avons rapporté déjà les cas de kystes abdominaux ouverts dans la plèvre ; il ne sera donc question ici que des kystes ouverts dans le péritoine.

Obs. CVI (Lassus). — *Rupture par une chute.*

I. — Lassus rapporte qu'un homme qui suivait un traitement pour une obstruction du foie, mourut six heures après avoir fait une chute de cheval. Un kyste hydatique situé à la partie inférieure du foie s'était rompu et trois pintes *d'eau* étaient épanchées dans le ventre ; la vésicule du fiel ne fut point trouvée (1).

OBS. CVII (ROUX). — *Rupture par un effort.*

II. — Une jeune fille entrée à l'hôpital pour une tumeur volumineuse de l'hypochondre droit, pouvait néanmoins se livrer à quelques occupations. Elle éprouva tout à coup, en faisant un effort, une vive douleur ; la tumeur s'affaissa, le ventre acquit du volume et devint le siége d'une fluctuation évidente. *Une incision pratiquée à la partie inférieure de la ligne blanche* évacua un liquide transparent et un très grand nombre d'hydatides. La malade étant morte, on trouva des hydatides dans la cavité abdominale, et dans le foie, un kyste qui s'était rompu et qui avait versé ses hydatides dans la cavité du péritoine (2).

OBS. CVIII (ROUX DE BRIGNOLLES). — *Rupture par un effort.*

III. — Homme, vingt-cinq ans, effort en travaillant aux champs, douleur vive dans le ventre ; mort dans la journée. Rupture d'un kyste hydatique du foie ; nombreuses hydatides dans le péritoine (3).

OBS. CIX (CHOMEL). — *Rupture par un effort.*

IV.—Homme, quarante-cinq ans ; tuméfaction excessive du ventre sans dérangement des fonctions. Exercice forcé porté à l'excès, sentiment de déchirement dans le ventre, suivi de fréquentes évacuations alvines, de vomissements, etc. Mort quinze jours après. Liquide brunâtre et trouble avec un grand nombre d'acéphalocystes dans le péritoine. « A la face inférieure du foie existait une poche à demi pleine d'un liquide semblable à celui dont il vient d'être parlé et dans lequel nageaient encore quelques hydatides. Cette poche flasque était percée d'un trou peu considérable par lequel l'épanchement s'était effectué (4). »

OBS. CX (LASSUS et DE LA PORTE). — *Rupture spontanée.*

V. — Il s'agit d'une fille de douze ans, qui avait deux kystes hydatiques énormes dans le foie ; l'un des deux s'était ouvert dans le péritoine ; point de détails sur les circonstances (5).

OBS. CXI (ANDRAL). — *Rupture spontanée.*

VI. — Femme de vingt-sept ans, phthisie pulmonaire avancée ; tout à coup, sans cause connue, vive douleur abdominale ; mort quatre jours après.

(1) Lassus, *Recherches et observations sur l'hydropisie enkystée du foie*, obs. II (*Journ. de méd. chir.*, etc., *de Corvisart*, t. I, p. 121, an. IX).

(2) Roux, *Clin. des hôpitaux*, t. II, p. 46, cité par Cruveilhier, art. cité p. 220.

(3) Roux de Brignolles, *Gaz. des hôpitaux*, 1855, p. 491.

(4) Chomel, *Journ. de méd. de Sédillot*, 1821, t. LXXVII, p. 223.

(5) Lassus, *Mém. cit.*, obs. VIII.

Membranes hydatiques dans le péritoine, et lésions de la péritonite; kyste hydatique du foie offrant une rupture qui pouvait admettre trois doigts réunis (1).

Obs. CXII (Duplay et Morel-Lavallée). — *Rupture spontanée.*

VII. — Homme, quarante-cinq ans. Épanchement pleurétique présumé. Tout à coup, sans cause connue, violente douleur dans le ventre. Mort cinq heures après. — « Épanchement sanguinolent dans le ventre et, du reste, aucune trace de péritonite ; crevasse à la partie inférieure du foie qui refoule en s'élevant dans la poitrine le diaphragme et le poumon droit jusqu'à la deuxième côte, et il ne dépassait point la base du thorax. On pénètre dans son parenchyme par l'*hiatus* qu'offre la face inférieure, il conduit à une cavité énorme occupée par la coque d'une hydatide unique énorme et vide ; sans doute le liquide hydatique et le sang provenant de la déchirure composaient l'épanchement (2). »

Obs. CXIII (Nicolaï). — *Rupture par un coup.*

VIII. — Il s'agit d'un garçon, âgé de vingt-huit ans, qui souffrait dans l'hypochondre droit où il existait une tumeur dure et arrondie ; l'état général était bon. Un jour, en luttant avec un camarade, il reçut un coup de poing dans le côté droit ; il s'affaissa et mourut peu de temps après.

A l'autopsie, on trouva deux kystes hydatiques volumineux dans le foie ; l'un était déchiré et son contenu s'était échappé dans le péritoine (3).

IX. — Voyez aussi l'observation XCIV dans laquelle la rupture d'un kyste du foie causa une péritonite mortelle.

CHAPITRE II.

TUMEURS HYDATIQUES S'OUVRANT DANS UNE CAVITÉ MUQUEUSE.

Lorsqu'un kyste hydatique de l'abdomen s'ouvre dans une cavité revêtue par une membrane muqueuse, les hydatides intactes ou rompues sont évacuées au dehors, soit par expectoration, soit par le vomissement, soit par les garderobes, soit avec les urines. Nous ne nous occuperons ici que de celles qui, pénétrant dans le tube digestif, sont évacuées par le vomissement ou par les garderobes.

L'ouverture de communication qui se fait entre le kyste et l'estomac ou l'intestin est généralement assez étroite et donne issue aux

(1) Andral, *Clinique médicale*, t. IV, p. 314, et Cruveilhier, art. Acéph.

(2) Vigla, *Mém. cit.*, p. 552.

(3) Docteur Nicolaï, *Allg. medic. centr. zeit.*, 1855, n° 15, et *Gaz. hebdom.*, 1855, t. II, p. 709.

vésicules avec beaucoup de lenteur : celles-ci sont évacuées au dehors par intervalles plus ou moins éloignés et souvent pendant plusieurs mois. La perforation ne suffit pas toujours à l'évacuation complète du kyste qui s'ouvre encore dans un autre organe ou bien à l'extérieur.

L'introduction des hydatides ou des matières du kyste dans le tube digestif ne donne point lieu à des phénomènes inflammatoires de la membrane muqueuse, et l'on ne voit point ordinairement survenir une diarrhée difficile à arrêter.

La rupture du kyste dans l'estomac ou l'intestin peut être reconnue à divers signes : à la sensation de rupture éprouvée, dans quelques cas, par le malade, à l'affaissement plus ou moins rapide de la tumeur, à l'apparition au dehors de vésicules intactes ou rompues, reconnaissables à l'œil nu ou bien au microscope et contenant quelquefois des crochets d'échinocoque.

Cet accident amène ordinairement une terminaison favorable de la maladie.

A la suite de l'invasion des hydatides et de leurs échinocoques dans l'estomac et dans les intestins, aucun observateur n'a signalé l'apparition d'un grand nombre de ténias, malgré les craintes exprimées à ce sujet par quelques auteurs.

A. — Kyste s'ouvrant dans l'estomac.

1° *Cas de mort, avec autopsie.*

Obs. CXIV (Cleyer). — *Hydatides trouvées dans l'estomac.*

I. — Un nombre considérable de vésicules dont la description se rapporte aux hydatides furent trouvées dans l'estomac d'un cadavre : point de détails sur l'état des organes voisins, ni de l'estomac ; point de relation de la maladie (1).

Obs. CXV (Portal). — *Hydatide trouvée dans l'estomac.*

II. — Portal dit simplement avoir trouvé une hydatide grosse comme un œuf de pigeon, qui était libre dans la cavité de l'estomac (2).

Obs. CXVI (Cruveilhier). — *Kyste communiquant avec l'estomac.*

III. — Une femme qui avait une tumeur saillante au-dessous de l'appendice xyphoïde, raconta qu'avant son entrée à l'hôpital, elle avait vomi, à plu-

(1) Andreæ Cleyeri, *De corporibus sphericis permultis in ventriculo humano inventis* (*Ephem. nat. cur.*, dec. II, ann. I, obs. XVIII, p. 40).

(2) Portal, *Anatomie médicale*, t. V, p. 198. Paris, 1803.

sieurs reprises, des membranes semblables à du blanc d'œuf cuit ; elle succomba peu de jours après son entrée.

A l'autopsie, on trouva le lobe gauche du foie converti en une vaste poche hydatique, adhérente à l'estomac, et qui s'ouvrait assez largement dans ce viscère (1).

OBS. CXVII (DUCHAUSSOY).

IV. — « Une femme, chez laquelle existait depuis longtemps une tumeur volumineuse à la région épigastrique, rendit, le 27 décembre 1853, des hydatides mêlées à ses matières fécales. Avant cette époque, elle n'avait pas de dévoiement ; depuis le 27, ses selles étaient jaunâtres et semblables aux matières contenues dans le kyste du foie. L'haleine était fétide : il n'y eut *jamais de vomissements*. Le 30 janvier, une péricardite se déclara et emporta bientôt la malade.

» *A l'autopsie*, on trouva : 1° une péricardite ; 2° un vaste kyste à l'union du lobe droit et du lobe gauche du foie ; ce kyste était rempli de liquide et de détritus jaunâtre ; il communiquait avec l'estomac à 3 centimètres à gauche du pylore ; l'orifice de communication était assez large pour laisser passer le doigt ; 3° entre l'estomac et le foie, dans l'épiploon gastro-hépatique, existaient plusieurs petits kystes kydatiques ; on en trouvait un aussi dans un des reins ; 4° la muqueuse de l'estomac n'était pas hypertrophiée, mais elle offrait une teinte noirâtre, comme dans les phlegmasies chroniques (2). »

V. — Voyez aussi l'observation VII.

2° *Cas de mort, pas d'autopsie.*

OBS. CXVIII (BALME). — *Hydatides rendues par le vomissement et par les selles.*

VI. — Une femme, âgée de trente-cinq ans, fut prise, quinze jours après son accouchement, d'une fièvre et de divers symptômes qui furent attribués à une humeur laiteuse. Six semaines environ après, la malade rendit, sans grands efforts et comme spontanément, une foule de corps ronds ou ovales, qui se déchiraient au passage de l'œsophage ou en tombant dans le vase. La matière dont ils étaient remplis était une humeur bilieuse ; il y avait vingt-trois de ces vésicules rompues, trois ou quatre étaient de la grosseur d'un œuf de poule, quelques-unes ressemblaient à du blanc d'œuf cuit. Dans la soirée, la malade en rendit encore trois ou quatre d'un grand volume par les selles ; le lendemain, nouveau vomissement de vésicules. Les phénomènes graves n'en persistèrent pas moins : les vomissements étaient fréquents ; la diarrhée survint et ne put être arrêtée ; des vésicules furent encore expulsées

(1) Cruveilhier, art. ACÉPH., obs. XXIII, p. 241.
(2) Duchaussoy, *Bull. Soc. anat.*, 1854, p. 17, et Cadet de Gassicourt (*thèse*).

une fois par les selles ; enfin, après plus d'un mois d'alternatives de mieux être et de rechutes, la malade succomba dans la consomption. L'autopsie ne fut pas faite (1).

3° *Cas de guérison.*

Obs. CXIX (Lind). — *Hydatides rendues par les vomissements et par les selles; abcès ouvert spontanément à l'épigastre.*

VII. — « Vers la fin d'octobre 1786, je fus appelé pour une dame âgée d'environ trente ans, qui depuis quelque temps se trouvait incommodée. — Elle avait alors une tumeur douloureuse au creux de l'estomac et dans la région du foie. Le mal présentait l'apparence d'un *hepatitis*, et il semblait que le foie était menacé de tomber promptement en suppuration... (traitement mercuriel poussé jusqu'à la salivation). Au bout de dix jours, la malade rendit par les selles et par le vomissement une quantité incroyable de *tœniæ hydatigenæ* ou hydatides. Il s'en trouva plus de mille; elles avaient presque rempli deux grands pots de chambre. Ces hydatides avaient depuis la grosseur d'un petit pois, jusqu'à un pouce et demi de diamètre.... plusieurs étaient fortement teintes de bile. Un peu de cette bile était aussi mêlé avec la lymphe gélatineuse dont les hydatides étaient remplies, etc..... (d'où l'auteur conclut qu'elles viennent du foie). Il n'était pas douteux non plus qu'elles ne fussent la cause de la maladie présente du foie, et des douleurs d'estomac dont cette dame avait été tourmentée depuis environ deux ans, pendant lequel temps elle avait, par intervalles d'à peu près six mois, rendu quelques-uns de ces animaux par les selles..... » Il s'ouvrit ensuite près du creux de l'estomac un abcès par lequel s'écoulèrent des matières fétides et purulentes; il sortit aussi un calcul biliaire, gros comme un haricot, et la malade finit par guérir (2). »

Obs. CXX (Becker). — *Hydatides rendues par les vomissements et par les selles.*

VIII. — Il s'agit d'une femme âgée de quarante et un ans, malade depuis longtemps. Douleurs à gauche de l'epigastre et pesanteur de ce côté. Expulsion instantanée par les selles de seize vessies, de la grosseur d'un œuf de pigeon à celle d'un œuf de poule, les unes entières, les autres crevées; cinquante environ sont rendues en plusieurs fois. Vomissements répétés dans lesquels se trouvent des vésicules semblables. A partir de cette époque, amélioration et guérison (3).

(1) Balme, médecin au Puy, *Fièvre hectique laiteuse pendant laquelle furent rendues des hydatides par les selles et par le vomissement* (*Journ. de méd. chir.*, etc., t. LXXXIV, p. 339. Paris, 1790).

(2) James Lind, *Observ. sur des* tœniæ hydatigenæ *traitées avec succès par l'usage du mercure* (*Journ. de méd. chir.*, t. LXXIX, p. 345. Paris, 1789, trad. du *Journ. de méd. de Londres*, t. XXX, p. 96).

Ce cas est rapporté sans nom d'auteur par P. Frank, t. V, p. 360.

(3) *Journ. gén. de médecine de Sédillot*, t. XLI, p. 109, 1811 (Extrait du *Journal de Hufeland*).

Obs. CXXI (Clémot). — *Hydatides vomies; kyste ouvert par le bistouri.*

IX. — Un homme, en 1824, avait un dépôt au foie, dont l'ouverture fut faite par un chirurgien et donna issue à plusieurs pintes de liquide purulent, dans lequel nageaient une quantité considérable d'hydatides. Après un mois, l'ouverture se ferma; quelque temps après, vomissements de matières semblables à celles qui sortaient par la plaie et de lambeaux d'hydatides. Plus tard, les vomissements ayant cessé, la santé se rétablit. Huit ans après, elle était encore parfaite (1).

Obs. CXXII (Chomel). — *Hydatides rendues par les vomissements et par les selles.*

X. — Femme, cinquante ans, amaigrissement, tumeur du côté droit s'étendant depuis les fausses côtes jusqu'à la crête iliaque. — Invasion de la maladie, il y a trois ans; tumeur développée de haut en bas; ictère deux fois depuis un an; point de frémissement hydatique. Tout à coup, vomissements abondants, deux pintes environ d'un liquide trouble, très fétide, tenant en suspension une vingtaine d'hydatides dont le volume varie depuis celui d'un pois jusqu'à celui d'un œuf de pigeon; immédiatement après l'abdomen s'est affaissé. La malade a rendu aussi des hydatides par les selles et a quitté l'hôpital (2).

Obs. CXXIII (Vitrac). — *Hydatides rendues par les vomissements et par les selles.*

XI. — « Un peintre, marié depuis cinq à six mois, fréquemment dérangé du ventre, présentait une teinte ictérique; deux mois s'écoulent sans amélioration; amaigrissement, vomissements incessants, douleur dans la région du foie. La coloration jaune se prononce de plus en plus; perte complète d'appétit, constipation; il n'y a point de tumeur cancéreuse à la région de l'estomac, mais une espèce de bombement qui part de l'appendice sternal et occupe une circonférence de 15 à 20 centimètres..... il se plaint de quelque chose qui lui remonte au gosier et rejette par haut ou rend par les selles un certain nombre d'hydatides. Dans l'espace de quinze jours, il en a rendu une cinquantaine; les trois quarts ont été expulsés par l'anus; la guérison n'a pas tardé à venir (3). »

B. — Kyste s'ouvrant dans l'intestin.

1° *Cas de mort.*

Obs. CXXIV (Falloord). — *Kyste communiquant avec le duodénum?*

I. — Une femme, âgée de trente-huit ans, éprouvait depuis longtemps des

(1) Clémot, *Gaz. des hôpitaux*, t. VI, p. 31, 1832.

(2) Chomel, *Gaz. des hôpitaux*, t. X, p. 597, 1836.

(3) Vitrac, *Union médicale de la Gironde* et *Gaz. des hôpitaux*, 1857, p. 220, et 1858, p. 28.

douleurs lancinantes à la région du foie qui était augmenté de volume. Après quelques garderobes de couleur noire, elle évacua des hydatides rompues ou intactes, au nombre de sept ou de huit dans chaque selle. Ces garderobes furent suivies d'un grand soulagement, le foie diminua de volume; cet état se maintint pendant six jours; mais alors la malade mourut empoisonnée par une méprise.

A l'autopsie, faite incomplétement, on reconnut dans le foie une tumeur contenant trois pintes de *pus* avec des centaines d'hydatides. De plus M. Falloord remarqua un canal rempli de pus qui se dirigeait en bas vers le duodénum (1).

2° *Cas de guérison.*

Obs. CXXV (Lossi).

II. — « Une veuve quadragénaire avait une maladie du foie avec douleur et tension dans les hypochondres. On lui conseilla un purgatif; elle évacua par l'anus une quinzaine de vésicules; les unes avaient le volume d'un œuf de pigeon, les autres étaient plus grosses, d'autres l'étaient moins. La malade fut et demeura guérie (2). »

Obs. CXXVI (Vivarès). — *Hydatides du foie?*

III. — Il s'agit d'une femme qui souffrit de coliques, le 27 novembre 1774; le 16 décembre, ces coliques revinrent plus violentes, avec fièvre, soif, etc. Trois tumeurs considérables existaient dans le ventre vers l'hypochondre droit. A la suite de l'administration d'un lavement, il y eut plusieurs évacuations séreuses dans lesquelles se trouvaient *cent trente corps semblables à des œufs sans coque*, de grosseurs différentes depuis celle d'un œuf de moineau jusqu'à celle d'un œuf de poule; leur couleur était aussi différente, il y en avait de noirs, de rouges, de jaunes et de gris. Les tumeurs du bas-ventre disparurent après ces déjections. Au bout de quinze jours, la santé se rétablit (3).

Obs. CXXVII (Berthelot). — *Hydatides de la rate?*

IV. — Il s'agit d'une femme âgée de quarante-six ans, qui avait depuis dix-huit ans *des obstructions squirrheuses dans presque tous les viscères du bas-ventre*. Depuis quelque temps elle avait une *fièvre lente hectique*, elle s'épuisait de jour en jour et semblait toucher à sa fin, lorsque, pensant aller à la garderobe, « elle rendit un nombre prodigieux d'hydatides entières, les unes

(1) Falloord, *The medical Times*, 1846, et *Gaz. méd. de Paris*, 1846, t. I, p. 568.

(2) Frederici Lossii, *Obs. med.*, lib. IV. London, 1762, cité par Barrier (*Thèse cit.*).

(3) Vivarès, *Sur des tumeurs enkystées rendues par les selles à la suite d'une colique violente* (*Journ. de méd. chir. pharm. de Roux*. Paris, 1775, t. XLIV, p. 310).

grosses comme des œufs de pigeon et d'autres plus petites..... elle a ainsi continué de rendre des hydatides pendant six semaines, au nombre de 1000 à 1200..... La fièvre a cédé peu à peu et le ventre, qui avait acquis un volume et une dureté considérables, s'est affaissé avec le temps. Le *squirrhe de la rate* est diminué en proportion; la convalescence a été pénible et longue(1).»

OBS. CXXVIII (W. MUSGRAVE). — *Hydatides rendues par les selles; une par le vomissement.*

V. — Il s'agit d'une femme de Tiverton, âgée de trente ans, qui souffrait dans son corps et qui fut prise de fièvre quatre mois avant la visite de W. Musgrave; cette fièvre dura trois semaines et s'accompagna de vomissements et de douleurs d'estomac. Il y avait trois semaines que la malade avait été prise de jaunisse et qu'elle avait rendu, par les selles, plusieurs vésicules; elle avait continué à en rendre tous les jours ou bien tous les deux ou trois jours. Ces vésicules étaient de dimensions variées, depuis la grosseur d'une tête d épingle jusqu'à celle d'un œuf de poule; leur couleur était variable aussi du blanc au jaune, suivant celle du liquide contenu.

Avant de rendre ces vésicules, la malade avait des douleurs d'estomac, de fréquentes envies de vomir, des suffocations hystériques, qui disparurent ensuite. Ces vésicules étaient évacuées sans douleurs, les unes entières, d'autres rompues; les premières grosses comme des noix de galle ou des billes de marbre, les secondes semblables à des peaux de groseilles ou de prunes.

Une seule de ces vésicules fut rendue par le vomissement; elle était rompue et avait dû être de la grandeur d'un œuf d'oie: son contenu était plus épais et fétide. Le nombre des vésicules évacuées par les garderobes peut être estimé à plusieurs *vingtaines*.

On ne trouva dans ces vésicules aucune partie, aucun organe, qui ait appartenu à un insecte; aucun animal n'existait dans le liquide; il est vrai, dit l'auteur, que n'ayant point de microscope, on n'en fit l'examen qu'à l'œil nu.

La malade se remit, recouvra l'appétit et cinq mois après la première visite de Musgrave, elle parut guérie (2).

OBS. CXXIX (BRILLOUET, LEROUX, MÉRAT). — *Hydatides rendues par les selles; ouverture à l'extérieur par la potasse et spontanée.*

VI. — Il s'agit d'une femme âgée de cinquante-cinq ans, qui entra à la clinique interne, en 1803. Elle portait dans l'hypochondre droit, depuis plus de trente ans, une tumeur de la grosseur des deux poings réunis, qui, depuis un an, était devenue douloureuse; à la suite d'un lavement, elle rendit des

(1) Berthelot, *Observ. sur des* tæniæ hydatigenæ ou *hydatides* (*Journ. de méd. chir.*, 1790, t. LXXXIV, p. 48).

(2) *A letter from Dr W. Musgrave to Dr Hans Sloane, concerning hydatides voided by stool*, in *Philosoph. Transact.*, vol. XXIV, *for the year* 1704, 1705, n° 295, § III, p. 1797.

hydatides au nombre de quatre ou cinq, de la grosseur d'un œuf de pigeon. Elles étaient intactes ou crevées; chaque garderobe en amenait autant. La tumeur de l'hypochondre s'affaissa; il survint une nouvelle tumeur à l'épigastre, qui fut ouverte par le chirurgien Brillouet, avec la potasse caustique; il en sortit du pus et des hydatides en grand nombre; le foyer se vida peu à peu et cinq mois après, la malade parut guérie. Une nouvelle tumeur apparut près de l'appendice sternal; elle s'ouvrit spontanément. Il survint encore un autre abcès auprès de ce dernier; il en sortit du pus sanieux et beaucoup de bile, puis deux esquilles, qui parurent venir du sternum; enfin la guérison se fit. — Cette femme passait dans son quartier pour pondre des œufs (1).

Obs. CXXX (Blatin). — *Masse d'hydatides? rendues par l'anus. — Frémissement hydatique* (1801).

VII. — Il s'agit d'une femme âgée de vingt-huit ans, qui, après avoir éprouvé pendant quelque temps des dérangements dans les menstrues, fut prise de refroidissement des extrémités, de crampes, etc. (1801). « Abdomen du volume d'une grossesse de sept mois, sans fluctuation; la *percussion lui faisait éprouver un mouvement de totalité avec tremblotement semblable à celui qu'eût présenté une masse de gélatine*. Le toucher n'indiquait ni gestation, ni augmentation quelconque du volume de l'utérus..... » La malade éprouvait des nausées, des coliques atroces, des syncopes, une constipation opiniâtre, etc. A la suite d'un lavement purgatif, « elle rend par l'anus, dans l'espace d'une heure et demie, environ dix-sept livres d'hydatides mêlées à une grande quantité de sang et d'excréments... les plus grosses avaient le volume d'une petite noisette, les plus petites celui d'un pois; elles adhéraient les unes aux autres par un tissu filamenteux lâche et très abreuvé; elles étaient blanches, formées par une membrane d'un blanc argentin, remplies d'une sérosité limpide et incolore, dans quelques-unes ce liquide était jaunâtre..... »

Immédiatement après cette évacuation, la malade éprouva des syncopes et une hémorrhagie intestinale assez copieuse, elle se rétablit ensuite complétement (2).

Obs. CXXXI (docteur Decieux). — *Hydatides rendues avec les selles; incision du kyste; guérison.*

VIII. — « Un homme avait depuis plus de vingt ans des obstructions; il y a sept ans il rendit des hydatides par l'anus. Les trois quarts de la partie

(1) Ce cas a été rapporté par trois auteurs différents avec quelques variantes; mais les circonstances de l'âge, de l'année, de l'hôpital, etc., ne laissent point de doute qu'il ne s'agisse du même cas. — Brillouet, *Observ. sur la sortie d'un grand nombre d'hydatides par l'anus, suivie d'accidents graves* (*Journ. de Corvisart, Boyer*, etc., t. VII, p. 237, an XII. — Leroux. *ouvr. cit.*, t. III, p. 193, obs. X. — Mérat, *Dict. des sc. médic.*, art. Foie).

(2) Blatin, médecin à Clermont (Puy-de-Dôme), dans *Mém. de la Soc. médic. d'émulation*, 1802, ann. VI, p. 165.

supérieure de l'abdomen étaient occupés par une tumeur bosselée dont le siége était difficile à déterminer. Deux mois environ avant l'époque où cette observation est écrite, le malade ressentit de vives douleurs dans l'abdomen et un mouvement fébrile s'alluma. Sept semaines après l'apparition de ces nouveaux symptômes, une des bosselures les plus saillantes de la tumeur devint fluctuante ; le malade y éprouvait de très vives douleurs. Une incision fut pratiquée sur le sommet de la tumeur : il en sortit par jet une assiette de pus et un liquide brun semblable à celui que l'on rencontre quelquefois dans les kystes de l'ovaire ; il en sortit de plus des membranes de plusieurs pouces de longueur, molles, friables, que M. le docteur Decieux, auteur de cette observation, regarda comme des débris d'hydatides. Pendant les quatre jours suivants, du pus et des hydatides s'écoulèrent d'abord en abondance. A l'époque où ceci est écrit du pus seulement s'écoule sans mélange d'hydatides ; l'abdomen est souple, peu douloureux ; toutes les bosselures ont disparu ; le malade est très faible, mais sans fièvre ; les évacuations sont libres (1). »

Obs. CXXXII (docteur Th. Thompson). — *Hydatides rendues avec les selles ; échinocoques dans les hydatides.*

IX. — Un homme âgé de vingt-sept ans, avait depuis six mois (nov. 1845) les symptômes d'une maladie du foie. Cet organe distendait le côté droit de la poitrine et descendait jusqu'à l'ombilic. Des vésicules, qui furent reconnues pour des hydatides, sortirent avec les selles et le foie diminua rapidement de volume. Des échinocoques furent reconnus dans quelques-unes des hydatides. Le malade était alors amaigri et jaune, mais sans fièvre ; l'expulsion des vésicules n'était point accompagnée de vomissements ni de diarrhée ; d'où l'on peut conclure, dit M. Budd, que le liquide des hydatides n'est pas un irritant violent pour la membrane muqueuse du tube digestif comme il l'est pour d'autres membranes. L'expulsion des hydatides continua encore quatre ou cinq semaines ; elle cessa alors et l'état du malade s'améliora. Quatre mois après, l'état général était très satisfaisant ; il restait sous les fausses côtes droites une douleur qui revenait par intervalles ; mais le foie ne faisait point de saillie sous le rebord des côtes et l'on n'y sentait point de tumeur (2).

Obs. CXXXIII (Guillemin).

X. — Homme âgé de soixante ans ; tumeur de l'hypochondre droit ; expulsion d'un grand nombre d'hydatides par les selles ; disparition de la tumeur ; guérison (3).

(1) Andral, *Clin. cit.*, t. IV, liv. II, obs. XLV, in *Scholiis*, 1827, p. 321.

(2) Docteur Theophilus Thompson, in Budd, *ouvr. cit.*, p. 443.

(3) V. Guillemin, *Note sur un bruit particulier produit par les acéphalocystes au moment de leur expulsion, du sac qui les contient, dans la cavité intestinale* (*Gaz. méd.* Paris, 1847, p. 770).

Obs. CXXXIV (.....?).

XI. — Homme âgé de vingt-quatre ans. Coliques dans la région du foie, il y a quatre ans; nouvelles coliques, il y a deux mois, puis à l'époque de son entrée à l'Hôtel-Dieu. Douleur au foie par la pression, rénitence, point de fièvre: après quelques jours, coliques extrêmement violentes accompagnées de cris, diarrhée avec évacuation d'hydatides, cessation des coliques; les hydatides ont la grosseur d'un pois à celle d'une noisette, la plupart sont ouvertes. Le lendemain et deux jours après, nouvelles évacuations semblables. Sortie quinze jours après, guérison apparente (1).

Obs. CXXXV (R. Thompson).

XII. — « Un cordonnier âgé de trente-six ans, d'habitudes tempérées, consulta M. Thompson en novembre 1848, étant souffrant d'une affection chronique du foie; cet organe était un peu augmenté de volume..... Il continua depuis lors à aller de pis en pis, le foie devint énormément hypertrophié, se prolongeant en bas jusqu'à l'ombilic, à gauche jusqu'à l'hypochondre et soulevant fortement les côtes à gauche et à droite; la respiration était accélérée..... la jaunisse finit par se déclarer et les fèces prirent une teinte argileuse.

» Le 7 février dans la matinée, M. Thompson fut appelé en toute hâte par cet homme qui disait que quelque chose venait de se rompre au dedans de lui; quand il arriva il trouva qu'une grande quantité d'hydatides étaient sorties par le rectum. Le foie diminua de volume et le malade, quoique ayant été très épuisé sur le moment, se sentit mieux au bout d'une heure. Maintenant il reprend une physionomie plus naturelle; aucun symptôme fâcheux ne s'est manifesté jusqu'ici (2). »

Obs CXXXVI (Dupont).

XIII. — « Une femme, jeune encore, était affectée depuis quatre mois d'une tumeur hydatique du foie qui augmentait très rapidement de volume et qui menaçait de causer l'asphyxie; l'oppression était extrême; il y avait un peu de bronchite, dont on put heureusement se rendre maître. Le foie présentait d'abord trois bosselures, puis ces trois bosselures disparurent, et la distension de la tumeur devint extrême. Le docteur Dupont, qui avait diagnostiqué un kyste hydatique du foie, proposa plusieurs fois la ponction de la tumeur; elle fut toujours repoussée. C'est alors, et quand la malade semblait à toute extrémité, que cette femme, en allant à la selle, entendit tout à coup un bruit sourd dans son abdomen, et vit sa tumeur s'affaisser rapidement. Le docteur Dupont reconnut, pour la première fois, la présence,

(1) *Bulletin général de thérapeutique*, 1848, t. XXXIV, p. 155.

(2) R. Thompson, *Sur une tumeur hydatique du foie évacuée par le canal intestinal* (*The Lancet*, janv.-mars 1849, extrait dans *Gaz. méd. Paris*, 1849, t. IV, p. 681).

dans les garderobes, d'hydatides flétries. Les matières continrent de nombreuses hydatides pendant quatre jours. A partir de cette époque, elles disparurent, et une convalescence franche se déclara ; cinq semaines plus tard, cette femme put reprendre ses travaux. Deux ans et demi après le début de la maladie, les règles, supprimées depuis la première apparition de la tumeur, se rétablirent. La guérison ne s'est pas démentie (1). »

XIV-XV. — Voyez encore les cas précédemment rapportés de Laennec (obs. XXXVI) et du docteur Perrin (obs. XCIX).

3° *Cas dont la terminaison n'est pas indiquée.*

Obs. CXXXVII (Bidloo).

XVI. — Bidloo rapporte qu'un médecin (Cossonius) avait donné des soins à un malade qui rejeta par l'anus des hydatides ; la quantité de ces vésicules s'élevait à plusieurs livres. Bidloo ne donne aucun détail sur la maladie, mais il donne la figure des hydatides (2).

Obs. CXXXVIII (Portal).

XVII.—Portal dit qu'un malade dont il a parlé dans son *Traité de la phthisie* rendait quelquefois par les selles des hydatides qui avaient le volume d'un œuf de poule. Point de détails (3).

Obs. CXXXIX (Weigel).

XVIII. — Hydatides rendues par les selles et provenant probablement du foie, conservées dans l'alcool et communiquées à Rudolphi. Point de détails sur la maladie (4).

Obs. CXL (Casini).

XIX. — Femme, tuméfaction de l'hypochondre droit, sensation de déchirement avec expulsion par l'anus d'hydatides ou acéphalocystes ovoïdes et granuleuses; mouvement de formication accompagnant cette expulsion donné comme signe de l'existence des hydatides (5).

Obs. CXLI (Le Houx). — *Hydatides rendues par les selles; tumeur de la fosse iliaque gauche.*

XX. — Fille de trente-sept ans, tumeur dans la fosse iliaque gauche ; évacuation d'hydatides par les garderobes, affaissement de la tumeur. Réap-

(1) Dupont, *Gaz. méd. de Paris*, 1853, p. 66, et Cadet de Gassicourt, *thèse cit.*, p. 19.

(2) G. Bidloo, *Exercit. anat. chirurg. decas.* Lugduni-Batavorum, 1704, p. 18.

(3) Portal, *Anat. med. cit.*, t. V, p. 198.

(4) Rudolphi, *Ent. hist.*, t. II, pars 2, p. 248.

(5) *Antologia, giorn. di sc.*, etc. Firenze, 1827, et *Journ. des Progrès*, t. V, p. 253.

paritions et affaissements successifs de la tumeur. Point de terminaison indiquée (1).

C. — Hydatides rendues par le tube digestif et d'autres voies.

Obs. CXLII (Goyrand d'Aix). — *Hydatides évacuées par les bronches et par le tube digestif.*

I. — « Trois kystes hydatiques du foie s'ouvrant spontanément, le premier en 1833 dans les bronches, le second en 1845 dans l'estomac, et le dernier en 1848 dans l'intestin. Guérison (2). »

II. — Voyez encore le cas précédemment rapporté de Hill de Dumfries (obs. LXXXIII).

Obs. CXLIII (Pascal). — *Hydatides rendues par les selles et par l'urèthre.*

III. — Homme; phénomènes variés, douleurs des lombes; évacuation d'hydatides par l'anus, précédée de plusieurs selles très sanguinolentes; évacuation par l'urèthre d'une hydatide grosse comme un œuf de poule; guérison après une longue convalescence (3).

Obs. CXLIV (Barthez). — *Hydatides rendues par les selles et par l'urèthre?*

IV. — Il s'agit d'une femme âgée de trente-neuf ans, qui ressentit, après un effort, une douleur violente dans le flanc droit; la douleur persista en diminuant. Apparition de phénomènes plus aigus, nécessité de garder le lit; tumeur au point douloureux, augmentation graduelle de la tumeur; peu à peu possibilité de se lever, de marcher; entrée à l'hôpital; dépérissement notable. Tumeur dans le flanc droit recouverte par le foie; après quelques semaines évacuation d'hydatides par les selles, diminution de la tumeur; pendant quinze jours, évacuations semblables de temps à autre, frissons répétés; rejet par les selles d'une certaine quantité de pus avec une dernière hydatide. *Vésicule hydatique?* et pus rendus par les urines; cessation graduelle des symptômes, disparition de la tumeur. Guérison après neuf mois et demi de maladie (4).

V. — Voyez encore le cas de Brun (obs. CLXVII), hydatides du petit bassin évacuées par les selles et par les urines.

(1) Docteur le Houx, *Tumeur hydatique abdominale, ruptures spontanées et périodiques du kyste suivies de l'excrétion de son contenu par la voie intestinale* (*Journ. de la sect. de méd. de la Loire-Inférieure*, 1856. et *Gaz. méd. de Paris*, 1856, t. XI, p. 783).

(2) *Gazette des hôpitaux*, 1850, p. 100.

(3) Fourcroy, *Médecine éclairée par les sciences physiques*. Paris, 1791, t. I, p. 87, cité dans Chopart, *ouvr. cit.*, t. I, p. 153, *note*, et Rayer, *ouvr. cit.*, p. 554, *note*.

(4) Barthez, *Cas observé dans le service de Chomel*, 4 janvier 1844 (Cadet de Gassicourt, thèse citée, p. 20).

Les auteurs suivants sont encore cités comme ayant observé des hydatides évacuées par les vomissements ou par les selles, ou comme ayant fait mention de cas de ce genre.

Wm. Scott of Hawick. *Account of hydatid discharged by stool* (*Medical commentaries*, 1773-1795, vol. V, p. 183).

Bonomo. *Hydatides évacuées par l'intestin* (*Transact. philosoph.*, n° 295, cité par H. Cloquet).

Powel. *London med. journal*, VI, p. 139. (Ploucquet.)

Astruc. *Traité des tumeurs*, t. I. (Ploucquet.)

Baldinger *N. mag.*, IV B., p. 556, X B, p. 345 *et vaginam.* (Ploucquet.)

— *Arzneykundige Beobachtungen eines arztes*, in Amsterdam, n° 18. (Ploucquet.)

Bartholin, *epist.* IV, p. 491, 503. (Ploucquet.)

Ettmüller, *Pr. de vesiculis e recto erumpentibus.* Lipsiæ, 1731. (Ploucquet.)

Gilibert, *Advers. pract. prim.*, p. 288. (Ploucquet.)

Heuermann, *Vermischte Bemerkungen*, II, p. 227. (Ploucquet.)

Lambsma, *Fluxus ventris multiplex*, c. 12. (Ploucquet.)

Nashuys, *in Verhandel van Vlissingen v. aus. abh. für pr. Aerzte*, V. B., p. 511. (Ploucquet.)

Riedlin, *Lineæ medicæ*, 1696, p. 232. (Ploucquet.)

Riverius, *Observ.*, cent. III, n° 17; IV, n° 48. (Ploucquet.)

Tieffenbach, *in Act. mar.* Balth. 1703, decemb. (Ploucquet.)

Tode, *Med. chir.*, *Bibl.* II, B. 3, p. 198, *in icterico.* (Ploucquet.)

Vallisneri, *Raccolta di varie osservazioni*, etc. (Ploucquet.)

CHAPITRE III.

TUMEURS HYDATIQUES S'OUVRANT A TRAVERS LA PAROI ABDOMINALE.

Les hydatides du foie ou celles qui se développent en dehors de cet organe dans les viscères de l'abdomen, s'ouvrent quelquefois spontanément à travers les parois du ventre; les vésicules et les matières contenues dans le kyste sont évacuées au dehors et la guérison peut en être la suite; d'autres fois l'ouverture se ferme pour se rouvrir plus tard, ou bien la tumeur s'ouvre de nouveau dans l'intestin.

Des tumeurs hydatiques de l'abdomen, prises pour des abcès, ont aussi été quelquefois ouvertes par l'instrument tranchant ou par la potasse caustique à travers les parois abdominales.

A. — Ouverture spontanée.

1° *Cas de guérison.*

Obs. CXLV (Plater).

I. — « Plater parle d'une fille âgée de vingt ans, qui, après avoir éprouvé longtemps une tension douloureuse dans l'hypochondre droit, vit s'y former une tumeur qui fut prise pour un squirrhe et s'ouvrit spontanément. Il sortit à diverses reprises de la sérosité limpide et des hydatides qui étaient lancées au loin. La malade guérit parfaitement (1). »

Obs. CXLVI (Guattani).

II. — « Un homme âgé de quarante ans, avait dans la région du foie une tumeur dure, rénitente, circonscrite, avec tension, et qui se prolongeait vers la ligne blanche et l'ombilic. En touchant cette tumeur, on sentait assez distinctement dans son centre une fluctuation sourde, obscure ; du reste, le malade ne souffrait point et son teint était bon. Cet examen ne donnant pas une idée bien précise de la maladie, Guattani crut plus convenable de temporiser que d'agir et conseilla seulement un régime de vie très exact, que le malade observa pendant plusieurs mois..... Au bout de neuf mois, il y avait dans l'épigastre une tumeur ovale, légèrement enflammée, un peu douloureuse, avec fluctuation. La peau était amincie dans le centre de la tumeur qui paraissait devoir s'ouvrir prochainement..... quelques jours après, elle se creva dans un accès de toux assez vive et il sortit avec impétuosité par une très petite crevasse des téguments, capable de recevoir, au plus, un tuyau de plume médiocre, plus de trois cents hydatides entières, qui furent lancées à une très grande distance. Un stylet introduit dans cette ouverture fit distinguer un grand vide dont il ne fut pas possible de parcourir l'étendue, mais qui se dirigeait vers la face concave du foie. Pendant quelques jours on fit des injections qui ressortaient au dehors. La crevasse ne se ferma point, elle devint fistuleuse et donna issue à une très petite quantité de sérosité, sans que le malade en fût sensiblement incommodé. Il fut même assez fort pour reprendre son état de domestique. Au bout de six ans, la fistule se ferma complétement et ce malade se trouva radicalement guéri, sans qu'il se soit jamais fait aucune exfoliation du kyste (2). »

Obs. CXLVII (Roux).

III. — « M. Roux m'a raconté, dit M. Cruveilhier, qu'il fut appelé auprès

(1) *Observ. select.*, observ. XVIII, p. 44, cité par Cruveilhier, art. Acéph., p. 223.

(2) Guattani, *De externis aneurysmatibus*. Romæ, 1772, p, 119, rapporté par Lassus, *Mém. cit.*, obs. X, et *Mém. Acad. roy. des sciences*, 1767.

d'une dame qui avait à l'ombilic une tumeur qu'on avait prise pour une hernie et sur laquelle, je crois, on avait appliqué un bandage. La peau qui recouvrait la tumeur s'ouvrit spontanément; suivirent quelques accidents qu'on crut devoir attribuer à l'étranglement. Une surface convexe, blanche, proéminait à travers l'ouverture de la peau, on la prit pour le sac herniaire. M. Roux fait quelques débridements qui lui paraissent nécessaires pour lever l'étranglement. Quelle n'est pas sa surprise, lorsqu'il voit que ce prétendu sac herniaire n'était autre chose qu'une acéphalocyste ! La malade guérit parfaitement (1). »

IV, V, VI, VII. — Voyez encore les observations V, LXXXIII, CXIX, CXXIX.

2° *Cas de mort.*

Obs. CXLVIII (Lecat).

VIII. — « Le 20 septembre 1739, mourut à l'hôpital de Rouen une femme qui avait un abcès dans l'hypochondre droit, par lequel sortirent des hydatides; elle avait de plus une tumeur très volumineuse dans l'hypochondre gauche. Son corps fut ouvert : l'abcès de l'hypochondre droit était sous la membrane propre du foie. La tumeur du côté gauche était presque aussi volumineuse que la tête d'un adulte et deux fois aussi longue, elle était située sur la rate, s'étendait sur les parties flottantes du bas-ventre, les avait déplacées et soulevait en dehors les téguments. Cette tumeur était un grand kyste épais, rempli d'hydatides, d'eau très claire et de fausses membranes (2). »

Obs. CXLIX (Veit).

IX. — Il s'agit d'une femme, d'un âge moyen, chez laquelle un *abcès* dans la région du foie s'ouvrit spontanément entre la dixième et la onzième côte. Cet *abcès* donna issue à plusieurs centaines d'hydatides de la grosseur d'un pois à celle d'un œuf de pigeon ; la malade mourut en très peu de temps.

On trouva, à l'*autopsie*, une inflammation purulente du péritoine. Le siége de l'*abcès* était en avant et à droite, entre la face inférieure du diaphragme qui était refoulé jusqu'à la septième côte et la partie supérieure du foie (3).

B. — Ouverture par l'instrument tranchant ou les caustiques (voy. le traitement).

(1) Cruveilhier, *Dictionnaire de médecine et de chirurgie pratiques*, art. Acéphalocystes, cité p. 224.

(2) *Philosoph. transact.*, ann. 1739 et 1740, vol. XLI. p. 712, rapporté par Lassus, obs. IV.

(3) D. Veit, *Einige Bemerkungen über die Entstehung der Hydatiden*, in *Arch. für die physiol. von* Reil, Zweiter Band. Halle. 1797, S. 486.

CINQUIÈME SECTION.

HYDATIDES DU PETIT BASSIN.

Si les hydatides de la cavité abdominale n'occasionnent d'accidents que lorsqu'elles ont acquis un grand volume, circonstance qui tient à la laxité des parois de cette cavité et au déplacement facile des organes, il n'en est plus de même lorsque les vésicules se sont développées dans le petit bassin : l'inextensibilité des parois, en donnant un point d'appui à la tumeur ou bien en s'opposant au déplacement des viscères, détermine la compression des organes pelviens et consécutivement les accidents les plus graves. Le docteur Charcot, qui a fait sur ces tumeurs un bon travail, en a rassemblé douze observations (1), nous en signalerons encore plusieurs autres; cette affection n'est donc pas tout à fait rare.

Les hydatides de la cavité pelvienne se développent ordinairement dans le tissu cellulaire extra-péritonéal qui revêt les organes contenus dans cette cavité. Chez l'homme elles n'ont pas d'autre siége primitif; mais chez la femme un kyste développé dans l'ovaire peut tomber dans le cul-de-sac recto-vaginal et amener les mêmes accidents que s'il s'était développé primitivement dans cette région. Les deux cas suivants, dont nous ne donnerons qu'une analyse sommaire, en offrent des exemples :

Obs. CL (Basset). — *Hydatides de l'ovaire; constipation, ischurie. Mort.*

I. — Une femme âgée de trente ans, avait à la région hypogastrique une tumeur qui faisait saillie dans le vagin et le rectum, et qui était très appréciable par le toucher rectal et vaginal. Constipation, rétention d'urine; cathétérisme difficile, quelquefois impossible. Mort dans un état adynamique.

Autopsie. Un des ovaires, transformé en un kyste hydatique de la grosseur d'une tête d'adulte, était tombé dans le cul-de-sac recto-vaginal et avait contracté des adhérences avec les organes voisins. Liquide purulent et hydatides volumineuses dans la tumeur. Une autre kyste hydatique dans l'épiploon grstro-splénique (2).

(1) Charcot, *Mém. sur les kystes hydatiques du petit bassin* (*Mém. Soc. biologie*, 1852, t. IV, p. 101.)

(2) *Bull. Soc. anat.*, 1828. Cruveilhier, art. Acéphal., et Charcot, *Mém. cit.*

OBS. CLI (P. DUBOIS et BOIVIN). — *Hydatides de l'ovaire, incision par le vagin. Mort.*

II. — Femme ; tumeur remontant jusqu'à la face inférieure du foie, et soulevant les parois postérieures du vagin ; incision à travers les parois vaginales ; issue de 20 litres de matière analogue à de la bouillie ; mort un mois après. — La tumeur appartenait à l'ovaire gauche et contenait des hydatides et de la *matière tuberculeuse* (1).

Les kystes du petit bassin ou ceux de l'ovaire qui tombent dans cette cavité contractent souvent des adhérences plus ou moins étendues et plus ou moins fortes avec les organes voisins ; ils compriment le rectum, la vessie, le vagin, repoussent en haut et en avant, contre le pubis ou contre la paroi antérieure de l'abdomen, l'utérus ou la vessie qu'ils aplatissent et déforment plus ou moins.

OBS. CLII (PERRIN). — *Kyste hydatique développé dans le petit bassin ; autre kyste dans la capsule surrénale ; hernie de la vessie.*

III. — Dans le cadavre d'un homme âgé d'environ soixante ans, on trouva un kyste hydatique considérable qui remplissait presque toute la capacité du petit bassin. « L'une des extrémités de son grand diamètre reposait sur le rectum, vers le niveau de la troisième pièce du sacrum, et prenait des adhérences solides sur l'aponévrose périnéale supérieure, par l'intermédiaire d'une bande fibreuse disposée transversalement dans une étendue de 8 centimètres. L'autre extrémité, dirigée en haut et en avant, avait franchi le détroit supérieur du petit bassin, et remontait jusqu'à 5 centimètres au-dessous de l'ombilic. Par la palpation et la percussion, on pouvait, malgré l'épaisseur des parties, la découvrir et la limiter dans la région hypogastrique avec la plus grande facilité. Ainsi, comme on le voit, sa direction et sa situation étaient tout à fait celles de l'utérus, à cette époque de la grossesse où, trop à l'étroit dans la cavité du petit bassin, il s'élève dans la cavité abdominale.

» En cherchant à apprécier les rapports du kyste, j'ai trouvé un très remarquable déplacement de la vessie sur lequel j'appelle toute l'attention, car il ne s'est pas encore présenté en pareil cas. La moitié antéro-supérieure de la vessie a abandonné le petit bassin pour venir se loger dans la cavité scrotale du côté gauche, de telle façon que la forme totale de l'organe est celle d'un bissac contourné en fer à cheval et embrassant dans sa concavité l'os du pubis.

» La portion herniée forme une tumeur volumineuse, allongée et parfaitement semblable à une hernie inguinale ordinaire. En pratiquant le taxis, l'urine s'écoule par le canal ; la tumeur s'affaisse et ne représente plus qu'une

(1) *Revue médicale*, 1838, et Charcot, *Mém. cit.*

masse ovoïde, dure et rénitente au toucher. A la dissection, je la trouve composée de la peau, du dartos, d'un tissu graisseux très abondant, au milieu duquel se trouve une poche vésicale à tuniques hypertrophiées et pouvant contenir environ 150 grammes de liquide. Le testicule, le cordon, recouverts de la tunique vaginale, sont rejetés en arrière et en dehors.

» La portion non herniée est constituée par le bas-fond de la vessie, soulevé et entraîné derrière la symphyse pubienne; enfin la portion rétrécie du bissac appuie sur la branche horizontale du pubis, en dehors de l'épine de cet os, et y prend de nombreuses adhérences. Les uretères descendent jusqu'au fond du petit bassin, s'accolent sur les faces latérales du kyste, comme on peut le voir sur la pièce, et remontent de bas en haut et d'arrière en avant pour gagner le bas-fond de la vessie.

» Le péritoine ne pénètre plus dans le petit bassin en arrière; au niveau de la symphyse sacro-iliaque, il quitte la face antérieure du rectum, se porte sur la tumeur, qui en est coiffée dans toute sa portion abdominale, puis redescend vers les pubis, touche à peine en ce point à la vessie, et se continue avec le péritoine pariétal derrière l'anneau inguinal externe. »

Le kyste avait la grosseur d'une tête de fœtus à terme; ses parois étaient fibreuses et en un point cartilagineuses; il contenait de nombreuses hydatides dans lesquelles se trouvaient des échinocoques.

Il existait un autre kyste volumineux dans la capsule surrénale droite; il n'y en avait dans aucun autre organe (1).

Soit par la compression, soit par le déplacement de la vessie, soit par la compression de la prostate, de l'urèthre ou par le changement de direction qu'elles donnent à ce canal, les tumeurs hydatiques mettent souvent obstacle à l'émission des urines; la rétention de ce liquide est quelquefois complète et le cathétérisme impossible.

Obs. CLIII (Lelouis). — *Ischurie; ponction hypogastrique. Mort.*

IV. — « Un charpentier, âgé d'environ quarante ans, après avoir éprouvé des dificultés d'uriner, eut une rétention totale d'urine. On ne put le sonder, mais après lui avoir donné les soins ordinaires, comme saignées, fomentations, etc., on parvint à lui passer une sonde dans la vessie. Il en fut soulagé d'une manière si efficace, qu'on le crut guéri et qu'on lui ôta cet instrument au bout de deux jours. Peu de temps après il eut encore de la peine à uriner; nouvelle rétention; il resta deux jours sans uriner; il prit peu de boisson, et, naturellement dur au mal, il continua de travailler de son état. Le troisième jour, comme il faisait très chaud, il ne put résister à la soif et il but abondamment. La vessie, plus distendue par l'amas de l'urine, s'éleva

(1) Perrin, *Kyste hydatique du petit bassin ayant déterminé une hernie de la vessie* (*Comptes rendus Soc. biologie*, ann. 1853, t. V, p. 155).

davantage au-dessus des pubis; les douleurs pour uriner augmentèrent, et après de grands efforts il sortit de l'urine par l'urèthre. Le malade ne fut pas beaucoup soulagé par cette évacuation, les urines continuèrent à s'écouler par regorgement, enfin elles s'arrêtèrent tout à fait. On le transporta à l'hôpital de Rochefort. Le chirurgien en chef de cet hôpital, ne pouvant parvenir à faire pénétrer des sondes de différentes espèces dans la vessie, fit mettre le malade dans un bain; il essaya ensuite de le resonder, et cette tentative fut encore sans succès : il lui fit ensuite une ponction au-dessus du pubis. Cette opération procura l'évacuation d'environ une pinte et demie d'urine, et de suite le soulagement du malade. On put alors passer une sonde par l'urèthre dans la vessie, et l'on retira sur-le-champ la canule du trocart. La plaie de la ponction se guérit en deux jours; tous les accidents se calmèrent. Le sixième jour, le bon état du malade détermina à ôter la sonde. C'était moins prématurément que la première fois, mais encore trop tôt; le ressort de la vessie ne pouvait pas être rétabli en si peu de temps, aussi la rétention de l'urine ne tarda-t-elle pas à se faire sentir. Le malade, qui était sorti de l'hôpital, y fut reconduit deux jours après. Il avait les symptômes les plus alarmants de la rétention d'urine. On ne put le sonder; il eût fallu faire une autre ponction à la vessie, on ne la fit pas; le malade mourut dans la nuit.

» M. Lelouis fit l'ouverture du corps. Il trouva la vessie soulevée par une tumeur située entre ce viscère et le rectum. Cette tumeur ovalaire, du volume d'un boulet de douze livres, était libre et mobile entre ces parties. Elle ne tenait que par *un pédicule de la grosseur du petit doigt.* Ce pédicule était fixé au repli du péritoine qui forme le ligament postérieur et inférieur de la vessie. Cette tumeur étant ouverte, il s'écoula une sérosité limpide et inodore. On trouva dans la cavité dix hydatides de la grosseur d'une noix, sans adhérences entre elles ni avec la poche commune qui les renfermait. Elles étaient remplies de sérosité; leurs parois membraneuses étaient plus minces que celles de la poche extérieure. On conserve ces hydatides dans le cabinet anatomique de l'hôpital de Rochefort. Il ne parut aucune affection particulière à la vessie, à l'urèthre, ni à la prostate (1). »

Obs. CLIV (John Hunter). — *Rétention d'urine. Mort.*

V. — Homme, quarante-six ans, difficulté plus ou moins grande d'uriner pendant quatre ou cinq semaines; mort subite. — Vessie contenant environ six pintes d'urine. — Tumeur volumineuse située entre son col et le rectum, remplissant complétement le bassin et repoussant la vessie en avant et en haut; beaucoup d'eau et d'hydatides dans la tumeur. Deux ou trois kystes hydatiques plus petits au voisinage du col de la vessie, plusieurs kystes hydatiques adhérents à la rate et réunis en une tumeur volumineuse (2).

(1) *Acad. de chirurgie*, novembre 1789. — Chopart, *ouvr. cit.*, t. II, p. 144.

(2) J. Hunter, *Medic. and chirurg. Transact.*, 1793, vol. I, p. 35, et Charcot, *Mém. cit.*

Obs. CLV (Lesauvage). — *Ischurie, ponction de la vessie. Mort.*

VI. — Homme, soixante et un ans, premiers symptômes d'une tumeur abdominale datant de vingt ans. En 1811, ischurie, cathétérisme difficile. En 1812, renouvellement des mêmes phénomènes, existence d'une tumeur du petit bassin constatée par le toucher rectal. Ponction de la vessie par le rectum, issue par la canule d'un liquide limpide et incolore. — Aussitôt l'urine s'écoule très facilement par la verge ; Lesauvage diagnostique alors l'existence d'un kyste situé entre la vessie et le rectum. — Péritonite, fièvre *adynamique* ; mort.

A un pouce du col de la vessie, ouverture conduisant dans une cavité qui aurait pu contenir un verre de liquide. Cette ouverture fait communiquer la vessie avec une arrière-cavité qui s'étend jusqu'au rectum. — Kyste hydatique énorme dans le foie, plusieurs autres dans l'épiploon (1).

Obs. CLVI (Blondeau). — *Ischurie, ponction hypogastrique. Mort.*

VII. — Homme sujet à la rétention d'urine. Les bougies les plus fines ne pouvaient pénétrer jusqu'à la vessie. Ponction hypogastrique ; mort. Hydatides remplissant tout le petit bassin ; rectum et vessie comprimés, fibres musculaires des deux organes hypertrophiées. Autre kyste hydatique adhérent au cæcum (2).

La compression que la tumeur hydatique exerce sur le rectum détermine la constipation d'abord et plus tard la suspension complète du cours de matières.

Obs. CLVII (docteur Obre). — *Rétention des matières fécales. Mort.*

VIII. — « Une femme, qui reçut les soins du docteur Obre, mourut après avoir présenté les symptômes d'un obstacle au cours des matières : absence de garderobes, tympanite, vomissements, etc.

» *A l'autopsie*, on trouva de nombreuses tumeurs sous-péritonéales de la grosseur d'un haricot à celle d'une orange ; elles contenaient des hydatides multiples et des échinocoques. La plus grosse tumeur était située sous le mésorectum et comprimait si fortement le rectum, près de son origine, que non-seulement elle empêchait le passage des matières, mais encore elle avait causé la destruction de ses parois (3). »

L'obstacle que le kyste hydatique apporte au cours des matières dans le rectum, détermine quelquefois l'hypertrophie des fibres musculaires de cet organe au-dessus du point comprimé ; le même

(1) *Bull. de la Faculté de méd.*, 1812, et Charcot, *Mém. cit.*
(2) Blondeau, *Bull. Soc. anat.*, 1849, et Charcot, *Mém. cit.*
(3) Obre, *Transact. of the pathological Society*. London, 1854, p. 302.

effet s'observe pour la vessie; enfin la compression qu'il exerce sur les uretères, cause la dilation de ces conduits, des bassinets et des calices, et consécutivement leur inflammation, sans doute, et celle des reins.

OBS. CLVIII (CHARCOT).

IX. — Dans le cadavre d'une femme qu'il disséquait, M. Charcot trouva deux kystes hydatiques situés dans le petit bassin, l'un adhérant à la face antérieure du rectum, l'autre adhérant au col de l'utérus. Le premier, ouvert dans le rectum, contenait encore des hydatides; le second, intact, renfermait environ quinze de ces vésicules avec des échinocoques. Les fibres musculaires du rectum étaient hypertrophiées. Anatomie des kystes faite avec soin. Pas de renseignements sur les antécédents et sur la maladie de cette femme (1).

OBS. CLIX (LEUDET).

X. — Femme âgée de soixante-douze ans; rétention d'urine; tumeur située derrière le col utérin, attribuée à une rétroflexion; mort dans le marasme. Kyste hydatique du foie; kyste du volume d'une tête de fœtus à terme entre l'utérus et le rectum. Utérus relevé; parois de la vessie épaissies, uretères et calices dilatés (2).

OBS. CLX (TYSON).

XI. — Tyson rapporte un cas dans lequel un kyste hydatique avait évidemment comprimé les uretères avant de s'ouvrir dans la vessie qui contenait encore douze hydatides.

« Les uretères étaient aussi larges que les intestins grêles d'un enfant, de sorte qu'on introduisait facilement deux doigts dans leur cavité; ils étaient l'un et l'autre pleins d'urine qui, lorsqu'on les pressait, coulait vers les reins, mais il n'en passait pas une goutte dans la vessie. Les reins avaient la figure et la grosseur ordinaire; ils étaient si *maigres* qu'ils semblaient être de larges sacs membraneux, plutôt qu'une substance charnue; la cavité du bassinet était assez ample pour contenir trois onces d'urine (3). »

OBS. CLXI (docteur JONES, *de Londres*).

XII. — « Chez un malade mort à l'hôpital Saint-Thomas, M. Jones trouva cinq grosses tumeurs hydatiques et plusieurs petites. L'une de ces tumeurs était située dans la cavité du bassin, entre le rectum et la vessie, et avait contracté des adhérences avec ces deux organes. Elle avait repoussé le dernier contre la paroi antérieure de l'abdomen, et par sa pression, elle avait déterminé la dilatation des uretères, du bassinet et des calices dans les deux

(1) Charcot, *Mém. cit.*, p. 102.

(2) *Comptes rendus Soc. biologie*, 1856, 2e série, t. III, p. 59.

(3) *Transact. philosoph.*, an 1687, n° 188, art. I. — Chopart, *ouvr. cit.*, t. II, p. 149.

reins. Le kyste était rempli par une grande hydatide qui en contenait plusieurs autres flottantes dans un liquide clair et limpide. Parmi les autres tumeurs, l'une, située près du foie et très considérable, contenait une matière semblable à du pus, dans laquelle flottaient une centaine d hydatides dont le liquide était limpide. Le kyste, divisé en deux parties par un diaphragme incomplet, paraissait formé de deux kystes réunis ; un autre kyste adhérent à la surface du foie avait le volume d'une noix et était rempli d'une matière semblable au mastic des vitriers, avec quelques membranes d'hydatides. Par l'examen microscopique, l'on constata dans cette matière la présence de lamelles de cholestérine, de cristaux d'*hématoïdine* (*hœmatoid.*) et des crochets d'échinocoque (1). »

Ce cas nous offre un nouvel exemple de l'influence des tumeurs du petit bassin sur la production des maladies des reins. Les tumeurs du petit bassin, quelle que soit leur nature, agissent sur les reins par l'obstacle qu'elles apportent au cours de l'urine dans les uretères ou dans la vessie, et par la rétention consécutive de ce liquide dans le bassinet, les calices et les reins. Depuis longtemps déjà, M. Rayer a appelé l'attention sur cette cause de maladies des reins et sur les accidents graves et souvent mortels qui en résultent et qui viennent précipiter l'issue d'une affection bénigne en elle-même ou de longue durée. Outre l'intérêt qu'elle a au point de vue pathologique, cette observation en offre un autre encore au point de vue des transformations qu'avait subies le contenu des poches hydatiques : dans l'une le liquide du kyste était limpide, dans une autre il était puriforme, pendant que la sérosité des hydatides était restée limpide ; dans une troisième il était semblable au mastic des vitriers, et celle-ci nous présente un exemple de guérison par résorption du contenu des kystes devenus athéromateux.

Les accidents qui résultent de la compression du rectum ou de la vessie sont presque les seuls auxquels le développement des hydatides du petit bassin expose l'homme ; mais la femme est exposée en outre à tous ceux qui peuvent être produits par la compression du vagin ou de la matrice.

Dans un cas remarquable observé par Park et dans un autre observé par M. Blot, une tumeur appartenant évidemment aux hydatides, comprimait le vagin et s'opposait à l'accouchement ; voici les faits :

(1) Dr Jones, *Transact. of pathol. Society*, 1854, vol. V, p. 298.

OBS. CLXII (PARK).

XIII. — « Park fut appelé, avec le docteur Lyon, auprès de madame S..., primipare et dont l'accouchement semblait devoir bientôt se faire. Au premier examen, il trouva le vagin presque entièrement rempli par une tumeur dure, située entre le vagin et le rectum. Ce ne fut qu'après une certaine difficulté que le doigt put être introduit entre la tumeur et le pubis, et pénétrer jusqu'au col. Park désespérait de voir l'accouchement s'accomplir par les seuls efforts de la nature; cependant il s'effectua naturellement; toutefois ce ne fut pas sans un travail long et pénible.

» Par la suite, madame S... eut deux grossesses gémellaires terminées prématurément : la première au quatrième mois, la deuxième à la fin du septième. Les enfants de sept mois furent expulsés sans accident.

» Pendant ces grossesses, la tumeur en comprimant l'urèthre, occasionnait de temps à autre la rétention de l'urine dans la vessie et nécessitait l'emploi du cathéter, et cependant le toucher ne faisait reconnaître aucune modification dans le volume de la tumeur. Un jour Park, en la refoulant par hasard avec le doigt, détermina l'émission des urines. Il instruisit le mari de cette manœuvre, et le cathéter devint dès lors inutile, ce fut là, d'ailleurs, le seul incident notable de ces grossesses.

» Une nouvelle grossesse eut lieu. Le terme arriva; Park fut appelé pour prendre des mesures décisives à l'égard de la tumeur. La dilatation du col était complète, et déjà les membranes s'étaient rompues. Toute la nuit se passa dans le travail le plus pénible, et cependant rien n'avançait. La tête appuyait sans cesse contre la partie supérieure de l'obstacle, mais sans pouvoir descendre le moins du monde dans le bassin.

» Alors il fut décidé qu'une incision serait pratiquée. L'instrument choisi fut une lancette cachée ou pharyngotome. Park le conduisit sur son doigt jusqu'au point où les enveloppes de la tumeur lui parurent le plus minces, et y pratiqua cinq ou six incisions très légères et non pénétrantes; puis, forçant avec le doigt, il pénétra dans une large cavité, qu'il crut remplie par une matière gélatineuse. Aussitôt il s'en écoula un liquide séro-sanguinolent entraînant avec lui un certain nombre de fragments membraneux, ayant l'apparence de morceaux de trippe (*Strippings of tripe*). Quelques-uns de ces lambeaux atteignaient en dimension le quart d'une feuille de papier ordinaire.

» La première douleur qui suivit cette opération évacua complétement le contenu de la tumeur; celles qui suivirent terminèrent bientôt l'accouchement.

» Ce ne fut que très lentement que madame S... se rétablit. Une suppuration abondante et extrêmement fétide se manifesta ; des douleurs de reins assez vives, de la fièvre, une grande prostration, furent les principaux symptômes observés, et ce ne fut qu'au bout de huit ou dix semaines que la malade se rétablit complétement.

» Il est probable que le travail de cicatrisation qui suivit cette opération amena un certain degré de rétrécissement; car, dans l'accouchement qui suivit, alors que le col utérin était complétement dilaté et les membranes rompues, ce ne fut qu'après un travail très pénible, de sept ou huit heures de durée, que la tête franchit le bassin. Un autre accouchement eut encore lieu par la suite, il s'agissait d'une présentation du bras à la fin du huitième mois, Park éprouva beaucoup de difficultés à introduire sa main pour aller à la recherche des pieds, et l'obstacle, dit-il, ne résidait certainement pas dans le col utérin (1). »

OBS. CLXIII (BLOT).

XIV. — Chez une femme en couches, âgée de vingt-quatre ans, une tumeur, située dans la cloison recto-vaginale, oblitérait le vagin et mettait un obstacle absolu au passage de la tête du fœtus. L'accouchement languissait depuis trois jours; la ponction de la tumeur fut faite par le vagin avec un trocart courbe: tout le liquide fut évacué; au bout de vingt minutes, l'enfant vivant franchissait la vulve.

Le liquide évacué fut présenté à la société de biologie; il était transparent, la chaleur et l'acide nitrique ne donnaient point de précipité. L'examen microscopique n'a pas fait découvrir d'échinocoques (2).

Une tumeur semblable qui aurait pu amener les mêmes accidents si la femme fût devenue enceinte, a été observée par le professeur Roux; — elle faisait obstacle à l'émission des urines et des matières fécales :

OBS. CLXIV (ROUX).

XV. — « Madame B..., âgée de trente-huit ans, avait eu, huit ans auparavant, un accouchement long et pénible. L'accoucheur reconnut la cause de la difficulté dans une tumeur existant au côté gauche du vagin, et ne dissimula pas à la malade l'obstacle qu'elle pourrait apporter à un accouchement ultérieur. Cette tumeur s'accrut, mais sans déterminer aucune espèce d'accident pendant cinq ans. Pendant les trois années qui suivirent, l'émission des urines et des matières fécales devint difficile, et le mari de la malade était forcé de la sonder trois ou quatre fois par jour.

» A l'hôpital de la Charité, on constata, en effet, l'existence d'une tumeur dure, située à gauche, s'étendant de la marge du bassin à la grande lèvre. Le vagin était déjeté du côté droit et paraissait immobile. La malade éprouvait un sentiment de pesanteur, de distension douloureuse dans le bassin, un engourdissement du membre pelvien gauche. M. Roux se décida à pratiquer une opération : croyant à l'existence d'une tumeur solide, il voulait

(1) *Transact. medico-chirurg.* Londres, 1817. — Charcot, *Mém. Soc. biologie,* 1852, t. IV, p. 105.

(2) *Comptes rendus Soc. de Biologie,* avril 1859.

inciser le vagin dans toute sa hauteur; mais au premier coup de bistouri, il s'écoule une grande quantité de liquide diaphane, de couleur citrine. Le doigt introduit dans l'ouverture pénètre dans une vaste poche aux parois de laquelle paraissent adhérer des flocons membraneux. On extrait avec une pince à polype une membrane d'un grand volume d'un blanc nacré, qu'on reconnaît être une grosse hydatide. On remplit la plaie de bourdonnets de charpie. Les jours suivants on fait des injections. Le troisième jour, hémorrhagie considérable qui va jusqu'à la syncope et qu'on attribue à l'introduction maladroite de la canule à injection. Le sixième et le septième jour on finit d'enlever les bourdonnets de charpie; la suppuration diminue chaque jour et la guérison complète ne tardera pas à s'opérer (1). »

Le kyste hydatique du petit bassin, aussi bien que celui des autres régions, détermine l'ulcération des organes voisins et se met en communication avec leur cavité; nous en avons rapporté plusieurs exemples. Les hydatides arrivées dans la vessie, ou dans le rectum, peuvent être évacuées complétement et la guérison en est la suite; toutefois cette heureuse terminaison n'arrive pas fréquemment. La tendance à revenir sur lui-même et à se vider est moins grande, en effet, pour le kyste du petit bassin que pour celui des autres régions, ce qui tient à la disposition anatomique des parties qui ne se prêtent point au rapprochement des parois du kyste, ou même qui s'y opposent lorsque celui-ci a contracté des adhérences.

Nous ne connaissons point d'exemple de kyste hydatique ouvert spontanément dans la cavité du péritoine ou du vagin, ni dans celle de l'utérus.

La rigidité des parois de ce dernier organe s'opposerait sans doute à l'évacuation des hydatides qui arriveraient dans sa cavité.

Il existe un cas dans lequel la cavité utérine était en communication avec celle d'une tumeur hydatique par le moyen des trompes, mais il ne paraît pas qu'aucune hydatide fût sortie du kyste. Voici le fait :

Obs. CLXV (Barré).

XVI. — « M. Barré lit l'observation d'un kyste kydatique d'un volume énorme développé dans le bassin. L'utérus est appliqué sur sa face antérieure et lui est intimement uni. Les trompes et les ovaires sont en grande partie confondus avec les parois du kyste; la cavité de ce dernier et celle de l'utérus

(1) Roux, *Tumeur hydatique formée dans le petit bassin et guérie par l'opération* (*Journ. de méd. de Sédillot*, 1828, t. CIII, p. 287; — *Clinique des hôpitaux*, t. II, n° 46; — Cruveilhier, art. Acéphalocyste, p. 257; — Charcot, *Mém. cit.*).

communiquent ensemble au moyen des trompes. Le rectum est adhérent à la partie postérieure et gauche de la tumeur. Le kyste contient un nombre immense d'acéphalocystes, dont le volume varie de celui d'un œuf de dinde à celui d'une noisette; le liquide a l'aspect du pus séreux. Un kyste hydatique semblable, mais beaucoup moins volumineux, existe dans la rate (1). »

Le kyste hydatique du petit bassin peut encore s'ouvrir au dehors; circonstance rare, il est vrai, à cause de l'épaisseur des parois de cette région. Nous n'en connaissons qu'un seul cas :

Obs. CLXVI (Sibille).

XVII. — « Un régisseur de terres, âgé de quarante-huit ans, attaqué d'une rétention complète d'urine, fit appeler M. Sibille pour y remédier : il se plaignait d'épreintes, de douleurs violentes à la vessie et au fondement; il avait le hoquet, des envies continuelles de vomir, et faisait de vains efforts pour uriner et pour aller à la selle. Au moment où M. Sibille se disposait à le sonder, il fit un cri perçant avec de grands efforts, et se plaignit d'une espèce de déchirement à la région inférieure du bassin, où il porta la main pour résister, disait-il, à ce qui poussait de dedans au dehors. Une tumeur de la forme d'un cervelas se manifesta en cet endroit ; elle s'étendait de la tubérosité de l'ischion du côté droit vers la racine du scrotum. Les douleurs cessèrent aussitôt; les urines s'écoulèrent naturellement, en abondance et sans peine, puis la tumeur fut moins saillante; quelques heures après elle reparut dans le même état; elle diminua encore lorsque le malade eut uriné.

» M. Sibille, pensant que c'était une hernie de vessie, tenta la réduction et appliqua un bandage ; le malade ne put le supporter longtemps. La tumeur resta fixée au périnée; pour qu'elle fût moins comprimée lorsque le malade montait à cheval, on fit faire une cavité à la selle. Malgré cette précaution, les téguments qui recouvraient la tumeur devinrent d'un rouge livide, et il s'y fit une ouverture par laquelle M. Sibille aperçut et toucha un corps rond, blanchâtre, mou, qui proéminait au dehors, mais qui était adhérent aux parties voisines. Ce chirurgien agrandit l'ouverture, en incisant du côté de l'anus et vers le scrotum ; après avoir séparé les adhérences latérales, il vit sortir une hydatide de la grosseur d'un œuf, qui, s'étant crevée, laissa écouler une humeur semblable à du petit-lait clarifié. Nombre d'hydatides sortirent ensuite par la même ouverture, en différents temps et dans l'espace de plusieurs semaines; les unes étaient de la grosseur d'un petit œuf de poule, d'une noix, et elles se crevaient ordinairement en passant par l'ouverture du périnée; d'autres, de la grosseur d'avelines ou de pois, sortaient entières. M. Sibille en a fait voir plusieurs à M. Petit, médecin de Soissons, et en a envoyé une grande quantité à l'Académie; par un calcul aussi exact qu'il a pu le faire, il a pensé qu'il en était sorti environ douze cents. Il n'a jamais passé d'urine

(1) Barré, *Bull. Soc. anat.*, 24 avril 1828, p. 91. Paris, 1831.

dans le périnée, et le cours de ce liquide a toujours été libre et naturel par l'urèthre depuis l'apparition de la première tumeur. L'ouverture du périnée s'est fermée; et, quelque temps après la guérison, M. Sibille sentit encore des hydatides en cet endroit, lesquelles étaient mobiles et pouvaient être repoussées dans le bassin. Comme le malade n'en était pas incommodé, et qu'elles ne l'empêchaient pas de vaquer à ses affaires, ni de monter à cheval, il ne voulut point qu'on en facilitât l'issue par une nouvelle incision (1). »

La situation plus ou moins profonde du kyste dans le petit bassin est sans doute la condition principale qui détermine des accidents plus ou moins prompts et plus ou moins graves : certains kystes, bien que peu volumineux, ont apporté un obstacle au cours des urines ou des matières fécales, tandis que d'autres, beaucoup plus considérables, n'avaient occasionné ni douleurs, ni désordres dans les fonctions des organes pelviens, lorsque leur existence a été révélée par l'autopsie. Parmi ces derniers, l'on compte surtout des kystes développés vers le sommet de la vessie ou vers le détroit supérieur du bassin.

Une autre condition, qui doit déterminer des accidents assez prompts, se trouve dans les adhérences que contracte le kyste, adhérences qui s'opposent à son ascension vers la cavité abdominale.

Le kyste hydatique du petit bassin ne pourrait guère être confondu avec un abcès de cette région; il le serait plus facilement chez la femme avec une tumeur sanguine, mais la formation de cette tumeur s'accompagne ordinairement de malaise, de troubles menstruels, de métrorrhagie ou de suppression des règles, de douleurs dans le bas-ventre, qui s'exaspèrent par les mouvements. En outre, il y a dans l'économie de la malade un trouble général qui se manifeste par un amaigrissement rapide, par la pâleur de la face, l'altération des traits, la mollesse et la flaccidité des chairs, et par la teinte que prend ordinairement la peau après une hémorrhagie abondante.

Les tumeurs fibreuses ou cancéreuses seront facilement distinguées par leur consistance. La ponction exploratrice pourra seule, dans la plupart des cas, établir la distinction entre un kyste séreux et un kyste hydatique; à défaut de la sortie des échinocoques, de leurs crochets ou de quelque portion du ver vésiculaire, la composition du liquide extrait établirait cette distinction.

(1) Communiqué à l'Académie de chirurgie, en février 1755, par Sibille, chirurgien à Long-Pont, près de Soissons. — Chopart, *ouvr. cit.*, t. II, p. 146.

Lorsque le kyste a acquis un grand volume, il peut faire saillie au-dessus du pubis et être reconnu par la palpation et la percussion de la paroi abdominale ; en même temps, le toucher rectal ou vaginal fait reconnaître une tumeur lisse, arrondie, indolente dans la cavité pelvienne. La fluctuation ou le frémissement hydatique pourront quelquefois être perçus, et ce dernier signe sera pathognomonique. Dans le cas suivant, observé par M. Rayer et rapporté par M. Brun dans sa thèse inaugurale, le diagnostic a été établi d'après l'existence de ce phénomène :

Obs. CLXVII (Brun).

XVIII. — « Le nommé Kurth, âgé de quarante ans, cordonnier, d'une bonne constitution et d'un tempérament sanguin et lymphatique, éprouva sans cause connue, en 1828, de la pesanteur dans le bas-ventre accompagnée parfois de coliques. On reconnut dans la fosse iliaque gauche, l'existence d'une tumeur grosse comme le poing, indolente à la pression. Les bains, l'onguent mercuriel employés alors, ne purent la dissoudre. Les choses en restèrent là jusqu'en 1834 ; à cette époque, Kurth fut pris de fièvre, de soif, d'inappétence et de douleur à l'endroit de la tumeur, qui jusqu'alors ne l'avait guère tourmenté.

» A son entrée à l'hôpital de la Charité, le 7 avril, on constate en effet dans la fosse iliaque gauche l'existence d'une tumeur plus volumineuse que le poing, s'étendant jusqu'à l'hypogastre. Elle est arrondie, immobile, fluctuante, un peu douloureuse à la pression ; elle est d'ailleurs séparée nettement du foie, qui paraît entièrement sain. Quand on percute la tumeur, il semble qu'on frappe sur un ressort élastique, et l'on provoque en même temps une sorte de frémissement ou de collision. L'auscultation et la percussion combinées font entendre un son analogue à celui d'un tambourin. Le lendemain, à la suite de coliques vives suivies d'un pressant besoin d'aller à la selle, le malade rend par l'anus un liquide purulent mêlé de débris hydatiques ; les hydatides entières avaient probablement le volume d'une noix. Peu après cette évacuation, les coliques cessent, la douleur diminue, la tumeur s'affaisse incomplétement ; des hydatides déchirées sont encore rendues pendant plusieurs jours. Le malade, complétement soulagé, demande bientôt à sortir de l'hôpital ; à cette époque, chose à noter, la tumeur n'avait pas complétement disparu, malgré les pressions réitérées qu'on avait exercées sur l'abdomen.

» Kurth resta un mois hors de l'hôpital, sans éprouver aucun accident notable. Mais, au bout de ce temps, la tumeur augmente, reprend son premier volume et devient de nouveau douloureuse. (Saignées locales et générales, bains.) A cette époque aussi, de la constipation se manifeste ; une urine trouble, blanchâtre, laissant déposer un précipité purulent, est rendue avec difficulté ; des gaz sortent en même temps par l'urèthre. L'ischurie cède au bout de quelques jours, sous l'influence d'émissions sanguines locales, et avec elle la douleur à la pression dans la région du kyste, laquelle s'était de nouveau manifestée. Les urines redeviennent normales, les hydatides cessent de reparaître dans les selles et le malade sort vers le milieu de juin. Il porte encore dans la fosse iliaque une tumeur dure et indolente (1). »

Nous ne ferons qu'une simple énumération des cas dans lesquels les hydatides du petit bassin n'ont donné lieu à aucun accident et n'ont été reconnues que par l'autopsie, ainsi que de ceux qui ont été trouvés à la dissection du cadavre.

Obs. CLXVIII (Beauvais).

XIX. — Homme; point de renseignements sur la maladie; un kyste hydatique dans le foie, un autre dans la rate; deux kystes dans le petit bassin, l'un en arrière, l'autre à droite du rectum (2).

Voyez les cas rapportés ci-dessus de : Turner (obs. LXXVII), kyste dans le bassin ; — Wunderlich (obs. X), kyste dans le mésorectum ; — Guerbois et Pinault (obs. CIV), kyste du tissu cellulaire qui revêt les vésicules séminales ; — Robin et Mercier (obs. LXXXI), un kyste sous le péritoine de chaque côté de la vessie ; — Richter (obs. CII), sous le péritoine qui revêt la partie supérieure de la vessie ;—Budd (obs. CIII), même situation ;—Charcot et Davaine (obs. CV), kyste entre la vessie et le rectum.

Le cas de Mesnet, dont nous parlerons au traitement (obs. CCXCI), kyste de la grosseur d'un œuf de pigeon dans le cul-de-sac recto-vésical, sous le péritoine de la vessie.

Parmi ces vingt-sept cas de kystes hydatiques, plusieurs n'ont été reconnus qu'à l'autopsie, chez des individus qui n'en avaient probablement pas souffert; d'autres ont été trouvés sur des cadavres que l'on disséquait.

Dans la plupart des cas, dix-sept fois au moins, il existait plusieurs kystes, soit dans le petit bassin même, soit aussi dans d'autres organes ; — deux fois les kystes semblent s'être développés primitivement dans l'ovaire ; — une fois de la vésicule séminale ; — cinq ou six fois de la vessie, dans le tissu cellulaire extra-péritonéal. Quelques-uns avaient acquis un volume considérable.

Dans vingt deux cas, les kystes étaient intacts, sur lesquels trois ont été ouverts dans le vagin par le bistouri, un par le trocart.

(1) Brun, *Thèse de Paris*, 1834, n° 238, p. 37 ; — Rayer, *ouvr. cit.*, t. III, p. 552, *note*. — Charcot, *Mém. cit.*

(2) *Bull. Soc. anat.*, 1845, p. 73, et Charcot, *Mém. cit.*

Cinq fois, les kystes se sont ouverts spontanément, l'un à travers le périnée, deux dans la vessie, un dans le rectum et un autre dans ces deux derniers organes successivement.

Cinq malades seulement ont été guéris : trois femmes dont le kyste a été ouvert par le vagin; les deux autres malades n'ont obtenu qu'une guérison incomplète.

On voit, d'après ces faits, que les hydatides qui ont pour siége le petit bassin doivent être comptées parmi les plus graves.

SIXIÈME SECTION.

HYDATIDES DE L'APPAREIL URINAIRE.

Les hydatides des reins sont rares; M. Rayer, dans son *Traité des Maladies des reins*, en a fait l'histoire et en a rapporté plusieurs observations nouvelles (1).

L'un des reins est ordinairement seul affecté. Le kyste est généralement unique et, dans sa cavité, les hydatides sont presque toujours multiples. Les parois du kyste sont fermes et fibreuses, quelquefois fibro-cartilagineuses ou crétacées; son contenu peut subir les transformations et les altérations dont nous avons déjà parlé. La poche hydatique, en se transformant, s'arrête quelquefois dans son accroissement, et même elle subit un retrait considérable dans son volume, ce qui en amène la guérison; mais, plus souvent, elle continue de s'accroître et forme une tumeur considérable, qui produit une distension générale ou partielle du rein et l'atrophie plus ou moins complète de la substance de cet organe. La partie du rein occupée par un kyste hydatique volumineux, prend quelquefois une teinte jaunâtre chamois; souvent alors le bassinet est confondu et réuni avec le kyste par des pseudo-membranes organisées, parcourues d'un grand nombre de vaisseaux. La coupe de la tumeur montre ordinairement les dispositions suivantes : à l'extérieur, elle est formée par les subtances rénales atrophiées et anémiques, distinctes encore dans quelques points et, en quelques autres, réduites à une simple trame celluleuse infiltrée çà et là d'une matière jaunâtre accidentelle; à l'intérieur, par un kyste à parois fermes, dont

(1) P. Rayer, *Traité des maladies des reins*. Paris, 1841, t. III, p. 54.

la surface interne est un peu inégale et jaunâtre, et offre quelquefois des brides celluleuses plus condensées que les parois.

Les kystes hydatiques du rein peuvent rester longtemps sans déterminer de lésions autour d'eux, mais ils finissent presque toujours par causer l'inflammation ou l'ulcération des parties voisines et par se perforer; quelquefois ils s'ouvrent une issue à l'extérieur dans la région des lombes, d'autres fois dans l'intestin sans doute, mais nous n'en connaissons pas d'observation certaine; ils pénètrent dans la poitrine et s'ouvrent dans les bronches. Dans ces différents cas, les hydatides sortent par une fistule lombaire, par les garderobes, ou bien elles sont expectorées par des efforts de toux. Le plus souvent, les kystes hydatiques des reins contractent des adhérences avec les parois du bassinet et s'ouvrent dans sa cavité. « Alors les plus petites hydatides ou les débris des plus grandes, et une certaine quantité de l'humeur séreuse ou séro-purulente du kyste, sont rendus avec l'urine. L'expulsion des hydatides n'a jamais lieu sans quelque accident; il survient de la douleur dans la région rénale, et parfois une rétention d'urine, occasionnée par l'obstruction du bassinet, de l'uretère ou de l'urèthre, dans lesquels un ou plusieurs de ces corps étrangers se sont arrêtés (Rayer). » Par suite des rétentions d'urine passagères et répétées ou plus ou moins continues, l'uretère et le bassinet se dilatent, les mamelons de la partie du rein restée saine s'affaissent et une poche d'une autre nature peut ainsi se former à côté de la première.

Les kystes hydatiques intacts n'occasionnent point ordinairement d'accidents ou de gêne autre que celle qui résulte de leur volume plus ou moins considérable. Lorsqu'ils se sont ouverts dans les calices ou le bassinet, les hydatides qui s'introduisent dans l'uretère, l'obstruent momentanément et déterminent les accidents communs aux corps étrangers engagés dans ce conduit, c'est-à-dire l'ischurie, les coliques néphrétiques, les hoquets, les nausées, les vomissements; par fois elles causent, en s'arrêtant dans l'urèthre, la rétention d'urine, des douleurs vives dans la vessie, dans son conduit excréteur, phénomènes qui cessent par l'expulsion des hydatides avec l'urine. Plus ou moins longtemps après leur expulsion, s'il survient de nouvelles douleurs, soit dans la région rénale, soit dans le trajet des uretères ou de l'urèthre, il est à présumer que de nouvelles vésicules ou que des caillots fibrineux sont la cause de ces accidents.

Les kystes hydatiques intacts, développés dans le rein ou dans le voisinage, forment une tumeur qui a beaucoup d'analogie avec celle de la pyélite chronique ou d'une hydro-néphrose; le frémissement hydatique, s'il existait, pourrait les en distinguer. Il n'est point toujours possible de reconnaître si ces kystes appartiennent au rein ou au foie; « il est à remarquer cependant que ces derniers sont plus ordinairement situés plus en avant et qu'ils sont plus évidemment continus avec le bord tranchant du foie; néanmoins les kystes acéphalocystiques des reins sont quelquefois tellement soudés avec le foie par leur partie supérieure qu'ils paraissent faire corps avec cet organe. Dans les cas obscurs, quelques circonstances particulières, l'existence antérieure d'un ictère ou d'un dérangement fonctionnel des reins, pourront quelquefois éclairer le diagnostic; mais il faut convenir que, hors les cas où la tumeur rénale *forme une voussure aux lombes et se prolonge vers la fosse iliaque*, il est difficile de préciser le siége de la tumeur (Rayer). »

L'expulsion des hydatides détermine la nature de la tumeur lombaire; elle indique encore que cette tumeur n'appartient point au foie; néanmoins il est nécessaire d'observer que les hydatides expulsées avec l'urine peuvent venir d'un kyste situé dans d'autres parties que le rein.

« Si l'on en juge par la marche de la maladie, dans la plupart des cas de kystes acéphalocystiques des reins qui ont été publiés jusqu'à ce jour, le pronostic de ces espèces de tumeurs serait généralement moins grave que celui des tumeurs rénales formées à la suite des pyélites. Les kystes acéphalocystes des reins ont, comme ceux qui se développent dans les autres organes, une grande tendance à se perforer et à revenir sur eux-mêmes lorsqu'ils se sont complétement vidés; aussi les exemples de guérison de tumeurs rénales, après l'évacuation d'hydatides par les voies urinaires, ne sont-ils pas très rares; mais, dans un cas donné, on ne peut préjuger l'époque à laquelle une semblable évacuation aura lieu (Rayer). »

Les auteurs qui ont observé des hydatides rendues avec les urines, se sont souvent bornés à une simple mention du fait; il est à croire que, dans le plus grand nombre de ces cas, les vers vésiculaires provenaient des reins. Les observations les plus intéressantes ont été, pour la plupart, relevées et rapportées *in extenso* dans l'ouvrage cité de M. Rayer. Nous n'en donnerons ici qu'une indication sommaire; celles qui sont d'une date plus récente seront rapportées avec plus de détails.

CHAPITRE PREMIER.

HYDATIDES DES REINS AYANT DÉTERMINÉ LA MORT.

A. — Kyste du rein sans communication avec le bassinet ou l'uretère.

Obs. CLXIX (Baillie).

I. — « Baillie cite le cas d'un soldat dont le rein, converti en un sac capable de contenir au moins trois pintes de liquide, était rempli d'hydatides de diverses dimensions, depuis celle d'une tête d'épingle jusqu'à celle d'une orange; une partie du rein avait conservé sa structure naturelle (1). »

Obs. CLXX (Duncan).

II. — « Duncan a trouvé, à l'ouverture du cadavre d'un homme âgé de quarante-huit ans qui était sujet à des douleurs néphrétiques et à la gravelle, les reins très volumineux et remplis d'un grand nombre d'hydatides (2). »

Obs. CLXXI (Rippault).

III. — « M. Rippault présente des acéphalocystes développés dans un kyste appartenant au rein droit. Elles sont en nombre considérable; quelques-unes sont très volumineuses. Le kyste dans lequel elles étaient renfermées, formait dans la fosse iliaque droite une tumeur qu'on avait regardée comme étant due à un kyste de l'ovaire. Le malade urinait abondamment (3). »

Obs. CLXXII (Rayer).

IV. — Kyste contenant un grand nombre d'acéphalocystes, développé dans la partie supérieure du rein gauche et ne communiquant ni avec le bassinet, ni avec l'uretère (4).

Obs. CLXXIII (Livois et Rayer).

V. — Fille âgée de vingt-deux ans; douleurs et tumeur dans le côté gauche; plus tard épanchement pleurétique; mort. Tumeur énorme dans l'hypochondre gauche, développée entre la capsule et le tissu propre du rein. — Vaisseaux volumineux dans la paroi du kyste. 143 hydatides globuleuses, du volume d'une noisette à celui du poing, contenant des échinocoques (5).

Obs. CLXXIV (Livois et Rayer).

VI. — Femme âgée de soixante-quinze ans; gangrène sénile de la jambe

(1) Baillie, *Anat. pathol.*, trad. par Guerbois. Paris, 1815, p. 226, et Rayer, *ouvr. cit.*

(2) Duncan, *The medical Repository*, vol. VII, juin 1817, et Rayer, *ouvr. cit.*

(3) Rippault, *Bull. Soc. anat.*, 1834, ann. IX, p. 74.

(4) Rayer, *ouvr. cit.*, obs. I, p. 560.

(5) Livois, *thèse citée*, ob. VI, p. 111.

et du pied droits; tumeur volumineuse dans l'hypochondre gauche, jamais de douleurs dans la tumeur; sentiment de gêne. Mort par les progrès de la gangrène.

Rein gauche transformé en un vaste kyste sur lequel l'uretère vient se terminer en cul-de-sac; immense quantité d'hydatides du volume d'un grain de millet à celui d'un œuf de poule; échinocoques à l'intérieur de toutes celles qui étaient intactes (1).

VII. — Voyez encore l'observation de Duchaussoy (obs. CXVII).

B. — Kyste du rein communiquant avec le bassinet. (Point d'expulsion d'hydatides pendant la vie?)

Obs. CLXXV (Desault).

VIII. — Enfant âgé de quatre ans, taillé trois jours avant sa mort, hydatides et calculs rénaux (2).

C. — Kyste du rein communiquant avec le bassinet; expulsion d'hydatides pendant la vie?

Obs. CLXXVI (Bonfigli).

IX. — « S. Bonfigli rapporte le cas d'une femme qui portait dans le flanc droit une tumeur rénale et qui rendit, pendant l'année qui précéda sa mort, une matière lymphatique concrète avec l'urine, matière dont les caractères sont les mêmes que ceux des parois des hydatides. *Le kyste acéphalocystique*, après s'être vidé en partie dans le bassinet, était revenu sur lui-même et était en partie ossifié (3). »

Obs. CLXXVII (Fleuret et Desault).

X. — Douleur dans la région lombaire gauche; symptômes de coliques néphrétiques depuis vingt ans; évacuation d'hydatides par l'urèthre, favorisée par des pressions sur le ventre; nouveaux accidents; mort. — Rein transformé en une poche membraneuse, contenant des hydatides (4).

Obs. CLXXVIII (Desault).

XI. — Douleurs dans la région rénale gauche et à la vessie, membranes hydatiques rendues avec l'urine; mort. — Dépôt de pus dans le rein gauche; point d'hydatides (5).

Obs. CLXXIX (Blackburne).

XII. — « Hydatides rendues avec l'urine; mort quatre ans après. — Point

(1) Livois, *thèse cit.*, obs. VII, p. 115.
(2) Chopart, *ouvr. cit.*, t. I, p. 144, et Rayer, *ouvr. cit.*, obs. XII.
(3) S. Bonfigli, *Ephem. nat.*, *cur.*, cent. IX, p. 9, obs. IV, et Rayer, *ouvr. cit.*
(4) Chopart, *ouvr. cit.*, t. I, p. 148, et Rayer, *ouvr. cit.*, obs. III.
(5) Chopart, *ouvr. cit.*, t. I, p. 150, et Rayer, *ouvr. cit.*, obs. IV.

de rein droit ni d'uretère de ce côté. Rein gauche très gros; bassinet contenant une pierre et plusieurs hydatides (1).

Obs. CLXXX (Mélot).

XIII. — Il s'agit d'un homme âgé de cinquante-neuf ans, chez lequel on trouva un nombre considérable de petites tumeurs sous-cutanées ou disséminées dans plusieurs organes. Elles paraissaient d'une nature cancéreuse.

« Le rein gauche est converti en une espèce de coque membraneuse remplie d'hydatides; l'uretère correspondant est fort dilaté, ses parois sont infiltrées de sérosité; le malade avait rendu, pendant la vie, des hydatides avec les urines. Le rein droit est sain, la vessie ne contient pas d'hydatides (2). »

D. — Kyste en rapport avec le rein et communiquant avec les bronches.

XIV, XV. — Nous avons rapporté un cas remarquable, observé par M. Fiaux, d'un kyste du rein qui s'ouvrit en même temps dans l'uretère et dans les bronches (obs. LXXVIII).

Dans le cas observé par Turner (obs. LXXVII), d'un kyste hydatique qui atrophiait le rein, ce kyste s'était aussi ouvert dans les bronches.

CHAPITRE II.

HYDATIDES DÉVELOPPÉES PROBABLEMENT DANS LES REINS. — CAS OBSERVÉS PENDANT LA VIE OU GUÉRIS.

A. — Kyste ouvert dans la région lombaire.

Deux observations, l'une de Jannin, l'autre de Farradesche, ont été considérées comme des cas de kyste hydatique du rein ouvert dans la région lombaire; mais il est probable que les kystes étaient situés dans la paroi du tronc. (Voy. ci-après obs. CCXXVI, CCXXVII).

B. — Kyste ouvert dans les conduits urinaires.

Obs. CLXXXI (Davis).

I. — Femme, quarante-cinq ans; douleurs néphrétiques; expulsion de douze hydatides en plusieurs fois, hématurie. Rien sur les suites (3).

(1) Blackburne, *Lond. med. Journ.*, 1781, vol. I, p. 126. — Meckel, *Pathol., anat.*, vol. II, sect. II, p. 428, et Rayer, *ouvr. cit.*, obs. XI.

(2) Mélot, *Bull. Soc. anat.*, 1832, t. VII, p. 49, 2e édit.

(3) Davis, *Philos. transact.*, vol. XXII, n° 272, p. 897, et Rayer, *ouvr. cit.*

Obs. CLXXXII (Lossi).

II. — Homme, trente ans ; grandes douleurs de reins ; expulsion avec l'urine de quinze hydatides. Rien des suites (1).

Obs CLXXXIII (Russel).

III. — Homme, vingt quatre ans ; douleurs dans le côté gauche du ventre ; sable rouge expulsé avec l'urine ; urine sanguinolente et purulente ; expulsion d'hydatides précédée de vives douleurs. Guérison (2).

Obs. CLXXXIV (.....?).

IV. — Homme ; gonorrhée et douleurs néphrétiques, hématurie ; expulsion d'hydatides avec l'urine. Rien des suites (3).

Obs. CLXXXV (Letssom).

V. — Homme, trente-deux ans ; douleurs dans le rein gauche ; tumeur peu douloureuse dans l'hypochondre, fluctuation ; expulsion d'hydatides par les urines ; disparition progressive de la tumeur. Guérison (4).

Obs CLXXXVI (Lettsom).

VI. — Homme ; douleurs dans le rein droit ; expulsion d'hydatides par les urines pendant dix ans. Amélioration, guérison probable (5).

Obs CLXXXVII (Laennec).

VII. — « Une fille d'environ trente ans, d'une forte constitution, éprouvait depuis quelque temps des douleurs dans la région des reins, lorsqu'un jour, en urinant, elle sentit que le jet de l'urine s'arrêtait tout à coup à plusieurs reprises et ne se rétablissait que lorsqu'elle changeait de position. Le même phénomène se manifesta le lendemain et les jours suivants. Au bout de trois ou quatre jours, la malade rendit par l'urèthre, avec de grands efforts, plusieurs vésicules entières et un grand nombre de fragments de vésicules mêlés aux urines. »

Suit la description des vésicules, dont la plus grosse avait le volume d'un œuf de poule. Rien des suites (6).

Obs. CLXXXVIII (Aulagnier).

VIII. — Homme ; difficulté d'uriner depuis longtemps ; urines fétides et glaireuses ; douleur dans la région lombaire ; gonflement à la région du rein

(1) Lossi, *op. cit.*, lib. IV, obs. LVIII, et Rayer, *ouvr. cit.*

(2) *Medic. observ. and inquir.* London, 1767, t. III, p. 146, et Rayer, *ouvr. cit.*, obs. V.

(3) *Collect. académ.*, t. X, p. 65, et Rayer, *ouvr. cit.*, obs. VI.

(4 et 5) Lettsom, *Two cases of hydatids renales*, in *Mém. of the med. Society of London*, 1789, vol. II, p. 33.

(6) Laennec, *Mém. cit.*, obs. III, p. 148.

gauche; traitement antisyphilitique ; évacuation d'hydatides avec les urines. Guérison (1).

Obs. CXXXIX (Moreau).

IX. — Homme, vingt six ans; douleurs depuis deux ans dans la région lombaire droite; expulsion d'hydatides par l'urèthre. Guérison par l'emploi de la térébenthine (2).

Obs. CXC (Bérard).

X.—25 juin 1831. Homme âgé de quarante ans, rendant depuis trois ans par les urines des acéphalocystes, précédées par des douleurs vives dans la région lombaire gauche. Expulsion à des époques variées, dépassant rarement un mois. Les plus petites ont trois lignes de diamètre, les plus grosses ont le volume d'un œuf de pigeon. Ces dernières sortaient ordinairement rompues ou fort allongées. Point de rétention d'urine. Expulsion souvent précédée de douleurs dans la région lombaire gauche. Point de tumeur appréciable. Les diurétiques amenaient l'expulsion d'une plus grande quantité d'hydatides. Rien des suites (3).

Obs. CXCI (H. Barker).

XI. — « A. F..., âgé de vingt-huit ans, plombier, peintre et vitrier, reçut mes soins le 17 décembre 1853 ; il avait une douleur sourde dans les reins, particulièrement du côté gauche, des envies fréquentes d'uriner et une légère difficulté dans cet acte. L'urine n'était pas très foncée et ne déposait pas par le refroidissement ; sa densité était de 1020. Traitant ce cas comme un lumbago, je prescrivis simplement dix doses d'eau légèrement alcaline.....

» Le 22 décembre, le malade me dit qu'au commencement de la nuit, il avait éprouvé une difficulté à uriner plus grande que jamais et que, pendant plusieurs heures, il n'avait pas rendu une seule goutte d'urine ; enfin que le matin il avait rendu quatre *vessies* gélatineuses, ce qui lui avait produit un soulagement instantané: c'étaient des hydatides. Il se rétablit au point de reprendre ses travaux pendant l'été de 1854, n'ayant d'autre souffrance qu'une envie fréquente d'uriner.

» Le 10 septembre, il rendit six de ces vésicules, mais avec moins de douleur et de difficulté que la première fois, résultat qu'il attribuait à dix gouttes d'huile de térébenthine que je lui avais prescrites et qui avaient beaucoup accru la diurèse. L'urine, après le passage des vésicules, étant légèrement teinte de sang, je recommandai la continuation du médicament déjà prescrit,

(1) Aulagnier, *Journ. gén. de méd. de Sédillot*, 1816, t. LVI, n° 236, p. 168 et 173, et Rayer, obs. VII.

(2) Moreau, médecin à Vitry-le-Français, *Biblioth. méd.*, sept. 1820. — *Journ. gén. de méd. de Sédillot*, t. LXXV, p. 226, et Rayer, obs. VIII.

(3) *Gaz. des hôpitaux*, 1832, t. VI, p. 297.

ajoutant seulement à chaque dose un demi-scrupule de sesquicarbonate de soude.

» Le 16 novembre, il rendit quatre vésicules ; l'urine ne devint pas rouge à la suite. Le passage de ces vésicules était cependant précédé par une forte douleur dans la région du rein gauche, par l'émission de plusieurs caillots de sang et par une difficulté considérable à uriner. En cette circonstance, il prit dix-neuf gouttes de térébenthine en deux heures, mais à doses fractionnées. Bientôt après avoir pris ce médicament, la douleur du rein gauche cessa soudainement et en même temps le malade éprouva une sensation de quelque chose qui se brise dans le rein. Il se plaignit ensuite d'une douleur dans la région iliaque gauche qui persista pendant plusieurs heures et qui cessa aussi soudainement que la première. Après cela, toutes les émissions d'urine furent accompagnées de douleurs dans l'urèthre qui annonçaient l'expulsion de vésicules par ce canal. Celles qui passèrent alors étaient plus volumineuses que les précédentes ; après leur expulsion toute douleur cessa, le malade revint à la santé et ne conserva plus qu'une douleur passagère dans la région lombaire, particulièrement du côté gauche, depuis la date indiquée (16 novembre) jusqu'au 9 décembre de la même année.

» Le 9 décembre, il rendit cinq vésicules toutes d'une plus petite dimension que les précédentes ; il n'en évacua plus d'autres jusqu'au 31 décembre; ce jour-là, il s'éveilla avec une douleur aiguë dans la région des reins et avec tous les symptômes qu'il avait déjà éprouvés le 16 décembre. Dans la journée, il ne rendit pas moins de vingt vésicules, savoir : une à huit heures du matin, onze à une heure du soir, cinq à sept heures du soir, et trois à onze heures du soir. Auparavant et depuis lors le nombre des vésicules rendues n'a jamais été de onze à la fois. Ces corps qui se succédaient rapidement avaient quelquefois la grosseur d'une petite noix. L'urèthre resta sensible pendant quelques jours, mais la douleur des reins était beaucoup moindre.

» Le 1er janvier 1855, une seule vésicule fut rendue le matin. Le 2, il en sortit deux autres, une le 3, et deux le 10. Depuis cette date (10 janvier) jusqu'au 23 juillet, tous les phénomènes décrits ci-dessus n'ont jamais complétement cessé. Le nombre des hydatides rendues dans cet intervalle fut de soixante et dix à quatre-vingt. Le 23 juillet, le malade rendit une grande vésicule ; le 9 novembre, il rendit une membrane qui parut être une portion d'une grande hydatide ; le 11, il en rendit une entière et de grosseur moyenne. Depuis cette date jusqu'aujourd'hui (8 décembre) aucune autre vésicule ne fut rendue. Le malade continue à prendre des médecines diurétiques, et lorsque la douleur est plus violente que d'habitude, il prend une dose de térébenthine.

» Avant le 23 juillet, la douleur dans la région iliaque que le malade comparait à quelque chose qui se détache, et que j'attribue au passage des vésicules de l'uretère dans la vessie, cessait quelquefois tout à coup. Elle était toujours restée confinée dans le côté gauche ; depuis cette date, le soulagement n'a pas été aussi fréquent ni aussi complet, en sorte que le malade s'attend journellement à rendre de nouvelles vésicules. Dernièrement, il ressentit des douleurs dans la région du rein droit ; mais l'examen le plus attentif ne fit découvrir aucune tuméfaction des parties (1). »

Obs. CXCII (J. J. Évans).

XII. — « M..., S..., âgée de vingt-six ans, fille et couturière, de stature petite et délicate et dont les parents étaient morts jeunes, me consulta pour la première fois en novembre 1847, après avoir eu les soins d'un autre médecin. Elle se plaignait d'une douleur aiguë dans le côté droit, au-dessous du rebord des côtes ; cette douleur était par moments très vive et par moments obtuse. Elle avait des envies de vomir presque continuelles et ne pouvait supporter la moindre compression ni sur le côté, ni à l'épigastre. D'après l'examen et la nature des sécrétions, je pensai qu'il s'agissait d'une affection bilieuse. En conséquence je prescrivis des purgatifs mercuriaux. Je ne trouvai qu'un léger gonflement du côté malade. Un ou deux jours après, la douleur et les nausées ayant diminué, elle quitta le lit et reprit ses occupations ordinaires. Le jour suivant, elle éprouva beaucoup de difficulté à rendre ses urines, dont la quantité avait diminué depuis quelques jours, et elle observa que cette urine était légèrement opaque au moment de l'émission et qu'elle contenait des lambeaux de membranes. L'examen de ces lambeaux me fit découvrir des fragments de vésicule appartenant à une grande hydatide, tandis que beaucoup de petites flottaient dans l'urine ; ces dernières étaient entières et variaient de la dimension d'une tête d'épingle à celle d'un grain de raisin ; elles étaient libres et isolées. D'après la grandeur des lambeaux, je dois conclure que quelques-unes des hydatides étaient de la grosseur d'un œuf. La malade paraissait assez bien et je cessai de la traiter, lui ayant expliqué la nature de sa maladie et la possibilité d'une récidive.

» En février 1850, je la trouvai souffrant d'une forte douleur dans le côté ; l'examen me fit constater l'existence d'une tumeur lobulée, ayant en apparence 8 pouces de longueur sur 4 de largeur et d'épaisseur, tumeur située dans la région du rein droit. — Après l'usage de médicaments anodins et émollients, elle diminua graduellement, quoique la douleur du côté persistât. Le jour suivant, plusieurs centaines d'hydatides furent rendues avec les urines.

» En mai 1851, la malade eut une nouvelle attaque, mais elle ne rendit que quelques hydatides. En mars 1853, en février et juillet 1854, elle eut d'autres rechutes. Cette dernière fois, elle rendit un grand nombre d'hydatides dont quelques-unes avaient une grosseur considérable. L'une d'elles avait tellement obstrué l'urèthre qu'il fallut en faire l'extraction. La tumeur située dans le côté avait complétement disparu et n'a pas reparu jusqu'à présent (novembre 1855) (2). »

(1) T. Herbert Barker, *On cystic entozoa in the human kidney, read before the med. Soc. of London*, 15 décembre 1855.

(2) J.-J. Evans, in Herbert Barker, *Mém. cit.*, p. 10.

C. — Kyste du rein ? ouvert dans les conduits urinaires et l'intestin.

XIII. XIV. — Voyez le cas de Pascal (obs. CXLIII) et celui de Barthez (obs. CXLIV).

D. — Kyste ouvert dans la vessie.

(Voyez section V. — Hydatides du petit bassin.)

E. — Hydatides rendues avec l'urine ; origine inconnue.

Obs. CXCIII et CXCIV (Warthon ; — Houillier).

XV, XVI. — « Houillier dit avoir vu un homme qui, après plusieurs jours de vives souffrances, rendit avec les urines des *globules transparents* en forme de gelée ; Warthon a vu aussi des hydatides être rendues avec l'urine (1). »

Obs. CXCV (Duncan).

XVII. — Ouvrier, vingt-sept ans ; sentiment de faiblesse dans la région lombaire droite ; fragments d'hydatides rendus avec l'urine. il y a un mois ; plusieurs sont rendus dans le cours du mois suivant ; une vésicule intacte en contenait une autre à l'intérieur. Urines normales. Rien des suites (2).

Obs. CXCVI (Brachet).

XVIII. — « Un homme, âgé de vingt-huit ans, ayant jusque-là joui d'une bonne santé, fut tourmenté de douleurs hypogastriques et d'ischuries qui se terminaient par un gros jet d'urine. M. Brachet constata que ce gros jet d'urine qui terminait les ischuries était une émission d hydatides. Une fois, une douleur très vive étant causée par une hydatide arrêtée dans le canal, ce médecin perça la poche membraneuse avec une sonde à dard, et l'émission d'urine se fit librement (3). »

Obs CXCVII (Barthez).

XIX. — « M Barthez fait voir des lambeaux d'hydatides rendus avec les urines et venus probablement des reins (4). »

Obs. CXCVIII (Müller et Hecker).

XX. — Müller a vu un cas où des échinocoques, venant sans doute des

(1) Warthon, *Adenographia*, 1856, in-8. — Hollerii, *Op.*, lib. I, *De morbis internis*. Paris, 1664, cap. 50, et Rayer, *ouvr. cit.*, p. 558.

(2) Duncan, *Liverpool medic. Journ.*, juillet 1834, et *Gaz. des hôpitaux*, 1834, t. VIII, p. 605.

(3) J.-L. Brachet, *Obs. sur une émission d'hydatides avec les urines* (*Revue médicale*, 1831, t. IV, p. 105 ; extrait des *Transactions médicales*, septembre 1831).

(4) Barthez, *Bull. Soc. anat.*, 1836, p. 172.

reins, furent rendus avec l'urine. Le malade était traité par le professeur Hecker. Point de renseignements sur la maladie (1).

Obs. CXCIX (docteur Jones, *de Londres*).

XXI. — « M. Jones montre à la Société pathologique de Londres des hydatides expulsées avec l'urine, les unes entières et grosses comme des noisettes, les autres rompues ; elles contenaient des échinocoques. Les hydatides parurent après neuf jours de phénomènes graves ; quatre jours après, il en parut une autre ; il ne reste plus maintenant dans l'urine que de l'oxalate de chaux. » Absence de détails sur la maladie (2).

Obs. CC (Fleckes).

XXII. — Hydatides de la vessie ? (3).

F. — **Hydatides (ou cysticerques ?) rendues avec l'urine.**

Obs. CCI (Parmentier).

XXIII. — « Parmentier a publié un cas d'hydatides des reins rendues par l'urèthre, observé chez un jeune homme de vingt ans qui finit par se rétablir après l'évacuation d'un grand nombre d'hydatides..... La pression de ces vers avec le doigt, dit M. Parmentier, en faisait saillir la tête dont il me fut facile de distinguer au microscope la forme et les annexes (4). »

Obs. CCII (Weitenkampf).

XXIV. — « Une jeune fille de vingt-deux ans, bien réglée, qui souffrait depuis longtemps d'un catarrhe chronique de vessie, fut prise subitement, par suite d'un refroidissement, d'une aphonie complète avec douleur dans le larynx et dans la trachée, sans fièvre. Des moyens révulsifs puissants la rétablirent complétement, mais à cette maladie succéda une très grande difficulté dans l'émission de l'urine, avec strangurie, phénomènes qui persistèrent jusqu'à ce que la malade rendît tous les quatre ou cinq jours une quantité notable d'hydatides par l'urèthre. Elles variaient depuis la grosseur d'un pois jusqu'à celle d'une noisette, et leur nombre était de 50 à 60 : *l'inspection avec la loupe prouva qu'elles étaient vivantes*. Après chaque éjection, la strangurie cessait pour reparaître bientôt après, et persister jusqu'à ce qu'une nouvelle quantité d'hydatides eût été rejetée. Cela dura plusieurs mois, et les forces de la malade diminuèrent considérablement. Un régime fortifiant combiné avec

(1) J. Müller, *Archiv fur Anatomie und Physiologie*, 1836, et Livois, *thèse cit.*, obs. II.

(2) Jones, *Mém. cit.*, p. 311.

(3) Fleckes, *Wiener medicinische Wochenschrift*, 1855, n° 8, 9, indiqué dans *Gaz. hebdom.*, avril, 1855.

(4) Parmentier, *Nouv. Biblioth. méd.*, 1829, t. IV, p. 412. cité par Rayer, p. 558, 559.

les anthelminthiques fut employé avec succès, et la malade guérit tout à fait par l'usage de l'huile de Chabert (1). »

« Le docteur Créplin, dit M. Rayer, frappé de cette dernière circonstance (qu'elles étaient vivantes), demanda des renseignements plus précis au docteur Weitenkampf, desquels il sembla résulter que ces hydatides étaient des cysticerques (2). »

Les cysticerques développés dans le parenchyme des organes, chez l'homme, étant généralement isolés dans un kyste, il serait difficile de comprendre qu'ils se présentassent en grand nombre dans les urines.

SEPTIÈME SECTION.

HYDATIDES DES ORGANES SUPERFICIELS.

Les hydatides se développent rarement dans les parois du tronc et plus rarement encore dans les membres ; elles sont également très rares dans les organes placés superficiellement, tels que ceux de la face et les organes génitaux extérieurs.

A. — Hydatides des annexes de l'œil.

Nous rapporterons, à propos des affections vermineuses de l'œil, plusieurs observations d'hydatides développées dans l'intérieur même du globe oculaire. Les cas de ces vers, observés dans l'orbite ou dans les paupières, sont rares, et probablement quelques-uns de ceux qui ont été rapportés aux hydatides appartiennent aux cysticerques ou aux kystes séreux. Les accidents déterminés par les hydatides intra-orbitaires sont analogues à ceux que déterminent des tumeurs d'une autre nature qui se développent dans la même région.

Obs. CCIII (Adam Schmidt). — *Glande lacrymale.*

I. — « Adam Schmidt a observé une hydatide dans la glande lacrymale, » dit Bremser (3).

(1) *Wochenschrift von Casper*, 1836, n° 45, et *Arch. de méd.*, 1837, 3e série, t. I, p. 367.

(2) *Müller's Archiv für anat*, etc., Heft II, S. 149, 1840, cité par Rayer, p. 559.

(3) Joh. Adam Schmidt, *Ueber die Krankheiten des Thraenenorgans.* Wien, 1803, tab. II, S. 73, cité par Bremser, p. 305.

Obs. CCIV (Lawrence). — *Orbite.*

II. — « Le malade qui se présente à cette infirmerie, se plaignait d'une douleur et d'une tension violente au fond de l'orbite : il y avait une légère exophthalmie; c'est ce qui me fit croire qu'il existait une tumeur au fond de l'orbite... Le malade quitta l'infirmerie; il n'y revint qu'au bout d'un an, offrant alors une projection plus prononcée du globe oculaire et une saillie évidente derrière la paupière supérieure; je reconnus facilement que la tumeur était fluctuante, *j'y pratiquai une ponction* pour voir ce qu'elle contenait ; il s'en écoula une cuillerée d'un fluide aqueux, dont l'issue soulagea le malade. Au bout d'une semaine, je remarquai que quelque chose faisait saillie à travers l'ouverture ; je saisis ce corps avec des pinces, et je vis sortir une hydatide d'un volume considérable. Les jours suivants, il en sortit encore d'autres et alors j'injectai de l'eau tiède par l'ouverture faite à la paupière, et je fis sortir environ plein la moitié d'une tasse à café d'hydatides de différents volumes. Le kyste étant venu à s'enflammer suppura et ne tarda pas à se fermer et à se cicatriser; l'œil reprit sa place dans l'orbite, mais il ne recouvra pas la faculté de voir ; du moins le malade se trouva délivré des douleurs atroces dont l'orbite et la tête étaient le siége, et sa santé se rétablit parfaitement (1) »

Obs. CCV (Goyrand). — *Orbite.*

III. — Chez un enfant de onze ans, l'œil gauche repoussé en avant vers le nez, est saillant hors de l'orbite, immobile, son axe dirigé en dehors; les paupières distendues ne recouvrent l'œil qu'en partie, et leur bord libre renversé en dedans tourne les cils contre cet organe. La conjonctive est injectée, la cornée légèrement opaque, la vue affaiblie. Les douleurs paraissent le résultat de la compression et de la distension des parties. Le début de l'exophthalmie remonte à deux ans. L'œil a son volume normal ; une tumeur qui le déplace fait saillie au côté externe de la base de l'orbite; elle est dure, rénitente, avec une fluctuation obscure. Incision de la tumeur, issue d'un liquide limpide; excision d'un lambeau du kyste, extraction d'une hydatide solitaire, flétrie, du volume d'une noix. L'œil rentre dans l'orbite, application d'eau froide, gonflement considérable, écoulement purulent abondant; retour des parties dans leur situation normale, sauf la persistance d'un léger strabisme. Guérison de la conjonctivite, de l'opacité de la cornée ; vue notablement améliorée (2).

Obs. CCVI (Ansiaux). — *Orbite.*

IV. — Il s'agit d'un garçon, âgé de huit ans, qui avait une tumeur à la partie externe et inférieure de l'orbite gauche. Elle existait depuis six mois, et était

(1) W. Lawrence, *Traité pratique sur les maladies des yeux*, trad. Paris, 1832, part. III, chap. 14.

(2) Goyrand, chirurgien d'Aix, *Ann. de la chir. franç.*, 1843, et *Bull. thérap.*, t. XXV, 230.

située entre les muscles droit inférieur et droit externe ; l'œil était dévié en haut et en dedans ; ses mouvements étaient gênés, la conjonctive était enflammée. Une incision donna issue à une hydatide du volume d'une noisette : point de détails sur sa structure (1).

V. VI. VII. — A la suite de cette observation, M. Ansiaux fait mention de cas semblables observés par Welden, Delpech, Garcia Romeral (Madrid, 1845).

VIII. IX. — M. Velpeau, à l'article ORBITE du *Dictionnaire de médecine*, parle de deux autres cas observés l'un par Guthrie et l'autre par Travers (2).

OBS. CCVII (J. Cloquet). — *Paupière.*

X. — « M. J. Cloquet a fait l'extirpation, chez une petite fille de quatre ans, d'une tumeur développée sous la paupière supérieure de l'œil, vers le grand angle, ayant le volume d'une petite noix et qui s'est trouvée être une hydatide contenue dans un kyste fort mince. Derrière ce premier kyste s'en trouvait un deuxième plus épais, fibreux, rempli d'un liquide albumineux (3). »

B. — Hydatides de la face.

OBS. CCVIII (PH. RICORD). — *Hydatide? de la fosse canine.*

I. — Un enfant âgé de deux ans, offrait, depuis l'âge de six mois, une tumeur régulière, dure, élastique, mobile, indolente, située dans la fosse canine ; cette tumeur causa de l'inflammation dans les parties voisines. Une ponction fut faite avec la lancette, il sortit du pus et « un *kyste* blanchâtre se présenta entre les lèvres de la plaie... C'était une hydatide acéphalocyste, de la grosseur de l'extrémité du petit doigt, parfaitement sphérique, composée d'une membrane très mince, d'un blanc opalin, demi-transparente, offrant sur une partie de sa circonférence un point épaissi, blanc, opaque, et renfermant dans son intérieur un liquide aqueux, incolore... » La poche contenait encore du pus qui fut évacué par la compression, et cinq jours après la plaie fut fermée (4). »

II. — Voyez l'observation VI (Reynal).

(1) Ansiaux de Liége, *Cas d'hydatide solitaire de l'orbite* (*Medical Times et Gaz. des hôpit.* 1854, p. 514.

(2) Guthrie, *Maladies des yeux*, p. 148-157. — Travers, *Maladies des yeux*, p. 229-235 (cités par Velpeau, art. ORBITE, *Dict. de méd.* en 30 vol., 1840, p. 309).

(3) *Acad. roy. de méd.*, séance du 25 janv. 1827 (*Archiv. gén. de méd.*, t. XIII, p. 293).

(4) Philippe Ricord, *Observ. d'une hydatide acéphalocyste développée dans la fosse canine* (*Arch. gén. de méd.*, 1825, t. VIII, p. 327).

Le point épaissi, blanc et opaque, qui se trouvait sur la paroi de la vésicule, pourrait faire croire qu'il s'agit d'un cysticerque.

C. — Hydatides de la bouche.

OBS. CCIX (LEFOULON). — *Gencive.*

I. — « Il y a deux ans environ que M. C. s'était fait extraire la troisième dent molaire inférieure qui était cariée ; trois mois après, une petite tumeur se montre sur la gencive de la dent enlevée ; elle est douloureuse, incommode durant la mastication ; son volume est progressif au point d'égaler par la suite un petit œuf de perdrix, et obliger le malade à rester souvent la bouche béante. Sa présence a déjeté la quatrième molaire en arrière et en dehors, la deuxième en avant et en dedans ; cette dernière dent est cariée. La tumeur est couverte par la muqueuse gengivale qui paraît saine ; elle offre de la fluctuation à son centre.

» M. Lefoulon extrait l'une des dents déplacées, et la tumeur se vide sur-le-champ, l'opéré crache avec du sang trois petits corps arrondis et parfaitement transparents. Ils avaient chacun le volume d'un gros pois ; leur consistance était comme gélatineuse ; ils contenaient un liquide incolore et transparent comme de l'eau ; examinés attentivement par plusieurs médecins, ces corps ont été reconnus pour des acéphalocystes (1). »

OBS. CCX (ROBERT). — *Amygdale, incision, mort.*

II. — « Un homme éprouvait une grande gêne dans la déglutition, l'articulation des sons et même la respiration, causée par une tumeur développée dans l'amygdale gauche. Cette tumeur n'avait acquis que peu à peu le volume qu'elle présentait au moment de l'observation. On crut à l'existence d'un abcès chronique ; une large incision est pratiquée ; aussitôt avec un flot de liquide transparent s'échappe une membrane blanche, élastique, arrondie en poche, qui présentait tous les caractères d'une acéphalocyste solitaire. — Cet individu succomba bientôt aux suites de cette opération. Sa mort fut occasionnée, dit-on, par une gastro-entérite.

» A l'*ouverture*, on trouva une vaste poche creusée au niveau de l'amygdale qui avait disparu ; il existait dans l'abdomen une tumeur absolument semblable (2). »

D. — Hydatides des parties antérieure et latérale du cou (*hydatides du corps thyroïde ?*).

OBS. CCXI (LAENNEC). — *Kyste hydatique du col, ouvert dans la trachée.*

I. — « Un portier, âgé de cinquante ans, entra à l'hospice de l'École, le

(1) Lefoulon, chirurgien-dentiste, *Journ. hebdom. de méd.*, 1836, t. IV, p. 151, et *Gaz. méd.*, t. IV, p. 778.

A propos de ce fait, le rédacteur de la *Gazette médicale* cite des observations de *kystes hydatiques* développés dans plusieurs organes, la langue, l'ovaire, la matrice, etc. ; mais l'auteur confond évidemment des kystes de nature diverse.

(2) Cité par Cruveilhier, *Dictionn. de médecine*, art. ACÉPHALOCYSTES, p. 264.

30 pluviose, an XI. Il avait au côté droit du cou une tumeur, du volume et à peu près de la figure d'un œuf d'oie. Cette tumeur s'étendait transversalement depuis la partie inférieure de la ligne médiane antérieure du cou jusque vers l'angle de la mâchoire inférieure. Le *professeur Dubois* reconnut qu'elle était enkystée.

» Vers le soir on s'aperçut que le malade éprouvait de l'oppression ; un moment après il perdit connaissance, la respiration et le pouls devinrent presque insensibles, et le malade expira sans agonie au bout de deux ou trois minutes.

» *Autopsie.* La tumeur, de forme ovoïde, longue de sept travers de doigt, épaisse de quatre vers sa partie moyenne, recouvrait par sa partie interne et postérieure le côté droit et un peu la partie antérieure du larynx et des premiers cerceaux cartilagineux de la trachée-artère, les vaisseaux et les nerfs profonds du cou ; antérieurement elle était recouverte par le muscle sterno-mastoïdien et un peu inférieurement par les sterno-hyoïdien et sterno-thyroïdien du côté droit ; elle refoulait à gauche le lobe droit de la glande thyroïde qui était petit et allongé. Cette tumeur était formée par un kyste qui renfermait une acéphalocyste du volume d'un œuf de poule, une seconde de la grosseur d'une noix, et plusieurs petites.

» Le kyste qui contenait ces vers vésiculaires était épais d'environ deux lignes dans toute son étendue.

» A l'endroit où la tumeur recouvrait le larynx et la trachée, on voyait une ouverture ronde de 4 lignes (8 millim.) de diamètre, qui pénétrait dans la trachée-artère, de manière qu'une partie du cartilage cricoïde, le premier cerceau cartilagineux de la trachée et une partie du second, étaient détruits et comme usés en cet endroit. Le kyste adhérait fortement au contour de cette ouverture, la membrane muqueuse de la trachée y formait de petits lambeaux. Elle était d'un rouge écarlate foncé, depuis la glotte jusqu'à la division des bronches (il régnait alors un catarrhe épidémique). Cette rougeur occupait toute l'épaisseur de la membrane muqueuse... Les autres parties du corps n'offraient aucune lésion remarquable (1). »

Obs. CCXII (Lieutaud). — *Kyste hydatique du col, ouvert dans la trachée. — Hydatides du corps thyroïde ?*

II. — « Une jeune fille, âgée de dix-huit ans, s'aperçut d'une tumeur placée à la région antérieure et inférieure du col. Cette tumeur augmente peu à peu pendant dix ans, au bout desquels elle devient si considérable, ou plutôt cause des accidents de suffocation si graves, que la malade se décide à venir chercher du secours à l'hôpital de Versailles, dont Lieutaud était alors médecin. La situation de la tumeur ne lui permit pas de douter que la glande thyroïde n'en fût le siége. Cette glande était très saillante, mais peu douloureuse ; la respiration était extrêmement gênée ; la malade ne pouvait respirer

(1) Laennec, *Mém. cit.*, obs. II, p. 144.

qu'en portant la tête fort en avant, et n'osait depuis quelques jours se coucher horizontalement de peur d'être suffoquée. Il était évident que cette dyspnée extrême n'était pas uniquement du fait de la tumeur extérieure. On soupçonna un vice quelconque dans l'intérieur des voies aériennes, et l'on eut bientôt la triste occasion de s'en assurer ; car, le sixième jour de son entrée, la malade mourut en causant avec sa compagne.

» Lieutaud trouva le corps thyroïde d'un volume très considérable..., et au-dessous du larynx un corps membraneux, blanchâtre, très irrégulier, faisant cinq ou six lignes de saillie, flottant et tenant par une base assez large à la face interne de la trachée, laquelle était perforée pour le recevoir.

» Restait à découvrir l'origine de cette tumeur. Lieutaud incise le corps thyroïde avec beaucoup de précaution ; mais à peine l'a-t-il entamé, qu'il jaillit par l'ouverture un flot de liquide parfaitement transparent et insipide ; la poche qui le contenait étant ouverte, il vit que cette poche, d'un volume assez considérable pour admettre une orange, renfermait un grand nombre de vessies, véritables hydatides remplies d'eau... Ayant vidé la poche, Lieutaud reconnut aisément qu'elle communiquait avec la cavité de la trachée par une ouverture exactement circulaire, de cinq lignes de diamètre ; c'était par cette ouverture que s'étaient engagées plusieurs hydatides vides qui constituaient le corps mollasse et flottant dont nous avons parlé. La suffocation a été le résultat, soit de l'ouverture des acéphalocystes et de l'épanchement du liquide dans la trachée, soit de l'espèce de bouchon qu'aura formé la tumeur indiquée et qui se sera engagé dans la glotte.

» Le corps thyroïde lui-même était parfaitement sain dans son tissu, mais la compression à laquelle il avait été soumis l'avait fait se mouler sur la poche (1). »

Obs. CCXIII (De Haen). — *Hydatides? du corps thyroïde.*

III. — « In cadavere horrendam mole thyroidæam glandulam nactus, publicè dissecui. Mecum auditores mirabantur nullum fere genus tumorum dari, quin in hac sola thyroidæa inveniretur. Hic enim steatoma, ibi atheroma, alio in loco purulentus tumor, in alio hydaticus, in alio erat coagulatus sanguis, fluidus ferè in alio, imò hinc glutine loculus plenus erat, alibi calce cum sebo mistâ, etc., hæc autem omnia in una eademque thyroidæa glandula (2). »

Cette tumeur du corps thyroïde appartenait peut-être à des hydatides qui avaient subi une transformation plus ou moins avancée. Quant aux cas de Laennec et de Lieutaud, le premier était en rap-

(1) Lieutaud, *Observation sur les suites d'une suppression et sur les hydatides formées dans la glande thyroïde* (*Mém. Acad. roy. des sc.*, 1754, p. 71. — Analyse par Cruveilhier, art. Acéph., cité p. 263.)

(2) Ant. de Haen, *op. cit.*, t. III, pars VII, cap. 3, § 4, p. 323.

port avec le corps thyroïde, mais il s'était développé en dehors de cet organe; sans doute il en était de même pour le second.

E. — **Hydatides des régions postérieure et latérale du cou.**

Obs. CCXIV (Hewnden). — *Région de la nuque.*

I. — « Une femme de Londres, âgée de vingt-cinq ans, avait une tumeur *goîtreuse* considérable, dont la base était située à la partie inférieure de l'occiput, s'étendant sur la nuque jusqu'aux deux jugulaires et jusqu'aux omoplates; elle était surmontée d'un phlegmon. J'ai placé en travers sur cette large tumeur un caustique, afin de séparer la peau d'avec le kyste; mais, sur la partie phlegmoneuse, la peau était si mince que je dus ouvrir en même temps le kyste, duquel j'ai extrait soixante hydatides de la grosseur d'une petite noix. Plusieurs étaient rompues; ces hydatides nageaient dans un liquide de la consistance du blanc d'œuf. Dans ce kyste, j'ai trouvé une grande quantité de matières athéromateuses et stéatomateuses, et à la base un grand sarcome dont j'ai enlevé la plus grande partie; mais, craignant de toucher aux muscles du cou, j'ai attendu au pansement suivant pour achever, me proposant d'enlever le reste du sarcome et la base du kyste par les caustiques. J'ai ensuite appliqué ces caustiques sans succès, car ils ne produisirent point d'eschare, la base du kyste étant cartilagineuse. Cherchant avec la sonde à trouver un interstice, je pénétrai plus profondément, et, touchant une partie membraneuse ou nerveuse, le malade poussa un cri violent. Je plaçai dans cet instertice un morceau de *vitriol romum* d'une dimension convenable, et qui sortit le lendemain dissous avec une partie de la base du kyste. En continuant ces applications, toute la base fut enlevée et la guérison s'ensuivit.

» Je ferai deux remarques importantes : l'une, c'est que cette tumeur était presque aussi grosse sept ans auparavant; l'autre, c'est que le premier caustique appliqué, qui était le précipité rouge, produisit une salivation abondante pendant cinq semaines (1). »

Obs. CCXV (Bidloo). — *Région sterno-mastoïdienne.*

II. — Bidloo rapporte qu'en 1699, il fut consulté par un homme, âgé de trente-deux ans, qui portait une tumeur très volumineuse, uniforme, dure, peu douloureuse, très pesante, étendue depuis la région de l'oreille jusqu'à la partie supérieure de l'épaule droite. Cette tumeur datait d'environ six ans. On y fit une incision qui comprenait le muscle trapèze; pendant qu'on cherchait à isoler le kyste, celui-ci s'ouvrit; il en jaillit une grande quantité de liquide, et l'on en retira au moins trente-six hydatides; il s'écoula aussi beau-

(1) *An observ. of a tumor on the neck, full of hydatids, cured by Anthony Hewnden, surgeon: commun. by Dr Edw. Tyson*, in *Philosoph. transact.*, **vol. XXV, for the year 1706, 1707, n° 308, § 6, p. 2344.**

coup de sang. La cavité fut remplie de charpie et, huit semaines après, la guérison était parfaite (1).

Obs. CCXVI (Rossi) — *Région sterno-mastoïdienne.*

III. — Une femme, âgée de quarante ans, portait depuis trois ans, à la partie postérieure du cou, une tumeur qui s'étendait de l'apophyse mastoïde gauche à la partie inférieure de la région cervicale ; elle avait 5 pouces de longueur et 3 de largeur. Cette tumeur étant devenue douloureuse, on fit une application de potasse caustique, et l'eschare fut incisée par le bistouri ; il en sortit un grand nombre d'hydatides. Du nitrate d'argent fut appliqué à la face interne du kyste ; des injections avec l'acide nitrique étendu d eau furent pratiquées ; la cavité se remplit de pus auquel une nouvelle incision procura une issue plus facile ; la guérison fut prompte (2).

Obs. CCXVII (Defrance et Roux). — *Région sterno-mastoïdienne.*

IV. — « M. Defrance présente une tumeur hydatique enlevée par Roux. Cette tumeur, qui était située au bord postérieur et à la face externe du sterno-mastoïdien du côté droit, contenait plusieurs hydatides d une blancheur parfaite, et placées au milieu d'une substance analogue à de la gelée de colle de poisson (3). »

F. — **Hydatides développées dans les parois du tronc.**

Obs. CCXVIII (Kern et Bremser). — *Région sous-claviculaire.*

I. — Il s'agit d'une hydatide de la grosseur d'un petit œuf de poule, située sous la clavicule d'une femme, et qui fut extirpée. Elle contenait plusieurs hydatides et des échinocoques (4).

Obs. CCXIX (J. Baron). — *Muscles intercostaux.*

II. — J. Baron dit avoir vu « trois grosses hydatides développées dans les muscles intercostaux, et qui égalaient en volume un œuf d'oie ; elles écartèrent les côtes et vinrent former des tumeurs à l'extérieur du thorax ; elles s'étaient également développées du côté de la région thoracique ; l'une d'elles située entre la huitième et la neuvième côte du côté droit, avait laissé sur la face convexe du foie une dépression profonde (5). »

Obs. CCXX (Velpeau). — *Région axillaire.*

III. — Il s'agit d'une fille, âgée de dix-huit ans, qui portait sur la partie

(1) Bidloo, *Exercit. anat.*, cit. p. 14.

(2) Rossi, chirurgien de l'hôpital de Rivarolo (*Repertorio medico-chirurg. di Torino*, 1825, n° 72, p. 529, et *Bull. des sciences méd.*, 1826. t. VIII, p. 158).

(3) *Bull. Soc. anat.*, 1834, ann. IX, p. 4.

(4) Voyez cas cité, p. 353.

(5) John Baron, *ouvr. cit.*, p. 94.

postérieure droite de l'aisselle, une tumeur à peu près du volume du poing ; cette tumeur datait d'environ un an. Une ponction pratiquée avec un trocart donne issue à un liquide limpide et à un fragment d'hydatide ; une injection est faite dans le kyste (1/3 teinture d'iode, 2/3 eau), presque toute l'injection est laissée dans la tumeur, point d'inflammation consécutive. Nouvelle ponction vingt jours après; issue d'un liquide grumeleux jaunâtre ; incision du kyste dans toute sa hauteur. Des boulettes de charpie sont placées dans sa cavité ; pansement simple. La plaie entre en suppuration, et la cicatrisation s'opère sans accidents ; guérison et sortie de l'hôpital vingt-cinq jours après l'incision (1).

Obs. CCXXI (Velpeau). — *Région axillaire.*

IV. — Fille de vingt-deux ans, douleurs vagues depuis six mois au-dessous de la région axillaire ; existence d'une petite tumeur constatée depuis peu de jours, incertitude du diagnostic ; extirpation par une incision transversale. Situation sous le bord interne du grand dorsal et sous les faisceaux contigus du grand dentelé ; guérison.

Examen de la pièce : kyste fibreux à parois minces et transparentes, pouvant contenir une petite noix. Hydatide solitaire à parois stratifiées, point d'échinocoques (2).

Obs. CCXXII (Velpeau). — *Paroi postérieure du thorax.*

V. — Il s'agit d'un homme, qui s'aperçut d'une tumeur dans la région dorsale, elle était située à droite du rachis, au niveau des septième, huitième et neuvième côtes, et elle avait à peu près le volume d'un œuf de poule ; dans certains mouvements du bras, elle disparaissait sous l'omoplate. L'incision de la tumeur fit sortir au moins une centaine d'hydatides, offrant le volume d'une tête d'épingle à celui d'une noix. — L'examen fait par M. Robin constate l'absence d'échinocoques. — Le kyste exploré avec le doigt se prolonge à la face interne des côtes et en avant de la colonne vertébrale. Quelques injections iodées ont été pratiquées dans le sac ; au bout de deux mois la plaie s'est complétement cicatrisée (3).

Obs. CCXXIII (Andral). — *Région scapulaire.*

VI. — « Un homme entra à la Charité, portant au niveau de l'une des omoplates une tumeur dont le diagnostic paraissait assez obscur ; de cette tumeur il sortit un grand nombre d'acéphalocystes. Le malade ayant succombé, on trouva un paquet de ces entozoaires logé dans la fosse sous-épineuse, et un autre dans la fosse sous-scapulaire ; ces deux paquets commu-

(1) Velpeau, *Kyste hydatique de la paroi postérieure de l'aisselle* (*Moniteur des hôpitaux*, 1853, t. I, p. 571).

(2) Velpeau, *Gazette des hôpitaux*, 1857, p. 396.

(3) Velpeau, *Gazette des hôpitaux*, 1855, n° 46, p. 181.

niquaient ensemble par un trou pratiqué dans l'épaisseur même du scapulum, non loin de son épine. »

La tumeur fut ouverte par une incision, au rapport de M. Cruveilhier, et le malade fut enlevé par des accidents consécutifs à l'opération (1).

Obs. CCXXIV (Boudet). — *Paroi abdominale.*

VII. — « Boudet a rencontré, entre les muscles abdominaux et le péritoine, un sac qui contenait à peu près quatre mille vessies remplies d'eau (2). »

Obs. CCXXV (Laennec). — *Paroi antérieure de l'abdomen.*

VIII. — Il s'agit d'un homme, âgé de vingt-huit ans, qui mourut avec les signes d'une obstruction des intestins.

A l'autopsie, on trouva deux kystes hydatiques dans le foie, un kyste du volume du poing dans le tissu cellulaire qui sépare le cæcum des muscles abdominaux ; il refoulait les téguments de la paroi antérieure de l'abdomen, en bas et en avant, et formait une tumeur très appréciable extérieurement un peu au-dessus et au dehors de l'aine. Un autre kyste hydatique existait entre les lames de l'épiploon gastro-colique ; enfin trois kystes contigus les uns aux autres, mais sans communication entre eux, étaient situés entre les tuniques péritonéale et musculaire du côlon ascendant et les muscles abdominaux. Ils étaient placés de manière qu'ils entouraient presque entièrement cet intestin et qu'ils produisaient en cet endroit un véritable étranglement. Cet étranglement avait été très probablement, dit Laennec, la cause de la passion iliaque qui avait emporté le malade (3).

IX. — Laennec rapporte une autre observation de kystes hydatiques développés dans différents organes ; l'un de ces kystes était situé entre le péritoine et les muscles de la paroi antérieure de l'abdomen (4).

X. — Leidy parle d'un kyste hydatique trouvé dans les muscles du côté droit de l'abdomen chez un enfant anglais (5).

Obs. CCXXVI (Jannin). — *Région lombaire.*

XI. — Fille de vingt ans ; vaste collection d'hydatides dans les muscles de la région lombaire ; incision ; expulsion d'un grand nombre d'hydatides ; injections vineuses et alcooliques ; guérison (6).

(1) Andral, *Anat. path. cit.*, t. I, p. 516, et Cruveilhier, art. Acéphalocystes, p. 267.

(2) *Giornale di medicina practica compilato da* V. L. Brera, t. II. Padua, 1812, cité par Bremser, p. 307.

(3) Laennec, *Mém. cit.*, obs. I, p. 137.

(4) Laennec, *Mém. cit.*, obs. IV (voyez ci-après, liv. IV, part. II, *Hydatides de la matrice*).

(5) Cas cité ci-dessus, p. 381.

(6) Jannin, chirurgien à Vallières, *Journ. de méd. Sédillot*, 1805, t. XXIII, p. 254 — *Biblioth. méd.*, t. X, p. 111. — Rayer, *ouvr. cit.*, t. III, p. 578.

Obs. CCXXVII (Farradesche). — *Région lombaire.*

XII. — Homme de soixante-huit ans; gonflement à l'aine gauche; douleurs dans la région lombaire, abcès dans cette région; ouverture spontanée; issue de pus et d'hydatides en grand nombre; guérison en six semaines (1).

Obs. CCXXVIII (Soulé). — *Région lombaire.*

XIII. — Tumeur dans les muscles de la région lombaire droite; incision; issue d'un grand nombre d'hydatides; accidents graves; guérison. Siége présumé du kyste dans le carré des lombes (2).

G. — Hydatides développées dans les membres supérieurs.

Obs. CCXXIX (Dupuytren). — *Bras* (cas rapporté page 380).

Obs. CCXXX (docteur Soulé). — *Bras.*

II. — Homme; tumeur de la partie interne du bras gauche; inflammation et suppuration des parties voisines; ouverture spontanée; issue d'une grande quantité de pus; fistule consécutive; oblitération de la fistule; persistance de la tuméfaction; nouveaux accidents inflammatoires; ouverture de la tumeur par le bistouri; cicatrisation impossible; issue d'une hydatide de la grosseur d'une noix; guérison rapide. Point de description de l'hydatide (3).

H. — Hydatides développées dans les membres inférieurs.

Obs. CCXXXI (Werner). — *Région inguinale.*

I. — Il s'agit d'une femme de trente-quatre ans qui avait, depuis six ans, à la partie supérieure et interne de la cuisse gauche, à quatre doigts de l'aine, une tumeur indolente, assez dure, de la grosseur d'un œuf de poule. Étant devenue douloureuse, cette tumeur fut prise pour un abcès et incisée assez largement; il en sortit très peu de pus et plus de quarante hydatides de la grosseur d'un pois à celle d'un œuf de pigeon; les lèvres de la plaie étaient renversées et comme carcinomateuses. Toute cette partie indurée fut excisée; on vit alors la veine crurale à nu et deux trajets qui se dirigeaient vers le ligament de Poupart desquels la pression faisait sortir une sanie fétide. On y pratiqua des injections d'une décoction de quinquina. La guérison fut complète au bout de sept semaines.

Werner, ayant recherché dans ces vésicules des têtes de *tænia hydatigena*, dit: « Interior autem tunica subtilissima externè etiam glabra, intus vero innu- » meris fere minimis albidisque, unum hemisphærium occupantibus corpusculis

(1) J.-B. Farradesche-Chaurasse, médecin à Allanches, *Bibl. medic.*, 1814, t. XLIII, p. 111, et Rayer, *ouvr. cit.*, t. III, p. 579.

(2) Docteur Soulé, de Bordeaux, *Gazette des hôpitau* a. 1852, p. 141.

(3) Docteur Soulé, de Bordeaux, *Gazette des hôpitaux*, 1852, p. 141.

» conspersa erat. » Ces corpuscules étaient certainement des échinocoques ; mais Werner ne les reconnut pas, quoiqu'il les eût examinés au microscope, sans doute parce qu'il y cherchait, comme il le dit, les têtes décrites par Leske, c'est-à-dire celles du cénure qui sont beaucoup plus volumineuses (1).

Obs. CCXXXII (Larrey). — *Hanche.*

II. — « Un militaire était entré au Val-de-Grâce, en 1853, pour une tumeur de la hanche droite, siégeant au niveau même du grand trochanter, attribuée à une cause mécanique déjà ancienne, parvenue à peu près au volume du poing, doublée de parois épaisses et offrant une fluctuation profonde, tout à fait indolente. Le diagnostic douteux de cette tumeur m'engagea à y faire une ponction exploratrice d'où s'écoula un liquide incolore, transparent comme l'eau la plus pure, et reconnu ensuite incoagulable par l'analyse chimique. Après cette simple ponction, il se reproduisit promptement ; une ponction nouvelle, suivie d'une injection iodée, donna lieu à une inflammation non pas adhésive, mais suppurante, qui me décida aussitôt à ouvrir la poche par une large incision. Le *kyste?* se présenta de lui-même sur les bords de la plaie d'où il fut détaché sans peine et tout d'une pièce ; ses parois étaient d'une épaisseur considérable, et son fond contenait une masse d'hydatides tassées ensemble ; la cicatrisation s'effectua ensuite sans incident notable (2). »

Obs. CCXXXIII (Dubois). — *Cuisse.*

III. — « Le professeur A. Dubois, dit Laennec, conserve aussi des acéphalocystes que j'ai vues, et qui ont été extraites par l'incision d'une tumeur à la cuisse (3). »

Obs. CCXXXIV (docteur Held) — *Cuisse.*

IV. — Jeune fille ; tumeur située sous le fascia lata, ayant paru à la suite d'un coup violent ; ouverture par la potasse caustique ; issue d'un grand nombre d'hydatides de la grosseur d'un grain de chènevis à celle d'un œuf de poule (4).

Obs. CCXXXV (Demarquay). — *Cuisse.*

V. — « M. Demarquay avait, il y a huit mois, opéré dans le service de M. Monod, un kyste hydatique de la cuisse. La ponction avait donné issue à des hydatides et avait été suivie d'une injection iodée. Le malade qui était sorti de la maison de santé dans un état satisfaisant, revint dernièrement avec sa

(1) Werner, *op. cit.*, p. 68.

(2) *Société de chirurgie*, séance du 18 mars 1857 (*Gaz. des hôpitaux*, 1857, p. 148).

(3) Laennec, *Mém. cit.*, p. 115, *note*.

(4) Held à Franzbourg, dans *Hecker's litterarische Annalen*, avril 1832, p. 426, et *Gaz. méd. Paris*, 1833, t. I, p. 290.

tumeur qui s'était reproduite. Sous la partie superficielle, on sentait une portion dure qui fit décider l'extirpation de la tumeur.

» Avant de procéder à l'opération, M. Demarquay fit une ponction exploratrice qui donna issue à du pus mêlé d'hydatides; alors il se contenta d'agrandir l'ouverture et de vider la tumeur. La base dure qu'on avait sentie, était formée par une accumulation d'acéphalocystes rassemblées à la partie déclive. Les hydatides étaient vivantes, quoique plongées dans le pus (1). »

Obs. CCXXXVI (docteur Casini). — *Jarret.*

VI. — « Un homme se plaignait de la sensation d'un liquide qui semblait s'écouler du dos vers les extrémités inférieures, à la suite de quoi se développa une tumeur au jarret droit; à l'ouverture de cette tumeur, on la trouva pleine d'hydatides acéphalocystes (2). »

Obs. CCXXXVII (Legendre). — *Jarret.*

VII. — Il s'agit de deux kystes trouvés en disséquant le cadavre d'une femme, âgée d'environ vingt-cinq ans et sur laquelle on n'eut point de renseignements. Les deux kystes étaient situés dans le jarret gauche, en arrière des vaisseaux et des nerfs poplités. Ces kystes, accolés l'un à l'autre, avaient à peu près 8 centimètres de longueur; ils contenaient un grand nombre d'hydatides (3).

HUITIÈME SECTION.

HYDATIDES DÉVELOPPÉES DANS LE SYSTÈME OSSEUX.

On possède aujourd'hui vingt cas environ d'hydatides développées dans le système osseux; ces vers vésiculaires envahissent aussi bien les os plats que les os longs. Les faits qui nous sont connus concernent :

L'humérus	2 fois.
Une phalange	1
Le fémur	2
Le tibia	6
Le temporal ?	1
Le frontal	2
Le sphénoïde	1
Le bassin	2.

(1) *Société de chirurgie*, séance du 18 mars 1857 (*Gaz. des hôpitaux*, 1857, p. 118).

(2) Docteur Casini, *Mém. cit.*

(3) Legendre, *Bull. Soc. anat.*, 1850, p. 60.

Généralement, dans les os plats, les hydatides occupent le diploé, et, dans les os longs, la partie spongieuse; toutefois, on en a vu se développer dans la diaphyse et envahir toute l'étendue de la cavité médullaire. Quelquefois, les hydatides occupent des loges distinctes dans le tissu spongieux; plus souvent les vésicules, en nombre plus ou moins grand, sont renfermées dans une poche unique. Le développement de cette poche est lent, et sa durée est, dans la plupart des cas, de plusieurs années. Elle peut acquérir le volume du poing. A l'intérieur, elle est lisse, au moins dans les premiers temps, et consiste dans une membrane mince, distincte du tissu osseux environnant; on y remarque des impressions digitales, laissées par les hydatides, impressions analogues à celles de la face interne du crâne.

Le kyste subit des modifications de forme en rapport avec les obstacles qui s'opposent à son accroissement dans tel ou tel sens; il subit encore des modifications de structure analogues à celles des kystes des autres parties. Les parois osseuses qui le renferment acquièrent d'abord un accroissement proportionnel à celui de la poche hydatique; elles se distendent, s'amincissent, en sorte que cette partie de l'os forme une tumeur assez régulière; plus tard, certaines portions plus amincies se résorbent, se perforent et le kyste vient en contact avec les parties molles, qu'il refoule en continuant de se développer; alors les organes voisins comprimés ou déplacés sont plus ou moins gravement compromis. Les hydatides situées dans les parois du crâne finissent par déterminer les mêmes désordres que celles qui se développent dans le cerveau; celles des parois de l'orbite amènent l'exophthalmie et la perte de l'œil; celles qui se développent dans les os longs peuvent envahir consécutivement une cavité articulaire et déterminer une arthrite grave.

L'affection hydatique des os est ordinairement indolente à son début; dans quelques cas, elle s'annonce par des douleurs fixes et profondes. Une tumeur apparaît sur la partie malade, lisse, régulière et de la consistance du tissu osseux; elle s'accroît lentement et régulièrement; elle offre enfin de la mollesse en certains points, une apparence de fluctuation, et l'on peut sentir quelquefois un rebord dur, osseux, à la base des parties ramollies. Si la tumeur est profondément située, entourée d'une couche épaisse de parties molles, elle peut rester longtemps inaperçue; l'os aminci devient fragile, et, dans un effort musculaire, il se rompt inopinément.

Le kyste ouvert, soit spontanément, soit par le bistouri, soit par tout autre moyen, donne issue aux hydatides; il s'enflamme et suppure. Il survient alors des accidents généraux ordinairement graves; la suppuration est de longue durée, car la rigidité des parois s'oppose au rapprochement des parties; elle affaiblit graduellement le malade et le conduit souvent au tombeau.

M. Dezeimeris, à la suite d'une observation d'hydatides développées dans les os du bassin, et rapportée par Fricke, a fait le relevé des cas observés jusqu'alors. « Van Vy et Vander Haar paraissent être les premiers, dit ce savant, qui aient observé ce genre de maladie et l'aient décrite comme affection spéciale; mais l'ouvrage du premier n'est point à notre disposition, et Vander Haar s'est borné à quelques considérations générales de peu d'étendue, sans rapporter aucun fait particulier (1). »

A. — Hydatides dans les os longs.

Obs. CCXXXVIII (...?). — *Humérus.*

I. — « Il existe dans la collection de l'*hôpital Saint-Thomas* un humérus dont le tissu compacte a subi une expansion considérable. Le périoste y est épaissi; et, à la place du tissu spongieux, existent plusieurs kystes hydatiques qui ont déterminé le gonflement de l'os, aussi bien que l'accroissement de ses cavités intérieures (2). »

Obs. CCXXXIX (Dupuytren). — *Humérus, résection; mort.*

II. — Il s'agit d'un homme âgé de vingt-trois ans, qui se fractura le bras dans un effort. La consolidation ne put être obtenue; résection d'une portion du fragment supérieur; cavité médullaire du fragment inférieur doublée et même triplée de volume, renfermant un nombre considérable de vésicules hydatiques, les unes très petites, les autres du volume d'une noisette. Suppuration abondante, affaiblissement du malade, diarrhée; mort six semaines après l'opération.

Toute la cavité médullaire de l'humérus, depuis la tête jusqu'à l'extrémité inférieure, est dilatée, ses parois sont amincies et perforées en quelques endroits (3).

(1) J.-E. Dezeimeris, *Notes additionnelles* (*l'Expérience*. Paris, 1838, t. I, p. 531).

(2) Astley Cooper, *Œuvres chirurgicales*, trad. franç., 1835, p. 595, et *Surgical Essays*, part. I, p. 161.

(3) Dupuytren, *Journ. hebd. de méd. et chirurg.*, 1832, t. IX, p. 446; et 1833, t. XII, p. 97. — *Bull. Soc. anat.*, 1833, p. 64. — *Gaz. hôp.*, 1833, t. VII, p. 257. — Dezeimeris, *Mém. cit.*, p. 534.

OBS. CCXL (docteur CHARVOT). — *Phalange du doigt indicateur, amputation ; guérison.*

III. — Homme, âgé de quatre-vingt et un ans, entré à l'hôpital de Nîmes, le 16 juin 1856. Coup reçu à l'indicateur de la main gauche, il y a deux ans ; quatre mois après, douleurs vives, gonflement, tumeur d'abord dure, puis ramolli et acquérant le volume d'un œuf de poule, douleurs intolérables ; peau de couleur normale ; pas de douleurs à la pression, ni de frémissement à la palpation ; état général satisfaisant ; amputation du doigt, guérison vingt et un jours après.

Examen de la tumeur. — Kyste fibreux, lisse intérieurement, et rappelant par son aspect une *pseudo-séreuse ;* parties molles environnantes contenant des aiguilles calcaires et des débris osseux. Liquide séreux avec des hydatides qui contiennent de petites granulations (probablement des échinocoques). Première phalange, en partie boursouflée, transformée en un tissu stalactiforme, hérissé de fines aiguilles ; extrémité inférieure détruite, canal médullaire conservé dans la partie supérieure, mais élargi ; extrémité supérieure de la deuxième phalange légèrement érodée (1).

OBS. CCXLI (RAME et ESCARRAGUEL). — *Fémur.*

IV. — « Un scieur de long, nommé Teisset, âgé de trente-quatre ans, éprouvait depuis quelques mois une douleur dans la cuisse gauche ; un soir, une exaspération soudaine du mal le força de se laisser choir ; il ne put se relever et on le transporta à l'hôpital de Narbonne ; là, on reconnut une fracture du fémur gauche, et on l'y traita par divers appareils, mais sans succès. Vers le mois de mai suivant, il se forma, sur le côté externe de l'articulation du genou, un vaste abcès qui s'ouvrit et donna issue à de nombreuses acéphalocystes. Quatre mois après, il fut admis à l'hôpital Saint-Éloi de Montpellier.

» Le membre inférieur gauche était alors beaucoup plus court que le droit ; l'articulation du genou était ankylosée. Vers le tiers inférieur de la cuisse existait une tumeur considérable qui se prolongeait jusqu'à l'article et, en dehors, on remarquait une ouverture en cul-de-poule par laquelle s'échappaient du pus et des hydatides. On soulagea ses souffrances par des embrocations opiacées. . Alors l'état du sieur Teisset parut des plus satisfaisants... Lorsque des douleurs vives se déclarent tout à coup sur toutes les parties du corps ; des stries rouges sillonnent la cuisse et annoncent une angéioleucite. Les fonctions cérébrales. les idées se perdent : une teinte jaune s'étend sur la conjonctive ; la vue s'affaiblit ; une suppuration prodigieuse s'empare de la partie ; enfin les évacuations sanguines auxquelles on soumet le nommé Teisset et qui le soulagent d'abord, finissent par l'affaiblir avec la suppuration à un tel point qu'il tombe dans le marasme et meurt.

(1) Docteur Charvot, *Montpellier médical*, décembre 1858, p. 656.

» *Nécropsie... Membre* : le fémur a conservé son état normal jusqu'au niveau du petit trochanter; au-dessous son diamètre est beaucoup augmenté et son canal médullaire aussi, mais sans diminution de ses parois. La fracture réside au-dessus du tiers moyen de l'os; le fragment inférieur est très renflé, sa cavité médullaire, dilatée d'une manière remarquable, se continue dans l'épaisseur des condyles. Son bord libre est très inégal et embrasse, par une sorte d'emboîtement, l'extrémité voisine de l'autre fragment. Derrière et entre les deux condyles existe une ouverture faisant communiquer l'articulation avec la cavité osseuse d'une part, et de l'autre avec l'extérieur au moyen du conduit fistuleux dont nous avons parlé plus haut. La cavité elle-même est remplie de pus et de vers acéphalocystes. Les fibro-cartilages qui encroûtent les condyles du fémur ont disparu, et les surfaces osseuses qu'ils recouvrent sont rugueuses, ramollies et baignées d'une matière purulente fétide (1). »

Obs. CCXLII (Boyer et Roussin). — *Fémur, amputation.*

V. — « M. Roussin montre des *hydatides du fémur*. Cet os, d'un volume ordinaire, offrait une cavité médullaire plus considérable qu'à l'état normal; les cellules osseuses sont détruites, et l'on trouve seulement une large cavité s'étendant en bas jusqu'à l'épiphyse.

» L'amputation de la cuisse a été pratiquée à l'Hôtel-Dieu par M. Boyer. La cavité morbide se prolongeait encore dans la portion de la diaphyse située au-dessus de la section. Les hydatides pourvues d'une double poche-mère remplissent toute la cavité; vers la partie moyenne de l'os, les parois étaient tellement minces que le fémur s'est fracturé pendant l'opération (2). »

Obs. CCXLIII (Cullerier). — *Tibia, guérison.*

VI. — Homme de vingt-trois ans; tumeur indolente à la partie antérieure et supérieure de la jambe; bord osseux et inégal à la circonférence de la tumeur; durée deux ans. Ouverture par la potasse caustique et le fer rouge; issue de pus et d'hydatides, foyer situé dans le tibia; cicatrisation lente. Ulcère fistuleux persistant encore quatre mois après (3).

(1) A. P. Escarraguel, de Pauillac (Gironde), *Des hydatides du tissu osseux* (*Thèse de Montpellier*, 1838, n° 51, obs. II, p. 7).

M. Escarraguel dit avoir pris cette observation dans la thèse de M. Rame, et il ajoute quelques nouveaux détails donnés par M. Dubrueil, auquel la pièce anatomique avait été remise : « la portion inférieure était ramollie au point de se laisser facilement diviser par l'instrument tranchant; la partie supérieure de l'os était, au contraire, augmentée dans sa substance compacte qui avait acquis une densité et une résistance supérieure à celle qui est naturelle. » (p. 9.)

Ant. Dugès, qui examina les hydatides au microscope, y reconnut la seconde espèce d'acéphalocystes admise par Laennec, l'acéphalocyste granuleuse (*acephalocystis granulosa*) (p. 10).

(2) Roussin, *Bull. Soc. anat.*, 1851, ann. XXVI, p. 134.

(3) Cullerier, *Journ. de méd., chir. et pharm. de Corvisart*, etc., t. XII, p. 125. — *Biblioth. méd.*, t. XIV, p. 89, et Dezeimeris, *Mém. cit.*

OBS. CCXLIV (ASTLEY COOPER?). — *Tibia, amputation.*

VII. — Homme, entré à l'hôpital de Guy, service de M. Forster, pour une tumeur volumineuse de la partie supérieure du tibia ; emplâtres agglutinatifs, diminution de la tumeur ; sortie du malade, rentrée quelques semaines après, service de M. Lucas. Incision de la tumeur ; issue de plusieurs hydatides. Phénomènes graves, amputation. Cavité dans le tibia contenant des hydatides ; fracture consolidée, mais d'une manière irrégulière (1).

OBS. CCXLV (WEBSTER). — *Tibia, amputation ; mort.*

VIII. — Jeune matelot, fracture du tibia sous la rotule ; tumeur faisant de rapides progrès, indolente ; elle s'amollit et diminue de volume, fluctuation, incision, issue de sanie et d'une grande quantité d'hydatides ; phénomènes graves ; amputation, mort. Cavité dans le tibia remplie d'hydatides et de sanie ; tête et partie supérieure de l'os d'un tissu raréfié ; fracture non consolidée (2).

Il y a dans ce fait plusieurs circonstances si semblables à celles du précédent, qu'on serait disposé à croire qu'il s'agit du même malade.

OBS. CCXLVI (WICKHAM). — *Tibia, résection ; guérison.*

IX. — Femme, fracture de la jambe dans un mouvement brusque ; six ans auparavant coup de faux à cette jambe, pénétrant dans l'os, suivi d'une tumeur du volume d'un œuf de poule ; celle-ci diminuant par la compression, et reprenant son volume aussitôt après ; point de réunion de la fracture au bout de trois mois. Incision sur la tumeur ; issue d'un grand nombre d'hydatides, provenant d'une cavité du tibia. Fracture transversale ; parois de l'os amincies, résection de 4 pouces de la partie *antérieure* du tibia, guérison (3).

OBS. CCXLVII (W. COULSON). — *Hydatides dans le tibia.*

X — « Sarah G... âgée de vingt-cinq ans, fut reçue dans l'hôpital de Sainte-Marie, le 20 octobre 1857. Il y a huit ans, la malade reçut un coup à la partie antérieure du tibia de la jambe droite, un peu au-dessous du ligament rotulien ; il survint une tumeur qui s'accrut graduellement, jusqu'à ce qu'elle atteignit la grosseur d'un œuf de poule. Le développement de cette tumeur se fit sans incommoder la malade jusqu'à il y a quatre ans ; alors des douleurs vives étant survenues, cette femme fut reçue à l'hôpital (*Metro-*

(1) Astley Cooper, *Surgical Essays*. London, 1818, part. I, p. 163, et trad. cit. p. 597.

(2) F. W. Webster, *New England Journ. of medicine and Surgery*, etc, 1819, t. VIII, et Dezeimeris, *Mém. cit.*

(3) W. J. Wickham, *Case of hydatids in the tibia*, etc., in *The London medical and physical Journal*, juin 1827, p. 530, et Dezeimeris, *Mém. cit.*

politan hospital). Le traitement consista uniquement dans l'application de vésicatoires; la douleur diminua, mais la tumeur resta la même jusqu'à l'entrée de la malade dans mon service, il y a dix semaines. A cette époque, la tumeur s'était ouverte spontanément, et de la matière avec des acéphalocystes en était sortie, ce qui détermina le docteur Daubeney, qui lui donnait des soins, à lui conseiller d'entrer à l'hôpital Sainte-Marie.

» Le jour de son admission, il y avait une tumeur de la grosseur d'une orange à la partie supérieure du tibia, immédiatement au-dessous de la tubérosité. Au centre de la tumeur existait une petite ulcération et les téguments étaient rouges et gonflés aux environs. Les matières, en petite quantité, qui en sortaient, contenaient quelques acéphalocystes et par là on reconnut la nature du mal.

» L'existence dans le tibia d'une cavité qui contenait des hydatides n'étant pas douteuse, je résolus de l'ouvrir et d'en évacuer le contenu.

» Le 4 novembre, ayant fait une incision cruciale et détaché les téguments, j'enlevai avec la scie et la gouge, une lame mince et large de l'os qui formait la partie antérieure de la tumeur. Dans cette tumeur était renfermée une grande hydatide dont une partie s'était échappée. La cavité qui s'étendait depuis un demi-pouce au-dessous de l'articulation du genou, et qui avait trois pouces de profondeur, était maintenant à découvert et des hydatides en nombre considérable en furent retirées; toute la cavité était revêtue par une membrane blanche et luisante. Après l'extraction de toutes les hydatides que je pus atteindre, je touchai cette membrane avec du nitrate d'argent solide, et je remplis la cavité de charpie. Les vésicules (*the cysts*) consistaient en une membrane friable, transparente, qui se séparait en lames distinctes... L'examen microscopique montra évidemment qu'il s'agissait de membranes hydatiques, mais on ne trouva pas d'échinocoques.

» Le 7, la charpie fut enlevée et la cavité fut lavée avec une solution de chloride de soude; plusieurs hydatides en sortirent. Depuis ce temps, la plaie fut pansée chaque jour de la même manière. — Le 11, deux hydatides en sortirent encore. — Le 18, des bourgeons sains se montraient à la surface d'une grande partie de la cavité, mais la partie supérieure du fond de cette cavité présentait un aspect noirâtre, et l'on y découvrit une portion d'os nécrosée. — Le 30, ce séquestre qui était devenu libre, fut extrait avec une pince, il avait environ deux pouces de longueur et un pouce et demi de largeur; il était couvert sur les deux faces par de petites hydatides de la dimension d'une tête d'épingle. Ces hydatides étaient en si grand nombre que l'os en paraissait comme revêtu par une couche de lymphe plastique; cependant, en examinant de près, elles pouvaient être facilement reconnues. Quelques-unes étaient tassées ensemble comme des grains de raisin sec, d'autres isolées étaient adhérentes à l'os par de *minces particules* (*by fine particles*).

» L'extraction du séquestre produisit immédiatement un bon effet; les bourgeons charnus commencèrent à pousser sur la partie dont il avait été enlevé; la cavité se combla rapidement, et le 5 février, la malade fut renvoyée de l'hôpital presque guérie (1). »

Obs. CCXLVIII (... ?). — *Hydatides dans le tibia.*

XI. — Nous mentionnerons en outre un cas d'hydatides du tibia dont la pièce pathologique se trouve dans le musée de Hunter à Glasgow (2).

Un cas de tumeurs hydatiques ? disséminées sous les téguments, observé par M. Borchard (3), est rapporté à tort par plusieurs auteurs aux hydatides du tibia.

B. — Hydatides dans les os plats.

Obs. CCXLIX (Dupuytren). — *Temporal?*

« I. — Une jeune fille vint, il y a vingt ans, à ma consultation avec une tumeur à la tempe qu'on attribuait à un violent coup de fouet. *Je fis une ponction exploratrice, ce qu'on doit toujours pratiquer, quand la nature du mal n'est pas bien déterminée*; un jet de liquide séreux s'élança aussitôt. En agrandissant l'ouverture, je pressai sur les deux côtés; il sortit un grand sac blanc, c'était une hydatide qui s'était développée dans le corps du temporal (4). »

Obs. CCL (R. Keate). — *Frontal.*

II. — Fille âgée de dix-huit ans; tumeur sur le frontal, principalement au-dessus de l'orbite du côté gauche, de nature osseuse, grosse comme les trois quarts d'une orange, datant de six ans, ayant fait de rapides progrès depuis trois ans; depuis lors douleurs de tête violentes, vertiges, tintements d'oreille, maux de cœur.

« Le 3 avril, elle fut opérée pour la première fois : on mit à nu la tumeur tout entière par une incision cruciale, et l'on commença à scier la partie saillante de l'os, au niveau de la surface du frontal. On était parvenu au tiers de cette opération, lorsqu'on crut remarquer une forte pulsation dans la tumeur;

(1) William Coulson, *Case of hydatids of the tibia*, in *Medico-chirurgical Transact. publish. by the royal med. and chirurg. Society of London*, 1858, vol. XLI, p. 307.

(2) Dezeimeris, *Mém. cit.*, p. 531.

(3) Il s'agit d'un homme « qui portait sur les extrémités supérieures, ainsi que sur les inférieures, surtout dans le voisinage de l'articulation huméro-cubitale, de nombreux kystes à parois très épaisses et très dures, dont quelques-uns avaient presque le volume d'un œuf de pigeon. Ayant incisé une de ces tumeurs, je vis jaillir de nombreuses vessies de la grosseur d'une petite noisette. Il y avait en outre sur le tibia de la jambe gauche un ulcère sordide et à bords calleux et très élevés, dans lequel tout changement de température atmosphérique provoquait de vives douleurs. » (*Expérience*, t. I, p. 531, note.)

L'observateur ne fait évidemment nulle mention d'hydatides dans le tibia.

(4) Dupuytren, *ouvr. cit.*, t. III, p. 360. Peut-être ne s'agit-il ici que du *muscle temporal?*

on laissa alors la scie, et l'on emporta au moyen d'un élévatoire, un fragment de la tumeur osseuse. On découvrit alors une vessie à parois minces, qui se déchira et laissa écouler un liquide incolore. La cavité osseuse ainsi vidée présentait de toutes parts une surface raboteuse, dont le fond descendait évidemment au-dessous du niveau naturel de la table interne du frontal ; la faiblesse de la malade mit dans la nécessité d'interrompre l'opération.

» On espéra que le reste des parois de la caverne osseuse pourrait être détruite avec le caustique ; des accidents inflammatoires assez graves suivirent l'opération, mais cédèrent à un traitement approprié ; on cautérisa l'os avec de la potasse pure pour en hâter l'exfoliation. Des granulations se développèrent rapidement dans la cavité de la tumeur ; la malade sortit de l'hôpital au mois de juillet, mais le même traitement fut continué dehors. La plaie fut guérie au mois de septembre. Au mois de janvier 1817, il se développa au même endroit une nouvelle tumeur qui eut bientôt acquis le volume de la première ; elle se déchira ; il en sortit un fluide terne, ses parois s'affaissèrent et elle guérit de nouveau. Les mêmes alternatives se reproduisirent à plusieurs reprises.

Au mois de février, elle fut de nouveau plus volumineuse et plus élevée qu'elle n'avait jamais été ; des symptômes généraux se développèrent et la malade rentra à l'hôpital. Robert Keate appliqua le caustique sur la tumeur ; il sortit une hydatide de la cavité ainsi ouverte. Ayant mis complétement à découvert cette cavité par l'emploi répété de la potasse, on découvrit une quantité d'hydatides, qu'on essaya vainement de détruire par des caustiques de toute espèce, et l'on dut se déterminer au mois de décembre à pratiquer la première opération qu'on avait tentée. La tumeur fut mise complétement à nu et sciée au niveau de la surface du frontal, ce qui mit à découvert le fond de cette cavité, qui n'avait pas moins de six pouces et demi de profondeur ; cinq à six hydatides s'y trouvaient logées ; on les enleva avec soin, et la table interne du crâne fut mise entièrement à nu. On pansa avec de la charpie imbibée de sulfate de cuivre ; la guérison marcha lentement et ne fut complète qu'au bout de quelques mois (1). »

Obs. CCLI (Langenbeck). — *Frontal.*

III. — Il s'agit d'une fille âgée de dix-sept ans, qui, étant tombée à l'eau, en 1802, parut avoir quelques jours après une rougeole irrégulière ; et qui reçut, dans le courant de la même année, un coup violent à la région frontale droite. Peu de temps après apparut, vers la région du sinus frontal du côté droit, une tuméfaction indolore, qui s'étendit vers la région temporale. L'œil fut poussé en bas et en dehors, et peu à peu la vue se perdit.

« En 1818, la tumeur avait un volume considérable. En dehors elle s'étendait jusqu'à la suture coronale ; le rebord orbitaire du frontal, le globe de

(1) Robert Keate, *Medico-chirurg. Transact.*, 1819, vol. X, part. II, et Dezeimeris, *Mém. cit.*

l'œil et l'orbite étaient repoussés en bas ; l'œil était recouvert naturellement par les paupières et n'était point expulsé de l'orbite, de sorte qu'il n'y avait point à proprement parler d'exophthalmie; l'orbite et le globe de l'œil étaient simultanément repoussés en bas et en dehors, de sorte que l'œil était presque au niveau de la pointe du nez. L'ouverture des paupières était semi-lunaire; le globe de l'œil pouvait à peine être un peu dirigé vers le nez, il était du reste dans son état naturel, point atrophié, mais complétement amaurotique. Quoique la tumeur fût en général résistante, en plusieurs points de la région temporale et au-dessus de l'œil elle cédait sous l'impression du doigt, mais elle revenait sur elle-même dès que la pression venait à cesser, comme ferait le couvercle d'une boîte de fer-blanc. La tumeur était complétement indolore, mais si on la pressait fortement au-dessus du nez, la malade y éprouvait de la douleur. On jugeait que cette tumeur ne s'étendait pas vers le cerveau par l'absence de tout symptôme de dérangement des fonctions de cet organe : il n'y avait ni douleur de tête, ni vomissements, ni vertiges, ni insensibilité, ni état soporeux ; la malade jouissait, du reste, d'une santé parfaite. »

Langenbeck pratiqua l'opération le 2 décembre 1818. Les téguments furent divisés sur la tumeur par une incision cruciale; la table externe du frontal fut ouverte au moyen du trépan perforatif. On introduisit une pince dans cette ouverture et on l'agrandit en brisant quelques fragments de cette table externe, ce qui se fit sans difficulté ; à l'ouverture du *sinus*, il s'en écoula une humeur lymphatique, claire et visqueuse, et l'on vit une vessie à parois brillantes qui remplissait tout le *sinus* et d'où s'écoulait une humeur lymphatique, car elle avait été déchirée lors de l'ouverture de la cavité osseuse; l'hydatide fut saisie avec la pince et arrachée par lambeaux.

La cavité avait 3 pouces de diamètre dans un sens et 3 1/2 pouces dans un autre sens; le *kyste* était partagé en un grand nombre de cellules pleines d'un liquide jaunâtre et ses parois étaient épaisses et presque cartilagineuses.

On pratiqua des injections détersives, puis des injections de sublimé qu'on dut abandonner à cause de l'invasion de la salivation. La tumeur diminua de volume, mais ne fut pas guérie.

Un an après environ, « la tumeur était encore dans le même état et l'écoulement de pus encore aussi considérable. Pour diminuer cette sécrétion, Langenbeck passa deux sétons à travers la tumeur ; l'effet en fut remarquable : la sécrétion purulente diminua bientôt, ainsi que le volume de la tumeur (1). »

Obs. CCLII (Fricke). — *Os du bassin.*

IV. — Un homme, âgé de soixante ans, avait fait, dix-neuf ans avant d'être vu par le docteur Fricke, une chute sur le derrière ; depuis lors il avait con-

(1) Langenbeck, *Neue Bibliothek für die Chirurgie und Ophthalmologie*, t. II, p. 365-372, publié par le docteur Barckhausen. — Dezeimeris, *Mém. cit.*

servé des douleurs dans la hanche et la tubérosité sciatique ; il survint une tumeur à la fesse, à une époque qui n'a pu être précisée.

Il existait à la région de l'articulation ilio-fémorale une grosse tumeur avec fluctuation qui gênait la marche sans la rendre absolument impossible, et qui n'était pas douloureuse au toucher, bien que le malade y éprouvât fréquemment des douleurs spontanées qui se faisaient sentir aussi plus profondément dans le bassin et vers le sacrum. En apparence le membre pelvien droit était allongé, mais en réalité il était raccourci, la fièvre hectique mit fin aux jours du malade. Le diagnostic avait été : abcès par congestion.

Autopsie. A la partie supérieure de la cuisse droite, il y avait une tumeur volumineuse qui descendait depuis la région de l'épine iliaque antérieure et supérieure jusqu'au commencement du second tiers de la cuisse, et s'étendait en dedans jusqu'au delà du pli crural interne, en arrière jusque sur la fesse du côté malade ; il s'écoula par une ponction une grande quantité de liquide semblable à de la soupe aux pois, avec de nombreux petits corps blanchâtres, demi-transparents et de grandeur différente. Une incision montra, près du grand trochanter et s'étendant jusqu'aux muscles fessiers, plusieurs cavités, parmi lesquelles une plus grande était remplie par une poche du volume du poing qui contenait beaucoup d'hydatides très grandes ; des cavités plus petites existaient autour du ligament capsulaire ; celui-ci était désorganisé. La cavité cotyloïde renfermait une grande quantité de petites hydatides plongées dans un liquide jaunâtre. A trois quarts de pouce au-dessous de l'épine iliaque antérieure et supérieure, existait encore une poche transparente dont l'incision donna issue à une quantité prodigieuse d'hydatides ; cette poche communiquait dans le bassin, et deux ouvertures plus petites communiquaient avec la cavité cotyloïde ; entre les deux épines iliaques, il y avait une autre ouverture, qui laissa échapper un grand nombre d'hydatides par une pression exercée sur le bassin. A la face interne du muscle iliaque interne et du grand psoas existait une caverne remplie d'hydatides et d'un liquide jaune, cette caverne communiquait avec la bourse synoviale du muscle iliaque et celle-ci avec l'articulation. Une grande cavité, formée dans le tissu spongieux entre les deux lames de l'iléon droit, fut ouverte par une incision ; elle avait le volume du poing, et contenait une masse considérable d'hydatides ; elle comprenait, outre l'iléon, la plus grande partie de l'ischion et la branche horizontale du pubis. La voûte de la cavité cotyloïde était détruite et l'articulation communiquait avec la caverne par une grande ouverture ; la tête du fémur était rugueuse et cariée.

Les hydatides, véritables acéphalocystes, étaient d'un volume variable depuis celui d'une petite perle jusqu'à celui d'un œuf de pigeon (1).

V. — Dezeimeris rapporte que, dans le musée de Hunter à Londres, sous

(1) Fricke, in *Zeitschrift für die gesammte Medicin*, etc., 7e vol., 3e cahier, p. 383, rapporté dans *l'Expérience*, 1838, n° 34, p. 529, et *Arch. gén. de méd.*, 1839, 3e série, t. VI, p. 493.

le n° 521, se trouve l'os iliaque d'un bœuf, renfermant une grosse hydatide (1).

C. — Hydatides dans les os courts.

OBS. CCLIII (GUESNARD). — *Corps du sphénoïde.*

« Au n° 30, salle Saint-Paul, était couché Buixon (Simon), âgé de sept ans, né à Vaugirard.

» Le 1er janvier, sans cause connue, sans aucun symptôme précurseur, la paupière supérieure tomba sur le globe oculaire (du côté droit) ; mais la santé générale est toujours conservée. Le 13 janvier seulement, l'enfant, qui, la veille, s'était couché bien portant, est pris de céphalalgie, de frissons, et vomit, à six heures et demie du matin, après l'ingestion d'un peu d'eau de fleurs d'oranger; plus tard encore, un demi-verre de vin sucré rappelle les vomissements. Le même jour, son père l'amène à l'hôpital.

» A notre première visite, il s'offrit dans l'état suivant : légèrement assoupi, s'irritant à la moindre contrariété, sa face est un peu colorée, la vue paraît éteinte, surtout du côté droit, et le globe oculaire de ce côté est recouvert par la paupière supérieure qui est paralysée ; il est en même temps plus saillant que celui du côté opposé. La pupille, très dilatée, est immobile ; l'œil n'est nullement sensible à l'impression de la lumière, ni même au contact d'un agent matériel, d'une plume par exemple, qui vient irriter la conjonctive. — Du côté gauche, l'œil est ouvert ; la pupille, plus dilatée que dans l'état normal, l'est moins cependant que du côté opposé et se contracte légèrement ; mais la sensation de la lumière n'est pas perçue, tandis que la sensibilité tactile persiste, que les paupières se ferment dès qu'elles sont irritées par un corps étranger. Du reste, il n'y a pas de strabisme ; les yeux paraissent se mouvoir de chaque côté dans leur orbite. Les autres organes des sens sont conservés dans leur intégrité, l'enfant entend parfaitement, a la conscience des saveurs et des odeurs. La sensibilité cutanée est partout dans son état normal. Le système locomoteur n'offre aucun phénomène morbide, si ce n'est que le malade s'agite assez souvent, et grince quelquefois des dents. L'intelligence est parfaitement conservée. Les réponses sont justes, mais faites avec impatience. Le malade accuse de la céphalalgie, sans préciser l'endroit douloureux. Aucun trouble ne se remarque du côté des organes digestifs. La langue est humide, l'abdomen n'est nullement douloureux, les vomissements n'ont pas reparu, les évacuations alvines sont normales ; la respiration est franche, régulière, de temps à autre suspirieuse ; le pouls est petit, à peine sensible, et offre 114 pulsations par minute ; la chaleur cutanée n'est pas élevée.

» Des sinapismes sont appliqués aux jambes du petit malade, qui les sent impatiemment, et, les 13 et 15 janvier, on lui administre, dans une potion, trois gouttes d'huile de croton qui déterminent plusieurs selles liquides. Pen-

(1) Dezeimeris, *note cit.* p. 521.

dant les trois jours, les mêmes symptômes se remarquent. La face se colore de temps à autre; il y a un peu d'agitation. La commissure des lèvres du côté droit s'élève légèrement: cette élévation coïncide avec une élévation légère de tous les traits du même côté.

» Le 16 janvier, le pouls est moins fréquent, plus sensible, le malade paraît mieux, et demande à manger, il avale avec avidité du sucre et un biscuit qu'on lui donne La respiration cesse d'être suspirieuse.

» Le 18, l'enfant n'attirait presque plus notre attention que par l'expression de sa physionomie, la vivacité de ses paroles, et la médecine paraissait n'avoir plus rien à faire chez lui, si ce n'est à chercher à guérir son amaurose double et la légère hémiplégie qu'il présentait, lorsqu'il fut pris d'une scarlatine. L'éruption s'en fit d'une manière assez bénigne, et se termina bien, au bout de quatre jours, sans aucun accident; mais, le 23 janvier, notre petit malade, qui n'avait pas été vacciné, fut pris d'une variole. L'éruption eut une marche irrégulière, et l'enfant succomba, le 1er février, après une courte agonie.

» *Autopsie.* — Le crâne parut être d'une conformation normale, et n'offrit rien de notable sous le rapport de son volume. Après en avoir scié la voûte, je voulus la détacher, et fus fort étonné de voir, dans cette opération, s'échapper un jet de liquide de son intérieur.

» Il existait du côté droit un kyste placé entre la dure-mère et les parois latérales du crâne (c'est-à-dire le temporal et le pariétal). Ce kyste, contenu dans une vaste excavation creusée aux dépens de la substance cérébrale, s'étendait aussi jusqu'à la base du cerveau, qui se trouvait de cette manière refoulée fortement en haut dans son hémisphère droit: c'est sa déchirure qui avait donné lieu à l'écoulement du liquide précité. Cette tumeur, dont le volume peut être comparé à deux fois celui d'un œuf de poule, occupait toute la fosse cérébrale moyenne, traversait en avant, par une extrémité aplatie, comme étranglée, la fente sphénoïdale, et là, se prolongeait d'un travers de doigt dans la cavité orbitaire: en dedans, elle soulevait l'extrémité antérieure de la tente du cervelet, pour pénétrer dans un enfoncement creusé au-dessus de la fosse pituitaire dans le corps même du sphénoïde.

» Ce kyste se trouvait accolé à une vésicule de même nature, de la grosseur d'une noix, placée dans le *foyer pituitaire*, entre la portion osseuse du corps sphénoïdal et la dure-mère qui l'environnait de tous côtés. Du côté gauche, elle avait fortement écarté les sinus caverneux; du côté droit, les sinus, déjà soulevés par la première tumeur, ne lui offraient plus de limite, et lui permettaient d'être en contact avec celle-ci. Outre ce deuxième kyste, il en existait d'autres du volume d'une lentille, placés dans de petites excavations osseuses qu'offrait le corps du sphénoïde; d'autres (vésicules) miliaires existaient plus profondément, et furent prises avec des pinces; elles étaient contenues dans les aréoles du tissu osseux: j'en trouvai une vingtaine.

» Ces kystes sphénoïdaux sont remplis d'un liquide qui, par l'incision de la poche, s'écoule en jet, comme si la membrane qui le renferme revenait sur elle-même en vertu de son élasticité. Transparent au moment de l'autopsie, ce liquide devint, au bout de quelques jours, nébuleux : les nuages sont dus à une séparation d'une partie des membranes.

» La poche vésiculaire présente une surface lisse, uniforme, nullement adhérente ; la membrane qui la forme, lorsqu'elle est pleine de liquide, paraît mince, transparente ; mais, dès que ce liquide s'écoule, elle revient sur elle-même, et, triplant presque d'épaisseur, devient demi-opaque, opaline, c'est tout à fait l'apparence de blanc d'œuf coagulé, ou encore de fausses membranes récentes. Elle est composée de plusieurs feuillets, dont l'interne, plus mince, plus transparent, semble mieux organisé ; les autres paraissent être des lames de tissu cellulaire bien moins condensé. La dure mère, détachée des os par les tumeurs, offre, dans quelques endroits, des plaques opaques, comme osseuses, dans d'autres points, elle est amincie, légèrement éraillée.

» La substance cérébrale n'est ramollie dans aucun point, sa consistance, sa couleur sont normales ; l'hémisphère droit est remarquable par la compression qu'il a éprouvée ; fortement excavé à sa base et sur les côtés de son lobe moyen, ses circonvolutions ont en partie disparu, et ses anfractuosités sont bien moins étendues. Le plancher du ventricule latéral droit s'élève un pouce plus haut que celui du côté opposé, et touche au plafond du même ventricule. La couche optique et le corps strié sont légèrement applatis. Du reste, aucun liquide n'existe dans les cavités du cerveau. Les nerfs optiques sont à l'état normal jusqu'à leur chiasma ; mais là ils commencent à être soulevés par la tumeur jusqu'à leur entrée dans le trou optique, où ils sont, pour ainsi dire, étranglés par la limite supérieure de ce trou. Celui du côté droit offre, en outre, des points aplatis, d'autres rétrécis, et, à son entrée dans la sclérotique, il a moins de volume que celui du côté opposé. D'ailleurs, les nerfs ne paraissent pas autrement altérés dans leur texture. Les filets nerveux, qui rampent dans la paroi externe du sinus caverneux, ont subi tous une distension et une compression remarquables. Mais cet effet est marqué surtout pour la branche ophthalmique de la cinquième paire, qui se trouve d'autant plus tiraillée, que la tumeur soulève la dure-mère, à partir même de son point de séparation du ganglion de Gasser, qui se trouve accolé à la base du crâne.

» L'altération la plus remarquable est celle des os, assez semblable à celle que leur font éprouver les tumeurs anévrysmatiques. Ils sont rugueux, offrent des saillies entrecoupées d'enfoncements. Toute la fosse cérebrale moyenne, le corps du sphénoïde et son apophyse d'Ingrassias, ne sont plus recouverts par la dure-mère, et ont perdu dans certains points leur lame interne ; dans d'autres, ils sont réduits à leur lame externe ; enfin, çà et là le temporal paraît réduit à une sorte de feuillet transparent, crépitant comme le parchemin. C'est une altération analogue à celle qu'éprouvent les os du crâne, lorsqu'ils sont en contact avec un fongus de la dure-mère. Le trou maxillaire supérieur est rugueux et présente trois fois son volume ordinaire.

» La voûte orbitaire est beaucoup plus saillante du côté droit que du côté gauche. Les globes oculaires offrent un volume normal. L'œil gauche est dans un médiocre degré de dilatation, sa cornée est transparente; mais celui du côté droit est fortement dilaté, sa cornée est opaque (altération ancienne causée par un accident), comme flétrie, la conjonctive y est fortement injectée.

» Le foie, sain d'ailleurs, présente dans son centre une *tumeur vésiculaire*, semblable à celle que nous avions vue dans la cavité crânienne ; elle est du volume d'une noix (1). »

NEUVIÈME SECTION.

TRAITEMENT DES TUMEURS HYDATIQUES.

CHAPITRE PREMIER.

TRAITEMENT MÉDICAL.

L'efficacité du traitement médical des hydatides est fort incertaine. On peut affirmer que la plupart des médicaments qui ont été proposés jusqu'aujourd'hui sont restés sans effets dans plusieurs cas où l'existence des hydatides a été bien déterminée, tandis que l'on ne citerait peut-être aucune observation bien constatée de guérison que l'on puisse, dans des cas semblables, attribuer au médicament. Il est vrai que, dans ce dernier cas, le diagnostic peut rester incertain par suite de la guérison même, et que, dans le premier, au contraire, les progrès ultérieurs du mal ou l'autopsie démontrent la nature de la maladie. Il y a donc quelque raison de ne pas condamner absolument tous les agents thérapeutiques qui ont été proposés jusqu'aujourd'hui, et qui n'ont point été expérimentés suffisamment. C'est ici surtout que l'expérience acquise sur la thérapeutique des affections vermineuses, chez les animaux domestiques, pourrait rendre des services chez l'homme.

ARTICLE PREMIER. — *Prophylaxie.* — En l'absence de connaissances positives sur le mode de transmission des hydatides et sur les circonstances qui favorisent leur développement dans l'espèce humaine, on ne peut établir les indications prophylactiques de ces affections.

(1) Guesnard, *Observation d'acéphalocystes développées dans les os du crâne* (*Journ. hebd. des progrès des sc. méd.*, 1836, t. I, p. 271).

ARTICLE II. — *Agents thérapeutiques.* — D'après la nature et le séjour des hydatides, il semble que les médicaments applicables à leur destruction doivent être des substances solubles dans les liquides de l'économie, substances qui, étant absorbées et circulant avec le sang, arrivent au contact de la poche hydatique dans laquelle elles pénètrent par endosmose; il faut encore que ces substances, toxiques pour les hydatides, ne le soient point pour les organes de l'homme. Aucune expérience directe n'a été faite à ce sujet, et l'on ne peut dire si les médicaments qui ont été proposés remplissent ces conditions.

§ I. — Baumes a fait connaître plusieurs observations qui tendraient à prouver que le *protochlorure de mercure* jouit de quelque efficacité contre les hydatides (1), mais les auteurs du *Compendium de médecine pratique* (art. ACÉPHALOCYSTE) disent *avoir vu employer ce médicament sans succès dans des cas où l'existence des hydatides n'était pas douteuse, puisqu'elle fut confirmée par l'autopsie.* Chez plusieurs malades dont l'observation est rapportée dans cet ouvrage, l'administration du mercure a été poussée jusqu'à la salivation, et cependant la marche de la maladie n'a paru en avoir éprouvé aucune modification (voy. obs. XCVIII, CXIX (2), CCLXXI).

§ II. — *Le chlorure de sodium* a été conseillé par Laennec sur cette considération que les moutons qui paissent dans les prés salés sont exempts d'hydatides, et que l'on guérit, en les conduisant dans ces pâturages, ceux qui, dans les prairies marécageuses, offrent les symptômes déterminés par les vers vésiculaires. « J'ai employé plusieurs fois avec succès, dit cet observateur, les bains salés chez des personnes qui avaient rendu des acéphalocystes ou qui portaient des tumeurs qu'on pouvait soupçonner être dues à ces vers. J'ai vu plusieurs fois des tumeurs volumineuses s'affaisser sous l'influence de ce moyen. Dans un de ces cas, un kyste hydatique se fit jour dans les intestins et la malade qui présentait des symptômes propres à faire craindre une mort prochaine, rendit par les selles un grand nombre d'acéphalocystes, après avoir pris trois ou quatre bains, qui contenaient chacun six livres de chlorure de sodium ; cette évacuation fut suivie de la guérison de la maladie (3). » On ne peut ad-

(1) *Ann. de méd. prat. de Montpellier.*

(2) On ne peut attribuer la guérison du cas de Lind (obs. CXIX) à l'action du mercure ; elle a été déterminée par l'évacuation des hydatides.

(3) Laennec, *ouvr. cit.*, t. II, p 203.

Ce cas est probablement celui que nous avons rapporté obs. XXXVI.

mettre avec Laennec que les bains salés employés chez cette malade aient été pour quelque chose dans l'expulsion des hydatides à laquelle seule on doit attribuer la guérison. Le chlorure de sodium existe dans le liquide des hydatides en grande proportion ; il est donc peu probable que ce sel puisse déterminer la mort des vers vésiculaires. S'il favorise la guérison, c'est sans doute en agissant sur l'économie du malade, comme peut-être il le fait sur celle des marins pour les en préserver ; mais l'absence des hydatides chez les matelots et chez les animaux qui paissent dans les prés salés pourrait tenir à des circonstances qui empêchent la transmission de ces vers. Quoi qu'il en soit, l'efficacité du sel marin administré à l'intérieur ou bien à l'extérieur est loin d'être constatée aujourd'hui, et les espérances de Laennec ne se sont point réalisées.

§ III. — *L'iodure de potassium* a été employé contre les hydatides ; il a été préconisé surtout par les médecins anglais, mais son efficacité n'est pas mieux constatée que celle du chlorure de sodium. M. Hawkins rapporte le cas d'un malade admis à l'hôpital Saint-Georges, chez qui une tumeur hydatique, une ascite et d'autres symptômes graves parurent céder à l'influence d'un traitement par l'iode, mais environ un an après, la maladie se termina d'une manière fatale (1).

L'usage intérieur de l'iodure de potassium pourrait être secondé par l'application sur la tumeur de pommades iodurées. Les hautes doses auxquelles on peut porter ce médicament sans nuire au malade, la facilité de son absorption et de son passage dans les liquides excrétés, font présumer qu'il arrive dans le liquide des hydatides, et l'on pourrait en espérer une action favorable.

§ IV. — Nous passerons sous silence les autres médicaments proposés contre les vers vésiculaires, car ils n'ont pour eux ni la raison de l'induction, ni celle de l'expérience.

§ V. — Le traitement médical reçoit de nouvelles indications lorsque la tumeur hydatique occasionne des accidents, tels que l'inflammation et la suppuration des organes voisins ; alors la saignée, les sangsues, les bains, les cataplasmes pourront, suivant les cas, être employés utilement. Quelques médicaments internes peuvent aussi être administrés dans des cas spéciaux : les narcotiques pour calmer les accès de toux que détermine le passage dans les bronches des matières d'un kyste hydatique ; les mercuriaux

(1) Cité par Budd, p. 449.

contre les symptômes d'inflammation du foie, néanmoins le mercure est resté sans efficacité dans deux cas dont nous avons donné la relation (obs. XCI, CI); la *térébenthine* lorsque les kystes des reins se sont ouverts dans le bassinet, médicament qui se recommande par deux faits dans lesquels il a paru utile.

Article III. — *Agents physiques.* — § I. — L'application de *l'électricité* à la destruction des hydatides et, par suite, à la guérison des tumeurs qu'elles forment, a été proposée il y a plusieurs années déjà, au rapport de M. Budd (1). Elle a été essayée en Islande et avec succès, à ce qu'il paraît : « Dans ces dernières années, dit M. Guérault, on a songé à faire appel à l'électricité ; M. le docteur Thorarensen, médecin du canton de l'Est de l'Islande, a eu l'idée de tuer les acéphalocystes dans le foie, au moyen de décharges électriques et à l'aide de longues et fines aiguilles d'acier obliquement introduites aux deux pôles de la tumeur. Il y a six ans déjà que ce moyen thérapeutique fut, pour la *première fois*, employé chez un négociant islandais, M. Simpson, et, dans cette expérience *unique*, le succès fut prompt et complet, la tumeur s'affaissa peu à peu, et les hydatides, probablement résorbées, ne reparurent pas (2). »

§ II. — *Le froid* appliqué sur une tumeur hydatique pendant un temps suffisant pour qu'il en pénétrât la masse, pourrait tuer peut-être les échinocoques ou la vésicule qui les renferme, et empêcher par là l'accroissement de la tumeur ou favoriser sa résorption. Ce moyen mériterait d'être expérimenté dans certains cas où l'application de la glace pendant un temps assez long ne pourrait avoir d'inconvénients pour les organes voisins du kyste hydatique.

CHAPITRE II.

TRAITEMENT CHIRURGICAL.

Les moyens chirurgicaux proposés pour obtenir la guérison des tumeurs hydatiques peuvent se ranger sous trois chefs :

1° Ceux qui procurent l'évacuation du contenu de la tumeur ;

2° Ceux qui procurent la modification ou la résorption des matières contenues dans la tumeur ;

(1) *The medical Gazette*, 9 oct. 1846, p. 643, cité par Budd.

(2) Guérault, *Mém. cit.*

3° L'extirpation du kyste.

Plusieurs méthodes ou plusieurs procédés ont été mis en pratique pour obtenir soit l'évacuation, soit la résorption du contenu de la tumeur, soit l'extirpation du kyste.

ARTICLE PREMIER. — *L'évacuation des matières* contenues dans la tumeur s'obtient par plusieurs procédés, qui sont : la ponction simple, les ponctions successives, la ponction avec ouverture permanente, l'incision simple, l'incision à deux temps, l'application d'un caustique.

A. — Ponction simple.

La ponction a été pratiquée dans le but de reconnaître la nature de la tumeur observée ou pour arriver à sa guérison. Nous n'avons point à nous occuper ici des indications que cette opération peut donner au diagnostic ; mais nous devons examiner ses avantages et ses inconvénients.

Lorsqu'un trocart n'aura à traverser, pour arriver au kyste, aucun organe important, aucune cavité séreuse, l'opération sera inoffensive, et c'est ce que montrent les faits que nous avons déjà rapportés (1); mais lorsqu'elle traverse pour arriver au kyste une grande cavité séreuse, la ponction, fût-elle faite avec un trocart capillaire, peut occasionner des accidents graves, mortels même; d'un autre côté, cette opération a suffi quelquefois à déterminer la guérison.

1° *Cas de ponction suivie d'accidents.*

OBS. CCLIV (GOYRAND D'AIX). — *Hydatide de la rate; ponction; péritonite.*

I. — « Énorme kyste acéphalocyste de la rate, ponction exploratrice suivie d'une péritonite grave. Ouverture du kyste par incision des couches extérieures et cautérisation des couches profondes de la paroi abdominale.

» Mort par suite de la rétraction trop rapide du kyste qui s'est détaché du parenchyme de la rate (2). »

OBS. CCLV (ROMBEAU). — *Kyste de la rate, ponction, accidents consécutifs.*

II. — Il s'agit d'une femme, qui entra, en 1854, à la Charité, pour une

(1) Plusieurs observations prouvent que la ponction pratiquée dans le tissu sain du foie est tout à fait inoffensive.

(2) *Société de chirurgie*, séance du 13 février 1850 (*Gaz. des hôpitaux*, ann. XXIII, 1850, n° 25, p. 100).

tumeur considérable située dans le côté gauche de la poitrine et le flanc du même côté.

« Le 31 août, M. Velpeau pratique une ponction exploratrice, qui donne issue à un litre et demi d'un liquide limpide, salin, ayant un goût analogue à celui du bouillon gras.

» Le 1er septembre, consécutivement à cette ponction la malade éprouve des accidents assez inquiétants : vomissements, céphalalgie, mouvement fébrile très intense, frissons, douleurs assez vives dans la région malade qui présente quelques caractères d'inflammation, une augmentation dans la température, une assez grande sensibilité à la pression.

» Le 23 septembre, on constate un épanchement dans la poitrine, dans la moitié inférieure de la plèvre gauche ; douleur vive sur la tumeur.

» Le 4 octobre, nouveaux accidents. — Le 10 octobre, l'état de la malade s'amende d'une manière notable ; le kyste reprend ses premières limites ; les signes d'épanchement dans la poitrine s'observent toujours.

» Le 6 novembre, après quelques frissons, quelques tremblements, survient une mort subite. »

A l'autopsie, on trouva au centre de la rate un énorme kyste hydatique dont nous avons parlé (voy. p. 436) ; il contenait du pus et une hydatide solitaire. La plèvre gauche renfermait environ un litre de sérosité. Il n'est point parlé de lésions du péritoine (1).

OBS. CCLVI (MOISSENET). — *Kyste du foie, ponction exploratrice ; mort.*

III. — Il s'agit d'un homme âgé de quarante-deux ans, très affaibli, qui portait une tumeur considérable dans l'hypochondre droit.

« Le malade étant placé dans le décubitus dorsal, M. Moissenet fait la ponction avec un trocart explorateur du plus petit diamètre dans le point le plus culminant ; il retire le trocart et il jaillit aussitôt par la canule un liquide très limpide, incolore, et dont le jet n'a pas été interrompu, bien qu'aucun aide ne comprimât en ce moment la tumeur. Voyant la tumeur extérieure s'effacer et le jet faiblir, M. Moissenet retire bientôt lui-même la canule avec le plus grand soin. La plaie extérieure est pansée avec un morceau de diachylon et un bandage de corps est fixé, sans la moindre pression, autour du ventre du malade. On a retiré en tout 350 grammes de liquide.

» Cinq minutes se sont à peine écoulées que le malade est pris d'une syncope... A midi, deux heures après, se déclare un frisson intense, avec claquements de dents, profonde altération des traits, pâleur de la face, nez effilé, yeux caves, hoquet, nausées, vomissements verts, porracés, abondants ; cependant aucune douleur à la pression du ventre (potion avec extrait d'opium 0,10 ; eau de Seltz, glace, etc. ; lavement laudanisé).

» Les symptômes vont en s'aggravant ; le pouls est à 120, 125, petit, fili-

(1) Rombeau, interne des hôpitaux (*Bull. Soc. anat.*, ann. XXIX, 1854, p. 341).

forme ; les extrémités se refroidissent ; l'altération des traits est plus marquée, le malade commence à accuser de la douleur dans le ventre, et il succombe dans la nuit, dix-huit heures après la ponction. »

A l'autopsie, on constate que l'ouverture pratiquée par le trocart est cicatrisée à la peau, ainsi qu'à la surface du foie ; cet organe n'a pas contracté d'adhérences avec la paroi abdominale. Il existe dans le lobe droit du foie un kyste hydatique, qui peut contenir cinq litres de liquides, aucun organe n'offre de lésion qui puisse expliquer la mort.

« Le petit bassin renferme environ un verre et demi d'un liquide citrin, un peu rougeâtre, dans lequel nage un paquet floconneux jaunâtre, du volume d'un œuf ; les anses intestinales inférieures, qui occupaient la partie déclive de l'abdomen, étaient injectées, vascularisées, poisseuses ; quelques-unes étaient déjà même réunies par des fausses membranes (1). »

IV. — Dans un cas de kyste hydatique du foie observé par M. Robert (obs. CCXCIV) une ponction exploratrice avec un trocart très fin détermina de la fièvre, des vomissements, une sensibilité exquise du ventre.

V. — Dans un cas semblable observé par M. Demarquay (obs. CCXCV), une première et une troisième ponction ne déterminèrent aucun accident, mais la seconde fut suivie de frissons erratiques, de fièvre, avec altération de la physionomie.

VI. — Dans un cas de kyste du foie, rapporté par M. Dolbeau (obs. CCXCVI), une ponction pratiquée avec une aiguille à cataracte détermina des douleurs épigastriques, de la dyspnée, des vomissements, la fréquence du pouls, etc.

VII. — Dans un cas observé par M. Jobert, une ponction avec séjour de vingt-quatre heures de la canule dans le kyste, n'a point occasionné d'accidents ; tandis qu'une autre ponction dans laquelle la canule paraît avoir été retirée immédiatement, quelques accidents ont suivi cette opération (voy. obs. CCLXVI).

2° *Cas de ponction suivie de la guérison.*

Obs. CCLVII (Récamier). — *Kyste du foie.*

I. — « Une jeune femme portait depuis plusieurs années une tumeur située dans l'hypochondre droit, laquelle s'étendait jusqu'à la ligne blanche et faisait saillie à l'extérieur ; cette tumeur était arrondie, dure, et ne développait pas de douleur par la pression. Récamier y ayant reconnu de la fluctuation, la regarda comme dépendant d'une hydropisie enkystée du foie, et se décida à pratiquer une ponction ; à cet effet, il enfonça dans la partie la plus déclive un trocart très fin, qui donna issue *à un liquide aqueux et limpide. Cette opéra-*

(1) J. Moissenet, *De la ponction avec le trocart capillaire, appliquée au traitement des kystes hydatiques du foie* (*Archiv. gén. de méd.*, fév. 1859, p. 144, obs. I).

tion fut suivie d'un plein succès. Tous les accidents qui avaient été la suite du développement de l'abdomen se dissipèrent complètement, et le malade sortit de l'hôpital parfaitement guérie » L'analyse du liquide constata *l'absence de l'albumine, une grande quantité de chlorure de sodium*, etc. (1).

Obs. CCLVIII (Hawkins et Brodie). — *Kyste du foie.*

II. — « Un garçon, âgé de douze ans environ, fut admis à l'hôpital Saint-Georges dans le service du docteur Chambert, au mois d'août 1822. Il avait une tumeur considérable dans l'hypochondre droit. Les côtes étaient soulevées par la tumeur qui était évidemment fluctuante. Il n'y avait aucun dérangement dans sa santé, dans les fonctions du foie, ni aucun signe d'abcès dans cet organe ; la peau était mobile et sans inflammation ; le malade ne se plaignait que d'une gêne occasionnée par la grosseur et la pression de la tumeur. Après quelque temps de séjour à l'hôpital, Brodie introduisit un trocart plat sous les côtes, dans l'endroit où la fluctuation était le plus distincte ; il en sortit une pinte et demie d'un liquide incolore et transparent, et qui paraissait ne pas contenir d'albumine, car la chaleur n'y produisit point de coagulation. Un bandage compressif fut appliqué après l'opération qui parut avoir produit l'oblitération complète du kyste ; la plaie se guérit promptement. L'enfant n'eut aucune fièvre, ni aucun symptôme fâcheux, et il quitta l'hôpital parfaitement guéri (2). »

Obs. CCLIX (Hawkins et Brodie). — *Kyste du foie.*

III. — « La malade était une jeune femme, âgée de vingt ans, elle avait une tumeur plus volumineuse que celle du cas précédent ; cette tumeur l'empêchait de prendre le moindre exercice et la forçait de dormir dans une position particulière ; elle n'était pas exempte d'inflammation, car elle avait été accompagnée de douleurs au début, un an ou deux auparavant, douleur qui s'accrut quelque temps avant l'opération ; la malade eut encore une toux incessante et fatigante qui persista deux ou trois semaines après. Trois pintes du même liquide que dans le cas précédent furent évacuées ; ce liquide était incoagulable par la chaleur et ne contenait qu'une très petite quantité de matière animale. Cette femme se rétablit et six ans après elle n'avait eu aucune rechute (3). »

Obs. CCLX (W. Travers Cox). — *Kyste hydatique du foie (ponction) ? guérison ; autopsie.*

IV. — Il s'agit d'un individu chez lequel on crut reconnaître une hydropisie ascite. La ponction évacua vingt et une pintes d'eau bilieuse ; après la ponction on reconnut une hypertrophie considérable du foie. Le malade se

(1) Récamier, *Revue médicale*, 1825, t. I, p. 28 ; — Cruveilhier, art. Acéphalocystes ; — Barrier, *thèse cit.*, p. 57.

(2) *Med. chir. trans.* XVIII, p. 118, cité par Budd., *ouvr. cit.*, p. 451.

(3) *Med. chir. trans.* XVIII, p. 119, cité par Budd., *ouvr. cit.*, p. 451.

trouva, au bout de quelque temps, en état de reprendre ses occupations habituelles. Sa santé fut parfaite pendant trois ans, alors il succomba à des hémoptysies répétées.

A l'autopsie, outre des lésions graves du poumon, on trouve dans l'abdomen, et adhérent au foie, un kyste hydatique ayant quatre fois le volume de la vésicule biliaire ; il contient à son intérieur une matière gélatineuse et un liquide qui paraissent appartenir à une hydatide en voie de transformation athéromateuse. L'auteur pense qu'au lieu de ponctionner la cavité du péritoine, il a ponctionné un énorme kyste hydatique, dont le retrait et la guérison ont été déterminés par l'évacuation du liquide (1).

OBS. CCLXI (ROBERT). — *Kyste hydatique du foie.*

V. — « M. Robert fit à un malade une ponction exploratrice qui donna issue à un liquide transparent, légèrement salé, incoagulable par la chaleur et l'acide nitrique, caractéristique, en un mot, des kystes hydatiques. En conséquence M. Robert était décidé à traiter ce malade par la méthode de Récamier, mais le malade quitta l'hôpital par crainte du choléra. Il revint un an après, la tumeur n'avait pas reparu, et, après plusieurs années, la guérison ne s'est pas démentie (2). »

VI. — « Depuis cette époque, M. Robert a observé un fait semblable sur une femme (3). »

OBS. CCLXII (BOINET). — *Kyste du foie?*

VII. — Il s'agit d'une fille, âgée de dix-neuf ans, qui offrait une tumeur dans la région épigastrique; du reste sa santé était parfaite. Une ponction pratiquée avec un trocart très fin donna issue à 750 grammes d'un liquide clair comme de l'eau de roche ; il ne survint aucun accident. La tumeur disparut, et trois ans après elle n'avait pas reparu (4).

OBS. CCLXIII (BOINET). — *Kyste du foie?*

VIII. — Il s'agit d'une femme, âgée de trente-cinq à quarante ans, qui entra en 1856, à la Charité, dans le service de M. Briquet : elle avait une tumeur apparente entre l'ombilic, le foie et l'estomac. Une ponction exploratrice avec un trocart capillaire ayant été pratiquée, on en retira 100 grammes d'un liquide limpide. La tumeur disparut et n'avait pas reparu trois ans après (5).

(1) William Travers Cox, *Tumeur hydatique au foie traitée avec succès à l'aide de la ponction* (*The medico-chirurgical Review* et *Gaz. méd. de Paris*, 1838, t. VI, p. 741).

(2) *Société de chirurgie*, 18 mars 1857 (*Gaz. des hôpitaux*, 1857, p. 147).

(3) Même Journal.

(4) A.-A. Boinet, *Traitement des tumeurs hydatiques du foie par les ponctions capillaires et par les ponctions suivies d'injections iodées*. Paris, 1859, obs. V, p. 13; et *Revue de thérapeutique*.

(5) Boinet, *Mém. cit.*, obs. VI, p. 14.

OBS. CCLXIV (DEMARQUAY). — *Kyste du foie.*

IX. — « Un malade, âgé d'environ quarante-cinq ans, avait une tumeur du foie, du volume d'une petite tête d'enfant ; elle était fluctuante. Un trocart explorateur, plongé au centre, donne issue à un demi-crachoir de liquide limpide, ne voulant pas vider entièrement la poche pour savoir quel en serait le retrait. Au bout de six jours, nouvelle ponction avec un trocart un peu plus gros. Me proposant d'injecter de la teinture d'iode, je fus fort étonné de ne voir sortir aucun liquide, alors que j'étais certain de n'avoir pas vidé complétement le kyste à la première ponction ; la face convexe du foie avait donc été traversée par le trocart, et cela à une assez grande profondeur. Il n'est survenu aucun phénomène fâcheux après cette opération, ni douleur, ni réaction, et le malade est sorti guéri de la tumeur hydatique (1). »

X. — A l'autopsie d'un individu, observé par M. Goupil (voy. obs. LXXVI), un kyste, qui avait reçu une ponction capillaire, parut en voie de guérison ; la mort avait été déterminée par des accidents étrangers à ce kyste.

D'après les cas rapportés ci-dessus, il est manifeste que la ponction simple d'un kyste hydatique suffit quelquefois à en déterminer la guérison ; on voit aussi que la ponction peut causer des accidents. Les seuls qui soient à craindre seraient déterminés par le passage du liquide du kyste dans la cavité du péritoine. Ces accidents seraient rarement mortels, si l'on s'en rapporte aux faits cités ci-dessus ; nous ne connaissons, en effet, qu'un seul cas où cette fatale terminaison ait pu être attribuée au passage du liquide hydatique dans la cavité péritonéale. On ne peut donc condamner absolument, d'après ce seul fait, la ponction capillaire pratiquée dans les kystes intra-abdominaux.

D'après M. Boinet, au moyen de certaines précautions, on éviterait toujours l'introduction du liquide hydatique dans la cavité abdominale ; ces précautions sont les suivantes : « Lorsqu'on retire la canule du kyste et de la paroi abdominale, il faut, avec le plus grand soin, appliquer les doigts de la main gauche sur le point où le trocart a été enfoncé, afin de refouler la paroi abdominale vers le kyste, et de la tenir tellement rapprochée de la tumeur qu'il n'existe, au moment où la canule abandonne le kyste, aucun intervalle entre celui-ci et la paroi abdominale..... Ces précautions bien prises, on retire la canule du trocart, et, cette canule retirée, on continue encore pendant une minute ou deux la pression, afin que la petite piqûre

(1) Boinet, *Mém. cit.*, p. 30.

faite au kyste par le trocart puisse se resserrer complétement et s'opposer au moindre écoulement dans le péritoine ; puis on établit une légère compression sur le kyste à l'aide de compresses graduées et d'un bandage de corps. Il faut encore recommander au malade de rester couché sur le dos pendant trente-six ou quarante-huit heures (1). »

B. — Ponction avec séjour de la canule.

Dans des cas où la ponction a dû traverser une grande cavité séreuse, M. Jobert a laissé la canule pendant vingt-quatre heures en place dans le kyste. On détermine ainsi une inflammation adhésive de la membrane séreuse, et l'on s'oppose à l'épanchement des matières du kyste dans la cavité péritonéale. Dans le premier cas où M. Jobert ait employé cette méthode, la potasse caustique avait préalablement été appliquée sur la tumeur ; mais il est clair qu'elle n'avait pas pénétré profondément, et que le succès de l'opération a été dû à la ponction.

Obs. CCLXV (Jobert). — *Kyste hydatique du foie; guérison.*

I. — « Le 10 novembre 1836, entre à l'hôpital Saint-Louis, dans le service de MM. Richerand et Jobert, salle Saint-Augustin, le nommé Triboulet, âgé de quinze ans, tourneur en cuivre.

» Le jour de son entrée à l'hôpital, on reconnaît, par la percussion, que le foie s'étend jusqu'auprès de la fosse iliaque ; le flanc droit présente une dureté et une voussure manifestes. A deux pouces environ au-dessous du rebord des côtes, existe une large tumeur saillante de quelques lignes, élastique, immobile, paraissant s'étendre très profondément, et du volume présumable du poing d'un adulte. En palpant cette tumeur avec les deux mains, et comme pour y chercher la présence d'un liquide, elle fait entendre très distinctement le bruit de chaîne de montre que donnent les tumeurs hydatiques du poignet. Cependant ce bruit est peut-être un peu plus humide ; il semble résulter du passage d'une partie du liquide dans une poche accessoire.

» Le 13 novembre, M. Richerand fait appliquer, sur le milieu de la tumeur, un morceau de potasse caustique et, dès le lendemain, M. Jobert incise circulairement l'eschare avec le bistouri. Une ponction faite dans le milieu de la perte de substance donne issue à une demi-pinte environ d'un liquide parfaitement limpide, dans lequel l'ébullition ne fait naître aucun coagulum. Une sonde de gomme élastique, placée dans le foyer jusqu'au lendemain, donne issue à un verre environ du même liquide.

» Le 16 et les trois jours suivants, de vastes lamelles membraneuses, blan-

(1) Boinet, *Mém. cit.*, p. 6.

ches, demi-transparentes, friables, s'échappent par la plaie ; réunies, elles formeraient une poche plus volumineuse que le poing d'un adulte. Une inflammation érysipélateuse légère envahit le pourtour de la plaie ; des cataplasmes émollients dissipent peu à peu cette irritation.

» Le 28 novembre, il se développe quelques symptômes généraux, dont la cause est inconnue, ou peut-être dissimulée par le malade. Il est survenu du hoquet, des vomissements bilieux ; langue couverte d'un enduit jaune et sale, dévoiement, peau chaude et âpre au toucher, pouls fréquent (diète, eau de Seltz). Les accidents n'ont aucune suite, et l'état du malade redevient très satisfaisant.

» Peu à peu le foie est remonté vers l'hypochondre, le foyer hydatique s'est rétréci ; la peau qui recouvrait la tumeur s'est déprimée, de manière à présenter un enfoncement de quelques lignes. Le 30 janvier, la plaie est cicatrisée ; mais, jusqu'à la fin de février, elle se rouvre et se referme à plusieurs reprises. Enfin la fistule paraît définitivement guérie. On sent un cordon noueux qui s'étend de la peau vers le foie. Ce cordon est solide et résistant ; il attire fortement la peau en dedans, et produit à la surface une dépression en forme de cul de poule. Le malade, qui avait maigri pendant le traitement, a déjà repris son embonpoint habituel. Il quitte l'hôpital le 29 février (1). »

Obs. CCLXVI (Jobert). — *Kyste hydatique du foie ; ponction avec séjour de la canule ; ponction simple suivie d'accidents ; potasse caustique, ponction à travers l'eschare, séjour de la canule ; guérison.*

II. — « Agathe Descornil, âgée de trente-quatre ans, est admise à l'hôpital Saint-Louis, dans le service de M. Jobert, le 29 décembre 1839.

» On trouve, au-dessous du rebord des fausses côtes droites, une tumeur arrondie, dure, élastique, soulevant la paroi abdominale derrière laquelle elle forme une saillie dont le volume peut être comparé à celui de la tête d'un fœtus à terme. Cette tumeur s'enfonce profondément dans la région du foie, et présente des connexions fort intimes avec cet organe. Elle présente une fluctuation assez évidente, et, pendant les manœuvres qu'on fait pour la reconnaître, on sent à l'intérieur de la tumeur une espèce de mouvement vibratoire, accompagné d'un bruit analogue à celui que fournissent les kystes hydatiques du poignet, quoique moins évident. La percussion fait bien reconnaître les limites de la tumeur qui descend à trois pouces au moins au-dessous du rebord des fausses côtes. Elle siége évidemment dans le lobe droit du foie. D'après tout ce qui précède, M. Jobert diagnostique une tumeur hydatique du foie.

» Le 31 décembre, une ponction faite avec un trocart très fin, amène l'issue d'un liquide limpide, incolore, semblable à de l'eau de roche. Cette apparence du liquide fortifie M. Jobert dans le diagnostic qu'il a porté. La tumeur a diminué de volume par l'écoulement de cinq à six onces de ce

(1) **Barrier**, *thèse cit.*, p. 90.

liquide. *On laisse la canule en place jusqu'au lendemain*..... M. Jobert fait, le 7 mars, une seconde ponction exploratrice; on retire six à huit onces d'un liquide analogue à celui qu'on a obtenu la première fois, et dans lequel ni l'acide nitrique ni la chaleur ne produisent aucun coagulum albumineux.

» Le 9 mars, la malade est prise dans la journée de frisson et de douleur dans la région épigastrique, cette douleur est vive à la pression; la paroi abdominale est tendue, l'abaissement du diaphragme est douloureux, de là vient une certaine gêne dans la respiration. Il y a quelques nausées, la fièvre s'allume, la face est congestionnée et la tête douloureuse (quarante sangsues disséminées sur l'épigastre et l'hypochondre droit; cataplasmes émollients, tisane délayante).

» Le 10 mars, amélioration. — Le 11, état excellent comme avant la ponction.

» Le 25 mars, on applique un morceau de potasse caustique à un pouce environ au-dessous du rebord costal et à deux pouces à droite de la ligne blanche. Le surlendemain on enlève l'eschare, et l'on met au fond de la plaie un petit morceau de potasse...

» Le 30 mars, on pratique une troisième ponction à travers l'eschare produite par la potasse. Cette fois on se sert d'un trocart ordinaire à hydrocèle de moyen calibre, préalablement humecté avec de l'huile. Cette introduction est douloureuse et rencontre une assez grande résistance de la part des tissus profonds que la potasse n'a pas détruits. Le trocart étant retiré, il s'écoule par la canule un liquide d'apparence séreuse, mais non plus limpide et transparent comme les deux premières fois; il a une couleur brunâtre avec un reflet particulier qui lui donne un aspect bilieux; ce liquide semble évidemment résulter du mélange d'un liquide séreux avec un pus mal élaboré, sanieux, contenant quelques flocons plutôt suspendus que dissous dans la sérosité. Nul doute que ce changement dans les qualités du liquide ne provienne de l'inflammation, d'abord très aiguë, ensuite sourde et chronique, qui a succédé à la seconde ponction. On laisse écouler environ huit à dix onces de ce liquide, sans exercer de pression sur l'hypochondre, et on laisse la canule en place pour mieux s'opposer à un épanchement dans le péritoine dans le cas où des fausses membranes ne seraient pas encore organisées. On ne bouche pas la canule, afin que le liquide continue à couler à mesure que le kyste reviendra sur lui-même; mais on place sur le ventre un large cataplasme laudanisé, qu'on renouvellera fréquemment. La malade est mise à une diète rigoureuse et à l'usage d'une tisane délayante.

» Le soir, la malade est dans un état satisfaisant; le pouls est calme et la peau bonne; il n'y a qu'une douleur très modérée dans la région du foie et autour de l'ouverture, soit dans l'état de repos, soit lorsqu'on exerce une pression légère.

» Le 31, il n'y a pas eu de sommeil, c'est la difficulté de la toux et la douleur qui l'accompagne qui s'y sont opposées; d'ailleurs il n'est survenu aucun accident; le pouls offre à peine quatre-vingts pulsations; la peau est bonne;

les symptômes locaux n'annoncent point l'augmentation du léger état inflammatoire déjà signalé ; on enlève la canule par laquelle il s'est encore écoulé pendant la nuit un peu de liquide. On ne met rien dans la plaie, mais on recommande, si le soir elle paraît fermée, de la désobstruer avec une sonde de femme.

» Le soir, la plaie s'étant un peu fermée, j'introduis une sonde de femme à une certaine profondeur dans le kyste ; il sort à peine quelques gouttes de liquide. L'état de la malade est très satisfaisant.

» Le 1er, état très satisfaisant ; la nuit a été très bonne. Depuis l'ablation de la canule, la malade a pu tousser un peu plus librement ; elle est sans fièvre, l'état local est bon. Afin de maintenir la plaie béante, on introduit une sonde de femme ; puis, dans le but de l'y laisser, on place une sonde de gomme élastique qui entre facilement jusqu'à la profondeur de quatre à cinq pouces ; comme la malade éprouve par sa présence une sensation désagréable, on la retire.

» Le 2 et jours suivants, l'ouverture se ferme promptement et l'écoulement est complétement suspendu. (On continue les cataplasmes.)

» Le 6, dans la nuit, la malade a éprouvé un peu de frisson suivi de chaleur à la peau, une douleur profonde et plus vive que les jours passés dans la région malade. Il y a, ce matin, quatre-vingt-dix pulsations, la peau est chaude et un peu humide ; il y a céphalalgie et congestion de la face ; la pression à l'épigastre et au-dessous des fausses côtes droites est douloureuse ; il y a quelques nausées, du météorisme, respiration gênée (quarante sangsues, diète absolue). Le lendemain, amélioration ; les symptômes locaux d'inflammation sont à peine appréciables ; la fièvre est nulle ; la malade s'est sentie dans un état meilleur, aussitôt que l'écoulement sanguin a été un peu considérable ; le palper de la région du foie ne détermine que très peu de douleur. On remarque que le kyste, dont l'ouverture est cependant fermée depuis quelques jours, ne tend point à reprendre son volume primitif.

» Les jours suivants, l'état de la malade va de mieux en mieux : on lui rend les aliments ; la plaie se cicatrise ; le kyste n'augmente point de volume, au contraire, il semble diminuer un peu.

» Vers la fin d'avril, il paraît probable que la guérison est achevée ou presque achevée, car la palpation permet à peine de reconnaître les traces de la tumeur, et ensuite la malade n'éprouve aucune gêne notable dans l'exercice de ses fonctions.

» Mai. On ne garde plus la malade que pour s'assurer que la guérison se soutient et est bien complète.

» La malade quitte l'hôpital le 23 mai. A cette époque, on ne sent aucune tuméfaction dans la région du foie ; cet organe ne fait plus aucune saillie au-dessous des côtes. La santé de la malade est parfaite.

» Depuis sa sortie, j'ai revu la malade deux fois, le 30 mai et le 8 juin ; son état est excellent ; elle a même déjà repris en partie son travail (1). »

(1) Barrier, *thèse cit.*, p. 83.

C. — Ponctions successives.

C'est encore à M. Jobert que l'on doit la méthode des ponctions successives, qui a pour but de diminuer graduellement le volume de la tumeur, de laisser au kyste le temps de revenir sur lui-même et aux organes voisins celui de reprendre peu à peu leur situation normale.

I. — Cette méthode a été mise en pratique par M. Jobert dans l'observation précédente (obs. CCLXVI).

Obs. CCLXVII (Hilton et Owen Rees). — *Kyste du foie; guérison.*

II. — « Un homme, âgé de trente et un ans, entré à l'hôpital de Guy le 13 octobre 1847, portait à la région de l'hypochondre droit et à l'épigastre une tumeur dont la fluctuation n'était pas douteuse. Le 4 décembre, M. Hilton fit une ponction dans la tumeur avec un petit trocart et retira trente-huit onces d'un liquide clair et transparent. Nouvelle ponction le 7 janvier ; cette fois, on ne retira que dix onces de liquide d'une odeur assez fétide. Troisième ponction deux jours après, mais cette fois avec un trocart volumineux; on retira vingt-quatre onces d'un pus fétide avec des débris membraneux et des hydatides en partie détruites. L'ouverture fut maintenue avec une sonde de gomme élastique, et du pus fétide de temps en temps, même des hydatides continuèrent à s'échapper jusqu'au commencement d'avril. Depuis ce jour, la tumeur diminuait de volume; le 11 avril, lorsque la petite ouverture fut fermée, on ne trouvait plus qu'un corps du volume d'une noix au-dessous du lobe droit du foie (1). »

Obs. CCLXVIII (Boinet). — *Kyste du foie; guérison.*

III. — Il s'agit d'un homme âgé de vingt ans, qui avait une tumeur élastique et fluctuante à l'épigastre. Une ponction capillaire donna issue à 1700 grammes d'un liquide clair comme de l'eau de roche; pendant quelque temps la guérison parut radicale; toutefois quatre mois après on put constater de nouveau l'existence de la tumeur. Une nouvelle ponction donna issue à 400 grammes environ de liquide limpide. Cette fois la guérison parut complète (2).

Obs. CCLXIX (Dumont-pallier). — *Kyste du foie? guérison.*

IV. — Je possède, dit M. Cadet de Gassicourt, une autre observation recueillie par M. Dumont-Pallier, dans le service de M. Bernutz: la guérison

(1) *Soc. médico-chirurg. de Londres*, et *Guy's Hospital reports*, oct. 1848, t. VI. — *Bull. de thérap.*, 1848, t. XXXV, p. 331. — *Arch. gén. de méd. de Paris*, juillet, 1849, p. 346.

(2) Boinet, *Mém. cit.*, obs. VIII, p. 18.

fût produite par deux ponctions successives, sans que pour cela on ait eu à observer aucun accident du côté du péritoine (1). »

V. VI. — Des ponctions successives ont encore été pratiquées dans deux cas rapportés ci-après (obs. CCXCII et CCXCV) ; mais elles ont été insuffisantes pour amener une guérison complète.

D. — Incision simple.

L'incision a été pratiquée principalement lorsque la tumeur hydatique, faisant saillie à l'extérieur, menaçait de s'ouvrir, ou lorsque, par suite d'une erreur de diagnostic, on a cru avoir affaire à une tumeur d'une autre nature.

Dans un grand nombre des cas, l'issue de la maladie a été heureuse ; il est vrai de dire que dans la plupart de ces cas, on n'a pas eu à traverser une cavité séreuse pour atteindre le kyste, ou bien des adhérences établies entre la tumeur et les parties voisines avaient mis à l'abri de l'accident le plus redoutable d'une opération pratiquée sur une tumeur hydatique, c'est-à-dire l'épanchement du liquide ou des matières du kyste dans la plèvre ou dans le péritoine.

Nous avons rapporté déjà la plupart des cas dans lesquels l'incision a été pratiquée, nous en donnerons ici l'indication :

1° *Cas de guérison.*

A. — Kystes situés dans les parties superficielles.

I. — Reynal (obs. VI). — *Face ; incision.*
II. — Lawrence (obs. CCIV). — *Orbite, incision étroite.*
III. — Goyrand (obs. CCV). — *Orbite ; incision et excision.*
IV. — Ansiaux (obs. CCVI). — *Orbite ; incision, guérison ?*
V. — Ricord (obs. CCVIII). — *Fosse canine ; incision étroite.*
VI. — Bidloo (obs. CCXV). — *Région sterno-mastoïdienne ; incision.*
VII. — Velpeau (obs. CCXX). — *Région axillaire ; ponction avec injection iodée, sans succès ; incision.*
VIII. — Velpeau (obs. CCXXII). — *Paroi postérieure du thorax ; incision.*
IX. — Jannin (obs. CCXXVI). — *Région lombaire ; incision, injections vineuses et alcooliques.*
X. — Soulé (obs. CCXXVIII). — *Région lombaire ; incision.*
XI. — Dupuytren (obs. CCXXIX). — *Bras ; incision.*

(1) Cadet de Gassicourt, *thèse cit.*, p. 15.

XII. — Soulé (obs. CCXXX). — *Bras; ouverture spontanée; débridement; guérison tardive.*

XIII. — Werner (obs. CCXXXI). — *Aine; incision et excision d'une portion du kyste.*

XIV. — Larrey (obs. CCXXXII). — *Hanche; ponction et injection iodée, sans succès; incision; guérison.*

XV. — Antoine Dubois (obs. CCXXXIII). — *Cuisse; incision; guérison?*

XVI. — Demarquay (obs. CCXXXV). — *Cuisse; ponction et injection iodée, sans succès; incision; guérison.*

B. — Kystes développés dans les parties profondes.

XVII. — Fréteau (obs. XXXIV). — *Hydatides intra-thoraciques, faisant saillie à l'extérieur; incision; communication avec les bronches.*

XVIII. — Rivière (voy. p. 350). — *Foie? incision? issue d'un grand nombre d'hydatides.*

XIX. — Clémot (obs. CXXI). — *Hydatides vomies; tumeur de l'abdomen; incision.*

XX. — Brillouet (obs. CXXIX). — *Hydatides intra-abdominales; incision; ouverture spontanée; accidents variés.*

XXI. — Decieux (obs. CXXXI). — *Hydatides intra-abdominales; incision; issue de vésicules par les selles.*

XXII. — Roux (obs. CXLVII). — *Tumeur hydatique prise pour une hernie ombilicale; débridement.*

XXIII. — Park (obs. CLXII). — *Petit bassin; incision par le vagin.*

XXIV. — Roux (obs. CLXIV). — *Petit bassin; incision par le vagin.*

Obs. CCLXX (Tyson). — *Kyste du foie? incision. Guérison.*

XXV. — Tyson dit que chez une femme actuellement bien portante, il avait fait ouvrir, dix ans auparavant, le côté droit un peu au-dessous des fausses côtes. Il était sorti par l'ouverture une grande quantité d'eau limpide, et plus de cinq cents hydatides dont le plus grand nombre étaient intactes; les autres, trop volumineuses pour franchir la plaie, étaient déchirées (1).

Obs. CCLXXI (J. Russel). — *Kyste du foie; incision; issue de 2000 hydatides. Guérison.*

XXVI. — « Au mois de mai 1833, G. Arams, maître tailleur du 63ᵉ régiment, âgé de trente-six ans, entra à l'hôpital de Hobart-Town. Il se plaignit d'une douleur obtuse, ou plutôt d'une sensation incommode à la région épigastrique, qui augmentaient à la pression. On sentait une tumeur qui, partant de der-

(1) Edw. Tyson, *Mém. sur le ver hydropique*, cit. p. 509.

rière les côtes droites, s'étendait à 2 pouces à gauche du cartilage ensiforme, et descendait un peu au-dessous de l'ombilic, ayant à peu près la forme du lobe gauche du foie tuméfié. L'affection datait de plusieurs mois ; mais comme elle n'était point douloureuse, le malade n'y fit pas attention... On prescrivit divers remèdes, entre autres le *calomel jusqu'à salivation*, la scille, la digitale, des lotions sur la tumeur, avec une solution d'acide nitro-muriatique, des cataplasmes, etc. Malgré tout, la tumeur grossit peu à peu, commença à s'étendre au-dessous de l'ombilic, et à donner au toucher une sensation de fluctuation peu distincte d'abord, puis marquée, à laquelle se joignait en outre un peu d'élasticité.

» Enfin au 14 juillet, la tumeur s'était encore accrue, et était plus conique et moins circonscrite ; elle avait la forme d'une soucoupe renversée. On sentait une partie de son bord inférieur tendu comme une corde dure de 2 pouces au-dessous de l'ombilic jusque vers l'épine iliaque antérieure et supérieure du côté droit. Les téguments sont tendus et unis ; il y a de la constipation ; la face est pâle, la faiblesse extrême ; les nuits sont agitées ; le malade est fort inquiet. A sa sollicitation, et presque convaincu de l'existence d'un liquide dans la tumeur, je fis, en présence de MM. Bohan, Scoltet et Seccomb, une incision de deux pouces de longueur entre l'ombilic et l'appendice xiphoïde sur le point le plus saillant. Après l'ouverture des téguments et d'un kyste mince, il s'échappa un flot considérable d'hydatides parfaitement formées, qui continua pendant longtemps à l'aide d'une douce pression. Leur volume variait depuis celui d'un œuf d'oie, jusqu'à celui d'un pois. Il s'en échappa près de *deux mille ;* mesurées avec le fluide qui les entourait et qui était en grande partie le résultat de la déchirure de quelques hydatides à leur sortie, elles remplissaient un *gallon* et demi... On mit une bandelette de linge dans la plaie, et on la recouvrit d'un léger appareil (vin rouge X gros, à prendre par gorgées). Le doigt introduit dans l'incision pour écarter quelques hydatides qui bouchaient le passage, me fit reconnaître distinctement à la partie postérieure de la cavité la saillie de l'épine et un corps que je pris pour le pancréas.

» Le 19 juillet, plus de quarante hydatides sortirent au moment du pansement ; leurs tuniques semblaient plus épaisses et plus opaques que celles des premières. Sommeil plus calme, de même que le moral ; appétit excellent, selles régulières (continuer les anodins et le vin ; pudding). — Le 22, issue de douze hydatides dont la surface est couverte d'une matière visqueuse jaune qui ressemble à la bile. — Les 26 et 27, sortie de six autres si jaunes qu'elles ressemblent à des jaunes d'œuf. Affaiblissement (sulfate de quinine gr. iij, trois fois par jour).

» Le 18 août. Depuis une quinzaine, il s'écoule chaque jour une matière trouble, d'une odeur extrêmement fétide, avec des lambeaux d'hydatides et de membranes. Aujourd'hui pour la première fois, il sort trois gros de pus.

» Jusqu'au 20 septembre, il continua à s'écouler chaque jour une assez grande quantité (une pinte et demie) d'un liquide, d'abord séreux, puis purulent, mêlé d'une matière visqueuse, de couleur noire et d'une odeur d'abord très fétide, puis de moins en moins désagréable. La santé générale s'améliore; le malade se promène de temps en temps dans le quartier. Appétit, selles libres (même traitement).

» Au 18 novembre, la quantité du liquide qui s'écoule n'est que de deux onces à chaque pansement. Amélioration de toute manière. Le malade cependant reste pâle avec une légère apparence d'œdème.

» Le 13 décembre. On doit changer l'appareil chaque jour, bien que l'écoulement soit très peu considérable. L'appétit est bon ; le malade se promène au dehors ; mais comme il est incapable d'un service actif, on le met à la retraite avec une pension. J'en ai entendu parler depuis peu ; il est vivant, et jouit d'une assez bonne santé. Trois ans se sont écoulés depuis l'opération pratiquée pour sa guérison (1). »

2° *Cas de mort.*

A. — Kystes développés dans les parties superficielles.

I. — Robert (obs. CCX). — *Hydatides de l'amygdale; incision.*

II. — Andral (obs. CCXXIII). — *Kyste situé dans la fosse sous-scapulaire, ayant perforé l'omoplate; incision.*

B. — Kystes développés dans les parties profondes.

III. — Gooch (obs. LX). — *Tumeur énorme du foie ; ponction avec une lancette ; issue d'une petite quantité de liquide aqueux ; mort le lendemain.*

IV. — Dupuytren (obs. XXXV). — *Tumeur inflammatoire à l'ombilic communiquant avec un kyste hydatique du poumon ; incision.*

V. — Guerbois et Pinault (obs. CIV). — *Tumeur dans l'hypochondre droit; incision ; kystes hydatiques dans divers organes.*

VI. — Dubois et Boivin (obs. CLI). — *Hydatides du petit bassin ; incision par le vagin.*

Obs. CCLXXII (Wolcherus). — *Hydatides intra-abdominales et intrathoraciques ?*

VII. — Tumeur à l'épigastre prise pour un abcès ; incision ; issue d'une grande quantité d'hydatides, suivie de celle d'un liquide épais et visqueux, semblable à du suif fondu ; plus tard pus fétide et visqueux ; marasme ; fièvre hectique ; mort un an après.—A l'autopsie on trouva trois abcès (probablement des kystes athéromateux) ; l'un dans le foie contenant des hydatides ; un autre dans *les poumons;* un troisième adhérent au côlon (2).

(1) J. Russel, *Dublin Journ. of the med.*, nov. 1837, et *Arch. gén. de méd.*, 1838, t. I, p. 106.

(2) Voyez ci-dessus, p. 351. Cette observation est la première du mémoire cité de Lassus ; elle est donnée sous le nom de Camerarius.

Obs. CCLXXIII (Mailly et Dodard). — *Hydatides intra-abdominales; caustique; large incision. Mort au bout de huit jours.*

VIII. — Femme âgée de quarante-cinq ans, tumeur dans la région épigastrique datant de dix-sept ans; devenue très douloureuse; fièvre. Ouverture par la potasse caustique; issue d'un grand nombre d'hydatides. Application d'un second caustique; réunion des deux plaies par une incision, qui s'étendait depuis l'épigastre jusqu'à l'hypochondre gauche. Le lendemain, autre incision logitudinale de l'épigastre vers l'ombilic, « afin, disent les consultants, de mieux voir le fond de l'abcès; on vit, en effet, un kyste épais rempli d'hydatides dont on procura l'expulsion pendant sept à huit jours; cette femme alors succomba à un traitement aussi absurde, dit Lassus. » A l'ouverture du cadavre on trouva trois kystes qui communiquaient ensemble (1).

Dodard qui rapporta ce fait à l'Académie des sciences, fit la remarque que le liquide contenu dans les vésicules n'était pas coagulable par la chaleur (2).

Obs. CCLXXIV (Panaroli). — *Hydatides du foie.*

IX. — « Un jeune homme, dit Panaroli, se présenta à l'hôpital du Saint-Esprit à Rome, ayant une tumeur située sur la région du foie. Persuadé que c'était un abcès, j'en fis l'ouverture avec l'instrument tranchant; mais aussitôt qu'elle fut faite, il sortit à mon grand étonnement, plusieurs hydatides les unes entières, les autres ouvertes. Pendant l'espace de quinze jours, il en sortit par la plaie environ mille avec une petite quantité de pus; le malade s'affaiblit de plus en plus, et mourut après cet espace de temps (3). »

Obs. CCLXXV (Ruysch). — *Hydatides du foie.*

X. — Un chirurgien fit à une femme, qu'il croyait atteinte d'une hydropisie de poitrine, *une ponction* entre les dernières fausses côtes du côté droit; *il en sortit aussitôt des hydatides;* une tente fut ensuite introduite dans la plaie.

Cette femme étant morte très promptement, on vit, à l'autopsie, que les organes thoraciques étaient sains, mais le foie était en grande partie détruit par un kyste hydatique (4).

Obs. CCLXXVI (Sue). — *Hydatides du foie.*

XI. — « Sue... dit qu'il avait fait depuis peu à un homme une incision à la région épigastrique, croyant ouvrir un abcès et qu'il s'était écoulé par cette incision environ deux pintes de sérosité limpide. Le malade mourut deux jours

(1) Mailly, médecin à Reims, *Journal des savants*, ann. 1698. p. 282, rapporté par Lassus, *mém. cit.*, et Chopart, *ouvr. cit.*, t. II, p. 148.

(2) Dodard, observation citée ci-dessus, p. 351 et 372.

(3) Panaroli, *Iatrologism. pentecoste* 5, obs. XVI, cit. par Lassus, *mém. cit.*

(4) Ruysch, *Observat. anat.-chirurg.*, obs. LXV, p. 61, cit. par Lassus, *mém. cit.*, obs. V.

après ; pendant ces deux jours, l'eau continua à couler par la plaie et en assez grande quantité, pour mouiller les matelats. Le malade ne cessa d'avoir des hoquets, des nausées et vomissements, rejetant tout ce qu'il buvait.

» A l'ouverture du cadavre, on trouva une *hydropisie enkystée du foie* (1). »

Obs. CCLXXVII (Récamier). — *Hydatides du foie.*

XII. — « En 1826, il y eut au n° 35 de la salle Sainte-Madeleine, à l'Hôtel-Dieu, un homme âgé de soixante-deux ans, qui portait un développement très considérable de l'hypochondre droit ; la suffocation était imminente : Dupuytren et Breschet appelés en consultation par Récamier, ne purent reconnaître, ni même soupçonner la fluctuation dans la tumeur. Une ponction exploratrice, faite avec un trocart très fin, fit présumer que ce développement de l'hypochondre dépendait d'un kyste hydatique énorme, développé dans le foie à une profondeur peu considérable, on pratiqua avec le bistouri une incision d'un pouce d'étendue, par laquelle sortirent un grand nombre d'hydatides et beaucoup de liquide purulent jaunâtre. Le malade mourut trois jours après l'opération.

» A l'ouverture du cadavre, nous trouvâmes une poche immense, creusée dans le foie très près de sa face convexe (2). »

En résumé, on voit que l'incision pratiquée sur des kystes hydatiques situés à la face, au cou, dans les parois du tronc, ou dans les membres, est ordinairement suivie de la guérison (16 guérisons, 2 morts).

L'incision pratiquée sur des kystes développés dans les organes internes a donné autant de guérisons que de morts (10 guérisons, 10 morts). Mais il faut remarquer que dans un grand nombre des cas, la tumeur menaçait de s'ouvrir spontanément, ou qu'elle a été prise pour un abcès ; de sorte que des adhérences, qui existaient entre les parois du tronc et le kyste, avaient mis à l'abri d'un épanchement dans une cavité séreuse.

E. — Incision à deux temps.

C'est pour prévenir la pénétration dans le péritoine, du liquide ou des matières contenues dans un kyste hydatique du foie, qu'on a proposé d'en opérer l'incision en deux temps ; il n'existe qu'un petit nombre d'observations de kystes hydatiques opérés par cette méthode.

(1) Lassus, *Mém. cit.*, obs. IX.
(2) Briançon, *thèse cit.*, p. 16.

OBS. CCLXXVIII (RAYER et VELPEAU). — *Kystes multiples, athéromateux du foie; incision à deux temps. Mort.*

I. — Il s'agit d'une femme, âgée de quarante-sept ans, qui entra à la Charité le 14 octobre 1843. Depuis six ans, elle avait commencé à éprouver des douleurs et une gêne habituelle dans l'hypochondre droit; elle était affectée depuis quelque temps d'un catarrhe pulmonaire qui l'amenait à l'hôpital. M. Rayer ayant reconnu une tumeur hydatique dans l'hypochondre droit, en confia l'ouverture à M. Velpeau.

Après avoir fait une ponction exploratrice au moyen d'un trocart extrêmement fin, ponction qui donna issue à un liquide mucilagineux, M. Velpeau incisa les téguments jusqu'au péritoine; il porta le doigt au fond de la plaie et sentit manifestement la fluctuation. La plaie fut pansée avec de la charpie, et depuis le 2 décembre jusqu'au 6, rien de nouveau ne fut tenté. « M. Velpeau pensant alors que des adhérences avaient eu le temps de s'établir, a procédé au second temps. Un bistouri à lame étroite a été plongé dans la tumeur fluctuante qu'on sentait au fond de la plaie, et aussitôt un flot d'un liquide jaunâtre très abondant s'est élancé par l'ouverture, puis sont venues des masses filantes qui ont interrompu le jet et, après leur sortie, le jet a recommencé. Un stylet porté dans l'ouverture a pénétré d'abord dans une vaste poche, puis a été arrêté par une paroi; mais en l'inclinant un peu il s'est trouvé dans une autre large cavité. En résumé, il est sorti de ce kyste du pus, des matières comme muqueuses et un liquide analogue à du sérum; en un mot, c'était un liquide hydatique. On a placé une mèche dans l'ouverture et l'on a pratiqué à diverses reprises des injections détersives dans l'intérieu du kyste, il a continué à couler une quantité de matières séro-purulentes ou purulentes; mais la fièvre s'est développée; des accidents locaux sérieux se sont manifestés et la malade a succombé.

» *A l'autopsie*, on a constaté qu'il n'y avait pas un kyste unique, qu'il y en avait plusieurs et de différentes *natures;* deux de ces kystes *communiquant l'un avec l'autre* avaient été vidés, les autres étaient intacts et renfermaient la matière que nous avons décrite et des acéphalocystes (1). »

OBS. CCLXXIX (JARJAVAY). — *Kyste hydatique du foie; incision à deux temps. Guérison.*

II. — Il s'agit d'une femme âgée de vingt-neuf ans, qui portait à la région du foie une tumeur, qui fut jugée être un kyste hydatique.

« Le 8 juillet 1850, le chirurgien incise couches par couches et avec précaution, la peau, le tissu cellulaire sous-cutané, le muscle droit antérieur et enfin l'aponévrose profonde, sur une sonde cannelée; arrivé au péritoine, on garnit de charpie le fond de la plaie, dont l'étendue longitudinale, parallèle à l'axe du corps, est de 5 centimètres.

(1) *Kyste hydatique du foie ouvert avec l'instrument tranchant par la méthode en deux temps* (*Bull. gén. de thérap.*, 1844, t. XXVI, p. 58).

» Le surlendemain 10 juillet, on lave les pièces superficielles du pansement; la plaie présente un très bon aspect, le pourtour seul est un peu sensible. Le malade qui a vomi le premier jour, n'a eu que quelques nausées le lendemain, la charpie est maintenue en place.

» Le 11, on enlève la charpie, la plaie est sanieuse, un peu de pus.

» Le 13, on sent au fond de la plaie une tumeur résistante, élastique, fluctuante, contenant manifestement du liquide; le chirurgien fait verticalement alors une ponction avec un bistouri très aigu, et introduit par l'ouverture une sonde de femme qui s'y perd, tant le kyste est étendu; il s'écoule hors du kyste une grande quantité, environ 400 grammes, d'une sérosité citrine, transparente. Une mèche est placée dans l'ouverture.

» Le lendemain, un peu de fièvre, vive douleur abdominale au moindre contact exercé sur la plaie. Le liquide qui sort est brunâtre.

» Le 16, on commence à retirer avec des pinces introduites dans la plaie, des fragments d'acéphalocyste.

» Le 17, on amène au dehors une poche épaisse de plus de 4 millimètres, dont l'expulsion est accompagnée de vives douleurs; par des efforts de toux, le malade favorise la sortie de ces poches hydatiques.

» Le 28, mauvaise nuit, agitation, sortie par la plaie d'un liquide jaune, bilieux, vomissements, amaigrissement évident; le 21, pouls à 84-88. Le liquide expulsé par les quintes de toux à travers l'ouverture, dont les bords sont écartés par les mors d'une pince à pansement, sort en jet abondant; il s'en échappe environ 200 à 250 grammes chaque matin. L'état général de la malade est assez satisfaisant.

» Le 20 août, le foie a subi un retrait extrêmement prononcé, le gonflement des régions épigastrique et hypochondriaque droite a beaucoup diminué, la capacité de l'*abcès* est bien moins grande; l'état général est satisfaisant; la maladie marche vers la guérison.

» A partir du huitième jour on a fait chaque jour une injection abondante d'eau de guimauve, dans la cavité de la tumeur, le liquide chargé de pus d'abord, finissait par ressortir clair et transparent. Dans les premiers jours, le liquide ne ressortait transparent qu'après l'injection d'un litre et demi environ; vers le 20 août, ce liquide ressort clair après l'injection d'un quart de litre (1). »

F. — Ouverture par un caustique.

L'ouverture des tumeurs hydatiques par un caustique a été pratiquée anciennement; nous en avons rapporté plusieurs observations; mais dans ces cas le chirurgien, par l'application du caustique, n'avait d'autre but que de procurer une issue aux matières contenues dans la tumeur. Récamier, dans l'emploi de ce procédé, s'est pro-

(1) *Gazette des hôpitaux*, 1850, n° 89, p. 353, et n° 100, p. 397.

posé un but plus important, celui d'ouvrir un kyste situé dans un organe interne sans déterminer d'épanchement dans la cavité séreuse adjacente.

C'est surtout dans les cas de kyste hydatique du foie que l'application méthodique du caustique a été faite.

1° *Cas de guérison.*

Obs. CCLXXX (Récamier). — *Kyste du foie.*

I. — « Damange, peintre en bâtiment ; vingt ans, assez fortement constitué, sujet à des coliques depuis plusieurs années ; bonne santé d'ailleurs. Le 26 avril 1827, un plancher s'écroule sous lui ; il tombe dans une cave de dix à douze pieds de profondeur et perd connaissance. Le lendemain il ne se ressent pas de sa chute, seulement il est jaune ; il reprend ses travaux le 28 ; mais le 30, douleur gravative dans l'hypochondre droit, décubitus impossible de l'un et de l'autre côté, en sorte que le malade est obligé de se tenir sur le ventre ; rétraction du testicule droit ; soif, fièvre.

» Le 3 mai, il entre à l'Hôtel-Dieu ; voici dans quel état : teinte ictérique légère ; l'hypochondre droit est soulevé par une tumeur non bosselée, qui s'étendait en bas jusqu'à trois travers de doigt au-dessous de l'ombilic, et à gauche jusqu'au niveau de l'appendice xiphoïde. Le malade ne s'en était jamais aperçu, la pression ne déterminant aucune douleur. On crut sentir plusieurs corps, qui semblaient immobiles, assez durs, saillants, inégaux, dans plusieurs points une fluctuation obscure. La percussion de l'abdomen rendait dans toute cette région un son mat qui se prolongeait jusque dans le petit bassin. En frappant d'une main sur un des points de l'abdomen, tandis que l'autre était appliquée sur la tumeur, on ne donnait lieu à aucune impulsion ; la percussion sur la tumeur ne faisait sentir aucun frémissement, et combinée avec l'auscultation elle ne permettait d'y découvrir aucun bruit particulier. L'épaule droite n'est le siége d'aucune douleur ; peu de fièvre, langue blanchâtre, constipation depuis quatre jours (saignée, diète).

» Le 15 mai, point de fièvre, point de douleur. Afin de s'assurer de la nature de la tumeur, on y fait une ponction avec un trocart très fin dans le point où la fluctuation paraît la moins douteuse. Une ventouse est appliquée sur la canule, et quelques gouttes d'un liquide fort limpide s'écoulent par son ouverture ; le jour suivant, la santé de ce jeune homme est parfaite, l'ictère diminue. Application d'un large morceau de potasse caustique sur le point le plus saillant de la tumeur ; le lendemain, incision de l'eschare au centre de laquelle on insinue un second morceau de potasse. Depuis ces applications la tumeur paraît diminuer de volume.

» Quelques jours après, chute de l'eschare, ouverture spontanée de la tumeur ; des flots de liquide jaunâtre et limpide, mêlés d'un grand nombre d'acéphalocystes de toutes les grosseurs, sont chassés avec force au dehors. Trois bassins, chacun de la capacité de deux litres, furent remplis à l'instant.

L'abdomen perdit considérablement de son volume ; le même jour, une injection d'eau d'orge miellée fut faite dans le kyste, dans l'intention de prévenir l'introduction de l'air. Les trois jours suivants, un nombre considérable d'hydatides continuent à sortir. Le malade n'avait point de fièvre, et la santé n'avait souffert en aucune manière. A l'eau d'orge on substitue l'eau salée, le liquide qu'on injecte sort fétide. (Décoction d'orge et de quinquina, puis solution de chlorure de chaux en injection ; un grain d'extrait gommeux d'opium, la nuit.) La capacité du kyste diminue tous les jours.

» Trois semaines après la chute de l'eschare, il ne pénétrait que quatre onces de liquide dans la poche, au lieu d'une pinte et un quart qu'elle recevait dans le principe. Au bout d'un mois et demi, il ne reste qu'une ouverture fistuleuse par laquelle s'échappe pendant la toux un liquide purulent et fétide. Tout à coup la matière est plus abondante, verdâtre, d'une odeur stercorale, semblable à celle qui appartient au dernier intestin grêle. Bientôt on y reconnaît des fragments de pois que le malade avait pris à dîner, et cependant sa santé n'a pas été un instant troublée ; on reconnaît des épinards et autres herbes. Bientôt les matières fécales ne passent plus ; l'ouverture de communication est évidemment cicatrisée. Une fistule purulente existe toujours. On essaie à plusieurs reprises, mais inutilement, d'obtenir la guérison au moyen de la suture entortillée. Le malade sort le 30 juillet ; c'était le 19 mai que s'était vidée la tumeur. Il restait encore une fistule étroite qui donnait issue à une petite quantité de pus fétide et verdâtre. Une espèce d'eschare noirâtre se fait jour à travers la fistule qui marche rapidement vers la guérison (1). »

Obs. CCLXXXI (Récamier). — *Kyste du foie.*

II. — Marion, âgé de trente-trois ans..., s'aperçut, il y a quatre ans, qu'il portait une tumeur dans l'épigastre. Celle-ci fit de rapides progrès, et par son développement, elle gênait les mouvements du malade... Trois semaines après son admission, la tumeur, jusque-là indolente, était devenue douloureuse, l'abdomen sensible, et depuis douze jours une douleur vive à l'épigastre, des vomissements de matière alimentaire s'étaient manifestés. A son entrée, il présentait une tumeur dure, rénitente, douloureuse à la pression, occupant l'épigastre depuis les cartilages costaux jusqu'à l'ombilic, et s'étendant surtout vers l'hypochondre droit ; cette tumeur inégale et bosselée n'adhérait point aux parois abdominales, qui glissaient facilement sur elle ; sa partie moyenne présentait une fluctuation obscure. La percussion rendait un son mat dans toute la région correspondant à la tumeur ; l'auscultation n'y faisait entendre aucun bruit. Le malade avait une fièvre légère, vomissait les aliments et les boissons, et éprouvait une dyspnée qui paraissait être l'effet mécanique de la

(1) L. Martinet, *Clinique médicale de l'Hôtel-Dieu de Paris* (1827). *Observation d'un kyste hydatique du foie.* (*Revue médicale*, t. III, p. 436, 1827. — Dupuytren, *ouvr. cit.*, t. III, p. 390. Cruveilhier, art. Acéphalocystes. — Barrier, *thèse cit.*, p. 58.)

pression de la tumeur (15 sangsues, cataplasmes, bains, chiendent et réglisse ; le quart). Les jours suivants, nouvelle application de sangsues ; les vomissements et la fièvre se suspendent.

» Le 27 juin, application de potasse caustique à un pouce et demi au-dessous de l'appendice xiphoïde. — Le 29, nouvelle application de caustique. — Le 1er juillet, malaise général, douleur et tension de l'abdomen, constipation, pouls accéléré (sangsues et cataplasmes émollients). — Le 7 juillet, accidents disparus ; incision longitudinale du kyste faite au fond de l'escharre, issue d'une pinte d'un liquide limpide, qui continue à couler pendant la nuit (injection émolliente dans le kyste, pansement simple, cataplasmes émollients). — Le 8 juillet, un peu de fièvre depuis hier, ventre douloureux, pas de sommeil ; la tumeur a diminué (même prescription que la veille). — Le 9, même état (sangsues autour de la tumeur). — Le 12, moins de douleur, mais diarrhée (riz édulcoré, décoction blanche, œufs frais, injections). — Les jours suivants, même traitement, le kyste diminue de volume de plus en plus. L'état général serait satisfaisant sans le retour d'un paroxysme fébrile chaque nuit. — Le 4 août, abattement ; le malade se plaint d'une douleur horrible dans le ventre qui est tendu et tuméfié ; constipation, chaleur à la peau, soif vive (grand cataplasme sur le ventre, lavement, ventouses sur les côtés, julep avec le sirop de pavot blanc). — Le 5 août, ventre ballonné, distendu ; la tumeur paraît refouler en haut le diaphragme, ce qu'on reconnaît à l'imminence de la suffocation ; c'est pourquoi on se décide à agrandir la première incision qui avait commencé à se rétrécir. Issue d'une grande quantité de gaz fétides et de quelques gouttes de sérosité purulente ; on s'assure, en remuant la canule, qu'elle est dans le kyste. — Deux jours après, les accidents furent calmés, et la plaie laissa sortir une membrane que l'on reconnut, malgré l'altération qu'elle avait subie, pour être la membrane interne du kyste ; mais le liquide qui s'écoula par la plaie devint plus considérable et était de couleur jaunâtre, ce qui fit penser qu'il contenait de la bile. Dès ce moment, les symptômes graves disparurent pour jamais, et à la fin de mai, le kyste ne contenait plus qu'une once de liquide ; quinze jours après, le malade sortit totalement guéri (1). »

Obs. CCLXXXII (Jobert). — *Kyste du foie ; potasse caustique ; injections alcooliques. Guérison ?*

III. — Il s'agit d'un jeune homme, âgé de dix-huit ans, qui avait dans l'hypochondre droit et à l'épigastre une tumeur considérable datant de trois ans.

(1) Debouis, *Thèse de Paris*, 1828, n° 263, et Barrier, *thèse cit.*, p. 81.

C'est probablement de ce malade que M. Cruveilhier dit : « Il existe en ce moment dans les salles de Récamier un jeune homme excessivement nerveux qui a été soumis au même traitement, savoir : 1° à une ponction acupuncture exploratrice ; 2° à l'application de la potasse caustique ; 3° à des injections émollientes d'abord, puis légèrement stimulantes. Il est en voie de guérison. » (Cruveilhier, art. Acéphalocystes, p. 236.)

Une ponction exploratrice ayant été faite avec un trocart, il en sortit un liquide séreux. Huit jours après, une incision fut pratiquée sur le sommet de la tumeur, à quatre travers de doigt au-dessous du rebord des fausses côtes et à deux travers de doigt à droite de la ligne blanche. Le foie, incisé à la profondeur d'un pouce à un pouce et demi, parut sain dans son tissu ; le bistouri porté de nouveau dans la plaie, pénétra dans un kyste à parois épaisses, il contenait un liquide séreux et une quantité considérable d'hydatides. Des injections d'eau distillée et d'alcool furent faites dans l'intérieur du kyste, et une sonde de femme y fut laissée à demeure pour faciliter l'écoulement du liquide et la sortie des hydatides. — Deux mois après l'opération, les hydatides sorties à chaque pansement pouvaient être estimées à 60 ou 80. L'abdomen était souple, peu douloureux, la plupart des bosselures du foie avaient disparu ; le malade était faible, mais sans beaucoup de fièvre ; les évacuations étaient libres (1).

D'après les renseignements qu'a bien voulu me donner M. Jobert, la potasse caustique avait préalablement été appliquée sur la partie où l'incision fut pratiquée.

Obs. CCLXXXIII (Laboulbène). — *Kyste du foie.*

IV. — Fille C... Louise, âgée de seize ans, domestique, née à Soissons, entrée le 18 juin 1855, à la Charité, salle Saint-Basile n° 32, dans le service de M. Rayer.

Louise C... est malade depuis deux ans ; elle s'était toujours bien portée avant cette époque. Elle dit avoir éprouvé une vive douleur dans la région du foie, après avoir soulevé des bottes de foin qu'elle chargeait sur une voiture à l'aide d'une fourche. Le point d'appui était pris sur l'hypochondre droit. La région hépatique s'est développée peu à peu.

État actuel. — Teint pâle, mais sans teinte ictérique des conjonctives ou des téguments. Constitution ordinaire. L'hypochondre droit présente une tuméfaction très marquée, mais sans bosselures et offrant une résistance égale sur tous les points. Fluctuation obscure ; *frémissement hydatique* très manifeste. Santé générale non altérée, embonpoint, digestions assez faciles, pas de vomissements, constipation. Jamais d'ascite ni d'enflure des jambes, ni de bouffissure du visage, dyspnée légère, quelquefois palpitations, mais de peu de durée. Souffle léger à la base du cœur et au premier temps de ses bruits, se prolongeant dans les vaisseaux du cou. Menstruation assez peu régulière. Urines n'offrant rien de particulier.

Diagnostic. — *Kyste acéphalocystique du foie.*

Dans les premiers jours de juillet, j'applique, suivant l'ordonnance de M. Rayer, un cautère avec de la potasse caustique sur le point central de la tuméfaction. Le lendemain de l'application de la potasse, l'eschare est

(1) *Gazette des hôpitaux*, août 1833, p. 383.

fendue et une nouvelle application de potasse est faite entre les deux lèvres de la plaie. Nouvelles applications caustiques les jours suivants.

La malade avait supporté difficilement et avec une impatience croissante ces cautérisations douloureuses pratiquées tous les deux jours. Elle quitte la Charité, le 11 juillet, sur sa demande expresse; mais elle rentre à l'Hôtel-Dieu dans le service de M. Horteloup, le 14 du même mois.

Le 16, ponction exploratrice de la tumeur. Il sort un liquide limpide, clair; On en laisse couler deux cuillerées environ.

Le 17 et les jours suivants, on applique de nouveau sur la plaie de la potasse, comme je l'avais fait précédemment.

Le 28, ponction avec un gros trocart qui traverse un centimètre environ de tissu hépatique; il s'écoule trois litres d'un liquide clair, limpide, non albumineux.

Le 29 juillet, vomissements bilieux; vives douleurs en dehors du point où la ponction a été pratiquée, mais pas de douleurs dans le reste de l'abdomen. Le soir, le faciès est grippé, les yeux cernés; 112 pulsations. Il est sorti des fragments d'hydatides par la plaie. (Pansement avec l'éponge préparée pour agrandir l'ouverture produite par le trocart.)

Le 30 juillet, écoulement par la fistule d'un liquide manifestement teint par la bile; 120 pulsations. La douleur hépatique ne s'est point étendue; gêne dans la respiration, appétit perdu.

Le 6 août, 90 pulsations. Les symptômes des jours précédents se sont amoindris peu à peu. Douleur hépatique nulle; oppression légère. Il est survenu de la diarrhée. Le liquide du kyste devient purulent. La malade a mangé un œuf sans nausées. On fait une injection iodée dans le kyste, il y a eu de nombreux fragments d'hydatides qui sont sortis. Les jours suivants, il y a pareillement issue de petites vésicules hydatiques.

Le 14, odeur infecte quand on retire l'éponge préparée. Injection dans la cavité du kyste avec un liquide contenant de l'azotate de plomb.

Le 16, coliques vives. On remplace les injections précédentes par deux injections par jour d'eau chlorurée (chlorure de chaux liquide). Jusqu'à la fin du mois, il y a chaque jour de nombreux fragments hydatiques sortis du kyste ouvert.

Septembre. La malade revient à la santé. Elle digère facilement, et l'embonpoint reparaît. La tumeur hépatique diminue de plus en plus.

Dans les premiers jours d'octobre elle demande son *exeat*. La fistule ne donne plus en vingt-quatre heures que des gouttes de sérosité. La dépression de l'hypochondre droit est très notable.

Deux mois après, Louise C... est revenue parfaitement guérie, faire voir à l'Hôtel-Dieu et à la Charité qu'il ne restait plus de plaie dans la région hépatique. Celle-ci est encore plus affaissée qu'à la sortie de l'hôpital.

V. — Cas observé par Richard. — Kyste hydatique du foie; sept applications coup sur coup de caustique de Vienne; ouverture spontanée de l'eschare ; issue de trois litres et demi de pus et d'hydatides ; amélioration rapide ; fistule pendant cinq mois ; guérison (Voy. obs. CCXCVII).

VI. — Cas observé par ROBERT. — Kyste kydatique du foie ; six applications de potasse caustique ; accidents ; incision de l'eschare, amélioration ; injection iodée nuisible ; guérison (Voy. obs. CCXCIV).

2° *Cas de mort.*

OBS. CCLXXXIV (RÉCAMIER). — *Kyste du foie ; frémissement hydatique.*

I. — « Un homme âgé de trente-quatre ans porte depuis dix-huit mois une tumeur à la région du foie. Cette tumeur est complétement indolente à la pression et sans la pression ; toutes les fonctions de l'économie s'exécutent dans l'état le plus régulier, mais la tumeur l'incommode par son volume et l'inquiète pour l'avenir. *Quelques personnes ont cru reconnaître par l'exploration ce bruit de crépitation, de collision que donnent les hydatides en les frottant les unes contre les autres ; mais cette sensation n'a pas paru assez distincte au plus grand nombre pour qu'on puisse en tirer quelque induction ;* M. Récamier a donc eu recours au moyen d'exploration qu'il a le premier employé. Le 22 avril 1828, un trocart extrêmement délié a été enfoncé dans la partie la plus saillante de la tumeur ; il s'est échappé un liquide, limpide comme dans les cas rapportés plus haut. Ce liquide ne se coagule pas par la chaleur, de même que celui précédemment obtenu. Il y a donc presque certitude d'analogie, *aucun accident n'a suivi la ponction*, on a attendu que la tumeur fût de nouveau distendue par la sérosité, pour appliquer la potasse caustique. Cette application a été faite le 29 avril, il paraît qu'elle a été faite trop haut *ou que le caustique s'est déplacé*, car son action a porté sur les dernières côtes.

» Ce malade a succombé vingt-cinq jours après la ponction, à la suite d'accidents nerveux qu'on a qualifiés de tétaniques (1). »

OBS. CCLXXXV (CRUVEILHIER). *Deux kystes dans le foie.*

II. — Homme, vingt-cinq ans, kyste hydatique du foie ; deux applications de caustique de Vienne ; ponction à travers la plaie, issue d'un liquide limpide. Guérison de la plaie, réapparition des accidents, ponction nouvelle, issue de membranes hydatiques et de pus, affaiblissement, diarrhée, vomissements, mort. Kyste hydatique de la grosseur d'une tête d'adulte dans le foie, un second plus petit dans le même organe (2).

OBS. CCLXXXVI (LEBRET). — *Kyste du foie.*

III. — Il s'agit d'un enfant, âgé de neuf ans, « admis le 18 octobre 1848 dans le service de chirurgie. Il présentait une tumeur peu développée au niveau du foie, mais où le frémissement particulier à la présence d'hydatides

(1) Cruveilhier, art. ACÉPHALOCYSTES, p. 235.

(2) Cruveilhier, *Gaz. des hôpitaux*, 1842, 2e série, t. IV, p. 317.

dans cet organe se percevait manifestement par la percussion légère ; d'ailleurs, un état général satisfaisant, un peu de maigreur, mais habituelle.

» A partir du 10 octobre, on a appliqué successivement le caustique de Vienne et la potasse caustique sur le point le plus saillant de la tumeur ; un hiatus assez profond a été ainsi formé très lentement, de manière à favoriser l'adhérence du péritoine aux parois et aux parties voisines.

» Ce n'est que vers les premiers jours du mois de mars que le ventre devint plus flasque ; le frémissement n'était plus appréciable en aucun point ; l'excavation fistuleuse étant suffisamment profonde, on ponctionne alors avec un trocart explorateur, et il sort environ 200 grammes de sérosité citrine, sans trace de débris hydatiques, de nature albumineuse ; le microscope n'y fit découvrir que quelques conferves, mais formées peut-être après l'issue du liquide. On agrandit l'ouverture pratiquée, au moyen d'éponge ; pendant trois jours, il fallut combattre les signes d'une péritonite circonscrite, tendant à se généraliser.

» Le 12 mars, l'état général se relevant, on voyait des hydatides, de médiocre volume, se présenter à l'orifice interne de la fistule ; nous en enlevâmes quatre le matin et autant le soir.

» Les jours suivants, même sortie d'hydatides, au milieu d'un liquide trouble, jaunâtre et très fétide ; les forces de cet enfant faiblissaient sensiblement, sous l'influence d'un état fébrile rémittent qu'on put vaincre avec la quinine.

» A partir du 20 courant, la plaie fût maintenue ouverte avec de l'éponge, puis par une mèche cératée ; des hydatides, de grosseur variable, ont été retirées journellement, mais, depuis ce moment, fortement colorées de matière bilieuse, la plupart en lambeaux, tant leur consistance est molle et facile à diviser. Malgré une déperdition de bile assez notable, puisque les pièces du pansement, la charpie, en étaient tout à fait imprégnées chaque jour, les forces se sont soutenues ; peu d'appétit, mais digestions faciles ; pas de vomissements ni de diarrhées ; visage gai ; pouls régulier, quoique faible. Depuis quelques jours, le foyer paraissait tari ; à peine sortait-il du liquide fétide en question.

» Le 28, l'élève chargé du pansement voit saillir un lambeau plus résistant que d'habitude, le saisit et amène les débris considérables d'une poche d'apparence fibreuse, résistante, lisse sur une surface et chagrinée sur l'autre, laquelle, dans son étendue presque complète, nous paraît la paroi même du kyste ; cette extraction fut suivie de frissons, avec vomissements, accidents promptement enrayés par l'administration d'opium à dose élevée.

» Le surlendemain, 30 courant, en ôtant la mèche de la fistule, nous voyons jaillir un véritable flot de liquide trouble, jaunâtre, extrêmement fétide, dont on a recueilli près d'un litre et demi ; en même temps, de volumineuses hydatides s'échappaient, sous forme de poches translucides renfermant une sorte de gelée jaunâtre ; on peut en évaluer le nombre à six ou sept.

» Depuis ce moment, aucun accident n'est survenu ; l'état général se soutient. Ce matin, il n'est sorti que très peu de liquide d'apparence séreuse. »

« M. Le Bret a présenté à la Société les pièces anatomiques d'un enfant qui a déjà fait le sujet d'une note dans le précédent compte rendu, comme offrant l'exemple d'une poche hydatique du foie entièrement attirée au dehors, contenu et contenant, à travers une fistule artificielle. La santé générale se soutenait parfaitement depuis lors; du pus fétide sortait par l'orifice extérieur de la petite plaie, mais sans que le malade manifestât la moindre souffrance, et tout portait à croire qu'un travail réparateur s'effectuait à l'intérieur de la poche. Une injection destinée à en nettoyer les parois et à exciter l'inflammation a amené la rupture du kyste sur un point peut-être aminci préalablement; et une péritonite aiguë, survenant immédiatement, s'est terminée en quarante-huit heures par la mort de l'enfant.

» *A l'autopsie*, les anses intestinales étaient reliées ensemble par de fausses membranes baignées de pus; d'ailleurs on ne pouvait plus retrouver de trace du liquide épanché. Le foie avait subi une augmentation remarquable de volume, surtout dans sa portion gauche; à droite, on rencontrait une cavité parfaitement en rapport avec la fistule pratiquée, et limitée en haut et en avant par la portion droite du diaphragme dans laquelle elle faisait saillie, en dehors par la paroi abdominale, y compris les cartilages et les huitième, neuvième et dixième côtes, en bas et en dedans par le parenchyme même du foie, au milieu duquel le kyste semblait s'être en partie creusé. La capacité de cette poche était environ égale au volume des deux poings du sujet, enfant de neuf ans: un liquide purulent et surtout coloré de matière bilieuse s'en est écoulé abondamment; une membrane facile à détacher le tapissait, et au-dessous d'elle on voyait nettement un réseau vasculaire sur toute la surface interne. Inférieurement et en avant, presque au-dessous de la fistule, a eu lieu la rupture, là où l'on aperçoit une solution de continuité, à bords mousses, de 2 à 3 centimètres de diamètre, là aussi où la paroi est fort mince et facile à déchirer. L'état des autres organes était sain (1). »

IV. — Cas observé par Turner. — Tumeur volumineuse de l'hypochondre droit; trois applications de potasse caustique; issue d'une grande quantité de liquide et d'hydatides; mort. Kystes hydatiques nombreux, l'un communiquant avec les bronches (Voy. obs. LXXVII).

V. — Cas observé par Charcot et Davaine. — Tumeur de l'hypochondre droit; quatre applications de caustique en sept jours; ouverture spontanée de l'eschare; accidents variés, marasme; mort. Kystes hydatiques très nombreux (Voy. obs. CV).

3° *Terminaison non indiquée.*

Obs. CCLXXXVII (Rayer et Pidoux). — *Kyste du foie.*

Il s'agit d'un homme âgé de quarante ans, qui entra à la Charité, dans le

(1) Lebret, *Expulsion d'hydatides et de la poche hydatique par une ouverture faite au niveau de la région hépatique* (*Comptes rendus*, *Soc. de biologie*, 1849, t. I, p. 54 et 68, et *Gaz. des hôpitaux*, 1849, p. 269).

service de M. Rayer, pour une tumeur hydatique du foie. Un caustique fut placé sur le point le plus saillant de la tumeur ; trente jours après une ponction avec un trocart de petite dimension fut pratiquée au centre de la partie cautérisée, il s'écoula environ un quart de litre d'un liquide jaunâtre, à peine opalescent, *tout à fait semblable à celui que l'on rencontre dans les kystes hydatiques non enflammés*. Point d'accident immédiat; diminution notable de la tumeur (il n'est rien dit des suites) (1).

L'application des caustiques a été faite encore dans plusieurs des observations consignées dans cet ouvrage ; mais dans ces cas, le caustique n'a été généralement qu'un moyen accessoire, et dans plusieurs même il a été au moins inutile. Voyez les observations : CCXIV, Hewnden ; CCXVI, Rossi ; CCXXXIV, Held ; CCLXXIII, Mailly et Dodard ; CCLXV, CCLXVI, Jobert ; CCLXXXIX, Cadet de Gassicourt ; CCXC, Chassaignac ; CCXCV, Demarquay ; CCXCVI, Dolbeau ; CCXCVIII, Voisin.

En résumé, les cas dans lesquels l'application de la potasse caustique ou du caustique de Vienne a constitué le moyen principal du traitement, sont au nombre de 12. — La guérison a eu lieu 6 fois, la mort 5.

Si l'on examine la cause de la mort dans ces cinq cas, on trouve dans l'un *des accidents nerveux* indépendants du traitement ; dans un autre des accidents déterminés par un défaut de soins dans le pansement ; et dans deux autres des kystes en si grand nombre, que tout autre traitement eût été de même inutile.

On a objecté à la méthode de Récamier ; 1° qu'elle agit lentement ; 2° qu'elle a une action difficile à limiter ; 3° qu'elle peut déterminer une péritonite ; 4° qu'elle ne produit pas toujours des adhérences.

La première objection qui a quelque valeur lorsqu'il s'agit de l'ouverture d'un abcès, n'en a plus lorsqu'il s'agit d'une tumeur hydatique ; on peut d'ailleurs accélérer l'ouverture de la tumeur par des applications du caustique très rapprochées. Dans l'observation CV, le kyste s'est ouvert après quatre applications faites en sept jours ; dans l'observation CCXCVII, il s'est ouvert après sept applications *coup sur coup*.

La seconde objection ne convient pas au caustique de Vienne que l'on emploie généralement aujourd'hui au lieu de la potasse.

(1) Rayer et Pidoux, *Gaz. des hôpitaux*, 1849, p. 382.

Quant au risque de causer une péritonite, ce reproche qui a été fait autrefois à la méthode de Récamier, n'a été justifié par aucun fait.

Le danger de ne pas déterminer des adhérences entre les parois abdominales et la tumeur est une objection beaucoup plus sérieuse. Parmi les observations consignées dans cet ouvrage, il en est deux qui prouveraient que l'application d'un caustique ne détermine pas toujours des adhérences suffisantes pour mettre à l'abri d'un épanchement dans le péritoine. Toutefois l'examen attentif de ces deux cas ne peut mener à une conclusion défavorable à la méthode de Récamier : ainsi, dans le cas rapporté par M. Le Bret (obs. CCLXXXVI), les adhérences ne faisaient point défaut, et ce n'est que par une manœuvre maladroite qu'elles ont été détruites. Dans un cas rapporté par M. Dolbeau (obs. CCXCVI), l'autopsie a montré qu'il n'y avait pas d'adhérence au niveau de l'eschare ; mais trois applications seulement de caustique de Vienne avaient été faites, et il ne paraît pas que l'eschare ait été enlevée ou incisée avant chaque application nouvelle ; d'un autre côté, on ne dit pas que cette eschare eût pénétré toute l'épaisseur des parois abdominales ; enfin la péritonite, dont on reconnut les lésions ne doit point être attribuée au caustique, car les phénomènes de cette affection ont coïncidé avec une ponction faite au moyen d'une aiguille à cataracte.

Dans un assez grand nombre d'observations, le caustique n'a été appliqué qu'une ou deux fois, et l'ouverture a été achevée par la ponction ou l'incision à travers l'eschare ; mais il est probable que deux ou trois applications du caustique sont souvent insuffisantes pour traverser toute l'épaisseur des parois abdominales et par conséquent pour produire des adhérences du péritoine. C'est ce qu'on peut inférer des expériences faites sur le lapin par M. Cruveilhier : la potasse caustique fut appliquée en deux points de la paroi abdominale, et à six jours d'intervalle ; quinze jours après, on fit l'examen cadavérique de l'animal. Dans le lieu de la première application, l'arc du côlon adhérait aux parois abdominales et offrait une eschare blanche, circulaire ; l'autre application n'avait porté son action que jusqu'à la face externe du péritoine ; il y avait une injection vasculaire de cette membrane, sans adhérence (1).

Il faut évidemment, pour déterminer des adhérences, que l'action du caustique ait atteint la tumeur même ; le nombre des applications devra donc se régler sur l'épaisseur des parois à traverser.

(1) Cruveilhier, art. ACÉPHALOCYSTES, cité p. 236.

L'incision ou l'excision de l'eschare, avant chaque application nouvelle de caustique, favorisera le cheminement vers les parties profondes, en même temps qu'elle donnera des indications sur celles qui restent à traverser.

ARTICLE II. — La tumeur hydatique se forme par l'accroissement ou la multiplication de vésicules vivantes; il est donc rationnel de conclure que la mort de ces vésicules suspendrait l'accroissement de la tumeur et même qu'elle déterminerait son retrait et sa guérison. C'est d'après ces considérations que l'on a proposé l'application de l'électricité et celle du froid (voyez chapitre I, article III), et que l'on a pratiqué dans la tumeur l'injection de liquides capables de détruire les hydatides.

Les liquides qui ont été expérimentés sont la solution d'*iode*, l'*alcool* et la *bile*.

On a encore cherché dans l'injection de ces liquides et de quelques autres un moyen de modifier la surface interne du kyste, de s'opposer à la décomposition putride des matières qu'il contient, etc.

A. — Injections iodées.

On sait tout ce que la pratique des injections iodées doit à M. Boinet; c'est ce médecin distingué qui en a fait le premier l'application à la cure des kystes hydatiques.

Les injections iodées ont été pratiquées, soit par une simple ponction, soit par une ponction ou une incision à travers une eschare, soit après l'incision simple de la tumeur hydatique. Dans certains cas elles ont été le moyen principal ou unique du traitement; dans d'autres, elles ont été employées comme moyen secondaire ou accessoire.

1° *Injections iodées comme méthode de traitement.*

OBS. CCLXXXVIII (ARAN). — *Kyste hydatique du foie; ponction avec un trocart capillaire; injection iodée. Guérison?*

I. — « Fourneau (adolphe), âgé de trente-sept ans, peintre en bâtiments, entre à l'hôpital Saint-Antoine, le 27 juin 1854, dans le service de M. Aran. Cet homme souffrait depuis deux ans d'une douleur dans le côté droit... le foie dépassait le rebord des fausses côtes à l'épigastre de trois à quatre travers de doigt. Le malade éprouvait profondément dans le foie des douleurs vives qui le forçaient à rester couché la plupart du temps. Ces douleurs remontaient vers l'épaule; elles s'irradiaient dans le dos et descendaient vers la région externe du foie. Pas d'altération des fonctions nutritives.

Le 1er août, après avoir de nouveau constaté la fluctuation dans le foie, M. Aran plongea un trocart capillaire dans l'hypochondre droit, à 2 centimètres de la ligne blanche, et à 3 centimètres environ du rebord des fausses côtes droites. L'instrument fut dirigé de bas en haut et de gauche à droite; lorsqu'il fut parvenu à 5 centimètres de profondeur, M. Aran retira l'aiguille, rien ne s'écoula ; il replaça l'aiguille, et poussant le trocart dans la même direction, à 8 ou 9 centimètres de profondeur, il vit s'écouler, en retirant l'aiguille, un liquide incolore comme de l'eau de roche ; 750 grammes sortirent; ils ne contenaient ni débris organiques ni albumine. M. Aran injecta immédiatement *teinture d'iode*, 50 *grammes ; eau distillée*, 50 *grammes ; iodure de potassium*, 2 *grammes*. L'injection fut abandonnée dans le kyste. Cette injection ne détermina aucune douleur. Une heure après, quelques phénomènes d'iodisme, accompagnés d'une réaction générale assez intense, se manifestèrent et durèrent jusqu'au 6 août. A partir de cette époque, l'amélioration fit chaque jour des progrès ; le foie diminua de volume, l'hypochondre cessa d'être douloureux. Le 1er septembre, il ne restait qu'un peu de sensibilité à la pression entre les dernières fausses côtes en dehors, saillie de l'hypochondre très peu marquée, état général très satisfaisant, bon appétit (1). »

Obs. CCLXXXIX (Cadet de Gassicourt). — *Kyste hydatique du foie; potasse caustique; ponction à travers l'eschare; sonde à demeure, injection iodée. Guérison.*

II. — Il s'agit d'un homme âgé de trente-six ans, qui portait, depuis environ un an, une tumeur considérable dans la région du foie.

« Le 27 mars 1854, on appliqua la potasse caustique sur le point saillant de la tumeur, et dix jours plus tard, lorsque les adhérences entre le foie et la paroi abdominale furent établies, M. Nélaton enfonça d'abord une aiguille à cataracte, et, après avoir vu sourdre quelques gouttelettes de pus, donna un coup de trocart dans la tumeur. Il sortit bientôt par la canule une quantité considérable de pus (1 litre environ), entraînant avec lui des corps vésiculeux reconnus aussitôt pour des hydatides. Après avoir laissé couler le pus et lavé l'intérieur de la poche avec un courant d'eau tiède, M. Nélaton fit immédiatement une injection iodée qui dut être renouvelée le soir, et remplaça la canule du trocart par une sonde en gomme à demeure dans l'orifice fistuleux. Cette sonde s'enfonçait de 11 centimètres et demi.

» Le 6 avril, issue de pus mêlé de débris d'hydatides. — Injection d'iode matin et soir.

» Le 7, le matin, en débouchant la sonde, on s'aperçut que le pus qui s'échappait du foyer était mêlé de bile.

» Le 8, la quantité de bile fut plus considérable encore.

(1) Dr Aran, *Des injections iodées dans les kystes hydatiques du foie* (*Bull. thérap.*, sept. 1854, t. XLVII, p. 218. — *Arch. gén. de méd.*, 5e série, t. IV, p. 477. — Boinet, *Iodothérapie*. Paris, 1855, p. 396).

» Le 9, la bile sortit pure et sans aucun mélange de pus (un quart de litre environ). M. Nélaton supposa qu'il s'était fait dans la poche un travail ulcératif correspondant à un canal hépatique ou à la vésicule biliaire. Il est probable que la bile était versée au dehors presque en totalité par cette voie nouvelle, car les matières fécales étaient gris-blanchâtre, semblables à de l'argile. Cependant les fonctions digestives s'accomplissaient avec régularité, et le malade ne se plaignait nullement.

» Cet état se prolongea pendant huit jours, du 7 au 15, et pendant ce laps de temps, il ne sortit pas de pus par la sonde ; le kyste ne semblait contenir que de la bile. — Du 7 au 15, les injections d'iode furent interrompues.

» Le 15 au soir, en débouchant la sonde, on vit sortir un mélange de bile et de pus, et le lendemain on ne trouva que du pus. — Les injections iodées furent reprises immédiatement.

» Le 18, le même phénomène qui s'était présenté le 7 se reproduisit ; le pus était mêlé de bile.

» Le 19, la bile était pure, et elle coula ainsi jusqu'au 27. A cette époque, le pus reparut, et le phénomène ne se reproduisit plus.

» De cette époque jusqu'à son départ, qui eut lieu à la fin du mois de mai, le malade marcha assez rapidement vers la guérison. On employait conjointement les injections chlorées et iodées. Enfin, quand il sortit de l'hôpital, sans avoir présenté d'autre symptôme intéressant, il n'avait plus qu'une petite fistule, profonde de 4 centimètres à peine, d'où s'écoulait encore un peu de pus.

» J'ai revu ce malade au mois d'octobre 1854. La fistule était fermée, et la plaie entièrement cicatrisée. La santé générale était excellente (1). »

Obs. CCXC (Chassaignac). — *Kyste hydatique du foie; caustique; ponction; injection iodée. Guérison.*

III. — Homme, tumeur dans la région du foie, ponction exploratrice, issue d'un liquide limpide, non coagulable par la chaleur. Deux applications de caustique de Vienne en huit jours; ponction avec un trocart *un peu gros*, issue d'un liquide coagulable par la chaleur; injection iodée, réapparition de la tumeur quelques jours après; inappétence, accès fébriles pendant plusieurs mois; amélioration tardive. Guérison (2).

Obs. CCXCI (Boinet et Mesnet). — *Kystes multiples du foie, ouverture de l'un d'eux dans le poumon droit; traitement d'un des kystes par des injections iodées. Mort.*

IV. — « Un homme de trente-trois ans entra à la Charité le 28 octobre 1851, dans le service de M. Briquet. Voici dans quel état il se présente :

(1) Cadet de Gassicourt, *thèse cit.*, obs. III, p. 13.

(2) *Soc. de chirurgie*, 18 mars 1857, dans *Gaz. des hôpitaux*, 1857, p. 147, et *Leçon clinique*, même journal, p. 366.

» Maigreur remarquable ; ictère foncé occupant toute la surface du corps ; les urines contiennent de la bile. Pas de souffle, ni au cœur, ni dans les carotides ; *pas de toux ni de crachats.....* L'abdomen, comme la poitrine, est élargi du côté droit ; on trouve sur la ligne médiane quatre tumeurs, deux à droite et deux à gauche ; tout à fait à droite de l'abdomen, une tumeur très volumineuse, qui soulève la paroi thoracique ; elle est douloureuse à la pression et fluctuante. On ne perçoit pas le frémissement hydatique.

» Le 29, M. Boinet est chargé par M. Briquet de faire l'opération, qui est jugée indispensable. — *Ponction avec un trocart à paracentèse* dans le kyste de droite, qui est le plus volumineux, et dans lequel on perçoit manifestement la fluctuation. La ponction donne issue à quelques cuillerées de pus et à une hydatide ; mais l'écoulement du liquide cesse bientôt. M. Boinet fait alors, avec le bistouri, *une incision de 3 centimètres* à la paroi abdominale, et ouvre le sac dans une étendue de 1 *centimètre* à peu près. L'introduction d'un dilatateur donne issue à 1050 grammes de pus, mêlé de membranes hydatiques. — *Injection iodée.* A la suite de l'opération, l'état du malade est satisfaisant et se maintient ainsi jusqu'au 6 novembre : ce jour-là, il y a un peu de frisson et de fièvre le soir.

» Le 7, le pansement est à peine taché, et la petite quantité de matière qui a coulé a une odeur fort désagréable. Une membrane hydatique bouchait l'ouverture du foyer. Une sonde en gomme, glissée jusqu'au fond de la poche, donne issue à environ 50 grammes de pus épais, jaune-verdâtre, très odorant, et à quelques débris d'hydatides. — *Injections iodées.*

» Du 7 au 10, l'état est satisfaisant ; ni frissons, ni fièvre, ni toux, ni dévoiement. Le teint semble beaucoup moins jaune.

» Le 18, *nouvelle injection d'iode.*

» Le 21, une hydatide qui bouchait la plaie est retirée avec les doigts, et il s'écoule immédiatement un flot de liquide séro-purulent légèrement roussâtre, mélangé de grumeaux blancs, et d'une odeur épouvantablement infecte. Le malade dit avoir rendu quatre ou cinq crachats qui avaient un goût prononcé d'iode ; mais il ne peut montrer ces crachats, qui ont été jetés, et le phénomène ne se reproduit plus.

» Le 25, même état général. Hier soir, frisson. Chaque jour, deux ou trois selles très fétides, de matières semblables à celles qui sortent de la plaie. Rien de changé dans les phénomènes d'auscultation de la poitrine ; *point de râles, point de toux.* Pouls, 100 à 110.

» Du 25 novembre au 10 décembre. L'état va chaque jour s'aggravant, l'appétit se perd, l'amaigrissement va croissant. Un peu de fièvre le soir. Respiration facile, *pas de toux.* Toujours deux ou trois selles fétides chaque jour. Bouche mauvaise ; langue pâteuse, quelquefois un peu sèche.

» Le 10, le malade a peine à se remuer dans son lit ; parole difficile, langue embarrassée, douleur sourde et continue à l'hypochondre gauche.

» Le 12, mort à trois heures après midi.

» *Autopsie.* — Le foie est rempli de kystes hydatiques nombreux, une vingtaine à peu près dans le lobe droit. Parmi ces kystes, les uns contiennent du liquide et des poches hydatides plus ou moins nombreuses, les autres sont solides et n'offrent autre chose que des membranes minces, les unes transparentes, les autres opaques, imbriquées les unes avec les autres, et présentant la coupe transversale d'un bourgeon ou d'un pavot avant le développement de ses pétales.

» *Kyste ponctionné*. Il occupe le lobe droit du foie, et contient un liquide jaune brunâtre, floconneux, et deux hydatides mortes. Par sa partie supérieure, il communique avec un autre kyste, occupant presque tout le lobe droit du foie, et qu'on a pu suivre jusque dans le tissu du poumon droit. A ce niveau, le diaphragme a disparu, et le tissu du poumon, recouvert d'une membrane mince, grisâtre, baignée de pus, formait la limite de la poche (explication du goût d'iode et des crachats iodés notés dans l'observation). »

La vésicule biliaire avait disparu ; sa place était occupée par quatre kystes hydatiques situés à la face inférieure du foie. Deux autres kystes existaient dans le grand épiploon. Un autre kyste hydatique de la grosseur d'un œuf de pigeon existait dans le cul-de-sac recto-vésical, dans le tissu cellulaire interposé au péritoine et à la tunique musculaire de la vessie (1).

V — Vigla. — Hydatide intra-thoracique ; ponction, injection iodée ; guérison (voy. obs. XLI).

VI. — Velpeau. — Hydatide de la paroi thoracique ; injection iodée sans succès ; incision, guérison (voy. obs. CCXX).

VII. — Larrey. — Hydatide de la hanche ; injection iodée sans succès, incision, guérison (voy. obs. CCXXXII).

VIII. — Demarquay. — Hydatide de la cuisse ; injection iodée sans succès ; incision, guérison (voy. obs. CCXXXV).

2° *Injections iodées accessoires au traitement.*

Obs. CCXCII (Aran). — *Kyste hydatique du foie ; dix ponctions successives avec un trocart capillaire ; injection iodée après la dixième ponction. Guérison.*

IX. — « Brandon (Adolphe), âgé de trente et un ans, moulineur, entra le 11 août 1852 dans le service de M. Aran, à la Pitié. Il souffrait depuis deux ans, à la suite d'une chute de trente-deux pieds de haut sur le pavé, et d'une contusion à la base de la poitrine du côté droit. Lorsque M. Aran put l'examiner, il se plaignait d'un malaise dans la partie droite de la poitrine et

(1) Mesnet et Boinet, *Considérations sur les kystes hydatiques du foie, suivies de la description d'une maladie des voies biliaires* (*Revue médicale*, 15 février 1853. *Bull. Soc. chirurg.*, 1852. — Boinet, *ouvr. cit.*, p. 387. — Cadet de Gassicourt, *thèse cit.*, p. 76).

d'une gêne dans la respiration. La matité du foie se constatait dans une hauteur de 19 à 20 centimètres. Cet organe dépassait de cinq travers de doigt les fausses côtes, et s'étendait largement dans l'hypochondre gauche; les fausses côtes droites étaient repoussées en dehors, et une voussure très marquée se montrait au-dessous du mamelon droit; on ne pouvait point trouver de frémissement hydatique, mais il existait un bruit de frottement péritonéal.

» Une première ponction exploratrice, faite le 17 *août* avec un trocart capillaire porté à 8 centimètres de profondeur, laissa couler 360 à 380 grammes d'un liquide transparent et clair comme de l'eau de roche. — Le lendemain, cet homme se trouvait bien soulagé. La voussure avait beaucoup diminué, le foie ne mesurait plus que 13 à 14 centimètres; mais au bout de quatre jours, de la douleur reparut au niveau du mamelon. — Le 5 *septembre*, nouvelle ponction avec une issue de 250 à 300 grammes de liquide trouble teint de quelques gouttes de sang qui se coagule par la chaleur, soulagement très grand, diminution de la voussure; mais le déplacement par en bas n'a point beaucoup varié. — Le 20 *septembre*, troisième ponction; sortie de 100 à 125 grammes d'un liquide un peu trouble. Quelque temps après, il se manifeste des douleurs profondes dans la partie antérieure de l'hypochondre gauche. M. Aran, pensant à un second kyste, pratiqua une ponction dans le lobe gauche du foie. Cette ponction ne donna issue qu'à quelques gouttes de sang d'un beau rouge, elle ne fut suivie d'aucun accident. — Le 18 *octobre*, quatrième ponction dans le lobe droit; issue de 125 grammes d'un liquide un peu trouble, séreux. — Le 27 *octobre*, cinquième ponction; sortie de 750 grammes d'un liquide trouble, jaune rougeâtre, paraissant contenir du pus et des matières grasses. Sixième ponction le 11 *novembre*. La canule se fausse en l'introduisant; il ne sort que 60 grammes d'un liquide trouble, jaune rougeâtre. — Septième ponction le 20 *novembre*; 125 grammes d'un liquide trouble, légèrement sanguinolent; les matières grasses y sont plus abondantes. — Huitième ponction sans résultat le 10 *décembre*. — Neuvième ponction le 18 *décembre*. Cette fois, par des efforts énergiques du malade, aidés par le refoulement des organes abdominaux, on parvient à retirer 400 grammes d'un liquide toujours trouble, un peu sanguinolent et chargé de matières grasses.

» Dixième et dernière ponction le 5 *janvier* 1853 : évacuation de 250 grammes d'un liquide semblable aux précédents. Cette fois M. Aran injecta dans l'intérieur du kyste un *mélange de 50 grammes de teinture d'iode et autant d'eau distillée avec addition de 4 grammes d'iodure de potassium*. Il abandonna le liquide dans le kyste, et appliqua un bandage serré autour de l'abdomen : pas de douleur pendant ni après l'injection. Le malade éprouva pendant quarante-huit heures quelques phénomènes d'iodisme, mais au bout de quatre jours, tout était rentré dans le calme. L'iode a été éliminé peu à peu par la salive et les urines.

» Toutes ces ponctions ont été faites avec le trocart capillaire, le malade couché sur le dos et préalablement endormi avec le chloroforme. L'instrument était plongé obliquement en dehors et à droite de l'épigastre, puis dirigé de haut en bas et de gauche à droite, à une profondeur de 7 à 8 centimètres.

» La première ponction avait été suivie d'une grande diminution dans la voussure et dans la hauteur de la matité hépatique, mais la modification fut peu marquée après les deux autres ; ce fut seulement à partir de la quatrième ponction qu'on put constater une nouvelle et sensible rétraction du foie dans le sens vertical. Après l'injection iodée, et lors de la sortie du malade de l'hôpital, le 10 *mars*, le foie continuait à dépasser le rebord des fausses côtes de deux et demi à trois travers de doigt. Quoi qu'il en soit, à partir de l'injection iodée, cet homme a cessé entièrement de souffrir dans la région du foie ; en même temps, les forces et l'embonpoint sont devenus des plus remarquables, et le malade, gardé jusqu'au mois de mars à l'hôpital, n'a point vu la guérison se démentir (1). »

Obs. CCXCIII (Robillier). — *Kyste hydatique de l'abdomen ; incision ; injection iodée. Guérison.*

X. — « Le nommé Bomelard, marin, âgé de trente-six ans, portait depuis longtemps une tumeur énorme dans la région ombilicale. Elle faisait des progrès rapides, et avait déjà 70 centimètres de diamètre. Percutée, elle offrait un son mat ; ses alentours, occupés par les intestins, étaient sonores ; le nombril était effacé ; la peau, très amincie dans cet endroit, menaçait de faire rupture, et cette rupture pouvait avoir lieu dans le ventre. Ces considérations me déterminèrent à faire la ponction avec un trocart ; il en sortit une grande quantité de sérosité limpide. Après avoir retiré la canule du trocart, un lambeau du kyste hydatique se présenta à l'ouverture, je l'agrandis, et je pus attirer une grande portion du kyste semblable à des fausses membranes, une grande quantité d'acéphalocystes sortirent pendant plusieurs jours et je pus extraire jusqu'à la dernière portion du kyste hydatique. J'établis alors une compression pour rapprocher les parois de cette tumeur ; je fis tous les jours une injection iodée, et peu après le diamètre de la tumeur diminua. Deux mois après elle était réduite à un très petit volume, et l'ouverture que j'avais entretenue avec une mèche se cicatrisa ; on ne sentait dans le ventre qu'un peu de dureté qui a disparu avec le temps. Depuis, ce marin se porte bien et a fait plusieurs voyages en mer (2). »

Obs. CCXCIV (Robert). — *Kyste hydatique du foie ; applications réitérées de potasse caustique ; incision de l'eschare ; injection de teinture d'iode nuisible. Guérison ?*

XI. — Un garçon boucher, Léonard Thérembe, âgé d'une trentaine d'années, est couché au n° 25 de la salle Saint-Vincent-de-Paul, à l'hôpital Beaujon. M. Robert constate l'état suivant : tuméfaction uniforme non circon-

(1) Dr Aran, *Mém. cit.*

(2) Robillier, de Dunkerque, *Revue médico-chirurgicale de Paris*, 1851, t. X, p. 247, et Boinet, *ouvr. cit.*, p. 396.

scrite de l'hypochondre droit, surtout au niveau des dernières vraies côtes; le foie dépasse de 3 centimètres le bord des dernières fausses côtes; la matité de la région hépatique s'étend verticalement depuis la partie moyenne du cartilage de la cinquième côte jusqu'à une ligne horizontale passant à 6 centimètres au-dessus de l'ombilic..... Toutes les fonctions sont en bon état, il n'y a pas eu et il n'y a pas d'ictère.

» Une ponction exploratrice avec un trocart très fin, qui ne pénétra tout au plus qu'à 3 centimètres de profondeur, donna lieu à l'évacuation par la canule de 130 grammes d'un liquide tout à fait semblable à de l'eau et d'une saveur salée. *Cette tentative détermina de la fièvre, des vomissements, une sensibilité exquise du ventre.* Il fallut faire une application de 20 sangsues et employer pendant quelques jours des cataplasmes émollients. Lorsque l'orage fut calmé, un morceau de potasse caustique fut appliqué sur le point le plus élevé de la tumeur, et le lendemain l'eschare ayant été fendue, on fit une seconde application du caustique au fond de l'incision. A trois jours d'intervalle chaque fois, on répéta, quatre fois encore et de la même manière, l'emploi de la potasse caustique. A partir de cette sixième application de la potasse, les accidents deviennent plus sérieux, la tumeur est le siége d'une douleur vive et constante; elle augmente de volume. Il y a de l'insomnie, de la fièvre, des vomissements fréquents. Des sangsues à l'épigastre et des ventouses scarifiées aux lombes sont nécessaires. Malgré ces moyens et les cataplasmes, au huitième jour depuis la dernière application du caustique, il n'y a pas d'amélioration. L'hypochondre continue à être tendu et douloureux: fièvre, nausées, diarrhée. Un bistouri est enfoncé dans la tumeur à travers l'eschare. Il s'écoule par jet un litre d'une sérosité trouble, jaunâtre, extrêmement fétide et sanguinolente. La tumeur s'affaisse, une réaction assez vive a lieu; mais le malade se trouve soulagé. Chaque jour, à travers la mèche qu'on introduit dans la plaie, et qu'on recouvre de cataplasmes, il s'écoule une sérosité abondante et fétide qui mouille les pièces d'appareil et le lit. L'hypochondre s'affaisse de plus en plus, mais l'état général du sujet est mauvais; il y a des sueurs et de la diarrhée. On met une sonde en gomme élastique dans le kyste, et l'on évacue la sérosité, d'abord transparente, puis verdâtre, enfin semblable à de la bouillie jaune. On injecte plusieurs fois par jour de l'eau tiède dans le kyste, et on lave son intérieur à grande eau. L'on panse toujours avec la mèche les cataplasmes et le bandage de corps, et l'on donne du bouillon. Les accidents généraux diminuent, la fièvre tombe.

» Jusque-là il n'avait point été donné issue à des hydatides; M. Robert introduit dans le kyste une sonde assez volumineuse en gomme élastique, et au moyen d'une seringue qui y est adaptée, il pompe le liquide contenu dans la poche. Cette manœuvre fait engager dans la sonde des hydatides, ce que l'on reconnaît au défaut d'aspiration de la seringue. On retire la sonde que l'on vide, et l'on recommence à plusieurs reprises. On parvient à retirer des vingtaines d'hydatides pendant plusieurs jours, à chaque séance; on obtient même la sortie d'une membrane opaque blanche et molle, grande comme la main. L'on continue le lavage du kyste à grande eau tiède. Le liquide qui sort par une sonde laissée à demeure est toujours infecte. Bientôt le kyste revient sur lui-même, et la saillie des côtes suit son retrait. L'amélioration de l'état général est notable. On ajoute un peu de chlorure de sodium et de décoction de quinquina à l'injection. Il n'y a plus de douleurs ; l'appétit et le sommeil renaissent. Le liquide excrété perd chaque jour de son odeur ; il change de nature, et il renferme une assez grande quantité de pus. Le malade se lève et mange avec plaisir ; la marche est favorable à l'évacuation du pus qui coule par la sonde. La tumeur a disparu, et les côtes sont affaissées.

» Le 30 avril 1843, trois mois juste après la première application de la potasse, ce malade a repris ses forces et son embonpoint ; le kyste est affaissé, la sonde est inutile, ainsi que les injections ; on les supprime. Il ne reste qu'un trajet fistuleux qui a 14 centimètres de profondeur et oblique de bas en haut et de gauche à droite, trajet par lequel il s'écoule une petite quantité de pus. Le pansement consiste en une mèche de charpie et un plumasseau de cérat ; toutes les fonctions se font bien.

» M. Robert, voyant, au bout de quarante jours, que ce trajet fistuleux ne faisait aucun pas vers la guérison, voulut tenter d'en obtenir l'oblitération au moyen d'une injection de teinture d'iode fortement étendue d'eau. Cette tentative ne fut pas heureuse. L'inflammation fut vive, la fièvre s'alluma, une suppuration sanguinolente se fit jour au dehors, et, ce qui n'avait pas été observé depuis le commencement de la maladie, l'ictère se manifesta. Il fallut dix jours de soins, le retour aux cataplasmes, aux injections émollientes et chlorurées pour ramener le malade à son état antérieur. Ce sujet est du reste, en ce moment, dans un état général parfait, il s'écoule du pus, mais en petite quantité, par l'orifice de la fistule. — Guérira-t-il de cette incommodité ? c'est probable ; car, quoique cette fistule se resserre très lentement, elle se resserre néanmoins (1). »

Obs. CCXCV (Demarquay). — *Kyste hydatique du foie ; trois ponctions capillaires ; suppuration du kyste ; caustique de Vienne, incision de l'eschare ; injections iodées et de perchlorure de fer. Guérison.*

XII. — Une femme, âgée de trente-quatre ans, était souffrante depuis un an ; parmi d'autres phénomènes, elle eut des épistaxis très abondantes. Depuis quatre mois, elle s'était aperçue de l'existence d'une tumeur dans la région du foie. Sa constitution ne paraît pas détériorée ; la tumeur de l'hypochondre est très appréciable, mais mal limitée ; son point culminant est au-dessous du rebord des fausses côtes et au dehors du bord externe du muscle droit de l'abdomen. La fluctuation est manifeste, mais il n'y a pas de frémissement.

Le 6 juillet (1858), ponction exploratrice au point culminant de la tumeur,

(1) *Kyste hydatique du foie vidé au moyen de la potasse caustique et du bistour* (*Bull. gén. de thérap.* Paris, 1843, t. XXV, p. 379).

issue de 1500 grammes d'un *liquide transparent, d'une saveur salée et très albumineux*. Point d'accidents. — Le 26 juillet, nouvelle ponction dans la tumeur qui s'était reproduite; issue de 1800 grammes d'un liquide *semblable au premier*. A la suite, frissons erratiques, fièvre, altération de la physionomie. — Le 14 août, troisième ponction, issue de 1200 grammes d'un *liquide purulent*.

Croyant à l'insuffisance des ponctions capillaires, on se détermine à ouvrir le foyer par le caustique de Vienne. Trois applications, à trois jours d'intervalle, sont faites sur une surface de la dimension d'une pièce de 2 francs et l'eschare est chaque fois excisée à son centre. Après la troisième application, sans que le kyste soit ouvert, *la tuméfaction disparaît presque complétement;* mais elle ne tarde pas à reparaître et avec elle les phénomènes généraux qui avaient aussi presque complétement cessé.

Le 22 septembre, une ponction est faite au centre de l'eschare avec un bistouri à lame étroite; issue de 2 000 grammes d'un pus bien lié; injection iodée, portée à l'intérieur du foyer au moyen d'une sonde de gomme élastique. Quelques jours après, apparition de phénomènes graves, fièvre, diarrhée colliquative, amaigrissement rapide, sueurs profuses, etc. — Le 18 octobre, l'ouverture est agrandie par le bistouri; il sort du pus, des fragments membraneux, des débris d'hydatides. Ecoulement de sang abondant. Une injection au perchlorure de fer très étendu est pratiquée deux jours de suite; elle est remplacée ensuite par l'injection iodée pratiquée deux fois par jour.

Le 12 novembre, la sonde de gomme élastique étant maintenue à demeure pour pratiquer les injections iodées, le foyer commence à se rétrécir d'une manière appréciable; il diminue de jour en jour. — Le 26, on retire la sonde et on cesse les injections. — Le 20 janvier 1859, la malade est dans un état très satisfaisant et peut être considérée comme guérie (1).

Obs. CCXCVI (Dolbeau). — *Kyste hydatique du foie; caustique de Vienne; ponction; injection iodée. Mort. — Absence d'adhérences; suppuration du kyste; pus dans les veines.*

XIII. — Il s'agit d'une femme, âgée de vingt-sept ans, qui avait dans l'hypochondre droit une tumeur s'étendant depuis la troisième côte jusqu'au niveau de l'ombilic. Respiration pénible; gêne et tension dans le côté; point de douleur.

Le 28 février (1854) application du caustique de Vienne au-dessous du rebord des côtes. Seconde application le 4 mars.

« Le 20 avril on continue les applications de caustique. La malade qui d'abord allait assez bien, présente une altération notable dans sa santé. Des frissons se montrent de temps en temps. Il y a huit jours, M. Nélaton a plongé une aiguille à cataracte, afin de juger de la distance séparant le kyste des téguments; cette exploration a été le point de départ des accidents:

(1) Demarquay, *Gazette des hôpitaux*, 19 février 1859, p. 82.

dyspnée, douleurs épigastriques, vomissements, pouls très fréquent, petit, irrégulier. On diagnostique une péritonite de la surface diaphragmatique. (Vésicatoires, onctions mercurielles.) — Le 23, on a fait une ponction à travers l'eschare et elle a donné issue à 2 litres 12 cent. d'un liquide un peu louche, renfermant des pellicules blanchâtres et d'une odeur très fétide. — Le 25, la ponction n'a déterminé aucun accident; le pouls est un peu moins fréquent, mais la matité remonte toujours jusqu'à la troisième côte.—Le 27, la canule a été laissée en place, ce qui permet de faire écouler le liquide; celui-ci est plus épais, plus fétide, plus jaune que la première fois. Du reste la voie n'est pas bien établie; la canule est trop fine et l'écoulement se fait mal. *Injection iodée.* — Le 30, l'injection n'a pu être évacuée; la canule est sortie. Une nouvelle ponction ne donne pas issue au liquide du kyste. — Le 3 mai, la malade qui semblait mieux a été prise de nouveaux accidents; elle se plaint de douleurs à la gorge, avec sécheresse extrême; elle ne peut rien avaler. — Le 6, l'état général est plus grave. — Le 7, la malade succombe. »

Autopsie. En aucun point de la paroi abdominale on ne trouve d'adhérences; il y a seulement quelques brides très faibles au niveau des piqûres. Il y a des traces d'une péritonite à la face inférieure du diaphragme, qui est adhérente à la tumeur, l'épiploon qui était plissé au-devant de la tumeur a été traversé par le trocart. Un kyste situé dans le foie, remplit les deux hypochondres, il refoule le diaphragme et atteint la troisième côte à droite, la quatrième à gauche; il renferme plus de trois litres de sérosité purulente et des hydatides.

Dans le voisinage du kyste, la dissection attentive a montré la présence du pus dans quelques ramifications des veines sus-hépatiques, une communication entre ces veines, et la surface interne du kyste a été vainement cherchée (1).

XIV. — Laboulbène. — Kyste hydatique du foie; ouverture par la potasse caustique; une injection iodée, sans modification des phénomènes; injections chlorurées, etc. (voy. obs. CCXXXIII).

En résumé, sur les quatorze cas, huit fois l'injection a été pratiquée comme moyen principal de traitement. — Parmi ces huit cas, quatre fois la guérison peut être attribuée à l'injection iodée (n° I, II, III, V). — Trois fois l'injection est restée sans succès et l'incision a été pratiquée (n° VI, VII, VIII). — Une fois la mort en a été la suite; cependant elle ne peut être attribuée au traitement (n° IV).

Dans les six cas où les injections ont été pratiquées accessoirement, deux fois elles l'ont été après des ponctions successives, une fois après l'incision de la tumeur, trois fois après l'application des

(1) Dolbeau, *thèse cit.*, obs. I, p. 25.

caustiques. — Trois fois, elles ont paru utiles (n° IX, X, XII); une fois elle a causé des accidents (n° XI). — Une fois la mort est survenue (n° XIII).

B. — **Injections alcooliques.**

Les injections alcooliques ont été pratiquées par M. Jobert dans des cavités séreuses et dans des kystes. Nous avons rapporté un cas de tumeur hydatique du foie (obs. CCLXXXII), dans lequel, après avoir appliqué la potasse caustique et incisé l'eschare, le savant chirurgien fit dans le kyste des injections d'eau distillée et d'alcool; le malade guérit.

Dans un cas semblable, M. Richard injecta de l'alcool, sans mélange d'eau; cette pratique peut avoir pour effet immédiat de tuer l'hydatide et de déterminer sa résorption. Voici le fait :

Obs. CCXCVII (Richard). — *Kyste du foie, applications de caustique de Vienne; guérison prompte. — Second kyste du foie; ponction, injection d'alcool. Guérison.*

« Madame M., âgée de quarante ans, pleine de force et de santé, avant ces deux dernières années, fut opérée en août 1853 à l'hôpital Saint-Louis d'une énorme poche hydatique du lobe droit du foie, l'opération consista en application coup sur coup de *caustique de Vienne* sur le centre de l'hypochondre droit, jusqu'à ouverture du kyste. Celle-ci eut lieu le septième jour; il s'échappa trois litres et demi de pus fétide contenant un nombre considérable de *poches* acéphalocystes de tous les volumes, dans lesquelles les échinocoques, bien que morts depuis longtemps, furent observés et décrits. La malade se rétablit très promptement, conservant néanmoins la plaie fistuleuse pendant cinq mois.

» La région supérieure du ventre, en s'affaissant, nous laissa découvrir dans le lobe gauche une autre *poche* hydatique d'un petit volume.

» Après six mois cette tumeur avait fait des progrès; elle était facile à limiter dans tous les sens, sauf en haut, où elle se perdait dans la masse hépatique, du volume de la tête d'un jeune enfant, très fluctuante, indolore.

» Le 14 novembre 1854, le trocart explorateur fut enfoncé au centre de la tumeur correspondant à deux travers de doigt au-dessous du point le plus inférieur du rebord cartilagineux costal gauche. Il s'écoule 970 grammes d'un liquide louche. La poche fut vidée très exactement, et, à mesure que les parois s'en affaissaient, la malade accusait une douleur croissante, mais supportable. Sans désemparer, je poussai dans la poche huit grammes d'alcool à 36° (aréomètre Baumé); puis, les y abandonnant, je retirai rapidement la canule. Le liquide irritant provoqua une souffrance vive, qui, au bout de cinq minutes, finit par s'éteindre presque entièrement, le soir elle était très bien, la face un peu rouge et amincie, la peau moite, sans fièvre (86 pulsations); point de douleur dans le lieu qu'occupait la tumeur.

» Le 15 novembre, nuit sans sommeil ; la palpation ne constate aucune saillie anormale.

» Le 16, la tumeur commence à reparaître et offre à peu près la moitié de son volume primitif ; elle est à peine douloureuse, douleurs dans les orteils des deux pieds, pouls 80, appétit conservé.

» La nuit du 17 au 18 (trois jours et demi après l'opération), vomissements aqueux très pénibles, accès de toux quinteuse ; perte d'appétit, point de fièvre. Le 18, amélioration.

» Le 19, nouveaux vomissements (grand bain prolongé, limonade au citrate de magnésie). Le 20, sentiment de mieux, apparition d un ictère.

» Le 22 (grand bain) amélioration marquée, sommeil ordinaire ; la malade reprend ses occupations ; la jaunisse disparaît en cinq jours.

» A cette époque, la tumeur avait repris tout son développement. C'est à dater du commencement de décembre qu'il est possible d'apprécier la diminution. Celle-ci dès lors marche si promptement, qu'après dix jours, il ne reste plus de traces sensibles du kyste opéré.

» Trois mois après, vers le milieu de mars, il est impossible de retrouver aucun vestige de la tumeur (1). »

C. — Injections de bile.

Les injections de bile à l'intérieur des kystes hydatiques ont été récemment proposées d'après deux considérations différentes :

1° Dans la pensée que le contact de la bile tue les hydatides, M. Leudet proposa, en 1853, de déterminer l'afflux de ce liquide dans les poches hydatiques du foie, en déchirant leurs parois avec une aiguille (2).

2° M. Cadet de Gassicourt remarqua, chez un malade traité par les injections iodées (voy. obs. CCLXXXIX), que, la bile, à deux reprises, ayant coulé abondamment dans le foyer, à deux reprises le pus disparut. Il conclut donc de ce fait que la bile peut avoir une action antiseptique et rappele, à ce propos, la proposition de M. Leudet (3).

D'après les considérations qui précèdent, M Dolbeau appela l'attention sur les injections de bile, comme moyen de traitement des tumeurs hydatiques (4). Cette opération fut pratiquée l'année suivante par M. Voisin : les injections de bile ne provoquèrent aucune douleur ; il ne se manifesta aucun phénomène d'infection pu-

(1) Adolphe Richard, *Bull. gén. de thérap*, 1855, t. XLVIII, p. 414.

(2) Leudet, *Bull. Soc. anat.* Paris, 1853, ann. XXVIII, p. 185.

(3) Cadet de Gassicourt, *thèse cit.*, p. 14.

(4) Dolbau, *thèse cit.*, p. 24.

tride ; le malade succomba à une affection qui parut étrangère à la tumeur hydatique. A l'autopsie, la surface interne du kyste était lisse et de très bon aspect ; sa capacité était considérablement réduite.

Malgré la terminaison fatale de la maladie, les injections de bile ont eu sur la tumeur hydatique une action curative très réelle ; la propriété antiseptique de ce liquide a été surtout manifeste. Il y a déjà longtemps que M. Claude Bernard a reconnu que la bile est douée de propriétés antiputrides ; il est donc à espérer qu'on trouvera dans l'emploi de ce liquide un moyen efficace d'empêcher la putréfaction des matières de la tumeur hydatique et l'infection consécutive de l'économie.

Obs. CCXCVIII (Aug. Voisin). — *Kyste hydatique du foie; caustique de Vienne, ponction à travers l'eschare, injection de bile; pneumonie. Mort.*

Il s'agit d'une femme âgée de cinquante-trois ans ; atteinte, il y a quatre ans, d'ictère et de douleurs dans l'hypochondre droit ; plus tard d'hématuries. Tuméfaction du côté droit du thorax ; espaces intercostaux plus élargis qu'à gauche ; point de frémissement hydatique, mais fluctuation manifeste ; matité commençant à la quatrième côte et finissant à deux travers de doigt au-dessous du rebord des fausses côtes droites. — Diagnostic : kyste hydatique de la surface convexe du foie.

« Le 17 janvier 1857, application du caustique de Vienne dans l'espace intercostal de la huitième et de la neuvième côte.

» Le 19, ponction avec un trocart explorateur dans le milieu de l'eschare, sortie d'un liquide tout à fait transparent comme de l'eau claire. Dans le liquide sont contenus de petits grains blancs qui ont été examinés trop tard au microscope. Le soir, la malade est prise de vomissements ; la dyspnée est plus grande.

» Le 22, l'état est satisfaisant. Nous faisons par le milieu de l'eschare une ponction avec un gros trocart à canule assez longue. Nous recueillons deux litres d'un liquide séreux, mais bien différent du liquide recueilli par la ponction exploratrice en ce qu'il est teint de sang. Le liquide sort en jet, le jet est projeté plus loin pendant les mouvements d'expiration et la toux. Pendant l'inspiration, le liquide coule d'abord moins fort, puis cesse de couler. Il se fait alors une sorte d'aspiration, et on entend l'air pénétrer dans la cavité kystique. Aussitôt la sortie du liquide, la malade se dit soulagée. Nous injectons dans la poche de la bile de bœuf. Nous n'employons que la quantité de bile contenue dans une vésicule biliaire. La présence de la bile dans la poche hépatique ne provoque chez la malade aucune douleur. Nous laissons la plus grande quantité du liquide dans le kyste ; nous laissons la canule en place et nous bouchons son orifice, en la maintenant, au moyen d'un fil enroulé autour du thorax et d'une ceinture de diachylon.

» Le 23. Quelques douleurs dans la portion sous-xiphoïdienne de la tumeur; 112 pulsations. Injection de bile.

» Le 24. Le murmure respiratoire s'étend en arrière, à partir de la septième côte. Le liquide qui sort du kyste après vingt-quatre heures a une odeur fade, non fétide, et ne contient pas de trace de pus. Injection de bile.

» Le 25. Etat satisfaisant. Injection de bile.

» Le 26. La percussion du thorax en arrière permet de reconnaître que la sonorité est normale jusqu'à la dixième côte. Pouls à 100 pulsations. Peau fraîche. La malade ne souffre que de son eschare. Elle reprend de l'appétit. Le liquide que nous recueillons après vingt-quatre heures a une odeur fade, très supportable, ne contient pas de gaz et est légèrement trouble. Injection de bile. Le 27. Injection de bile.

» Le 28. Ce liquide manquant aujourd'hui, nous injectons de l'eau tiède.

» Le 29. Diarrhée. Le liquide qui sort du kyste a une odeur très fétide. Nous injectons de la bile matin et soir. Le liquide que nous recueillons le soir a très peu d'odeur.

» Le 30. Le liquide du kyste a peu d'odeur. Injection de bile.

» Le 1er février. Le liquide contient beaucoup de pus ; il est jaunâtre et continue à avoir une odeur exempte de fétidité. La diarrhée qui continue paraît affaiblir la malade. (Lavement au ratanhia, 4 grammes ; potion avec extrait de ratanhia, 4 grammes. Décoction blanche. Injection de bile.)

» Jusqu'au 18 février, même traitement, consistant en injections de bile, en astringents et calmants contre la diarrhée. Ce jour les accidents que nous avions constatés dans le poumon gauche s'aggravent ; nous y entendons du souffle de pneumonie.

» Depuis dix jours il sort par la canule des flocons jaunâtres, des débris de membranes qui s'opposent souvent à la sortie du liquide.

» Le 24. Les accidents pulmonaires se sont aggravés, malgré deux vésicatoires et le traitement stibié. Les lèvres deviennent violacées, et cependant le liquide qui sort du kyste a encore bonne apparence : couleur jaunâtre ; odeur fade, non fétide. Le traitement est continué.

» Le 26. La malade meurt.

» *Autopsie.* — Le foie descend jusqu'au niveau d'une ligne transversale passant par l'ombilic. On aperçoit, débordant son bord inférieur, la vésicule biliaire distendue par la bile. Le foie occupe les deux hypochondres. Il a l'aspect d'un foie hypertrophié. Entre la paroi costale et la surface du foie existent, au niveau de l'espace qui sépare la huitième de la neuvième côte, des adhérences très résistantes. Le trajet fistuleux qui faisait communiquer le kyste avec l'extérieur est parfaitement organisé. Le kyste remonte jusqu'à la sixième côte. Le diaphragme coiffe en tous points la tumeur. Il est adhérent à la membrane extérieure du kyste; mais, malgré son adhérence, en apparence intime, il est facile de les isoler l'un de l'autre. Dans son ensemble, le kyste a l'aspect d'une poche incomplétement distendue.

» Après avoir agrandi l'ouverture fistuleuse et avoir vidé la tumeur, nous l'avons remplie d'eau, et nous avons pu y introduire tout au plus trois quarts de litre. Nous avons ensuite ouvert entièrement la poche; nous y avons trouvé une membrane acéphalocyste mère, encore à peu près entière, mais ramollie, prête à se diviser en lambeaux. Cette membrane est uniloculaire. La surface interne du kyste, celle qui est en rapport avec l'acéphalocyste, est lisse et ne présente pas ces plaques épaisses que l'on trouve à la suite des injections iodées. Dans la vésicule biliaire existent quelques calculs. Pneumonie à l'état d'hépatisation rouge dans le poumon gauche; ulcérations dans le duodénum et l'intestin grêle. Rien dans les autres organes (1). »

Article III. — L'*extirpation* des kystes hydatiques situés superficiellement était pratiquée à l'époque où l'on ne connaissait pas la nature des produits renfermés dans ces kystes; elle l'a été encore dans des temps plus rapprochés de nous, par suite d'erreur dans le diagnostic.

Les observations CCVII, CCXVII, CCXVIII, CCXXI se rapportent à des kystes hydatiques enlevés par le bistouri; dans l'observation CCXV l'extirpation a été inutilement tentée et l'incision a suffi à la guérison; dans les observations CCV et CCXXXI une portion du kyste seulement a été excisée. Dans les observations CCXIV, CCXVI, on a obtenu l'exfoliation du kyste par l'application de divers caustiques. Tous ces cas ont guéri; mais l'évacuation complète des hydatides suffisant à la guérison de la tumeur, il est évident que l'incision simple du kyste devra toujours être préférée dans les cas où l'extirpation serait praticable.

Lorsque les hydatides ont leur siége dans un os, l'extirpation peut bien être la seule ressource du chirurgien.

Article IV. — *Traitement consécutif.* — Après l'ouverture de la tumeur, il importe d'empêcher le séjour de l'air dans la cavité du kyste, de s'opposer à la putréfaction des matières qui n'ont point été évacuées et de prévenir les conséquences de leur résorption.

Deux conditions sont nécessaires pour obtenir ce résultat : la première, c'est de procurer aux matières une issue facile. Si le kyste ne contient qu'un liquide limpide, l'ouverture primitive, fût-elle capil-

(1) Auguste Voisin, *Kyste uniloculaire de la surface convexe du foie; traitement par les injections de bile* (*Bull. Soc. anat.* Paris, 1857, ann. XXXII, p. 132).

laire, peut suffire; mais, si les parois sont dures, crétacées, si les matières sont devenues athéromateuses, l'ouverture doit être rendue suffisante pour en procurer l'évacuation. Dans l'observation CCXCV, nous avons vu des phénomènes graves, la fièvre, la diarrhée colliquative, les sueurs profuses, etc., disparaître bientôt après que l'ouverture eût été agrandie; dans l'observation CCXCVI, qui n'est pas sans analogie avec la précédente, les phénomènes graves ont persisté, et sans doute, comme l'a reconnu l'observateur lui-même, par l'insuffisance de l'ouverture du kyste.

La sortie des matières pourrait encore être favorisée par des lavages à grande eau ou par aspiration, comme M. Robert l'a fait avec succès (obs. CCXCIV).

La seconde condition serait de substituer un liquide antiseptique aux matières putrescibles contenues dans le kyste. Dans ce but, Récamier maintenait sa cavité remplie par un liquide émollient d'abord, puis détersif, enfin tonique et légèrement stimulant. La décoction d'orge, de guimauve, l'eau tiède, la décoction de quinquina (obs. CCLXXIX, CCLXXX, CCLXXXI, CCXCIV), le vin, l'eau alcoolisée (obs. CCXXVI, CCLXXXII), l'eau chlorurée (obs. CCLXXXIII, CCLXXXIX) ont été employés dans plusieurs cas. La bile a été employée de même (obs. CCXCVIII) et si ses propriétés antiseptiques se confirment, elle offrira sans doute le moyen le plus précieux dans le traitement des kystes athéromateux.

Quant aux injections iodées, si l'on ne peut leur contester une action curative, on peut leur contester une action antiseptique. Nous avons vu dans plusieurs observations, que les matières contenues dans le kyste avaient une odeur infecte, malgré les injections iodées (obs. CCLXXXIII, CCXCI).

L'injection d'une solution de perchlorure de fer paraît avoir été utile dans un cas d'hémorrhagie *interne du kyste?* (obs. CCXCV).

Article V. — *Indications des méthodes et des procédés chirurgicaux.* — On croyait, naguère encore, que l'ouverture d'un kyste hydatique situé dans un organe interne, et particulièrement dans le foie, amène toujours la mort du malade; aujourd'hui que cette opinion n'est plus admissible, quelques médecins se demandent si, en présence d'une tumeur hydatique qui n'occasionne aucun phénomène grave, aucune gêne à l'individu qui la porte, il n'est pas préférable d'abandonner le mal à lui-même, plutôt que d'entreprendre, pour le guérir, une opération grave et qui peut devenir mortelle. On dit, en faveur de l'expectation, que le malade vivra peut-être avec sa tumeur dix, quinze et vingt ans, et que le terme naturel de son existence pourra arriver avant que la tumeur n'ait eu aucun effet fâcheux. Il est vrai qu'on risque, par une opération, d'abréger les jours du malade; mais on ne doit point compter sur dix, quinze ou vingt ans d'existence pour les individus chez lesquels une tumeur hydatique interne est reconnaissable. Cette longue durée de la maladie est exceptionnelle. Si l'on prend la moyenne de la vie dans les cas de ces tumeurs devenues apparentes et dont le diagnostic est possible, c'est de quinze mois à quatre ans, au plus, qu'il faudra fixer les limites de l'existence du malade; d'un autre côté, il est facile de reconnaître que plus une tumeur de cette nature est ancienne, plus le succès du traitement devient incertain et que le danger de l'opération est incomparablement plus grand, lorsque les parois du kyste ont perdu leur élasticité et sont devenues cartilagineuses ou osseuses, lorsque sa cavité s'est remplie d'une substance athéromateuse, enfin lorsque les organes comprimés sont devenus impropres à remplir leurs fonctions. En outre, l'individu qui porte une tumeur hydatique dans le thorax ou dans l'abdomen est exposé au danger de la rupture de cette tumeur, soit par un effort, soit par quelque violence extérieure, soit par les progrès mêmes du mal, au danger, toujours imminent, de l'inflammation grave d'un organe important, ou d'une grande cavité séreuse. Nous croyons donc que, si l'opération est praticable, il faut opérer les tumeurs hydatiques dès qu'on a pu les reconnaître; toutefois, lorsque la tumeur a cessé depuis longtemps de s'accroître, ou lorsque son volume paraîtra diminuer spontanément, il ne faudra pas se hâter de pratiquer une opération qui pourrait entraver sa guérison spontanée.

L'état de la tumeur, sa situation et ses rapports, l'état des organes voisins dirigeront le médecin dans le choix de la méthode ou du procédé opératoire :

1° Lorsque le kyste contient un liquide limpide, que ses parois sont minces, souples et élastiques, la ponction simple évacuera complétement le liquide, si l'hydatide est unique, et la guérison pourra être ainsi obtenue. Les ponctions successives, lorsque la tumeur est très volumineuse, seraient également indiquées. Si les hydatides sont multiples, la ponction simple serait probablement insuffisante; alors l'injection d'alcool, de teinture d'iode, en déterminant la mort des vésicules, déterminera peut être aussi la guérison.

On pourra présumer que l'hydatide est solitaire d'après la quantité relative du liquide évacué.

2° Si la tumeur renferme une matière épaisse, athéromateuse, de nombreux restes d'hydatides, si les parois sont dures, cartilagineuses ou osseuses, il sera indiqué de fournir aux matières une issue large et facile ; alors la ponction avec un trocart volumineux, l'incision ou la cautérisation par le caustique de Vienne devront être préférablement employés.

L'aspiration à l'aide d'une seringue, les lavages à grande eau, les injections iodées ou mieux sans doute celle de bile devront constituer les soins consécutifs.

On pourra présumer qu'un kyste hydatique a subi des transformations et que son contenu est devenu athéromateux d'après l'âge de la tumeur, peut-être aussi d'après celui du malade, la transformation crétacée paraissant plus fréquente chez les vieillards ; la ponction exploratrice, dans les cas douteux, donnerait des indications précises.

3° Les hydatides de la face, du cou, des parois du tronc et des membres devront être ouvertes par l'incision : « Notre expérience nous a appris, dit Dupuytren, que dans ceux de ces kystes qui attaquent les parties externes du corps, l'incision a ordinairement des résultats heureux (1). » Nous avons vu, en effet, dans ces conditions seize guérisons sur dix-huit cas.

Il importe d'ouvrir promptement les kystes situés à la région antérieure du cou; en effet, nous avons rapporté deux cas de kystes hydatiques en rapport avec le corps thyroïde qui se sont ouverts dans la trachée-artère (obs. CCXI, CCXII). L'incision d'un kyste hydatique en rapport avec le corps thyroïde, a été faite avec succès par M. Jobert.

Lorsqu'une tumeur hydatique développée primitivement dans un organe interne se porte à l'extérieur et que la saillie, l'empâtement, la sensibilité, la rougeur des téguments font juger que le kyste a contracté des adhérences avec les parois de la grande cavité qui le renferme, l'incision est encore indiquée.

4° L'opération des kystes hydatiques intra-thoraciques a été trop rarement pratiquée pour qu'on puisse juger, d'après les faits, de la meilleure méthode de traitement. Ceux qui ont été rapportés dans cet ouvrage nous ont montré que des adhérences réunissent ordinairement

(1) Dupuytren, *ouvr. cit.*, t. III, p. 381.

les feuillets de la plèvre en rapport avec la tumeur, et qu'un épanchement dans la cavité séreuse serait rarement à craindre. Nous connaissons cinq cas d'hydatides intra-thoraciques opérés ; trois ont été rapportés déjà, voici les deux autres :

Obs. CCXCIX (docteur Brugnon). — *Thoracentèse. Guérison.*

Il s'agit d'un homme chez lequel existaient des signes d'un épanchement considérable dans la plèvre gauche ; il y *sentait des ondulations* au moindre mouvement ; la succussion de la poitrine ne donnait aucun signe ; au-dessous des fausses côtes on sentait une tumeur fluctuante à la circonférence et dure au centre ; la dyspnée était extrême. Une aiguille à séton fut introduite entre la cinquième et la sixième côte ; elle fut remplacée par une sonde de gomme élastique ; il s'écoula d'abord sept livres de sérosité ; l'écoulement continua pendant plusieurs jours ; enfin il sortit aussi de *petites hydatides globuleuses.* Quinze jours après l'opération, le malade fut assez bien pour entreprendre une excursion de plusieurs milles (1).

Obs. CCC (Caron et Soubeiran). — *Hydatide intra-thoracique et du foie. Mort.*

Il s'agit d'un homme de trente-six ans, qui entra, le 18 octobre 1852, à l'hôpital Sainte-Marguerite, dans le service de M. Barthez. Il avait eu, au mois de janvier 1848, un vomissement de sang abondant, à la suite duquel il lui était resté une douleur dans la poitrine. Deux ans après, il lui survint une oppression qui augmenta graduellement.

A son entrée à l'hôpital, cet homme offrait les symptômes d'un épanchement considérable dans le côté droit du thorax. — Le 25 octobre, on pratiqua la thoracentèse. La poitrine perforée au lieu d'élection laisse écouler à travers la canule 2 à 3 onces d'une sérosité limpide. Il s'ensuit un accès violent d'étouffement ; la quantité du liquide, à la percussion, ne paraît pas diminuée. — Le 28, on constate que le côté droit du tronc, de la face, et le membre supérieur droit sont œdémateux. La face est violette et les veines du cou sont distendues à droite et à gauche. Ces phénomènes se prononcent davantage le lendemain, ainsi que les autres symptômes graves ; la mort arrive le 30.

Autopsie. — Le côté droit de la poitrine contient environ trois litres de liquide, dont une partie est extraite d'abord par une ponction et dont le reste s'écoule à l'ouverture de la poitrine. Au niveau du lobe supérieur du poumon, existe un épanchement dans la plèvre ; au-dessous de cet épanchement se trouve un kyste à parois fibreuses et résistantes, épais de 2 à 4 millimètres et renfermant une hydatide affaissée du volume de la tête d'un enfant

(1) *Giornale per servire ai progressi della patologia e della terapeutica*, 1838, t. IX, fasc. XXV, cité par Valleix, *Archiv. de méd.*, 3e série, t. V, p. 80, 1839.

de dix ans (1). Le poumon droit, complétement revenu sur lui-même, est refoulé contre la colonne vertébrale. Le diaphragme est intimement adhérent au kyste et à la face supérieure du foie ; un second kyste du volume d'un petit œuf est situé dans cet organe ; il est séparé du grand kyste par une sorte de membrane rougeâtre qui, examinée au microscope par M. Laboulbène, parut constituée par des fibres musculaires striées, d'où il résulte que le grand kyste s'était développé dans la cavité du thorax (2).

Sur les cinq cas d'hydatides intra-thoraciques, deux ont été ouverts par le bistouri (obs. XXXIV, XXXV); deux opérées par la ponction; un par la ponction avec injection iodée (obs. XLI). L'incision, la ponction simple et l'injection iodée ont donné chacune une guérison.

5° C'est aux kystes hydatiques de la cavité abdominale et spécialement à ceux du foie que se rapporte surtout ce que nous avons dit des diverses méthodes et des divers procédés de traitement ; le danger d'un épanchement dans le péritoine en est toute la difficulté. La ponction ou l'incision simple pourrait être pratiquée sur ces kystes, s'ils étaient réunis aux parois abdominales par des adhérences; dans le cas contraire, c'est à la ponction avec séjour de la canule ou à la méthode de Récamier qu'il faudrait avoir recours.

Mais comment reconnaître qu'il existe des adhérences entre les kystes et les parois abdominales, si les signes dont nous avons parlé (voy. p. 613, § 3), c'est-à-dire la tuméfaction, la rougeur, etc., n'existent pas? deux moyens de s'éclairer à ce sujet ont été donnés par les auteurs :

a. — Le malade étant couché sur le côté gauche, on trace avec de l'encre une ligne qui suit le bord inférieur du foie ou de la tumeur ; alors, faisant varier de diverses manières la position du malade, lui faisant exécuter de grands efforts de respiration, on remarquera, s'il n'y a pas d'adhérence, des variations dans la situation relative de la ligne tracée sur les téguments avec celle du rebord du foie ou de la tumeur (3).

(1) L'existence d'un kyste indique suffisamment que l'hydatide ne s'est pas développée dans la cavité de la plèvre même et que le titre *Observation de kystes hydatiques de la plèvre droite et du foie*, donné par les auteurs à leur observation, n'est pas exact.

(2) Ed. Caron et J.-L. Soubeiran, *Comptes rendus Soc. biologie*, t. IV, p. 171, 1852 et *Gaz. méd. de Paris*, 1853, n° 5, p. 72.

(3) G. Budd, *ouvr. cit.*, p. 453.

b. — Le malade étant couché sur le côté opposé au siége de la tumeur, si celle-ci ne s'éloigne pas du point où elle est le plus saillante et où elle semble adhérer, si la fluctuation y reste aussi sensible, des adhérences existent entre le kyste et la paroi abdominale (1).

Ces procédés de diagnostic donnés l'un par M. Budd, l'autre par M. Boinet, sont sans doute très rationnels, mais l'expérience seule peut décider de leur valeur.

6° Pour les hydatides du système osseux, il ne suffit pas ordinairement de pratiquer l'ouverture de la poche qui les renferme; la désorganisation de l'os, les désordres des parties voisines, l'impossibilité du rapprochement des parois du kyste nécessitent quelquefois la résection ou l'amputation. Lorsque le siége des hydatides est dans un os plat, l'extirpation totale de la tumeur est de même quelquefois nécessaire, car les hydatides des os ne sont pas toujours réunies dans un kyste unique; souvent elles occupent des loges séparées et disséminées, comme l'autopsie l'a fait voir dans un cas observé par M. Guesnard (obs. CCLIII) et comme on peut le conclure des difficultés que l'opérateur a éprouvées dans plusieurs des observations rapportées ci-dessus (obs. CCL, CCLI).

7° La compression que les hydatides exercent sur les organes voisins, ou l'invasion de ces vers vésiculaires dans ces organes, peuvent mettre obstacle à l'accomplissement des fonctions ou déterminer des accidents graves auxquels il importe de remédier promptement. L'obstacle que la tumeur apporte au cours des urines, des matières intestinales, à l'accouchement pourra être levé promptement par l'évacuation du contenu du kyste; deux fois l'accouchement a été rendu possible par la ponction et l'incision du kyste, tandis que la ponction de la vessie a été pratiquée vainement dans plusieurs cas de rétention d'urine causée par une tumeur hydatique (obs. CLIV, CLVI, CLVII). L'opération eût été suivie d'un meilleur succès, si elle se fût adressée à la cause de la rétention.

8° L'introduction dans la trachée des hydatides d'une tumeur du cou nécessiterait l'incision immédiate de cette tumeur; celles qui auraient pénétré dans la vessie pourraient être extraites par un instrument lithotriteur.

9° Quant aux kystes ouverts dans les bronches ou dans l'intestin,

(1) Boinet, *mém. cit.*, p. 5.

il sera préférable, dans la plupart des cas, sans doute, de les abandonner à eux-mêmes ; en effet, ces tumeurs hydatiques guérissent dans une proportion plus considérable que celles qui ont été opérées.

10° Lorsque le kyste s'est ouvert dans le péritoine, le malade paraît voué à une mort certaine, car aucun chirurgien, sans doute, ne sera disposé à renouveler l'épreuve de Roux et à ouvrir le péritoine pour en extraire les hydatides qui s'y seraient répandues (voy. obs. CVII). La tumeur qui s'ouvrirait dans la plèvre offrirait plus de ressources, si l'on en juge d'après un fait semblable observé par M. Monneret (obs. LXVIII).

SUBDIVISION II.

HYDATIDES CHEZ LES ANIMAUX.

(Hydatide et Échinocoque, *Synopsis*, n° 7.)

Les animaux chez lesquels des hydatides ont été rencontrées sont : le singe, le bœuf, le mouton, l'antilope, le chamois, le chevreuil, la girafe, le cheval, le chameau et le dromadaire, le porc, le kanguroo.

Les hydatides des animaux ont une constitution semblable à celle des hydatides de l'homme; plus souvent elles sont solitaires dans leur kyste. Cet isolement s'observe ordinairement chez les hydatides des ruminants, mais non constamment comme on le croit; Bremser rapporte qu'en incisant un kyste du foie d'un bœuf, il en sortit une quantité considérable de vésicules de différentes grosseurs, les plus petites moins grosses qu'un pois, et les plus fortes de la grosseur d'une noix ; celles-ci en contenaient d'autres plus petites, dans lesquelles existaient des échinocoques (1). Les hydatides, en apparence solitaires, des ruminants sont souvent accompagnées d'autres hydatides très petites, qui se forment par bourgeonnement de la surface externe de la vésicule primitive ; c'est à ces hydatides que Kuhn a donné le nom d'*exogènes*. D'après cet observateur, les vésicules exogènes restent ordinairement petites : « Il m'est cependant arrivé quelquefois, dit-il, de rencontrer dans le foie du bœuf des acéphalocystes *exogènes* où les individus secondaires et

(1) Bremser, *ouvr. cit.*, p. 109.

même tertiaires étaient parvenus au même volume que les individus primaires..... chaque jeune individu avait entraîné une portion du kyste primitif, et ces portions de kyste s'étaient si bien moulées sur les jeunes acéphalocystes qu'on aurait pu croire à l'existence d'autant de kystes particuliers et distincts, mais, en les ouvrant, je n'ai pas tardé à m'apercevoir qu'il n'y avait qu'une seule cavité divisée en plusieurs compartiments (1). »

Les hydatides des ruminants sont donc quelquefois endogènes comme celles de l'homme ; mais ordinairement elles sont exogènes et leurs rejetons n'acquièrent point un grand volume.

Chez le cheval et chez le porc ces vers vésiculaires sont endogènes et multiples dans une poche commune comme chez l'homme (2).

Les hydatides des animaux subissent très fréquemment la transformation athéromateuse ; c'est surtout chez celles des ruminants

(1) Kuhn, *mém. cit.*, p. 13, fig. 2, 6, 8.

(2) Chez le singe, le cheval, le chameau et le *dromadaire?* le porc, le kanguroo, les hydatides sont endogènes et semblables à celles de l'homme ; telles étaient :

1° Les hydatides observées dans le *Simia cynomolgus*, par Blumenbach (*Handbuch der Naturgesch.*, éd. 8, p. 431, n° 4, cité par Rudolphi), dans le *Simia inuus*, par Gervais (*Annales d'anatomie et de physiologie*, t. II, 1838).

2° Le chameau (*Camelus bactrianus* L.), par Bremser (*ouvr. cit.*, p. 303).

3° Le cheval, par Goubaux. Le kyste contenait un nombre considérable d'hydatides ; il était situé entre la paroi du thorax et les attaches du diaphragme (*inédit*).

4° Chez le porc, par Dupuy. Cet auteur rapporte l'observation d'une truie de deux ans qui était paraplégique ; on trouva des kystes hydatiques dans plusieurs muscles des lombes, du dos et de la cuisse, dans les poumons, le foie et les reins ; les uns ne renfermaient qu'une hydatide, les autres en contenaient plusieurs (*Journ. de méd. de Sédillot*, t. XCII, p. 63, 1825). —Rudolphi dit que Chabert, que lui-même et Lüders ont observé des hydatides dans le foie du porc et qu'Abildgaard en a vu dans le péricarde ; il ne dit pas si les vésicules étaient solitaires ou multiples dans leur kyste (*Ent. hist. cit.*, t. II, part. II, p. 252). — Girard a vu un foie de porc qui pesait 110 livres, et qui contenait des hydatides grosses comme les deux poings (Hurtrel d'Arboval, *Dict. cit.*, art. HYDATIDE, p. 132).—Cartwright rapporte un fait semblable : il s'agit d'une truie qui avait été vendue comme *pleine* ; une tumeur énorme occupait les trois quarts de la cavité abdominale et se portait très haut dans le thorax ; elle était formée par le foie qui ne pesait pas moins de 50 livres, et qui contenait un amas d'hydatides tellement nombreuses que le parenchyme de l'organe était atrophié (*The Veterinarian*, juillet 1849 et *Rec. de méd. vétér.*, 1850, p. 279).—Pour les hydatides observées chez le porc, voyez encore Gluge (*Journ. l'Institut*, 1838 ; et *Ann. sc. nat.*) ; Rayer (*ouvr. cit.*, t. III, p. 550 et atlas pl. XXX, fig. 8 et 9) ; R. Owen (*The Cyclopædia of anat.*, etc., 1839, t. II, p. 118).

5° Je possède des hydatides provenant d'un kanguroo qui a été disséqué dans le laboratoire de M. Rayer ; les vésicules existaient en nombre considérable dans un kyste commun.

que l'on a étudié cette transformation qui a été confondue avec la tuberculisation (voy. ci-dessus, p. 368-370).

Chez les ruminants plus fréquemment que chez l'homme, les kystes hydatiques envahissent plusieurs organes à la fois, et plusieurs points dans le même organe. Souvent leur nombre est très considérable ; ils occupent principalement le foie et les poumons. Dans le premier de ces organes les parois du kyste acquièrent une épaisseur plus grande que dans le second. Le parenchyme interposé aux kystes reste quelquefois parfaitement sain, dans d'autres cas il se condense et devient fibreux (1).

Les tumeurs hydatiques du poumon, chez les ruminants, s'ouvrent fréquemment dans les bronches, et leur contenu est évacué par cette voie ; alors la surface interne de la poche prend l'apparence d'une membrane muqueuse et sa cavité offre les caractères d'une caverne pulmonaire (2).

Les tumeurs hydatiques sont aussi très communes dans les reins chez les ruminants, et surtout chez le mouton. La surface interne du kyste est ordinairement parcourue par des rides saillantes ou des brides qui donnent à l'intérieur de la poche un aspect multiloculaire ; l'hydatide solitaire se moule exactement sur les anfractuosités. La paroi du kyste s'encroûte fréquemment d'une matière crétacée, blanchâtre, qui est déposée en grains ou en petites masses à sa surface, ou qui l'infiltre quelquefois entièrement ; dans quelques cas elle paraît ossifiée dans une étendue variable. Les hydatides sont flétries, ratatinées et refoulées par la matière athéromateuse. Le kyste s'ouvre quelquefois à la surface du rein par une ou plusieurs ouvertures fort étroites ; très rarement il s'ouvre dans le bassinet (3).

On connaît chez le bœuf un cas d'hydatides développées dans un os (l'os iliaque). La pièce pathologique se trouve dans le musée de Hunter à Londres, sous le n° 521 (4).

Le mouton, quoiqu'il ait de nombreux kystes hydatiques dans le foie et les poumons, conserve souvent toutes les apparences de la santé. La tumeur hydatique ne cause point généralement de graves désordres dans ses organes, probablement parce qu'elle n'atteint pas

(1) Cruveilhier, art. ACÉPHALOCYSTES, p. 248.

(2) Cruveilhier, art. ACÉPHALOCYSTES, p. 252.

(3) Rayer, *ouvr. cit.*, t. III, p. 549 et atlas, pl. XXIX, fig. 3, pl. XXX, fig. 1-7.

(4) J.-E. Dezeimeris, *mém. cit.*, p. 531.

un grand volume et parce qu'elle s'atrophie et se résorbe avant d'avoir eu une longue durée. Il en est de même, sans doute, chez le bœuf. L'affection hydatique du poumon de cet animal a été confondue avec la phthisie tuberculeuse par quelques auteurs, et désignée sous le nom de *pommelière*, ou sous celui de *phthisie vermineuse.*

Chez le bœuf et le mouton l'humidité des pâturages paraît favoriser la production des hydatides. On a remarqué qu'elles sont plus communes pendant les années pluvieuses et dans des prairies marécageuses ; dans certaines prairies la maladie existe à l'état d'enzootie et tous les moutons qui y paissent en sont plus ou moins atteints.

Lorsque la cachexie aqueuse règne par épizooties, on observe quelquefois en même temps des vers vésiculaires en grand nombre : c'est ce qui arriva dans celle qu'observa Willius dans la Seeland, en 1674; presque tous les bœufs avaient un grand nombre d'hydatides; il y en avait dans le foie, dit Willius, qui en contenaient d'autres plus petites (1).

L'affection hydatique des ruminants a été peu étudiée; des connaissances plus exactes sur cette maladie fourniraient, sans doute, à la pathologie de l'homme des renseignements utiles.

DEUXIÈME DIVISION.

LÉSIONS PATHOLOGIQUES OCCASIONNÉES PAR LES CYSTICERQUES.

Le cysticerque ladrique est le seul dont nous nous occuperons ici; comme les hydatides, il est ordinairement renfermé dans un kyste formé par du tissu cellulaire plus ou moins condensé, suivant l'organe qui le contient; il y est ordinairement solitaire.

Le kyste (*hydatis externa*, Rud.) peut subir des déformations, acquérir plus de consistance et d'épaisseur par suite de sa durée; le ver vésiculaire lui-même éprouve avec le temps des transformations ou des altérations diverses; il finit probablement par se détruire, tandis que son kyste vide et plus ou moins dénaturé persiste. Laennec ayant observé des vésicules dans le foie d'un sujet qui avait des cysticerques dans plusieurs organes, regarda ces vésicules comme

(1) J.-V. Willius, *mém. cit.*

des kystes de cysticerque (1). Les faits analogues observés chez les hydatides et chez certains vers nématoïdes qui laissent leur kyste après eux, les altérations profondes que nous avons signalées dans quelques cysticerques vieillis (voy. *Synopsis*, n° 9), donnent à cette manière de voir toute apparence de vérité.

Le cysticerque ladrique se rencontre le plus souvent dans le tissu cellulaire intermusculaire du tronc et des membres, du cœur et des intestins, dans le cerveau, dans ses membranes, dans le poumon, l'œil, etc. ; il se trouve aussi quelquefois dans une cavité séreuse, et alors il peut n'être pas renfermé dans un kyste. Florman a vu dans le ventricule droit du cerveau d'un porc des cysticerques libres (2).

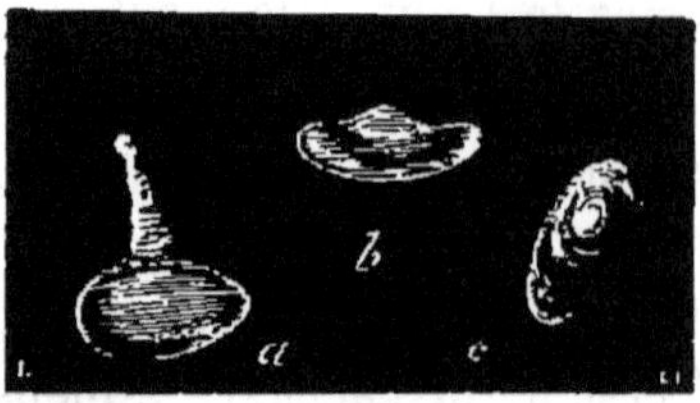

FIG. 21. — *Cysticerque ladrique.* — Grandeur naturelle. — *a*, corps et tête sortis de la vésicule caudale ; *b*, *c*, corps et tête invaginés.

Ces vers existent quelquefois en nombre prodigieux ; ils déterminent, dans ce cas, un état pathologique grave. Toutefois, à moins qu'ils ne soient développés dans les centres nerveux, dans l'œil, ou dans le larynx, ils ne donnent point lieu à des phénomènes pathologiques particuliers. Hors les cas ou leur présence peut être constatée par l'inspection directe (sous la langue ou dans l'œil), on ne connaît aucun signe pathognomonique de leur existence dans telle ou telle partie du corps.

Les causes qui déterminent ou même celles qui favorisent le développement du cysticerque ladrique nous sont encore inconnues. Les travaux modernes qui ont jeté quelque jour sur la propagation d'un certain nombre de vers intestinaux, ne peuvent encore conduire qu'à des présomptions, quant à celles des vers dont nous nous occupons.

Les animaux chez lesquels on a constaté l'existence du cysticerque ladrique sont : le singe, le chien, l'ours, le porc, le rat, le chevreuil, enfin l'homme même.

(1) Laennec, *mém. cit.*, obs. I, p. 127.
(2) A.-H. Florman *Kongl, vet. ac. Handlingar för*, 1815, 8, p. 132-36. Stockholm cité par Rudolphi. *Synopsis*, p. 620.

PREMIÈRE SECTION.

CYSTICERQUE CHEZ LE PORC. — LADRERIE.

(Cysticerque ladrique, *Synopsis*, n° 6.)

LADRERIE. — NOMS VULGAIRES : — *Latin, morbus glandulosus.*

France, — lazardrerie, mal de Saint-Lazare, nosélerie, mezélerie, lèpre, malmort, glandine, pourriture.

Hollande, — gortigheid. — *Allemagne*, — finnen.

Italie, — ledreria, lebbra, elefantiasi.

De tous les animaux, le porc est le plus exposé à l'envahissement des cysticerques et à leur multiplication excessive qui produit chez lui la maladie connue sous le nom de *ladrerie*. Le sanglier, quoiqu'il ne diffère pas spécifiquement du porc, est bien moins exposé que ce dernier à l'invasion des vers vésiculaires. On a rarement rencontré le cysticerque ladrique chez cet animal sauvage, et l'on n'a point signalé chez lui l'envahissement excessif qui constitue la ladrerie (1).

Les anciens ont observé la ladrerie : Aristote en donne les principaux phénomènes, et parle des vésicules (χάλαζα, *grando*) qui existent dans diverses parties chez les cochons atteints de cette maladie, vésicules dont il ignore la nature (2).

Malpighi, le premier, reconnut que ces vésicules contiennent un

(1) Doebelius paraît avoir le premier fait la remarque que le sanglier n'est pas sujet à la ladrerie (in *Pratica venatoria*, édit. 3, *Lips.*, p. 24, 1783, cité par Rud., *Syn.*, p. 547). L'opinion que cet animal est exempt de ladrerie a été ensuite généralement reçue; mais Niemann a observé des cysticerques chez le sanglier (*Hanbuch der staatsarzneywissenschaft*, th. II, Leipz. 1813, 8, p. 366, cité par Rud. même art.) ; Dupuy en a trouvé chez deux marcassins (Hurtrel Darboval, *Dict. méd. vét.*, t. III, art. LADRERIE, p. 483. Paris, 1838).—Néanmoins, il est certain que si le sanglier n'est pas exempt du cysticerque ladrique, il est très rarement atteint de la ladrerie.

(2) La première notion de la ladrerie chez les Grecs remonte à Aristophane; ensuite Aristote et Oribase (voy. *infrà*, p. 624, note), ont donné sur cette maladie des détails précis : *Grandinosi sucs sunt*, dit Aristote, *quibus caro humida tùm in cruribus, tùm in collo atque etiam armis. Quibus in locis, plurima quoque grando est. Ac sanè paucæ si sint, dulcior caro ; sin multæ, humida valde, atque insipida est. Grandinis indicia sumuntur ex linguæ parte inferiore, ubi gran dines sunt. tum ex jubâ setas si quis vellat, apparent subcruentæ. Propterea qui sic sunt affecti, posterioribus pedibus nequeunt quiescere. Tantisper carent grandine dum lac sugunt dumtaxat. Tolluntur grandines tipha* (petit épeautre). (*Op. cit.*, lib. VIII, § 245, p. 963.)

Les savants traducteurs d'Oribase, MM. Daremberg et Bussemaker, ont relevé

ver (1), Hartman et Otto Fabricius firent des observations semblables (2); toutefois c'est aux travaux de Goeze que l'on doit la connaissance exacte de la nature de la ladrerie (3). Ignorant les observations, très incomplètes, il est vrai, de Malpighi, de Hártmann et de Fabricius, le célèbre helminthologiste crut avoir observé le premier le ver vésiculaire du porc ladre; il le décrivit avec beaucoup de précision et d'exactitude.

Le cysticerque chez le porc ladre envahit presque tous les organes; le tissu cellulaire interposé entre les diverses parties, surtout le tissu intermusculaire, en est particulièrement rempli. Rudolphi a vu de ces vers vésiculaires dans les trabécules du cœur, dans l'épaisseur des valvules semi-lunaires, dans l'œsophage, la langue, les muscles des yeux, autour du nerf optique; en outre il en a vu en grand nombre entre les circonvolutions du cerveau, sous la dure-mère, sous la pie-mère, dans la substance corticale (4). M. Andral, chez deux cochons ladres, a trouvé des cysticerques dans les divers replis du péritoine, dans le foie, dans les poumons, dans le cœur, etc. (5). Wepfer dit avoir trouvé, dans toutes les parties du cœur d'un porc, un grand nombre de vésicules (grandines) qui contenaient un corps vermiforme; ces vésicules étaient évidemment des cysticerques (6).

tout ce que l'antiquité nous a donné sur la ladrerie : « On voit dans Aristophane (*Ep.* 375-381), disent ces auteurs, que les cuisiniers ouvraient la bouche des porcs avec un levier pour voir s'ils avaient des grêlons sous la langue (voy. aussi le *Scholiaste*, lequel a été transcrit par Suidas *sub voce* χαλαζᾷ). C'est là à peu près tout ce que l'antiquité nous a légué sur la ladrerie des cochons; Columelle, qui consacre un chapitre spécial (VII, 10) aux maladies des cochons, ne dit pas un seul mot de cette maladie-là. Pline (VIII, 77. *al.* 51) et Didymus (*Geop.* XIX, 7, 2) en parlent très passagèrement, comme il résulte de la comparaison de ces auteurs avec Aristote, mais sans le nommer. En outre, Arétée (*Sign. diut.*, II, 13) et Archigène (*Ap. Aet.*, XIII, 120), comparent les gens affectés d'éléphantiasis aux cochons ladres (*Ætius Tetrab.* IV, serm. I, cap, CXX, p. 664. D., *edit. suprà cit.*), et Androsthène (ap. *Athen.*, III. p. 93, c) compare les perles aux grêlons de ces animaux. » (*Œuvres* d'Oribase, traduites en français, Paris 1851, t. I, p. 617, note du livre IV, chap. 2.)

(1) Malpighi *opera posthuma. London*, 1797, p. 84.

(2) Ph. Jac. Hartmann, in *Ephem. nat. cur.*, *dec.* 2, ann. VII, p. 58, 59. — Otto Fabricius, *Tintcormen* (*vesicaria lobata*) in *danske vidensk. selsk. skrivt. nye saml.* 2, *decl*, p. 287-295, cité par Rudolphi. Bibl. n° 400.

(3) J. A. Goeze, *Neueste Entdeckung dass die Finnen, im Schweinefleisch keine Drüsenkrankheit, sondern wahre Blasenwürmer sind*, etc. *Nebst I Kupfert. Halle* 1784, 40, pages 8 (Rudolphi. Bibl. 401).

(4) Rudolphi, *Entoz.*, *hist. cit.*, t. II, pars. II, p. 230.

(5) Andral, *Anat. path.*, *cit.*, t. I, p. 518.

(6) Joh. Jacob. Wepfer, *Ephem. nat. cur. dec. II*, ann. X, p. 314.

Dupuy en a vu un très grand nombre dans les parois du cœur d'un jeune porc; plusieurs de ces cysticerques n'étaient séparés du sang que par la mince membrane séreuse des cavités (1). Le nombre de ces vers est quelquefois véritablement prodigieux ; tous les muscles en sont comme farcis, et les kystes sont rapprochés au point de se toucher.

La présence des cysticerques détériore la chair du porc, laquelle est molle et fade, désagréable sous la dent par les concrétions calcaires qui s'y rencontrent; elle se corrompt facilement et prend mal le sel; enfin elle se réduit considérablement par la cuisson. Quoiqu'elle ne paraisse pas malsaine, la chair du porc ladre constitue une mauvaise substance alimentaire qui, souvent, doit être complétement rejetée (2).

Les phénomènes de la ladrerie varient suivant le nombre des cysticerques dont l'animal est affecté : au début de la maladie ou lorsque les vers ne sont pas extrêmement nombreux, le cochon est plus stupide, il est faible et languissant, cependant les fonctions ne sont pas troublées, l'appétit est conservé, quelquefois même il est augmenté. Lorsque les cysticerques sont très nombreux, le porc devient triste, indifférent, insensible aux coups (3), il marche avec lenteur et non-

(1) Dupuy, *mém.*, *infrà cit.*, p. 66.

(2) Oribase parle de la viande du porc ladre : « On doit admettre, dit-il, que les grêlons (*ladrerie*) qu'on trouve dans les chairs et qui se forment chez les porcs, rendent, s'ils sont en petit nombre, la viande plus agréable, mais que, s'ils sont plus nombreux, ils la rendent plutôt humide et désagréable. Il faut donc tâcher d'éviter de se servir de viandes pareilles ; si on est obligé parfois de les employer, il faut y ajouter un peu de cire, ou, lorsqu'on les fait rôtir, graisser la broche de cire. On reconnaîtra chez l'animal vivant s'il y a des grêlons, en inspectant le voisinage de la langue, car c'est là que ce révèle la maladie, ainsi qu'aux pieds de derrière, parce qu'ils sont toujours en mouvement. » (*trad. franç. cit.*, t. I, p. 271.)

(3) Grève rapporte qu'il a observé sur un grand nombre de porcs ladres un phénomène singulier ; c'est une exagération très prononcée de la sensibilité du groin ; lorsque ces animaux fouillent la terre, quoique celle-ci soit molle et sans corps durs ou pointus, souvent ils s'arrêtent tout à coup en poussant un cri de douleur ; lorsqu'ils sont très ladres, ils cessent tout à fait de fouiller. Lorsqu'ils mangent du grain répandu sur un sol dur, ils ne frottent point leur groin pour le prendre comme font les cochons sains, mais ils relèvent les narines et la lèvre supérieure, sortent la langue et le saisissent en léchant. Le groin des cochons très ladres est plus ou moins enflé, mou et flasque au toucher. D'après la sensibilité exagérée de cette partie on peut, dit Grève, diagnostiquer la ladrerie : le porc sain qu'on frappe légèrement sur le nez avec une baguette ne s'en aperçoit guère et ne fait point entendre de grognements, tandis que celui qui est ladre fait entendre un cri douloureux au moindre attouchement (*ouvr. cit.*, chap. XVII, art. CYSTICERCUS FINNA).

chalance; dans un troupeau il reste parmi les derniers. Les yeux sont ternes; la membrane buccale est blafarde, quelquefois parsemée de taches violettes non saillantes; le pouls est petit et inégal, la respiration ralentie, l'air expiré, fade; les soies peu adhérentes se détachent facilement et viennent quelquefois avec un peu de sang, la peau paraît plus épaisse et plus consistante, l'animal perd enfin complétement les forces; il devient mal assuré sur les membres postérieurs qui se paralysent; le tissu cellulaire se soulève par places; des tumeurs surviennent aux ars et à l'abdomen; les extrémités s'infiltrent de sérosité, et la mort vient terminer la maladie.

L'invasion des cysticerques dans les organes de la poitrine ou du ventre ne donne point lieu à des phénomènes particuliers; il n'en est pas de même dans le cerveau ou dans l'œil (voy. vers du cerveau; vers de l'œil). Lorsqu'il en existe dans le larynx, la trachée ou même en arrière de la langue, le cochon prend une voix enrouée.

Les cysticerques qui se développent à la base de la langue, peuvent être reconnus par l'examen de cette partie; c'est en constatant l'existence de ces entozoaires dans cette région que les experts, dans les foires et les marchés, prononcent sur le fait de la ladrerie. Cette pratique, au dire d'Aristophane et d'Aristote (1), était usitée de leur temps; en France, autrefois, les experts chargés de constater la ladrerie en avaient pris leur nom (*langueyeurs*); mais la présence sous la langue de vésicules de cysticerque, à laquelle l'on s'attache exclusivement pour reconnaître la ladrerie, est un signe incertain et souvent insuffisant (2); l'enflure des ganaches qui a été donnée comme un symptôme de quelque valeur serait un signe encore plus incertain d'après Hurtrel d'Arboval (3).

La ladrerie est lente et obscure dans sa marche; elle reste quelquefois longtemps stationnaire, et peut durer deux ans et même davantage; elle est toujours mortelle.

On ignore quelles sont les conditions qui déterminent la ladrerie;

(1) Voy. p. 622, note.

(2) Grève dit qu'il a quelquefois trouvé des cysticerques sous la membrane muqueuse de la langue chez des porcs, qui n'en avaient pas dans d'autres parties du corps, et qu'il n'en a pas trouvé là chez des individus qui en avaient, au contraire, un très grand nombre dans d'autres parties; néanmoins il est assez ordinaire d'en trouver sous la langue chez les porcs ladres. Il ajoute que les marchands allemands extirpent avec habileté les cysticerques de la langue, de telle sorte qu'il n'en reste aucune trace (*ouvr. cit.*).

(3) Hurtrel d'Arboval, *ouvr. cit.*, t. III, p. 480, art. LADRERIE.

aucun fait ne prouve que cette maladie soit contagieuse, et sa transmission par hérédité n'est pas mieux établie. Si l'on a vu, comme on le dit, des cochonnets naître avec des cysticerques, cela n'implique pas que d'autres apportent en naissant un germe qui se développe plus tard.

Nous n'avons pas de données suffisantes pour établir que cette maladie soit plus fréquente dans certains pays ou dans certains climats; elle a été signalée dans presque toutes les contrées de l'Europe. D'après Macquart, la ladrerie serait au moins très rare en Russie (1); on a dit qu'elle est inconnue dans l'Amérique espagnole (2); elle existe aux États-Unis, au moins le cysticerque du tissu cellulaire s'y rencontre chez le porc (3).

Il nous paraît qu'en France cette maladie est moins commune aujourd'hui qu'autrefois : les ordonnances de nos rois qui défendaient ou qui autorisaient sur les marchés de Paris la vente de la chair de porc ladre (4), la création d'agents spéciaux pour constater la maladie (*les jurés langueyeurs de porcs*), prouvent qu'alors les porcs ladres étaient fréquemment présentés aux marchés de Paris. Les vastes forêts de l'ancienne France dans lesquelles vivaient de nombreux troupeaux de porcs, fournissaient sans doute une grande proportion de ces animaux ; mais peut-on attribuer la ladrerie, dont ils étaient si communément atteints, à leur nourriture ou à leur vie sauvage, lorsque le sanglier, qui vit dans les mêmes conditions, paraît en être exempt ?

On ne connaît aucun moyen d'arrêter la marche de la ladrerie ou de la guérir. Il est probable qu'une fois cette maladie développée, les médicaments, le temps nécessaire au rétablissement et ensuite à l'engraissement de la bête, entraîneraient des frais que ne compenserait pas sa valeur; le mieux est sans doute de la sacrifier dès qu'on reconnaît son état.

(1) *Dict.* Hurtrel d'Arboval, *art. cit.*, p. 483.
(2) *Dict.* Hurtrel d'Arboval, *art. cit.*
(3) Joseph Leidy, *Synopsis*, cité n° 40.
(4) *Ordonnances* de 1375, 1403, 1604, 1767.

DEUXIÈME SECTION.

CYSTICERQUE CHEZ L'HOMME.

(Cysticerque ladrique, *Synopsis*, n° 9.)

Deux ans après que Goeze eut indiqué la nature des vésicules du porc ladre, Werner découvrit chez l'homme des entozoaires semblables (1786). En disséquant les muscles d'un soldat bien constitué et mort par submersion, Werner observa sous le grand pectoral deux petits kystes dont chacun contenait un ver vésiculaire. Il désigna ce ver par le nom de *Finna*, rappelant ainsi son rapport avec celui de la ladrerie, maladie qu'on appelle *finnen* en allemand (1).

Dans l'espace de quelques années ensuite, Fischer, Treutler, et Brera rencontrèrent des cysticerques dans les plexus choroïdes.

En 1802, Steinbuch et Loschge en trouvèrent vingt dans les muscles du dos, du col, de l'épaule, et cinq dans les plexus choroïdes du même cadavre (2).

En 1803, Laennec rencontra, chez un homme âgé de soixante ans, des cysticerques ladriques dans les muscles grands et petits pectoraux, dans les petits obliques de l'abdomen, dans les muscles des jambes, dans le biceps du bras droit et le deltoïde du bras gauche, dans le médiastin, dans la couche optique gauche et dans l'hémisphère droit du cerveau ; en outre, il trouva dans le foie des vésicules qu'il crut être des restes de cysticerques (3).

L'année suivante, Dupuytren trouva un cysticerque dans le muscle grand péronier d'un homme âgé de trente ans (4).

Sur un sujet mort d'un cancer de la face, Himly (1809) remarqua de petites tumeurs, reconnaissables au toucher et du volume d'une lentille, qui faisaient saillie à la surface de la poitrine et du ventre ; leur siége était dans le tissu cellulaire sous-cutané. Il reconnut, en les incisant, que chacune d'elles contenait un petit corps blanc, semblable au cysticerque du porc. L'autopsie du cadavre en fit ren-

(1) *Vermium intestinalium brevis expositionis continuatio secunda. Auct.* P. Ch. F. Werner, *Lipsiæ* 1786, p. 7.

(2) Steinbuch, *Commentatio de tænia hydatigena anomala*, etc. Erlangen, 1802.

(3) Laennec, *mém. cit.*, obs. I, p. 124.

(4) Laennec, *mém. cit.*, et Dupuytren, *Leçons orales*, etc., t. III, p. 367

contrer plusieurs centaines dans les muscles, dans les poumons et dans le cerveau. Il n'en existait pas dans le foie (1).

Depuis lors les cysticerques ont été fréquemment rencontrés chez l'homme; il ne se passe pas d'année qu'on n'en rapporte quelque observation dans les recueils scientifiques. Isenflam, Mascagni, Florman, Rudolphi, Grève, Lobstein, Cruveilhier, Demarquay, Follin et Robin, Follin et Davaine, Leudet, etc., en ont rencontré dans le tissu cellulaire intermusculaire ; d'autres observateurs en ont vu dans les organes encéphaliques ou dans l'œil (voy. liv. III, part. I, et liv. IV, part. I).

D'après les faits que nous avons relevés, les parties qui sont le plus fréquemment envahies par les entozoaires sont : 1° le tissu cellulaire intermusculaire du tronc et des extrémités ; 2° le cerveau; 3° l'œil.

A. — Cysticerques dans les parois du cœur.

Ier Cas (Morgagni).

Il s'agit d'un vieillard, âgé de soixante-quatorze ans, chez lequel on n'avait remarqué aucun symptôme de maladie du cœur.

A l'*autopsie*, on trouva à la surface postérieure du ventricule gauche du cœur, à un intervalle de deux travers de doigt au-dessus de la pointe, un *tubercule* de la grosseur et de la forme d'une cerise moyenne, dont une moitié formait saillie et dont l'autre moitié s'enfonçait dans la substance du cœur. Après qu'il eut été piqué, il laissa écouler un peu d'eau, on l'ouvrit ensuite et l'on en retira une *petite membrane*, dont quelques endroits étaient blancs et muqueux et dont une partie présentait une *dureté comme tendineuse*. Cette petite membrane parut tenir lieu d'une tunique interne dans le tubercule, car il y en avait une autre extérieure, qui était dense et blanchâtre.

Laennec, avec raison suivant nous, rapporte ce cas au cysticerque ladrique (2).

IIe Cas (Rudolphi).

Dans le cadavre d'une femme très grasse, Rudolphi et Knape trouvèrent trois cysticerques dans les trabécules du cœur. Il y en avait plusieurs dans les muscles du corps, dans le cerveau, dans le corps strié, dans la moelle allongée aussi bien que dans la substance médullaire, et entre les circonvolutions du cerveau (3).

(1) Karl Himly, *Beobachtung und Beschreibung des Finnenwurms*, dans le Journal de Hufeland, t. XXIX, *déc.* 1809, p. 116.

(2) Morgagni, *De sedibus et causis morborum*, epist. XXI, § 4, et Laennec, *De l'auscultation médiate*, t. III, p. 175.

(3) Rudolphi, *Entozorum Synopsis*, p. 546.

IIIe Cas (Andral).

« On a quelquefois rencontré dans le cœur l'espèce d'entozoaire connue sous le nom de cysticerque..... Une fois, à la Charité, j'ai trouvé dans le cœur trois petites vésicules, ayant chacune la grosseur d'une noisette, transparentes dans toute leur étendue, et présentant à leur intérieur un point blanc, plus dur que le reste de la vésicule, que par la pression on faisait sortir de l'intérieur de la vésicule comme une tête (1). »

IVe Cas (docteur Ferrall).

« M. le docteur Ferral a présenté à la société pathologique de Dublin un exemple de cette rare affection. Le septum des ventricules contenait six ou sept hydatides appartenant à la classe des cysticerques; plusieurs autres étaient contenues dans les parois des ventricules..... Le malade, qui avait fourni cette pièce, avait joui d'une bonne santé jusqu'à trois mois avant son entrée à l'hôpital Saint-Vincent, mais il ne pouvait donner des renseignements clairs et précis sur l'origine et les progrès de sa maladie. Lors de son entrée, il avait une anasarque, une ascite et un œdème des poumons avec des palpitations de cœur et l'urine albumineuse. On constata dans les reins les altérations propres à la *maladie de Bright* (2). »

Ve Cas (Leudet).

M. Leudet a présenté à la société anatomique un cœur, remarquable par la présence de cysticerques dans ses parois. Le malade était mort d'une endocardite. A la base du ventricule droit existaient trois cysticerques; un autre était dans la paroi du ventricule gauche; il y avait en tout onze cysticerques dans les diverses parties du cœur. Point de détails sur les symptômes de la maladie et sur l'état des autres organes (3).

B. — Cysticerques dans les poumons.

Ier Cas (Wepfer).

Wepfer rapporte l'observation d'un individu mort de phthisie, dans le cadavre duquel il trouva un grand nombre de vésicules (*grandines*); elles existaient surtout dans le poumon, le foie, l'épiploon, etc. Les muscles ne furent pas examinés. D'après la description de ces vésicules on pourrait les rapporter aux cysticerques (4).

(1) Andral, *Anat. pathologique*, t. II, p. 332.

(2) Dublin, *Journ. of med. sc.*, juillet 1839, en extrait dans le *Repert. univ. de clinique*, par Cottereau, 1840, p. 412.

(3) Leudet, *Bull. Soc. anat.* Ann. XXVII, p. 469, Paris, 1852.

(4) Nepfer, *Grandines pulmonum aliarumque partium cum phthisi* (*Ephem. nat. cur.* dec. II, Ann. IX, 1690, p. 440.

IIe Cas (Himly).

Dans le cas de Himly, des cysticerques existaient à la fois dans les poumons, dans les muscles et dans le cerveau (1).

IIIe Cas (Bonnafox de Mallet).

« Bonnafox dit avoir trouvé trois *hydatides* dans les poumons d'un enfant de cinq ans, mort du croup. Elles étaient dans les lobes supérieurs des poumons ; deux étaient à gauche à quelque distance l'une de l'autre. Elles n'étaient pas plus grosses qu'un grain de chènevis. La troisième était à droite ; elle présentait le volume d'une grosse noisette (2). »

IVe Cas (Demarquay et Gervais).

Dans le cadavre d'une femme âgée de cinquante à soixante ans, M. Demarquay trouva un grand nombre de cysticerques ; il y en avait dans presque tous les muscles du tronc et des membres. Il y en avait deux dans le poumon droit et d'autres dans les membranes du cerveau (3).

La rate et les reins, jusque aujourd'hui, paraissent exempts du cysticerque ladrique ; le foie également, car les vésicules rencontrées par Laennec et les vers vésiculaires observés par Brera dans ce dernier organe, ne peuvent être rapportés avec quelque certitude au cysticerque ladrique (4).

Les cysticerques du tissu cellulaire, comme les hydatides, ont une tendance à se généraliser. Dans les observations que nous avons relevées, nous les avons vus fréquemment exister à la fois dans plusieurs parties tant superficielles que profondes, et, si les cas de cysticerque intéressant des organes divers ne sont pas proportionnellement les plus nombreux, on doit l'attribuer sans nul doute, à ce que le plus souvent tous les organes, à l'autopsie, n'ont pas été examinés.

(1) Himly, *obs. cit.*

(2) Bonnafox de Mallet, *Traité de la nat. et du trait. de la phthisie pulm.*, Paris, 1804, p. 24. Extrait dans Bayle, *ouvr. cit.*, édit. 1855, p. 632.

(3) Demarquay, *Bull. Soc. anat.*, ann. XX, 1845, p. 112 et Gervais, *Bull. Soc. philom. de Paris*, 4 janv. 1845, dans *Journ. l'Institut*, n° 576, p. 16, 1845.

Ce cas est rapporté par Pigné dans la *Gaz. des hôpitaux*, 1844, p. 592. La relation diffère, sous plusieurs rapports, de celle de MM. Demarquay et Gervais ; elle est inexacte.

(4) Brera mentionne deux cas de cysticerque dans le foie chez l'homme ; le premier à propos du distome hépatique (in : *mem. sop. i princip. vermi*, etc., Crema, 1811, p. 94), il n'en fait qu'une simple mention ; le second est rapporté avec quelques détails, mais tout à fait insuffisants ; on ne peut dire s'il s'agit de cysticerques du tissu cellulaire, ou même s'il s'agit de vers vésiculaires (*même ouvr.*, p. 159).

Nous savons que les hydatides aussi sont assez fréquemment multiples et disséminées dans plusieurs organes; mais il est remarquable que ces deux espèces de vers vésiculaires ont une tendance en quelque sorte inverse dans leur dissémination : les hydatides sont communes dans le foie, le poumon, les organes abdominaux; les cysticerques sont rares dans ces parties et communs, au contraire, dans les parois du tronc, dans les membres, le cerveau, l'œil; organes rarement envahis par les hydatides.

Le cysticerque chez l'homme, comme chez le porc, a été observé dans des contrées et des climats divers : en Italie, en France, en Allemagne, en Suède, en Amérique.

Rudolphi rapporte que, sur deux cent cinquante cadavres environ qu'il avait examinés chaque année *depuis neuf* ans, à Berlin, avec le professeur Knape, il avait trouvé chaque année quatre ou cinq cas de cysticerques chez l'homme (1); d'un autre côté Bremser dit: « J'ai fait mes efforts depuis dix ans, mais en vain, pour m'en procurer dans le grand hôpital de Vienne et dans l'amphithéâtre anatomique de la même ville (2). » D'après ces investigations faites à la même époque, on doit présumer que le cysticerque ladrique n'est pas partout également commun. Cette observation a été confirmée par les recherches récentes de M. Virchow : pendant un séjour de sept ans à Würzburg, cet observateur n'a vu qu'un seul cysticerque, tandis qu'au bout de deux mois et demi à Berlin, il en avait déjà vu trois individus, deux dans le cerveau, et un dans le muscle biceps, et pendant un séjour antérieur dans cette ville, il a eu l'occasion de s'assurer de la fréquence de ce ver (3).

Le cysticerque ne paraît pas plus fréquent dans l'un ou l'autre sexe. On l'a vu chez l'enfant non moins fréquemment que chez le vieillard.

Suivant Rudolphi, les cadavres des leucophlegmatiques offrent plus fréquemment que les autres des vers vésiculaires (4).

Aucun symptôme particulier ne décèle la présence des cysticerques dans les organes ; leur kyste forme quelquefois sous la peau

(1) Rudolphi, *Synopsis*, p. 546.

(2) Bremser, p. 289.

(3) *Archiv. fuer patholog. Anatom.*, t. II et *Gaz. méd.*, Paris, 1858, n° 28, p. 443.

(4) Rud., *Synops.*, p. 546.

une petite tumeur dont la ponction pourrait déterminer la nature. Les muscles dans lesquels ces vers existent, malgré l'assertion contraire de Werner, conservent leur apparence normale. Le volume constamment petit de ces entozoaires les rend généralement inoffensifs pour les parties qu'ils occupent; ce n'est que par une multiplication excessive, qui ne paraît pas avoir été observée à ce point chez l'homme, qu'ils donneraient lieu aux phénomènes de la ladrerie; toutefois, dans le cerveau et dans l'œil, ils occasionnent un état pathologique grave (voy. liv. III, part. I, liv. IV, part. I).

CAS DE CYSTICERQUES DANS DIVERS ORGANES.

A. — Sous la conjonctive.

Baum *de Dantzig*, 3 mars 1838. Homme de vingt-trois ans; cysticerque extrait de l'angle interne de l'œil droit. Cas rapporté par de Siebold. (*Gazette de la réunion médicale de Prusse*, Berlin, 1838, n° 16, 18 avril.)

Estlin *de Bristol*. Fille âgée de six ans; tumeur grosse comme un pois sous la conjonctive oculaire de l'œil droit; incision, issue d'un cysticerque pourvu de quatre suçoirs et d'une double couronne de crochets. Guérison. (*Gazette médicale de Londres*, 25 août 1838, p. 839. — Mackensie, *Maladies des yeux*, trad., p. 720, rapporté aussi dans *Froriep*.)

Höring *de Ludwigsburg*, juin 1838. Fille âgée de sept ans; cysticerque de l'angle externe de l'œil droit. (*Correspondenzblatt du Wurtemberg*, t. IX, n° 25, p. 169. — *Journal d'Ammon*. — *Gaz. méd.*, Paris, 1839, p. 636.)

Estlin, 2e *cas?* (*Gaz. méd.*, Lond., 27 mars 1840, p. 35.)

Cunier, *Bruxelles*, 20 août 1841. (*Ann. d'oculistique*, t. VI, p. 271, mars 1842.)

Sichel, *Paris*, 22 juin 1842. Cysticerque développé sous la conjonctive de l'œil gauche, chez une fille de sept ans. Extirpation, guérison. (*Mém. pratique sur le cysticerque observé dans l'œil humain, Journ. de chirurg. de Malgaigne*, 1843, p. 404.)

Sichel, 2e *cas*, *Paris*, 27 janvier 1843. Cysticerque sous la conjonctive de l'œil gauche, chez un homme de quarante-six ans. Extirpation, guérison. (*Mém. cit.*, p. 405.)

Sichel, 3e *cas*, *Paris*, 3 octobre 1843. Cysticerque sous la conjonctive chez une fille de six ans et demi, œil droit. Extirpation, guérison. (*Mém. cit.*, p. 407.)

Sichel, 4e *cas*, *Paris*. Garçon de sept ans et demi; conjonctivite il y a trois mois. Œil droit; tumeur datant de deux mois existant à la partie supérieure interne de la conjonctive, à 3 millimètres de la cornée, globuleuse, un peu allongée transversalement, indolente, opaline, transparente, avec un point opaque, blanc grisâtre, au centre; extirpation. Cysticerque pourvu de vingt-six crochets. (*Gaz. des hôpitaux*, 27 décembre 1845, p. 625.)

Sichel, 5e *cas*, *Paris*, 23 avril 1852. Fille de sept ans ; tumeur à la partie inférieure externe de la conjonctive de l'œil droit. — *Issue spontanée* d'un cysticerque. (Sichel, *Iconographie ophthalmologique*, 1859, obs. CCLXIX, p. 705, pl. LXXII, fig. 2, 3.)

Edwin Canton. *Londres*, 1848. Enfant âgé de deux ans sept mois ; tumeur du volume d'un petit pois, attachée au globe oculaire, près de l'angle interne sous la paupière inférieure. Excision de la conjonctive ; issue d'un cysticerque. Guérison en trois jours. (*The lancet*, juillet 1848, et *Archiv. gén. de méd.*, 4e série, t. XIX, p. 218, 1849.)

Voyez pour les cysticerques du globe oculaire, liv. IV, part. I.

B. — Langue.

Chabert, au rapport de Rudolphi, a observé un cysticerque dans la langue d'un enfant ; il l'avait fait enlever par son collègue Chaumontel. (Rud. *Ent. hist.*, t. II, pars II, p. 230.)

C. — Face.

Greve rapporte qu'une vieille femme avait quelques cysticerques à la partie interne des joues. Un chirurgien, qui les avait pris pour des boutons cancéreux, les extirpa. (*Ouvr. cit.*, chap. XVII, art. *C. Finna.*)

W. Berend observa un cysticerque dans la lèvre chez un enfant d'un an ; il formait une tumeur du volume d'un haricot. Une petite incision donna issue au ver ; la réunion de la plaie eut lieu par première intention. (*Medic. Verein's Zeit.* et *Gazette des hôpitaux*, p. 171, 1855.)

D. — Paroi du tronc et membres.

Voyez les cas rapportés ci-dessus de Werner (1786). — Steinbuch et Loschge (1802). — Laennec (1803). — Dupuytren (1804). — Himly (1809).

Isenflam. Un cysticerque dans le creux de l'aisselle. (Rudolphi, *Ent. hist.*, t. II, pars II, p. 230).

H. Florman. Deux cysticerques dans le grand pectoral d'un homme de soixante ans. *Stockholm*. (*Vetensk. acad. nya Hadlingar*, t. XXXI, p. 179, 1810, et Rud. *Syn.*, p. 620.)

Mascagni. Cysticerques en nombre *prodigieux* dans les muscles des deux bras d'un jeune homme. (Cité par Brera, *Mém. prim. cit.*, p. 153.)

Greve, *Oldenbourg*, 1818. Jeune homme ; cysticerques dans les muscles du bassin, trois dans ceux du cou. (*Ouvr. cit.*, chap. XVII, art. *C. Finna.*)

LOBSTEIN dit avoir rencontré plusieurs fois des cysticerques dans le tissu cellulaire intermusculaire; point d'observation particulière. (*Traité d'anat. pathologique*, 1829, t. I, p. 530.)

CRUVEILHIER. Trois cas : 1° muscle couturier; 2° et 3° courte portion du biceps huméral. (Art. ENTOZOAIRE, cit., 1831.)

GERLACH, *Mayence*, 1844. Vieille femme; cysticerques dans presque tous les muscles, surtout dans ceux des bras et des cuisses. (*Gaz. hôpitaux*, p. 596, 1844.)

DEMARQUAY et GERVAIS. Cysticerques dans presque tous les muscles. (*Cas cité*, p. 630.)

FOLLIN et ROBIN. (*Bull. soc. philom.*, novembre 1846, et Richard, *Hist. nat. méd.*, 4e édit., 1849, t. I, p. 501.)

JEFFRIES WYMAN, *Boston*. Douze à quinze cysticerques dans les muscles et les *téguments;* un autre *libre* à la surface interne de la dure-mère, près de l'apophyse *crista-galli*, chez un femme de cinquante ans, morte phthisique. Chez le même sujet, il y avait un grand nombre de trichina spiralis dans les muscles. (Boston, *Catal. cit.*, p. 321, n° 904, 1847.)

FOLLIN et DAVAINE, *Paris*. Trois cysticerques dans un seul kyste situé à la face interne du muscle droit de l'abdomen. Tête pourvue de trente-deux crochets. (*Comptes rendus Soc. biologie*, t. IV, 1852, p. 19.)

C. W. F. UDE, *Braunschweig*. Homme. Tumeur du volume d'un œuf de pigeon, située à la partie inférieure du cou et supérieure du thorax, près du sternum. Incision, issue de pus et d'un cysticerque gros comme une petite noisette, pourvu de quatre ventouses et de trente-deux crochets. (*Nordamerikanischer monatsbericht für natur, und Heilkunde redigirt von* W. Keller et H. Tiedemann. — Philadelphia, janvier 1852, p. 10.)

LEUDET, *Paris*. Femme, vingt-huit ans; une vingtaine de cysticerques dans les muscles des membres inférieurs et supérieurs et dans les pectoraux; vingt-deux dans le cerveau. (Voy. ci-après, liv. III, part. I, div. I, sect. II, ch. II, obs. IX.)

RAIKEM, *Bruxelles*. Un grand nombre de cysticerques trouvés à l'autopsie. (*Journ. de méd. chir. de Bruxelles*, sept. 1845, p. 543, 555, et *Bull. acad. roy. de méd. de Belgique*, 1853, p. 199.)

BÉRAUD, *Paris*, 16 janvier 1855. Kyste ovoïde du volume d'un gros pois, situé sur le bord du fléchisseur superficiel, dans un cadavre en dissection. Vésicule contenant un corps blanchâtre du volume d'une grosse tête d'épingle, pourvue d'une tête, de quatre ventouses et d'une double couronne de crochets. (Ce corps est considéré par l'auteur comme un échinocoque; mais, vu son volume et les autres détails, il appartient évidemment aux cysticerques.) (*Gaz. des hôpitaux*, 1857.)

LIVRE TROISIÈME.

VERS DANS LES ORGANES PARENCHYMATEUX.

PREMIÈRE PARTIE.

AFFECTIONS VERMINEUSES DU SYSTÈME NERVEUX CENTRAL.

L'envahissement du système nerveux central par des entozoaires n'est pas rare chez l'homme et chez les mammifères herbivores. Ces entozoaires sont exclusivement des vers vésiculaires qui appartiennent aux trois types connus. L'un de ces vers, le cœnure, n'a probablement jamais été rencontré chez l'homme ; nous n'en connaissons au moins aucun exemple certain. On ne l'a point rencontré non plus chez les animaux carnivores ; il attaque fréquemment les ruminants ; on l'observe aussi, mais plus rarement, chez d'autres herbivores, tels que le chameau, le cheval, le lapin.

Bien que le cœnure, comme les hydatides et les cysticerques, puisse être renfermé dans une cavité séreuse, la poche qui le contient n'existe jamais que dans l'un des organes encéphaliques, et cette considération doit le faire regarder comme un ver propre au système nerveux. C'est le seul entozoaire connu qui ait pour *habitat* exclusif les centres nerveux. A ce titre, il devrait seul nous occuper ici ; toutefois, il peut être intéressant, au point de vue de la pathologie, de rapprocher les cas d'affections des organes encéphaliques occasionnés par les différents entozoaires qui s'y rencontrent. Ainsi donc, après avoir exposé les phénomènes pathologiques déterminés par le cœnure chez les animaux domestiques, nous nous occuperons de ceux qui résultent de la présence des hydatides et des cysticerques dans l'encéphale chez quelques animaux et chez l'homme.

PREMIÈRE DIVISION.

VERS EN RAPPORT AVEC LA PORTION CÉPHALIQUE DE L'ENCÉPHALE.

PREMIÈRE SECTION.

VERS CHEZ LES ANIMAUX DOMESTIQUES.

Les vers vésiculaires autres que le cœnure doivent se rencontrer quelquefois dans le cerveau chez les ruminants, mais, soit qu'ils s'y trouvent très rarement, soit qu'ils aient été confondus avec le cœnure, les auteurs modernes de pathologie vétérinaire n'en font point mention ; quant aux auteurs plus anciens, on sait qu'ils confondaient tous les vers vésiculaires sous le nom d'hydatides et que l'*hydatide cérébrale* désigne chez eux le cœnure. Le cysticerque ladrique est très commun dans le cerveau chez le porc ; peut-être a-t-il été observé aussi chez le chien.

CHAPITRE PREMIER.

LE COENURE DU MOUTON ET DU BOEUF. — TOURNIS.

(Cœnure, *Synops.*, n° 8.)

TOURNIS. — NOMS VULGAIRES.
France. — Avertin, tournoiement, étourdissement, vertigo, vertige lourd, lourdaine, lourderie, hydrocéphale.
Allemagne. — Das Drehen.

Le développement du cœnure occasionne dans les centres nerveux une maladie grave, ordinairement mortelle, qui a reçu le nom de *tournis*, de l'un de ses symptômes les plus constants et les plus remarquables.

La nature du tournis et les causes qui le produisent ont été, comme beaucoup d'autres questions de pathologie vermineuse, le sujet d'une foule d'opinions diverses. Cette affection a été regardée par les uns ou par les autres comme une apoplexie séreuse, comme une hydropisie des ventricules, un engorgement séreux du cerveau, et le cœnure comme un kyste, comme le produit d'une métamorphose d'œufs d'insecte déposés sous le crâne, etc. On a cherché sa cause dans le régime, le chaud, le froid, l'humidité, l'obésité précoce, les contusions, etc. ; mais le tournis apparaît dans des conditions très diverses, dans les étables ou les bergeries comme aux champs, sur les montagnes comme dans les vallées, dans toutes les saisons, dans toutes les contrées.

Un naturaliste allemand, mort jeune, mais déjà célèbre, Leske (1779), reconnut un ver cystique dans la vésicule aqueuse que l'on rencontre toujours en quelque point de l'encéphale des bêtes atteintes du tournis (1), vésicule dont l'existence était alors connue, mais dont la nature était ignorée (2). Goeze, de son côté, fit bientôt après la même observation (3).

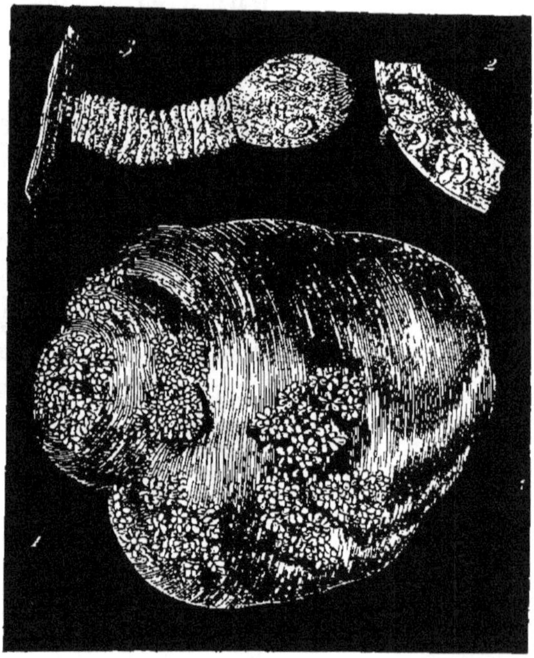

Fig. 22. — *Cœnure du mouton.* — 1, vésicule grandeur naturelle ; — 2, groupes de têtes grossis ; — 3, tête fortement grossie (voy. le *Synopsis*).

Malgré la connaissance de la nature de l'affection qui nous occupe, les causes ou conditions du développement du cœnure sont restées jusqu'à nos jours enveloppées d'une obscurité profonde. On sait que les expériences

(1) Nat. God. Leske, *von dem Drehen der Schaafe und dem Blasenbandwurme in Gehirne derselben*. Leipzig, 1779.

(2) Avant Leske, les *hydatides* du cerveau étaient connues et Guetebrück, Hastfer, Ranftler leur avaient attribué le tournoiement des brebis. Ce dernier, en 1776, avait signalé l'existence de petits corpuscules à la surface de l'*hydatide* (les têtes du cœnure) et avait soupçonné qu'il en naissait des vers, mais ces auteurs n'ont nullement reconnu l'animalité de l'*hydatide* ou des *corpuscules* qui en naissent. (Guetebrück *Gesammelter Unterricht von Schæfereyen*, t. I, p. 277. — Hastfer, *Unterricht von Zucht und Wartung der Schaafe*, p. 98. — Ranftler, *Anzeige der Leipz. Œconom. Sociel.*, 1776, p. 20, cités par Bloch.)

(3) J. A. E. Gœze, *Neueste Entdeckung, dass die Finnen*, etc., *Halle*, 1784, p. 25.

des helminthologistes modernes tendent à prouver que ce ver vésiculaire provient du transport et du développement dans le cerveau de la larve d'un ténia qui vit dans l'intestin du chien (voy. *Synopsis*, nº 8).

Parmi les animaux domestiques, on n'observe guère le tournis que chez le mouton et le bœuf; il est beaucoup plus fréquent chez le premier de ces animaux ; il fait périr presque la totalité de ceux qu'il attaque et cause de grands préjudices aux agriculteurs.

C'est surtout pendant la première année de leur vie que les moutons sont exposés à l'invasion du cœnure ; les agneaux à la mamelle en sont souvent atteints (1). Ce ver devient plus rare chez les bêtes de deux ans, et beaucoup plus rare encore chez les adultes.

Chez le bœuf, le cœnure est aussi beaucoup plus commun dans le jeune âge.

Beaucoup de vétérinaires pensent que le tournis est héréditaire (2).

Le cœnure, dans la plupart des cas, est solitaire ; il n'est cepen-

(1) « Riem rapporte le fait d'un agneau né avec une *hydatide* dans le quatrième ventricule (*Feuille du cultivateur*, t. V, p. 213). — Hering cite des auteurs allemands qui ont trouvé des cœnures dans le cerveau de nouveau-nés ; lui-même assure en avoir vu de un à cinq, de la grosseur d'un pois, dans le cerveau d'agneaux de quelques jours (Hering, *Pathologie*, art. Tournis). — Nous-même (M. Reynal), nous en avons trouvé chez des agneaux âgés de quatre, de six et de vingt-cinq jours. » (Reynal, *mém. cit.*, p. 898.)

(2) L'hérédité, comme cause du tournis, a été indiquée, en 1810, par Fromage de Feugré (*Correspond. sur la conserv. et l'amélior. des anim. domest.*, Paris, 1810, t. I, p. 78); et en 1817, par Dupuy (*Affect. tub. cit.*, p. 342). Cette opinion a été reproduite en 1820, avec plus de développements par Girou de Buzareingues (*Feuille villag. de l'Aveyron*, 1822, et *Mém. Soc. roy. d'agriculture*, 1824); Maillet n'a jamais constaté que l'hérédité exerçât aucune influence sur la production du tournis chez le bœuf (*Recueil de méd. vétér.*, t. XIII, 1836). M. Reynal adopte pleinement l'opinion que cette maladie est héréditaire; il a recueilli vingt et un faits qui attestent, suivant son expression, la transmission du tournis de la mère à son produit. Il admet également la transmission du tournis par le père; il cite à ce sujet : 1° un cas dans lequel un propriétaire perdit plus de 30 pour 100 de ses agneaux, provenant d'un bélier atteint du tournis ; 2° un cas où la perte, dans des circonstances semblables, fut de 50 pour 100 (Reynal, *Essai monographique sur le tournis des bêtes ovines*, dans *Recueil de méd. vétérin.*, 1857, p. 895).

Dans une discussion sur les affections qui doivent être considérées comme *vices rédhibitoires*, M. U. Leblanc a rapporté que, chez son père, tout un troupeau a été infesté du tournis par l'influence des mâles reproducteurs. — Le tournis chez les béliers reproducteurs a été déclaré *vice rédhibitoire* par la Société de médecine vétérinaire (*Recueil de méd. vétérin.*, 1859, p. 297).

dant pas très rare d'en trouver deux, trois et quatre; on en a vu jusqu'à trente dans diverses régions de l'encéphale. Dans le premier cas, le ver vésiculaire peut acquérir un grand volume avant de déterminer la mort. Chez le mouton, il acquiert celui d'un œuf de poule et le liquide qu'il contient peut s'élever à soixante grammes, chez le bœuf à cinq cents grammes.

Le cœnure refoule et atrophie la substance du cerveau, dans lequel on trouve, à l'autopsie, une cavité profonde. Cette cavité est constituée par des couches de substance cérébrale condensée (1), et quelquefois par une membrane de tissu cellulaire, très mince, souvent ou peut-être toujours incomplète, qui la revêt intérieurement. Chaque cœnure, lorsqu'il y en a plusieurs, possède sa cavité propre.

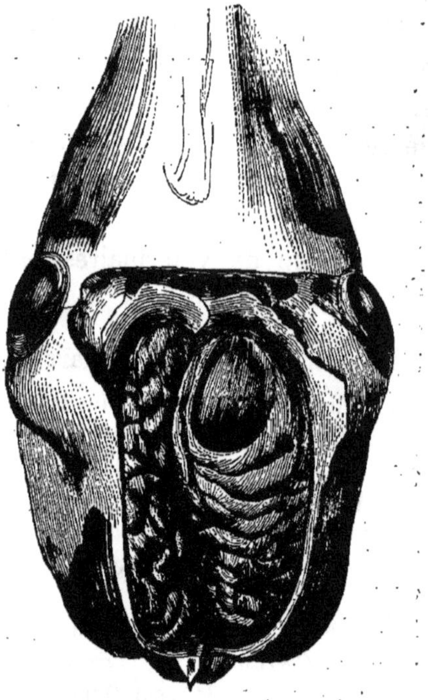

Fig. 23.— *Tête de mouton.* — Demi-nature. — Cœnure dans le lobe antérieur droit du cerveau.

Le siége primitif du ver vésiculaire est fréquemment une des anfractuosités de la surface du cerveau ou l'un des ventricules; peut-être se développe-t-il plus rarement dans la substance même de l'encéphale.

Lorsque la vésicule du cœnure est placée superficiellement, elle arrive par son accroissement en contact avec la paroi du crâne dont elle détermine la résorption. La paroi osseuse s'amincit progressivement à tel point que le pariétal, par exemple, devient flexible, cède et s'affaisse sous la pression du doigt; dans quelques cas même, l'os se perfore et le ver vésiculaire fait saillie sous les téguments.

(1) La paroi de la poche qui loge le cœnure est constituée, d'après les recherches de M. Ch. Robin, par des tubes nerveux flexueux, interrompus ou brisés, moins nombreux que dans la substance normale, par des corpuscules ressemblant aux cellules nerveuses ou ganglionnaires, par une substance amorphe et des granulations moléculaires, par une quantité considérable de petits grains calcaires, pulvérulents, enfin par des vaisseaux capillaires, continus avec ceux de la substance cérébrale Reynal, *mém. cit.*, p. 569).

La présence du cœnure ne détermine point ordinairement dans le cerveau de lésions autres que celles dont nous venons de parler; néanmoins elle peut causer l'inflammation et la suppuration des parties environnantes, comme nous l'avons observé une fois.

Les phénomènes que détermine la présence du cœnure varient suivant le siége ou le volume de la vésicule, suivant qu'il y en a une seule ou plusieurs, et suivant la période à laquelle la maladie est parvenue.

Les premiers symptômes ne sont pas, en général, caractéristiques de la présence du ver vésiculaire (1); ils consistent, comme dans plusieurs autres maladies des animaux, dans la perte de la vivacité, de la gaîté, de l'appétit. L'animal devient lourd, hébété, ses pas sont incertains et chancelants; bientôt il perd la faculté de se guider, il marche à l'aventure en dehors du troupeau, et ne se détourne point des obstacles qu'il rencontre. Il porte la tête basse, inclinée à droite ou à gauche, quelquefois relevée; il a l'œil hagard, bleuâtre; l'orbite est en apparence aggrandie; la vue est troublée ou perdue; enfin, et cela arrive quelquefois dès l'apparition des premiers symptômes, l'animal, en marchant, tourne et décrit des cercles concentriques.

Le tournoiement n'est pas un symptôme constant, mais il existe dans la plupart des cas; il apparaît par accès à des intervalles plus ou moins éloignés, persiste pendant un temps variable et quelquefois très long. La marche est plus accélérée, et le cercle du tournoiement est d'un rayon plus petit lorsque la maladie est plus ancienne. Pendant l'accès, l'animal tient la tête basse et penchée du côté où il tourne; il va précipitamment suivant des cercles concentriques, quelquefois pendant des heures entières, jusqu'à ce qu'il tombe; ou bien il fait enfin quelques pas dans une autre direction, puis s'arrête et bientôt il recommence à tourner.

(1) Chez les très jeunes agneaux, on observe d'autres phénomènes, d'après M. Reynal; ce sont tantôt des contractions spasmodiques violentes, des mouvements particuliers des yeux et des mâchoires, d'une courte durée; tantôt des crampes accompagnées de bâillements prolongés; tantôt des frayeurs soudaines, une fuite précipitée au moindre bruit, à l'approche de quelque personne, suivies de tremblements convulsifs qui rappellent la maladie connue sous le nom de *tremblante*. Cette forme de tournis, qui se remarque chez de très jeunes agneaux, est occasionnée par des vésicules de la grosseur d'une tête d'épingle ou d'un grain de millet (Reynal, *mém. cit.*, p. 490).

L'animal tourne ordinairement toujours du même côté, mais dans quelques cas il le fait alternativement d'un côté et de l'autre.

Le sens suivant lequel a lieu le tournoiement est déterminé par le côté où siége le cœnure. Il a lieu à droite si l'entozoaire occupe l'hémisphère droit, et inversement, s'il occupe le gauche (1). Lorsqu'il y a un cœnure dans chaque hémisphère, le tournoiement a lieu alternativement à droite et à gauche; ou bien il n'existe pas. Dans le cas où le ver vésiculaire a son siége entre les hémisphères ou sur la ligne médiane de l'axe cérébro-spinal, il n'y a point de tournoiement. Si le cœnure est en avant vers la base du crâne et entre les deux lobes antérieurs, l'animal, dit-on, porte la tête basse, marche devant lui, ne tourne pas, s'encapuchonne ; il a des mouvements précipités et raccourcis, il avance peu ou point, et semble toujours près de tomber; au contraire, si le cœnure est placé en arrière dans la scissure transversale ou dans le ventricule du cervelet, l'animal porte la tête élevée, le nez au vent, il marche droit devant lui, vite, et se jette sur tout ce qu'il rencontre.

A mesure que la maladie fait des progrès, le tournoiement devient

(1) Voy. Girou de Buzareingue, *Symptômes qui résultent de la présence des hydatides dans différentes parties de l'encéphale* (pas de faits particuliers ; l'animal tourne du côté de l'hémisphère lésé, mais il perd la vue du côté opposé). — Extrait de l'*Analyse des travaux de l'Académie des sciences* pendant l'année 1828 ; dans *Recueil de méd. vétérin.*, t. VI, p. 597, 1829.

Quelques auteurs ont rapporté assez récemment plusieurs observations qui contredisent l'opinion généralement acceptée relativement au côté vers lequel se fait le tournoiement : on voit dans les comptes rendus des travaux de l'école vétérinaire de Lyon, le cas d'un mouton tournant tantôt à droite, tantôt à gauche et qui avait un cœnure dans le plan médian, à la partie supérieure du cerveau ; un autre cas de mouton tournant à droite et qui avait un cœnure dans le ventricule gauche (*Recueil de méd. vétérin.*, t. XV, p. 554, 1838). — M. Lafosse a vu, chez une chèvre qui tournait à gauche, un cœnure situé dans le ventricule droit (*Journ. vétérin. du Midi* et *Recueil*, 4ᵉ série, t. IV, p. 290. 1847). — M. Reynal a aussi rapporté plusieurs observations relatives à l'absence ou à l'existence du tournoiement et à sa direction par rapport au siége du cœnure (*Recueil de méd. vétér.*, vol. XXXI, p. 429, juin 1854). — Dans un nouveau mémoire, il rapporte que, ayant observé soixante moutons environ affectés de tournis, il a vu que presque un tiers tournaient du côté opposé au cœnure ; il est arrivé aux conclusions suivantes :

1° Le tournoiement a lieu du côté où siége le cœnure lorsque ce ver occupe exclusivement les couches qui forment le plan supérieur du cerveau ou les ventricules, en laissant leur plancher intact.

2° Il a lieu du côté opposé, lorsque le travail destructeur du ver intéresse les couches les plus profondes du plan inférieur du cerveau, les corps striés, les couches obliques, le trigone cérébral, etc. (Reynal, *mém. cit.*, p. 494, 563).

plus fréquent et de plus longue durée, jusqu'à ce que la paralysie des membres vienne y mettre un terme. De temps en temps l'animal éprouve des attaques convulsives pendant lesquelles la respiration est très difficile, stertoreuse, et la sensibilité généralement abolie. Enfin la vue se perd totalement, la pupille reste largement dilatée ; la mastication est lente et incomplète; la marche, la station même deviennent difficiles et impossibles ; l'amaigrissement qui s'est prononcé dès le début, fait des progrès rapides, et la bête succombe dans le marasme.

Lorsque le cœnure est logé dans un hémisphère et que la paralysie survient, quel est le côté qui se paralyse? Les observateurs se sont à peine occupés de cette question. Voici ce que l'on en a dit relativement au bœuf: « Une époque arrive à laquelle l'animal devient tout à fait paralysé *du côté affecté*, il est comme fixé au sol par la *contraction des muscles* du côté opposé (1). » Quant au mouton, M. Reynal dit avoir observé trois fois la paralysie du côté où siégeait le cœnure; elle existait, il est vrai, à un faible degré. Le savant vétérinaire ajoute que, quand les désordres du cerveau étaient considérables, la faiblesse et la paralysie existaient du côté opposé au ver vésiculaire (2).

Le diagnostic de cette affection est ordinairement facile : le tournoiement qui existe presque dans tous les cas, l'aspect bleuâtre de l'œil sont deux signes caractéristiques de l'existence du cœnure; la faiblesse de quelque partie du crâne, qui cède sous la pression des doigts, est encore un signe que l'on peut fréquemment constater.

Le vertige, ou vertigo, les accidents causés par les œstres renfermés dans les sinus frontaux seront facilement distingués du tournis. Cette dernière affection est lente, apyrétique et de longue durée, tandis que le vertige est une maladie aiguë, fébrile et de courte durée. Les accidents nerveux occasionnés par les œstres sont des convulsions et non le tournoiement ; on observe en outre une inflammation de la membrane pituitaire, un écoulement nasal, phénomènes inconnus dans le tournis.

La marche de l'affection déterminée par le cœnure est lente, et les phénomènes morbides s'aggravent progressivement. La durée est de six semaines ou deux mois au moins chez le mouton, et rarement

(1) Hurtrel d'Arboval, *Dict. de médecine vétérinaire*, t. VI, art. TOURNIS, p. 149.
(2) Reynal *mém. cit.*, 496.

de moins de trois mois chez le bœuf. La mort en est la terminaison naturelle.

On ne connaît point jusqu'aujourd'hui de traitement prophylactique du tournis. Les savants qui regardent le cœnure comme la larve d'un ténia propre à l'espèce canine, conseillent d'éloigner les chiens des étables et des bergeries, d'administrer des vermifuges à ceux qui sont indispensables à la garde des troupeaux, enfin d'avoir soin de ne pas leur livrer la tête ou le cerveau des bêtes mortes avec le tournis.

Quant à un traitement curatif, l'extraction du cœnure est le seul que l'on connaisse. Si le ver vésiculaire est solitaire, s'il est superficiellement placé, l'opération peut donner de bons résultats. Dans ces conditions, le siége du cœnure peut être déterminé quelquefois par l'examen du côté vers lequel l'animal tourne, et par l'affaissement de la paroi correspondante du crâne sous la pression.

Chez le mouton, on pratique la perforation du crâne au moyen du trocart; le cœnure sort de lui-même, sinon l'on favorise sa sortie par des tractions ménagées sur la partie qui se présente. Chez le bœuf, la perforation se pratique le plus ordinairement par le trépan.

La proportion des animaux guéris par cette opération n'a point été suffisamment établie. Souvent les bêtes opérées, lorsqu'elles ne périssent pas en peu de jours, restent faibles, languissantes, et les bœufs sont impropres au service de l'agriculture. Ce n'est donc que dans les cas les plus simples, dans ceux que nous avons spécifiés, que l'on devra tenter l'opération.

Peut-être l'injection dans la vésicule du cœnure de quelques gouttes d'un liquide iodé, dont le contact tue instantanément les vers cystiques, serait-elle préférable à l'extraction ?

CHAPITRE II.

CYSTICERQUES DU CERVEAU CHEZ LE PORC ET LE CHIEN.

(Cysticerque ladrique, *Synops.*, n° 9.)

Porc. — Les cysticerques sont très communs dans l'encéphale chez le porc ladre. Nous en rapporterons un exemple remarquable (voy. ci-après, sect. III, p. 665). C'est à la présence de ces entozoaires dans les centres nerveux qu'il faut attribuer les phénomènes de paralysie qui se manifestent tôt ou tard chez le porc affecté de ladrerie.

Chez des cochons atteints de convulsions épileptiformes et de phénomènes qui ont été désignés sous le nom d'accès de rage, Rehrs, vétérinaire belge, trouva une énorme quantité de cysticerques dans le cerveau, le cervelet et les autres parties du corps. L'auteur attribue à la présence de ces vers dans le système nerveux, les phénomènes singuliers qu'il observa (1).

Chien. — Dupuy a vu chez le chien, à la surface du cerveau, une grande quantité d'*hydatides*, que Rudolphi rapporte aux cysticerques (2).

DEUXIÈME SECTION.

VERS CHEZ L'HOMME.

(VERS VÉSICULAIRES DE LA PORTION CÉPHALIQUE DE L'ENCÉPHALE.)

Les entozoaires cystiques que l'on observe dans l'encéphale, chez l'homme, sont des hydatides et des cysticerques.

On rapporterait à tort au cœnure le *polycephalus hominis* trouvé, dit-on, dans le cerveau d'un homme, et que Meckel communiqua à Goeze (3). Quoique le rapprochement entre ce ver et le cœnure du mouton ait été indiqué par le savant helminthologiste qui en fit l'examen, on reconnaît par la description qu'il s'agit d'hydatides et d'échinocoques, et d'ailleurs, il n'est pas bien certain que ces vers provinssent du cerveau (4).

C'est encore sans doute aux échinocoques qu'appartient le fait suivant rapporté par Zeder :

Il s'agit d'une jeune fille : « La maladie dont elle mourut commença par des maux de tête et des vertiges, qui augmentèrent graduellement au point qu'elle perdit la mémoire ; bientôt elle ne put plus supporter la lumière. Lorsqu'elle voulait rester debout, elle se heurtait contre les objets environnants, à peu près comme les moutons qui ont le tournis.

(1) Rehrs, *Journ. vétérin. de Belgique*, t. I, p. 568. Bruxelles, 1842.

(2) Rudolphi, *Entoz.*, *hist. cit.*, t. II, pars II, p. 235.

(3) Goeze, Zeder, *Nachtrag zur Naturgeschichte der Eingeweidewürmer*, 1800, p. 309, tabl. II, fig. 5-7.

(4) Voyez à ce sujet Rudolphi, *Entoz*. etc., t. II, p. II, p. 247 et Livois, *Th. cit.*, p. 21.

» *A l'autopsie*, faite par le professeur Roesch, les ventricules latéraux du cerveau furent trouvés distendus par une grande quantité de sérosité; le troisième et le quatrième ventricule contenaient une *douzaine de vessies* de diverse grandeur et dont quelques-unes avaient le volume d'un œuf de poule. Ces vessies étaient pleines d'une sérosité limpide; la membrane qui les formait était comme *coriace ; à sa face externe* adhéraient de petits corps dont le nombre était très variable ; ils étaient en plusieurs endroits rapprochés les uns des autres et formaient divers groupes ; il en existait aussi à la face interne des *vessies caudales*, où ils formaient de petits tubercules comme dans l'espèce précédente. Ceux de ces corps qui étaient les mieux développés avaient une forme semblable à celle d'une poire; assez étroits vers la partie par laquelle ils adhéraient à la vessie caudale commune, ils s'élargissaient vers la tête qui n'était munie que d'un seul cercle de crochets, on n'y distinguait point de suçoirs (1). »

Cette description ne se rapporte ni au cœnure, ni exactement aux échinocoques ; les vésicules sont certainement des hydatides : leur multiplicité dans une poche commune, et leur consistance *coriace* ne conviennent point au cœnure. Mais que sont ces petits corps extérieurs? probablement des bourgeons hydatiques, tandis que les corps de la face interne étaient probablement des échinocoques. Quoi qu'il en soit, on remarque dans la description de ces petits corps intérieurs (échinocoques) des erreurs qui ont été commises aussi par Goeze dans le fait dont nous avons parlé.

Aucune observation de cœnure chez l'homme, à notre connaissance, n'a été publiée depuis ces faits; or, par toutes ces considérations, nous devons regarder les cas de Goeze et de Zeder comme appartenant aux hydatides. Au temps où vivaient ces observateurs, la connaissance du cœnure était très récente et assez incomplète, les échinocoques des animaux étaient à peine connus, ceux de l'homme ne l'étaient pas encore ; il faut donc rapporter les inexactitudes et l'obscurité des descriptions aux connaissances peu précises de l'époque où elles ont été faites.

Les phénomènes pathologiques déterminés par les hydatides ou par les cysticerques offrent des différences importantes. L'accroissement en quelque sorte indéfini des premières, le volume considérable qu'elles atteignent, produisent tôt ou tard des accidents graves et mortels. Les cysticerques, n'atteignant jamais un grand volume, peuvent rester longtemps et, dans certains cas, peut-être toujours

(1) Zeder, *Erster Nachtrag*, etc., p. 313.

inoffensifs. Ces entozoaires ont leur siége tantôt en dehors, tantôt en dedans de la masse encéphalique, et sur toute l'étendue de l'axe cérébro-spinal.

CHAPITRE PREMIER.

PHÉNOMÈNES ET LÉSIONS DÉTERMINÉS PAR LES HYDATIDES.

Le kyste ou plutôt la poche hydatique du cerveau est solitaire dans le plus grand nombre des cas. Son volume, très variable, peut égaler celui d'un gros œuf de poule et même le surpasser : dans un cas observé par Headington, cette poche contenait une livre de liquide ; dans un autre observé par Rendtorf, elle contenait une masse d'hydatides du poids de deux livres et demie. La poche hydatique du cerveau renferme, comme celle des autres organes, tantôt une seule hydatide volumineuse, tantôt un grand nombre de ces corps de volume variable.

Lorsque les poches qui renferment les hydatides sont multiples, l'individu périt nécessairement avant qu'elles n'aient acquis un grand volume, aussi dans les cas, rares au reste, où ces poches sont nombreuses, les a-t-on trouvées pour la plupart très petites. C'est ce que l'on voit dans le fait fort intéressant, rapporté par M. Calmeil, d'un individu chez qui s'éteignirent successivement les facultés intellectuelles, la sensibilité, la puissance musculaire, etc. Voici ce fait :

« Un officier d'infanterie entra à Charenton au mois de juin 1833. Cet homme, d'un caractère très doux et d'une constitution très forte, ne présentait d'abord aucune lésion des mouvements ; mais il urinait dans son lit et semblait privé, dès qu'il était livré à lui-même, de l'exercice des principales facultés intellectuelles. Il marchait volontiers, ne témoignait jamais ni peine ni plaisir, répondait avec lenteur aux questions qu'on lui faisait sur sa santé. Indifférent sur sa maladie, sur son avenir, sur l'état des personnes qui l'entourent, à peine s'il a retenu le nom du lieu où il habite ; la mémoire n'est pas cependant totalement abolie ; il rapporte qu'il a ressenti autrefois de violents maux de tête, dont il est délivré maintenant. Enfin l'intelligence qui semble se réveiller lorsqu'on la stimule, s'efface en grande partie dès l'instant où cette stimulation cesse. Pendant quatre mois, la santé physique n'éprouve aucune altération importante, et la démence seule se prononce de plus en plus ; malpropreté excessive, sorte de vie automatique. Au commencement du cinquième mois, le malade se tenait difficilement debout ; tous les mouvements s'exécutaient lentement et avec peine; les déjections étaient involontaires; sorte de somnolence, séjour au lit, peau chaude, pouls fébrile, tremblements musculaires, surtout lorsque les membres cherchent à se déplacer; sensibilité émoussée, stupeur morale; coma prolongé pendant plusieurs jours; mort. »

A l'autopsie, on trouva des *acéphalocystes* d'un volume médiocre dans l'intervalle des pédoncules cérébraux, sur le trajet des deux grandes fentes cérébrales, sur le corps pituitaire, les éminences mammillaires, le chiasma des nerfs optiques; les deux scissures de Sylvius étaient remplies d'hydatides grosses comme des grains de raisin et placées les unes à la suite des autres; les deux ventricules latéraux étaient dilatés et comblés de vésicules entassées sans ordre dans leur cavité; d'autres étaient dispersées dans la profondeur des circonvolutions cérébrales; une acéphalocyste de la grosseur d'un œuf de pigeon s'était creusé une loge dans le lobule antérieur gauche, enveloppée par la pie-mère qui lui formait un kyste; une autre moins volumineuse existait dans le lobule antérieur droit; plusieurs petites existaient encore dans les replis du cervelet (1).

La poche hydatique du cerveau, autant qu'on en peut juger d'après des observations ordinairement très incomplètes, est constituée par une dépression de la substance cérébrale qui est revêtue d'une mince lame de tissu cellulaire, laquelle peut être regardée comme un vrai kyste; cependant il paraît dans plusieurs cas que les hydatides se sont développées librement, soit dans la cavité de l'arachnoïde, soit dans celle des ventricules. Les hydatides qui se développent dans la substance cérébrale même paraissent aussi manquer d'une enveloppe de tissu cellulaire et être en rapport immédiat avec cette substance. Quant à celles qui ont eu pour siége primitif la pie-mère ou les plexus choroïdes, elles sont enveloppées d'un kyste plus ou moins complet. Le kyste est toujours très mince, très peu consistant, plus épais dans sa portion libre que dans celle qui est enfermée dans la substance du cerveau.

Les hydatides, en se développant, compriment et atrophient les parties du cerveau avoisinantes qui finissent par être réduites quelquefois à une mince membrane. Les nerfs qui, dans leur trajet, se trouvent en rapport avec le kyste, sont également amincis et atrophiés; enfin l'on a vu, dans quelques cas, les parois du crâne éprouver l'action de l'accroissement du ver vésiculaire, et subir une dilatation partielle, un amincissement ou une résorption de la partie qui est en rapport avec la vésicule.

Dans un cas semblable, des hydatides rapprochées de la surface

(1) Calmeil, *Dict. de méd.* en 30 vol., art. ENCÉPHALE, t. XI, p. 588. Paris, 1835.

du cerveau ou de la dure-mère, pourraient trouver une issue au dehors, et la guérison d'une maladie, qui semble devoir être toujours mortelle, pourrait être ainsi obtenue. Un fait observé par M. Moulinié ne laisse point de doute à cet égard :

Jeanne Cazeaux, âgée de quinze ans, est entrée à l'hôpital Saint-André de Bordeaux, le 1er septembre 1835.

« Cette fille avait une perforation au crâne, recouverte d'une cicatrice cruciale, ce qui a fait croire qu'elle avait subi l'opération du trépan ; mais on n'eut aucun renseignement à cet égard. On sentait des bosselures vers le point du crâne où étaient des traces de lésion ; il s'y forma de la fluctuation, une petite ponction fut pratiquée, d'abord du pus s'écoula.

» La malade était plongée dans un sommeil comateux dont elle ne sortait que lorsqu'on l'agitait en lui parlant ; elle avait une céphalalgie perpétuelle très intense ; ses yeux étaient tournés et comme frappés de strabisme ; elle paraissait sous l'influence d'une compression cérébrale. Le chirurgien pensait à pratiquer la trépanation, lorsque l'on vit sortir avec le pus des hydatides acéphalocystes du volume d'un grain de raisin. On en recueillit en quelques jours une vingtaine ; dès lors les accidents de compression cessèrent, la céphalalgie se dissipa, les yeux reprirent leur rectitude ; la malade put quitter son lit, marcher, et elle sortit bientôt après de l'hôpital, en bon état de santé (1). »

La compression progressive et lente déterminée par les tumeurs hydatiques ne produit point d'abord d'autres effets que ceux qui viennent d'être dits ; mais, tôt ou tard, il survient des lésions nouvelles qui sont locales et se développent principalement autour du corps étranger, comme la congestion, l'inflammation, le ramollissement, l'endurcissement ; ou plus générales, comme une infiltration sous-arachnoïdienne, un épanchement séreux dans les ventricules ou dans la cavité de l'arachnoïde, etc. ; l'hémorrhagie cérébrale a été fréquemment observée.

En considérant la marche des symptômes et les résultats des autopsies, on reconnaît que la poche hydatique a dû quelquefois acquérir un volume assez grand avant d'avoir causé quelque désordre fonctionnel notable. Sous ce rapport, comme sous celui des lésions anatomiques qu'elles déterminent, les hydatides des centres nerveux ne diffèrent point de toute autre tumeur intra-crânienne dont le développement est lent et dont le volume devient considérable.

(1) Moulinié, *Gaz. des hôpitaux*, 1836, t. X, p. 303.

Les symptômes principaux et les plus fréquents sont la céphalalgie, des attaques convulsives, des vomissements, des évanouissements, des lésions des fonctions motrices et sensorielles, et celles de l'intelligence.

La céphalalgie est un phénomène très fréquent, souvent initial; elle est quelquefois continue, plus souvent elle a lieu par accès; dans quelques cas elle est d'une violence extrême; sa marche est généralement progressive, mais on voit aussi l'inverse. Des douleurs se manifestent encore dans d'autres parties, dans les muscles, semblables à celles du rhumatisme, à la peau avec les caractères de l'hyperesthésie.

Le vomissement a été souvent un phénomène du début, et l'un des plus persistants, des plus incoercibles. Des évanouissements ou des syncopes répétées, des vertiges, des attaques convulsives, se sont montrés aussi avec les premiers symptômes de la maladie, et ont persisté pendant toute sa durée. Souvent les convulsions ont pris l'apparence de l'épilepsie et se sont manifestées à des intervalles variables.

Les lésions du mouvement offrent tantôt les caractères de l'hémiplégie, tantôt ceux de la paraplégie; elles surviennent quelquefois subitement avec une grande intensité; mais plus souvent elles consistent au début dans une faiblesse des membres, faiblesse qui va s'aggravant de jour en jour. On observe en même temps l'abolition partielle ou totale des fonctions de quelques sens, tels que l'ouïe, la vue, ou bien la perte de la parole.

La paralysie est le phénomène le plus général : lorsque les hydatides, d'un petit volume, sont disséminées dans diverses parties de l'encéphale, elle ne survient que dans une période assez avancée de la maladie. L'ensemble des phénomènes paralytiques diffère ordinairement de celui qui accompagne une lésion aiguë de l'un des hémisphères; en effet, par sa situation, par son grand développement, ou par sa multiplicité, le kyste hydatique exerce une compression sur l'un et l'autre hémisphère ou bien en outre sur quelque nerf; de là un ensemble de symptômes variables, et qui sont rarement associés comme ils le sont dans les maladies du cerveau, que l'on observe journellement. Les lésions accidentelles qui surviennent tôt ou tard, comme l'épanchement sanguin ou séreux, le ramollissement, etc., viennent encore faire varier l'expression symptomatique de la maladie.

Dans plusieurs cas, les troubles de l'intelligence, l'hébétude, la manie ou la démence, le délire, ont accompagné la présence des hydatides, ont marqué le début ou n'ont paru qu'à la fin de la maladie; dans d'autres cas, l'intelligence s'est constamment conservée intacte.

. . . . .

La marche de cette affection, lorsqu'il ne survient point quelque lésion nouvelle du cerveau, est toujours lente. Sa durée, qu'il n'est pas possible de préciser, est de plusieurs mois; elle peut être de plusieurs années. La situation de la tumeur doit apporter des différences très grandes dans la durée de l'affection, comme elle le fait dans la marche des phénomènes. Dans le cas suivant on peut faire remonter à quatre ans le début de la maladie :

Un garçon âgé de sept ans fut pris d'un affaiblissement progressif des membres du côté gauche, affaiblissement qui persista sans changement notable pendant deux ans. Alors des douleurs de tête se firent sentir dans le côté droit, violentes et revenant à des intervalles irréguliers; elles s'accompagnaient de vomissements répétés, sans perte de connaissance, ni trouble des sens. Environ un an après, la céphalalgie revint avec une nouvelle violence, l'intelligence disparut, ainsi que la faculté d'articuler les mots. La parole ne devint assez facile qu'environ deux mois après; à cette époque, la vue commença à se troubler, puis se perdit complétement. Elle resta dans cet état pendant environ deux mois, après lesquels elle se rétablit un peu de l'œil gauche.

Entré à l'hôpital des Enfants, dans le service de M. Blache, un mois environ avant sa mort, et alors âgé de onze ans (quatre ans donc après le début de la maladie), cet enfant présentait l'état suivant : intelligence nette, cécité presque complète, pupilles dilatées, yeux hagards, strabisme divergent du côté gauche, distorsion de la bouche, abaissement de la commissure gauche des lèvres, la pointe de la langue déviée à droite; exaltation de la sensibilité cutanée du bras et de la jambe gauches, affaiblissement musculaire du même côté, sans roideur ni contracture; céphalalgie modérée, fonctions digestives normales, selles et urines involontaires. Dans le cours du dernier mois, il se manifesta à plusieurs reprises une céphalalgie intense, des vomissements, perte de connaissance, résolution des membres gauches, puis contracture de ces membres, convulsions, serrements des mâchoires, écume à la bouche non sanguinolente, etc.; mort dans le coma.

A l'autopsie, on trouva un kyste de la grosseur du poing, renfermant un grand nombre d'acéphalocystes dont le volume variait depuis celui d'un pois jusqu'à celui d'un œuf de pigeon. Il était situé à la partie supérieure et externe de l'hémisphère droit, ayant intéressé le corps calleux, la couche optique, la voûte à trois piliers, le septum lucidum, et ayant déterminé un épanchement abondant de sérosité dans les ventricules et autour du cerveau (1).

Généralement les symptômes s'aggravent, se multiplient progressivement, et le malade s'éteint dans le coma ; d'autres fois, le ramollissement cérébral, l'apoplexie, l'épanchement séreux, etc., abrégent le cours de la maladie. La guérison est tout à fait exceptionnelle.

Les observations d'hydatides développées dans le cerveau ou dans la cavité du crâne ne sont pas encore très nombreuses : nous donnerons ici une analyse sommaire de celles que nous connaissons (2).

A. — Hydatides développées dans le cerveau ou le cervelet.

1° *Kyste unique.*

Ier Cas (Morrah).

Fille âgée de dix-neuf ans ; pertes de connaissance subites et fréquemment renouvelées ; abolition de l'ouïe, de la vue, de l'odorat ; hémiplégie du côté droit ; stupeur apoplectique pendant six jours ; mort, deux ans après le début des premiers phénomènes de la maladie.

Une hydatide longue de trois pouces et large de deux, dans l'hémisphère droit (3).

(1) Faton, *Bull. Soc anat. de Paris*, 1848, ann. XXIII, p. 344.

(2) Un grand nombre de cas d'hydatides des centres nerveux sont rapportés par d'anciens auteurs, mais la plupart de ces cas, sans doute, concernent des kystes séreux, d'autres concernent peut-être des cysticerques.

Aux hydatides appartiennent, probablement, un cas d'*hydatides* observées dans le cerveau d'un enfant hydrocéphale, par J. P. Wurfbain (*Ephem. nat. cur.*, déc. 2, ann. IX, p. 427) ; — un cas de Lancisi, rapporté sans détails (*De sub. mort.* 1709, liv. I, ch. XI, p. 50).

Aux cysticerques appartiennent peut-être un cas de Conrad Brunner, qui trouva un grand nombre de *vésicules?* de la grosseur d'une tête d'épingle dans les corps striés d'un enfant hydrocéphale (*Ephem. nat. cur.*, déc. 3, ann. I, p. 252) ; — un cas de Weikard, qui trouva des vers vésiculaires dans les plexus chroroïdes d'un homme qui avait été sujet à de fréquents vertiges (*Vermischte medizin. Schriften*, 4e *stück*, p. 102, cité par Brera) ; — deux cas d'*hydatides* de la pie-mère et plusieurs cas d'*hydatides* grosses comme un pois situées dans les plexus choroïdes chez des maniaques, par Ludwig (*Adversaria med. pract.*, t. II, p. 480, Lipsiæ, 1771).

M. Rostan rapporte une observation intitulée *hydatide développée dans le lobe moyen* ; mais la description de *cette hydatide* ne se rapporte guère à un ver vésiculaire (*Recherches sur le ramollissement du cerveau*, 1823, obs. 95).

M. Andral rapporte un cas de kystes séreux développés dans la pie-mère (*clin. cit.*, t. III, p. 59), qui a été donné à tort par d'autres auteurs comme appartenant aux hydatides.

(3) Obs. d'une hydatide dans le cerveau par Michel Morrah, chirurgien à Wor-

IIe Cas (Milcent). — *Surface du cerveau.*

Homme épileptique, mort dans une attaque.

Kyste hydatique entre deux circonvolutions du cerveau (1).

IIIe Cas (Blache). — *Surface du cerveau.*

Il s'agit d'un homme âgé de trente-quatre ans, sujet, depuis l'âge de cinq ans, à des attaques d'épilepsie ; les accès, légers dans les premières années, ne duraient que quelques minutes et se reproduisaient tous les huit ou dix jours ; leur fréquence et leur intensité augmentèrent progressivement. Depuis trois mois, ils se reproduisaient plusieurs fois par jour : enfin, attaques violentes se succédant sans interruption, stupeur profonde ; mort.

Kyste hydatique du volume d'une noix, sur la convexité de l'hémisphère gauche, entre les méninges et la substance du cerveau, qui était saine partout (2).

IVe Cas (Becquerel et Séguin). — *Lobe antérieur et moyen.*

Fille âgée de treize ans. Accès de céphalalgie, de convulsions épileptiformes ; perte de l'intelligence, de la vue ; vomissements, hallucinations, ralentissement du pouls, paraplégie, coma ; mort après six mois de maladie.

Kyste hydatique volumineux dans l'hémisphère gauche du cerveau, occupant tout le lobe antérieur et la moitié du lobe moyen, formant une cavité longue de quatre pouces et large de deux.

Kystes hydatiques volumineux dans les poumons, le foie et le mésentère (3).

Ve Cas (Faton). — Rapporté ci-dessus, p. 650.

VIe Cas (Guérard). — *Lobe moyen.*

Hémiplégie incomplète. — Hydatide de la grosseur d'un œuf de poule, au centre du lobe moyen du cerveau (4).

VIIe Cas (Barth). — *Lobe moyen.*

Femme, vingt-cinq ans ; paralysie du bras droit depuis quatre mois, parole altérée, céphalalgie à gauche, hébétude ; mort presque subite.

Hydatide unique au-dessus du ventricule droit du cerveau (5).

thing, communiqué par J. Yelloly (*Medico-chirurg. transact.*, vol. II, 1813, et *Journ. gén. de méd. de Sédillot*, t. LII, p. 342, 1815).

(1) Milcent, *Bull. Soc. anat.*, ann. XVIII, p. 9, 1843.

(2) *Bull. gén. de thérapeutique*, t. XXXII, p. 237, 1847.

(3) Becquerel, *Gazette méd. de Paris*, 1837, p. 406 ; Séguin, *Bulletin Soc. anat.*, ann. XII, 1837, p. 37 ; Aran, *mém. cit.*, p. 87.

(4) Guérard, *Bull. Soc. anat.*, ann. X, 1835, p. 4.

(5) Barth, *Bull. Soc. anat.*, ann. XXVII, 1852, p. 108.

VIIIe Cas (Zeder). — *Ventricules* (rapporté ci-dessus, p. 644).

IXe Cas (Rendtorff). — *Ventricule latéral.*

Fille âgée de huit ans; douleurs rhumatoïdes dans les membres, intelligence diminuée, vomissements, attaques épileptiformes, affaiblissement paralytique du côté gauche, cécité, perte de l'odorat, hémiplégie et refroidissement des membres gauches; mort.

Hémisphère droit d'un tiers plus volumineux que le gauche, masse énorme d'hydatides dans le ventricule latéral; échinocoques dans les hydatides (1).

Xe Cas (Headington). — *Ventricule latéral.*

Enfant âgé de onze ans; obscurcissement de la vue, suivi de cécité complète en un an; affection choréique, perte de la parole, hémiplégie du côté droit, céphalalgie, intelligence nette, coma pendant cinq semaines; mort un an après l'attaque d'hémiplégie, deux ans après le début de la maladie.

Hydatide contenant 500 grammes de liquide, dans le ventricule latéral gauche (2).

XIe Cas (Cazeaux). — *Plexus choroïde.*

Hémorrhagie cérébrale considérable. — Kyste hydatique dans le plexus choroïde (3).

XIIe Cas (Martinet). — *Lobe postérieur.*

Homme; céphalalgies fréquentes, vertiges; mort subite. — Hydatide grosse comme un œuf de poule, dans le lobe postérieur droit du cerveau (4).

XIIIe Cas (Leroux). — *Lobe postérieur et cervelet.*

Homme, vingt-cinq ans; céphalalgie continue; vomissements fréquents, faiblesse extrême, défaillances, syncopes. — Masse d'hydatides de la grosseur d'un œuf de poule, vers les lobes postérieurs du cerveau et du cervelet (5).

XIVe Cas (Carrère). — *Lobe moyen? et postérieur.*

Il s'agit d'un homme, âgé de vingt-quatre ans, atteint de maux de tête habituels depuis quatre ans. Le 21 avril 1824, la vue se trouble; il chancelle sur ses jambes; le lendemain, agitation perpétuelle de la tête, regard fixe, yeux troubles, hébétation, délire; il tourne dans son lit; application de la camisolle de force; mort le matin.

(1) Rendtorff, *Dissert. de hydat. præsertim in cerebro humano repert.*, cap. 10, p. 22, Berlin, 1822; — Bremser, *ouv. cit.*, p. 538; — Livois, *Rech. sur les échinocoques*, p. 100, *Thèse*, Paris, 1843.

(2) Headington dans Abercrombie, *Mal. de l'encéph.*, trad., p. 482, 2e éd., Paris, 1835.

(3) Cazeaux, *Bull. Soc. anat.*, ann. VIII, 1833, p. 106.

(4) Martinet, *Revue méd.*, t. III, 1824, p. 20, et Aran, *mém. cit.*, p. 94.

(5) J.-J. Leroux, *Cours sur les génér. de méd. prat.*, t. II, p. 12, Paris, 1825.

Hydatide de la grosseur d'un œuf de poule d'Inde à la partie postérieure et un peu latérale du lobe droit du cerveau au-dessous du ventricule latéral (1).

XVe Cas (Blin). — *Cervelet.*

Femme âgée de vingt-trois ans ; céphalalgie depuis neuf mois, marche difficile sans paralysie, bourdonnements d'oreilles, vomissements ; mort presque subite. — Kyste hydatique du volume d'une petite noix à la face supérieure du lobe gauche du cervelet (2).

2° *Kystes multiples.*

XVIe Cas (Tonnelé). — *Deux kystes; lobe antérieur.*

Le lobe antérieur droit du cerveau contenait, à la partie moyenne, deux hydatides acéphalocystes, du volume d'une grosse noisette, comme enchâtonnées dans son tissu.

Les symptômes de la maladie n'avaient point fait soupçonner d'affection cérébrale ; la mort a été occasionnée par des lombrics et des abcès dans le foie (3).

XVIIe Cas (Chomel). — *Deux kystes? hémisphère droit.*

Couturière, vingt-cinq ans; douleurs de tête intolérables; dix jours après, engourdissement du membre inférieur gauche; au bout de six semaines, paralysie du membre supérieur gauche; entrée à l'hôpital quatre mois après. Hémiplégie gauche, dilatation de la pupille droite avec affaiblissement de la vue, accès épileptiformes irréguliers, état comateux ; mort cinq mois après l'entrée à l'hôpital. — Deux hydatides dans l'hémisphère droit du cerveau (4).

XVIIIe Cas (Calmeil). — (Rapporté ci-dessus, p. 646).

XIXe Cas (Léveillé). — *Kystes nombreux.*

Homme, vingt-sept ans ; céphalalgie habituelle, exaspération des douleurs; mort prompte.

Hydatides nombreuses dans les méninges et à la surface du cerveau, dans le corps calleux, le lobe moyen gauche, la couche optique droite, etc. (5).

XXe Cas (Montansey). — *Kystes nombreux dans le cerveau, le cervelet, la moelle épinière.*

Femme idiote et épileptique. — Un grand nombre d'hydatides à la surface

(1) Carrère, *Dict. de médecine, de chirurgie et d'hygiène vétérinaire* par *Hurtre d'Arboval cit.*, 1839, t. VI, p. 157, art. Tournis.

(2) Blin, *Bull. Soc. anat.*, ann. XXVI, 1851, p. 158.

(3) *Cas d'hydatides du cerveau avec lombrics dans le foie;* voyez ci-dessus, p. 165, cas XXXI.

(4) *Gaz. des hôpitaux*, t. X, 1836, p. 619.

(5) Leveillé, *Arch. gén. de méd.*, t. XIII, 1827, p. 443, extrait des *Séances de l'Acad. roy. de méd.*, 6 févr. 1827.

et dans l'épaisseur du cerveau et du cervelet; une vingtaine dans l'épaisseur de la moelle épinière (1).

XXIe CAS (ARAN et MICHÉA). — *Kystes nombreux.*

Homme âgé de vingt-trois ans; accidents variés, céphalalgie, somnolence, accès épileptiformes, hébétude, affaiblissement de la vue, puis cécité presque complète; mouvements lents.—Hydatides multiples, situées dans différentes régions du cerveau, l'une en rapport avec le nerf optique gauche (2).

XXIIe CAS (FORGET). — *Kystes nombreux.*

Homme, vingt-quatre ans; fatigue dans les membres depuis six mois, attaques d'épilepsie, céphalalgie, facies hébété, surdité, faiblesse de la vue, pupilles dilatées; point de paralysie ni de contracture des membres; douleurs dans les membres, marche mal assurée; urines involontaires, diarrhée.

Autopsie. La surface du pont de Varole, de la partie supérieure de la moelle allongée et de la face inférieure des deux lobes du cervelet, est couverte d'hydatides nombreuses dont le volume varie depuis celui d'un grain de chènevis jusqu'à celui d'une aveline. Les hydatides sont libres ou légèrement adhérentes à la pie-mère, le tissu de l'encéphale est exempt d'altérations (3).

B. — Hydatides développées ou situées en dehors des méninges.

Ier CAS (DUPUYTREN, ROSTAN, GENDRIN, CHOISY).

Homme âgé de trente-six ans; accès de céphalalgie, atrophie de la moitié de la langue, douleurs et fourmillements dans les membres, aphonie, déglutition difficile; intelligence nette; mort inopinée.

Kyste hydatique de la grosseur d'un œuf d'oie dans la fosse occipitale gauche; un prolongement du kyste faisant hernie dans le trou condylien antérieur gauche, et un autre dans le trou déchiré postérieur du même côté; compression des nerfs glosso-pharyngien, pneumo-gastrique et hypoglosse; usure des os en rapport avec l'hydatide (4).

IIe CAS (LAGOUT).

Femme âgée de quarante-cinq ans; œil droit altéré, ramolli; narine et cavité buccale du même côté insensibles; langue non déviée, coma; mort.

(1) Montansey, *Bull. Soc. anat. de Paris*, ann. II, 1827, p. 188.

(2) Aran, *Mém. sur les hydatides de l'encéphale*, dans *Arch. gén. de méd.*, 3e sér., t. XII, 1841, p. 98, et Michéa, *Gaz. méd. de Paris*, t. VIII, n° 47, 1840, p. 747.

(3) Forget, *Gaz. méd. de Strasbourg*, 1846 et *Gaz. méd. de Paris*, t. I, p. 975, 1846.

(4) Dupuytren, *Leç. de clin. chirurg.*, t. I, p. 403 et t. III, p. 364, Paris, 1832-1833. — Choisy, *Bull. Soc. anat.*, ann. VII, p. 114 et ann. VIII, p. 6, 1833. — Gendrin, dans Abercrombie, *ouvr. cit.*, p. 627.

Hydatide se prolongeant sous la dure-mère avec le nerf de la cinquième paire ; destruction du ganglion de Gasser (1).

IIIe Cas (Gregory).

Homme âgé de vingt et un ans ; attaques épileptiformes, perte de la vue, de la mémoire, etc.—Tumeur de la grosseur du poing contenant un grand nombre d'hydatides, située entre la dure-mère et le crâne.

Le même auteur rapporte deux cas d'hydatides multiples du cerveau, qui sont probablement des cysticerques (2).

IVe Cas (Moulinié). — (Rapporté ci-dessus, p. 648).

Ve Cas (Guesnard). — (Rapporté ci-dessus, p. 559).

C. — Hydatides en rapport avec la glande pituitaire.

Ier Cas (Sœmmering).

« Je possède, dit Bremser, quelques échinocoques provenant de la glande pituitaire, que je dois à la bonté de M. Sœmmering ; ces vers sont encore plus petits que les graines de sénevé (3). »

IIe Cas (Guesnard).

Une vésicule hydatique était placée dans le *foyer pituitaire*, entre la portion osseuse du corps du sphénoïde et la dure-mère (4).

IIIe Cas? (Esquirol).

Des hydatides existaient dans toute la longueur de la moelle épinière ; *un kyste rempli d'un fluide brun rougeâtre* était contenu dans la glande pituitaire (5).

CHAPITRE II.

PHÉNOMÈNES ET LÉSIONS DÉTERMINÉS PAR LES CYSTICERQUES.

Le volume constamment petit du cysticerque ladrique, sa multiplicité habituelle apportent dans les phénomènes pathologiques qu'il détermine, dans la succession et la marche de ces phénomènes, des différences importantes, si on les compare avec les effets pathologiques que déterminent les hydatides.

(1) Lagout, *Bull. Soc. anat.*, ann. XX, 1845, p. 300 et ann. XXI, 1846, p. 13.
(2) G. Gregory, *The medical Times* et *Gaz. méd. de Paris*, t. IV, 1849, p. 665.
(3) Bremser, *ouvr. cit*, p. 304.
(4) Voy. ci-dessus, liv. II, part. II, obs. CCLIII.
(5) Voy. ci-après, 2e division, *Vers de la moelle épinière*, p. 669.

Les cysticerques du cerveau existent quelquefois en grand nombre, soit accumulés dans une seule région, soit, mais plus souvent, disséminés. Dans la plupart des cas, les cysticerques sont logés dans la substance cérébrale, la pie-mère ou dans les plexus choroïdes, plus rarement dans la substance médullaire du cerveau et, dans ce dernier cas même, souvent il en existe aussi dans les méninges.

Comme les hydatides, les cysticerques sont revêtus par une membrane mince de tissu cellulaire qui leur forme un kyste; dans la substance du cerveau, le kyste est très mince ou réduit à quelques *tractus* filamenteux.

On trouve fréquemment les cysticerques du cerveau dénaturés ou ayant subi des altérations profondes. Les altérations portent, d'une part, sur la vésicule qui est devenue plus ou moins globuleuse, plus volumineuse, sans jamais cependant avoir acquis un grand volume, irrégulière, quelquefois divisée en lobules ou même double; d'une autre part, elles portent sur la tête dont le rostre et les ventouses sont envahis par une matière noirâtre, pigmentaire. Les crochets sont recouverts à leur base par cette matière. Dans une période plus avancée on les trouve en désordre, diminués de nombre ou même ils ont disparu. L'ouverture de la vésicule rétrécie ou oblitérée ne laisse plus sortir le corps; la tête invaginée dans celui-ci ne peut non plus en être extraite par une pression ménagée; sa présence ne peut être reconnue que par la dilacération des parties (voy. le *Synops.*, n° 9).

Ces altérations sont en rapport avec l'ancienneté des cysticerques. Les différences qu'elles apportent dans l'apparence et dans la constitution de ces êtres ont été regardées comme normales par plusieurs helminthologistes, qui, d'après *ces caractères*, ont établi des espèces nouvelles. Elles ont fait méconnaître à quelques pathologistes la véritable nature des corps observés.

Ces altérations, que l'on retrouve chez des cysticerques provenant de certains individus qui ont offert des phénomènes cérébraux apparents dans les derniers jours seulement de leur existence, ces altérations, disons-nous, témoignent que ces vers vésiculaires peuvent exister longtemps sans déterminer des accidents notables; et l'on conçoit que, situés dans la pie-mère, dans les plexus choroïdes, limités à un petit volume, ils n'ont qu'une action fort restreinte sur la substance même de l'encéphale; on conçoit surtout que, à moins qu'ils ne soient accumulés en grand nombre en un point, ils n'exerceront pas sur le cerveau une compression suffisante pour abolir ses fonctions. L'observation s'accorde avec la théorie, et nous nous plaisons à rappeler que M. Calmeil avait déjà signalé ce fait (1). Dans aucun cas de cysticerque, nous n'avons vu signalée une paralysie des membres ayant une longue durée; dans les cas d'hydatides multiples et disséminées, nous avons fait la même remarque.

Les phénomènes pathologiques déterminés par la présence des cysticerques sont chroniques ou aigus : dans l'état chronique, on a vu des attaques épileptiformes apparaissant de loin en loin, un délire monomaniaque, l'hébétude, ou la démence. Après une durée de plusieurs années, même sans changement notable, ces phénomènes ont été tout à coup interrompus par l'apparition de nouveaux symptômes déterminés, soit par l'irritation, par l'inflammation du cerveau ou des méninges, soit par un épanchement sanguin ou séreux. Ces symptômes consistaient dans des secousses convulsives générales ou partielles, dans le délire, l'agitation, la fièvre, le coma, etc., qui entraînaient en quelques jours la perte du malade.

Dans d'autres cas, la présence des cysticerques ne s'était manifestée par aucun signe, lorsque les symptômes d'une affection aiguë du cerveau sont apparus. Chez ces malades, la céphalalgie, des tremblements des membres et des mâchoires, des attaques convulsives, le délire, l'agitation, l'accélération du pouls, la difficulté de la respiration, la prostration, le coma, etc., surviennent, se succèdent, s'aggravent, et l'individu succombe après quelques semaines ou quelques jours seulement de maladie apparente.

Il se peut que plusieurs des observations rapportées aux hydatides multiples, disséminées dans plusieurs parties de l'encéphale, n'aient été que des cas de cysticerques; les phénomènes pathologiques observés dans ces deux affections sont très analogues.

A. — Cysticerques situés principalement dans la substance du cerveau.

Ier Cas (Laennec).

Homme, soixante ans; lassitudes depuis six semaines ; absence de paralysie, de délire ; céphalalgie.

1) *Dict. de médecine, cit.*, art. Encéph., p. 585.

Un cysticerque dans la couche optique gauche, un autre à la partie postérieure inférieure de l'hémisphère droit, plusieurs dans les muscles (1).

IIe Cas (Laennec).

Homme de cinquante ans ; attaque d'apoplexie ; mort quatre jours après.

Un cysticerque dans une partie non indiquée du cerveau (2).

IIIe Cas (Himly).

Homme mort d'un cancer. — Grand nombre de cysticerques dans les muscles et dans le cerveau (3).

IVe Cas (Calmeil).

Homme âgé de quarante-sept ans ; somnolence, tremblements des mâchoires, délire, faiblesse, agitation, pas de paralysie.

Plusieurs cysticerques à la surface de l'hémisphère gauche du cerveau, quatre dans la substance de l'hémisphère droit (4).

Ve Cas (Nivet et Marjolin).

Homme âgé de cinquante-six ans ; attaques d'épilepsie ; érysipèle phlegmoneux grave à la jambe, gangrène ; mort en peu de jours.

Huit cysticerques dans la pie-mère et la substance grise des hémisphères, un cysticerque dans la substance blanche (5).

VIe Cas (Bouvier).

Femme âgée de quatre-vingt-trois ans ; léger affaiblissement de l'intelligence ; faiblesse du membre inférieur (ou supérieur?) gauche ; pneumonie.

Grand nombre de cysticerques à la surface des hémisphères cérébraux, au-dessous de la pie-mère et dans la substance grise ; plusieurs dans les couches optiques et surtout dans celle du côté droit, dans le bord postérieur du corps calleux, entre les lames du cervelet. Chacun est renfermé dans un kyste (6).

VIIe Cas (Aran et Michéa).

Homme âgé de cinquante-trois ans ; attaque d'hémiplégie à droite disparue promptement ; cinq mois après, nouvelle attaque d'hémiplégie à gauche remplacée le lendemain par de la faiblesse de ce côté ; sensibilité et intelligence

(1) Laennec, *obs. cit.* ci-dessus, p. 627.

(2) Laennec, *mém. cit.*, p. 61.

(3) Himly, *obs. cit.* ci-dessus, p. 627.

(4) Calmeil, *Observ. de cysticerques dans l'encéphale* (*Journ. hebdom. de méd.* Paris, 1828, t. I, p. 44).

(5) Nivet, *Observ. de cysticerques du cerveau*, dans *Arch. gén. de méd.*, 3e sér., t. VI, p. 480, Paris, 1839.

(6) Bouvier, *Bull. Acad. roy. de médecine*, 1840, t. IV, p. 556.

intactes, puis délire, hallucinations, agitation, attaques épileptiformes, etc. ; mort huit jours après la seconde attaque.

Une douzaine de cysticerques? dans la pie-mère ; plusieurs disséminés dans la substance grise et la substance blanche des hémisphères, dans la couche optique gauche, les corps striés, la protubérance ; deux dans les plexus choroïdes, un autre libre dans le ventricule latéral (1).

VIIIe Cas (Louis).

Homme âgé de cinquante-quatre ans ; intelligence et fonctions cérébrales intactes ; phthisie pulmonaire et laryngée, léger délire la veille de la mort.

Une vingtaine de cysticerques (altérés) ? à la surface du cerveau ou dans sa substance (2).

IXe Cas (Leudet).

Femme âgée de vingt-huit ans ; attaques épileptiformes pendant les trois dernières années de la vie, céphalalgie habituelle, expulsion d'un ténia?, grossesse ; affaiblissement considérable de la vue ; pas de paralysie du sentiment ni du mouvement ; accidents cérébraux aigus ; mort.

Dix-sept cysticerques dans la pie-mère ou la substance grise de la surface du cerveau, le corps strié, la couche optique gauche ; trois dans le cervelet. Une vingtaine de cysticerques dans les muscles des membres supérieurs (3).

Xe Cas (Davaine et Duplay).

Vieillard en démence depuis environ dix ans. — Huit ou dix cysticerques disséminés dans les méninges et dans la substance du cerveau.

XIe Cas (Bouchut).

Fille âgée de dix ans ; hémichorée droite, avec hémianalgésie gauche. Scarlatine, albuminurie ; mort subite. — « La partie postérieure de l'hémisphère droit du cerveau offre à sa surface, mais contenu dans l'épaisseur même de sa substance, un petit kyste de la grosseur d'une petite noisette contenant *deux* cysticerques ; aucun dans les muscles (4). »

B. — Cysticerques situés principalement dans les méninges.

XIIe Cas (Calmeil).

Jeune homme, épilepsie, délire monomaniaque, absence de paralysie, phlébite suite d'une saignée ; mort.

Trois cysticerques à la surface de l'hémisphère droit (5).

(1) Aran, *Mém. sur les hydatides*, cité, obs. v, et Michéa, *Mém. cit.*, p. 746, 1841.

(2) P. C. Louis, *Recherches sur la phthisie*, 2e édit., obs. 8, p. 162, Paris, 1843.

(3) E. Leudet, *Comptes rendus Soc. biologie*, 1re série, t. V, p. 24, ann. 1853, Paris, et *Bull. Soc. anat.*, ann. XXVIII, p. 91.

(4) Bouchut, *Gaz. des hôpitaux*, 1857, p. 81.

(5) Calmeil, *Dict. de méd.* en 30 vol., t. XI, p. 584, art. Encéphale, Paris, 1835.

XIIIe CAS (LEBERT).

Homme sujet à de longs évanouissements. — Cysticerques à l'extérieur du cerveau (pas de détails) (1).

XIVe CAS (NIVET).

Homme âgé de quarante-trois ans ; coliques, agitation, délire, bourdonnements d'oreille, parole lente, sensibilité intacte, pas de paralysie ; mort après douze jours de maladie. — Quatorze cysticerques (altérés) disséminés dans la pie-mère et dans la substance grise des hémisphères (2).

XVe CAS (DREWRY-OTTLEY).

Femme âgée de quarante ans ; étourdissements remontant à deux ans, engourdissement et demi-paralysie du membre supérieur droit, troubles de l'intelligence, difficultés dans la prononciation, attaques épileptiformes fréquentes, céphalalgie permanente.

Un grand nombre de kystes dans la pie-mère, s'enfonçant un peu dans la substance grise. Cysticerque dans chaque kyste ; nombre des kystes plus considérable à gauche. Aucun dans la substance blanche, ni dans les plexus choroïdes ; substance cérébrale partout saine (3).

XVIe CAS (FRÉDAULT).

Femme âgée de quatre-vingt-quatre ans ; point de céphalalgie habituelle ; point d'affaiblissement musculaire, ni de paralysie du sentiment ou du mouvement ; attaque d'apoplexie ; mort en quelques heures.

Une vingtaine de cysticerques dans le tissu sous-arachnoïdien, ou plus ou moins enfoncés dans la substance grise ; ces cysticerques avaient subi un commencement d'altération *sénile* (4).

XVIIe CAS (BOUCHUT).

Fille âgée de six ans ; fièvre typhoïde, méningite suppurée. — Deux cysticerques dans une anfractuosité de la surface du cerveau, sous l'arachnoïde ; aucun dans les muscles (5).

XVIIIe CAS (JEFFRIES WYMAN).

Un cysticerque libre à la surface interne de la dure-mère, près de l'apophyse *crista galli* (cas rapporté, p. 634).

(1) Lebert, *Bull. Soc. anat. de Paris*, 1837, ann. XII, p. 38.

(2) Nivet, *Observ. de cysticerques ladriques du cerveau ; Arch. gén. de méd.*, 3e série, t. VI, p. 478, Paris, 1839.

(3) Docteur Drewry-Ottley, *London medic. chir. Trans.*, t. XXVII, 1844 ; — *Arch. gén. de méd.*, 1848, t. XVI, p. 372 ; — *Gaz. hôp.*, 1848, p. 149.

(4) Frédault, *Note sur un nouveau ver vésiculaire trouvé dans le cerveau* (*Gaz. méd. de Paris*, 1847, p. 311).

(5) Bouchut, *Gaz. des hôpitaux*, 1857, p. 77.

C. — Cysticerques dans les plexus choroïdes.

Ier Cas (Fischer).

Jeune homme, mort du typhus en 1788.—Vingt-trois cysticerques *attachés* aux plexus choroïdes (1).

IIe Cas (Treutler).

Femme âgée de vingt-huit ans, morte d'hydropisie avec des symptômes d'une affection cérébrale ancienne. — Dix-sept cysticerques dans les plexus choroïdes; désorganisation étendue du cerveau; excroissances osseuses de la base du crâne (2).

IIIe Cas (Brera).

Il s'agit d'un homme âgé de cinquante ans, sujet aux fièvres intermittentes depuis trois mois. « Il fut attaqué en route, dans la matinée du 26 novembre 1797, d'une violente torpeur des extrémités inférieures; s'étant traîné chez lui d'un *pas incertain et vacillant*, il fut tout à coup pris d'une douleur violente dans la partie supérieure de la tête, et à l'instant qu'il appelait du secours, il tomba par terre sans connaissance, » il mourut dans la nuit suivante sans avoir repris connaissance.

Deux grappes de cysticerques s'étendaient le long des plexus choroïdes (3).

IVe Cas (Steinbuch et Loschge).

Cinq cysticerques dans les plexus choroïdes; vingt dans les muscles (cas rapporté ci-dessus, p. 627).

Ve Cas (Calmeil).

Homme âgé de soixante-cinq ans; douleur à la jambe, sensibilité et mouvements intacts; délire, prostration; mort en quatre jours.

Un cysticerque dans chaque plexus choroïde (4).

Voyez encore: 1° un cas de cysticerques du cerveau observés par M. Andral, cas rapporté dans la thèse de M. Fauconneau-Dufresne; 2° une observation de Romberg indiquée dans le *Journal complémentaire*, t. XIX, p. 276.

(1) J.-L. Fischer, *Tæniæ hydatigenæ in plexu choroideo nuper inventæ historia*, Lipsiæ, 1789.

(2) Treutler, *Mém. cit.*, p. 1, *De nova specie tæniæ* (albopunctatæ).

(3) Val. Louis Brera, *Traité des maladies vermineuses*, trad., p. 32, Paris, 1804.

(4) Calmeil, *Observ. de cysticerques dans l'encéphale* (*Journ. hebdom. de méd.*, t. I, p. 44, Paris, 1828).

TROISIÈME SECTION.

DU TOURNIS DANS SES RAPPORTS AVEC LES VERS VÉSICULAIRES.

Par la lenteur de leur développement, par les dimensions qu'il atteignent, le cœnure et l'hydatide sembleraient devoir déterminer des phénomènes pathologiques identiques ; sous plusieurs rapports, en effet, ces phénomènes ont une analogie complète : avec l'un comme avec l'autre ver vésiculaire, l'affection cérébrale a une marche lente, une durée longue, une intensité progressive ; l'un et l'autre finissent par produire une paralysie des organes du mouvement, des organes des sens ; l'un et l'autre entraînent nécessairement la mort. Mais ce phénomène singulier qui constitue le tournis, c'est-à-dire le tournoiement tel qu'il existe chez le mouton affecté de cœnure, n'a été signalé dans aucun cas d'hydatide ; et néanmoins, nous possédons des observations déjà nombreuses de ce dernier ver, dans lesquelles, outre le développement lent et le volume considérable, le siége dans l'un des hémisphères du cerveau, l'absence d'un kyste notable semblent assimiler complétement dans ses rapports avec l'organe central du sentiment et du mouvement, l'hydatide au cœnure.

La différence remarquable dans l'expression symptomatique de l'affection déterminée par l'un et l'autre entozoaire cystique n'a point été l'objet, que nous sachions, des méditations des pathologistes ; elle ne trouve point non plus une explication satisfaisante dans les théories qui ont été données des phénomènes du tournis.

La plus généralement reçue consiste à regarder le tournoiement comme un phénomène de paralysie, comme l'effet de l'hémiplégie incomplète déterminée par la compression des centres nerveux. Cette explication n'est pas admissible : si le tournoiement était occasionné par un affaiblissement paralytique, il existerait chez l'homme qui aurait une hydatide dans l'un des hémisphères du cerveau ; chez le mouton et le bœuf, on observerait toujours la faiblesse ou la paralysie du côté autour duquel se fait le tournoiement ; or, ces phénomènes de paralysie sont très incertains et variables ; mais, en outre, la tendance au tournoiement diminuerait à mesure que l'affaiblissement augmenterait, et c'est le contraire qui a lieu : les accès de tournis deviennent plus fréquents et plus longs, la marche dans le tournoiement devient plus rapide, les cercles concentriques deviennent de plus en plus petits, à mesure que le cœnure acquiert plus de développement, à mesure que la faiblesse augmente, et jusqu'à ce que la maladie ne permette plus la station ni la marche.

Le tournoiement nous paraît être un phénomène d'excitation, et non un phénomène de dépression des fonctions, et l'explication nous paraît devoir être fournie par la constitution même du cœnure ; en effet, ce ver vésiculaire est pourvu de têtes exsertiles dont le nombre peut s'élever à plusieurs centaines et qui sont susceptibles de se porter jusqu'à 4^{mm},5 au dehors de la vésicule commune. Ces têtes peuvent donc se plonger assez profondément dans la substance cérébrale qui doit recevoir une vive stimulation dans les moments où elles sortent en grand nombre de leur vésicule (1).

Avec l'âge du ver, le nombre des têtes du cœnure s'accroît et les points de contact avec l'encéphale deviennent plus multipliés, en sorte que si l'on explique les phénomènes du tournis par une incitation portée sur l'un des hémisphères du cerveau, on expliquera en même temps d'une manière satisfaisante la fréquence et la durée des accès, l'accélération de la marche d'autant plus grande que l'affection est plus ancienne, c'est-à-dire que les têtes sont plus nombreuses ; et l'on expliquera mieux que d'aucune autre manière le tournoiement autour du côté affecté, car l'excitation de l'hémisphère où siége le cœnure devra, dans bien des cas, communiquer son action aux muscles du côté opposé, et, accélérant les mouvements et la marche de ce côté seulement, la progression aura lieu en tournant autour du côté non excité (2).

Une incitation semblable n'est jamais produite par une hydatide, quel que soit son volume et quoiqu'elle puisse être, comme le cœnure, en contact immédiat avec la substance cérébrale même ; *les têtes des hydatides* ou les échinocoques sont, en effet, toujours internes et ne viennent, dans aucun cas, en contact avec la substance cérébrale qu'elles ne peuvent par conséquent exciter en aucune manière.

D'après ces considérations, les cysticerques, dont la tête est exsertile comme celles du cœnure, pourraient donner lieu au tournoiement et, c'est en effet ce que prouve le fait suivant observé par Florman chez le porc :

(1) C. Davaine, *De l'action du cœnure sur le cerveau (tournis)* (*Mém. Soc. biologie*, t. IV, p. 117, ann. 1857).

(2) Il se peut que l'excitation de certaines parties des hémisphères cérébraux n'ait point d'effet croisé, ce qui expliquerait le tournis du côté opposé au cœnure ; les observations de M. Reynal tendent à éclairer cette question (voy. p. 641, note).

» Observatio maximè memorabilis, dit Rudolphi, suis scilicet annum nati,
» vertiginosi, sinistrorsum in circulos acti, qui semper minores describerentur.
» Bestia se suadente mactata, amicus plurimos inter colli musculos, multos in
» pia matre et substantia corticali, paucos in medullari, sed viginti cysticercos
» solutos, nullibi affixos in ventriculo laterali dextro reperit.
» Vertigo suis hoc modo certè facilè explicata (1). »

Si le tournoiement ne s'observe pas fréquemment chez le porc ladre, cela peut tenir à ce que les cysticerques sont en général disséminés dans tout l'encéphale, or dans les cas de cœnures multiples, il n'y a pas toujours non plus de tournoiement; cela peut tenir encore à ce que les cysticerques sont le plus ordinairement situés dans les méninges et enveloppés d'un kyste fibreux; enfin le cysticerque est pourvu d'une seule tête, tandis que le cœnure est pourvu d'un grand nombre de têtes qui sont toujours en rapport avec la substance cérébrale même.

Par des raisons semblables, on comprend l'absence du tournoiement chez l'homme affecté de cysticerques du cerveau.

C'est en raisonnant d'après une fausse analogie ou par l'ignorance des véritables phénomènes du tournis que quelques auteurs ont admis l'existence de cette affection chez l'homme.

Le docteur Carrère a rapporté deux faits à l'appui de cette opinion (2) : dans le premier de ces faits, observé par Brera, il n'est nullement question de tournoiement (3) ; dans le second, le tournoiement du malade n'avait point de rapport avec celui du mouton affecté du tournis dont l'auteur ne connaissait sans doute point exactement les phénomènes, car, voici en quoi ils consistaient chez son malade : « C'est alors qu'il se livre, dit le docteur Carrère, à un nouveau genre d'agitation que les personnes qui l'entourent ne connaissent pas, *il tourne dans son lit, se cache sous les couvertures* ; le délire redouble ; application de la camisole de force (4). » Évidemment cette manière de tourner n'a point de rapport avec celle du mouton atteint du cœnure.

(1) Rudolphi, *Synopsis*, p. 620, d'après A. H. Florman, in *Kongl. vet. ac. Handlingar for* 1815, 8, p. 132, Stockholm, 1815.

(2) Docteur Carrère, *Sur le tournis chez l'homme comparé au tournis chez les animaux* (*Rec. de méd. vét.*, t. III, p. 491, Paris, 1826).

(3) Voyez ci-dessus cette observation, p. 622.

(4) Docteur Carrère, *mém. cit.*, p. 498.

Attribuant le phénomène du tournis à la compression que le cœnure exerce sur certaines parties de l'encéphale, le docteur Belhomme a pensé que, dans quelques cas de tumeurs intra-crâniennes, le tournis devait se produire chez l'homme comme chez le mouton (1). Mais nous avons montré que le tournis chez le mouton n'est pas l'effet de la compression exercée par le cœnure; d'un autre côté les observations rapportées par l'auteur ne confirment nullement sa manière de voir (2).

DEUXIÈME DIVISION.

VERS EN RAPPORT AVEC LA PORTION RACHIDIENNE DE L'ENCÉPHALE.

Le cœnure, les hydatides et, sans doute, les cysticerques, se développant dans le canal rachidien ou bien s'introduisant du dehors dans ce canal, produisent tôt ou tard les phénomènes pathologiques que détermine toute compression lente et progressive de la moelle épinière. Ces phénomènes ne diffèrent point de ceux qui résultent du développement dans la moelle ou dans le canal rachidien d'un corps étranger quelconque. Ce sont la paralysie du mouvement et de la sensibilité des parties situées au-dessous du siége du ver vésiculaire, la constipation, la rétention de l'urine ou l'incontinence; phénomènes ordinairement précédés de douleurs, de spasmes, de secousses convulsives, et de fourmillements dans les membres.

Les douleurs peuvent être très vives, être fixées au siége même du ver vésiculaire, ou suivre le trajet des gros troncs nerveux, apparaître par accès, être accompagnées de crampes ou de fourmillements

(1) Docteur Belhomme, *Considérations sur le tournis chez les animaux et chez l'homme comparé à l'affection provenant de la lésion du cervelet et des pédoncules* (*Bull. de l'Acad. de méd.*, 1837-1838, t. II, p. 880; — *Rapport sur ce mém.*, même recueil, t. III, p. 392, Paris; 1838-1839).

(2) Les faits rapportés par l'auteur sont les deux observations citées par le docteur Carrère; une observation de M. Serres dans laquelle la lésion anatomique du cerveau ne consistait point dans une tumeur (E.-R. Serres, *Anat. comp. du cerveau*, t. II, p. 623); enfin une quatrième observation qui lui appartient et dans laquelle le tournoiement consistait dans une *sensation* éprouvée par le malade et dans le *roulement* de l'individu *assis sur une chaise*. Ces phénomènes ne peuvent être assimilés à ceux du tournis des ruminants atteints de cœnure.

dans les parties qui perdent bientôt peu à peu la sensibilité et le mouvement volontaire.

La paralysie occupe ordinairement les deux membres inférieurs, la vessie, le rectum, et remonte plus ou moins haut suivant le siége de la compression de la moelle. Un bras seulement peut être atteint, au moins pendant un certain temps; la respiration peut éprouver une gêne qui devient de plus en plus forte.

Ces phénomènes surviennent nécessairement lorsque les vers vésiculaires sont situés à la région cervicale ou à la partie supérieure de la région dorsale, mais ils peuvent manquer complétement lorsque les vers sont situés à la partie inférieure du canal vertébral, dans la région sacrée.

L'affection qui nous occupe dure plusieurs mois ou même plusieurs années. La constitution finit par se détériorer, des eschares se forment au sacrum et sur diverses parties du tronc et des membres, et le malade succombe dans le marasme.

Les vers vésiculaires peuvent se développer dans l'intérieur de la moelle même; M. Calmeil rapporte avoir vu un cœnure au centre de la moelle lombaire d'un mouton. Ils peuvent se développer entre la moelle et le canal osseux du rachis; peut-être alors dans la cavité de l'arachnoïde spinale, comme le prouve un fait rapporté par Esquirol en ces termes : « Des hydatides de divers volumes étaient contenues dans le sac formé par l'arachnoïde, depuis le bulbe du cerveau jusqu'à l'extrémité lombaire du canal rachidien. » Mais plus souvent les hydatides se sont développées en dehors du canal rachidien dans lequel elles ont pénétré en élargissant les trous de conjugaison ou en détruisant le tissu osseux même.

Il est arrivé aussi que des hydatides développées primitivement dans le canal spinal, se sont portées à l'extérieur et sont devenues accessibles à l'exploration et même aux instruments du chirurgien.

CAS DE VERS VÉSICULAIRES DANS LE CANAL RACHIDIEN.

A. — Vers développés primitivement à l'intérieur de ce canal ou dans la moelle épinière.

COENURE.

Ier CAS (YVART).

Mouton ; pas de tournoiement ; paralysie des muscles du bassin et des membres postérieurs.—Cœnure de la grosseur d'une noisette dans le cerveau, un autre volumineux dans la moelle lombaire, ayant séparé les deux cordons longitudinaux de cette moelle (1).

IIe Cas (Dupuy).

Dupuy présente à l'Académie de médecine un cœnure provenant d'un agneau, âgé de dix-huit mois et atteint d'une paralysie des membres postérieurs. Le cœnure, long de 4 pouces et de la grosseur du doigt, existait dans la substance grise de la région lombaire. La moelle paraissait un peu rouge autour de ce ver. Un cœnure semblable existait dans le cerveau de l'animal (2).

IIIe Cas (Calmeil et Delafond).

Mouton.—Cœnure volumineux au centre de la moelle lombaire. Hypérémie de la substance nerveuse (3).

IVe Cas (Delafond et Valenciennes).

Agneau; paralysie du membre postérieur gauche, et plus tard des deux membres postérieurs; tête inclinée vers la gauche. — Un cœnure dans l'hémisphère cérébral gauche; un autre dans *le cordon médullaire gauche* de la moelle épinière, à la hauteur de la troisième vertèbre lombaire (4).

V[e] et VIe Cas (Reynal).

Faiblesse du train postérieur, diminution de la sensibilité, paresse de la vessie et du rectum, amaigrissement des muscles de la cuisse (5).

(1) Yvart, *Note sur l'existence de cœnures cérébraux dans la moelle épinière du mouton* (*Recueil de méd. vétérin.*, t. IV, p. 394, Paris, 1826).

(2) *Acad. de méd. de Paris*, 1827; séance du 25 septembre, dans *Arch. gén. de méd.*, t. XV, 458.

Un cas semblable, observé par le même auteur, est rapporté dans le *Journal pratique de médecine vétérinaire*, 1830, et dans le *Dict. Hurtrel d'Arboval*, art. Hydatide, p. 131. D'après l'âge du mouton et la situation du cœnure, on peut juger qu'il s'agit du cas observé en 1827. Dans cet article il est dit que le cœnure était de la grosseur d'une plume d'oie et long de 5 centimètres environ. Les têtes, disposées par groupes, étaient au nombre de plusieurs centaines; les parties de la moelle en rapport avec chacun de ces groupes étaient inégales, rugueuses, recouvertes d'une fausse membrane; ces lésions de la moelle n'existaient pas sur les parties en contact avec la vésicule lisse et unie du cœnure.

(3) Calmeil, *Dict. de méd.* en 30 vol., t. XX, p. 53, art. Moelle épinière, Paris, 1839, et Valenciennes, cité ci-après.

(4) Valenciennes, *Comptes rendus de l'Acad. des sciences*, t. XLV, p. 452, oct. 1857, Paris.

(5) Reynal, *Essai sur le tournis des bêtes ovines* dans *Recueil de méd. vét.*, 4e sér., 1857, t. IV, p. 563.

HYDATIDES.

Ier CAS (ESQUIROL).

« Une femme est effrayée à l'âge de cinquante-trois ans; elle a des convulsions, reste épileptique. Les accès reviennent tous les deux ou trois jours et sont très forts (cinquante-six ans). Depuis quelques mois les accès se rapprochent; cette femme meurt après un accès qui l'a laissée pendant cinq jours dans un état comateux.

» Hydatides de divers volumes depuis le bulbe du cerveau jusqu'à l'extrémité lombaire du canal rachidien, contenues dans le sac formé par l'arachnoïde; ramollissement de l'extrémité lombaire de la substance médullaire. La *glande pituitaire* contient un kyste rempli d'un fluide d'un brun rougeâtre (1). »

IIe CAS (REYDELLET).

Femme, vingt-deux ans. Pleurésie, douleur entre les épaules et au bras droit, faiblesse de ce bras. Après trois ans, disparition de la douleur, persistance de la faiblesse. Après quelques années encore, douleur dans la colonne vertébrale. Extrémités inférieures insensibles, mouvements conservés. Paralysie de la jambe droite. Tumeur à la région lombaire, ouverture, issue d'un grand nombre d'hydatides; canal vertébral ouvert, moelle à nu. Amélioration. Suppuration abondante, détérioration de l'économie, paraplégie. Mort plus d'un an après l'ouverture de la tumeur (2).

IIIe CAS (MAZET).

Homme. Abcès par congestion, point de paralysie. Mort.—Partie inférieure du canal vertébral et canal sacré remplis d'hydatides. Carie du sacrum (3).

IVe CAS (CRUVEILHIER).

« Une femme paraplégique portait sur la ligne médiane du dos, à la partie supérieure des vertèbres lombaires, une tumeur grosse comme le poing, molle et fluctuante. — *A l'autopsie*, je trouvai une poche hydatique, remplie d'acéphalocystes; la tumeur, développée dans l'intérieur du canal rachidien, avait érodé et écarté les lames vertébrales, faisait saillie sous la peau et comprimait la queue de cheval (4). »

Ve CAS (GOUPIL).

Homme âgé de quarante ans. Faiblesse dans les jambes. Vingt-trois jours

(1) Esquirol, *Journ. de méd. de Sédillot*, 1825, t. XCII, p. 58. Extrait de *Bull. de la Faculté de méd. de Paris*, t. V, p. 426; — Ollivier, *ouvr. cit.*, obs. CXV.

(2) Reydellet, *Dict. des sciences médicales*, art. MOELLE, t. XXXIII, p. 564, Paris, 1819, et Ollivier (*avec complément à l'observation*), ouvr. cit., obs. CXVI.

(3) Mazet, *Bull. Soc. anat.*, ann. XII, p. 226, Paris, 1837.

(4) Cruveilhier, *Bull. Soc. anat.*, 1850, p. 63.

avant la mort, trajet à pied de Montmartre à l'hôpital Beaujon. Paraplégie quelques jours après, perte de la sensibilité, eschare au sacrum. Mort.

Kyste hydatique dans le canal rachidien, région lombaire, en arrière de la moelle et en dehors de la dure-mère. Os intacts (1).

Voyez encore un cas observé par Montansey, p. 654, obs. XX.

B. — Vers développés primitivement en dehors du canal rachidien.

Ier Cas (Chaussier).

Femme âgée de vingt-deux ans. Grossesse; paralysie du mouvement et de la sensibilité des membres inférieurs; accouchement spontané sans douleur; la sécrétion du lait a lieu comme à l'ordinaire, la malade allaite son enfant. Le soir du quatrième jour, accès de fièvre, suppression des lochies, diminution de la sécrétion du lait..... Mort le dixième jour après l'accouchement et cinq à six mois après les premiers symptômes d'une lésion de la moelle.

Kyste hydatique développé dans le thorax. Hydatides ayant pénétré dans le canal rachidien; et comprimant la moelle depuis la première jusqu'à la quatrième vertèbre dorsale (2).

IIe Cas (Chaussier).

Femme âgée de vingt-six ans. Fourmillements, crampes dans les membres abdominaux, suivis de paraplégie. Mort neuf mois après l'apparition des premiers symptômes.

Tumeur hydatique développée dans la région lombaire gauche. Hydatides ayant pénétré dans le canal rachidien par les trous de conjugaison. Érosion des première et seconde vertèbres lombaires (3).

IIIe Cas (Mélier).

Femme âgée de vingt-neuf ans. Douleurs dorsales anciennes qui s'étendent, après trois ans de durée, aux membres abdominaux, accompagnées de spasmes et de secousses convulsives; plus tard, paralysie complète du sentiment et du mouvement.—Kyste hydatique dans la région dorsale ayant érodé les lames des cinquième et sixième vertèbres dorsales; hydatides dans le canal rachidien, extérieures à la dure-mère (4).

(1) Goupil, *Bull. Soc. anat. de Paris*, ann. XXVII, 1852, p. 211.

(2) Chaussier, *Procès-verbal de la distribution des prix faite aux élèves sages-femmes de la Maternité*, le 29 juin 1807, p. 28; *Journ. de méd. de Corvisart*, etc., t. XIV, 1807, p. 231; — Ollivier (d'Angers), *Traité de la moelle épinière*, obs. 92, t. II, p. 784, Paris, 1827; — *Journ. gén. de méd. de Sédillot*, t. XCII, p. 45.

(3) Chaussier, dans Morgagni, *De sedib. et caus. morb.*, épist. XL, t. V, p. 168, note; édit. de Chaussier, Paris, 1822; — Ollivier, *ouvr. cit.*, obs. 113; — *Journ. gén. de méd.*, t. XCII, p. 54.

(4) Mélier, *Observ. d'une paraplégie produite par des hydatides (acéphalocystes) dans le canal vertébral* (*Journ. gén. de méd. de Sédillot*, Paris, 1825, t. XCII, p. 33; et Ollivier, *ouvr. cit.*, obs. CXIV.

IVe Cas (Dumoulin).

Homme, vingt-cinq ans. Douleurs dans le dos à la suite d'un coup, dix-huit mois avant la mort, plus vives dans les quatre derniers mois; dans les deux derniers mois, affaiblissement des jambes; mouvements lents et difficiles, marche impossible. Sensibilité des téguments diminuée aux membres inférieurs. Paresse de la vessie et du rectum. Un mois avant la mort, paraplégie complète; sensibilité abolie inférieurement à la cinquième côte; immobilité, dans l'inspiration, des sept côtes inférieures; eschare au sacrum, accidents variés. Mort. — Kyste hydatique situé entre les muscles et la gouttière vertébrale de la région du dos. Amincissement des lames vertébrales. Douze hydatides environ libres dans le canal rachidien, en dehors de la dure-mère et dans l'espace compris entre la seconde et la cinquième vertèbre dorsale (1).

Ve Cas (Dubois).

Fille âgée de vingt ans. Un an avant la mort, douleur dans les lombes; au bout de deux mois environ, faiblesse dans les membres inférieurs. Dans les six derniers mois, paraplégie, sensibilité obtuse des membres inférieurs, douleurs vives dans les lombes; eschares aux trochanters, au sacrum. Mort.

Kyste hydatique de chaque côté et en dehors de la colonne vertébrale, au niveau des dernières côtes; destruction du corps de la onzième vertèbre dorsale et en partie de la douzième (2).

L'observation des vers vésiculaires développés dans les centres nerveux n'est pas indifférente aux progrès de la physiologie; les phénomènes variables déterminés par le cœnure suivant son siége dans le cerveau, mériteraient d'être étudiés avec soin. Plusieurs cas d'hydatides comprimant l'origine de quelques nerfs ont donné, touchant les fonctions de ces nerfs, la confirmation des déductions de l'expérimentation. L'observation des vers qui sont en rapport avec la moelle épinière n'est pas sans intérêt non plus pour la physiologie; tel est le cas, observé par Chaussier, d'hydatides qui comprimaient la moelle au niveau des quatre premières vertèbres dorsales chez une femme enceinte et paraplégique; l'accouchement se fit naturellement, sans douleur, et la sécrétion du lait eut lieu comme à l'ordinaire; circonstance qui témoignerait que la *sympathie* entre l'utérus et les mamelles ne s'établit que par la portion dorsale ou lombaire de la moelle épinière.

(1) A. Dumoulin, *Bull. Soc. anat. de Paris*, 1847, ann. XXII, p. 321.
(2) Dubois dans *Bull. Soc. anat. de Paris*, 1848, ann. XXIII, p. 95.

DEUXIÈME PARTIE.

AFFECTIONS VERMINEUSES DU SYSTÈME MUSCULAIRE.

La trichine (*trichina spiralis*, *Synops.*, n° 70.)

Il existe chez l'homme un ver que l'on peut regarder comme spécial au système musculaire de la vie animale, car il n'a jamais été rencontré que dans des muscles à fibres striées, c'est la *Trichina spiralis*.

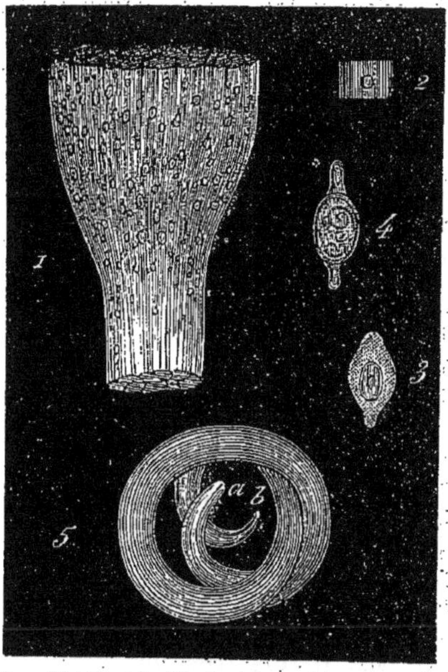

Fig. 24 (d'après M. Owen). — 1, portion de muscle (cubital antérieur) couverte de kystes de trichine (plusieurs de ces kystes ont été dessinés trop grands) ; — 2, kyste isolé ; — 3, Kyste grossi 20 fois, contenant une matière calcaire ; — 4, kyste contenant deux vers ; — 5, trichine vue à un grossissement de 200 diamètres. *a*, extrémité céphalique (d'après Owen) ; *b*, extrémité caudale.

Suivant Henle et Diesing, Tiedemann avait probablement vu, en 1822, les kystes qui renferment la trichine, mais non le ver lui-même (1). En 1832, Hilton, démonstrateur d'anatomie à *Guy's hospital*, trouva chez un homme, âgé de soixante et dix ans et mort d'un cancer, un grand nombre de petits corps ovoïdes, longs d'un millimètre ; ces corps étaient situés dans les muscles pectoraux et dans ceux du thorax ; ils étaient transparents au milieu, opaques aux extrémités ; examinés au microscope, ils parurent sans organisation ; ils étaient placés dans les interstices des fibres musculaires, leur grand diamètre dirigé parallèlement aux fibres (2). Ces corps, regardés par Hilton comme de petits cysticerques, étaient très-probablement des kystes

(1) Tiedemann, in *Froriep's notizen aus dem Gebiete der natur und Heilkunde*, 1822, Bd. I, p. 64 (*vesiculæ*), cité par Henle, in *Archiv. für anat. physiol. von Müller*, 1835, p. 528 note ; et Diesing, t. II, p. 113.

(2) *Notes of a peculiar appearence observed in human muscle probably depending upon the formation of very small cysticerci*, by *John Hilton*, in *the London medical Gaz.*, vol. XI, p. 605, feb. 1833.

de trichine. A la même époque, Wormald, démonstrateur d'anatomie à St.-Bartholomew's hospital, remarqua que les muscles de certains cadavres étaient parsemés de petites taches blanchâtres. M. Paget, alors étudiant au même hôpital, ayant observé un fait semblable sur le cadavre d'un Italien, eut la pensée que les taches étaient produites par de petits entozoaires. Son opinion s'étant trouvée vraie, des portions des muscles affectés furent soumises à l'examen de M. Owen qui étudia l'organisation de ces vers et leur imposa le nom de *trichina spiralis* (1).

La trichine est un ver nématoïde, long de $0^{mm},8$ à 1 millim., sans organes sexuels ou pourvu de ces organes, mais à l'état rudimentaire, et par conséquent incapable de se reproduire. D'après plusieurs observateurs, elle est douée d'une remarquable ténacité de vie. La trichine est constamment renfermée dans un kyste dont elle occupe environ le tiers, roulée en spirale et formant deux, trois et même quatre tours. Elle est ordinairement solitaire; rarement deux et beaucoup plus rarement encore trois vers se rencontrent dans le même kyste.

Le kyste constitue généralement une vésicule ovoïde dont tantôt l'un des pôles et tantôt tous les deux offrent extérieurement un prolongement plus ou moins long. Suivant les cas, l'une ou l'autre de ces formes prédomine; plus rarement, le kyste est sphérique, ou bien en forme de tube ou de gourde. Ses dimensions sont fort variables : en moyenne, il a $0^{mm},33$ de longueur; les parois très épaisses varient entre $0^{mm},03$, et $0^{mm},014$; elles ont plus d'épaisseur aux extrémités.

Suivant Owen, Farre, Bischoff (2), Valentin (vers de Kobelt) (3), Luschka, Gairdner (4), Sanders et Kirk (vers de Gairdner), le kyste

(1) R. Owen, *Description of a microscopic entoozoon infesting the muscles of the human body*, in *Transact. of the zool. Societ. of London*, et *the London medic. Gaz.*, april 1835, vol. XVI, p. 125.

(2) Bischoff, *Heidelb. mediz. annal.*, t. VI, p. 232 et 485, cité par Diesing.

(3) Kobelt, in *Froriep's N. Notiz*, t. XIII, p. 310, cité par Diesing.
Valentin a examiné les vers de Kobelt, conservés dans l'alcool. Ces trichines avaient été trouvées dans tous les muscles à fibres striées, excepté dans ceux du cœur et de l'oreille moyenne, chez un homme âgé de soixante-dix-neuf ans, hydropique, et d'une intelligence affaiblie (*Valentin's Repertorium*, 1841, p. 194. — *Microscop. Journ.*, 1842, p. 147).

(4) Le docteur W. T. Gairdner a trouvé des trichines en grand nombre chez un

de la trichine est formé de deux vésicules distinctes et emboîtées : 1° une vésicule externe qui lui donne son apparence fusiforme et qui constitue ses prolongements; 2° une autre interne, généralement ovoïde et sans prolongements à ses pôles. MM. Bristowe et Rainey, d'après des raisons que nous donnerons plus loin, pensent que le kyste est simple.

Les parois des deux vésicules sont homogènes pour M. Owen qui les dit formées de lamelles d'un tissu cellulaire condensé et serré et qui les considère comme un produit de l'organisme humain. M. J. Vogel, au contraire, regarde le kyste comme appartenant à la trichine : « La capsule de forme régulière qui entoure le ver me paraît, dit-il, ne point être un kyste secondaire produit par la réaction de l'organisme comme dans les vers cystiques; je pense qu'elle appartient à l'animal lui-même et qu'elle est le résultat d'un reste d'état de nymphe (1). » M. Vogel ne veut pas dire, sans doute, que le kyste est la dépouille du ver, mais un produit sécrété par lui. — M. Bischoff regarde les deux vésicules du kyste comme homogènes, mais il ne s'explique pas sur leur nature.

Pour MM. Valentin, Luschka, Sanders et Kirk, les deux vésicules ont une structure différente. La vésicule extérieure, dit M. Valentin, est une véritable enveloppe organisée; la vésicule intérieure montre quelquefois des lignes parallèles qui indiquent sa formation par des couches concentriques. Les observations des docteurs Sanders et Kirk s'accordent avec celles-ci ; ces savants ont trouvé la vésicule extérieure constituée par du tissu fibreux et l'interne formée d'une substance homogène qui, après l'action des réactifs, n'offre point de structure distincte, mais seulement des lignes concentriques.

M. Luschka a étudié cette question avec soin ; le kyste, suivant cet observateur, est formé de deux couches distinctes dans leur composition et dans leur *signification :* 1° le tissu de la couche externe consiste dans des fibres très fines, régulièrement disposées, qui s'entre-croisent et forment un étroit réseau ; elles se comportent avec la

homme âgé soixante ans, mort d'une résorption purulente (mars 1853). Ces parasites existaient dans tous les muscles à fibres striées, sauf le cœur; il y en avait dans les muscles droits de l'œil, les constricteurs du pharynx, dans la portion supérieure de l'œsophage. — Les docteurs Sanders et Kirk ont fait leurs recherches sur des vers communiqués par M. Gairdner (*Monthly Journ. of medic. sc.*, 1853, vol. XVI, p. 473 ; — Edinb., *Physiol. Soc.*).

(1) J. Vogel, *Traité d'anat. path.*, trad., Paris, 1847, p. 409, note.

potasse caustique et l'acide acétique comme le tissu *ligamenteux;* toutefois les fibres ne disparaissent pas entièrement et offrent une résistance partielle à l'action de ces réactifs. Quoiqu'on puisse en enlever des bandes plus ou moins distinctes, on ne peut cependant reconnaître dans cette couche une structure véritablement *lamellaire*. Elle est pourvue d'un réseau vasculaire très distinct et facile à constater. 2° La couche intérieure, presque homogène, formée de fibres rares ou de lames granulaires, est très riche en corpuscules calcaires; elle résiste à l'action de la potasse caustique, de l'acide acétique et muriatique; elle est plutôt accolée qu'unie à la couche précédente. La première de ces couches, la vésicule extérieure, est fournie, suivant M. Luschka, par l'organe envahi, et la seconde, la vésicule intérieure, est fournie par le parasite (1).

Les docteurs Bristowe et Rainey considèrent le kyste comme simple et comme le produit exclusif de la trichine : « Les parois du kyste sont distinctement laminées, disent-ils, mais les lignes concentriques, indiquant cette disposition, ne sont pas aussi tranchées et aussi bien marquées que celles qui caractérisent les membranes hydatiques; de temps en temps, mais rarement comparativement, une de ces lignes est distinctement tracée tout autour et le kyste de la trichine paraît alors être divisé en deux capsules plus ou moins distinctes. Cette apparence n'est qu'accidentelle et ne peut servir de distinction organique, car elle est certainement absente dans la grande majorité des kystes, et même, lorsqu'elle existe, la partie extérieure et la partie intérieure présentent des caractères anatomiques semblables. Généralement les lames sont partiellement séparées çà et là et l'espace qui en résulte est plein de substance granulaire ou de sortes de nucléoles dont il sera question plus tard.

» Des fragments de la membrane du kyste détachés accidentellement laissent voir leur structure. A première vue, ils paraissent formés de fibres uniformes et parallèles, mais on doit les regarder plutôt comme des portions d'une membrane marquée par des stries parallèles et disposées à intervalles égaux, car ils conservent leurs caractères membraneux et ne se résolvent jamais en des éléments anatomiques simples. Leur structure est certainement différente de quoi que ce soit que nous ayons vu dans aucune sorte de fausse-membrane, et l'on ne peut les confondre avec ces formations. »

(1) Docteur H. Luschka, *Zur Naturgeschichte der trichina spiralis*, in Siebold et Kölliker, *Zeitschrift für Wissenschaftliche Zoologie*, Leipzig, 1851, p. 69.

Cette description du kyste « ressemble sous plusieurs rapports à celle qui a été donnée par le professeur Luschka, mais elle en diffère en quelques points : ce professeur considère le kyste de la trichine comme double, l'externe appartenant à l'homme, l'interne au ver, et il décrit un arrangement particulier de vaisseaux développés dans la membrane extérieure. L'existence de vaisseaux sanguins autour du kyste n'est pas douteuse, mais ce sont ceux du muscle déplacés par le kyste et étendus à sa surface. Nous n'hésitons pas à affirmer que le kyste est un, essentiellement, et qu'il est la propriété du parasite lui-même (1). »

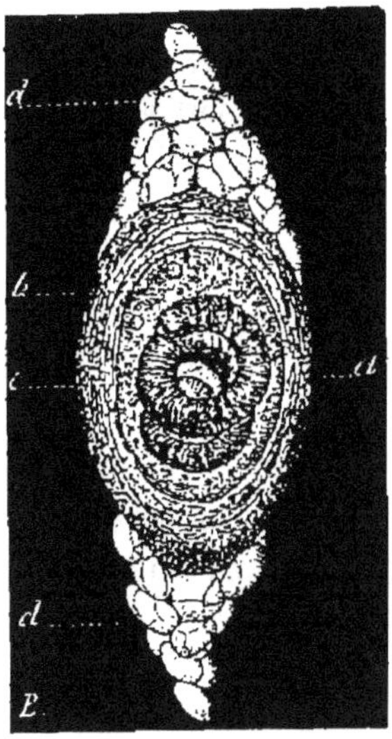

FIG. 25 (d'après MM. Bristowe et Rainey). — Kyste et trichine ayant subi un commencement d'altération ; figure grossie 100 fois. — *a*, paroi du kyste marquée de stries concentriques, irrégulières, indiquant la structure lamellaire, et parsemée de granulations terreuses ; *b*, cavité du kyste envahie par une matière calcaire ; *c*, ver ayant subi un commencement d'altération ; *d*, *d*, graisse qui s'accumule aux pôles des kystes en voie de destruction.

La paroi du kyste est formée par une substance transparente, réfractant la lumière, riche en granules élémentaires de nature *terreuse*; ces granules, plus abondants dans les couches superficielles et, suivant d'autres, dans les couches profondes du kyste, donnent à la capsule une consistance rigide qui la fait crier par le grattage du scalpel. Suivant MM. Bristowe et Rainey, ces granules se dissolvent rapidement dans l'acide chlorhydrique, sans aucune apparence d'effervescence et consistent probablement en phosphate de chaux (2). Les granules sont quelquefois assez abondants pour rendre le kyste tout à fait opaque; une solution de potasse, l'acide acétique ou

(1) Bristowe and Rainey, *Transact. of the pathological Society of London* (mai 1854), t. V, 1853-54, p. 278.

(2) Pour M. Küchenmeister, les granulations seraient formées par du carbonate de chaux uni à une substance organique. L'acide chlorhydrique, en détruisant le composé, rendrait le carbonate apparent par la production de bulles de gaz. L'effervescence, dans les cas observés par M. Küchenmeister, pouvait provenir non des granules des parois, mais du carbonate calcaire qui se trouve quelquefois libre dans la cavité des kystes, car M. Bristowe dit positivement que les granules terreux des parois se dissolvent sans effervescence; d'ailleurs ils résistent à l'action de l'acide acétique. Toutefois, l'absence d'effervescence et la conservation de la forme du corps observé ne sont point un caractère absolu de la non-existence du carbonate de chaux. J'ai fait observer, dans mes *Recherches sur la génération des*

l'ébullition dans l'éther ne rétablissent point la transparence, mais l'acide chlorhydrique concentré produit ce résultat.

La quantité des granulations terreuses de la paroi du kyste n'est pas en relation, suivant MM. Bristowe et Rainey, avec l'âge du ver; suivant M. Küchenmeister, ce dépôt est en rapport avec l'ancienneté de la trichine et de plus avec l'âge de l'hôte; à l'appui de cette opinion, ce savant rapporte que des kystes observés par M. Zenker, kystes qui étaient transparents, provenaient d'un individu d'un âge moyen, et que ceux de M. Luschka, qui étaient entièrement calcifiés, provenaient d'un homme âgé de quatre-vingts ans (1).

La cavité du kyste contient une substance souvent opaque, consistant en des molécules ou globules réfractifs, de grandeur variée, suspendus dans un fluide visqueux; on n'y trouve jamais de cellules ou de nucléoles; le ver est plongé dans cette substance.

Il n'y a pas de ver dans tous les kystes et ceux qui s'y trouvent, se rencontrent souvent, soit en voie de développement, soit en voie d'altération, ou tout à fait altérés et détruits. La mort de la trichine est accompagnée du dépôt d'une matière terreuse dans le corps du ver et dans l'espace qui l'entoure; mais la paroi qui le renferme reste souvent parfaitement intacte. « L'apparence anormale du contenu des kystes, disent MM. Bristowe et Rainey, est déterminée par une matière terreuse qui occupe tantôt le ver lui-même, tantôt l'espace qui l'entoure, tantôt l'un et l'autre à la fois. Quand le ver seul est affecté, il est devenu irrégulier et flasque; son organisation interne n'est plus distincte et son apparence annelée est en même temps perdue; son intérieur contient une matière opaque, en masses irrégulières et disposées tantôt uniformément, tantôt en parcelles séparées, entre lesquelles le corps reste transparent. La matière qui forme ces dépôts est soluble avec effervescence dans l'acide chlorhydrique. »

huîtres (1852), que le carbonate de chaux en petite quantité peut ne produire aucune effervescence par l'action d'un acide, le gaz carbonique se dissolvant dans le liquide ambiant à mesure qu'il est rendu libre. Dans ce cas, lorsqu'une matière organique insoluble conserve sa forme au corps observé, on pourrait croire qu'il n'existe point de sel de chaux; mais on peut reconnaître la présence d'un carbonate, en traitant par l'acide concentré la substance préablement desséchée, ou mieux en se servant d'eau préalablement saturée d'acide carbonique.

(1) Küchenmeister, *ouvr. cit.*, trad., p. 337.

Beaucoup de kystes contiennent des fragments oblongs, restes de la matière terreuse que renfermait le ver dont ils retiennent jusqu'à certain point la forme et la position relative. Dans la cavité du kyste, il existe souvent un dépôt de cette substance terreuse en telle quantité qu'elle cache complétement les restes de la trichine. La matière du dépôt, soit celle de l'intérieur du corps de l'animal, soit celle du dehors, se dissout rapidement et avec effervescence dans l'acide chlorhydrique, ce qui montre qu'elle consiste, au moins en partie, en carbonate de chaux. Dans tous les cas, cette matière diffère chimiquement de celle des granulations élémentaires qui existent dans les parois des kystes et qui ne donnent pas d'effervescence avec les acides. Quand la matière terreuse a disparu par l'action des réactifs, les restes du ver sont presque toujours visibles, et généralement il reste aussi une certaine quantité d'une matière albumino-huileuse (Bristowe et Rainey).

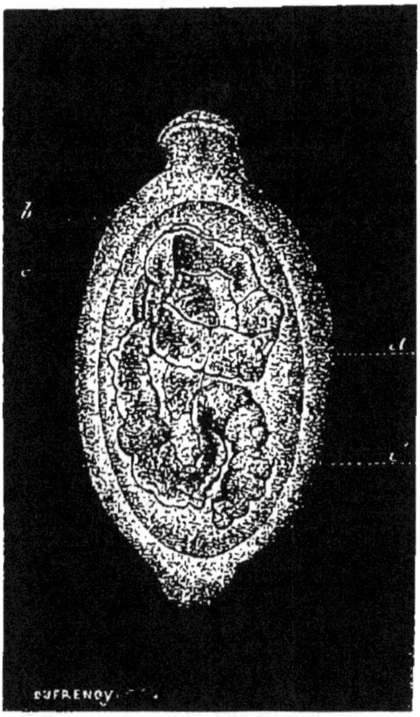

FIG. 26 (d'après MM. Bristowe et Rainey). — *a*, kyste contenant un ver, *c*, très altéré qui commence à se briser en fragments. En certains points, le ver est vide et aplati ; en d'autres points, il est rempli de masses terreuses opaques et de granules ; sa partie antérieure, *c*, est gonflée par un dépôt calcaire, *réfractif*.

Les trichines se rencontrent dans tous les muscles à fibres striées, excepté dans le cœur. Le nombre de ces vers est, dans quelques cas, véritablement extraordinaire ; ils sont si universellement répandus, que même les muscles du tympan, de l'œil, du larynx, en sont envahis. On en a rencontré dans les faisceaux musculaires de la langue, du voile du palais, dans les constricteurs du pharynx, dans l'œsophage jusqu'à la partie moyenne, dans le diaphragme, le constricteur du vagin, le sphincter interne de l'anus. Les muscles superficiels ont ordinairement des trichines en plus grand nombre que les profonds ; le grand pectoral et le grand dorsal surtout en sont plus atteints que les autres.

Les muscles envahis par la trichine sont parsemés de petites taches blanches qui, au microscope, peuvent être facilement reconnues pour des vésicules. Dans l'intérieur de ces vésicules, le plus souvent, on aperçoit le ver enroulé sur lui-même. Les kystes sont disposés dans le tissu musculaire, tantôt en groupes, tantôt en série linéaires ; quelquefois ils sont isolés. Généralement, ils sont placé à une certaine distance les uns des autres, mais ils peuvent aus être en contact, comme le dit M. Owen.

Le grand diamètre des kystes est toujours parallèle à la direction des faisceaux musculaires. Ces petites poches et des vésicules graisseuses qui l'entourent souvent refoulent simplement les fibres entre lesquelles ils sont logés ; ils adhèrent au tissu cellulaire ambiant d'une manière assez lâche, et plus fortement toutefois par leurs extrémités prolongées. Les fibres musculaires, dans le voisinage immédiat des kystes, sont souvent recouvertes d'une matière oléo-albumineuse ; mais, sous tous les autres rapports, elles présentent l'apparence normale.

Dans la plupart des cas, le kyste est entouré d'un amas fusiforme

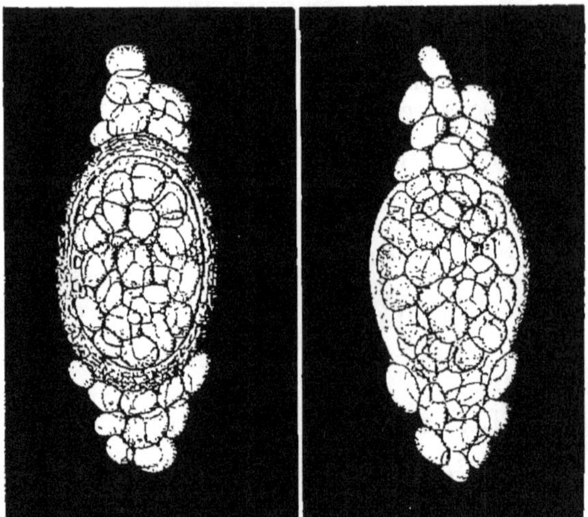

FIG. 27, 28 (d'après MM. Bristowe et Rainey), grossies 100 fois. — Dans la fig. 27, le kyste de la trichine est envahi par des vésicules graisseuses, intérieurement et extérieurement. Le ver a disparu ; c'est un degré de destruction plus avancé que celui de la figure 25. — Dans la figure 27, le kyste a presque complétement disparu sous l'amas de graisse qui s'accumule en dedans et en dehors.

de graisse, très variable toutefois : tantôt il n'existe aux deux pôles que quelques vésicules graisseuses, tantôt ces vésicules forment une enveloppe complète ; d'autres fois elles forment un amas trois ou quatre fois plus long que le kyste ; dans quelques cas, elles ont envahi sa cavité même. Le dépôt de graisse paraît, dans certains cas, n'avoir aucune relation avec l'âge du parasite.

Les muscles envahis par la trichine offrent encore quelquefois, entre leurs faisceaux, un grand nombre de collections anormales de graisse qui n'ont pas de rapport avec la présence de cet entozoaire. Bien qu'elles varient jusqu'à un certain point de forme et d'étendue, ces collections graisseuses sont généralement fusiformes et ressemblent, à quelques égards, à celles qui entourent les kystes des trichines; peut-être sont-elles des restes de ces amas qui envahissent des kystes anciens lesquels ont ici disparu.

Les collections graisseuses sont constituées par des vésicules semblables à celles de la graisse normale; ces vésicules sont polyédriques par pression mutuelle et contiennent un liquide transparent, soluble dans l'éther, qui s'écoule en globules huileux après la rupture de la paroi qui le renferme. Cette graisse se distingue parfois de celle des parties saines du corps, en ce que la cavité des vésicules contient de petits cristaux acidulés, constitués probablement par de la stéarine, et en ce que quelques vésicules *offrent une tendance à la division et à la vacuolation* (Bristowe et Rainey).

Les trichines ont été observées en Europe et en Amérique (1). Le plus grand nombre des cas est en Angleterre.

Elles sont rares en France, si l'on en juge par l'absence d'observations publiées sur ces vers. M. Cruveilhier est, à notre connaissance, le seul observateur qui en ait fait mention : « Je les ai vues, dit-il, en nombre très considérable dans les muscles des membres supérieurs et principalement dans les muscles du bras (2). »

D'après les faits publiés jusqu'aujourd'hui, il est évident que la présence de la trichine n'est pas en relation avec l'âge, le sexe ou un état particulier de l'économie des individus affectés. On ignore complétement les causes ou les conditions de l'invasion de cet entozoaire.

Les individus chez lesquels des trichines ont été trouvées n'avaient

(1) Europe. — *En Angleterre*, la trichine a été observée par Hilton, Wormald, Paget, Owen, Wood, Farre, Curling, etc.

En Écosse, par Knox (*Edinburgh medic. and surg. Journ.*, 1836, p. 91), et Gairdner.

En Allemagne, par Tiedemann, Henle, Kobelt, Bischoff, Vogel? Zenker, Virchow (deux cas, *Not. Helminth.*, *cit.*).

En Danemarck, par Mönster et Svitzer (in *Bibliothek for Læger*, Copenhague, 1843, 2.336, et in *Schleidens et Froriep's Notiz.*, reihe II, 1847, III, p. 194 (Diesing).

En France, par Cruveilhier.

Amérique. — *Boston*, 1842, Bowditch (*Boston med. and surg. Journ.*, 1842, march 30, fig.; et *Boston Catal.*, cité p. 909 ; — 1845, Jeffries Wyman, *Boston Catal.*, cit. p. 904).

(2) Cruveilhier, *Anat. pathol.*, cit., t. II, p. 64.

accusé aucune douleur, aucun symptôme particulier, qui dût être rapporté à la présence des vers. Il est probable qu'ils n'avaient jamais éprouvé de phénomène quelconque, qui eût pu leur donner la conscience d'un état particulier des muscles envahis par une innombrable quantité de parasites ; l'existence des trichines paraît donc exempte de tout inconvénient, car ces vers ne se reproduisent point dans les muscles qu'ils envahissent et périssent toujours sans avoir pris un développement plus considérable. Ils laissent après eux leur kyste avec de la matière crétacée et des amas de graisse qui finissent probablement par disparaître à leur tour.

Les premiers cas observés par M. Owen l'avaient porté à croire que les trichines, malgré leur petitesse, doivent occasionner quelque faiblesse, soit dans les muscles envahis, soit dans l'économie tout entière : d'une part, en effet, leur nombre immense paraissait demander une certaine dépense de nourriture, et d'une autre, ces vers avaient été rencontrés d'abord chez des individus morts de maladies chroniques et dans le marasme ; mais les faits vinrent bientôt contredire ces vues en montrant des trichines en grand nombre chez des sujets qui avaient succombé dans le meilleur état de santé, à la suite de quelque accident.

Voici, d'après M. Owen, l'analyse des quatorze premiers cas qui soient venus à sa connaissance (1) :

Ier Cas. — Homme âgé de soixante-dix ans, mort d'un cancer du pénis (2).

IIe Cas. — Paul Bianchi, âgé de cinquante ans, fabricant de baromètres ; tubercules dans les poumons et dans le foie (3).

IIIe Cas. — Femme irlandaise, âgée de soixante et ans, morte de marasme causé par un large ulcère placé au-dessous du genou et qui était dégénéré en gangrène (1).

IVe Cas. — Un mendiant (jeune), mort de fièvre et d'épuisement causés par la faim ; tubercules dans les poumons.

(1) Faits communiqués par M. Owen à M. Bureaud Riofrey et publiés dans la *Revue médico-chirurgicale anglaise*, rédigée par ce dernier, Paris, 1836, p. 33.

(2) C'est le cas observé en 1833 par Hilton ; les kystes des trichines avaient été pris pour des cysticerques. L'homme qui fait le sujet de cette observation, quoiqu'il fût d'une grande propreté en entrant à l'hôpital, vit son corps envahi quelques jours avant sa mort par une très grande quantité de poux.

(3) Ce cas est probablement celui de l'Italien, chez lequel les trichines furent

Ve Cas. — Un Anglais, âgé de soixante-trois ans, apporté à l'hôpital Saint-Barthélemy avec une fracture comminutive de l'humérus; peu de jours avant la mort, grande diminution des pouvoirs vitaux. Les trichines étaient très abondantes et se rencontraient aussi dans l'œsophage et le sphincter de l'anus.

VIe Cas. — Un homme apporté à l'hôpital de Londres, avec une fracture du crâne. Il était précédemment en bonne santé (2).

VIIe Cas. — Un homme mort à l'hôpital de Londres avec un anévrysme de l'aorte.

VIIIe Cas. — James Dunn, âgé de vingt-deux ans, entré à l'hôpital de Bristol pour un rhumatisme très aigu; pneumonie au premier degré et péricardite (3).

IXe-XIVe Cas. — Dans les six autres cas, M. Owen n'a pu se procurer aucun renseignement sur la santé ou la maladie des individus.

reconnues pour la première fois. Il y a sans doute une erreur dans l'âge qui était de quarante-cinq ans.

(1) Ce cas est très probablement celui qui a été rapporté par Arthur Farre dans *The London med. Gaz.*, 1835, vol. XVII, p. 382, cas très bien observé et rapporté avec beaucoup de détails. M. Farre trouva des kystes sans ver; il trouva quelquefois deux vers et une fois trois dans un même kyste; ceux-ci étaient répandus dans les muscles de tout le corps, principalement dans les muscles superficiels du thorax. Il y en avait dans ceux des yeux, des oreilles, de la langue, du voile du palais, du pharynx, dans l'œsophage, le diaphragme, l'élévateur et le sphincter de l'anus, dans les muscles de l'urèthre, etc.

(2) Cas inséré par Curling dans la *Gazette médicale anglaise*, 1836? Au dire de M. Bureaud R., il y avait des trichines jusque dans les muscles du larynx.

(3) Cas observé par H. Wood (de Bristol), en octobre 1834. Ces trichines étaient nombreuses, surtout dans les grands muscles, et particulièrement dans ceux de la poitrine et de l'épaule (*The London med. Gaz.*, juin 1835; *Gaz. méd. de Paris* 25 juillet 1835).

TROISIÈME PARTIE.

TUMEURS VERMINEUSES DÉVELOPPÉES DANS DES GLANDULES OU DANS DES GANGLIONS LYMPHATIQUES (TUBERCULES VERMINEUX).

Nous réunissons dans cette partie des tumeurs vermineuses qui ne sont pas constituées par un simple kyste celluleux. Ces tumeurs ont des parois épaisses, consistantes, charnues, quelquefois dures et comme cartilagineuses. Elles ont été désignées sous le nom de *tubercules vermineux* (1). Elles ne paraissent point, comme celles qui renferment des hydatides, des cysticerques, etc., devoir leur origine au tissu cellulaire de l'organe envahi, mais bien au tissu propre de quelque glandule ou de quelque ganglion lymphatique qui s'est hypertrophié ou qui a dégénéré pour constituer la poche vermineuse. Ces tumeurs sont généralement situées dans l'épaisseur des parois d'un organe creux, parois qui contiennent des follicules ou des glandules ; ou bien, elles se trouvent dans des parties pourvues de ganglions lymphatiques. Soit à cause de ces circonstances, soit à cause de leur aspect, les observateurs leur ont attribué souvent pour siége ces glandules ou ces ganglions ; ainsi, Redi désigne les tumeurs vermineuses qu'il rencontra dans l'œsophage des chiens, des loups, etc., par le nom de *tubercula glandulosa ;* ailleurs, il dit avoir trouvé chez plusieurs oiseaux aquatiques des vers dans les *petites glandes* qui sont situées dans les parois de l'œsophage (2). Leclerc s'exprime de même à l'égard des vers qu'il a trouvés chez le chien (*in canum glandulis ad œsophagum sitis*) (3). Les points où

(1) Je continuerai à les désigner ainsi, malgré la critique, judicieuse au reste, de M. Ercolani (*Observations sur le spiroptère mégastome du cheval;* dans *Giorn. di veterin.*, p. 41 ; Torino, 1852-53 et *Recueil de méd. vétér.*, 1853, ann. XXX, p. 451). Ces tumeurs, à cause de leur constitution particulière et des organes dans lesquels elles se développent, doivent être distinguées de celles qui sont constituées par un simple kyste et qui se sont développées dans une partie quelconque. L'expression de tumeur vermineuse proposée par M. Ercolani est trop générale. En disant *tubercule vermineux*, personne ne croira sans doute qu'il s'agisse d'une tumeur formée par de la matière tuberculeuse. S'il faut respecter la nomenclature scientifique, il faut aussi quelquefois respecter les termes consacrés : c'est lorsqu'ils sont précis et qu'ils donnent des choses une idée plus vraie que toute autre expression.

(2) F. Redi, *Observ. circa anim. viv.*, etc., Amstel, 1708, p. 203 et 227, édit. lat.

(3) Leclerc, *op. cit.*, p. 251.

ces vers se développent, dit Morgagni, ne sont point limités à l'œsophage et aux *glandes dorsales* (1). Treutler, si son observation est exacte, a vu chez l'homme un ver nématoïde dans les *glandes bronchiales*. Rudolphi parle de vers dans les glandes mésentériques chez le renard (2), etc.

Nous rapprocherons des tubercules vermineux d'autres tumeurs contenant également des vers qui ont avec ces *tubercules* de l'analogie sous plusieurs rapports, mais sur lesquelles nous n'avons encore que des connaissances bien imparfaites.

On a observé les tumeurs vermineuses des glandules chez des animaux appartenant aux quatre classes des vertébrés; chez tous ces animaux, c'est principalement dans la première partie du tube digestif qu'elles existent et les vers qu'elles renferment appartiennent généralement au même genre, le *g. spiroptère*.

Il est douteux que l'on ait observé chez l'homme les tumeurs dont nous nous occupons; les mieux connues sont celles du chien et du cheval.

Les *tubercules vermineux* ont été rencontrés dans les organes et chez les animaux suivants :

Œsophage. — Chien, loup, renard, lion, blaireau, porc-épic, canard, oie.
Estomac. — Homme?, cheval, chien, loup, coq domestique, tortue, crocodile du Nil.
Intestin. — Cheval.
Aorte. — Chien.
Ganglions bronchiques? — Homme.
Ganglions de l'aine. — Chèvre?

PREMIÈRE SECTION.

TUBERCULES VERMINEUX DU CHIEN.

Spiroptère ensanglanté (*Synops.*, n° 67).

ARTICLE PREMIER. — *Tumeurs de l'œsophage.* — C'est chez le chien surtout que l'on a rencontré des tubercules vermineux, le pre-

(1) Morgagni, *Epist. anat.*, epist. IX, §§ 45 et 46, 1764.
(2) Rudolphi, *Synopsis*, p. 185, 266 et 554.

mier observateur qui en ait fait mention est Henri Moïnichen, en 1655 (1).

Morgagni, ayant examiné plusieurs fois de semblables tumeurs, en parle dans les termes suivants : « Je n'ai jamais vu d'induration cartilagineuse dans les glandes qui, chez le chien, paraissent répondre aux dorsales et qui s'étendent quelquefois jusqu'au milieu de l'œsophage ; j'en ai cependant rencontré de cartilagineuses près de la partie inférieure de l'œsophage. Ce sont ces petites glandes dans lesquelles j'ai déjà dit autrefois avoir trouvé des vers et des *ouvertures communiquant avec le conduit œsophagien, et disposées de telle sorte que, dans tous les cas, elles paraissent être des méats dilatés quelquefois par les vers, plutôt que des conduits creusés par eux au hasard.* Ainsi je pensais que les vers, lorsqu'ils étaient plus jeunes et par conséquent plus petits, se glissaient de l'estomac dans l'œsophage, et de là pénétraient dans la substance même des glandes par leurs conduits ouverts naturellement; ils pouvaient ainsi passer et repasser alternativement de l'une des cavités à l'autre (car j'en avais quelquefois trouvé dans l'œsophage non loin des petites glandes) ; en un mot, ils ne se créaient pas eux-mêmes leurs voies, mais ils n'avaient qu'à les agrandir.

Depuis ce temps mes opinions se sont bien modifiées ; en effet, en disséquant un poisson-loup, je trouvai entre les tuniques de l'estomac quelque chose de dur, et avec le scalpel je découvris une glande du volume et de la forme d'une grosse aveline, formée d'un tissu dur et au milieu de laquelle étaient logés de petits vers, non pas rouges, mais cendrés, semblables à des ascarides. J'en rencontrai aussi quelques-uns dans une matière comme pultacée que contenait l'estomac. Or, l'estomac communiquait avec la glande, non par une ouverture naturelle, mais par un petit ulcère rougeâtre, d'où il résultait clairement que les vers s'étaient creusé un nid, et ouvert, en rongeant, un chemin pour y arriver ou pour en sortir. Peu de temps après, étant revenu sur ces glandes du chien dont il est question, je ne puis dire assez quelle similitude parfaite je trouvai dans leur consistance, dans l'érosion intérieure de leur tissu, et dans la forme ulcéreuse des ouvertures par lesquelles elles communiquaient avec l'œsophage, forme qu'indiquait assez la rougeur et les fongosités qui les entouraient. Aussi, de même que j'avais d'abord pensé que c'étaient des glandes *anor-*

(1) Henricus M. a Möinichen, *Epist.* in *Thomæ Bartholini, epist. medicin.*, cent. 2, ep. 56, p. 592, Hagæ comitum, 1740.

males, mais pourtant bien des glandes, cette fois l'idée me vint sans peine que ce pourrait bien n'être pas même des glandes, mais un tissu calleux formé autour des érosions et des points ulcérés ; remarquant surtout qu'il se trouvait profondément placé dans les parois mêmes de l'œsophage, et qu'il faisait saillie plutôt au dedans qu'à l'extérieur ; tandis que dans d'autres circonstances, l'analogie avec les glandes existe non-seulement par les formes arrondies, mais encore par la situation de ces tumeurs. Ainsi, chez deux chiens de moyenne taille que j'ai disséqués dans le courant de ces dernières années, il y avait une tumeur sur chacun d'eux : la première, qui était à peu près grosse comme une noix, proéminait à l'extérieur, recouverte seulement par la tunique externe de l'œsophage ; la seconde, qui ressemblait à une petite châtaigne, se trouvait au niveau de la première division de la trachée au milieu de la tunique musculaire. De sorte qu'en dedans et en dehors, elle était entourée de fibres charnues, position que personne, que je sache, n'a attribuée jusqu'ici à des glandes normales.

» Dans l'une et dans l'autre de ces tumeurs étaient des *vers rouges, enroulés ensemble, au nombre de trente, grêles, effilés aux deux extrémités*, la plupart longs de trois travers de doigt, lorsqu'on les retirait entiers ; car ils se cachaient et se repliaient en partie dans les sillons et les recoins qu'ils s'étaient creusés. La surface de ces petites poches était d'une couleur jaunâtre, entourée d'un tissu blanc, dense et induré. Un petit pertuis à bords inégaux et rougeâtres s'ouvrait dans la cavité œsophagienne, et laissait suinter une matière sanieuse qui s'échappa par une ouverture que nous fîmes en plongeant le scalpel dans la poche de dehors en dedans (1). »

M. Rayer, dans un mémoire dont nous avons extrait le passage de Morgagni cité ci-dessus, rapporte l'observation suivante (2) :

« Le 2 octobre 1842, après avoir examiné avec M. le docteur Désir, au clos d'équarrissage de la plaine des Vertus, l'œsophage d'une trentaine de chiens, nous remarquâmes, sur l'un d'eux, dans la portion cervicale de l'œsophage, à la réunion du tiers supérieur avec les deux tiers inférieurs, une tumeur du volume d'une grosse amande, développée dans les parois de ce conduit. L'œsophage ouvert suivant sa longueur, nous constatâmes, à l'œil nu et à la loupe, qu'il n'existait aucune communication entre la tumeur et la cavité de ce conduit.

(1) Morgani. *Epist. anat.*, epist. IX, § 44.

(2) Rayer, *Sur les tubercules vermineux de l'œsophage* (*Archiv. de méd. comp.*, 1843, fasc. 3, p. 174).

» Cette tumeur, ayant été incisée suivant sa longueur, nous vîmes qu'elle offrait intérieurement une cavité dans laquelle étaient logés plusieurs vers enroulés sur eux-mêmes. Ces vers extraits, nous pûmes constater que les parois de la tumeur étaient très épaisses, et qu'il n'y avait aucune espèce de communication entre sa cavité et le tissu cellulaire, assez lâche, qui était immédiatement en rapport avec elle; de sorte que tout autorisait à penser que les vers s'étaient développés là où ils étaient logés, et qu'ils ne provenaient d'aucune autre partie du corps. Dans la cavité de la tumeur, il y avait du pus, du sang et des vers. La paroi de cette tumeur était formée, en dehors, par du tissu cellulaire induré et des fibres musculaires; en dedans par du tissu cellulaire, des fibres musculaires, et la membrane muqueuse de l'œsophage.

» L'œsophage dans le reste de la longueur, l'estomac et l'intestin n'offraient point de semblables tubercules. Les autres organes étaient sains. Le chien avait été tué dans la rue. »

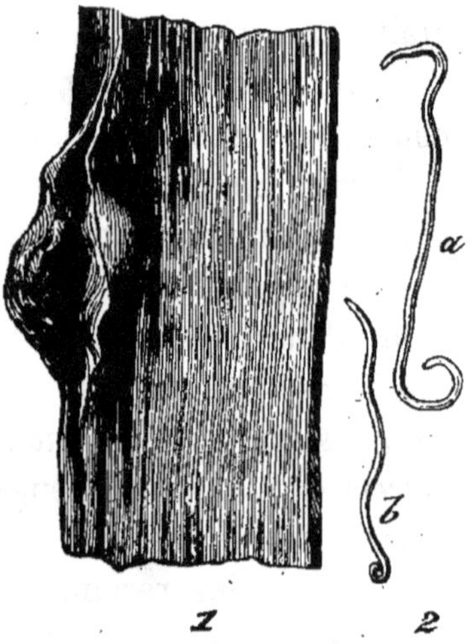

FIG. 29. — 1, tubercule vermineux de l'œsophage du chien, ouvert par une incision longitudinale, d'après M. Rayer : demi-nature; — 2, spiroptère ensanglanté, demi-nature; *a*, femelle; *b*, mâle.

La seconde opinion de Morgagni qui attribue à l'érosion pratiquée par les vers la communication de la cavité de la tumeur avec celle de l'œsophage, paraît confirmée par l'observation de M. Rayer; néanmoins, c'est la première opinion de Morgagni qui nous paraît le plus conforme à la vérité: en effet, nous avons examiné avec notre ami, M. Claude Bernard, plusieurs tumeurs vermineuses de l'œsophage d'un chien qui communiquaient avec la cavité de cet organe par une ouverture étroite; cette ouverture n'était point érodée ni ulcérée; elle ne paraissait autre que l'orifice dilaté du conduit d'une glande œsophagienne. Les caractères de ces tumeurs et ceux des vers qu'elles contenaient ne différaient point de ceux donnés par M. Rayer.

Les tumeurs de l'œsophage du chien observées par H. Moïnichen communiquaient toutes aussi avec l'intérieur de cet organe par une petite ouverture (1).

Il nous paraît donc, d'après le rapprochement de ces faits, que les tumeurs vermineuses de l'œsophage se développent comme Morgagni l'a pensé d'abord; que, dans certains cas, le conduit de la glande

(1) *Epist. cit.*

œsophagienne reste perméable, et que dans d'autres, il s'oblitère, peut-être par la compression de la tumeur même sur ce conduit, lorsqu'il lui est plus ou moins oblique. La transformation en kyste d'un organe sécréteur avec la persistance ou l'oblitération de l'orifice excréteur s'observe, en effet, journellement dans les follicules sébacés, dans les glandules des lèvres, etc.

Nous ajouterons que M. Andral, d'après des considérations semblables, a attribué à des tumeurs analogues de l'estomac du cheval, ce même mode de développement : « Dans l'examen même des cas les plus compliqués, dit le savant professeur, une circonstance constante frappe l'observateur, c'est l'existence d'un orifice au centre des tumeurs; la régularité de cet orifice, sa position conforme, son diamètre toujours le même, l'aspect de ses bords éloignent l'idée d'une solution de continuité et portent déjà à soupçonner que l'ouverture est naturelle, que c'est peut-être l'orifice dilaté d'un follicule agrandi ; cependant ce n'est encore là qu'une présomption ; mais si l'on étudie des tumeurs plus petites, à parois plus simplement composées, cette présomption devient une certitude ; on voit, par insensibles degrés, le follicule s'agrandir, ses parois s'hypertrophier ; sa cavité se dilate, des tissus nouveaux se développent autour de lui... Parmi ces tumeurs, il y en a quelques-unes qui ne présentent pas d'orifice, mais comme tout le reste est analogue, on doit en conclure que cet orifice s'est oblitéré (1). »

M. Ercolani croit que les larves des spiroptères perforent la membrane muqueuse, et se développent dans le tissu cellulaire sous-jacent. La nature des parois des kystes, la présence presque constante d'une ouverture qui aurait dû se refermer dans le cas d'une simple perforation, ne nous permettent pas de partager l'opinion du savant professeur de Turin (2).

Toutes ces considérations nous font donc conclure que les tumeurs vermineuses de l'œsophage et de l'estomac chez le chien et le cheval sont déterminées par la présence des entozoaires dans les glandes des parois de ces organes, entozoaires qui se sont introduits à l'état de larve dans les conduits excréteurs de ces glandes.

D'après les recherches de M. Rayer, le ver des tubercules vermineux de l'œsophage du chien est un *spiroptera sanguinolenta.*

(1) Andral, *Sur une altération des follicules muqueux de l'estomac chez le cheval*, dans *Recueil ou Journal de méd. vétér.*, Paris, 1826, ann. III, p. 391.

(2) J.-B. Ercolani, *mém. cit.*, p. 457.

Les tumeurs vermineuses de l'œsophage sont probablement beaucoup plus fréquentes en Italie qu'en France. Morgagni en parle comme d'un cas assez ordinaire. Il dit, en parlant d'une observation de Courten : « C'était sur un chien, et comme il en sacrifiait plusieurs pour différentes recherches, chez presque tous, il rencontra ces tubercules anormaux de l'œsophage que nous avons décrits (1). » A Paris, M. Rayer n'a trouvé de semblables tubercules qu'une seule fois sur plus de cent chiens chez lesquels il en a fait la recherche.

Les tumeurs vermineuses de l'œsophage ne paraissent pas occasionner de dysphagie ni aucun symptôme appréciable.

Article II. — *Tumeurs de l'estomac.* — Des tumeurs vermineuses très probablement semblables à celles de l'œsophage, quant à leur constitution et aux entozoaires qu'elles renfermaient, ont été rencontrées aussi dans l'estomac du même animal : Wepfer (2), Hartmann (3), Dolœus (4), Wolff (5) en rapportent des exemples.

Les tubercules vermineux de l'estomac n'ont sans doute pas d'inconvénient pour les fonctions de cet organe ; cependant plusieurs des auteurs que nous venons de citer leur attribuent une faim vorace dont quelques-uns des animaux affectés avaient paru atteints.

Article III. — *Tumeurs de l'aorte.* — Des tumeurs qui paraissent semblables à celles de l'œsophage ont encore été rencontrées dans les parois de l'aorte et dans la région rénale chez le chien. Celles des parois de l'aorte ont été rapprochées des anévrysmes vermineux du cheval par Morgagni, et par divers auteurs qui en ont parlé d'après lui. M. Rayer a montré que ce rapprochement avait été fait à tort (6).

Morgagni et Courten (7) sont les deux seuls observateurs qui aient

(1) Morgagni, *epist. cit.*, § 45 et 46.

(2) J.-J. Wepfer, *Ventriculi tumor verminosus cum folliculo*, in *Ephem. nat. cur.*, 1688, dec. 2, ann. VII, obs. XVI, p. 27.

(3) Phil. Jac. Hartmanni, *Anatome canis morbidi*, in *Ephem. nat. cur.*, dec. 2, ann. VII, obs. XXXIV, p. 74., 1688.

(4) J. Dan. Dolœi, *De sqirrhis ventriculi verminosis canibus admodum familiaribus*, in *Ephem. nat. cur.*, 1697-1698, dec. 2, ann. V. VI, observ. CCLV, p 593.

(5) Ido. Wolfii (Jo. Christ), *Observationum chirurgico-medicarum libri duo*, Quedlimburgi, 1704 ; *Cephalalgia a vermibus*, in *Scholiis*, p. 185.

(6) P. Rayer, *Archiv. de méd. comparée*, Paris, 1842, fasc. 1.

(7) *Saggio, dell. trans. della Soc.*, R. T, t. III, p. 3.

vu de semblables tumeurs. « Pour mon compte, dit M. Rayer, j'ai ouvert plus de trois cents chiens, dont cent vingt-sept dans le but particulier de rechercher ces vers dans les parois de l'aorte, et je n'ai pas rencontré un seul exemple de tubercule vermineux de ce vaisseau (1). » Morgagni ayant comparé l'une de ces tumeurs de l'aorte avec une autre de l'œsophage du même chien, trouva identiques la dureté des parois, les érosions de la cavité et les vers. « C'est au point qu'en comparant ces deux tumeurs, les vers de l'une et les vers de l'autre, on reconnaissait qu'un œuf et un œuf, que deux gouttes de lait ne sont pas plus semblables... et, soit à la face interne, soit à la face externe de l'artère, il nous fut impossible de trouver un point qui eût pu donner accès aux vers dans la tumeur (2). »

L'illustre anatomiste dit avoir rencontré cinq fois des tubercules vermineux de l'aorte. Chez un chien, il y avait trois de ces tubercules ; chez un autre, seize ; enfin chez un troisième, l'aorte, depuis son origine jusqu'au diaphragme, était criblée de tumeurs de la forme et du volume soit d'une fève, soit d'un pois, isolées ou réunies par trois. Tous ces *tubercules* renfermaient des vers. Chez les deux premiers chiens les tumeurs étaient toutes arrondies et petites ; les plus grosses ne dépassaient pas le volume d'une fève de médiocre grosseur. « Chez le chien où se rencontraient le plus de petits tubercules, dit Morgagni, la face interne de l'artère présentait, à n'en pas douter, un commencement de perforation. Une ouverture n'eût pas tardé à se faire et l'on pouvait penser qu'une communication se serait établie qui aurait laissé les vers passer dans le sang, et le sang arriver dans les poches vermineuses. » C'est d'après cette supposition, qui n'a été confirmée par aucun fait, que le célèbre anatomiste a conclu à l'identité des tubercules de l'aorte du chien avec les anévrysmes vermineux de l'artère mésentérique du cheval.

Deux des chiens affectés de ces tumeurs de l'aorte étaient jeunes ; un autre était âgé de trois mois.

Morgagni observa encore une tumeur vermineuse semblable à celles de l'œsophage, qui était située au-dessous des vaisseaux rénaux, et qui n'adhérait ni à ces vaisseaux, ni à l'un des gros troncs voisins, ni à aucune autre branche vasculaire.

(1) *Ouvr. cit.*, p. 30.
(2) Morgagni, *ouvr. cit.*

DEUXIÈME SECTION.

TUBERCULES VERMINEUX DU CHEVAL.

Spiroptère mégastome (*Synops.*, n° 66).

ARTICLE PREMIER. — *Tumeurs de l'estomac.* — Schulze, à propos de l'anévrysme vermineux chez le cheval, rapporte avoir vu dans les parois de l'estomac de cet animal une tumeur contenant des vers (1); Chabert en vit une qui était de la grosseur d'une noix (2); Rudolphi étudia les entozoaires rencontrés dans des tumeurs de ce genre par Reckleben, professeur de médecine vétérinaire à Berlin (3); M. Andral dit avoir souvent observé ces tumeurs; nous avons rapporté déjà l'opinion du savant professeur relative à leur mode de formation (4). M. Cruveilhier émet sur leur origine une opinion semblable (5).

D'après M. Valenciennes, ces tumeurs ont leur siége ordinaire dans la portion pylorique de l'estomac; elles sont contenues entre les membranes muqueuse et fibreuse, d'où l'on peut facilement les énucléer. « Des ouvertures dont j'ai vu le nombre varier d'une à cinq, dit M. Valenciennes, établissent une communication entre l'intérieur de la tumeur et l'estomac, et les helminthes peuvent s'introduire facilement dans la cavité de cet organe. Ces trous, à travers les muqueuses, n'altèrent pas cette membrane; aucune inflammation n'est développée ni sur la tumeur ni autour des ouvertures. La fausse membrane qui forme l'enveloppe du kyste a une assez grande épaisseur, une apparence fibreuse. La tumeur est divisée par des replis nombreux en plusieurs cavités qui communiquent toutes ensemble, et elle est remplie par un mucus qui se concrète quelquefois, tellement que la tumeur prend une dureté squirrheuse, résistante au scalpel. Le mucus mou ou solide contenait toujours une très grande quantité d'entozoaires (6). »

Des recherches de M. Valenciennes et de recherches semblables

(1) Schulze, *mém. cit.*

(2) Chabert, *Traité des maladies vermineuses*, Paris, 1782, p. 51 et édit. 1787, p. 62.

(3) Rudolphi, *Synopsis*, p. 22, 236.

(4) Andral, *mém. cit.* et *Précis d'anat. patholog.*, 1829, t. II, p. 185, note.

(5) Cruveilhier, art. ENTOZOAIRES, cité p. 343.

(6) Valenciennes, *Sur des tumeurs vermineuses de l'estomac du cheval* (*Compte rendu de l'Acad. des sciences*, 1843, t. XVII, p. 71).

faites par M. Rayer, il est résulté que onze chevaux sur vingt-cinq ont offert des tumeurs vermineuses de l'estomac. Parmi ces onze chevaux, un avait deux tumeurs, un autre quatre qui étaient d'inégale grosseur. Aucune n'avait plus de 4 centimètres en diamètre et 3 centimètres en saillie sur la surface interne de l'estomac.

Les vers contenus dans ces tumeurs sont des *spiroptera megastoma* (Rud.).

ARTICLE II.—*Tumeurs de l'intestin.*—On rencontre encore chez le cheval, d'après M. Valenciennes, des tumeurs vermineuses dans l'intestin côlon ; les entozoaires qu'elles renferment y vivent solitaires ; ils appartiennent au genre *strongle.*

TROISIÈME SECTION.

TUBERCULES VERMINEUX CHEZ L'HOMME.

Existe-t-il chez l'homme des tumeurs vermineuses analogues à celles du chien et du cheval, tumeurs développées, soit dans les glandules de la paroi d'un organe creux, soit dans quelque ganglion lymphatique ? Les observations qui pourraient avoir quelque rapport avec celles que nous venons de citer sont au nombre de trois ; elles sont fort incertaines. L'une concerne l'estomac, les deux autres appartiennent aux ganglions bronchiques.

Ier CAS (BIANCHI). — *Ganglions bronchiques.*

« Memini in pulmone cujusdam monachi, non provectæ ætatis, qui dudum » siccè tussiens, et constanter febricitans, demum tabidus animam reddi- » derat, occurrisse mihi totas *bronchiales glandulas*, seu a prima majori ad » usque postremas et minimas, ita exilibus agilibusque vermiculis scatentes, » ut, quæ sæpiùs in canum aliorumve brutorum œsophagæis externis glan- » dulis, aut non tantùm in eorum sed ipsius quoque thyroidæâ glandulâ, » horumce, aut similium insectorum ingens turba deprehenditur, non tanta » sit. Pulmonis substantia impensè solum arida atque exsiccata fuerat : » neque aliter læsa (1). »

IIe CAS (TREUTLER). — *Ganglions bronchiques.*

» Vir viginti octo annorum, manustupratione et veneris nimio exercitio,

(1) J.-B. Bianchi, *De nat. in hum. corp. vitiosâ morbosâque generatione hist.*, pars tertia, Augustæ Taurinorum, 1749, p. 339.

» atque diuturno et nimio mercurii sublimati usu emaciatus, præterea e familiâ ortus, ex quâ plures jam tabe et hydrope interierant, hieme anni » 1789, hæmoptoe afficitur; mox sputa purulenta e pulmonibus ejicit, sequuntur febres lentæ, et nodos pulmonibus inesse indicantia symptomata. » Anni 1790 initio, nova fit sanguinis e pulmonibus eruptio, et acida mineralia a medico adhibentur. E febre tandem et debilitate a sanguinis repetito » dispensio effecta vernali tempore mortuus est.

» Aperto cadavere, corpus ipsum planè tabe confectum reperiebatur, pulmonum imprimis dexter tuberculorum plenus, ambo vero in utroque latere » pleuræ accreverant, exemtis e thoracis cavo pulmonibus cum adcreta tr » chœa, ut accuratiùs eos examinarem, tubercula pulmonum in pus paululum » abiisse, reperi. Glandulæ bronchiales, quæ sunt ex conglobatorum cohorte » in statu a naturali valdè abhorrente erant, scilicet ad tertiam partem majores, quam a natura sunt, atque talis indolis, ut ad diligentiorem disquisitionem facilè me invitare possent. Etenim vasa ipsarum absorbentia » præter modum dilatata inveni, per quorum tunicas et velamina peregrina » corpuscula translucebant, a quibus ex proprio situ in glandulis dimota » erant. Quæ cum nonnullas istarum glandularum dissecuissem, cum in vasis » lymphaticis superficialibus, tum in media glandula corpuscula, filorum » formam imitari, et vermes esse expertus sum... Imprimis ægrotabant quatuor glandulæ, quarum maxima antrorsum versus dextrum latus in confiniis annulorum inferiorum arteriæ asperæ sita erat. Hæc propemodum » altera parte major erat, quam alias esse solet, ex parte coloris naturalis, » in universum tamen paululum pallidior. Reliquæ glandulæ, quarum una » sinistræ parti ejusdem lateris bronchiorum adjacebat. Altera ramulis oppositorum, tertia vero ramulis priorum interponebatur, forma minores, sed » ejusdem naturæ erant. Quod vero vasa earum lymphatica extensa, et per » inhabitantes vermes in inusitatum situm tracta fuerant, id superiùs jam a » me commemoratum est; sed etiam valvulæ alias et imprimis, si lympha » turgent vasa, clarè apparentes, in his planè non erant conspicuæ quoniam » inhabitantia animalcula eas ita inverterant, ut officio suo ampliùs non fungerentur. Ex quo verisimile fit, istos vermiculos istorumque seminia per » ipsa vasa adferentia illas glandulas intravisse, nam si contraria via et per » efferentia se insinuassent, existimandum foret, valvulas istas non ita deletas atque immutatas fuisse, cum fluidorum cursus et vermium ingressus e directione valvulis opposita fieri nullo modo posse videatur. In his » vasis duo interdum vermes juxta se invicem jacebant, sæpiùs unus post » alterum, atque ita, ut unius caudam alterius rostrum attingeret. Singuli » autem duos rostri hamulos tenui vasis absorbentis membranæ infixerant: » quo fiebat, ut rostrum vix unum non mutilatum protraherem. Jam descriptio vermis ipsa hæc est » (voy. *Synops.*, n° 79) (1).

(1) Frid. Aug. Treutler, *De vermibus filiformibus* (*hamularia lymphatica*) *in glandulis conglobatis bronchiorum repertis*, dans *Obs. path. anat.*, 1793, cit. p. 10.

IIIe Cas (Hannemann). — *Estomac.*

« Quidam juvenis Romanus, teste prælaudato D. Plancovio, circiter » viginti quatuor annorum, sæpè premebatur fame penitùs insatiabili et nisi » ferè semper ederet, in animi deliquium incidebat. Variis remediis per » quadriennium sed frustrà usurpatis, tandem superveniente asthmate extin- » guebatur. Cujus cadavere aperto, inveniebatur in ventriculo insignis con- » glomeratorum vermium congeries, et duæ in inferiori orificio glandulæ » ad moschatæ ferè nucis magnitudinem accedentes et vermibus figuræ » colorisque varii repletæ (Kiliâ 1687) (1). »

On pourrait rapprocher de ce dernier cas l'observation de vers chez le fœtus dont nous avons déjà fait mention et que Kerckring rapporte en ces termes : « In hac tanti ventriculi capacitate membrana et » in illa vermes erant iis quibus pueri sæpè laborant similes » (voy. ci-dessus, p. 8). Mais ces deux faits ne sont point propres à s'éclairer l'un par l'autre; la description des caractères et de l'organisation des vers contenus dans les tumeurs de l'estomac de l'homme, pourrait seule établir l'exactitude des observations; celles que nous venons de rapporter n'auraient de valeur que par le secours de faits nouveaux et plus certains.

Un autre cas de tumeur vermineuse de l'estomac de l'homme est encore mentionné par quelques auteurs : Bloch, Bremser d'après lui, et M. Küchenmeister disent, à propos de l'oxyure vermiculaire, que Wulf en trouva une grande quantité dans une poche entre les tuniques de l'estomac. Il y a dans cette assertion une double erreur : le fait dont il s'agit est de Wolff; il concerne une tumeur de l'estomac du chien et non de l'homme (2).

(1) Joh. Lud. Hannemanni, *Bulimus a vermibus*, in *Éphem. nat. cur.*, dec. 2, ann. VI, obs. xxxiii, p. 88, 1687.

(2) Ce fait mentionné par Bloch, *ouvr. cit.*, p. 70 et par Bremser, *ouvr. cit.*, p. 151, serait consigné dans les *Observ. chir. méd.*, liv. II, obs. iv de Wulf. Malgré beaucoup de recherches, je n'ai trouvé le nom de Wulf dans aucune biographie, ni son ouvrage dans aucune bibliothèque; mais j'ai trouvé dans un ouvrage de Wolff intitulé : *Observ. chir. méd.* et au liv. II, obs. iv, le cas d'une tumeur vermineuse de l'estomac *chez le chien*. Il est clair qu'une faute de typographie, qui n'a pas permis de vérifier la citation de Bloch, a laissé subsister sa méprise touchant l'animal qui portait cette tumeur. M. Andral dans son *Anatomie pathologique*, t. II, p. 185, mentionne aussi *le fait de Wulf*, mais en l'attribuant à Bloch lui-même.

QUATRIÈME SECTION.

TUBERCULES VERMINEUX CHEZ DIVERS ANIMAUX.

Parmi les animaux domestiques autres que ceux dont nous avons parlé, le canard et l'oie (1) sont quelquefois atteints de tubercules vermineux de l'œsophage. Ces tumeurs ont été observées dans le canard tadorne par Bellingham, en Irlande (2), et dans le canard commun par M. Chaussat à Paris (3). Les vers (spiroptères) renfermés dans ces tubercules avaient la tête armée d'épines, fait très rare chez les entozoaires de l'ordre des nématoïdes et qui existait chez le ver que Treutler observa dans les ganglions bronchiques de l'homme ; enfin Natterer, au Brésil, a vu des tumeurs semblables à la surface de l'estomac du coq domestique (4).

Chez la chèvre, un tubercule vermineux paraît avoir été observé dans l'aine par Bianchi (5).

Chez les animaux sauvages, des tumeurs analogues à celles dont nous nous occupons ont été assez souvent observées : Redi rapporte avoir vu dans l'œsophage du loup, du blaireau, du porc-épic, du lion, du chien, des *tubercules glanduleux* de diverse grandeur, dans lesquels il y avait des vers petits et rouges ; mais chez le renard surtout il en a observé des agglomérations considérables (6). Heysé a trouvé des tubercules vermineux dans l'estomac de trois loups (7) ; Rudolphi chez deux, et Otto chez un de ces animaux (8) ; Redi donne des détails singuliers sur des vers qu'il a rencontrés dans les glandes œsophagiennes de quelques oiseaux (9) ; Créplin a vu des tubercules

(1) Klug, à Berlin, *Spiroptera uncinata*, dans les tubercules de l'œsophage de l'oie domestique (Rud., *Syn.*, p. 26-246).

(2) Bellingham (Spiroptera?), *Ann. of nat. histor.*, 1844, p. 102.

(3) J.-B. Chaussat, *Comptes rendus de la Soc. de biologie*, 1849, t. I, p. 92.

(4) Diesing, *Syst. helm.*, t. II, p. 217, n° 15, *Spiroptera hamulosa*.

(5) Bianchi trouva chez une chèvre, une tumeur dont il rendit compte en ces termes : « *Inventus est in altera inguinalium glandularum vermis unus, rubellus,* » *vivus, agilis, crassitie mediocris aciculæ, longitudine tertiæ partis mediocris di-* » *giti qui sinuosam ibi sedem in illius partis substantia velut terebrasse videbatur.* » op. cit., p. 347.

(6) G. Redi, *De animalculis vivis*, etc., trad. lat., Amst., 1708, p. 203.

(7) Wepfer, *De vermibus ventriculi lupini*, in *Misc. nat. cur.*, dec. 2, ann. VIII, obs. I, 1689.

(8) Rudolphi, *Synopsis*, p. 249.

(9) *Ouvr. cit.*, p. 226.

vermineux sur le proventricule de l'alouette de mer (*Tringa alpina*) (1); enfin nous mentionnerons encore des tumeurs de l'estomac trouvées par Braun (2) et par Rudolphi (3) chez la tortue d'eau douce, par Tiedemann et par Lallemand chez le crocodile du Nil (4).

QUATRIÈME PARTIE.

AFFECTIONS VERMINEUSES DU TISSU CELLULAIRE INTER-ORGANIQUE.

On observe chez l'homme un entozoaire qui ne se rencontre point dans les organes internes, mais qui habite les régions superficielles de la tête et du tronc et les extrémités, parties dans lesquelles il détermine des lésions pathologiques plus ou moins graves; c'est *la filaire de Médine.* Ce ver n'est point enkysté, il vit dans les tissus et rampe librement sous la peau, entre les vaisseaux, les nerfs et les muscles ou dans l'épaisseur de ces derniers.

Les entozoaires qui ont un séjour analogue chez divers animaux sauvages ou domestiques, ne paraissent point pour ces animaux des hôtes incommodes ou dangereux; chez le cheval seulement la *filaria papillosa ?* occasionne des accidents lorsqu'elle se développe dans l'œil (voy. livr. IV, part. I, *Vers de l'œil*). Nous ne nous occuperons donc ici que de la filaire de l'homme.

La filaire de l'homme. — *Filaria medinensis* (*Synops.*, n° 77).

Dénominations.

Δρακόντιον, — Galien; = δρακόντιον μικρον, — Plutarque.
Dracunculus, — les auteurs latins.
Ark, *œrk*, *irk*, *erk almedini*, — les auteurs arabes.
Vena Medenæ, *medinensis* ou *civilis*; *vena cruris*; *vena exiens* ou *egrediens*; *vena saniosa*, — les traducteurs des Arabes.
Nervus medinensis, — Kæmpfer et Cartheuser; = *vena famosa*, — Gui de Chauliac.

(1) Dujardin, *ouvr. cit.*, p. 99.
(2) Rud., *Ent. hist.*, t. II, p. 1, 198.
(3) Rud., *Syn.*, p. 25 et 242 (*Spiroptera contorta*).
(4) Rayer, *Comptes rendus des séances et mémoires de la Soc. biologie cit.*, 1849, t. I, p. 128.

Noms vulgaires.

Sénégal — *Soungouf* (Cezilly).
Guinée — *Ickon* (Blommers, Kæmpfer).
Darfour, Sennar, Cordofan, Gedda — *Fertil* (Pruner, Ferrari, Gand).
La Mecque — *Farentil* (Niebuhr).
Haleb — *Aerck el insil* (Niebuhr).
Perse — *Pejunk, naru* (Niebuhr, Cartheuser, Kæmpfer).
Inde — *Narambo, nurapoo chalandy* (Dubois); = *nurapu chilendi* (le père Martin).
Bucharie — *Irschala* (Gmelin).

France. — *Le dragonneau, la veine de Médine, soye* (Andry), *le ver cutané* (des Marchais), *le ver de Guinée, le filaire de Médine.*
Angleterre. — *The hairworm, Guinea-worm.*
Allemagne. — *Der Medina wurm, der Guineische fadenwurm, hautwurm, beinwurm, pharaonswurm, der Guineische drache.*
Hollande. — *Huidworm, beenworm, traadworm, Guineeische draakje.*
Suède. — *Onda-betet, tagelmatk.*
Italie. — *Dragoncello.*
Espagne. — *Colebrilla.*
Portugal. — *Culebrilla.*

CHAPITRE PREMIER.

HISTORIQUE.

La connaissance de la filaire de l'homme remonte à l'antiquité : un géographe grec du deuxième siècle avant Jésus-Christ, Agatharchide, de Cnide, au rapport de Plutarque (1), a parlé de ce ver comme attaquant les peuples qui habitent les bords de la mer Rouge ; Soranus d'Éphèse (97 de Jésus-Christ) et Léonides d'Alexandrie, cités par Paul d'Égine, en ont également fait mention dans leurs ouvrages aujourd'hui perdus. Galien a parlé de la filaire sur le rapport de voyageurs qui lui ont dit l'avoir vue, mais lui-même ne l'a point observée (2). Ætius donne sur cet entozoaire des détails très précis qu'il emprunte à Léonides (3) : la nature de cet animal semblable aux vers lombricoïdes, les pays qu'il habite, son siége dans les chairs

(1) Agatarchidas apud Plutarchum, *Quest. conviv.*, lib. VIII, quest. 9, opp. moral., edit. Düben, Paris, t. I, p. 894, cité par Diesing.

(2) Galenus, *De locis affectis*, lib. VI, cap. 3.

(3) Ætii, *Med. græc. contractæ ex vet. med. tetrabiblos per* J. Cornarium, *lat. conscripti*. tetrab. IV, sermo II, cap. 85 ; *De brachiorum ac crurum dracunculis*, Leonidæ.

des membres, les lésions qu'il détermine, les dangers de sa rupture, le traitement qu'on doit lui opposer, lui étaient parfaitement connus. Paul d'Égine, après en avoir parlé à peu près dans les mêmes termes, nous apprend que Soranus était disposé à regarder le dragonneau plutôt comme une substance nerveuse que comme un animal: « Cœterum Soranus neque omnino animal, sed nervi alicujus concre- » tionem, dracunculum esse putat, qui opinionem solum inducat » quod moveatur (1). » Enfin Actuarius dit aussi quelques mots de ce ver (2).

Plusieurs auteurs arabes, Rhazès, Avicenne, Albucasis, etc., ont parlé de la filaire de l'homme; mais ils n'ont rien ajouté de bien important aux détails donnés par Ætius et Paul d'Égine. Le passage d'Avicenne, qui concerne la filaire de Médine, a été souvent cité (3), toutefois Rhazès, qui écrivit longtemps avant Avicenne, n'est pas moins explicite (4); ces deux auteurs, d'après la fréquence de la filaire à Médine, ont désigné ce ver sous le nom de *Vena Medeni Vena Medenæ*, ou *Vena civilis*.

Les Arabes paraissent avoir méconnu l'animalité de la filaire de l'homme; en effet, Rhazès dit que les vers s'engendrent dans les intestins seulement (5) et, quoique Ætius eût regardé, d'après Léonides, la filaire comme un ver, quoiqu'il en eût fait mention immédiatement à la suite des vers des intestins, l'auteur arabe n'en parle qu'à propos des maladies des membres inférieurs. Avicenne ne suit point non plus l'exemple d'Ætius, il ne parle de la filaire qu'à propos des abcès et des tumeurs. Cet auteur rapporte que quelques médecins considèrent le dragonneau comme un ver, et que d'autres le regardent comme une portion de nerf, mais il ne se prononce point entre les deux opinions.

L'expression de *vena*, par laquelle le ver de Médine est désigné dans les écrits arabes, indique assez que leurs auteurs n'ont pas connu l'animalité de la filaire; toutefois il n'est pas probable qu'ils aient regardé cet entozoaire comme une veine: l'opinion, rappelée par Avicenne, que la filaire de Médine est un nerf, sa couleur

(1) Pauli Æginetæ, *De re medica;* J. Cornario interp., lib. IV, cap. 59, *De dracunculis.*

(2) Actuarii *Medicus, sive de methodo medendi*, lib. IV, cap. 16, *De tumoribus præter naturam*, et lib. VI, cap. 8, *De ulceribus.*

(3) Avicenna, *ouvr. cit.*, lib. IV, sect. 3, tract. 2, cap. 21 et 22, p. 128.

(4) *Continentem* Rasis..... Venetiis, 1542, p. 297, 298.

(5) *Op. cit.*, p. 280.

blanche indiquée par Albucasis (Alzaravius), dans les ouvrages duquel elle porte néanmoins le nom de *vena exiens*, *vena cruris*, ne permettent pas cette interprétation. L'expression *Arc* ou *Erk* qui désigne la filaire chez les Arabes, répond aux mots latins suivants : « *radix*, *origo*, *vena*, *arteria*, etc. (1) ; en choisissant parmi ces synonymes le mot *vena* pour désigner la filaire, les traducteurs ont certainement commis une erreur, le mot *radix* eût été plus exact (2) ; quoi qu'il en soit, cette dernière expression n'implique pas plus que celle de *vena* l'idée d'un animal.

Les notions données par les Grecs et par les Arabes sur la filaire ont reçu des interprétations erronées de beaucoup d'auteurs qui en ont parlé à leur suite, tels sont Ambroise Paré, Gui de Chauliac, Montano, etc. C'est depuis que les contrées intertropicales sont fréquemment visitées par les voyageurs européens, c'est-à-dire depuis moins de trois siècles, que l'on a acquis des connaissances précises sur la filaire de l'homme et sur les désordres qu'elle occasionne dans les organes. Kæmpfer, Dampier, Lind, Lœffler, Gregor, etc., ont confirmé ou rectifié les faits rapportés par les anciens et les Arabes ; toutefois les récits de ces auteurs ont été contestés par beaucoup de médecins, leurs contemporains, et regardés comme entachés d'exagération ou d'inexactitude. Aujourd'hui que l'on ne conserve aucun doute sur l'animalité du ver de Médine, et que les relations des voyageurs et des médecins qui l'ont observé peuvent être acceptées sans conteste, la discussion des opinions de leurs contradicteurs serait superflue. Nous n'examinerons pas non plus certaines opinions relatives au mode d'origine ou de transmission de la filaire, comme celle de sa génération spontanée, celle qui fait de ce ver une larve d'insecte ou bien un *gordius aquaticus*, modifiés par leur habitat, celle qui en fait un produit de l'usage ou de l'abus de certaines liqueurs, etc., mais nous rappellerons dans la suite les vues qui ne sont point en contradiction avec nos connaissances en helminthologie.

(1) Freytagii Lexicon, Halis, 1835.

(2) M. le docteur Perron, aujourd'hui directeur de l'École arabe à Alger, qui a acquis dans son long séjour en Égypte des connaissances approfondies sur la langue arabe, m'a dit que le mot *arc* signifie proprement une racine longue et filiforme, un filament et par extension une veine, un nerf, une artère, etc., en un mot, tout ce qui est long, mince, filiforme ; il eût donc été plus exact de dire le *filament de Médine*.

CHAPITRE II.

DISTRIBUTION GÉOGRAPHIQUE.

La filaire de l'homme est propre aux régions tropicales, toutefois c'est à peu près exclusivement dans l'ancien monde que cet entozoaire existe. Dans l'Amérique méridionale, on a signalé l'apparition de ce ver par épidémies (1), mais à l'état d'endémie il n'est connu que dans l'île de Curaçao.

Bien qu'une grande étendue du *continent* américain soit située sous les tropiques, on ne cite point de contrées dans lesquelles la filaire existe d'une manière permanente. Les fréquentes importations de ce ver par les esclaves amenés de la côte d'Afrique eussent pu cependant l'y propager aussi bien qu'à Curaçao où la filaire paraît s'être introduite de cette manière. Dans cette île, les habitants de race blanche y sont sujets comme les nègres : Dampier rend témoignage de ce fait (2) et, d'après le baron de Jaquin, le quart de la population, tant noire qu'indigène, en est atteint (3).

Dans les autres îles du groupe des Antilles, le dragonneau a été fort souvent observé, et nous devons à quelques médecins de ces pays des faits intéressants sur cet entozoaire; mais c'est sur les individus arrivant des contrées tropicales de l'Asie ou de l'Afrique qu'ils ont vu la filaire. L'introduction dans les colonies d'Amérique des esclaves venant de la côte occidentale d'Afrique est la circonstance qui a donné très fréquemment aux médecins du nouveau monde l'occasion d'observer le ver qui nous occupe.

HANS SLOAN'S, *Voyage to Jamaïca, Madera*, etc., London, 1725, vol. II, p. 190.

P. FERMIN, *Descript. gén. hist. et géograph. de la colonie de Surinam*, Amst. 1769.

POUPPÉ DESPORTES (Saint-Domingue), *ouvr. cit.*, 1770, t. II, p. 272.

MONGIN (Saint-Domingue), *Mém. cit.*, ci-après.

PÉRÉ (Saint-Domingue), *Mémoire sur le dragonneau* (*Journ. de méd.*, etc., 1774, t. XLII, p. 123).

BAJON, *Mémoire pour servir à l'histoire de Cayenne et de la Guyane française*, Paris, 1777, t. I, mém. 10, p. 321 et suiv.

(1) Voyez ci-après une épidémie observée par Ferg dans la Guyane hollandaise.

(2) Guillaume-Dampier, *Supplément du Voyage autour du monde*, Rouen, 1715, t. III, p. 340.

(3) Bremser, *ouvr. cit.*, p. 214.

KUNSEMULLER (Surinam), *De morbo Yaws dicto et de vena Medinensi, præs.* Curt Sprengelio, Hal., 1797.

SIGAUD (Brésil), *ouvr. cit.*, p. 134-135.

Dans l'Amérique septentrionale et en Europe, la filaire n'a jamais été vue que sur des individus arrivant des contrées intertropicales.

Cas de filaire observée dans les contrées où ce ver n'est pas endémique.

Turquie d'Europe. = CAS de J. RODRIGUEZ (Amatus Lusitanus) ; — Thessalonique ; esclave éthiopien âgé de dix-huit ans, amené de Memphis, ulcère près du talon, extraction d'une filaire longue d'environ trois coudées. L'auteur se demande si ce corps était un nerf ou un ver, et il répond : « Ego » vero oculatus testis... testor morbum hunc tanquam lumbricum conspici, » album, subtilem, etc. (Amatus Lusitanus, *op. cit.*, cent. VII. curat. LXIV). »

— CAS de FICIPIO. — Constantinople ; jeune femme ; pèlerinage à la Mecque ; huit mois après, apparition de tumeurs aux jambes ; ulcérations, apparition de filaires, extraction, guérison (jambe gauche quatre filaires, jambe droite trois) (*Gazette méd. d'Orient* et *Revue de thérap. méd.-chirurg.*, 1858, p. 653).

France. = CAS de GUÉNOT. — La Rochelle ; Hollandais, ayant un ver à chaque jambe ; extraction, guérison.

— AUTRE CAS de GUÉNOT. — Montauban ; mort ; autopsie (rapporté par G.-J. Velsch. *Exerc. de venâ Medinensi ad mentem* Ebn Sinæ *sive de dracunculis veterum*, p. 311 et 312. Augustæ Vindelicorum, 1674).

— CAS de MAISONNEUVE. — Paris ; homme âgé de vingt-huit ans, ayant quitté le Sénégal plus de quatre mois avant la manifestation des premiers symptômes. Deux filaires au pied gauche ; embryons conservés vivants pendant plusieurs jours ; rupture des vers, incisions ; guérison (*Note sur un dragonneau observé à Paris*, dans *les Archiv. gén. de méd.*, 4e série, t. VI, p. 472, 1844).

— CAS de MALGAIGNE et ROBIN. — Paris ; homme ayant quitté Bombay le 13 mai 1854 ; filaire à la malléole externe : incision le 27 juillet ; extraction ; guérison (*Bull. Soc. anat. de Paris*, 1854, p. 311, et *Soc. biolog. infrà cit.*).

— CAS de CEZILLY. — Toulon ; homme âgé de vingt-deux ans ; au Sénégal en 1855, à Bombay en janvier 1857 ; en mars 1857, apparition de filaires aux jambes (A.-H. Cezilly, *Observ. sur le dragonneau*, thèse n° 203, p. 21, Paris, 1858.)

Hollande. = CAS de RUYSCH. — Enfant ; ver de Guinée à la main (pièce anatomique) (*op. cit., thès. anat.*, III, n° 14, p. 13).

— CAS de ROUPPE. — Navire de guerre revenu de Curaçao en Hollande, les deux tiers de l'équipage sont atteints de filaires après leur retour (*Over de ziekten der Scheeptvarenden*, p. 216, cité par Gervais et Van Beneden, *ouvr. cit.*, t. II, p. 141).

Suisse. = CROMER pris de la filaire en Suisse, après qu'il fut de retour de ses voyages (voir Wepfer, in *Ephem. nat. cur.* decur. 2, ann. X, p. 315-317).

Suède. = Un *gordius medinensis?* trouvé à Gottenburg, fut communiqué à LINNÉ par le roi de Suède (R. Pulteney, *Revue générale des ouvrages de Linné*, t. I, p. 303).

Danemarck. = CAS de JACOBSON. — Arabe, entré à l'hôpital de Copenhague ; ver près de la malléole, embryons observés (*Acad. des sc.*, 17 mars 1834).

Allemagne. = REINHOLD WAGNER parle d'un ver situé dans la jambe droite d'un individu qui avait fait plusieurs voyages aux Indes ; mais ce ver, que l'auteur regarde comme un dragonneau, avait la grosseur du petit doigt (in *Novis litterariis maris Baltici*, ann. 1698 ; mens. febr., cité par Leclerc, p. 266).

Angleterre. = CAS de R. MEAD. — Matelot revenant d'Afrique (*OEuvr. phys. et méd.*, trad., t. II, p. 265, Bouillon, 1774).

— CAS de ...? — Southampton ; matelot venant d'Afrique ; il n'était descendu à terre qu'une fois et pour trois heures seulement, il avait marché les pieds nus (*Journ. conn. médic., chirurg.*, nov. 1843, p. 310, d'après un journal anglais).

— CAS d'OKE. — Matelot revenant de la côte d'Afrique ; sept mois après, extraction de plusieurs filaires ; guérison (*Provincial medic. journ.*, London, 1843, n° 151, p. 146. — *Wiegmann's Archiv*, 1845, p. 207. — Gervais et Van Beneden, *ouvr. cit.*, t. II, p. 139).

États-Unis. = CAS de CH. STEDMAN. — Matelot revenu d'Afrique depuis un an ; filaire sous les téguments de l'abdomen (*Boston catalogue*, cit., n° 884, p. 318).

Algérie. = Le docteur GUYON. — 1° Cas d'un Maure de retour de la Mecque depuis deux à trois mois ; 2° d'un matelot anglais revenant de l'Inde (*Gaz. méd.*, 1841, p. 106).

Égypte. = CLOT (BEY), *ouvr. et obs. infrà cit.* ; — PRUNER, *ouvr. cit.*, — PERRON, *Comptes rendus de l'Acad. des sc.*, t. VIII, p. 801, 1839, mém. inédit.

Ile de France. = CHAPOTIN. — *Observations sur le dragonneau* (*Bull. des sciences médicales*, 1810, t. V, p. 308).

En Asie et en Afrique, le ver de Médine est répandu sur un vaste espace ; si les relations des médecins et des voyageurs signalent surtout son existence dans les contrées qui avoisinent les mers, c'est que la plupart de ces auteurs n'ont visité que le littoral, mais on peut juger, d'après un nombre suffisant de faits, que les régions centrales des deux continents ne sont pas moins infestées par la filaire.

Côte occidentale d'Afrique.

Sénégal. = Très commune à Backel, d'après le docteur Margain, chef du service de santé à Saint-Louis du Sénégal (*Rapport au ministre de la marine*, cité par Boudin, *ouvr. cit.*, t. I, p. 344). — Très commune à Podor, chez les soldats venant de Backel et Galam, d'après le docteur Amouretti (*Rapport au ministre de la marine*, dans Boudin, *ouvr. cit.*, p. 345); — d'après Cezilly (*Thèse cit.*, p. 31).

Côte de Guinée. = Signalée au Cap-Corse, par Jo. Abrah. Heinzel (dans Velsch., *ouvr. cit.*, p. 314). — Très commune au château de Saint-Georges-de-Mina, d'après Michel Hemmersam (*Itin. Guineens.*, c. 13, cité par Velsch, p. 315). — Arthus (Gotardi Dantiscani) (*Indiæ orientalis*, etc., in-fol. 1604, Francofurti, c. 48, p. 101, cité par Bremser). — A Saint-Georges-de-Mina et au château de Moures, d'après Samuel Blommers (Velsch, p. 319). — Au château de Moures, d'après Fr. Lachmund (in *Miscellan. nat. curios.* Decur. 1, ann. IV et V). — Ant. Cromer, 1652, cité ci-dessus. — Très commune à Cormantin et à Apam, d'après Guill. Bosman (*Voyage de Guinée*, Utrecht, 1705, Lett. 8, p. 116). — Gallandat, ancien chirurgien-major de vaisseau, *Lettre sur le dragonneau ou veine de Médine* (*Journ. de méd.*, Paris, 1760, t. XII, p. 25). — Lœfflers Adolph. Fried. (*Beitrage zur Arzenei*, etc., Leipzig, 1791, cité par Bremser). — Lind (*An Essay on diseases incid. to Europ. in hot climates*, London, 1758, in-8°, p. 53; traduct. franç., 1785, t. I, p. 71). — Isert (Paul-Erdmann), *Voyages en Guinée*, Paris, 1793, in-8°. — Sierra-Leone, F. Moore, *Voyages* (dans Prévot, *Hist. des voyages*, t. III, p. 103). — R. Clarck, *Observ. de plusieurs dragonneaux sur un enfant* (in *The medico-chirurg. Review*, et *Gaz. méd.*, Paris, 1840, t. VIII, p. 809).

Côte orientale d'Afrique.

Le Sennar. = Clot (Bey), *Aperçu sur le ver dragonneau observé en Égypte*, Marseille, 1830.

Afrique centrale.

Tumale? = Tutschek (*Mediz. Zustände in Tumale*, 1845, p. 12-13, cité par Diesing).

Désert de Sahara. = D'après M. Guyon, commune chez les *Touaregs* (*Note sur les Touariks* par M. Serres, *Comptes rendus*, 1856, 1er sem., p. 188); — commune à *Tuggurt* (Bertherand, *Hyg. et méd. des Arabes*, p. 426, Paris, 1855, cité par Boudin).

Le Darfour. = Clot (Bey), *ouvr. cit.*, — observée dans le *Cordofan*, par M. Ferrari et le docteur Maruchi (*Relations* dans Clot (Bey), *ouvr. cit.*).

Asie.

Arabie. = Les médecins grecs et arabes, — l'Hedjaz, Clot (Bey), — l'Yemen, Carsten Niebuhr (*Beschreibung von Arabien*, Copenhague, 1772, in-4°, s. 133, cité par Rudolphi).

Littoral du golfe Persique. = Kæmpfer (*Amœnitatum exotic. pol. phys. med.*, fasc. 5, etc., auct. Engelb. Kæmpfero, Lemgoviæ, 1712, in-4°, observ. IV, *Dracunculus in littore sinûs Persici*, p. 524).

Ile d'Ormus. = Kæmpfer, — Arthus, — J. H. de Linsbot (*Hist. de la navigation*, Amstel, 1638, c. VI, p. 17, ? cité par Bremser).

Perse. = Commune à Lara (*Auj.* Lar), où il y a de mauvaise eau; au rapport de D. de Bourges, (*Description de l'itinéraire de l'évêque de Beyrouth en Chine*, p. 101, cité par Velsch., *op. cit.*, p. 316). — Très commune entre Ispahan et Bender Abassi, surtout dans un village appelé Benarou; le chevalier Chardin (*Voyage en Perse et autres lieux de l'Orient*, Amsterdam, 1735, t. II, p. 213). — A Gambron (Bender Abassi) d'après Niebuhr (*ouvr. cit.*).

Indes orientales. = Commune chez les Tamouls (*Lettre du P. Martin au P. Villette* dans *Lettres édif. et cur.*, éd. 1781, t. XII, cité par Laennec, art. Filaire, *Dict. sc. méd.*) — Commune entre Delhi et Kachmire, d'après Fr. Bernier, docteur en médecine de la faculté de Montpellier (*Voyages contenant la description des États du grand Mogol, de l'Hindoustan*, etc., Amst., 1723, t. II, p. 212). — A Latimunculum, Karnatik, Madura, d'après Dubois (*Hist. of Guineaworm, and the method of cure employed by the Hindoos, Edinb. med. and surg. Journ.*, vol. II, fasc. 7, p. 300. — A Bombay, James M. Gregor (*Medical Sketches of the expedit to Egypt from India*, London, 1804, in-8°, p. 202, et *Edinb. med. and surg. Journ.*, vol. I, p. 284). — Bruce (Ninian), *Remarks on the dracunculus or Guineaworm, as it appears in the Peninsula of India*, in *Edinb. medic. and surg. Journ.*, 1806, vol. II, p. 145. — Paton, *Cases of Guineaworms*, with observations (in *Edinb. med. and surg. Journ.*, 1806, t. II, p. 151). — Voy. encore M'Clelland, Morehead, etc., cités ci-après

Tartarie. = « *Vestigia (dracunculi) inveni quoque in Tartaria deserta prope flumen Jaccum quà Caspium subit,* » dit Kæmpfer (*ouvr. cit.*, p. 527). Aucun auteur, à notre connaissance, n'a signalé l'existence de la filaire dans une contrée plus rapprochée du nord.

La plus extrême limite du domaine de la filaire de l'homme vers le nord est : en Asie, la *côte septentrionale ?* de la mer Caspienne; en Afrique, l'Égypte et le versant méridional de l'Atlas (Tougourt); c'est-à-dire le 47ᵉ degré de latitude en Asie et le 33ᵉ en Afrique. Vers le sud, les observations n'établissent pas avec certitude que cet entozoaire existe au delà de l'équateur, quoiqu'il soit probable qu'il se trouve dans la zone du tropique du capricorne comme dans celle du tropique du Cancer (1).

(1) Je ne trouve dans aucun auteur la mention de l'existence de la filaire à la

De deux localités très rapprochées l'une peut être infestée du dragonneau et l'autre en être complétement exempte. Dans le château appelé Saint-Georges-de-Mina (Guinée) la filaire est extrêmement commune d'après Hemmersam, Blommers, etc., et à vingt-cinq milles vers l'est, d'après Arthus et Blommers, on ne connaît pas cet entozoaire. Il en est de même, d'après Gregor, entre Bombay où la filaire est endémique, et l'île de Coulabah qui n'est éloignée de cette ville que d'une lieue. Enfin, Morehead établit positivement ce fait à l'égard de divers districts de l'intérieur de l'Inde (1).

CHAPITRE III.

CAUSES ET CONDITIONS DE LA PROPAGATION DE LA FILAIRE.

Plusieurs conditions favorisent l'apparition ou la propagation de la filaire : la plus évidente, c'est la chaleur qui est la condition domi-

côte orientale d'Afrique, au sud de l'équateur. Il est vrai que ces régions sont peu visitées par les Européens; toutefois, la filaire n'existe pas à l'île de France : Chapotin, qui a pratiqué longtemps la médecine dans cette île, n'a observé le dragonneau que sur des individus venant d'autres contrées; ce même auteur ajoute qu'il n'a jamais vu de filaire parmi les esclaves apportés de Zanzibar, de la côte d'Afrique ou de Madagascar (*mém. cit.*). — Quant à la *côte occidentale*, l'existence de la filaire au sud de l'équateur n'est pas bien prouvée. Cromer (Bremser, p. 217) dit qu'un général hollandais qui demeurait à Angola ne put s'en garantir quoiqu'il fît exclusivement usage d'aliments et de boissons provenant de l'Europe; mais d'un autre côté, Lœffler rapporte que parmi 600 esclaves achetés à Angola, il n'y en avait aucun qui fût atteint par la filaire (Bremser, p. 212). Sloane prétend que les nègres qui arrivent à la Jamaïque, d'Angola et de Gamba, n'ont jamais le dragonneau; enfin, un témoignage beaucoup plus certain est celui de Guyot, chirurgien de marine, qui fit plusieurs voyages à la côte d'Angola. Ce chirurgien ayant observé sous la conjonctive des vers dont nous parlerons à propos des entozoaires de l'œil, s'exprime ainsi : « Je ne crois pas que ces vers soient de » l'espèce du *dragonneau*, car ils sont très blancs, plus durs et moins longs à pro- » portion. Pendant sept voyages que j'ai faits à la côte d'Angola, je n'ai jamais » vu de nègre attaqué de dragonneau ; plusieurs chirurgiens qui ont navigué sur » ces côtes m'ont assuré n'en avoir jamais vu. Cette circonstance me porte à croire » que les nègres de cette contrée n'y sont pas sujets. » Le général dont parle Cromer avait peut-être gagné sa filaire dans quelque parage où il s'était arrêté avant d'arriver à Angola.

(1) C. Morehead, in *Transact. of the medical and physical Society of Calcutta*, vol. VI, p. 420, 1833.

nante des climats dans lesquels vit le dragonneau, aussi n'est-on pas surpris d'entendre dire à Kœmpfer, en parlant de ce ver : « J'ai trouvé que dans les années les plus chaudes il y en a davantage (1). »

Une autre condition qui ne paraît pas moins nécessaire, c'est l'humidité. La chaleur et l'humidité sont probablement les causes de la grande fréquence de la filaire à certaines époques de l'année, époques qui varient avec les conditions climatologiques des divers pays. D'après Kœmpfer, le dragonneau apparaît à Ormus pendant la canicule ; dans les Indes orientales, d'après Dubois, il se montre principalement pendant les mois de novembre, décembre et janvier ; mais, d'après les observations positives de Morehead, la filaire ne se montre à Kirkee (Inde) que de mars en septembre (2). Dans le Cordofan, le Sennar et le Darfour, d'après Clot-Bey, il est très commun en avril, mai et juin, saison des pluies (3).

L'action de la chaleur et de l'humidité sur la propagation de la filaire, sa limitation aux contrées tropicales doivent tenir, soit à des conditions d'organisation, soit à des propriétés vitales particulières de ce ver. Il importe, avant d'aller plus loin, d'examiner cette question, dont la solution pourrait jeter quelque jour sur celles qui vont suivre.

La filaire qui s'est développée dans le corps de l'homme, ne donne, lorsqu'on en fait l'extraction, que quelques signes de vie et périt bientôt ; elle ne possède donc point en elle-même ses moyens de transmission et de propagation. A l'époque où cet entozoaire cherche à quitter l'organisme dans lequel il a pris tout son développement, son corps est rempli d'une substance laiteuse signalée par plusieurs médecins. Cette substance n'est autre chose que l'agglomération d'une prodigieuse quantité d'embryons, isolément invisibles à l'œil nu ; ils ont une longueur de 0mm,75 et une épaisseur de 0mm,01. Ces embryons vivent un temps indéterminé, plusieurs jours au moins, dans de l'eau à la température ordinaire de nos contrées ; « en outre, ils

(1) Kœmpfer, *ouvr. cit.*, p. 529.

(2) Voy. *infrà*, p. 717, le tableau des cas observés par ce médecin.

(3) Il est nécessaire de remarquer que l'apparition de la filaire ne coïncide point avec l'époque à laquelle elle se transmet ; si l'on cherchait les conditions extérieures de sa transmission, il faudrait se reporter à plusieurs mois, peut-être même à une année en arrière. Avant tout, il faut donc se préoccuper de reconnaître la durée d'incubation du dragonneau.

pouvaient, dit M. Robin qui observa ce fait, ils pouvaient être abandonnés dans une goutte d'eau qui se desséchait et les laissait sans mouvements, puis reprendre toute leur agilité et leur énergie par addition d'eau, six à douze heures après la dessiccation (1). »

Déjà M'Clelland avait vu que des embryons de filaire, desséchés depuis vingt-quatre heures sur une lame de verre, étaient revenus à la vie après avoir été humectés avec de l'eau (2), et Forbes avait conservé de ces embryons en vie pendant quinze à vingt jours, dans de la terre humide (3).

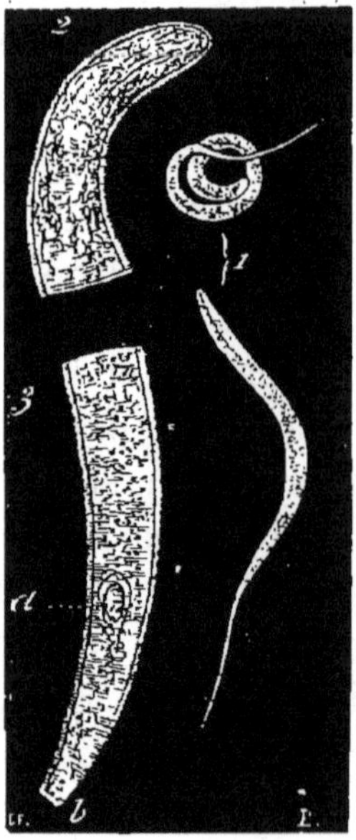

Fig. 30. — Embryons de la filaire de l'homme. — 1, vus au grossissement de 65 diamètres; — 2, tête vue au grossissement de 65 diamètres; — 3, fragment où se voit l'anus? a; (même grossissement).

Combien de temps peuvent-ils vivre dans l'eau, à la chaleur des contrées tropicales? combien de temps peuvent-ils rester en état de dessiccation sans périr? C'est ce qu'il serait important de déterminer. Quoi qu'il en soit, on comprend que c'est à la propriété que possède la larve, de vivre un certain temps hors du corps de l'homme, et à celle de ne pas être tuée par la dessiccation, que la filaire doit ses moyens de transmission; en effet, les larves, vivant dans les eaux des mares ou des ruisseaux, transportées dans ces eaux à l'état de poussière, ou revivifiées à la surface du sol par les pluies, peuvent trouver après longtemps l'occasion de s'introduire dans les organes où elles se développeront. Ce fait n'est pas aujourd'hui sans analogues, par exemple :

Un ver nématoïde aussi, l'*anguillule du blé niellé*, ne peut vivre adulte hors du blé, mais la larve passe plusieurs mois dans l'eau sans périr, et, desséchée, elle reste en état de vie latente; dans cette condition, elle peut attendre plusieurs années même, que l'humidité lui rende les manifestations de la vie, et lui permette de s'intro-

(1) Ch. Robin, *Comptes rendus de la Soc. biolog.*, 2e série, 1855, t. II, p. 38.

(2) John M'Clelland, *The Calcutta journ. of natural history*, 1841, vol. I, p. 366, *Remarks on dracunculus.*

(3) Forbes, *Trans. of Bombay*, t. I, p. 216, cité par Vogel, *ouvr. cit.*, p. 407, note.

duire dans une nouvelle plante de blé, hors de laquelle elle ne peut se développer et devenir adulte (1).

Un ver nématoïde qui vit chez les insectes comme la filaire chez l'homme, le *mermis*, se trouve, à l'état de larve, dans la terre ; si cette larve rencontre l'insecte qui doit la nourrir, elle pénètre à travers ses téguments, séjourne et se développe dans ses tissus ; devenu adulte, le mermis quitte enfin son hôte pour aller déposer ses œufs dans la terre où ils éclosent.

Ainsi, comme l'anguillule du blé, dès qu'elle quitte son séjour normal, la filaire à l'état adulte périt, et comme cette anguillule, à l'état de larve elle vit dans l'eau et se dessèche sans périr, et sans doute, elle peut attendre longtemps aussi l'occasion de s'introduire dans un séjour hors duquel elle n'arrive point à l'état adulte; comme le mermis, elle s'introduit sous les téguments de son hôte et le quitte lorsque, complétement développée, elle n'a plus qu'à verser au dehors les embryons qui la propagent.

Le séjour que fait la larve hors du corps de l'homme rend donc raison de l'influence des agents extérieurs sur la propagation de la filaire : l'humidité est nécessaire aux manifestations de la vie, à la locomotion; la chaleur est nécessaire, sans doute, à la prolongation de la vie, à l'énergie de ses manifestations.

Ici se présente une question importante : les embryons expulsés du corps de la filaire-mère ne peuvent-ils immédiatement s'introduire dans les chairs et s'y développer? Nous croyons devoir répondre négativement pour deux raisons : la première, c'est que la rupture d'une filaire dans un membre n'est pas suivie d'une nouvelle génération de filaires, nous en apporterons les preuves ci-après ; la seconde, c'est que ce ver ne se propage pas dans les pays du Nord, quoique la larve puisse y vivre dans l'eau pendant plusieurs jours. Nous regardons comme probable, d'après ces faits, que la larve acquiert un certain développement hors du corps de l'homme avant de s'y introduire pour atteindre l'état adulte, et que la chaleur tropicale est nécessaire à l'accomplissement du développement au dehors.

En général, les médecins qui ont eu sous les yeux la filaire de l'homme ne l'ont point regardée comme un corps de nature inanimée, et ceux qui l'ont observée dans les climats tropicaux ne l'ont point considérée comme le produit d'une génération spontanée; plusieurs

(1) Davaine, *Recherches sur l'anguillule du blé niellé*, mém. couronné par l'Institut dans *Mém. Soc. biologie*, 1856.

ont pensé que ce ver s'introduit du dehors dans le corps humain, mais ignorant la petitesse microscopique de la larve, ils se sont souvent bornés à de vaines discussions sur la présence ou sur l'absence du dragonneau dans les eaux des localités où il est endémique. Lœffler dit qu'il n'a pas appris qu'en Afrique on l'eût jamais observé dans l'eau (1) ; Lind, qui a examiné celle de plusieurs contrées habitées par la filaire, n'y a jamais vu le moindre vestige de ces vers (2).

Dans la plupart des contrées où règne la filaire c'est une opinion accréditée qu'elle se gagne par l'eau, soit appliquée à l'extérieur du corps, soit ingérée dans l'estomac.

Au cap Corse d'après Heinzel, à la côte de Guinée d'après Blommers et Bosman, à Sierra-Leone d'après Moore, à Ormus d'après Kœmpfer, en Perse et surtout à Benarou d'après Chardin, etc., la mauvaise eau que l'on boit dans la saison des pluies ou celle que l'on recueille dans des citernes est la cause de la fréquence du dragonneau.

Niebuhr rapporte que dans l'Yemen on fait filtrer ce liquide à travers de la toile pour se préserver des atteintes de la filaire ; Arthus raconte que les habitants de l'île d'Ormus font, pour cette raison, puiser de l'eau de mer à dix-huit toises de profondeur ; Gallandat affirme que ceux qui ne boivent pas d'eau en Guinée ne sont pas attaqués de la filaire ; Bernier, voyageant dans l'Inde, emporte avec lui de l'eau pure du Gange, pour ne pas faire usage de la mauvaise eau de la route qui engendre, dit-il, des vers dans les jambes.

Dans les provinces du Sennar et du Cordofan, les personnes qui sont le plus généralement affectées du dragonneau, sont, d'après M. Ferrari, chirurgien-major au service de l'Égypte, celles qui se baignent dans les eaux stagnantes qui couvrent le sol du pays ou qui s'abreuvent de ces mêmes eaux (3). « Les habitants du Cordofan, du Sennar et du Darfour, dit Clot-Bey, l'attribuent aux pluies abondantes qui ont lieu en avril, mai et juin. Ils prétendent qu'on le contracte dans

(1) *Mém. cit.* et Bremser, *Vers intestinaux de l'homme*. Paris, 1824, p. 210.

(2) L'eau examinée au microscope par Lind, lui avait été envoyée du Sénégal, de Gambie et de Sierra-Leone. Elle était très corrompue et Lind n'y trouva pas le moindre vestige d'animalcules ; il en conclut que la putréfaction les avait tués (*ouvr. cit.*, t. I, p. 83). Ce genre de recherches ne pouvait évidemment mener à rien, car il existe dans les rivières des *anguillules* en grand nombre que l'observateur aurait pu prendre pour de petits dragonneaux.

(3) *Lettre de M.* Ferrari, chirurgien-major, *à M. Clot, médecin en chef des armées ;* Clot, *mém. cit.*, p. 23.

certains lacs d'eau stagnante, et leur opinion est partagée par quelques médecins qui ont voyagé dans cette contrée. Les uns et les autres pensent que le ver dont nous parlons n'est autre chose qu'un petit animalcule qui s'attache à la peau des individus qui se baignent dans ces eaux, s'y introduit et s'y développe sous la forme et avec l'étendue que nous lui remarquons. J'ai demandé si cet animalcule avait été aperçu, mais tous se sont bornés à croire à son existence sans chercher à s'en convaincre (1). » D'après Burckhardt, les nègres dans le Schendi gagnent la filaire en se baignant dans le Nil (2); enfin au Sénégal, c'est une opinion généralement reçue que les nègres la gagnent en se plongeant dans l'eau du fleuve (3).

L'influence de l'humidité sur la propagation de la filaire est confirmée par l'observation suivante : « En 1820, Mohammet-Aly, dit le docteur Maruchi, fit partir pour le Cordofan une expédition militaire commandée par Mahomet-Bey Deftardar, son gendre. Je suivis ce dernier en qualité de médecin particulier et séjournai trois ans au Cordofan avec lui. J'avais lu plusieurs observations de dragonneau, et j'espérais me trouver à même de le traiter chez nos soldats; mais *deux ans* s'écoulèrent sans qu'il se manifestât chez aucun d'eux. Ce ne fut que dans le courant de *la troisième* année, *après des pluies extraordinaires*, que je le vis se déclarer, et en si grand nombre que le quart des troupes en fut atteint; j'en fus malheureusement attaqué moi-même sur vingt-huit points du corps.... » « J'observai, ajoute le docteur Maruchi, (ce qui est constaté par l'expérience) que les individus qui en sont le plus fréquemment atteints, sont ceux qui habitent un sol couvert d'eau stagnante; ceux qui ont leur demeure sur les rives du fleuve Blanc sont rarement sujets à cette maladie (4). »

Comment concevoir l'apparition subite de toutes ces filaires autrement que par la révivification des larves qui, desséchées, restaient à la surface du sol en état de vie latente? l'intervention de l'eau pour rendre à ces larves leurs propriétés vitales est nécessaire, aussi regardons-nous comme l'expression de la vérité l'opinion presque unanime des médecins qui ont visité les contrées tropicales, opinion qui

(1) Clot, *mém. cit.*, p. 7.

(2) Bilharz, *mém. cit.*, p. 55.

(3) Au Sénégal, dit M. M***, les noirs qui se plongent le plus fréquemment dans l'eau sont aussi ceux qui sont d'ordinaire atteints.... Galam et Backel, d'où proviennent ces noirs, sont situés aux cataractes du Sénégal, à 250 lieues de Saint-Louis (Cezilly, *thèse citée*, p. 31).

(4) *Lettre du* docteur Maruchi, *médecin de S. E. le Deftardar-Bey, à M. Clot, médecin en chef;* Clot, *Mém. cit.*, p. 29-31.

attribue aux pluies, à l'humidité, aux mares, aux ruisseaux et aux fleuves l'apparition ou la fréquence de la filaire; toutefois ce n'est probablement point par l'estomac et avec les boissons que la larve arrive dans le corps humain.

Le siége ordinaire de la filaire dans les parois du tronc et principalement dans les membres inférieurs nous dispose à croire que ce ver s'introduit par les téguments ; ceci s'accorde autant avec les opinions et les faits rapportés ci-dessus, qu'avec les observations dont nous allons parler.

Le baron de Jaquin (1) et Cromer citent des personnes qui, n'ayant pas bu de l'eau des pays infestés par la filaire, ont néanmoins été atteintes de ce ver. Les docteurs Heath (2) et Anderson (3) disent que les officiers qui ne se promènent pas et ne se couchent pas sur la terre les pieds et les bras nus, ne sont pas affectés de la filaire. Enfin le docteur Chisholm rapporte un fait que peut seule expliquer l'introduction des larves par la peau : dans l'Inde les Bheesties (porteurs d'eau) portent l'eau sur leur dos dans des sacs de cuir ; or, on a observé que ces hommes sont fort souvent affectés du ver de Guinée dans les parties qui sont en contact avec le sac (4).

Quelques auteurs, parmi lesquels on peut citer Jördens et Chapotin, ont pensé que cet entozoaire, encore jeune et très petit, s'introduit par les pores de la peau. Les connaissances actuelles relatives à l'embryon de la filaire et à la structure de nos téguments viennent confirmer plutôt qu'infirmer cette opinion : la larve de la filaire ayant un centième de millimètre d'épaisseur, peut sans doute s'introduire dans le conduit excréteur d'une glande sudoripare dont le calibre est d'un centième de millimètre, et probablement plus considérable encore dans les pays chauds ; elle arriverait par ce canal jusque sous le derme. Elle pourrait encore s'introduire dans la gaîne des poils qui la conduirait également jusque dans les tissus sous-dermiques (5).

(1) Bremser, p. 216.

(2) Thomas Heath, *Observ. on the generation of guinea-worm*, in *Edinb. med. and surg. journ.*, vol. XII, p. 120, 1816.

(3) Voy. Dubois, *Mém. cit.*, et Brief and Anderson, *Nebst dem antwortschreiben etc.*, in *Hufeland's journ.*, 1813, nov. und dec. S. 112, cité par Bremser, p. 215 et 559.

(4) Chisholm, in *Edinb. Journ.*, vol. II, cité par J. Johnson, *ouvr. infra cit.*, p. 266.

(5) Un poil de la jambe a huit centièmes de millimètre de diamètre, plus ou moins; il est implanté dans le follicule assez lâchement pour que l'embryon de la

Plusieurs auteurs ont admis la transmission du ver de Médine par contagion : c'est l'opinion du docteur Rouppe, au dire de Lind qui conseille, en conséquence, aux Européens d'éviter toute communication avec les nègres atteints de ce ver (1). Gregor et Ninian Bruce sont également portés à croire que cette maladie est contagieuse (2). Le docteur James Johnson donne le conseil d'éviter le contact des individus atteints de la filaire parce qu'il y a, dit-il, de grandes raisons de croire que cette maladie se propage par contagion quand elle a été produite par une autre cause (3) ; mais les faits qui ont conduit à cette opinion, ayant été observés dans des contrées où la filaire règne endémiquement, ne peuvent permettre une conclusion rigoureuse.

Les observations faites en Égypte, où la filaire n'est pas endémique, ont beaucoup plus de valeur dans la question qui nous occupe. « Je dirai d'abord sans émettre aucune opinion exclusive, dit Clot-Bey, que les faits semblent nous autoriser à croire que cette maladie se communique par contagion. Le dragonneau n'est pas endémique en Égypte, et ce qui vient à l'appui de mon assertion, c'est qu'on ne le voit se développer que chez les Arabes qui sont en rapport avec les nègres et *jamais chez les individus qui n'ont pas de communication avec ces derniers*... Il y a plus : j'ai remarqué que cette affection devient moins intense, moins fréquente et cesse tout à fait à mesure qu'on s'éloigne de l'époque où les nègres ont été incorporés dans les régiments arabes. Ces nègres eux-mêmes cessent d'être sujets à cette maladie, lorsqu'ils sont acclimatés et qu'ils ne sont plus en rapport avec ceux de leurs compatriotes récemment arrivés en Égypte. Nous n'avons pas vu depuis quelques années un seul cas de dragonneau dans les hôpitaux, par la raison qu'on a cessé d'incorporer des nègres dans l'armée (4). »

Plusieurs autres médecins qui ont vécu en Égypte ont cru à la contagion de la filaire : « Le docteur Dussap, chargé en chef du service médical de l'armée d'Égypte en 1822, donnait ses soins

filaire puisse s'introduire sans difficulté entre la gaîne et la racine ; or, comme le bulbe est souvent situé sous la peau, il s'en suit que la filaire pourrait arriver dans le tissu cellulaire sous-cutané sans avoir besoin de perforer les téguments.

(1) Lind, *ouvr. cit.*, t. I, p. 71.

(2) *Mém. cit.* et Bremser, p. 216.

(3) James Johnson, *The influence of tropical climates on European constitution*, etc., London, 1821, p. 226.

(4) Clot-Bey, *ouvr. cit.*, p. 12.

dans l'hôpital de Souan à plus de quatre cents individus affectés du dragonneau, il contracta lui-même leur maladie en les pansant. L'affection que je viens de nommer et qui *paraît être d'une nature évidemment contagieuse* parcourut ses périodes... », dit M. Cavalier, chirurgien-major au service de Mèheomet Aly, et plus loin il ajoute : « Le dragonneau fut transmis des nègres aux Arabes-Égyptiens qui vivaient avec eux. Le docteur Dussap croit à la contagion immédiate du dragonneau, et il en cite entre autres preuves l'observation d'un grand nombre de chiens errants qui, se nourrissant dans l'hôpital des cataplasmes, etc., payèrent eux-mêmes tribut à cette maladie (1). »

Le climat de l'Égypte n'est pas tellement différent de celui de la Nubie ou de l'Éthiopie d'où proviennent les nègres dont parle Clot-Bey, que les larves de la filaire ne puissent y retrouver, dans certains cas ou dans certaines saisons, les conditions de température et par suite de vitalité nécessaires à leur transmission ; mais ces conditions sont sans doute trop peu durables pour que les larves puissent vivre longtemps libres et pour que le ver se perpétue à l'état d'endémie. Ces conditions, inconnues dans les climats septentrionaux, ne permettraient jamais dans les pays du Nord la transmission par contagion.

Dans les contrées où la filaire est endémique, on l'observe beaucoup plus communément dans certaines années que dans d'autres. Dans l'Inde, il se développe de véritables épidémies de ce ver qui envahissent jusqu'à la moitié de la population d'un village ; nous avons vu qu'une épidémie de ce genre atteignit le quart d'une armée égyptienne en campagne dans le Cordofan.

Des épidémies de dragonneau ont été signalées non-seulement dans des contrées où ce ver existe à l'état d'endémie, mais encore dans des régions où ce ver n'existe point endémiquement. Ainsi

(1) Clot-Bey, *ouvr. cit.*, p. 19, obs. VI, recueillie par M. Cavalier, chirurgien-major.

M. Clot (p. 8) dit avoir observé aussi la filaire chez les chiens dans les mêmes conditions.

Dœrssel, au rapport de Hussem, a vu la filaire chez le chien *une fois à Buenos-Ayres* (est-ce bien la filaire de l'homme?) une autre fois à Curaçao (cité par Gervais et Van Beneden, *ouvr. cit.*, t. II, p. 135). MM. G. et V. B. ne donnent pas l'indication bibliographique du mém. de Hussem ; elle se trouve dans Rudolphi, biblioth. n° 214.—B. Hussem, *Aanmerkingen betreffende den Dracunculus*, in *Verhand. van het Genootsch te Vlissingen*, 2. Deel. (Middelburg, 1771, 8), p. 443-464.

Ferg rapporte que « dans l'année de 1801 à 1802 deux cents nègres de l'habitation de Beninenbourg (Guyane) furent atteints et en moins de cinq mois, des effets de ce ver, qui ne se manifesta que dans cette seule habitation et dans aucune autre de la colonie. On y observa les accidents les plus graves et qui devinrent mortels chez plusieurs sujets faibles. Un semblable phénomène avait déjà été remarqué dix ans auparavant (1).. » Cette épidémie, observée dans la Guyane hollandaise, ne tiendrait-elle point à la contagion de quelque filaire importée par un esclave arrivant de la côte d'Afrique? On conçoit que, dans ce climat équatorial, le dragonneau puisse trouver des conditions analogues à celle qui le propagent dans les climats tropicaux de l'ancien monde.

CHAPITRE IV.

CONSIDÉRATIONS SUR LA FRÉQUENCE, LE NOMBRE, LE SIÉGE, LA SITUATION ANATOMIQUE, LA DURÉE DE LA FILAIRE.

Dans les climats où la filaire se propage, tous les hommes, quel que soit leur âge ou leur sexe, à quelque race ou à quelque pays qu'ils appartiennent, y sont également sujets.

L'invasion du dragonneau est quelquefois un véritable fléau par la proportion des individus qui sont atteints. Nous avons vu que dans le Cordofan un quart de l'armée de Mahomet-Bey en fut subitement frappé. A Latimunculum, dans le district de Karnatik et de Madura (Indes orientales), Dubois estime que la moitié de la population de certains villages est attaquée de ce ver. A Bombay, d'après Gregor, trois cents soldats du 86e régiment anglais furent atteints du dragonneau à l'époque de la Mousson, et dans le 88e qui remplaça le précédent, 161 hommes sur 360 en furent attaqués. D'après le baron de Jaquin, à l'île de Curaçao, le quart de la population tant noire qu'indigène est affecté du dragonneau (2).

Le nombre de filaires dont l'homme peut être atteint est très variable ; c'est une erreur, qu'il est à peine utile de relever, que celle

(1) Ferg, *Remarques sur les insectes de Surinam dont la piqûre est nuisible*, dans *Biblioth. méd.*, Paris, 1814, ann. XI, t. XLIII, p. 100. Extrait des *Ann. de méd.*, *de Harles*.

(2) Bremser, *ouvr. cit.*, p. 213 et 214.

de Chardin qui attribue à ce ver d'être ordinairement solitaire (1). Les faits contraires abondent et peut-être sont-ils les plus fréquents. On trouve fort souvent dans les cas rapportés par les auteurs, la mention de deux, trois ou quatre filaires siégeant soit dans un même membre soit dans les deux membres inférieurs, ou quelquefois disséminés dans diverses parties du corps. On en a vu trente, quarante, et jusqu'à cinquante chez le même individu (2). Ces vers se dénoncent tous à la fois ou successivement, mais généralement dans un espace de temps très court, ce qui permet de conclure qu'ils appartiennent à la même *génération*.

La filaire envahit le plus ordinairement les membres inférieurs, rarement les membres supérieurs, les parois du tronc ou la face. On ne la rencontre point dans les viscères de la poitrine ou du ventre.

Dans le relevé de 181 observations fait par Grégor, le dragonneau s'est montré :

Aux pieds	124 fois
Aux jambes	33
Aux cuisses	11
Au scrotum	2
Aux mains	2

La filaire a été observée dans le mésentère (cas unique jusqu'au-

(1) Chardin, *ouvr. cit.*, t. II, p. 213.

(2) Kœmpfer a extrait dix vers à un jeune homme; il en a quelquefois extrait trois, quatre et cinq de la même jambe; — suivant Bosman le nombre de filaires chez un individu est quelquefois de neuf et de dix; — Arthus en a souvent vu dix à douze qui se présentaient à la fois sur différents points du corps; — Gallandat rapporte le cas d'un matelot chez lequel il put en extraire successivement cinq; — il est rare, dit Bajon, que ceux qui sont attaqués du dragonneau n'en aient qu'un; il en a vu souvent deux, trois, quatre. Chez un nègre qu'il traita, il y en avait un si grand nombre que pendant un certain temps, douze vers sortaient à la fois. — Il n'est pas rare de rencontrer dix et douze dragonneaux chez le même individu, dit Clot-Bey — Le chirurgien de marine Margain en a vu quatorze dans différentes régions du corps chez un noir récemment arrivé de Backel. — M. Amouretti, à Podor (Sénégal), en a extrait six d'une longueur moyenne de 25 centimètres; tous les six de la main, qui a été ensuite frappée de gangrène. — Andry (*ouvr. cit.*, t. I, p. 130) cite le cas d'un soldat hollandais qui avait aux jambes vingt-trois de ces vers, quelques-uns avaient plus de deux aunes de longueur. — Le docteur Maruchi, dans le Cordofan, fut attaqué du dragonneau sur vingt-huit points du corps différents.—Hemmersam cite un cas où il y en avait trente.—Rhazès a parlé d'un malade qui avait quarante de ces vers.—Avicenne dit qu'on en a quelquefois vu chez un seul individu quarante ou cinquante. — Pouppé-Desportes a vu un cas où il y en avait cinquante.

jourd'hui) par Pruner qui rapporte le fait en ces termes : « Une fois seulement nous trouvâmes le ver dragonneau dans le cadavre d'un jeune nègre, en arrière du foie, entre les feuillets du mésentère. La partie postérieure était facilement reconnaissable; la partie antérieure passait au-dessus du duodénum et s'étendait presque au cœcum, en formant beaucoup de circonvolutions qui finissaient par une sorte de peloton. Elle était entourée d'une masse noueuse, presque cartilagineuse, ayant l'apparence d'une capsule (Kapsel) (1). »

La filaire a été vue à la tête, au cou et au tronc par Peré ; dans l'orbite, au nez, à la langue, à la verge, etc., par divers observateurs.

Dans la plupart des cas la filaire est superficiellement située ; elle occupe alors le tissu cellulaire sous-cutané et peut être distinguée à la vue et au toucher, comme une petite corde tournée en spirale ou serpentant sous les téguments de la partie affectée. Dans des cas plus rares elle est profondément placée dans les parties charnues. Lorsque ce ver est très long (il atteint souvent un et même deux mètres et au delà), il apparaît sous la peau, s'enfonce dans les parties profondes et reparaît plus loin sous les téguments. « Cromer, dans des autopsies cadavériques, l'a vue entourer les nerfs et les tendons. »

Guénot, médecin de Paris, a rapporté en ces termes le résultat de l'autopsie d'un homme mort à la suite de la rupture de la filaire : « Aperto cadavere, periostium inflammatum deprehensum est, cui » plane adhærebat istud, quidquid fuerit, funiculi instar, juxta mal- » leolum in gyros quinque vel sex contorquebatur, inde recta ad genu » porrigebatur, quo in loco iterum in circulos reflexum tandem ad os » coccygis fere, aut saltem ischii, protendebatur (2). »

La filaire reste plus ou moins longtemps dans le corps humain avant de donner aucun indice de son existence. Cette période latente, d'après les observations que nous avons compulsées, ne paraît pas d'une durée moindre que deux mois. Le 88e régiment dont parle Gregor, venant remplacer à Bombay le 86e qui était décimé par le dragonneau, n'eut qu'un seul homme atteint dans les *deux mois* de séjour qu'il fit dans cette ville; mais, à partir de cette époque, le régiment s'étant embarqué, 161 hommes sur 360 furent successive-

(1) F. Pruner, *Die Krankheiten des Orient's*, Erlangen, 1847, in-8°, p. 250.
(2) Velschius, *op. cit.*, p. 312.

ment atteints. Lachmund dit que les soldats hollandais qui tiennent garnison au château de Mourre ne sont généralement infestés de la filaire que dans la seconde ou la troisième année de leur séjour. Paton rapporte que le vaisseau sur lequel il était embarqué, ayant quitté Bombay le 15 août (1804), aborda à Canton où l'on déposa un homme atteint de la filaire le 5 janvier (1805); ayant mis à la voile le même jour, aucun homme de l'équipage ne descendit à terre avant l'arrivée à Sainte-Hélène, le 2 avril. Dans cet intervalle, aucun nouveau cas de filaire ne s'était déclaré. Le 2 mai, un homme en fut atteint et successivement vingt-cinq autres eurent la filaire. Or, cet entozoaire, n'existant pas à Sainte-Hélène, n'avait pu être gagné qu'à Canton ou à Bombay, mais très vraisemblablement dans cette dernière ville où la filaire est endémique. C'est donc un intervalle de huit mois et demi à partir de Bombay et de quatre mois à partir de Canton. Ces faits sont confirmés par les observations de Morehead, qui a relevé pendant six ans, tous les cas de dragonneau, survenus dans un régiment en garnison à Kirkee (Inde) (1).

(1) Le 4e régiment de dragons n'avait point eu de cas de filaire à Kaira, où il tenait garnison. Il arriva à Kirkee en février 1827; ce n'est que plus d'un an après que les premiers dragonneaux apparurent. Le tableau suivant montre les époques de leur apparition :

	1827	1828	1829	1830	1831	1832
Janvier	»	»	»	1	»	»
Février	»	»	1	»	»	1
Mars	»	»	2	5	»	5
Avril	»	»	»	5	1	7
Mai	»	3	3	2	2	57
Juin	»	2	»	1	»	64
Juillet	»	3	»	»	1	48
Août	»	»	»	»	»	26
Septembre	»	»	»	»	»	3
Octobre	»	»	»	»	»	»
Novembre	»	»	»	»	»	»
Décembre	»	»	»	»	»	»
TOTAUX	»	8	6	14	4	211

Dans l'année 1832, sur les 211 malades, 72 furent admis pour la seconde fois et 6 pour la troisième (Morehead, *mém. cit.*, p. 425).

Quelle est la cause qui a donné tout à coup, en 1832, un aussi grand nombre de malades? l'auteur dit n'avoir pu la reconnaître. Quoi qu'il en soit, on voit par ce

La filaire n'occasionne d'accidents que lorsque ses embryons sont formés. Quelque rapide que soit le développement de la larve introduite dans les chairs, ce n'est pas en peu de jours que les organes génitaux se développent et que les ovules parcourent leur complète évolution ; aussi ne pouvons-nous admettre l'assertion de M. Ferrari qui prétend que les personnes qui ont gagné le dragonneau en se baignant dans les eaux stagnantes du Sennar et du Cordofan ressentent, *au bout de quelques jours*, un sentiment de cuisson suivi de rougeur et de tumeur dans la partie où le ver se développe (1).

Quant à la durée extrême du séjour de la filaire dans le corps humain, elle peut être très longue : Blommers, Arthus, Cromer, Bernier, Labat, etc., la portent à un an et au delà ; Clot-Bey parle d'un individu qui avait quitté le Sennar depuis onze mois lorsque la filaire se manifesta; Stedman, aux États-Unis, l'a vu paraître chez un matelot qui avait quitté l'Afrique depuis un an ; Paton donne l'histoire d'un malade chez qui elle ne parut qu'après quinze mois ; enfin Kœmpfer cite l'exemple d'un individu chez qui ce ver n'apparut que la troisième année. Suivant cet observateur, la filaire se développe plus *difficilement* (plus lentement sans doute) chez l'individu qui en a emporté le germe dans d'autres régions (2).

CHAPITRE V.

PHÉNOMÈNES PATHOLOGIQUES.

Le premier phénomène par lequel s'annonce la filaire est généralement une démangeaison désagréable de la partie occupée par le ver ; il s'y développe bientôt après une tumeur qui prend les caractères d'un furoncle. Dans certains cas, la formation de la tumeur est précédée de malaise, de maux de tête ou d'estomac, et de nausées. « Lorsque le dragonneau siége dans les endroits presque dépourvus de parties molles, comme les doigts, les articulations, dit Clot-Bey, il produit des douleurs vives ; quand, au contraire, il est profondément placé dans les parties charnues, il détermine un engorgement indolent qui peut persister plusieurs jours et même plusieurs mois.

tableau que les cas de filaire n'ont paru qu'après plus d'un an de séjour à Kirkée et d'un autre côté que les mois d'hiver en sont exempts.

(1) Clot, *loc. cit.*, p. 23.

(2) Kœmpfer, *ouvr. cit.*, p. 531.

Dans tous les cas, lorsqu'il est près de s'ouvrir une issue, les douleurs deviennent intenses, des symptômes généraux se développent, la partie s'enflamme, et il survient une petite tumeur qui s'abcède au bout de quelques jours pour éliminer une portion plus ou moins grande de l'animal. Quelquefois cette tumeur est plus volumineuse, et le ver qui s'y trouve pelotonné sort en totalité ; dans d'autres cas, assez rares pourtant, il ne se présente pas d'abord et semble faire douter de son existence ; mais il se montre peu de jours après, ou donne lieu à un nouvel abcès peu éloigné du premier. La suppuration qui en découle est séreuse (1). »

Le diagnostic de l'existence de la filaire est quelquefois fort difficile, et ce n'est que par l'apparition d'une portion du ver au dehors qu'on reconnaît la nature du mal. Sous la conjonctive, la filaire se laisse facilement apercevoir, et peut être reconnue avant d'avoir occasionné aucun accident. Lorsqu'elle est superficiellement placée sous la peau, à la verge, par exemple, et qu'elle détermine des douleurs, elle pourrait être prise pour une veine ou pour un vaisseau lymphatique enflammés ; dans l'aine la tumeur qu'elle produit a pu être confondue avec le bubon ; enfin dans certains organes comme le nez ou la langue, la filaire n'a été reconnue que par son apparition au dehors.

Des exemples de dragonneaux observés dans les parties les plus rarement exposées à l'invasion de cet entozoaire, feront connaître mieux qu'une description la physionomie que revêt la maladie dans telle ou telle région du corps.

A. — Cas de filaire dans l'orbite et sous la conjonctive.

Ier Cas (Bajon).

« Dans le mois de juillet 1768, le capitaine d'un bateau de la Guadeloupe, amena chez moi une petite négresse, âgée d'environ six à sept ans, et me pria d'examiner un de ses yeux, dans lequel on voyait remuer un petit ver de la grosseur d'un petit fil à coudre ; je l'examinai et j'observai, en effet, un petit animal, qui avait près de deux pouces de long ; il se promenait autour du globe de l'œil, dans le tissu cellulaire qui unit la conjonctive avec la cornée opaque. En l'excitant à se mouvoir, je m'aperçus que ses mouvements n'étaient point droits, mais tortueux et obliques ; la couleur de cet œil n'était point changée, et la petite négresse disait ne sentir aucune douleur lorsque ce ver s'agitait ainsi ; elle avait cependant un petit larmoiement presque continuel.

(1) Clot-Bey, *mém. cit.*, p. 8-9.

» Après avoir réfléchi sur le moyen que je pouvais employer pour le tirer, je crus qu'en faisant une petite ouverture à la conjonctive, du côté de la tête de ce petit animal, et en l'excitant ensuite à se mouvoir, il sortirait de lui-même. J'exécutai ce projet, mais au lieu de s'engager par l'ouverture que j'avais faite, il passa à côté, et fut à l'endroit opposé à l'incision. Voyant que cette tentative n'avait pu me réussir, je pris le parti de le saisir au milieu du corps avec de petites pinces en même temps que la conjonctive, je fis ensuite, avec la pointe d'une lancette, une fort petite ouverture à côté de son corps, et, avec une aiguille ordinaire, je le tirai en double : après cette opération, la négresse fut guérie sous vingt-quatre heures (1). »

IIe Cas (Bajon).

« Dans le commencement de 1771, une négresse ménagère de M. Frimond, gouverneur, m'amena une négresse un peu plus grande que la première. La conjonctive de celle-ci était enflammée et douloureuse ; je l'examinai de près, et je vis un ver un peu plus grand que celui dont je viens de parler, et qui, comme lui, se mouvait autour de l'œil, entre la conjonctive et la cornée opaque ; je proposai le moyen que j'avais déjà employé, mais on ne voulut point y consentir, et je ne sais ce que cette négresse est devenue (2). »

IIIe Cas (Mongin).

« Je fus mandé par M. le comte de Cokburn, pour voir une négresse de son habitation, qui se plaignait d'une douleur très piquante dans l'œil, sans presque d'inflammation depuis environ vingt-quatre heures. Au premier aspect, je vis un ver qui me paraissait serpenter sur le globe ; mais, voulant le saisir avec des pinces, je m'aperçus qu'il était entre la conjonctive et l'albuginée, et, lorsqu'il s'approchait de la cornée transparente, les douleurs étaient plus vives. Pour l'extraire, j'ouvris la conjonctive et il en sortit par cette ouverture. Il avait un pouce et demi de long et la grosseur d'une petite corde à violon ; il était d'une couleur cendrée, plus gros à un bout qu'à l'autre, et très pointu par ses deux extrémités ; du reste, il n'avait rien de remarquable (3). »

IVe Cas (Clot-Bey).

« M. Clot-Bey assure avoir observé, en 1828, un *dragonneau* dans l'œil, sur une négresse arrivée d'Afrique depuis cinq à six ans et esclave à Monpox, ville située sur les bords de la Magdelaine. Le dragonneau était logé dans l'orbite même de l'œil, et avait déterminé une inflammation bien moindre qu'on n'aurait pu s'y attendre. On ne le voyait pas constamment ; de temps en temps seulement il s'avançait de l'angle externe de l'œil vers la prunelle, en glissant entre la sclérotique et la conjonctive ; arrivé à la cornée transpa-

(1) Bajon, *ouvr. cit.*, t. I, p. 325.

(2) Même ouvr.

(3) Mongin, *Observ. sur un ver trouvé dans la conjonctive* à Mariborou (île Saint-Domingue), *Journ. de méd.*, 1770, t. XXXII, p. 338.

rente, il se repliait en suivant le contour de cette dernière et en se dirigeant en haut (1).

Ve Cas (Guyon).

Il s'agit de deux vers observés par le docteur Blot à la Martinique sur une négresse originaire de Guinée. Ces vers se mouvaient avec agilité entre la sclérotique et la conjonctive; ils furent extraits au moyen d'une incision pratiquée sur cette dernière membrane (2). Le docteur Guyon reçut deux ans après sur ce fait les nouveaux renseignements que voici : « la jeune malade portait deux vers qui tous deux étaient logés dans la conjonctive de l'œil gauche. La jeune fille assurait qu'ils passaient d'un œil à l'autre, ce qu'elle sentait aux forts picotements qu'elle éprouvait alors dans le trajet qui existe entre ces deux parties, à la hauteur de la racine du nez. Tout ce que je puis assurer à cet égard, me mande le médecin qui a fait l'extraction des vers, le docteur *Block*, c'est que lorsque je fus appelé par la malade pour lui examiner les yeux, elle avait un ver dans chaque œil, que je procédai d'abord à l'extraction du ver de l'œil gauche et quelques heures après, m'étant présenté pour faire l'extraction de l'autre, il n'y était plus ; il était passé, disait la malade, dans l'œil gauche, où, en effet, j'en aperçus un autre, dont je fis l'extraction par une petite incision que je pratiquai à côté de celle qui m'avait servi pour la sortie du premier ver (3). »

VIe Cas (Sigaud).

Sigaud rapporte avoir vu au Brésil, avec le docteur Christ. Jos. dos Santos une filaire dans l'orbite au-dessus de la sclérotique, chez une négresse (4).

Plusieurs cas de vers nématoïdes développés, soit dans l'œil, soit dans ses annexes, ont encore été rapportés par différents observateurs ; mais ces entozoaires ne paraissent pas appartenir à la filaire de Médine (voy. liv. IV, part. I).

B. — Cas de filaire au nez.

Parmi les organes dans lesquels il rapporte avoir quelquefois observé la filaire, Clot-Bey cite le nez (5). M. Perron nous a dit avoir vu en Égypte un individu chez lequel la filaire se fit jour par le lobe du nez.

(1) *Archiv. gén. de méd.*, t. XXX, p. 373 et *Séances de l'Acad. des sciences*, 10 décembre 1833.

(2) *Compte rendu Acad. des sciences*, 1838, 2e semestre, p. 755.

(3) *Note sur un ver trouvé dans le tissu cellulaire sous-conjonctival*, par M. Guyon, méd. à Alger, *Gaz. méd.*, Paris, 1841, p. 106.

(4) Sigaud, *ouvr. cit.*, p. 135.

(5) *ouvr. cit.*, p. 8.

C. — Cas de filaire à la langue.

I. — « Un nègre âgé de douze à treize ans, dit Clot-Bey, fifre dans un régiment, entra à l'hôpital d'Abou-Zabel le 12 mai 1825. Ayant un gonflement douloureux sur la pointe de la langue, il salivait beaucoup et ne pouvait user d'aucun aliment solide; les gencives étaient gonflées et saignantes. L'examen attentif des diverses parties de la bouche me conduisit à la découverte d'une petite tumeur fluctuante située près du frein de la langue; j'y fis avec la lancette une ponction qui donna issue à une petite quantité de pus séreux, et, dans les efforts auxquels le malade se livra pour cracher, une portion de dragonneau en sortit, pendant hors de la bouche, sans se détacher : je saisis alors et retirai sans effort le ver dans toute sa longueur qui était de quatre pouces. Huit jours de régime et l'usage des gargarismes émollients suffirent pour guérir le malade (1). »

II. — M. Cezilly rapporte qu'une sœur de l'hôpital de Gorée avait eu un dragonneau dans la langue (2).

D. — Région de la mamelle.

« J'ai présents à la mémoire, dit M..., chirurgien de marine qui est resté trois ans au Sénégal, deux dragonneaux qui séjournèrent longtemps sous une des glandes mammaires, et amenèrent quelques accidents. Le sujet eut de la fièvre, de l'anxiété, etc. (3). »

E. — Cas de filaire au scrotum.

Blommers dit que la filaire au scrotum cause quelquefois de très grandes douleurs, et que d'autres fois elle y est tout à fait inoffensive (4).

Ier, IIe Cas (Kœmpfer).

1° Filaire retirée du scrotum, en *Afrique*.

2° Filaire retirée du scrotum, en *Perse*.

Pas d'accidents, les vers avaient des mouvements spontanés, mais très faibles (5).

IIIe Cas (Gallandat).

Il s'agit d'un dragonneau logé dans le scrotum chez un nègre; « le ver s'étant

(1) M*** dans Cezilly, *thèse cit.*, p. 31.
(2) Clot, *ouvr. cit.*, p. 15, obs. III.
(3) Cezilly, *thèse cit.*, p. 30.
(4) In Velsch, *op. cit.*, p. 328.
(5) Kœmpfer, *op. cit.*, p. 526.

rompu, il en périt d'autant plus misérablement que le mal en lui-même semble n'avoir rien de fâcheux (1). »

IVe CAS (BAILLIE).

« Baillie, dit Brera, a vu un testicule sur lequel il y avait une petite tumeur qui contenait un de ces vers (filaires) (2). »

V^{e} CAS (CLOT-BEY).

« Un nègre du Darfour, âgé d'environ vingt-cinq ans, et incorporé dans les troupes égyptiennes depuis sept mois, entra à l'hôpital d'Abou-Zabel, le 2 avril 1825. Atteint d'un gonflement douloureux au scrotum, avec fièvre, il fut placé dans la division des vénériens, dans la supposition que sa maladie était syphilitique. Le lendemain de son entrée, il lui fut appliqué un cataplasme émollient et pratiqué une saignée au bras ; les applications émollientes furent continuées pendant dix jours, après lesquels il se manifesta une tumeur plus volumineuse sur le côté droit des bourses. Ayant ouvert cette tumeur avec une lancette, elle donna issue à une petite quantité de pus séreux et, à mon grand étonnement, j'en vis sortir une portion de ver dragonneau dont je n'avais pas supposé l'existence. De légères tractions en firent sortir environ quatre pouces. Je le liai et le roulai, comme d'usage, sur un morceau d'emplâtre. Les cataplasmes furent continués, et chaque jour de légères tractions amenèrent de nouveaux fragments de l'animal. Le 18, le ver fut entièrement extrait ; il avait vingt-trois pouces de longueur. La plaie se cicatrisa au bout de quelques jours, et le malade sortit guéri le 7 mai (3). »

F. — Cas de filaire à la verge.

Ier CAS (CLOT-BEY).

« Un nègre, âgé de vingt ans, en Égypte depuis sept mois, entra à l'hôpital d'Abou-Zabel le 8 juin 1825, souffrant d'un gonflement douloureux de la verge, qui fut pris d'abord pour une affection syphilitique ; mais un examen attentif fit reconnaître l'existence d'un dragonneau qui entourait cet organe en spirale et simulait une veine enflammée. Ce malade éprouvait une douleur assez vive sur le trajet des cordons testiculaires. L'organe fut recouvert d'un cataplasme émollient, et bientôt il se manifesta une tumeur vésiculaire à sa partie postérieure et à l'union du gland avec le prépuce. Cette tumeur s'abcéda le 18 du même mois, et présenta à son ouverture une portion de ver, longue d'un demi-pouce. Elle fut liée et roulée autour de l'emplâtre, selon l'usage ; les plus légères tractions produisaient des douleurs violentes, ce qui retarda son extraction complète jusqu'au treizième jour. L'animal avait environ

(1) Gallandat, *mém. cit.*, p. 26.

(2) Baillie (Matthew), *Anat. des Krankhaften baues*, etc., Berlin, 1794, p. 206 (cité par Brera, *mém.*, p. 244).

(3) Clot, *ouvr. cit.*, p. 13, obs. I.

cinq pouces et demi de longueur. Quelques jours après le malade était entièrement guéri (1). »

IIe Cas (Gand).

« Le dragonneau était primitivement à la partie supérieure et interne de la cuisse droite. Le malade pendant la traversée avait éprouvé dans cette partie des picotements douloureux, longtemps avant que le ver s'y manifestât ; de là, il avait gagné la verge en sillonnant ; lorsque je fus appelé, celle-ci était engorgée, douloureuse ; le malade ne goûtait aucun repos. Mon premier soin fut de combattre l'inflammation au moyen des bains et des applications émollientes. Je pratiquai aussi quelques scarifications autour de la verge, ce qui la dégorgea et calma beaucoup les douleurs auxquelles le malade était en proie. Le quatrième jour, je remarquai au-dessus de la couronne du gland un petit point abcédé par où suintait une matière visqueuse. Après quelques recherches, je parvins à découvrir le dragonneau, que je saisis et fixai au dehors, de la même manière que le précédent. Le traitement fut continué pendant près d'un mois ; chaque jour j'en faisais sortir une portion, et, à l'époque dite, l'extraction fut complète (2). »

G. — Cas de filaire dans l'aine.

Cas de Clot-Bey.

« Un nègre du Sennar, âgé d'environ dix-neuf ans, en Égypte depuis onze mois, entre à l'hôpital, le 10 mai 1825, se plaignant d'une douleur qu'il rapporte au fémur de la cuisse droite. Il la ressent depuis douze jours, mais jusqu'alors elle ne l'a point empêché de faire son service. C'est particulièrement dans le pli de l'aine qu'il souffre le plus vivement, et là même on observe une tumeur qui simule assez bien un bubon ; il y a fièvre et irritation dans l'appareil gastrique. Le malade est mis à la diète et à l'usage des boissons rafraîchissantes ; un cataplasme est appliqué sur la tumeur, et l'on insiste sur ces moyens. Le 16, la tumeur s'abcède naturellement et donne issue à une assez grande quantité de pus séreux, ainsi qu'à une portion de dragonneau ; le ver est lié comme il a été dit dans l'observation précédente, et le troisième jour, il est entièrement extrait. Sa longueur est de six pouces (3). »

H. — Cas de filaire à la main.

I. — Avicenne dit avoir observé un cas de filaire à la main.

II. — Ruysch conservait dans son musée anatomique une main disséquée avec une filaire.

(1) Clot, *ouvr. cit.*, p. 16, obs. IV.

(2) Gand, chirurgien-major dans l'armée d'Égypte, *Lettre à Clot-Bey*, *ouvr. cit.*, p. 27.

(3) Clot, *ouvr. cit.*, p. 14, obs. II.

III. — Amouretti observa chez un nègre six filaires dans la main, qui fut frappée de gangrène (1).

IV. — Dussap, dont nous avons parlé déjà, fut atteint d'une filaire à la main. « Les premiers symptômes s'annoncèrent d'abord par un prurit douloureux sur la face dorsale de la première phalange du doigt indicateur de la main gauche; un gonflement vésiculeux avec douleur ardente succéda, et fit de jour en jour de nouveaux progrès. Le membre correspondant à la partie affectée fut envahi en entier. La main était surtout le siége de douleurs violentes qui arrachèrent au malade, pendant plusieurs jours, les moindres instants de repos. Personne ne soupçonnait encore la nature de la maladie, à laquelle on n'opposa que l'application des cataplasmes émollients et narcotiques, un régime doux et des boissons propres à tempérer la fièvre. Quelques jours se passèrent dans le même état, et la nature ouvrit enfin issue au ver que l'on retira peu à peu et qui fit cesser graduellement, par sa sortie, tous les symptômes inquiétants (2). »

V. — M... rapporte que, dans un cas de filaire à la main qu'il observa au Sénégal, « un phlegmon diffus enleva presque toutes les parties molles, dénuda les métacarpiens en respectant les muscles de l'éminence thénar, il n'y eut pas d'hémorrhagie. Le traitement dans ce cas dura près de deux mois. »

VI. — « Dans un autre cas, un dragonneau plus petit que le précédent s'était logé de telle sorte qu'il était contourné autour du petit doigt sous la peau; il fit son issue dans l'espace interdigital correspondant, sans accidents inflammatoires (3). »

La maladie peut se terminer heureusement et assez promptement, comme nous venons de le voir dans plusieurs de ces observations. Quelquefois la filaire, après s'être montrée dans un abcès, s'enfonce dans les chairs et ne reparaît plus avant longtemps; tel est le cas de Drumont rapporté par Bremser: à la fin de novembre (1791) la filaire qui s'était manifestée par de la douleur et de la gêne, détermina un abcès qui s'ouvrit le 17 décembre, et l'on put y sentir la présence du parasite; mais elle disparut bientôt et ne se montra plus qu'au commencement de février, époque à laquelle on put la saisir et l'extraire dans l'espace de vingt jours (4).

« Quand l'animal est situé profondément, dit le docteur Clot-Bey, dans quelques cas, tout le membre se tuméfie, des abcès profonds se

(1) Cité par Boudin, *ouvr. cit.*

(2) Cas recueilli par M. Cavalier (Clot-Bey, *ouvr. cit.*, p. 19, obs. VI).

(3) M***, chirurgien de marine, dans Cezilly, *thèse cit.*, p. 32.

(4) Bremser, *Vers intestinaux de l'homme*. Paris, 1824, p. 224.

forment et, après leur ouverture, il en résulte des conduits fistuleux, d'où il s'écoule un pus séreux, pendant plusieurs mois, sans que le ver paraisse. Chez deux individus, j'ai vu survenir des douleurs atroces qui produisaient des crampes et des convulsions vainement combattues par les antiphlogistiques, les antispasmodiques et les narcotiques les plus puissants.

« J'ai vu plusieurs individus chez lesquels il s'était formé des abcès profonds et des fistules d'où le ver n'était pas sorti, tomber dans le marasme et périr (1). »

La gangrène survient quelquefois par suite de l'inflammation des parties affectées, mais le plus souvent elle est produite par la rupture de la filaire.

La rupture de la filaire encore engagée dans les chairs est un accident des plus graves, trop souvent mortel ; c'est à la suite de cette rupture que Guénot eut l'occasion de faire l'autopsie que nous avons rapportée.

Hemmersam, atteint de deux filaires à la jambe droite et d'une à la gauche, put extraire les deux premières sans accidents ; la troisième se fit jour sous le talon ; déjà sortie d'une demi-coudée, elle se rompit et rentra dans la jambe qui se tuméfia d'une manière extraordinaire. Hemmersam fut quatre mois sans pouvoir ni marcher ni se tenir debout (2).

Cromer éprouva, par suite du même accident, des douleurs tellement violentes qu'il dut garder le lit pendant un mois, sans pouvoir dormir ni apaiser une soif ardente qui le dévorait.

Le célèbre voyageur James Bruce, après la rupture d'une filaire qu'il avait à la jambe, éprouva pendant trente-cinq jours les douleurs les plus atroces, et fut une année entière à se rétablir (3).

Le docteur Maruchi atteint de vingt-huit filaires à la fois, après avoir éprouvé les symptômes ordinaires de la maladie, parvint à les extraire toutes à l'exception de quatre qui se rompirent : « cet accident me fit éprouver des douleurs atroces, dit-il, les parties se tuméfièrent dans toute l'étendue des membres ; l'inflammation devint des plus intenses, se généralisa, me donna une fièvre continue ; et, à deux reprises, la gangrène se manifesta dans les plaies, sans amener d'au-

(1) Dr Clot, p. 11.

(2) Hemmersam, dans Velsch, *ouvr. cit.*, p. 315.

(3) Au *Rapport* de Bremser, p. 244 ; je n'ai pas trouvé la mention de ces circonstances dans le *Voyage en Abyssinie* de J. Bruce.

tres conséquences qu'une suppuration abondante et de longue durée; avec elle les vers se donnèrent issue par fragments et la cicatrice se forma. Je n'ai employé d'autres topiques, pendant le cours de ma maladie, que les cataplasmes émollients et des plumasseaux enduits de cérat de Galien.

» La fièvre continue, les grandes pertes de substance, les douleurs aiguës, et la diète que j'observai pendant le cours de cette longue maladie, me jetèrent presque dans un état de marasme qui m'empêcha de faire les expériences que j'avais projetées sur le dragonneau, et ne me laissa d'autre désir que celui de retourner en Égypte le plus tôt possible (1). »

A la suite des accidents de la rupture du dragonneau, Dubois observa le raccourcissement et des difformités des jambes (2).

La gravité de la rupture de la filaire est attribuée par Hunter à la mort de l'animal qui agirait alors comme corps étranger (3). Cette explication n'est pas admissible. Le filament que forment les téguments fibreux de la filaire ne peut agir autrement qu'un fil, qu'un séton passé dans les chairs. Un séton n'occasionnerait probablement point tant de désordres. Il n'est pas bien certain d'ailleurs que la rupture de cet entozoaire en détermine la mort : plusieurs observateurs rapportent qu'à la suite de sa rupture, ils ont vu le dragonneau *s'enfoncer* dans les chairs et disparaître ; Hemmersam le dit de celui dont il souffrit si longtemps (*disruptus retrocessit*). La même chose arriva au dragonneau dont Lister fut attaqué. « Quand cinq quarts d'aune de cet animal furent extraits, il se déchira par suite d'une trop forte traction ; il s'enfonça alors plus profondément et produisit au mollet une tuméfaction tellement considérable, que l'on craignait la rupture de la peau à cet endroit. Lister avait en même temps des insomnies accompagnées d'une forte fièvre et il fut obligé de garder le lit pendant trente jours. *Le dragonneau se montra dans différents endroits* du pied ; son chirurgien appliqua des remèdes qui causèrent probablement *la mort* du ver, et la guérison eut lieu (4). »

Gallandat dit, en parlant d'un dragonneau qu'il traitait chez un matelot : « Les plus grandes précautions n'ayant pu empêcher qu'il ne se rompît à la distance d'un demi-pied de longueur, je fus tout

(1) Maruchi dans Clot, p. 30; *lett. cit.*

(2) *Mém. cit.* et Bremser, p. 243.

(3) Hunter, cité par Bremser p. 245.

(4) Bremser, *Vers intestinaux de l'homme.* Paris, 1824, p. 246.

étonné de le voir se procurer une seconde issue, quinze jours après, sans presque aucune inflammation; j'eus même la satisfaction, cette fois, d'en faire l'extraction sans accident, et d'en voir remuer plusieurs fois le bout (1). »

« Chez une négresse, dit le même observateur, le ver situé au coude se rompit; l'inflammation survint accompagnée d'une fièvre et d'un délire si violents qu'il y avait tout à craindre pour la malade... Les symptômes cessèrent entièrement sitôt que *le ver se fut fait* une autre issue par laquelle je réussis à l'extraire d'un bout à l'autre (2). »

M. Maisonneuve, ayant rompu l'extrémité d'une filaire qu'il voulait extraire, dit: « Un instant après le ver rentra complétement. »

Enfin, M. Cezilly donne une observation dans laquelle une filaire, plusieurs fois rompue, s'est enfoncée chaque fois dans la plaie où elle reparaissait quelques jours après (3).

Ces faits ne sont peut-être pas suffisants pour permettre d'affirmer que la déchirure du ver ne détermine pas sa mort, mais ils suffiront pour laisser dans le doute l'explication de Hunter; d'un autre côté, quelques médecins ou des *guérisseurs* cherchent à obtenir la mort du ver par des médicaments appliqués à l'extérieur, et prétendent que la guérison se fait quelquefois sans la sortie de la filaire.

D'après toutes ces raisons, l'explication de Hunter ne nous paraît pas admissible, et la cause des accidents redoutables qui suivent la rupture du dragonneau est encore à trouver. Nous sommes disposé à penser que les embryons de ce ver, dont le nombre est prodigieux, se répandant parmi les chairs, provoquent une inflammation vive des parties environnantes, et les désordres consécutifs.

Quant à la crainte exprimée par M. Dujardin (4) de voir ces embryons se développer et infester le malade de nouvelles filaires, elle est certainement chimérique. Dans les cas rapportés ci-dessus et dans bien d'autres dont nous avons pris connaissance, on n'a point vu de nouvelles filaires apparaître après un espace de temps suffisant à leur développement, c'est-à-dire trois mois, six mois, un an après la rupture de la première. Lorsque ces vers sont nombreux, ils se

(1) *Mém. cit.*, p. 25.

(2) *Mém. cit.*, p. 26.

(3) Cezilly, *Thèse cit.*, p. 23.

(4) M. Dujardin, *ouvr. cit.*, p. 45, s'exprime ainsi : « Dans ce cas si l'on brisait la filaire, le remède serait pire que le mal, puisque tous les petits vivants qui remplissent le corps de cet helminthe se répandraient dans la plaie et pourraient se développer ultérieurement en grand nombre. »

montrent tous ensemble, ainsi que l'observe Bajon (1), ou bien dans un espace de temps très court, qui ne permet pas de supposer que les uns ont été engendrés par les autres ; dans tous les cas de rupture du dragonneau qui nous soient connus, la guérison, une fois obtenue, s'est maintenue complète (2).

CHAPITRE VI.

TRAITEMENT.

L'extraction du ver par l'ouverture qu'il s'est formée ou par une incision, a été pratiquée de tout temps. Ce mode de traitement a été indiqué successivement par les médecins grecs, par les Arabes et les modernes. Les médecins indiens emploient l'incision transversale de la peau qui recouvre le ver ; les habitants du Sennar et du Cordofan percent les téguments enflammés avec un fer aigu incandescent; les uns et les autres saisissent ensuite le ver et l'enroulent sur un morceau de bois.

Le traitement doit varier selon les parties que le ver occupe, selon sa situation dans ces parties, selon les symptômes auxquels il donne lieu. « Dans les cas simples, dit le docteur Clot-Bey qui a acquis une grande expérience de cette maladie, on peut laisser agir la nature et attendre que le ver s'ouvre spontanément une issue ; mais aussitôt qu'il s'en présente une partie, il faut la lier avec un fil de soie qu'on attache à un petit cylindre de diachylon autour duquel on roule le ver, en exerçant des tractions modérées jusqu'à ce qu'on éprouve de la résistance ; les deux extrémités du rouleau sont aplaties et servent à le fixer au voisinage de l'abcès sur lequel on applique un plumasseau enduit de cérat ou un cataplasme émollient, selon le

(1) *Mém. cit.*, p. 334.

(2) Il se peut que dans un certain nombre de cas, les malades aient été perdus de vue par le médecin qui a rapporté le fait, mais souvent aussi ce fait a été rapporté plusieurs années après l'accident, par le malade lui-même : tels sont les cas cités ci-dessus de Hemmersam, Cromer, James Bruce, Lister, Maruchi, auxquels j'ajouterai le cas de Heinzel qui fut atteint au cap Corse de deux filaires dont l'une se rompit et occasionna des accidents sérieux ; le fait fut rapporté plusieurs années après à Velsch par le malade lui-même ; — le cas de Dampier qui écrivit l'histoire de son voyage longtemps après son accident (*ouvr. cit.*, t. III, p. 340); — le cas de M. Dot, instructeur français au service du pacha d'Égypte, publié plusieurs années après par Clot-Bey ; — trois cas rapportés par M. Cezilly, dans lesquels les malades guéris ont été revus environ un an après, etc.

degré d'irritation. A chaque pansement on fait de nouvelles tractions, et l'on continue jusqu'à la sortie entière de l'animal...

» Lorsque le ver ne s'est pas fait jour lui-même et qu'il se trouve placé assez superficiellement pour être senti au toucher, on pratique une incision sur son trajet, on le saisit aussi près que possible de son centre, et on le lie comme il a été dit ; de cette manière, on amène ses deux extrémités à la fois (1). »

Lœffler, Peré, Ninian Bruce avaient déjà indiqué et suivi cette pratique avec succès.

La filaire peut être quelquefois extraite en peu d'heures. Dans le plus grand nombre des cas, cette extraction n'a lieu qu'après huit, quinze et vingt jours. Dans des cas assez rares, ce n'est qu'après un mois et six semaines que l'on parvient à débarrasser complétement le malade. Ces différences tiennent à la longueur du ver et à sa situation dans les parties.

Dans quelques cas le dragonneau produit des douleurs atroces accompagnées de crampes et de convulsions que ne peuvent calmer les antiphlogistiques, les antispasmodiques ni les narcotiques les plus actifs. Ces accidents cèdent quelquefois, suivant M. Clot-Bey, à l'application d'un bouton de feu.

Lorsque la filaire se rompt, les accidents graves qui surviennent demandent un traitement énergique : des incisions profondes, de larges débridements seraient sans doute les moyens les plus efficaces ; ils auraient encore l'avantage, si les embryons répandus dans les chairs sont la cause des accidents, de leur fournir une issue facile et prompte.

M. Dot, instructeur français au service du pacha d'Égypte, atteint au pied droit de plusieurs filaires qui furent déchirées, souffrit de douleurs vives, de fièvre, etc. « Malgré l'emploi des cataplasmes, l'état du pied et de la jambe devient de plus en plus alarmant. Le gonflement est prodigieux, il s'étend jusqu'au-dessus de l'articulation du genou. Les douleurs sont intolérables, la fièvre est très intense, enfin l'ensemble des symptômes est tel qu'on pense que l'amputation est le seul moyen de salut ; elle n'est cependant pas pratiquée, on se contente de faire de profondes incisions sur les divers points où se trouvaient les dragonneaux, qui donnent issue à une grande quantité de matière purulo-sanguinolente, ainsi qu'aux portions de vers qui n'ont pu être extraites, et dont la longueur est bien

(1) Clot, *ouvr. cit.*, p. 10.

différente. Il n'est resté du premier et du deuxième que quatre pouces environ, du troisième sept, et du quatrième deux. Dès ce moment tous les symptômes s'amendent ; l'état du malade s'améliore de jour en jour par la seule application des cataplasmes et l'usage des bains. Enfin, arrivé au quinzième jour à dater des incisions pratiquées, M. Dot commence à mouvoir son membre et fait quelques pas, et se trouve à même de reprendre ses fonctions (1). »

La rapidité de la guérison est remarquable, si l'on compare ce cas à ceux dont nous avons parlé et surtout à celui du docteur Maruchi (voy. p. 726). Les incisions multiples et profondes ne sont sans doute pas étrangères à ce résultat.

De nombreux médicaments ont été conseillés et administrés autant pour prévenir que pour guérir la maladie.

L'asa fœtida a été surtout préconisée comme moyen prophylactique ; plusieurs auteurs disent que l'usage de cette substance prévient l'invasion de la filaire (2), ou détermine son expulsion plus prompte. D'après Dubois, les brahmanes, qui assaisonnent très fortement leurs mets avec de l'asa fœtida, ne sont jamais incommodés par le dragonneau (3).

L'aloès, l'ail, le poivre, le camphre, le tabac, le soufre, les préparations mercurielles, soit administrés à l'intérieur, soit appliqués à l'extérieur, ont été conseillés et employés ; mais tous ces médicaments sont restés inefficaces entre les mains d'observateurs judicieux. Les nègres en Afrique et les Indiens, dit-on, font usage de quelques plantes qui déterminent la mort du ver. Ces plantes n'ont point été expérimentées par des hommes capables d'en apprécier l'efficacité ; toutefois M. Ferrari dit avoir employé avec succès celle que l'on connaît dans le Cordofan sous le nom de *sallala* (4).

L'incinération des filaires, des linges et des pièces de pansement, la préservation des pieds contre la poussière ou l'humidité par une chaussure convenable, seraient des moyens prophylactiques à mettre en usage dans les contrées où la filaire est endémique.

(1) Clot Bey, *ouvr. cit.*, p. 20, obs. VII, recueillie par M. Cavalier.
(2) Watson, *Pratice of physics*, New-York, 1845.
(3) *Mém. cit.* et Bremser, p. 238.
(4) *Lettre* à Clot Bey, citée.

LIVRE QUATRIÈME.

VERS DANS DES ORGANES COMPLEXES.

PREMIÈRE PARTIE.

AFFECTIONS VERMINEUSES DE L'APPAREIL DE LA VISION.

L'appareil de la vision, chez divers animaux, possède des vers qui lui sont propres ; mais ceux que l'on rencontre le plus communément chez l'homme et chez les animaux domestiques, sont les entozoaires qui vivent dans les cavités séreuses ou dans le tissu cellulaire des autres parties du corps.

Nous nous occuperons successivement des vers du globe oculaire, et de ceux des annexes de l'œil.

PREMIÈRE DIVISION.

VERS DANS LE GLOBE OCULAIRE.

La présence d'un ver dans l'intérieur de l'œil a été signalée pour la première fois par Spigel, en 1622 (1) ; il s'agit d'une filaire dans l'œil du cheval. En 1782, un nouveau cas de ce genre excita la curiosité publique aux États-Unis. On annonça dans les journaux qu'un cheval avait un *serpent* dans l'œil ; on le fit voir publiquement à Philadelphie. John Morgan (2), et Hopkinson (3) rapportent les circonstances du fait. Un ver semblable observé à Vienne en 1804, un

(1) Rhodius rapporte le fait en ces termes : « Vitreum oculi humorem non inflammari tantum, sed etiam putrescere, argumento est, anno 1622, ab. Ad. Spigelio repertus in vitreo humore oculi equi vermiculus... » Joan. Rhodii, *Observ. méd.*, cent. I, obs. LXXXI, p. 53. Patavii, 1657. — Voy. aussi Bonet, *Sepulc.*, lib. I, sect. XVIII, obs. VI, t. I, p. 422.

(2) John. Morgan, *Sur un serpent vivant dans l'œil d'un cheval*, in *Transact. of the American, philosoph. Society, held at Philadelphia...*, t. II, p. 383.

(3) F. Hopkinson, *Account of a worm in horse's eye. Transactions* citées ci-dessus, t. II, p. 183 et *Med. comment.* vol. XI, p. 166, 1784.

autre en France en 1812, dans l'œil d'une vache, plusieurs mémoires publiés de 1815 à 1830 sur l'existence fréquente, aux Indes, d'un ver dans l'œil du cheval et de l'âne, établirent dans la science la réalité d'un fait qu'on eût volontiers relégué parmi les fables.

Jusqu'alors il ne s'agissait que d'une filaire dans la chambre antérieure de l'œil de grands animaux. En 1830, à Berlin, Nordmann et Krohn, se livrant à des travaux anatomiques sur l'œil de quelques poissons, remarquèrent, dans l'humeur vitrée, des corpuscules blanchâtres qui semblaient se mouvoir. Ils ne tardèrent pas à reconnaître dans ces corpuscules de véritables helminthes. Cette observation fut pour Nordmann l'occasion de nombreuses et intéressantes recherches. Le savant naturaliste reconnut qu'il existe des entozoaires dans l'œil chez des mammifères, des oiseaux, des reptiles et des poissons, et dans l'œil de l'homme même (1). Gescheidt, oculiste à Dresde, rapporta ensuite sur ce sujet quelques faits nouveaux (2) ; M. Rayer enfin, dans un important travail, réunit les observations publiées jusqu'alors par divers auteurs, observations auxquelles il ajouta le résultat de nombreuses recherches qui lui sont propres (3). C'est dans ce savant mémoire que nous avons puisé le plus grand nombre des faits dont il va être question.

PREMIÈRE SECTION.

VERS DE L'ŒIL CHEZ L'HOMME.

Les vers observés dans l'œil chez l'homme sont des cestoïdes, des trématodes et des nématoïdes.

Aux cestoïdes appartiennent :

L'*echinococcus*. (*Synops.*, n° 7.)
Le *cysticercus cellulosæ*. (*Synops.*, n° 9.)

(1) Alexandre de Nordmann, *Mikrographische Beitræge zur Naturgeschickte der Wirbellosen thiere*, 1er cahier avec planches in-4°, p. 1 à 54, Berlin, 1832, et *Archiv. de méd. comparée*, par Rayer, fasc. 2, p. 67, 1843.

(2) Gescheidt, *Die Entozoen des auges, eine naturhistorische ophthalmologische skizze*, in *Zeitschrift für die ophthalmologie*, etc., von F. A. Ammon, t. III, 1833, S. 405.

(3) P. Rayer, *Note additionnelle sur les vers observés dans l'œil ou dans l'orbite des animaux vertébrés* (*Archives de médecine comparée*, fasc. 2, p. 113, Paris, 1843).

Aux trématodes :

Le *monostomum lentis.*	(*Synops.*, n° 33.)
Le *distomum ophthalmobium.*	(*Synops.* n° 39.)

Aux nématoïdes :

La *filaria lentis.*	(*Synops.*, n° 76, A.)
La *filaria oculi humani?*	(*Synops.*, n° 76, B.)

A l'exception du cysticerque, toutes ces espèces de vers n'ont été observées qu'un petit nombre de fois. La filaire, le monostome et le distome ont été trouvés dans le cristallin affecté de cataracte; une autre filaire dans la chambre antérieure; le cysticerque a été vu dans toutes les régions de l'œil, excepté dans le cristallin. Depuis l'invention de l'ophthalmoscope, la présence de ce dernier ver dans l'œil a été signalée assez fréquemment.

ARTICLE PREMIER. — Dans *le cristallin*, les cas aujourd'hui connus sont au nombre de cinq :

Ier CAS (NORDMANN). — *Filaire.*

En novembre 1831, ayant reçu de Græfe deux cristallins affectés de cataracte lenticulaire qui avaient été extraits à un homme âgé, Nordmann trouva, dans l'humeur de l'un de ces cristallins, deux anneaux fins et extrêmement délicats où le microscope fit reconnaître distinctement *des filaires enroulés* (1).

IIe CAS (NORDMANN). — *Filaire.*

En 1832, Nordmann trouva dans un cristallin affecté de cataracte (*cataracta lenticularis viridis*), *un filaire vivant;* il était enfoncé dans la capsule. Ce cristallin avait été extrait de l'œil d'une vieille femme par le professeur Jüngken (2).

IIIe CAS (GESCHEIDT). — *Filaire.*

« Chez un homme de soixante et un ans, affecté d'une double cataracte lenticulaire molle et pulpeuse à l'intérieur, mais présentant à son centre un noyau plus dur, le professeur Ammon fit l'opération par extraction du côté droit et par abaissement du côté gauche; il me donna à examiner le cristallin qu'il avait extrait; il était assez volumineux, coloré à l'extérieur en jaune brun; il offrait la consistance d'une bouillie. La partie centrale était d'un jaune plus

(1) Nordmann, *mém. cité*, 1er cahier, et Rayer, *mém. cité*, p. 72.

(2) Nordmann, *mém. cit.* 2tes Hep., t. IX, et Rayer, *mém. cit.*, p. 114.

clair et avait un reflet opalin particulier. Placée sous le microscope, la substance du cristallin présentait un aspect singulier : les fibres, qui dans l'état normal du cristallin sont disposées par lamelles régulières, étaient plus marquées que d'ordinaire, mais semblaient se confondre et se croisaient fréquemment. Du côté interne du cristallin, où les fibres étaient plus confondues que partout ailleurs, sans que l'on cessât cependant de pouvoir en reconnaître la direction de la périphérie au centre, existaient trois filaires... (1). »

IVe CAS (NORDMANN). — *Monostome.*

Dans un cristallin affecté de cataracte que le professeur Jüngken avait extrait chez une femme âgée, Nordmann trouva huit monostomes, qui étaient logés dans les couches superficielles de la substance de la lentille. Dans ce cas, comme dans le second de filaire rapporté ci-dessus, la cataracte était en voie de formation ; les cristallins n'étaient pas encore obscurcis et leur substance avait encore de la mollesse (2).

V[e] CAS (GESCHEIDT et AMMON). — *Distome.*

Chez un enfant de cinq mois, venu au monde avec une cataracte lenticulaire, accompagnée d'une opacité partielle de la capsule, le professeur Ammon et Gescheidt trouvèrent des distomes au nombre de quatre ; ces vers étaient logés entre le cristallin et la capsule ; en examinant celle-ci par sa face externe, on pouvait reconnaître, à de petites taches opaques, le lieu qu'ils occupaient (3).

L'enfant était mort d'une *atrophie mésentérique*. Le professeur Ammon a publié les détails de la maladie et de l'autopsie (4).

Les vers dans le cristallin sont rares : nous ne croyons pas que depuis 1834 on en ait signalé de nouveaux cas. Nordmann rapporte qu'il a examiné encore plusieurs cristallins cataractés sans y trouver de vers, et Gescheidt en a cherché en vain dans trois autres cas de cataracte et dans quatre cas de trouble des humeurs de l'œil ; enfin M. Rayer a examiné avec soin, à la loupe et au microscope, cinq cristallins atteints de cataracte membraneuse et quatorze de cataracte lenticulaire, sans y rencontrer d'entozoaire. Depuis la publication du mémoire où ce fait est consigné, M. Rayer eut l'occasion, ainsi que nous-même, d'examiner encore bien des cristallins atteints de cataracte, mais nous n'y avons jamais vu de vers.

ARTICLE II. — Dans *la chambre antérieure* de l'œil, on a observé

(1) Gescheidt, *mém. cit.*, et Rayer, *archiv. cit.*, fasc. 2, p. 115.
(2) Nordmann, *mém. cit.*, p. IX, et Rayer, *archiv.*, fasc. 2, p. 116.
(3) Gescheidt, *mém. cit.*, et Rayer, *archiv. cit.*, fasc. 2, p. 116.
(4) *Zeitschrift für die ophthalm.*, 3 Band s. 74.

une fois un ver nématoïde et *quatre fois?* le cysticerque ladrique. Dans ces quatre cas, le ver était libre, et n'a été reconnu qu'à la suite d'une ophthalmie. Le troisième cas est incertain.

Ier Cas (Sœmmering et Schott). — *Cysticerque ladrique.*

« Chez une jeune fille de dix-huit ans (1829), d'ailleurs bien portante, se montra dans la chambre antérieure de l'œil gauche un cysticerque (*cysticercus cellulosæ*) de la grosseur d'un grain de vesce. Il paraît s'être développé après une violente ophthalmie, du moins la petite tache trouble ou pellicule pour laquelle on prenait ce ver au commencement ne fut remarquée que peu de temps après la maladie de l'œil. Je le vis et le dessinai environ deux mois après cette inflammation, dont, au reste, les traces avaient si complétement disparu que l'on remarquait seulement une légère coloration en rouge quand l'œil était échauffé. En outre ce ver n'excitait point de douleur ; à peine causait-il un léger sentiment désagréable lorsqu'il se mouvait un peu plus fort, et il n'empêchait la vue que lorsqu'il s'avançait au-devant de la pupille. Ordinairement il reposait au fond de la chambre antérieure, absolument comme une capsule du cristallin non complétement dissoute et tombée dans cette chambre, et il se présentait comme une boule passablement diaphane qui n'offrait qu'en un point une saillie d'un blanc laiteux et non transparente. De ce point, on voyait par fois sortir spontanément ou à l'aide d'un doux frottement pratiqué sur l'œil, la partie épaisse, plissée du cou. Alors s'avançait aussi la partie mince, filiforme de ce corps, laquelle se terminait par la tête... Après être resté sept mois dans l'œil, et avoir cru du double pendant le temps de l'observation, c'est-à-dire avoir acquis la grosseur d'un pois, le ver fut extrait, encore vivant, par le docteur Schott au moyen d'une petite incision dans la cornée et d'une petite pince... (1). »

IIe Cas (Logan). — *Cysticerque ladrique.*

« A. B..., âgé de sept ans, fut présenté au docteur R. Logan, vers le milieu de janvier 1833 ; il était affecté d'une violente ophthalmie scrofuleuse de l'œil gauche, avec état nébuleux de la cornée qui menaçait de détruire complétement la vue. Depuis le mois d'août 1832, il avait eu plusieurs attaques de cette maladie. Les symptômes inflammatoires diminuèrent graduellement après l'application d'un vésicatoire derrière l'oreille et l'usage de quelques purgatifs. Il resta cependant une légère opacité du segment inférieur de la cornée suffisant pour obscurcir la vue, mais non pas pour la détruire entièrement. Au bout d'une semaine, l'enfant fut amené de nouveau, et, en examinant son œil, le docteur Logan fut fort étonné de voir un corps semi-diaphane, ayant environ deux lignes de diamètre, qui flottait dans l'humeur aqueuse de la chambre antérieure. Soumis à un examen minutieux, il parut presque par-

(1) *Isis*, von Oken, p. 717, 1830, et Nordmann, *mém. cit.*

faitement sphérique, portant à sa partie inférieure un petit appendice blanc, allongé, avec une extrémité légèrement renflée ressemblant beaucoup à la trompe de la mouche commune.

» L'œil de l'enfant est actuellement dans un état d'irritation dû probablement à la présence de ce corps étranger, qui exerce un frottement continuel sur la surface si sensible de l'iris et sur la membrane délicate qui tapisse la cornée. Quand cet animalcule est en repos, il occupe, comme on l'a déjà dit, la moitié inférieure de la cornée, et s'élève jusqu'à la moitié du disque pupillaire, de sorte que l'enfant ne peut distinguer les objets qui sont situés en bas et est obligé de les élever. Depuis la première fois où ce petit être a été remarqué, il n'a point varié dans sa grosseur. »

Le cysticerque n'a point été extrait (1).

L'auteur, à la suite de cette observation, fait remarquer que les cas d'hydatides de la chambre antérieure de l'œil, rapportés par les anciens auteurs, et entre autres celui d'hydatides dans l'œil qu'on trouve dans *Rust's Magazine*, ne sont probablement que des cas de cristallin sorti de sa capsule (2).

IIIe Cas (Alessi). — *Cysticerque ladrique?*

« Un magistrat de l'Abruzze intérieure, âgé de trente ans, était atteint d'une kératite chronique et rebelle de l'œil gauche, accompagnée de vascularisation de la conjonctive. En examinant cet organe avec une loupe, on y vit un ver, qui, de la chambre postérieure où il était logé, passa tout à coup dans la chambre antérieure, en se plaçant devant la moitié inférieure latérale externe de l'iris, de manière que la pupille était dégagée. Lorsqu'on le regardait à l'œil nu, il avait environ deux lignes et demie de longueur. Sa couleur était d'un blanc terne dans ses deux tiers inférieurs, fusiforme, de couleur laiteuse dans son tiers supérieur; dans cette dernière portion, le ver présentait quatre *prolongements:* l'un supérieur qui était le plus long, l'autre inférieur qui était le plus court et deux latéraux. » L'auteur se demande si ces prolongements étaient des ventouses et si le ver était bien un cysticerque; il ne peut en répondre vu les difficultés de l'observation, mais il affirme avoir constaté ses mouvements spontanés, qu'il décrit avec soin, ainsi que son passage réitéré d'une chambre oculaire dans l'autre.

Des remèdes internes, des vésicatoires autour de l'orbite pansés matin et

(1) Robert Logan. *Animalcule dans l'œil d'un enfant* (*The Lancet*, 30 mars 1833. — *Archiv. gén. de méd.*, 2e série, t. I, p. 575. — Rayer, *archiv. cit.*, p. 117).

Les deux faits dont il vient d'être question, attribués à tort le premier à Nordmann, le second à Mackensie, sont rapportés par M. Rognetta (*Tr. d'ophthalm.*, p. 145, 146), avec des inexactitudes qui pourraient les faire prendre pour des faits nouveaux.

(2) Cas rapporté par Neumann, dans *Rust's magaz.*, t. XXXIII.

soir avec une pommade composée de parties égales de calomel et de santonine *firent périr* le ver, qui fut résorbé en moins de quarante jours; la kératite et la conjonctivite ne tardèrent pas à disparaître (1).

Il est difficile de reconnaître un cysticerque, dans *l'animal* décrit par M. Alessi, et même de rapporter *cet animal* à quelque entozoaire connu.

IVe Cas (Edwin Canton). — *Cysticerque ladrique.*

« Un enfant de dix ans fut présenté à l'auteur dans l'état suivant : diminution graduelle de la vue, résultant d'un état nébuleux de la cornée avec injection des vaisseaux scléroticaux. Peu à peu la partie centrale de la cornée fit saillie et devint plus opaque que la portion qui l'entourait. L'enfant, d'une constitution délicate, se plaignait d'éprouver dans l'œil une douleur profonde et constante et amaigrissait à vue d'œil. On pensa qu'il était utile de faire une ouverture à la portion la plus saillante de la cornée, avec un couteau à cataracte. Cette incision donna issue à une petite quantité d'humeur aqueuse et à un cysticerque parfaitement reconnaissable ; elle fut suivie d'un soulagement immédiat, la petite plaie se cicatrica parfaitement. » Six mois après, nouveaux accidents, nouvelle incision, issue d'un corps plus ou moins semblable à un cysticerque. Plus tard, nouveaux accidents, M. Guthrie pratique une nouvelle incision ; il ne s'échappe que de l'humeur vitrée, et tout fait présumer que le corps semblable à un cysticerque, sorti dans la seconde incision, était le cristallin (2).

Ve Cas (Quadri). — *Ver nématoïde.*

M. A. Quadri de Naples a montré, au congrès ophthalmologique de Bruxelles, le dessin d'un œil humain, dans la chambre antérieure duquel existait un ver nématoïde (filaire?) (3). Nous ignorons si ce fait a été publié.

(1) Rapport sur le travail de M. Alessi relatif à l'helminthiase dans ses rapports avec l'oculistique, par M. Raikem (*Bulletin de l'Acad. royale de méd. de Belgique*, t. XII, p. 197, Bruxelles, 1853. — Alessi, *Bullettino delle scienze mediche*, 1845; et *Gaz. méd. de Paris*, t. I, p. 491, 1846).

(2) Docteur Edwin Canton, *Cysticerque de la conjonctive et de la chambre antérieure de l'œil.* (*The Lancet*, juillet 1848, et *Arch. gén. de méd.*, 4e série, t. XIX, p. 219, 1849).

A la suite de son observation, M. Canton cite un cas de cysticerque dans la chambre antérieure de l'œil, publié par Warthon Jones (*Manual of med. and. surg. ophthalmy*, 1847).

Dans un voyage qu'il fit à Paris (octobre 1858), M. Græfe m'a dit avoir vu plusieurs cas de cysticerque dans la chambre antérieure de l'œil, et plusieurs aussi dans les paupières ; l'un de ceux-ci était très petit.

(3) Cité par Sichel, *Iconographie ophthalmologique*. Paris, 1859, p. 707.

Article III. — Dans les *parties profondes* de l'œil, le corps vitré, la rétine, la choroïde, on a observé quelques cas d'hydatides et depuis qu'on explore l'œil par l'ophthalmoscope, on y a vu assez fréquemment des cysticerques.

A. — Les cas d'*hydatides* des parties profondes de l'œil sont au nombre de trois; mais dans aucun de ces cas la nature du corps observé n'a été bien déterminée.

Ier Cas (Portal).

Portal se borne à dire : « J'ai trouvé des hydatides entre ces deux membranes (la choroïde et la rétine) (1). »

IIe Cas (Rossi).

« Dans les cadavres de personnes mortes par suite d'un polype des sinus frontaux ou maxillaires, j'ai trouvé de nombreuses hydatides de la grosseur d'un grain de millet qui occupaient la *choroïde* et la *rétine;* et ces individus n'éprouvèrent point la moindre altération dans la vue pendant leur vie (2). »

IIIe Cas (Gescheidt).

L'observation de Gescheidt concerne un individu âgé de vingt-quatre ans, aveugle par suite d'une ophthalmie interne dont il avait été atteint dans son enfance, et qui était mort d'une phthisie tuberculeuse.

L'œil droit ayant été incisé transversalement, on trouva la choroïde colorée en brun, privée de son pigment et parsemée de vaisseaux variqueux. La rétine paraissait unie et confondue avec le corps vitré en une substance blanche, d'un bleu rougeâtre; au niveau de l'entrée du nerf optique, elle semblait réduite à un cordon; l'intervalle existant entre la *choroïde* et la *rétine* était rempli par une vessie blanche, qui fut aussitôt reconnue pour un échinocoque (hydatide).—La membrane externe de l'*échinocoque* était blanche, peu transparente et assez résistante; elle renfermait une seconde poche membraneuse plus fine, d'un blanc bleuâtre. « Cette poche, ouverte à son tour, laissa écouler du liquide séreux qui contenait une quantité de petits vers, les uns ronds, les autres ovalaires et olivaires; outre les vers sortis avec le liquide, il s'en trouvait plusieurs adhérents aux parois du kyste. Quelques-uns de ces animaux, examinés au microscope, présentèrent, surtout ceux à forme ovale, de petits suçoirs ronds. Du reste, ils formaient une masse homogène et l'on ne pouvait rien apercevoir de leur structure interne. On ne put reconnaître l'existence d'une couronne de crochets (3). »

(1) Portal, *Cours d'anatomie médicale*, t. IV, p. 418, Paris, 1803.

(2) F. Rossi, *Osservazioni anat. e path. sull'organo della vista*, p. 221, Gennajo, 1828. — *Mem. della Acad. di Torino*, 1830.

(3) Gescheidt, *mém. cit.*, et Rayer, *arch. cit.*, fasc. II, p. 119.

B. — Les cas de *cysticerque* sont plus nombreux et plus certains; c'est en considérant les mouvements des corps observés, la marche de l'affection oculaire et par exclusion, que d'abord on a été amené à regarder ces corps comme des cysticerques; récemment leur nature a été constatée par l'extraction.

On doit la connaissance des faits publiés jusqu'à ce jour à M. Græfe (de Berlin) et Liebrich; ils ont été rapportés dans les *Archives ophthalmologiques* rédigées par Græfe, Donders et Arlt; la plupart ont été donnés en français dans une excellente thèse faite sous les auspices de M. le docteur Desmarres (1).

Il est à remarquer que tous ces faits ont été observés à Berlin, ville où Rudolphi rencontrait, chaque année, quatre ou cinq cas de cysticerque dans divers organes chez l'homme.

Les cysticerques occupent, suivant M. Græfe, le corps vitré, la *choroïde* ou *la rétine*. Le premier cas est moins fréquent et moins fâcheux. Le développement des entozoaires a lieu sans douleurs. Quelques malades ont éprouvé une pression dans l'œil ou de la céphalalgie qui avait peut-être une autre cause. La perte de la vue est partielle, avant d'être complète. L'iris change quelquefois sa couleur normale; plus souvent l'œil ne présente aucune altération apparente. Du reste les symptômes sont ceux de toutes les amblyopies et ne pourraient, sans l'examen ophthalmoscopique, faire reconnaître la présence d'un cysticerque.

« On observe, au moyen de l'ophthalmoscope, une tumeur, en général sphérique, au moins dans l'état de repos de l'œil et de l'entozoaire, d'une couleur bleuâtre, verdâtre ou grise, qui affecte des rapports divers avec les vaisseaux rétiniens, suivant les différents lieux qu'elle occupe. Quand elle est située immédiatement en avant de la rétine ou dans l'humeur vitrée, les vaisseaux rétiniens ne passent pas sur la tumeur; ils s'arrêtent tous à la circonférence, ou sont complétement invisibles; mais quand l'entozoaire se trouve logé dans l'épaisseur même de la rétine ou entre cette membrane et les autres du fond de l'œil, on voit les vaisseaux rétiniens passer sur la tumeur pour s'y ramifier, ou la croiser pour aller se ramifier plus loin, comme à l'ordinaire (2). »

La tumeur du fond de l'œil est formée vraisemblablement par un kyste dont la paroi mince et transparente laisse apercevoir l'ento-

(1) Louis de La Calle, *De l'ophthalmoscope*, thèse, Paris, 1856.
(2) L. de La Calle, *thèse citée*, p. 66.

zoaire, reconnaissable à sa forme et à ses mouvements. Lorsque le cysticerque est situé derrière la rétine, celle-ci s'ulcère quelquefois et le ver arrive dans le corps vitré. Dans certains cas, le cysticerque

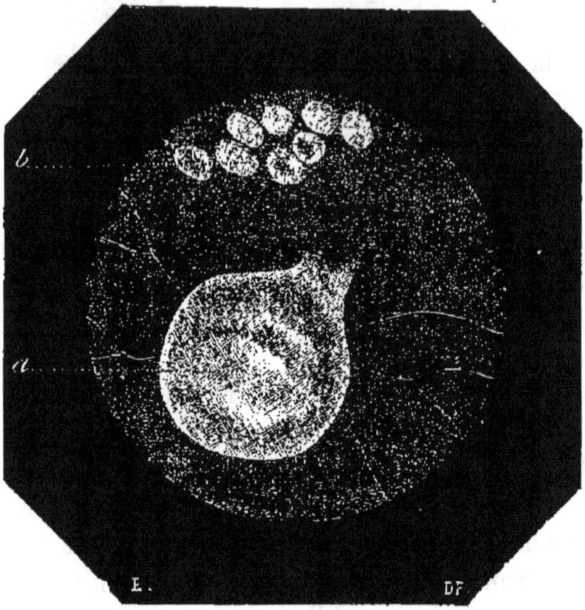

FIG. 31. — Cysticerque du corps vitré vu à l'ophthalmoscope (d'après Græfe). — *a*, Cysticerque derrière lequel disparaissent les vaisseaux rétiniens; *b*, impressions laissées sur la rétine, et causées peut-être par l'entozoaire.

périt et reste *atrophié*. Dans deux cas semblables, observés par M. Græfe, l'œil a été conservé, mais la vue n'a pas été recouvrée; dans les autres cas, l'œil a été complétement perdu.

Plusieurs cysticerques pourraient se rencontrer ensemble dans le corps vitré, ce fait a été observé chez le porc.

Un seul œil est ordinairement envahi, en sorte que le pronostic doit être en général moins grave que celui d'une amaurose ordinaire; mais la multiplicité fréquente des cysticerques pourrait faire craindre, dans certains cas, la présence de ces entozoaires dans les centres nerveux.

1° *Cas de cysticerque dans le corps vitré.*

Ier CAS (LIEBRICH et GRÆFE).

Jeune homme de vingt-trois ans. Strabisme convergent; amblyopie de l'œil gauche depuis l'enfance. Deux cysticerques dans cet œil; point de changement pendant neuf mois (1).

(1) *Arch. ophthalm.* de Græfe, Donders et Arlt, t. I, part. II, p. 343.

IIe Cas (Græfe).

Garçon de dix ans. Amblyopie de l'œil gauche. Cysticerque du corps vitré ; point de changement au bout d'un mois (1).

2° *Cas de cysticerque de la rétine ou extérieurs à la rétine.*

Ier Cas (Græfe).

Femme. Amblyopie récente de l'œil gauche. Cysticerque dans cet œil ; trois semaines après, accroissement du sac (un tiers environ). Cinq mois après, léger affaissement, persistance du phénomène (2).

IIe Cas (Græfe).

Femme. Amblyopie de l'œil droit, depuis deux mois. Cysticerque au centre de la rétine ; neuf mois après, membranes flottantes dans le fond de l'œil, remplaçant la tumeur (3).

IIIe Cas (Græfe).

Homme. Amaurose de l'œil droit, cysticerque (4).

IVe Cas (Græfe).

Femme ; vingt ans, grossesse de cinq mois ; amblyopie de l'œil gauche depuis cinq mois, cysticerque (5).

Ve Cas (Græfe).

Femme ; cinquante-huit ans ; depuis deux mois, diminution de la vue de l'œil droit. Amaurose centrale ; cysticerque vers le centre du fond de l'œil (6).

VIe Cas (Græfe).

Femme ; vingt cinq ans ; amblyopie de l'œil droit depuis deux ou trois mois, cysticerque. Membranes développées dans tout le fond de l'œil (7).

VIIe Cas (Græfe).

Homme ; quarante-six ans ; perte partielle de la vision de l'œil droit, cysticerque situé probablement entre la rétine et la sclérotique (8).

(1) *Archiv. citées*, t. II, part. I, p. 263.
(2) *Archiv. cit.*, part. II, p. 457.
(3) *Archiv. cit.*, t. I, part. I, p. 463.
(4) *Archiv. cit.*, t. I, part. I, p. 465.
(5) *Archiv. cit.*, t. I, part. II, p. 326.
(6) *Archiv. cit.*, t. II, part. I, p. 259.
(7) *Arch. cit.*, t. II, part. II, p. 335.
(8) *Arch. cit.*, t. II, part. II, p. 339.

Depuis la publication de ces faits en France, de nouveaux cas de cysticerque dans les parties profondes de l'œil ont été observés par M. Græfe. Deux fois le savant oculiste de Berlin a tenté l'extraction de l'entozoaire :

Une première fois, en pratiquant une ouverture à la sclérotique ; le cysticerque fut extrait par lambeaux ; l'œil fut conservé, mais la vision resta abolie.

Une seconde fois, l'ouverture fut faite à travers la cornée, le cysticerque fut extrait intact ; l'œil et la vision furent conservés. Le cysticerque que M. Græfe a bien voulu soumettre à notre examen, offre les caractères du cysticerque ladrique, il est plus petit que ceux qui se trouvent ordinairement dans le tissu cellulaire intermusculaire ou dans le cerveau (1).

A l'époque où M. Græfe nous a donné ces renseignements (24 octobre 1858), il avait déjà observé treize cas de cysticerque dans les parties profondes de l'œil.

DEUXIÈME SECTION.

VERS DE L'ŒIL CHEZ LES ANIMAUX DOMESTIQUES.

CHAPITRE PREMIER.

VERS CHEZ LE PORC.

Les seuls vers que l'on ait observés dans l'œil chez le porc, sont des cysticerques ladriques. De même que ceux dont nous venons de parler, ils étaient situés dans les différentes régions de l'œil. Ils sont probablement beaucoup plus fréquents que ceux de l'homme, et mériteraient une étude approfondie au point de vue de l'anatomie pathologique et de la thérapeutique.

Van der Hœven (2), Nordmann (3) et Gescheidt (4) en ont observé. Nordmann en a rencontré quatre fois sur dix-huit yeux examinés ;

(1) Voyez dans l'*Iconographie ophthalmologique* de Sichel. Paris, 1859, p. 711, pl. LXXII, fig. 9, une observation communiquée par Græfe.

(2) *Handboek der Dierkunde*, D. I, bl. 115.

(3) Nordmann, *mém. cit.*, et Rayer, *archiv.*, fasc. 2, p. 77.

(4) Gescheidt, *mém. cit.*, et Rayer, *archiv.*, fasc. 2, p. 144.

Gescheidt deux fois sur quarante-six yeux. Sur chaque animal un seul œil était envahi. A Paris, M. Rayer n'en a point trouvé sur quarante-deux yeux examinés (1).

Parmi les quatre cas observés par Nordmann, dans trois, il n'y avait qu'un seul ver situé : deux fois dans la chambre antérieure, une fois dans la chambre postérieure. Dans ce dernier cas le cristallin était affecté de cataracte.

Dans le quatrième cas le cristallin était affecté d'une cataracte capsulo-lenticulaire. La partie postérieure de la tunique du globe oculaire était épaissie, et formait, autour du point d'insertion du nerf optique, un bourrelet qui donnait, au toucher, la sensation d'une ossification. Dans l'opération de kératonyxis, essayée sur cet œil, le cristallin ne put être abaissé, il remontait en sa place dès que la dépression cessait.

L'examen anatomique montra, dans le corps vitré, des corps irréguliers, brunâtres, qui n'étaient point des parcelles de pigment du corps ciliaire, mais du sang coagulé qui avait dû sortir des vaisseaux antérieurement à l'opération tentée sur l'œil. En outre, dans le corps vitré se trouvaient six vers vésiculaires, dont deux flottaient près du bord inférieur du cristallin, tandis que les quatre autres étaient logés au fond du corps vitré. Il existait une ossification dans l'espace compris entre la paroi interne de la sclérotique et la rétine. Cette ossification occupait presque tout le fond du globe oculaire; dans le milieu elle avait à peu près trois lignes et demie d'épaisseur, laquelle allait en diminuant progressivement sur les côtés; il n'y avait pas d'altération dans la membrane artérielle et le surtout coloré, c'est-à-dire le tapis, non plus que dans la membrane vasculaire. L'ossification était constituée par plusieurs petites écailles en forme de peigne, disposées par couches les unes sur les autres, et ayant la consistance des écailles de poisson. Sous cette enveloppe se trouvèrent six autres individus du *cysticercus cellulosæ*. L'ossification adhérait non-seulement latéralement, mais aussi dans le fond, à la membrane épaisse, opaque et dure du globe oculaire.

Parmi les deux cas de Gescheidt, une fois le cysticerque était dans la chambre antérieure, une autre fois entre la choroïde et la rétine. Dans ce dernier cas, *le ver était entouré d'une légère exsudation en forme d'enveloppe, sur laquelle on pouvait voir à la loupe quelques ramifications vasculaires fines, surtout du côté de la rétine.*

(1) Rayer, *mém. cit.*, p. 144.

CHAPITRE II.

VERS CHEZ LES SOLIPÈDES.

Filaria papillosa? (*Synops.*, n° 81).

Nous avons dit qu'on a observé en Europe, en Amérique, et très fréquemment dans l'Inde, un ver nématoïde situé dans la chambre antérieure de l'œil chez le cheval et l'âne. Ces vers, dans ces diverses contrées, appartiennent-ils à la même espèce ou forment-ils des espèces distinctes ? S'ils sont de la même espèce, appartiennent-ils à la *filaria papillosa* que l'on rencontre dans les autres organes du cheval et de l'âne? Ces questions ne sont point résolues. Nous nous occuperons donc séparément : 1° des vers de l'œil observés dans l'Inde ; 2° de ceux que l'on a observés en Europe et en Amérique.

Article premier. — Les vers de l'œil chez le cheval règnent enzootiquement dans certaines contrées de l'Inde. Ils sont connus au Bengale sous le nom de *sanp* ou *serpent* dans l'œil des chevaux. Souvent les animaux qui en sont affectés sont atteints aussi d'une faiblesse des lombes que les habitants appellent *kumree*.

Cette maladie a été observée au Bengale, dans l'Inde supérieure, à Madras, à Poosah, district de Tirhoot, à Ghazepore, à Sumbulpore, à Ceylan, etc.

Dans les localités basses et humides, suivant Twining et Gibb, dans celles où les vents d'Est prévalent, on trouve la maladie appelée *kumree* et les vers dans les yeux, et *vice versâ*. Ces vers sont rares dans les contrées élevées et sèches.

L'apparition de ces vers n'a lieu que dans une seule saison, dans la saison froide. A. Poosah, pendant vingt-deux ans, Gibb n'a jamais vu de ces vers que dans les cinq mois d'octobre, novembre, décembre, janvier et février. En général, dans la saison froide, plus les pluies ont été considérables plus il y a des cas de vers dans les yeux. Une année où les pluies avaient été à Tirhoot plus considérables et plus persistantes que d'ordinaire, et où tout le pays avait été inondé, l'observateur cité ci-dessus vit plus de cas de vers que les années précédentes.

Dans les localités où elle existe, cette maladie s'observe assez fréquemment ; elle ne paraît pas cependant s'étendre jamais sur un grand nombre d'animaux à la fois : Gibb en a observé environ vingt cas par an ; à Poosah, dans la saison froide, on voit environ trente cas de vers dans les yeux chez *les poulains*.

La cause de l'invasion de ces entozoaires est ignorée ; on n'a point trouvé dans la nourriture ou dans les boissons l'explication de ce phénomène.

Il existe un ou deux de ces vers dans l'œil, et quelquefois trois ; il arrive aussi qu'un second ver paraît dans un œil dont on avait déjà extrait un autre ver quelques mois auparavant.

Un seul œil paraît ordinairement affecté.

Le parasite est toujours situé dans la chambre antérieure ; il y est libre et nage dans l'humeur aqueuse. Ses mouvements sont plus ou moins vifs et analogues à ceux d'une sangsue. Dans des cas rares le ver reste faible, il périt et est résorbé.

Ordinairement, sa présence produit une vive irritation : l'œil est larmoyant, les paupières à demi fermées, la conjonctive rouge, injectée ; l'humeur aqueuse se trouble, prend un aspect laiteux ; l'iris s'enflamme ; la cornée perd sa transparence, de la lymphe coagulable et du sang se déposent entre les lames, elle devient complétement opaque ; alors, les phénomènes inflammatoires s'apaisent graduellement, mais la vue est complétement perdue.

On reconnaît la cause de l'inflammation de l'œil à la présence d'un ver derrière la cornée transparente.

Les chevaux affectés de vers dans les yeux sont sujets à la *faiblesse des reins*, et les deux maladies se succèdent ou coïncident l'une avec l'autre si souvent que l'on croit généralement dans le pays que la seconde est la conséquence de la première : l'une et l'autre affection ont lieu dans les mêmes conditions, dit Gibb, avec cette différence que la faiblesse lombaire se manifeste en toute saison de l'année, quoiqu'elle soit plus fréquente dans les mois froids.

On a supposé que, chez ces chevaux, des vers pénètrent dans la moelle épinière, mais l'autopsie n'en a pas fait découvrir ; on a seulement constaté dans le canal rachidien *une accumulation de sérum*.

Le seul moyen que l'on connaisse de s'opposer à la perte de la vue, c'est l'extraction du ver ; il importe de la pratiquer dès le début de la maladie, sinon une opacité plus ou moins étendue de la cornée persiste après l'opération.

L'extraction se fait par une incision pratiquée vers le bord de la cornée ; on se sert d'une lancette ordinaire ou d'un trocart d'un petit volume (Molyneux). Un couteau à cataracte serait, sans doute, préférable. Le cheval doit être opéré debout, attitude qui facilite la sortie du ver (Grelies) ; on doit saisir le moment où il se rapproche de la cornée.

Après l'opération, on a recours aux applications froides, à la purgation et à la saignée.

PRINCIPAUX TRAVAUX SUR LES VERS DE L'ŒIL DANS L'INDE.

M. Kennedy, *Account of a now descript worm (ascaris pellucidus) found in the eyes of horses in India*, in *Transact of the royal Soc. of Edinburg*, vol. IX, p. 107, read feb. 1816, and nov. 1818, et *Bull. de Férussac*, Sc. nat., VII, 122.

Breton, *Transactions of the medical and physical Society of Calcutta*, vol. I, p. 337, 1825.

Grelies, *Transact. of the med. and. physical Society of Calcutta*, vol. I, p. 340, 1825.

Twining, *Observations on the filaria or thread worm found in the eyes of horses in India*, in *Transact. of med. and surg. Society of Calcutta*, vol. I, p. 345, —*Edinb. med. and surg. Journ.*, n° 86, p. 240, 1826 ; — *Veterinarian* for 1828.

Gibb, *Veterinarian*, t. I, 1828, jun., n° 6, 194.

R. Molyneux, *On the worm in the eye of the horses and on the kumree, or weakness of the loins, in horses in India*, in *the Veterinarian*, for 1828, t. I, p. 309.

Percival, *Diseases of horses in India*, in *the Veterinarian*, for 1828, t. I, p. 5.

Article II. — A. — Le ver nématoïde que l'on a observé en Europe et en Amérique, dans la chambre antérieure de l'œil chez les solipèdes, ne paraît pas se rapporter exactement par ses caractères à la *filaire* observée dans l'Inde ; en outre il ne paraît pas que les chevaux atteints de la *filaire de l'œil* dans nos pays soient sujets à la faiblesse des lombes ; les cas en sont d'ailleurs rares et n'ont été signalés que de loin en loin. La plupart appartiennent à notre siècle.

Nous avons parlé du cas de Spigel observé en 1622, et de celui de

Morgan et Hopkinson en 1782 ; deux autres cas ont été signalés dans un ouvrage espagnol publié en 1773 : « On m'appela, dit l'auteur, pour voir une mule de six ans (en Aragon), laquelle avait dans l'intérieur de l'œil gauche une petite couleuvre grosse comme un cheveu, et longue d'un pouce environ, ayant des mouvements très vifs, etc. » Le même auteur dit encore avoir vu en France un ver semblable, qui fut extrait de l'œil par la lancette ; le cheval conserva la vue (1).

A Vienne, un vétérinaire distingué, Sick, en a observé un cas en 1804 (2) ; Bremser un autre cas en 1813 (3) et Diesing un nouveau, il y a peu d'années (4) ; à Oldenbourg, un entozoaire semblable a été observé par Grève (5) ; un autre cas a été vu par Nordmann et Gurlt à Berlin (6) ; un autre encore en Italie par un anonyme (7), enfin un dernier cas par Boudgourd en France (8).

Les conditions qui amènent le développement des vers dans l'œil sont tout à fait inconnues ; le cheval, l'âne et la mule y sont sujets. Un seul œil est ordinairement affecté, et le nombre de vers est de un à trois.

La présence de l'entozoaire dans la chambre antérieure produit l'occlusion des paupières, le larmoiement, l'inflammation de la conjonctive, l'opacité de la cornée, enfin la perte totale et irrémédiable de la vue.

L'extraction est le seul remède à lui opposer.

B. — Van Setten, vétérinaire à Onderdendam, province de Groningue, a observé un entozoaire qui diffère de ceux dont il vient d'être question, et que M. Diesing rapporte au *pentastomum tænioides*

(1) *Institutiones Albeyteria*, etc., 1773, trad. par Rodet (*Recueil de méd. vét.*, t. VIII, p. 287, Paris, 1831 ; extrait du *Journ. prat. de méd. vét.*, janvier 1830).

(2) Cité par Rodolphi in *Bemerkungen aus dem gebiet der naturgeschichte*, etc., I. B, p. 14. Berlin, 1804.

(3) Bremser, *ouv. cité*, p. 18.

(4) Diesing, *Systema helminthum*, t. II, p. 274.

(5) Bern. Ant. Greve, *Erfahrungen und beobachtungen über die krankheiten der hausthiere im Vergleich mit den krankheiten des menschen*, 1 Bœndchen, p. 174, Oldenburg, 1818.

(6) Nordmann, *mém. cité*, et *arch. de méd. comparée*, fasc. II, p. 76.

(7) *Ver dans l'œil d'un âne, au rapport de* Greve (mém. cité ci-dessus).

(8) Boudgourd, vétérinaire à Nîmes ; trois vers (crinons) extraits de l'œil d'une mule (*Recueil de méd. vétérin.*, t. I, p. 119, Paris, 1824, et *Journal de méd. vét. et comp.*, 1827, p. 573.

[Voyez d'autres indications dans Rudolphi, *Synopsis*, p. 213, 214 ; Rayer, *arch. cit.*, p. 136, note.]

(voy. *Synops.*, n° 104). Le cheval qui en était atteint, avait l'œil droit très sensible à la lumière, les paupières tuméfiées, la conjonctive injectée, la cornée opaque. Cet état s'étant amélioré, on put s'assurer de la présence, dans la chambre antérieure, d'un entozoaire, qui fut extrait par la kératotomie; l'œil revint ensuite à un état satisfaisant (1).

CHAPITRE III.

VERS CHEZ LE BOEUF.

A.—Au mois de septembre 1812, Déguillème, vétérinaire à Saint-Denis de Pille (département de la Gironde), remarqua dans la chambre antérieure de l'œil, chez une vache affectée d'un larmoiement considérable, un ver nématoïde qu'il rapporta à l'ascaride vermiculaire. Les membranes et les humeurs de l'œil ne paraissaient point malades; le ver ne fut point extrait et les circonstances ultérieures de ce fait restèrent inconnues (2).

B.— Chaignaud, vétérinaire à Montmoreau (Charente), eut l'occasion d'observer dans le département de la Charente plusieurs *épizooties* d'un ver semblable : « Toutes les fois que j'ai vu dans la contrée que j'habite, dit ce vétérinaire, la maladie vermineuse des yeux du bœuf, cette maladie commençait à régner au mois de juin et finissait au mois de novembre; jamais je ne l'ai vue dans les autres saisons de l'année. »

Le nombre des vers était ordinairement d'un, rarement de deux ou de trois. Très rarement les deux yeux étaient à la fois affectés. La présence des vers dans l'œil occasionnait le larmoiement, la tuméfaction des paupières, l'inflammation de la conjonctive, l'opacité de la cornée, etc., phénomènes semblables à ceux que nous avons vus chez le cheval.

La saignée, les émollients et les calmants n'amenaient aucune amélioration dans la maladie. La teinture d'aloès étendue de moitié

(1) A. Numan, *Mém. sur les entozoaires de l'œil chez l'homme et les animaux*, trad. du hollandais par S. Verheyen, dans *Journ. vétér. de Belgique*, t. I, p. 72, Bruxelles,; 1842. — Diesing, *ouv. cit.*, t. I, p. 616.

(2) Déguillème, dans *Mém. et observations sur la chir. et la méd. vétér.*, par J.-B. Gohier, t. II, p. 435, Lyon, 1816.

d'eau et instillée entre les paupières trois fois par jour, amenait une guérison prompte. Après trois ou quatre jours de ce traitement et quelquefois dès le premier jour, le ver perdait le mouvement et tombait dans le *fond* de la chambre antérieure de l'œil; il était ensuite résorbé à une époque plus ou moins reculée (1).

C. — Roche-Lubin rapporte un cas dans lequel sept vers existaient dans l'œil d'un bœuf âgé de quatre ans; ils furent extraits par la ponction de la cornée qui resta opaque (2).

DEUXIÈME DIVISION.

VERS DANS LES ANNEXES DE L'OEIL.

La constitution anatomique des dépendances du globe oculaire n'a rien de spécial, aussi doit-on s'attendre à trouver dans ces parties les vers que l'on rencontre dans les muscles, dans le tissu cellulaire et sous les téguments des autres régions du corps.

A. — Chez l'homme, les vers qui ont été observés dans les dépendances de l'œil sont : 1° la trichina spiralis ; 2° la filaire de Médine ; 3° un ver nématoïde indéterminé ; 4° le cysticerque ladrique ; 5° des hydatides.

Nous avons mentionné ailleurs les cas de la trichine, de la filaire de Médine, du cysticerque ladrique et d'hydatides qui ont été rapportés par divers médecins (3) ; nous n'aurons à parler ici que d'un ver nématoïde encore indéterminé qui paraît assez commun au Congo, et peut-être au Gabon.

La filaire de l'orbite (*Synops.*, n° 76).

Ce ver, d'après Guyot, chirurgien qui a fait plusieurs voyages à la côte d'Angola, ne serait point la filaire de Médine, car, suivant ce médecin et suivant plusieurs autres, la filaire de l'homme n'existe point au Congo.

(1) Chaignaud, *D'une maladie vermineuse qui attaque les yeux de l'espèce bovine*, dans *Journal ou Recueil de méd. vétér.*, t. IV, p. 573. Paris, 1827.

(2) Roche-Lubin, *Journ. de méd. vét. prat.*, t. I, et *Recueil de méd. vét.*, t. XII, p. 279, Paris, 1836.

(3) Voyez p. 678, 719 et suiv., 632, 536 et suiv.

Guyot rapporte que les nègres de cette partie de l'Afrique sont sujets à des ophthalmies de *deux espèces* : les unes qui guérissaient par un traitement approprié ; les autres qui résistaient à ce traitement : « J'aperçus enfin, dit ce chirurgien, après avoir examiné plusieurs fois et avec toute l'attention possible les yeux de ces malades, sur le globe de l'œil d'une négresse un sillon à la conjonctive, semblable à une veine variqueuse, qui me détermina à y faire de petites mouchetures, pour en procurer le dégorgement. Ayant attaqué avec la pointe d'une lancette cette prétendue veine, je fus très surpris de voir disparaître ce sillon. Cette malade me dit aussitôt qu'elle sentait quelque chose qui remuait dans son œil et que ce mouvement était profond. Je soupçonnai que ce ne pouvait être qu'un *ver ambulant*, qui paraissait quelquefois sous la conjonctive et quelquefois s'enfonçait vers la partie postérieure de l'œil. Je demandai à plusieurs nègres s'ils étaient sujets à avoir des vers dans les yeux ; ils m'apprirent que cette maladie était assez commune dans leur pays et que c'était un *loa*. C'est le nom qu'ils donnent à ce ver..., que ces vers, après avoir disparu pendant un ou deux mois, reparaissaient et faisaient renaître l'inflammation et le larmoiement, et qu'après plusieurs années de semblables alternatives, ils sortent de l'œil sans qu'on s'en aperçoive et sans faire de remèdes. »

Guyot put voir encore plusieurs fois reparaître et disparaître au moindre attouchement le ver de la négresse et constater chez plusieurs autres malades l'inefficacité de tous ses traitements. Il résolut donc, dans un nouveau voyage qu'il fit à la côte d'Angola en 1777, d'extraire le ver par une incision de la conjonctive, mais, ayant voulu le saisir avec une pince à disséquer, il ne put y parvenir.

« Dans une autre occasion, j'employai, dit-il, une aiguille à suture de moyenne grosseur, avec laquelle je perçai la conjonctive à côté du ver, et la fis passer entre le ver et la cornée pour la faire sortir par le côté opposé. De cette manière, je l'engageai dans la courbure de l'aiguille en soulevant la portion de la conjonctive comprise avec le ver dans la partie concave de l'aiguille. Je la divisai et tirai le ver sans être tronqué, ni aplati et ayant encore assez de vigueur pour se remuer. Il faut que cette opération soit faite très promptement, autrement le ver s'échappe ; on le perd de vue quelquefois pour très longtemps. De cinq nègres sur lesquels j'ai tenté cette opération, je n'ai pu tirer ce ver qu'à deux ; ils ont disparu chez les autres sans qu'ils aient occasionné aucune lésion apparente à la conjonctive, et ils n'ont pas reparu tout le temps que je suis resté avec ces nègres.

Ceux à qui j'ai fait cette opération furent guéris en vingt-quatre heures, sans aucun remède qu'un mélange d'eau de rose et d'eau vulnéraire instillé dans l'œil. Les nègres attaqués de cette maladie n'ont ordinairement qu'un ver qui se trouve à l'un de leurs yeux (1). »

M. Lestrille, chirurgien de la marine française, communiqua à MM. Gervais et Van Beneden le cas suivant :

« Le 17 août 1854, un nègre appelé Chicou vint lui demander de lui enlever quelque chose qui marchait dans son œil. Les phénomènes présentés par le malade étaient les suivants : clignotement fréquent ; sensation d'un corps étranger gênant les mouvements de la paupière supérieure ; depuis le matin seulement l'œil avait commencé à être douloureux ; les vaisseaux de la conjonctive étaient légèrement injectés ; il y avait du larmoiement. A la partie supéro-antérieure du globe de l'œil, vers l'angle externe, la conjonctive était soulevée par un corps allongé, flexueux, qui s'étendait dans le sens transversal. A la première vue, ce corps ne paraissait pas se mouvoir ; mais, en soulevant avec une pince à dissection la conjonctive qui était décollée dans une assez grande étendue, des mouvements de reptation purent être aisément aperçus. Une incision ayant été faite à la conjonctive avec des ciseaux courbes sur le plat, le ver put être saisi avec des pinces (2). » (Voy. la description, *Synops.*, n° 76.)

Ce fait a été observé au Gabon, et selon M. Lestrille, les cas analogues ne sont pas rares dans cettre contrée.

B. — CHEZ LE CHIEN, M. Cunier a observé un *cysticerque ladrique?* sous la conjonctive (3).

C. — CHEZ LE PORC, le cysticerque ladrique a été fréquemment rencontré dans les muscles de l'œil, sous la conjonctive, etc.

D. — CHEZ LE BŒUF, J.-B. Rhodes, vétérinaire à Plaisance, département du Gers, a trouvé en 1818, sous les paupières, quelques vers d'environ un centimètre de longueur et de deux tiers de millimètre de diamètre. Ces vers, examinés par Bosc, furent regardés par ce savant comme constituant un nouveau genre d'helminthes qu'il

(1) *Mémoires, dissert. de chir. et obs. de chir.*, par J.-N. Arrachart, p. 228. Paris, 1805, et Rayer, *archiv. cit.*, n° 2, p. 122.

(2) Gervais et Van Beneden, *zoologie médicale.* Paris, 1859, t. II, p. 143.

(3) Cunier, *Ann. d'oculistique*, vol. VI, p. 277, et Rayer, *arch. cit.*, p. 130.

appela *thélazie* (1) ; c'étaient évidemment des larves d'insecte. Chez l'homme, les cas de larves de mouche développées sous les paupières ne sont pas extrêmement rares.

E.—CHEZ LE CHEVAL ET CHEZ LE BŒUF, M. Gurlt a observé assez fréquemment un ver, qu'il rapporte au genre filaire et dont l'habitat est dans les conduits excréteurs de la glande lacrymale. Il n'occasionne aucun accident fâcheux (2) ; toutefois, Kliem (3), vétérinaire à Posen, a vu chez un cheval une ophthalmie avec opacité de la cornée, qui a été déterminée par la présence sous la paupière supérieure de cinq vers nématoïdes (*filaria lacrymalis* ?) (voy. *Synops.*, n° 80).

DEUXIÈME PARTIE.

AFFECTIONS VERMINEUSES DE L'APPAREIL GÉNÉRATEUR.

L'appareil de la génération, mâle ou femelle, est fort peu exposé à l'invasion des vers. Chez la femme un parasite microscopique existe dans le mucus vaginal ; c'est le seul entozoaire spécial aux organes de la génération qui soit connu.

Les vers qui vivent dans le tissu cellulaire interorganique, ceux des cavités séreuses naturelles ou accidentelles peuvent se rencontrer dans les organes génitaux de l'homme et de la femme aussi bien que dans d'autres parties, mais les cas en sont fort rares. Quant aux cas de ces entozoaires développés dans l'appareil de la reproduction chez les animaux, ils sont sans doute également très rares, car ils n'ont pas attiré l'attention des observateurs.

(1) *Rapport fait par M. Bosc sur un nouveau genre de vers intestinaux, etc.*, *journal de physiq., chim., hist. nat.*, 1819, t. LXXXVIII, p. 214, et Rayer, *archiv. cit.*, p. 131.

(2) E.-F. Gurlt. *Lehrbuch der patholog. anat. der Haussaügethiere.* 1 Band. S. 347. Berlin, 1831.

(3) *Mag. für die gesam. Thier Heilkunde*, von Dr Gurlt und Dr Hertwig, 1839, p. 212 ; cité par Verheyen, Mém. de Numan, trad. p. 77.

PREMIÈRE DIVISION.

AFFECTIONS VERMINEUSES DE L'APPAREIL MALE.

ARTICLE PREMIER. — La connaissance des filaments spermatiques remonte à deux siècles. L'attention de Leeuwenhoek ayant été appelée sur des animalcules qu'un étudiant nommé Ham avait trouvés dans la matière provenant d'un homme atteint de gonorrhée, le célèbre micrographe observa bientôt après ces animalcules dans la semence de l'homme sain et dans celle de divers animaux ; il fit part de cette découverte à la société royale de Londres en novembre 1677 (1).

Leeuwenhoek et les observateurs contemporains considérèrent les filaments spermatiques comme des animaux ; toutefois, d'après l'existence constante de ces filaments à l'époque du rut et leur disparition après cette époque, d'après leur absence avant la puberté et dans la vieillesse, plusieurs savants eurent la pensée que ces êtres ne sont point des animaux, mais qu'ils sont les agents de la fécondation de l'œuf, le premier rudiment de l'animal qui s'y développe (2) ; mais d'un autre côté, la spontanéité apparente des mouvements, l'action, sur ces mouvements, des agents chimiques et de quelques substances toxiques confirmèrent le plus grand nombre des observateurs et les plus autorisés, dans la pensée que ces êtres jouissent d'une vie indépendante et qu'ils ne sont que des parasites. Leur existence chez tous les animaux adultes, leur présence aux époques du rut, leur absence hors de ces époques, s'expliquaient par une fonction dont ces animalcules auraient été chargés : celle d'imprimer à la semence une agitation nécessaire et de provoquer l'orgasme vénérien.

(1) *Observationes* Antonii Leeuwenhoek *de natis e semine genitali animalculis*, in *Transact. philos.*, dec. 1677, n° 142, art. 3, p. 1040.

A. Leeuwenhoek, *About generation by an animalcule of the male seed* (*Observations chez la grenouille*), in *Transact. philos.*, 1683, n° 182, art. 2, p. 347.

A. Leeuwenhoek, *Letter concerning generation by an insect.* (*Observations chez le chien*), in *Transact. philos.*, 1685, n° 174, art. 3, p. 1120).

(2) Andry, *Dissert. sur la génération de l'homme par les vers spermatiques.* — *Si l'homme tire son origine d'un ver* (*ouvr. cit.*, t. II, p. 734). — *Thèse* composée par Geoffroy de l'Acad. roy. des sc.; soutenue le 13 nov. 1704. — (*Journal des savants*, t. XXIX, 1705. — *Mém. de Trévoux*, 1705, p. 1846.)

Lettre de Geoffroy à N. Andry, sur le système de la génération de l'homme par les vers spermatiques (Andry, *ouvr. cit.*, t. II, p. 772).

Jusque dans ces derniers temps les filaments spermatiques furent considérés comme des animaux parasites ; on les rangea parmi les microzoaires, ou les prothelminthes, à côté des cercaires ; on crut même leur trouver des organes distincts. Enfin, il ressortit des recherches de Wagner, de Kölliker et des travaux des physiologistes modernes, une opinion plus saine concernant la nature de ces êtres. Dérivés de l'organisme mâle, comme l'œuf de l'organisme femelle, ils n'accomplissent aucune des fonctions animales. Ils transmettent à l'œuf la vie dont ils sont doués, mais ils ne se reproduisent point d'eux-mêmes ; ce ne sont point des animaux.

Article II. — Les seuls entozoaires qui aient été observés dans les organes génitaux de l'homme sont des hydatides et des filaires.

A. — Hydatides.

On rapporte qu'en Islande on a vu quelquefois des hydatides dans la tunique vaginale (1).

Bisson, chirurgien du siècle dernier, fit l'extraction, par une incision, d'une vésicule qui était située dans le scrotum ; elle était libre, blanche et consistante, remplie par une eau très claire ; on ne peut douter qu'il ne s'agisse d'une hydatide (2).

Astley Cooper fait mention d'un testicule dont l'épididyme contenait un kyste ; dans l'intérieur de ce kyste, se trouvait une hydatide semblable à une perle ; elle était parfaitement libre et sans adhérence dans la poche qui la renfermait. Cette hydatide était remplie d'un liquide aqueux. Le testicule était un peu plus volumineux qu'à l'ordinaire (3).

Enfin nous avons rapporté les cas d'un kyste hydatique considérable du petit bassin, qui s'était développé primitivement de la vésicule séminale droite (4).

B. — Filaire.

Les cas de filaire observés dans les organes génitaux externes de l'homme sont moins rares que ceux qui concernent les hydatides ;

(1) Voy. ci-dessus, p. 382.

(2) Bisson, *Observation sur une hydatide survenue à la suite d'un circocèle* (*Journ. de méd. chir.*, etc., 1759, t. XI, p. 455).

(3) Astley Cooper, *ouvr. cit. trad.*, p. 451.

(4) Voy. ci-dessus, obs. CIV, p. 490.

nous les avons rapportés et nous avons vu qu'ils ont quelquefois donné lieu à des erreurs de diagnostic, soit que, située sous les téguments de la verge, la filaire ait été prise pour un vaisseau lymphatique enflammé (1), soit que, située dans les bourses ou dans l'aine, elle ait occasionné des tumeurs ou des ulcérations attribuées d'abord à la syphilis (2).

ARTICLE III. — Les vers des intestins peuvent donner lieu, par une action sympathique ou par une excitation de voisinage, à des effets fâcheux sur les fonctions génitales. Nous avons vu que les oxyures provoquent la masturbation, des pertes séminales involontaires et leurs graves conséquences. Nous connaissons un homme chez lequel survinrent, sans cause appréciable, des désordres fâcheux dans les fonctions génitales ; le malade s'aperçut enfin de l'existence d'un ténia dont l'expulsion fut longue et difficile ; cet homme, quoique dans toute la vigueur de l'âge, ne retrouva pas complétement l'intégrité primitive de ses fonctions.

DEUXIÈME DIVISION.

AFFECTIONS VERMINEUSES DE L'APPAREIL FEMELLE.

L'appareil génital de la femme n'est guère plus exposé que celui de l'homme à l'invasion des entozoaires. Le trichomonas qui vit dans le vagin, et les oxyures qui arrivent accidentellement dans cet organe, sont les seuls parasites qui s'y rencontrent assez fréquemment.

ARTICLE PREMIER. — *Vers spéciaux aux organes génitaux de la femme.*

Le TRICHOMONAS VAGINAL (voy. *Synopsis*, n° 5) a été découvert dans le mucus du vagin par M. Donné (3). Plusieurs savants tels que Gluge, Valentin, de Siebold, Vogel (4) ont émis l'opinion que le trichomonas n'était que de l'épithélium vibratile, détaché de la ma-

(1) Voy. ci-dessus, p. 723.
(2) Voy. ci-dessus, p. 722, 724.
(3) Al. Donné, *Cours de microscopie*, Paris, 1844, p. 157.
(4) J. Vogel., *ouvr. cit*, p. 395.

trice; mais récemment, M. Kölliker a confirmé l'exactitude du fait annoncé par M. Donné (1).

Le trichomonas vaginal ne se rencontre jamais dans le mucus vaginal sain et normal, dit M. Donné; on ne le voit pas même lorsque la sécrétion est augmentée sans altération appréciable des principes constituants du liquide. Toutes les fois que cet animalcule existe, le mucus vaginal renferme des bulles d'air qui lui donnent un aspect écumeux; ce caractère est constant. La production du trichomonas n'a aucune relation avec le principe vénérien; on voit ce protozoaire chez des femmes saines sous ce rapport.

Des injections répétées d'eau simple, ou mieux d'eau alcaline, suffisent pour faire disparaître cet entozoaire.

ARTICLE II. — *Vers vésiculaires.* — Les vers vésiculaires ne sont pas communs dans les organes génitaux chez la femme; le plus grand nombre des cas rapportés à ces vers, par les auteurs, appartiennent à la môle hydatique, d'autres appartiennent aux kystes séreux.

Toutes les parties de l'appareil génital de la femme ont offert des vers vésiculaires, mais il est remarquable que la matrice, qui dans la grossesse acquiert un si grand développement et une si grande vascularité, ne nous en offre qu'un seul exemple.

A. — Ovaire.

Méry... « a trouvé dans un enfant âgé de deux ans, fille de cette même femme, un testicule (ovaire) rempli d'une espèce d'œufs d'une grosseur considérable; les plus gros avaient jusqu'à cinq ou six lignes de diamètre. M. Méry croit que ce sont des hydatides changées en abcès (2). »

Esquirol a vu des hydatides dans l'ovaire gauche chez une fille qui avait deux kystes hydatiques énormes dans le foie (3).

P. Dubois et Boivin ont observé une tumeur énorme développée dans l'ovaire, et qui paraît appartenir aux kystes hydatiques athéromateux. Elle fut incisée par le vagin; la malade succomba (4).

(1) *Comptes rendus Acad. des sciences*, 30 avril 1855.
(2) *Hist. de l'Acad. des sciences*, 1695, Paris, 1733, in-4°, t. II, p. 245.
(3) Voy. ci-dessus, p. 440, obs. LXIX.
(4) Voy. ci-dessus, p. 511, obs. CLI.

Basset rapporte un cas de tumeur hydatique de l'ovaire qui occasionna la rétention des urines et des matières fécales, et qui détermina la mort (1).

B. — Trompes utérines.

Barré rapporte l'observation d'une tumeur hydatique considérable développée dans le petit bassin; l'utérus appliqué sur sa face antérieure lui était intimement uni; les trompes et les ovaires étaient en grande partie confondus avec la paroi du kyste; la cavité de celui-ci communiquait avec celle des trompes, en sorte que par cette voie la cavité de l'utérus était en communication avec celle du kyste (2).

C. — Corps de l'utérus.

Laennec donne le résultat de l'autopsie d'une femme qui avait plusieurs kystes hydatiques, l'un dans le foie, un autre dans le tissu cellulaire interposé au péritoine et aux muscles de la partie antérieure de l'abdomen, et d'autres dans le tissu de la matrice. Après avoir donné la description des *acéphalocystes* renfermées dans les deux premiers de ces kystes, il ajoute: « La matrice contenait dans ses parois trois kystes, ayant chacun la grosseur d'une pomme et, du reste, semblables aux précédents (3). »

D. — Col de l'utérus.

Charcot a donné la description d'une tumeur hydatique développée dans le tissu cellulaire qui revêt le col de l'utérus; le kyste était très adhérent à cet organe ainsi qu'à la paroi postérieure et supérieure du vagin (4).

E. — Paroi du vagin.

Nous avons rapporté trois cas de kystes du petit bassin qui ont été opérés par le vagin; deux avaient mis obstacle à l'accouchement. Tous les trois ont guéri. Il se peut qu'ils se soient développés primitivement de la paroi du vagin (5).

(1) Voy. ci-dessus, p. 510, obs. CL.
(2) Voy. ci-dessus, p. 519, obs. CLXV.
(3) Laennec, *mém. cit.*, p. 150, obs. IV.
(4) Voy. ci-dessus, p. 515, obs. CLVIII.
(5) Voy. ci-dessus, p. 517 et suiv., obs. CLXII, CLXIII, CLXIV.

F. — Mamelle.

I. — De Haen a observé des hydatides de la mamelle; la tumeur ayant été prise pour un squirrhe, on procéda à l'extirpation: « Sub » operatione constitit pugni magnitudinis hydatida esse, quæ a cir- » cumcreta, compressuque indurata cellulositate inæquali, squirrhi » inæqualitatem referret. Habebat pellem externam albam, cras- » sam, lacerabilem, nihilomnino aut fibrosam, aut vasculosam, eâ » de causa non fractam duntaxat, quantumvis debilem, quod ab in- » tegumentis et circumcreta indurataque cellulositate æqualiter » premeretur. Præter lympham, qua turgebat, continuit quatuor » exiguas hydatidas, liberrimas, pedunculi vestigio omnino ca- » rentes (1). »

II. — Fréteau rapporte que le docteur Darbefeuille, chirurgien en chef de l'hospice de Nantes, a trouvé des hydatides en grand nombre dans un sein qu'il venait d'enlever (2).

III. — « Roux annonce ... avoir, il y a peu de temps, extirpé une tumeur volumineuse du sein chez une femme de province, tumeur dans laquelle était une collection nombreuse d'hydatides. Des signes particuliers avaient fait soupçonner à Roux cette circonstance extraordinaire avant l'ablation de la tumeur que son grand volume, son poids, la gêne qui en résultait, forçaient à extirper, mais qui, du reste, était bien reconnue pour n'être point de nature cancéreuse (3). »

IV, V. — Astley Cooper rapporte qu'il existe dans le muséum de l'hôpital Saint-Thomas, une hydatide qui a été rejetée à travers une perforation de la mamelle; les parois du kyste s'étant enflammées, la collection purulente qui en est résultée, s'est ouverte à l'extérieur et a donné issue à l'hydatide.

Le même auteur rapporte une observation qui lui a été communiquée par le docteur Bayfied ; elle concerne une tumeur hydatique qui, s'étant accrue pendant onze mois sans douleur et sans altération de l'économie, fut enlevée par l'instrument tranchant. Il n'y eut point de récidive (4).

(1) De Haen, *op. cit.*, t. III, pars VII, cap. III, § 3, p. 322.

(2) Fréteau, *mém. cit.*, p. 145 (voy. ci-dessus, p. 416, l'indication de ce mémoire).

(3) *Journ. gén. de méd. de Sédillot*, 1819, t. LXVII, p. 365.

(4) Astley Cooper, *ouvr. cit. trad.*, p. 518.

VI. — Græfe rapporte le cas d'une tumeur causée par des hydatides de la mamelle, qui fut prise pour un squirrhe. Il s'agit d'une fille âgée de vingt-cinq ans, chez laquelle une tumeur se développa dans la mamelle gauche, tumeur qui acquit le volume d'un œuf de poule et qui était accompagnée de douleurs très vives. Une incision ayant été pratiquée, on parvint dans sa cavité qui contenait trois hydatides grosses comme des noix et sept plus petites ; les parois de la poche étaient lisses et semblaient participer de la nature des membranes séreuses. On introduisit dans sa cavité un tampon de charpie ; plus tard on y fit des injections d'une solution de nitrate acide de mercure. La malade ne fut complétement guérie que deux mois après l'opération (1).

VII. — Cas de Malgaigne.

Femme âgée de quarante-deux ans, entrée à l'hôpital Saint-Louis le 31 mai 1853 ; tumeur datant de six ans à la partie inférieure externe du sein gauche : elle est arrondie, oblongue, du volume d'un œuf de pigeon, mobile sur les tissus profonds, adhérente à la peau qui a conservé son apparence normale. Ablation par une incision ; pénétration de l'instrument dans l'hydatide qui sort spontanément à travers la plaie (2).

Voyez encore des cas de Warren, Saucerotte, et Benj. Cooper, cités par M. Velpeau dans son *Traité des maladies du sein* (3).

G. — Placenta.

« Un passage de Gœze, dit Laennec, est relatif à des vésicules trouvées dans un kyste développé dans un placenta. Ces vésicules, qui *très probablement* étaient des acéphalocystes, n'avaient aucune apparence de tête (4). »

Article III. — *Vers erratiques et fictifs.* — A. — Les vers pourraient se porter de l'intestin dans le vagin ou *la matrice*? par une fistule qui établirait une communication entre les deux organes ;

(1) *Observ. recueillie à la clin. chir. du prof. Græfe de Berlin* (*Clinique des hôpitaux*, t. II, n° 28. — *Arch. gén. de méd.*, t. XVI, p. 593, 1828).

(2) Malgaigne, *Hydatides du sein* (*Gaz. des hôpitaux*, 1853, p. 356).

(3) Velpeau, *Traité des maladies du sein*, Paris, 1854, p. 316. — Warren, *On tumours*, etc., p. 206, *Tumeur de la mamelle pesant douze livres et contenant une infinité de petits globules hydatiques.* — Saucerotte, *Mélanges de chirurgie.* — Benjamin Cooper, in *Birkett*, p. 183.

(4) Goeze, *Eingeweid*, etc., p. 196 ; cité par Laennec, *mém. cit.*, p. 77.

peut-être le cas de Humelbergius, concernant un ténia rendu *par la matrice*, doit-il être ainsi expliqué (1)?

Nous n'oserions dire qu'un fait observé récemment par M. Anciaux, peut être expliqué de la même manière, quoique l'auteur propose cette explication : il s'agit d'une femme « qui se crut un jour enceinte; les règles avaient cessé ; puis elle s'imagina éprouver à l'époque ordinaire les mouvements actifs de son enfant.... Après avoir passé plus d'un an dans cet état..., la malade rendit spontanément une grande quantité de lombrics, dont plusieurs sortirent des parties génitales; la malade en retira plusieurs avec les doigts (2). »

B. — On sait que les oxyures se portent très fréquemment dans le vagin chez la femme, qu'ils y produisent un prurit incommode et quelquefois une excitation des plus fâcheuses; ils provoquent la masturbation (3), et même ils donnent lieu à des accès de nymphomanie (4). Enfin, ils déterminent une leucorrhée persistante chez les femmes qui ne se soignent pas (5).

(1) Voici les paroles de Gabr. Humelbergius : « Et nos admirandæ longitudinis » tænias in superiore Rhetia, Veltkirchii, dum illic civium nostrorum archiatrum » ageremus, vidimus non semel, primo ex intestinis mulieris, deinde puellæ infantis » bis elapsa; et tertio ex mulieris utero, sive canali ejus, ut constantissima fide ad- » firmabat, redditas; omnes in se glomeratas. » *Commentar. in Apuleii de medicaminibus herbar.*, cap. 1, cité par Leclerc, *op. cit.*, p. 188.)

(2) H. Anciaux, *Des accidents produits par les ascarides lombricoïdes et de leur traitement* (*Bull. gén. de thérap.*, 1856, p. 246).

(3) Voy. Schneider, *Annalen der Heilk.*, 1811, p. 491, cité par H. Cloquet, *ouvr. cit.*, t. II, p. 160.

(4) Lentin, in *Hufeland's Journ.*, etc., 14 B., 3 S., p. 10, cité par H. Cloquet, *loc. cit.*

(5) Störk parle d'une femme âgée de 26 ans, qui, ayant eu pendant sa grossesse des flueurs blanches avec un prurit insupportable, rendit par la vulve un peloton d'oxyures (*Observ. clin.*, ann. VIII, p. 463). — Des cas de prurit plus ou moins intolérable de la vulve, avec écoulement abondant et fétide, guéris par l'expulsion d'oxyures ont encore été rapportés par Jean de Tournemine (*Forestus*, lib. IV, part. I, sect. II, cap. IX); — Th. Cockson (*Commentar. medic.*, n° 4, p. 88), (cités par Blatin, *Du catarrhe utérin*, Paris, an X, p. 37 et suiv., — 2e édit., Paris, 1842, p. 457). — Duval et Villeneuve (*Biblioth. méd.*, t. XLIV, p. 356). — Mondière (*mém. cit.*, p. 157).

Carteaux rapporte le cas d'une femme âgée de soixante-dix-huit ans, qui portait depuis trente-cinq ans environ un pessaire. Ce pessaire ayant été oublié depuis deux ans dans le vagin, il survint des douleurs et des accidents divers; la partie inférieure du canal était remplie de mucosités et d'oxyures (*Journ. de méd. et chir. prat.*, t. II, p. 98. — Cité par Blatin).

C. — Dans des cas semblables, quelques anciens auteurs ont cru avoir affaire à des vers particuliers qui avaient pris naissance dans l'utérus ou le vagin (1).

D. — On a encore attribué aux organes génitaux, comme à tous les autres organes, des entozoaires fictifs ; ce sont : des vers trouvés dans la matrice, et qui avaient détruit le fœtus (2) ; des vers trouvés dans le délivre (3) ; il est même question d'un ver sorti du mamelon d'une femme (4).

(1) Voy. un cas de Beckerus (*dans les Ephem. nat. cur.*, dec. I, ann. VIII, obs. LXXIV, p. 121). — Un autre de Scharffius (*Ephem. nat. cur.*, dec. I, ann. IX et X, 1678, 1679, obs. VII, *de vermibus uteri.* — Théoph. Bonet, *Medic. sept. collect.*, lib. IV, sect. I, p. 18, Genevæ, 1687. — *Collect. Acad. part. étrang.*, t. III, p. 366). — Voy. encore Benivenius (*lib. De occult. morb. caus.*, cité par Stalpart Vander-Wiel). — Lopius (*Variar. med. lect.*, cap. XIII, cité par le même). — Lentilius (*Ephem. nat. cur.*, 1712, append. fol. 201, cité par Bianchi). — Bianchi, *Ascarides plus petits que ceux du rectum* (*ouvr. cit.*, p. 332). — Mauriceau, *Traité des maladies des femmes grosses*, Paris, 1760, t. I, p. 427, et t. II, p. 52).

(2) Stegmann rapporte qu'après un accouchement la sage-femme vit sortir de la cavité du chorion qui était d'une épaisseur anormale, un grand nombre de vers plats et rouges lesquels avaient dévoré le fœtus à l'exception de quelques petits os (*Stegm. misc. cur.*, decur. III, cité par Bianchi). — Timæus dit qu'une femme que l'on croyait enceinte et qui venait d'être tuée, fut ouverte pour sauver l'enfant ; mais on ne trouva dans la matrice qu'une matière muqueuse et des vers (*Cas. méd.*, lib. IV, p. 204, cité par Vander-Wiel).

(3) Vander-Wiel rapporte qu'une sage-femme lui a affirmé avoir trouvé un ver de plus d'un quart d'aune de long, enroulé autour du cordon ombilical ; et une autre fois un ver plus petit dans le placenta même (Vander-Wiel, *ouvr. cit.*, t. II, obs. XXIX, p. 302).

(4) Un homme qui tirait le lait trop abondant de sa femme, vit sortir du mamelon un ver qu'il retira avec la main. Ce ver était long de 4 pouces, composé d'anneaux, muni de deux rangées de pieds, etc. (*Extrait d'une lettre écrite de Chartres*, le 11 avril 1666. *Journal des savants*, 17 mai 1666 et *Collect. Acad.*, t. I, p. 255).

PREMIER APPENDICE.

MALADIES FAUSSEMENT ATTRIBUÉES AUX VERS.

Nous avons parlé dans le synopsis, à l'article des pseudhelminthes, de corps organisés ou non, qui ont été faussement considérés comme des entozoaires ; nous parlerons succinctement ici des maladies qui ont été faussement attribuées aux vers.

On peut ranger ces maladies dans quatre catégories :

1° Fièvres continues, affections inflammatoires ou autres des principaux organes, qui seraient déterminées par les vers contenus dans l'intestin, ordinairement l'ascaride lombricoïde.

2° Affections épidémiques ou contagieuses déterminées par des vers invisibles qui infestent l'économie, circulent avec le sang, etc.

3° Affections causées par des vers localisés dans une partie du corps autre que l'intestin.

4° Affections imaginaires causées par des entozoaires également imaginaires.

Article premier. — Les anciens avaient reconnu que les vers de l'intestin occasionnent des phénomènes ou des affections sympathiques plus ou moins graves, mais ils ne leur attribuaient pas, comme on l'a fait à une époque assez récente, la production de maladies inflammatoires dans les organes qui ne sont point le siége des vers, ou celle de maladies plus générales comme les fièvres continues, l'hydropisie, la goutte, etc. Ce n'est guère qu'au XVIIe siècle que l'on commença de donner aux vers cette importance et qu'on leur attribua de causer des maladies qui ont été désignées sous le nom de *vermineuses universelles*.

La mention des fièvres vermineuses ne paraît pas antérieure aux ouvrages de Rivière, d'Hoffmann, etc. ; le premier de ces auteurs dit que les vers occasionnent une fièvre intense et non réglée (1) ; le second qu'ils occasionnent des fièvres lentes et putrides, semblables aux quotidiennes, mais sans type réglé (2).

Les médecins qui vinrent après eux reconnurent encore des fièvres vermineuses hectiques, malignes, épidémiques, etc. ; alors les

(1) Lazari Riverii, *Opera medica universa*, Lugduni, 1738, p. 310.

(2) Hoffmann, *op. cit.*, t. I, p. 332, § 55.

épidémies de fièvre continue, de dysentérie, de pneumonie, avec expulsion de lombrics, furent attribuées à la présence de ces parasites. On sait l'importance qui a été donnée aux lombrics et surtout aux trichurides dans celle qu'ont décrite Rœderer et Wagler (1) ; à la même époque, Van den Bosch donna l'histoire d'une constitution épidémique vermineuse dans un ouvrage qui acquit de la célébrité (2).

Avant le XVIIIe siècle, il est à peine question des maladies épidémiques vermineuses :

Forest rapporte qu'en 1545, une fièvre pestilentielle (febris pestilens, Trousse-Galant) enleva les jeunes gens les plus vigoureux en Savoie et dans quelques localités de la France. Dans le cours de cette affection, les malades vomissaient une grande quantité de vers vivants et souvent avec menaces de suffocation (3).

En 1675, une fièvre épidémique fit périr plus de six cents personnes à Bourg en Bresse ; on reconnut que toutes avaient des vers, et dès lors les malades furent guéris par des remèdes qui tuaient ces parasites (4).

Ramazzini signale aussi l'existence pernicieuse des vers dans l'histoire de la constitution épidémique de 1689 (5).

Jusqu'alors les lombrics avaient été regardés comme une complication ou comme un accident de la maladie, mais au XVIIIe siècle, les médecins de toutes les parties de l'Europe rapportèrent, comme à l'envi, des histoires d'affections épidémiques déterminées par les vers. Voici l'indication des principales :

FARNÈSE (1705), pleurésie vermineuse, par Pedratti (6).
BÉZIERS (1730), maladies diverses, par Boüillet (7).
BERGERAC (1731), ... ? par Vieussens (8).
MODÈNE (1739), fièvres, par Moreali (9).

(1) *Ouvr. cit.*, sect. II, § 2, 6.

(2) J. Van den Bosch, *Hist. const. epid. vermin.*, quæ, annis 1760, 1761, 1762, 1763, per insulam Overflacqué, etc., grassata fuit, Lugduni Batavorum, 1769.

(3) Petri Foresti Alcmariani, *Opera omnia;* Rothomagi, 1653, t. I, p. 196, lib. VI, obs. VII.

Dans le même livre se trouvent plusieurs observations de fièvre pestilentielle avec des vers, lib. VI, obs. II, IV, V, VI.

(4) Th. Bonet, *Sepulc.*, lib. IV, sect. I, obs. LVIII, t. III, p. 227.

(5) Cité par Raulin, *Ancien journ. de méd.*, t. IV, p. 236, 1756.

(6) Dans Morgagni, *ouvr. cit.*, epist. XXI, § 43.

(7) Voy. ci-dessus, p. 126.

(8) *Observations sur la maladie vermineuse de Bergerac*, en 1731 (Van den Bosch).

(9) Moreali, *Des fièvres malignes et contagieuses produites par les vers*, Modène, 1739 (Sprengel).

Culembourg (1741), fièvres, par Kloekhoff (1).

Chalons (1744 à 1750), maladies, par Navier (2).

Provence (1748 à 1757), fièvres, par Darlue (3).

Provence (1751), pleurésie, par Darlue (4).

Nyons? (1754), dysentérie, par Degner (5).

Seclin (1756), maladie épidémique, par Dehenne, de Cyssau, etc. (6).

Ham (1756), fièvre putride, par de Berge (7).

Saint-Jean d'Angeli (1757), péripneumonie, par Marchand (8).

Fougères (1757), dysentérie, par Nicolais Dusaulsay (9).

Groningue (1759), variole avec vers, par Van Doeveren (10).

Gœttingue (1760 à 1761), fièvre muqueuse, par Rœderer et Wagler (11).

Overflacqué (1760 à 1763), constitution épidémique vermineuse, par Van den Bosch (12).

Clisson (1765), maladies diverses, du Boueix (13).

Arbois (1766), fièvre putride, par Bonnevault (14).

Gros-Theil (1769), fièvre putride, par Lépecq de la Cloture (15).

Lille (1790), fièvre maligne, par Boucher (16).

(1) Kloekhoff, *Historia febris epidemicæ*, Culenburgensium, ann. 1741 (Van Dœveren).

(2) *Dissert. sur plusieurs mal. popul. qui ont régné à Châlons-sur-Marne*, ab ann. 1744 ad 1750 (Van den Bosch).

(3) Darlue, *Fièvre putride et vermineuse, Journal de méd.*, 1757, t. VI, p. 64.

(4) *Même journal.*

(5) *Hist. dysenteriæ bilioso-contagiosæ*, Neomagensium, 1754, p. 27 (Van den Bosch).

(6) Dehenne, de Cyssau, etc., *D'une maladie épidémique qui a régné à Seclin* (Flandre) en 1756, *Journal de méd.*, 1757, t. VII, p. 207.

(7) *Fièvre putride vermineuse et épidémique observée à Ham en Picardie en* 1756, *Journal de méd.*, t. VII, p. 372, 1757.

(8) *Pneumonies avec complication de fièvres vermineuses, Journal de méd.*, t. VII, p. 134, 1757.

(9) Voy. ci-dessus, p. 126.

(10) Cité par Van den Bosch, p. 20, *ouvr. cit.*

(11) Voy. ci-dessus, p. 128 note.

(12) *Op. supra cit.*

(13) Voy. ci-dessus, p. 126.

(14) *Observation d'une fièvre putride vermineuse épidémique qui affligeait la ville d'Arbois en Franche-Comté pendant l'année* 1766 (Recueil de Rich. de Hautesierk, etc., t. II, p. 228, cité par Bremser).

(15) Lépecq de la Cloture, *Epidémie du Gros-Theil dans le Roumois. Fièvre putride vermineuse et maligne* (*Collect. d'observ. sur les mal. et const. épid.* Rouen, 1778).

(16) *Journ. de méd.*, 1790, t. LXXXII, p. 452, t. LXXXIII, p. 428.

Nous avons fait mention autre part des épidémies de fièvre et de dysentérie qui ont été observées sur les armées en campagne par Brand, Rosen, Pringle, Van Swieten, Marie, Savaresi, Bourges (voy. p. 127).

Les fièvres vermineuses prenaient différentes formes : Van den Bosch décrit des fièvres vermineuses continues putrides, intermittentes, bilieuses et catarrhales, lentes, accessoires inflammatoires, etc. Ces formes se rapportent à celles que nous connaissons dans la fièvre typhoïde ; les symptômes de la fièvre vermineuse donnés par J. Frank nous offrent cette similitude d'une manière évidente :

« La fièvre vermineuse, dit cet auteur, commence comme les autres fièvres gastriques... La langue est couverte d'un enduit blanchâtre ; il y a des nausées et quelquefois des vomissements ; les forces se perdent de plus en plus ; la face est blême, les yeux entourés d'un cercle livide ; les joues sont alternativement rouges et pâles ; il se fait des hémorrhagies par le nez, auquel les malades portent constamment les doigts pour en extraire les caillots. Souvent les vers sortent par la bouche et par les narines. Il existe une toux sèche, avec une douleur comme pleurétique ; le ventre est tendu et douloureux ; il y a tantôt de la constipation, tantôt du relâchement, mais le plus souvent une diarrhée muqueuse, ou mêlée de sang avec des lombrics vivants ou morts ; les fèces sont excessivement fétides... La fièvre offre des rémissions de moins en moins marquées jusqu'à ce que la maladie, dans les cas graves, devienne une véritable fièvre typhoïde, aiguë ou lente (1). »

L'épidémie de fièvre putride vermineuse observée par Lépecq de la Cloture, n'épargna ni les enfants à la mamelle, ni les vieillards les plus caducs, ni la différence des sexes, ni celle des états ; sur mille à onze cents habitants, il y en eut près de sept cents d'attaqués par la maladie. Du cinquième au sixième jour, les malades tombaient dans un délire permanent avec des soubresauts dans les tendons ; du sixième au neuvième, il leur survenait à tous une éruption, soit de taches pourprées et violettes, soit de grains lenticulaires miliaires cristallins, ou de pustules rouges brunes, après l'invasion du délire, les malades perdaient la vue et les autres sens ; ils mouraient le onzième ou le treizième jour ; ceux qui arrivaient au vingt et

(1) Joseph Frank, *Praxeos medicæ universæ præcepta*, t. I, p. 382, Taurini, 1821.

unième guérissaient, s'il n'y avait point de gangrène dans les organes. Presque tous ces malades rendaient des lombrics vivants ou morts, tantôt par les vomissements, tantôt par les selles. Sur quarante-sept observations rapportées par Lépecq de la Cloture, trente-neuf fois l'émission de vers est notée.

Cette épidémie meurtrière céda au traitement anthelminthique : « J'ai cru reconnaître, dit Lépecq, aux accidents qui dominaient, la présence réelle des vers ; j'ai hasardé, avec précaution, quelques grains de tartre stibié, que j'avais éprouvé cent fois comme un excellent anthelminthique, et l'effet m'a montré ce que je cherchais : j'ai eu la satisfaction de voir des changements qui tenaient du prodige ; j'ai vu que cinq ou six vers jetés vivants par la bouche et dans les selles, enlevaient le délire, remettaient le ventre à l'aise et dissipaient l'étranglement suffocatoire... ; j'ai rendu le plan de traitement général, et l'épidémie a pris en peu de jours une face toute nouvelle (1). »

Ces remarques du célèbre médecin normand ne peuvent être dédaignées, d'autant plus qu'elles sont loin d'être isolées; dans l'épidémie de dysentérie observée par Pringle, la présence des lombrics aggravait considérablement les accidents et rendait la maladie plus rebelle (2).

Il serait inutile d'apporter d'autres témoignages (ils sont nombreux) pour juger la question des accidents que déterminent les vers dans certaines affections fébriles ou dysentériques. Nous concevons que la présence de ces animaux dans l'intestin malade, enflammé, ulcéré, ait une action plus vive et plus fâcheuse que dans l'intestin sain; nous concevons que ces animaux, dans l'intestin privé d'aliments et rempli de matières putrides, s'agitent plus que d'ordinaire et se portent plus fréquemment dans l'estomac; de là les nausées, les vomissements, les suffocations et les angoisses ; de là l'aggravation des phénomènes nerveux ; de là l'utilité des médicaments qui expulsent ces hôtes incommodes et dangereux.

Dans les maladies dont il vient d'être question, l'irritation de l'intestin, les actions des vers rendues plus vives et plus sensibles, nous expliquent les effets pernicieux de la présence de ces parasites, sans admettre avec Avicenne, Coulet, Rosen, P. Frank et d'autres, que du corps des lombrics sort une vapeur malfaisante qui s'élève vers le

(1) Lépecq, *ouvr. cit.*, p. 185.
(2) *Ouvr. cit. ci-dessus*, p. 127.

cerveau, ou que les excréments de ces êtres, absorbés avec le chyle, passent dans le sang, dépravent les humeurs, etc.

D'où vient que dans ces épidémies, les lombrics apparaissent en grand nombre, ce qui porte à penser que leur présence est en relation avec l'influence épidémique? Sans doute, comme le dit Underwood, que la fièvre détruit les vers (1), ou du moins on peut croire que la privation des aliments, la putréfaction des matières intestinales chassent ou font périr les lombrics. L'existence des vers qui, sans la maladie, fût restée ignorée, se révèle alors et passe pour la cause du mal.

La croyance aux affections épidémiques, aux fièvres ou aux phlegmasies déterminées par les entozoaires intestinaux, en un mot, aux maladies vermineuses universelles, était devenue presque générale à la fin du siècle dernier et au commencent du nôtre; tel était alors l'aveuglement des esprits à cet égard que l'on en vint à admettre des affections vermineuses sans vers: « J'entends sous le nom de maladie vermineuse, dit Bremser, un dérangement ou bien une disproportion dans les fonctions des organes destinés à la digestion et à la nutrition; pendant la durée de ce dérangement, il se produit ou bien il s'accumule dans le canal intestinal des substances à l'aide desquelles il peut se former, dans des circonstances favorables, des vers; mais cependant il n'y a pas nécessité absolue que cette formation doive en résulter (2). » Toutefois, dans le siècle dernier déjà, quelques médecins élevèrent des doutes sur la réalité de la nature vermineuse des affections regardées comme telles : De Haen (3), Musgrave (4), Butter (5) firent à leur sujet des réserves ou les nièrent absolument. Wichmann, enfin, entreprit de relever les erreurs qui s'étaient accumulées dans toutes les questions de pathologie vermineuse et, par un examen judicieux, par des raisons solides, il imprima aux esprits une nouvelle direction touchant cette matière (6).

L'importance attribuée aux vers dans les affections fébriles ou inflammatoires se retrouve dans les écrits des médecins du commence-

(1) Underwood, *Traité des maladies des enfants*, traduction, Paris, 1786, p. 226, note.

(2) Bremser, *ouvr. cit.*, p. 358.

(3) De Haen, *ouvr. cit.*, pars XIV, cap. IV, t. VIII, p. 105.

(4) *Essay on the nature and cure of the so called wormfever*. London, 1776.

(5) Butter, cité par Underwood, *loc. cit.*

(6) Joh. Ernst Wichmann, *Ideen zur Diagnostik*, Dritter Theil. Hannover, 1802 (Rudolphi).

ment de notre siècle. Les relations d'épidémies vermineuses, de constitution vermineuse des maladies régnantes occupent leur place dans les publications périodiques jusque vers 1825; à partir de cette époque, il cesse d'en être question, sans doute parce que nos connaissances en pathologie sont devenues plus précises, et sans doute aussi parce que les lombrics sont devenus beaucoup plus rares dans les grandes villes, et à Paris surtout.

ARTICLE II. — On peut se figurer, suivant Bianchi, les causes des maladies épidémiques comme des essaims invisibles d'insectes qui seraient apportés par les vents dans notre atmosphère. Ces essaims se montrent çà et là, comme au printemps et en été les nuées de mouches, de cousins, de papillons qui s'épandent par tourbillons, se portent d'un endroit à l'autre ou s'ébattent longtemps à la même place; ainsi les animalcules épidémiques se jettent sur l'homme... Mais de quelle nature sont ces insectes? que font-ils dans le sang? c'est ce que l'on ignore (1).

En effet, les insectes, les vers, les animalcules qui ont été accusés depuis deux siècles, de produire les maladies épidémiques et contagieuses, n'ont jamais été vus par personne.

Le père Kircher a, l'un des premiers, appelé l'attention sur ces vers invisibles, qui auraient une action pernicieuse sur l'économie humaine; il expliqua la contagion de la peste par des vermicules nés d'une putréfaction particulière, lesquels pénètrent dans le corps de l'homme par les pores de la peau (2). Cette opinion fut adoptée avec empressement par beaucoup de médecins.

En 1711, une épizootie désastreuse ravage plusieurs contrées de l'Europe et se propage en Italie; elle fait périr presque tout le gros bétail de la Lombardie, du duché de Ferrare, de la campage de Rome, du royaume de Naples; la peste bovine appelle l'attention des médecins, des académies, des gouvernements; Congrossi, médecin de Crême, s'appuyant du sentiment de Kircher touchant la peste de l'homme, admet que le principe de la maladie consiste en une infinité de vers invisibles. Ses raisons sont adoptées par Vallisneri qui leur prête l'autorité de son nom; et dès lors on combat la maladie par des fumigations sulfureuses, bitumineuses, par des onctions

(1) Bianchi, *op. cit.*, p. 379.

(2) Athanasii Kircheri *Scrutinium physico-medicum contagiosæ luis, quæ dicitur pestis*. Lipsiæ, 1659.

d'huiles antivermineuses, destinées à éloigner les animaux invisibles ou à les tuer (1).

Beaucoup de maladies épidémiques ou contagieuses auxquelles on donna le nom de peste, celle de Marseille particulièrement, furent attribuées par des médecins aux vers invisibles (2), et l'on sait que de nos jours le choléra a été expliqué de la même manière (3).

D'autres maladies qui se transmettent par un virus et non par des miasmes, ont été attribuées à des animaux du même genre.

La rage, suivant Desault, médecin de Bordeaux, est occasionnée par de petits animaux qui se trouvent dans la bave, lesquels s'insinuent dans les vaisseaux de la partie mordue, se multiplient et sont transportés au cerveau, au gosier, aux glandes salivaires, etc. A l'appui de son opinion, il cite un grand nombre d'auteurs qui ont parlé des vermicules de la salive des animaux enragés, Avicenne, N. Florentin, Valleriola, Mathiole, Salmuthus, Th. a Vega, etc., Ethmüller enfin, qui rapporte qu'il existe dans la bave des chiens enragés de petits animaux à tête de chien... Desault a vu des vers plus ou moins analogues et par pelotons, dans le cerveau d'un chien mort de la rage (4); il ne donne point la description de ces vers, mais il ne peut douter qu'ils ne soient la cause déterminante de la maladie (5).

(1) Vallisneri, *Nuova idea del mal contagioso dei buoi*; t. II, p. 12, et suiv. — Congrossi, *Journal de Venise*, t. X.

(2) P.-J. Faber, médecin de Montpellier, *Pathologia spagirica.....*, 1627 (Bianchi).

Haupmann, *Epist. præliminar. ad tract. de viva mortis imagine*, 1650.

P. Lana, *Prodromo all'arte maestra*, cap. VIII (Bianchi).

Chrétien Lange, *Miscellanea med. cur. quam prodrom. esse voluit novæ pathologiæ animatæ*, Lipsiæ, 1666.

Ch. F. Paullini, *Disquisitio curiosa, an mors naturalis plerumque sit substantia verminosa?*

S. P. Bocconi, *Osservazioni naturali*. Bologne, 1684 (Bianchi).

Barth. Curtius, *Lettera intorno all'aria et vermicivoli se cagioni della peste*, 1720 (Bianchi).

P. Sanguens, *In systemate pestis physico*, 1722 (Bianchi).

Le Bègue, *An pestis Massiliensis a semine verminoso?* Besançon, 1721.

Goiffon, *observations faites sur la peste de Marseille et de Provence*. Lyon, 1721.

Andry, *examen et réfutation de ce mémoire*, in *ouvr. cit.*, t. II, p. 342.

(3) Voy. entre autres Bassi. *Acad. roy. de méd. de Belgique*, 1850, p. 334.

(4) Voir le *Synopsis*, art. PSEUDHELMINTHES.

(5) P. Desault, *Dissert. sur les maux vénériens*. Bordeaux, 1733, 3 vol. in-12, avec deux autres dissertations dont *une sur la rage*; et Paris, 1734.

La syphilis a été plus généralement encore attribuée à des vermicules : « Je crois, dit Hartsœker, que les vers causent la plupart des maladies dont le genre humain est attaqué, et même que ceux qui ont les maux que l'on appelle vénériens, nourrissent dans leur corps une infinité d'insectes invisibles qui font tous ces ravages que l'on sait (1). » Vers la même époque, Desault dont il vient d'être question, Deidier, professeur de chimie à Montpellier, soutinrent cette opinion dans leurs écrits; celui-ci surtout attribua aux vers imperceptibles une très grande importance ; car, dans le siècle dernier comme dans le nôtre, la *pathologie animée* eut des partisans fanatiques (2).

On ne peut admettre que les maladies épidémiques et contagieuses dont nous avons parlé, soient causées et se propagent par des animalcules. On n'a jamais signalé la présence de ces animalcules dans le sang des malades, autrement que par des assertions vagues et inacceptables; les observateurs sérieux qui les ont recherchés, ne les ont point trouvés ; ainsi Vassalli et Buniva n'en trouvèrent point dans le sang des bœufs atteints de la maladie contagieuse dont nous avons parlé (3) ; M. Chaussat en a vainement cherché dans le sang d'un grand nombre d'individus atteints de fièvres continues ou intermittentes, de fièvres éruptives, d'inflammations, de cancer, etc., enfin chez un grand nombre de malades atteints de syphilis à différents degrés et sous différentes formes (4).

D'un autre côté, beaucoup d'animaux nous présentent dans leur sang des hématozoaires de diverses espèces, dont le nombre est quelquefois prodigieux (voy. liv. II, part. I, p. 308); chaque gout-

(1) *Deuxième lettre à N. Andry*. Amst., 1699, dans Andry, *ouvr. cit.*, p. 716.

(2) Voy. *Pathologie animée*, de Chrétien Lange, citée.

Système d'un médecin anglais sur la cause de toutes les espèces de maladies, avec les surprenantes configurations de différentes espèces de petits insectes, qu'on voit au moyen du microscope, dans le sang et dans les urines des différents malades, et même de tous ceux qui doivent le devenir, recueilli par M. A. C. D., Paris, 1726.

Suite du système... par lequel sont indiquées les espèces de végétaux et minéraux qui sont des poisons infaillibles pour tous les différentes espèces de petits animaux qui causent nos maladies, recueilli par M. A. C. D., Paris, 1727.

F.-V. Raspail, *Histoire naturelle de la santé et de la maladie chez les végétaux et chez les animaux en général, et en particulier chez l'homme*, 3 vol. in-8° 2e édit., Paris, 1846.

(3) Vassalli et Buniva, *Rech. expérim. sur l'existence supposée d'êtres vivants, microscopiques contagifères* (*Journ. de physique*, t. XLIX, p. 453).

(4) Chaussat, *thèse citée*, p. 13.

telette de liquide en contient plusieurs, et cependant ces animaux jouissent généralement d'une santé parfaite; il n'est donc pas probable que des vermicules puissent avoir les mauvais effets qu'on leur suppose.

Les corps organisés connus aujourd'hui qui causent des maladies contagieuses, appartiennent exclusivement au règne végétal; la muscardine qui sévit sur les vers à soie, la maladie de la vigne, celle des pommes de terre sont dues au développement et à la dissémination d'un végétal. On sait avec quelle rapidité se propagent les plantes cellulaires microscopiques, et quelle puissance de désorganisation elles exercent sur les corps qu'elles envahissent; on sait les transformations chimiques que provoque le développement des spores du ferment; il y a donc lieu de croire que si les miasmes contagieux appartiennent aux êtres organisés, c'est aux végétaux; mais avant d'admettre l'influence pernicieuse de ces êtres, il faut au moins en avoir reconnu l'existence.

Article III. — Plusieurs maladies locales ont été attribuées à des vers particuliers ou à la dégénérescence de ces vers. Nous avons vu que les tubercules ont été regardés par quelques observateurs comme le résultat de la transformation des hydatides (1).

L'éléphantiasis, le molluscum ont été attribués aussi à des vers vésiculaires (*grandines*, cysticerques) (2).

Le cancer, enfin, a été regardé comme une affection produite par un *développement primitif d'hydatides multipliées* (3).

On a attribué aussi, à des vers développés dans un organe déterminé, des effets plus généraux: nous avons vu que la rage a été regardée comme l'effet de la présence du strongle géant dans le rein (et comme celui de vermicules circulant dans le sang) (4); cette terrible maladie a encore été regardée comme déterminée par un ver développé sous la langue de l'animal enragé; il suffirait d'enlever

(1) Voy. p. 369.

(2) Aretæi, *De causis et signis acutorum morborum*, edit. med., art. Principia, lib. II, cap. xiii, p. 51, F; — Ætius, *ouvr. cit.*, tetrab. IV, serm. I, cap. cxx, p. 664, D. — P. Frank, *ouvr. cit.*, t. V, p. 358.

(3) « Le docteur Adams (*On the cancerous breast*, p. 77), pour expliquer les différents aspects de la maladie, a divisé les hydatides en espèces particulières; telles que les hydatides *lymphatiques, sanguines, et carcinomateuses*, etc. » (Samuel Cooper, *Dict. de chirurg. prat.*, art. Tumeur, p. 532, Paris, 1826.)

(4) Voy. p. 267, et p. 770.

ce ver, de pratiquer l'*éverration*, pour prévenir l'invasion de la maladie (1). Enfin plusieurs auteurs ont encore attribué la rage à des vers situés dans d'autres parties (2).

ARTICLE IV. — On trouve dans les anciens auteurs la mention de maladies attribuées à des vers dont une description exacte n'a jamais été donnée. Ces affections même n'ont point été décrites d'une manière précise, et l'on reconnaît que l'imagination des auteurs ou celle des observateurs dont ils tenaient les faits, a donné l'existence à la maladie comme à sa cause.

Zacutus Lusitanus parle d'un ver appelé *omao*, qui s'attaque aux enfants ; ce ver, aussi petit que celui du fromage, séjourne dans l'intestin, s'empare de toute la nourriture, réduit l'enfant à l'état de squelette et le fait périr dans la consomption. Heureux lorsqu'on parvient à le chasser, c'est la seule chance de salut (3).

Keufner, Montano, Ambroise Paré, Ettmüller, Reusner, Borelli (4) font mention de vers qui étaient inconnus aux anciens, dit Andry, *les crinons* (5), vers qui s'attaquent aux petits enfants. « Ils font sécher leur corps de maigreur, en consumant le suc qui est porté aux parties... Ils n'attaquent guère que les enfants à la mamelle ; ils s'engendrent à la faveur d'une humeur excrémenteuse arrêtée dans

(1) Voy. sur ce sujet : — Pline, *ouvr. cit.*, liv. XXIX, § 32. — Morgagni, *ouvr. cit.*, lettre VIII, § 34. — *Hist. de l'Acad. roy. des sc. de Paris*, 1743, p. 48 (Réaumur, liv. V, in-4°, p. 67 et suiv. pl. 9). — *Recueil de méd. vétér.*, t. IV, p. 143, 1827 et t. V, p. 55, 1828. — Virchow, *Le ver de la langue du chien* (*Archiv. für*, etc., Bd VII, s. 170, 1855, et *Recueil de médecine vétér.*, t. XXXIII, p. 832, 1856). — Ercolani, *Sur le prétendu ver ou tendon de la langue du chien* (*recueil cit.*, t. XXXIII, p. 897).

(2) Voyez à ce sujet Morgagni, *lettre cit.*, § 33. — Pour la rage chez l'homme, voy. ci-dessus, p. 53.

(3) Zacutus Lusitanus, *Praxis admirand.*, lib. I, obs. CXXXIII, cité par Leclerc, p. 335.

(4) Keufner, *Scholia in pract. med.* Leonelli de Faventini, 1574. *Morb. puer.*, cap. XII. — Mont., *De infant. febrib.* — Paré, lib. VII, cap. XXI. — Ettmull., *De morb. infant.* — Reusner, *In disput. medica habita* Basileæ, ann. 1582. — Borell., *Hist. et observ. med. phys.*, cent. I, obs. VIII. — Cités par Andry, t. I, p. 125.

(5) On a désigné par le nom de *crinons*, plusieurs vers nématoïdes, surtout des strongles, des sclérostomes et des filaires ; on a donné aussi ce nom aux comédons. Il est évident qu'il ne s'agit ici de rien de semblable.

les pores de la peau et qui est assez ordinaire en cet âge. Les enfants attaqués de cette vermine tombent en chartres, et cependant tettent et dorment bien, leur maigreur ne venant, comme nous l'avons dit, que de ce que ces vers dévorent presque tout le suc nourricier qui est porté par le sang aux parties (1). »

La *furie infernale* appartient à la Suède; c'est un ver *qui vole dans l'aïr;* il se jette sur les hommes et sur les animaux et leur occasionne une maladie redoutée, appelée dans le pays *skâtt* (coup); elle se manifeste par une éruption furonculeuse très douloureuse. Linné eut l'occasion de voir un de ces vers, mais il était tellement desséché que le grand naturaliste ne put établir à quel genre il appartenait (2).

Le *véroquin*, chez le cheval, monte de la queue en suivant la moelle épinière et cause, en pénétrant dans le cerveau, des convulsions et des vertiges; mais l'application d'un fer incandescent au niveau de la deuxième vertèbre cervicale, tue le ver et délivre son hôte (3).

On trouverait encore d'autres maladies semblables, si le sujet en valait la peine; le besoin de scruter l'inconnu, l'amour du merveilleux, l'ignorance des choses de la nature ont fait naître dans les esprits, à propos des êtres parasites, les idées les plus étranges; on a pu discuter même et résoudre affirmativement cette question : *An mors naturalis plerumque sit substantia verminosa* (4)?

(1) Andry, *loc. cit.*

(2) Voy. Solander, Linné, Hagen, Modeer, cités par Rudolphi, Biblioth. n° 627.

(3) *Dict. vétérinaire de Hurtrel d'Arboval cit.*, art. VERCOQUIN ou VÉROQUIN.

(4) Voy. ci-dessus (p. 770, note). Faber, Haupmann, Lange, Paullini, et dans Leclerc (*ouvr. cit.*, p. 343). Kircher, Wedel.

DEUXIÈME APPENDICE.

DES MÉDICAMENTS VERMIFUGES ET DE LEUR MODE D'ADMINISTRATION.

Nous avons parlé, à propos de chaque ver, des indications de leur traitement et des meilleurs médicaments à leur opposer ; mais les remèdes employés à diverses époques contre les entozoaires intestinaux, les différentes méthodes de leur administration, n'ont pu être exposés avec les détails que comporte la question. Nous comblerons ici cette lacune.

Il serait inutile de rappeler tous les médicaments qui ont été successivement administrés contre les vers intestinaux ; leur nombre est considérable, et la plupart n'ont point de propriété vermifuge (1).

Les purgatifs et surtout les drastiques expulsent les vers en augmentant les sécrétions et en excitant le mouvement péristaltique de l'intestin ; ils ont constitué longtemps les principaux remèdes employés contre les vers et contre le ténia même ; on les associe fréquemment aux substances qui ont une action propre sur les vers intestinaux.

Les vermifuges, c'est-à-dire les médicaments qui agissent sur les vers mêmes, paraissent le faire, soit par une propriété véritablement toxique pour ces animaux, soit en leur rendant leur séjour antipathique, comme nous aurons occasion de le voir à propos de l'asafœtida.

L'action des anthelminthiques ou vermifuges ne peut être bien jugée que par l'expérimentation sur l'homme ou sur les animaux. L'essai de ces remèdes sur les entozoaires retirés de leur séjour normal, n'apporterait point de lumières dans la question, car ces animaux, à l'état adulte, périssent très promptement alors ; ils éprou-

(1) Leclerc donne l'énumération des médicaments vermifuges simples connus à son époque (*ouvr. cit.*, p. 468) :

Médicaments simples tirés des végétaux................	379
Médicaments simples tirés des animaux................	27
Médicaments simples tirés des minéraux................	13

vent, en effet, à la fois l'action du refroidissement et celle des liquides étrangers qui les pénètrent promptement par endosmose, et qui altèrent leurs tissus.

Les expériences de Redi, de Baglivi, celles de Chabert, etc., toutes celles qui seraient faites dans les mêmes conditions, sont restées et resteraient probablement sans résultat utile pour les indications du traitement (1).

Les moyens thérapeutiques employés comme vermifuges n'ont pas une action égale sur tous les vers; il en est qui n'agissent que sur une espèce déterminée ou qui ont une action plus marquée sur cette espèce; mais généralement ceux qui expulsent les vers cestoïdes expulsent aussi les autres vers.

Dans l'exposé qui va suivre, nous nous occuperons des médicaments usités aujourd'hui, de ceux qui, tombés en désuétude, paraissent néanmoins jouir d'une efficacité réelle contre les vers; enfin de ceux qui n'ont point encore été expérimentés suffisamment, et qui, soit par eux-mêmes, soit par les principes qu'on pourrait en extraire, offriront sans doute de nouvelles ressources à la thérapeutique des vers intestinaux.

(1) Généralement, les vers des animaux à sang froid vivent plus longtemps dans les organes de leur hôte, après sa mort, que les vers des animaux à sang chaud; il en est de même si on les retire de ces organes et si on les place dans un liquide froid, pourvu que ce liquide n'altère pas leurs tissus. Outre l'influence du froid que supportent difficilement les vers des animaux à sang chaud, tous ces entozoaires sont bientôt détruits par la densité différente des liquides nouveaux dans lesquels on les place, quand même ces liquides n'agiraient pas chimiquement. L'eau pure les pénètre promptement; elle altère les tissus des cestoïdes et des trématodes; elle s'introduit par endosmose sous les téguments des nématoïdes, les gorge et les crève. La glycérine produit un effet inverse, etc. Dans les expériences faites avec des médicaments sur les vers extraits des organes, il faut donc tenir compte des influences étrangères à ces médicaments, ce qui n'est pas d'une appréciation facile. Beaucoup d'observateurs ont fait des expériences qui, par ces raisons, n'ont aucune valeur. Voyez: Redi, *op. cit.*, trad. p. 187. — Baglivi, dans Andry, *ouvr. cit.*, p. 455. — Pallas, *ouvr. cit.*, p. 91. — Wagler, dans Gœze, *op. cit.*, p. 292. — Coulet, *ouvr. cit.*, (cucurbitins dans l'huile d'amandes). — Justus Arnemann, *Comment. de oleis unguinoris*, Gott., 1785; id. *De virt. ol. unguin antihelm.*, cité par Rud. — Chabert, *ouvr. cit.*, 1re édit., p. 78. — Rudolphi, *Ent.*, *hist. cit.*, t. I, p. 483. — Gomez, *Journ. complém.*, *mém. cit.*, p. 33 (cucurbitins dans la décoction de racine de grenadier). — Küchenmeister, *Archiv. f. physiol. Heilkunde*, t. IV, 1851, et *Archiv. de méd.*, Paris, t. XXIX, p. 205, 1852, — *ouvr. cit.*, t. I, p. 420.

ARTICLE PREMIER. — Médicaments fournis par les minéraux.

A. — ACIDE CYANHYDRIQUE.

L'acide cyanhydrique a été conseillé pour tuer le ténia en partie sorti de l'intestin (1).

B. — ANTIMONIAUX.

Le tartre stibié, dans le siècle dernier, a été administré contre les vers intestinaux par un assez grand nombre de médecins; ce médicament a été fortement recommandé par Lépecq de la Cloture, dans les fièvres vermineuses. Les lombrics se portant fréquemment dans l'estomac chez les malades atteints de fièvres continues, le vomissement les débarrasse de ces hôtes fâcheux et procure un grand soulagement (voy. p. 767).

On a aussi quelquefois obtenu par ce médicament l'expulsion du ténia (2). Nous avons rapporté une observation dans laquelle le tartre stibié a été injecté dans les veines pour obtenir l'expulsion des lombrics (voy. p. 132).

C. — EAU FROIDE.

Perrault a, le premier, prescrit l'eau froide contre les vers intestinaux (3); Pallas et Rosen en faisaient un grand usage. Voici suivant quelle méthode ce dernier la prescrivait :

1° Choisir pour la cure le *commencement ou le déclin de la lune;* 2° prendre, plusieurs jours d'avance, des aliments salés, fumés, assaisonnés d'ail, d'oignon, etc.; 3° des pilules composées de tanaisie, d'asa-fœtida, de semen-contra, etc.; 4° purger avec du jalap en poudre; le jour suivant on réitère la dose. Entre chaque selle, un verre d'eau très froide pour un enfant; deux verres pour un adulte (4),

Van Swieten employait les lavements d'eau froide contre les oxyures. Ces lavements calment, pendant un certain temps, l'irritation que les vers causent à l'anus, et ils en expulsent un certain nombre; répétés pendant un temps suffisant, ils peuvent même débarrasser complétement l'intestin de ces parasites incommodes.

La température des lavements doit être abaissée graduellement pour habituer l'intestin; elle sera d'abord de 25° cent. environ, et pourra descendre progressivement jusqu'à 10°; la quantité du liquide doit être abondante.

(1) *Journ. complém.*, t. XIX, p. 275. — Voy. aussi Brera, *Nuovi comment. di med. chirur.*, 1818.

(2) Ténia de 15 aunes, et 30 lombrics rendus ensemble; autre cas semblable (*Journ. de méd. de Sédillot*, t. I, p. 483). —Voy. encore Rud. Aug. Vogel, *Dissert. de usu vomit. ad ejiciend. vermes;* in-4. Gottingæ, 1765. — Mellin, *Praktische materia medica*, Frankfurt, 1789; — Bremser, *ouvr. cit.*, p. 434. — Voy. ci-dessus, p. 104, cas de Leroux.

(3) Perrault, *Mém. Acad. des sc.*, 1675, t. X, p. 550.

(4) Rosen, *ouvr. cit.*, p. 425.

Donnée en douches ascendantes, l'eau froide aurait encore plus d'efficacité. Lallemand regarde ce mode de traitement comme l'un des meilleurs chez les individus atteints de pertes séminales causées par les oxyures.

D. — ÉTAIN.

L'étain a été employé comme anthelminthique, surtout en Angleterre ; il expulse l'ascaride lombricoïde et le ténia ; on y a généralement renoncé aujourd'hui (1).

MODE D'ADMINISTRATION.

On donne l'étain limé ou granulé à la dose de 1 à 30 grammes, sous la forme de bols ou d'électuaire, à l'aide d'une poudre aromatique et d'une suffisante quantité de miel ou de sirop.

Méthode d'Alston. — On purge le malade, un jeudi *avant le changement de lune*, avec les follicules de séné et la manne ; on lui fait prendre, *le vendredi suivant*, 30 grammes de limaille d'étain pur (passé au tamis), dans 125 grammes de sirop simple ; le *samedi*, 15 grammes d'étain dans 60 grammes de sirop, et autant le *dimanche*. On purge de nouveau le *lundi* avec le séné et la manne (2).

Méthode de Hufeland. — Les malades boivent tous les matins à jeun une décoction d'ail dans du lait, et trois fois par jour, une cuillerée à bouche d'huile de ricin. En outre, ils prennent chaque jour 15 grammes de limaille d'étain mêlée à la conserve de roses. Frictions sur le ventre avec l'huile de pétrole ; le soir lavement de lait. La nourriture habituelle doit consister en substances salées. Le traitement

(1) L'étain a été considéré, dans le siècle dernier, comme l'un des anthelminthiques les plus efficaces. Paracelse déjà lui attribue la propriété vermifuge (*Bücher und schriften, herausgegeben durch* I, Huserum, Basel, 4, p. VI, 1590, p. 245, cité par Murray). — Andry signale aussi cette propriété ; — mais c'est Alston qui, le premier, mit ce médicament en vogue ; il le prescrivait contre les lombrics et contre le ténia ; il en avait reçu le secret d'un Hollandais. — Mead, Monro, Sibbern, Navier, Goeze, Pallas, Bloch, etc., en faisaient usage. — Plusieurs thèses furent soutenues sur son efficacité ; voy. Ronssif, *Dissert. de egregio et innocuo stanni in emungendis vermibus primarum viarum, imprimis tæniæ speciebus, certis sub cautelis usu* ; in-4, Heidelbergæ, 1789. — Franc. May, *Dissert. de stanni usu contra vermes* ; in-4. Heidelbergæ, 1789. — Van Dœveren, toutefois, et Alix (*Obs. chir.*, Altenburg, 8, fasc. II, 1770) le trouvèrent d'un effet incertain ; — enfin Bremser y renonça complétement.

Dans le *Traité des vers intestinaux* de Bremser, le traducteur a attribué au zinc ce qui appartient à l'étain. Mérat qui s'est le plus souvent borné à copier la traduction de Bremser pour ce qui concerne les médicaments autres que la racine de grenadier, Mérat a conservé cette erreur dans son *Dictionnaire de matière médicale* et dans son *Mémoire sur le traitement du ténia* ; de là elle a passé dans beaucoup d'autres ouvrages.

(2) Alston (Charles) *Observ. on the anthelmintic virtues of tin.* (*med. essays and observ. by Soc. of Edinb.*, 1752, vol. V, part. I, p. 77 ; et Bremser., *ouvr. cit.*, p. 455).

doit être continué pendant plusieurs semaines, jusqu'à ce que la tête du ténia soit expulsée (1).

Méthode de P. Frank. — Toutes les deux heures, prendre de l'électuaire suivant gros comme une noix de muscade (2) :

♃ Étain d'Angleterre, pur, granulé	30	grammes.
Extrait d'absinthe	12	—
Poudre de jalap	8	—
Miel, quantité suffisante pour faire un électuaire.		

E. — Fer.

La limaille de fer a été employée contre les vers intestinaux.

Boerhaave, Rosen, etc., administraient contre les lombrics et même contre le ténia le *sulfate de fer*, en solution dans 100 fois son poids d'eau. On prenait 500 grammes de cette solution à des intervalles peu éloignés et à jeun.

La dose pour les enfants est de	0gr,10 à 0gr,50
— pour les adultes	2 à 4 grammes.

F. — Mercuriaux.

La décoction aqueuse de mercure coulant, l'oxyde noir, à la dose de 0gr,25 à 0gr,50, et le calomel ont été anciennement conseillés contre les vers intestinaux (3). Le calomel seul ou associé à d'autres vermifuges est encore fréquemment employé contre les lombrics.

Dans la maladie muqueuse, Rœderer et Wagler employaient avec avantage chez les enfants, *lorsqu'ils étaient sans fièvre*, le calomel uni à la rhubarbe et au camphre, ou mieux le mercure cru broyé avec du sucre (4). Mais lorsque la fièvre était allumée, il fallait être très circonspect, disent-ils, dans l'emploi des anthelminthiques et surtout des mercuriaux (5).

L'introduction dans l'anus d'une petite quantité d'onguent gris suffit pour faire cesser les démangeaisons et les douleurs causées par les oxyures; elle ne suffit pas cependant pour expulser complétement ces entozoaires. Pour arriver à cette fin, le professeur Dumas (de Montpellier) introduisait dans toute la longueur du rectum des mèches enduites d'une pommade mercurielle qu'il y laissait séjourner pendant quatre heures, puis il injectait un verre de décoction de cascarille; cette injection était répétée trois fois par jour; au bout d'un mois de ce traitement, la cure était achevée (6).

(1) *Hufeland's journal*, vol. X, cah. 3, p. 178; et Bremser., *ouvr. cit.*, p. 466.

(2) *Journ. de méd. de Sédillot*, t. XXVII, 1806, p. 411.

(3) J. Burserius, *Epist. de anthelminthica argenti vivi facultate*, Florentiæ, 1753.—Consolin, ver solitaire et attaques épileptiformes depuis deux ans, guérison par le mercure doux à la dose d'un gramme, donné pendant dix jours (*Journ. de méd.*, 1764, t. 20, p. 445).

(4) *Ouvr. cit.*, sect. II, art. 7.

(5) *Ouvr. cit.*, sect. II, art. 4.

(6) *Journ. de méd. et de chirurg. pratiques*, 1859, p. 216.

L'onguent napolitain *fondu* dans un lavement a été employé avec succès par M. Legroux, chez un homme qu'aucun remède n'avait pu délivrer de ses oxyures (1).

Méthode de Desault. — Pour chasser le ténia, Pierre Desault administrait le mercure de la manière suivante : le premier jour une dose de calomel à l'intérieur ; le lendemain une friction mercurielle ; le troisième jour calomel ; le quatrième friction, et ainsi de suite.

G. — Pétrole.

Les propriétés anthelminthiques du pétrole sont depuis longtemps connues. Leclerc en fait une mention spéciale (2). Hasselquist rapporte qu'au Caire c'était le vermifuge le plus en usage contre le ténia dont le quart de la population était atteint ; on prenait 20 à 30 gouttes de pétrole en une fois dans de l'eau, *les trois derniers jours du déclin de la lune*, et l'on se purgeait le quatrième ; si le ver ne sortait pas, on attendait le *déclin prochain* pour recommencer la cure (3).

L'huile de Cajeput, l'huile animale de Dippel jouissent de propriétés analogues et ont été administrées de la même manière contre les vers intestinaux.

H. — Sel marin.

La solution de sel marin, en lavement, est un excellent moyen de débarrasser promptement des oxyures le rectum et le vagin ; administrée pendant plusieurs jours de suite, elle amène quelquefois une guérison complète. On l'administre aussi par la bouche à la dose d'une cuillerée à café matin et soir dans un verre d'eau ; on augmente cette dose progressivement.

I. — Soufre.

La fleur de soufre a été prescrite contre les lombrics et les oxyures ; elle n'est plus employée aujourd'hui comme anthelminthique.

Les eaux hydrosulfureuses naturelles, prises en lavements ou mieux en douches ascendantes, sont un excellent moyen contre les oxyures, et même le meilleur de tous, suivant Lallemand (4) ; elles doivent être prises froides ou presque froides.

K. — Zinc.

Le zinc est recommandé comme vermifuge dans plusieurs ouvrages ou mémoires publiés depuis trente ans. Nous ne savons si ce métal possède une propriété anthelminthique et même s'il ne serait pas nuisible, aux doses prescrites. Dans l'ouvrage de Bremser, par une erreur du traducteur, le mot *zinc* a été pris pour *étain*, en sorte que tout ce qui appartient à ce dernier médi-

(1) *Gazette des hôpitaux*, 1859, p. 270.

(2) Leclerc, *ouvr. cit.*, p. 383, p. 415.

(3) Cité par Rosen, *ouvr. cit.*, p. 429.

(4) *Ouvr. cit.*, t. III, p. 259.

cament a été attribué au premier ; les auteurs français plus récents ont pour la plupart copié servilement la traduction de Bremser.

ARTICLE II. — Médicaments fournis par les végétaux.

A. — AIL.

Les propriétés anthelminthiques de l'ail et celles de l'oignon étaient connues des anciens ; on employait l'ail surtout contre l'ascaride lombricoïde, en décoction dans du lait, ou bien on faisait avaler les gousses entières trempées dans de l'huile ; on l'administrait dans un lavement contre les oxyures. Rosen rapporte plusieurs observations de guérison du ténia par des gousses d'ail mangées tous les matins.

Enfin on appliquait aussi, à l'extérieur en cataplasmes, en fomentations ou en frictions, l'ail pilé dans le pétrole, le fiel de bœuf ou l'éther sulfurique, etc.

B. — ALOÈS.

L'aloès, la gomme-gutte, le jalap, la scammonée, etc., étaient autrefois les remèdes les plus fréquemment employés contre les vers intestinaux ; on les associait ordinairement à d'autres médicaments. C'est sans doute à leur propriété purgative que ces substances doivent leur vertu anthelminthique ; toutefois l'aloès paraîtrait posséder une action vermifuge distincte.

Ce médicament a été quelquefois employé en applications externes avec succès, dit-on, contre les vers intestinaux. Le suc frais de la plante, en cataplasmes sur le ventre, est un excellent vermifuge, suivant Thomas de Salisbury, et nous avons vu que son application sur les paupières aurait déterminé, chez le bœuf, la mort de vers contenus dans la chambre antérieure de l'œil (voy. p. 749).

C. — ASA-FOETIDA.

Ce médicament est depuis longtemps en usage contre les vers intestinaux ; sans action sur le ténia, il peut être utile, pris en pilules, contre les lombrics ; pris en lavement, contre les oxyures.

L'asa-fœtida jouit incontestablement d'une propriété anthelminthique précieuse contre les vers qui, chez les ruminants, séjournent dans les bronches (voy. ci-dessus p. 33) ; or, cette substance, étant ingérée dans l'estomac, ne peut agir sur les vers des bronches que par la transpiration pulmonaire. Des expériences récentes tendent à prouver que ce médicament chasse aussi les distomes des conduits biliaires ; dans ce cas comme dans l'autre, l'asa-fœtida n'agirait qu'en communiquant aux produits excrétés une qualité antipathique aux vers. On connaît dans la térébenthine une propriété analogue relativement aux épizoaires de quelques animaux. Dans ces différents cas, les parasites ne sont probablement pas détruits ; mais ils abandonnent des organes devenus antipathiques par l'odeur ou la saveur qu'acquièrent les excrétions.

Ces faits doivent faire présumer que ce que l'on dit des brahmes, qui se préservent des atteintes de la filaire par l'usage habituel de l'asa-fœtida, peut être vrai ; la question mérite d'être examinée.

D. — CAMPHRE.

Le camphre a joui dans le siècle dernier d'une grande vogue comme vermifuge (1). Rœderer et Wagler, dans la maladie muqueuse, le donnaient après les purgatifs, pour chasser les vers. Rosen le prescrivait en solution dans du vinaigre ; Moscati et Brera faisaient prendre par intervalles déterminés, une cuillerée d'une eau composée de : camphre 3 grammes, gomme arabique quatre grammes, eau 500 grammes. — On connaît l'usage et l'abus qui a été fait de nos jours, des préparations camphrées. On attribue au camphre quelques guérisons de ténia ; pris par la bouche, il peut être utile contre l'ascaride lombricoïde et en lavement contre les oxyures ; toutefois, dans les cas de pertes séminales, Lallemand conseille de choisir tout autre vermifuge.

E. — CÉVADILLE.

La cévadille ou sabadille est le fruit du *veratrum sabadilla;* elle a été préconisée par Seeliger (2) et par plusieurs médecins du siècle dernier, pour combattre les vers intestinaux et principalement le ténia. C'est un médicament dangereux auquel on a généralement renoncé aujourd'hui, quoiqu'il jouisse d'une efficacité réelle contre les lombrics.

MODE D'ADMINISTRATION.

Pour les enfants, 10 centigrammes matin et soir dans une cuillerée à café de sirop de rhubarbe ; purgation le cinquième jour avec rhubarbe, 50 centigrammes.

Méthode de Smucker. — Purgation avec la rhubarbe et le sel de Glauber. Le lendemain, 2 grammes de cévadille en poudre, mêlée à égale quantité d'*oleo-saccharum* de fenouil ; immédiatement après une à deux tasses d'infusion de sureau ou de camomille, et une heure plus tard, une tasse d'eau d'orge. Le jour suivant, même dose de cévadille. Si le malade ne rend pas de ver, il ne doit prendre, le troisième et le quatrième jour, matin et soir, que 0gr,30 de cette substance. Il se purgera de nouveau, le cinquième jour ; le sixième, il prendra en se levant et en se couchant trois pilules de 0gr,25 de cévadille incorporée dans du miel. On continue alternativement une purgation et les pilules, jusqu'à ce que le malade rende le ténia (3).

Méthode de Brewer. — Coque entière de cévadille réduite en poudre, avec suffisante quantité de miel, dont on forme des pilules contenant deux grains de la poudre. Pour un adulte, six pilules tous les matins à jeun, pendant huit jours ; le neuvième jour, prendre à jeun une poudre composée de 0,15 de gomme-gutte, et 0,60 de

(1) Prange, *De camphoræ virtute anthelminthica*, Gottingue, 1759, dans Baldinger, *Silloge select. opusc.*

(2) Seeliger, dans Schmucker, *cité ci-dessous*, 2 B, s. 312 ; 3 B. s. 1.

(3) Jean Léberecht Schmucker, *Vermischte chirurgische schrifften*, etc., Berlin, 1782, analyse dans *Journ. de méd.*, 1786, p. 353, t. LXVI.

racine de valériane sauvage. Si dans l'espace de quatre heures le ver n'est pas rendu, on prend une seconde dose de poudre.

Quatre cas de succès (1).

F. — CHARBON VÉGÉTAL.

On a dit que le charbon végétal pulvérisé agit mécaniquement sur les vers et les expulse. Pallas rapporte qu'on s'en sert comme d'un vermifuge en Islande et qu'il a lui-même, par cette poudre, obtenu l'expulsion d'un long morceau de ténia (2).

G. — CITROUILLE.

a. — La graine de citrouille et de concombre en émulsion a été administrée par Edw. Tyson, pour chasser le ténia. Le célèbre médecin naturaliste rapporte qu'ayant fait prendre à un jeune homme un verre d'émulsion de semences froides, un morceau de ténia long de 24 pieds fut expulsé. La ressemblance de ces graines avec les cucurbitins a probablement donné l'idée de chercher en elles un anthelminthique, car Tyson ajoute : « Ceux qui croient que les *simples* portent le sceau des maladies qu'elles guérissent, trouveront dans ce fait un argument en faveur de leur opinion (3). »

b. — Ce médicament a été employé de nouveau, il y a environ trente ans, contre le ténia par le docteur Mongeny, qui administrait une pâte composée de 90 grammes de graines fraîches de citrouille et 180 grammes de miel, donnée en trois doses, à une heure d'intervalle (4).

Depuis 1845, plusieurs médecins de Bordeaux ont prescrit ces graines avec succès :

c. — Le docteur Brunet donne 45 grammes de graines dépouillées de la grande citrouille (*cucurbita maxima*) avec autant de sucre (5). Vingt-cinq à trente cas de succès.

d. — Dans un cas observé par le docteur Sarramea, le malade prit 30 grammes de semences pilées avec 10 grammes de sucre ; douze heures après un ténia fut rendu.

e. — M. Costes l'a essayé également avec succès.

Ce médicament s'est montré efficace dans des cas où le cousso et la racine de grenadier avaient échoué ; d'un autre côté, on a dû revenir dans certains

(1) Brewer, *Observations sur l'usage de la cévadille administrée comme vermifuge* (*Journal de Sédillot*, t. III, p. 366, 1797, 1798) ; — suivies de réflexions par Desessartz.

(2) *N. Nord.*, *beitr. cit.*, t. I, § 64.

(3) Edw. Tyson, *Lumbricus latus, or a discourse of the jointed worm.* in *philosoph. transact.*, 1683.

(4) Voir le *Journal universel des sciences médicales*, cité par le *Journal de Bordeaux*, févr., 1852.

(5) Bouchardat, *Annuaire de thérapeutique*, 1847, p. 261.

cas deux ou trois fois à la graine de citrouille pour obtenir un résultat définitif, et dans quelques cas même ce moyen a échoué.

Les expérimentateurs se demandent si les différences des résultats ne tiendraient pas à l'espèce du ténia à laquelle on avait affaire; mais ils ne donnent aucune réponse à cette question (1).

f. — Le docteur Cazin a publié un nouveau cas de guérison du ténia par la semence de citrouille. Le malade était un enfant âgé de cinq ans, qui rendait par les selles des fragments de ténia : 30 grammes de semences de citrouille pilées avec autant de sucre furent administrées, le matin à huit heures ; à huit heures du soir, un fragment de ténia de 40 centimètres est rendu dans une selle. Le lendemain à neuf heures du matin, même dose de semences de citrouille, le soir à six heures expulsion de 5 mètres de ténia avec la tête (2).

g. — M. le docteur Suquet, médecin sanitaire en Orient, nous a envoyé dernièrement deux ténias rendus à Beyrouth, l'un par un homme âgé de quarante-huit ans, l'autre par la femme de cet homme, âgée de trente-cinq ans. Le cousso avait été administré inutilement. Le ténia a été expulsé par une dose de semences de courge (la tête manquait à l'un et à l'autre). Ces deux ténias appartiennent à l'espèce inerme.

H. — Cousso.

Les fleurs de cousso sont un des anthelminthiques les plus puissants contre le ténia; elles paraissent presque dénuées d'action contre les lombrics; elles n'ont été employées communément en Europe que depuis peu d'années.

Le cousso est encore appelé *cusso, cosso, kousso, coasso, kwoso, habbz, cabotz.* Le célèbre voyageur James Bruce a, le premier, fait connaître ce médicament en Europe (1768-1773, *voyage cit.*, p. 154, et suiv. Voy. aussi : Bruce's *Account of cusso flowers*, in *Medical commentaries*, vol. XV, p. 184). Il dédia l'arbre qui le produit à J. Baucks, président de la Société royale, en lui donnant le nom de *Bankesia Abyssinica*. Le docteur Brayer, qui a résidé longtemps à Constantinople, en apporta à Paris, en 1822, quelques parcelles, d'après lesquelles un botaniste, collaborateur de Humboldt et Bonpland, Kunth donna la détermination de la famille et du genre auxquels appartient ce végétal, qu'il appela *Brayera anthelminthica* (*Note sur une nouvelle plante de la famille des rosacées, employée avec le plus grand succès en Abyssinie contre le ténia, et apportée de Constantinople* par M. Brayer; communiquée à la Société d'histoire naturelle de Paris; dans *Arch. gén. de méd.*, 1823, t. I, p. 434, et Bremser, *ouvr. cit.*, p. 483, *note du traducteur.* Rapport par Mérat, *Arch. de méd.*, 1828, t. XVIII, p. 306). — Vingt ans plus tard, le docteur Aubert Roche (*Bull. Acad. de méd.*, 1840-1841, t. VI, p. 492, et *Mém. Acad. de méd.*, 1841, t. IX, p. 690) et Rochet d'Héricourt (*voyage cit.*, et *Comptes rendus de l'Académie des sciences*, 18 mai, 1846) ont achevé de faire connaître ce médicament, et dès lors l'usage en est devenu vulgaire.

(1) *De la valeur de la pâte de semences de citrouille contre le ténia* (*Journ. de méd. de Bordeaux*, févr., 1852. — *Bull. de thérap.*, 1852. t. XLII, p. 282).

(2) *Bull. de thérap.*, et *Gazette des hôpitaux*, 1858, p. 539.

Mode d'administration.

Pour un adulte :

℞ Fleurs de cousso grossièrement pulvérisées...	20	grammes.
Eau tiède.........................	250	—

Laisser infuser pendant un quart d'heure.

Le malade, étant à la diète depuis la veille, avale tout le mélange sans rien laisser, et se rince la bouche pour diminuer le dégoût.

Pour un enfant de six à quinze ans, la dose de cousso sera de 10 à 12 grammes.

L'odeur et la saveur du cousso opposent un obstacle réel à l'introduction de ce médicament dans la thérapeutique des enfants, il serait sans doute impossible de le faire prendre dans le premier âge.

La fleur de cousso doit être administrée en nature ; l'infusion filtrée ne produit point un effet suffisant pour chasser le ténia. Quelques médecins font prendre le médicament en deux ou trois fois, à un quart d'heure ou une demi-heure d'intervalle ; d'autres prescrivent 30 ou 60 grammes d'huile de ricin quelques heures après l'ingestion du cousso.

Le cousso cause généralement du dégoût, des nausées, quelquefois il est vomi ; il peut survenir ensuite un malaise général, de l'anxiété précordiale, de la céphalalgie, de la soif, des coliques ; mais quelques malades n'éprouvent rien de tout cela. Une heure ou deux après l'ingestion du médicament, il survient des garderobes, formées par les matières intestinales d'abord, et à la fin par le cousso même. Dans la troisième ou quatrième selle se trouve généralement le ténia.

Le cousso paraît jouir des mêmes propriétés contre le bothriocéphale.

Ce médicament est assez souvent infidèle et nous ne le croyons pas préférable au grenadier.

PRINCIPAUX TRAVAUX PUBLIÉS SUR LE COUSSO :

Bouchardat, *Annuaire de thérapeutique*, 1847, p. 255. Essais du cousso importé d'Abyssinie par M. Rochet d'Héricourt, faits à l'Hôtel-Dieu. Plusieurs cas de guérison par Sandras ; un cas de bothriocéphale complétement expulsé, par Chomel. Même cas dans *Bull. thérap.*, t. XXXII, p. 523, 1847.

Notice sur les principaux médicaments employés en Abyssinie contre le ver solitaire, publiée par le prof. Kirschleger, d'après les indications de M. Wilhelm Schimper, gouverneur à Adoa (*Gaz. méd. de Strasbourg*, avril 1848).

Martin Solon, trois ténias, sans la tête, expulsés par un enfant de onze ans (*Bull. de thérap.*, 1850, t. XXXVIII, p. 299).

Strohl (*Gaz. méd. de Paris*, 1854, p. 305. *mém. cit.* ci-après).

Vaughan, *Des causes des rechutes après l'emploi du cousso contre le ténia* (*The Lancet*, janv. 1852, et *Bull. thérap.*, 1852, t. XLII, p. 185).

Van Coetsem, *Note relative à un cas remarquable d'helminthiase* (*Bull. Acad.*

roy. de Belgique, t. XIII, p. 21, et suiv., 1853-1854). L'infusion ou la décoction filtrées sans efficacité; deux cas de guérison par la poudre en infusion non filtrée: un ténia, un bothriocéphale.

George Paterson, *Cases of tape-worm unsuccessfully treated by the extract of male fern and kousso* (*Monthly journ. of med. science*, july, 1854, p. 39), trois observations.

F.-L. Legendre (*mém. cit.*, p. 625), trois cas de cousso administré à des enfants; deux guérisons; un incomplet.

Docteur Blancsubé, *Notice sur le cousso* (*Bull. de la Soc. des sc. nat. de Saint-Étienne* (Loire), 1856, p. 282), hist. nat., et trois cas d'après trois observateurs différents; tous résultats incomplets.

Koussine (*Union méd.*, 1859, p. 147).

I. — Éther sulfurique.

L'éther sulfurique a été employé contre le ténia par Bourdier, avec un succès notable. Ce médecin donnait l'éther à la dose de quatre grammes dans un verre de décoction de fougère mâle (voy. ci-après, p. 790, la méthode de Bourdier). Cette décoction n'ayant point, en général, de propriété vermifuge suffisante pour chasser le ténia, c'est à l'éther qu'il faut rapporter les avantages de la méthode de Bourdier.

M. Delasiauve paraît avoir employé l'éther avec grand avantage contre les oxyures; il l'administre en lavement à la dose de 4 à 8 grammes (1).

On a encore conseillé, pour chasser les vers intestinaux, des frictions sur le ventre avec un liniment composé d'éther, d'ail et de camphre.

J. — Figuier de Cayenne.

Bajon parle du suc de figuier de Cayenne comme d'un excellent vermifuge, et qui mériterait d'être généralement connu. C'est surtout contre l'ascaride lombricoïde qu'il le prescrivait (2).

Le même auteur parle aussi de la vertu anthelminthique de la décoction de simarouba à la dose de deux ou trois verres.

K. — Écorce de geoffrée de Surinam.

Ce médicament n'est pas usité en France; on l'administre à la dose d'un à deux grammes, en pilules ou en électuaire, on le donne aussi en infusion; on fait usage en lavement de la décoction aqueuse saturée. — La geoffrée de Surinam prise par la bouche expulse des lombrics et même, dit-on, le ténia. En lavement elle paraît être un très bon remède contre les oxyures (3).

(1) *Gazette des hôpitaux*, 1859, p. 270.

(2) Bajon, *Observations sur quelques bons remèdes contre les vers de l'île de Cayenne* (*Journ. de méd.*, 1770, t. XXXIV, p. 60); id., *Description du figuier de Cayenne* (*Journ. de méd.*, 1771, t. XXXVI, p. 241).

(3) Klingsoehr, *Dissert. De geoffræa inermi*, etc., in-4. Erfordiæ, 1789. — Eggert, *Dissert. De geoffrææ Surinam. virtute anthelm.*, in-4, Marburgi, 1791.

L. — Fougère mâle.

La fougère mâle est l'un des anthelminthiques les plus anciennement connus : depuis Pline, Dioscoride et Galien, elle n'a pas cessé d'être recommandée contre les vers cestoïdes.

C'est la racine ou tige souterraine qui possède la propriété vermifuge, mais pour que cette propriété soit complète, la racine doit être récoltée dans des conditions qui ont été déterminées par Peschier, pharmacien de Genève. C'est en été que l'on doit faire cette récolte; la souche offre alors des bourgeons arrivés à maturité, dont la cassure est franche, la couleur vert-pistache-clair et l'odeur nauséabonde. Il faut encore savoir que les racines conservées sèches perdent leurs propriétés anthelminthiques en deux ou trois ans (1).

On associe généralement à la fougère quelque substance drastique, ou l'on fait suivre son ingestion de celle d'un purgatif.

Mode d'administration.

Pour un adulte :

♃ Poudre de rhizomes de fougère mâle........ 10 à 15 grammes.
Sirop simple, quantité suffisante pour faire un électuaire.

A prendre le matin ; la même dose doit être répétée le soir.

(1) « Parmi les causes qui expliquent l'inconstance et la nullité des effets de la fougère mâle, dit Peschier, surtout dans les contrées où elle n'est pas indigène, se présentent principalement les suivantes :

a. — » Les rapports qu'ont avec cette espèce d'*aspidium le pteris aquilina, l'athyrium filix fœmina, l'aspidium orcopteris, le cristatum, l'aculeatum*, qui sont rangés parmi les polypodes de Linné, et auxquels la propriété de détruire le ténia n'a pas été reconnue.

b. — » Le défaut de connaissance de ce fait chez la plupart des pharmaciens et surtout des droguistes.

c. — » Le point de maturité des principes immédiats réunis dans les bourgeons, lequel, atteint en fin de juin, doit cesser d'être le même en automne.

d. — » La détérioration en deux ou trois ans du principe gras de bourgeons recueillis dans le temps convenable, desséchés et conservés même avec soin, à la suite de laquelle ils ne contiennent plus que le tannin, les acides gallique, acétique et l'amidon, auxquels la propriété de détruire le ténia ne peut être accordée, et sont arrivés à l'état où on les trouve habituellement dans le commerce, surtout dans le nord de l'Allemagne. » (Herrn Peschier, *Apotheker in Genf Notiz ueber die Eigenschaft eines fettartigen Princips der Farnwurzel, den Bandwurm abzutreiben. — Notice sur la propriété médicale du principe gras des bourgeons de la fougère mâle; Polypodium filix mas* Linn. — *Aspidium filix mas* Schwarz. — *Verhandlungen der allgemeinen Schweizerischen gesellschaft für die gesammten naturwissenschaften in ihrer eilften jahresversammlung zu Solothurn*, 1825, p. 61.)

On peut encore prendre cette poudre suspendue dans du vin blanc ou dans de l'eau.

℞ Racine de fougère mâle..............	30 à 45 grammes.
Eau bouillante....................	1 litre.

Faites infuser pendant trois heures, passez et décantez. A prendre le matin par tasses rapprochées.

℞ Huile éthérée de fougère..................	2 grammes.
Mucilage et poudre de fougère..............	q. s. pour dix bols.

A prendre le matin à une heure d'intervalle.

Dans tous les cas, avec la poudre, l'infusion ou l'huile éthérée, le malade doit être mis à la diète douze à quinze heures avant la première prise et doit être purgé, une heure ou deux après la deuxième prise, avec 30 ou 60 grammes d'huile de ricin.

Pour un enfant à la mamelle :

℞ Racine de fougère .... 2 grammes.

A donner en deux fois le matin, à une heure d'intervalle, dans du lait ou de la bouillie. Le lendemain, purgatif léger (Andry).

L'infusion de fougère ou sa décoction n'a pas de propriétés anthelminthiques aussi marquées que la poudre. Ce dernier remède est d'un prix peu élevé, mais son odeur et sa saveur le font prendre avec répugnance par beaucoup de malades, beaucoup le vomissent ; il donne du malaise et des coliques plus ou moins vives et quelquefois des spasmes violents.

La préparation la plus efficace et la plus fréquemment employée aujourd'hui, est l'*huile éthérée de Peschier*, qui paraît exempte de la plupart des inconvénients de la poudre (1). M. Rayer la prescrit de la manière suivante :

℞ Huile éthérée de fougère mâle..............	72 gouttes.
Poudre de fougère mâle....................	q. s.

pour 18 pilules.

(1) Voici dans quels termes Peschier s'exprime sur ce médicament :

«..... Recueillie dans les mois d'été, la souche de la fougère mâle offre des ourgeons qui ont acquis leur maturité, dont la cassure est franche, la couleur vert-pistache-clair et l'odeur nauséabonde.

» Privés des squames fixées à leur base et de leur extrémité supérieure brune et inerte, les bourgeons, desséchés convenablement, digérés à froid dans l'éther sulfurique, le colorent en vert jaunâtre ; le liquide exprimé, filtré et concentré, fournit un produit d'un vert obscur, composé d'un principe huileux, d'une petite quantité de résine, de chlorophyle, soit du principe vert des végétaux ; plus, des acides acétique et gallique, dont on volatilise l'acide acétique par une chaleur douce. Le produit ainsi obtenu, qui a une saveur âcre et l'odeur vireuse des bourgeons, donné à la dose de 8 à 10 gouttes, sous forme de pilules, en deux fois, à demi-heure de distance, en se couchant (le malade ne prenant pas de nourriture depuis

Le malade, au lieu de dîner, prendra un bouillon; puis, à huit heures du soir, il prendra six pilules; le lendemain, à six heures du matin, douze pilules; deux heures après, 60 grammes d'huile de ricin dans une tasse de bouillon aux herbes.

Les préparations de fougère mâle chassent le ténia, mais beaucoup d'observateurs ont remarqué qu'elles sont plus efficaces contre le bothriocéphale.

L'efficacité incontestable de la fougère mâle contre les vers et contre les cestoïdes en particulier, son insuffisance fréquente lorsqu'elle est administrée isolément, lui ont fait adjoindre une foule de médicaments, ont donné naissance à une foule de remèdes plus ou moins composés ou de méthodes de traitement dont les plus connus sont les suivants :

Méthode d'Alibert. — Pour boisson habituelle, le premier jour, décoction de 125 grammes de racine de fougère mâle dans 1500 grammes d'eau réduite à 1000 grammes, édulcorée avec 60 grammes de sirop de mousse de Corse; trois heures après le repas, bol composé de : mercure doux, corne de cerf calcinée, de chaque, 0gr,15; conserve de roses, q. s. pour un bol. Le second jour : scammonée en poudre, 1 gramme; racine de fougère mâle, 30 grammes; gomme-gutte et mercure doux, de chaque 0gr,60; à prendre en une seule dose dans de l'eau sucrée ou mêlée de vin.

Méthode de Beck. — ℥. Mercure doux, 1gr,20; corne de cerf brûlée, cinabre, antimoine, de chaque, 0gr,50; mêlez. Prendre ce mélange à quatre ou cinq heures de l'après-midi, dans une cuillerée d'eau; le soir, après un potage, prendre 60 grammes d'huile d'amandes douces; le lendemain matin, prendre une des trois prises d'une autre poudre faite avec 4 grammes de racine de fougère; jalap, gomme-gutte, chardon bénit, ivoire brûlé, de chaque, 2 grammes; mêlez et divisez en trois paquets. Il y a souvent alors, dans l'espace de deux heures, deux ou trois vomissements et des selles. On donne un second paquet deux heures après le premier, si le ténia n'est pas expulsé, et le troisième, si les deux premiers ne produisent pas l'effet désiré. Lorsque le ver n'est pas évacué par ce moyen, on donne un lavement fait de la décoction de plantes amères, à laquelle on ajoute du sulfate de

son dîner), et accompagné le matin à jeun d'un purgatif doux, détruit absolument le ténia vulgaire, sans occasionner aucun dégoût ni aucune irritation. Or, quand on sait que pour obtenir un effet semblable avec la poudre de fougère, le malade est obligé d'en prendre la proportion de 3 drachmes en bol ou en potion, que ce médicament a une saveur et une odeur repoussantes, que beaucoup de personnes le rejettent, en même temps qu'il occasionne quelquefois des spasmes violents, on peut se féliciter, j'espère, d'avoir reconnu et isolé le principe dans lequel réside la propriété anthelminthique, et surtout de savoir que, pris de la manière indiquée, quoique dans un état d'isolement, il ne fait éprouver aucun malaise.

» Il est bon d'observer qu'administré sous forme d'émulsion, il n'a pas eu d'action sur le ténia, quoique sa saveur ne fût pas trop marquée, ce qui paraît indiquer que peu de chose, et surtout un corps gras, en atténue la propriété. » (*Mém. cit.*)

magnésie; enfin on prescrit, pour être administrée dans l'espace de trois heures, la poudre suivante : jalap, 4 grammes; gratiole, 1gr,20; divisez en trois doses. (*Méthode de Beck*, médecin de l'empereur de Russie, dans *Hufeland's journ.*, t. XVII, st. 2, p. 153 et *Journ. de méd. de Sédillot*, 1806, t. XXVII, p. 117.)

Méthode de Bourdier. — Le matin, 4 grammes d'éther sulfurique dans un verre de décoction de fougère mâle; quatre à cinq minutes après, lavement avec la même décoction, dans laquelle on ajoute 4 grammes d'éther; à une heure de là, on administre un mélange de 60 grammes d'huile de ricin et de 30 grammes de sirop de fleurs de pêcher. On répète trois jours de suite les mêmes moyens et de la même manière. On est souvent obligé de revenir à plusieurs fois à ce traitement, vu ses insuccès fréquents (*Journ. de méd. de Sédillot*, t. XIII, p. 476).

Ce remède avait été indiqué auparavant par F. C. Médicus, dans son *Traité des maladies périodiques sans fièvre*, page 284 de la traduction qu'en a faite Lefevre de Villebrune (Mérat).

Méthode de Dubois. — La veille au soir, une panade; le lendemain matin, dans une tasse de bouillon aux herbes, 15 grammes de racine de fougère mâle en poudre; une heure après, on administre en trois fois la poudre suivante : jalap, diagrède, scammonée, gomme-gutte, de chaque 0gr,30; mêlez et divisez en trois paquets; bouillon aux herbes dans le reste de la journée.

Méthode de Grahl. — La veille, soupe préparée avec 120 grammes de pain blanc et autant de beurre, bouillis dans un demi-litre d'eau. Le lendemain, prendre un bol composé de : racine de jalap, gomme-gutte, mercure doux, de chaque 0gr,35; une heure après, poudre de racine de fougère mâle, 12 grammes; eau de fleurs de tilleul, 90 grammes; à prendre en une fois (*Gaz. méd. de Paris*, 1840, t. VIII, p. 507).

Méthode de Herrenschwands. — Le malade prend deux jours consécutifs, le matin et le soir, 4 grammes de fougère mâle pulvérisée dans un liquide approprié, ou en un bol, s'il l'aime mieux; le troisième jour il prend la poudre suivante : gomme-gutte, 0gr,60; sel d'absinthe, 0gr,15; savon de Starkey, 0gr,10; pour un bol. Trois heures après, 30 grammes d'huile de ricin d'*Amérique*, une autre dose semblable à une heure de là, et une troisième, si deux heures après le ver n'est pas rendu. Le soir, si le ver n'était pas sorti, lavement avec le lait et l'huile de ricin.

Dans quelques autres formules, Herrenschwands ajoutait de la gratiole, de la scammonée, du mercure, etc. — L'auteur a reconnu que son remède expulsait plus sûrement le bothriocéphale que le ténia. (Voy. Ch. Bonnet, *ouvr. cit.*, t. II, p. 68 et 69. — Van Doeveren, *ouvr. cit.*, p. 349. — Tronchin, *Biblioth. raison.*, vol. XXXIII, p. 280 et suiv. — Cramer, *biblioth. cit.*, vol. XXXII, XXXIII. — Rosen, *ouvr. cit.*, p. 426. — Herrenschwands, *Abhandl. von den vornehmsten*, etc., in-4. Berne, 1788. — Bremser, *ouvr. cit.*, p. 464.)

Méthode de Lagène. — Avant de se coucher, lavement avec la décoction de fougère; le lendemain matin, prendre la poudre suivante délayée dans du vin blanc : valériane récente, 4 grammes; coquille d'œuf calcinée et préparée, 1 gramme. Rester couché et se couvrir bien pour suer; continuer trois jours de suite. Le quatrième jour, purgatif composé ainsi : mercure doux, 0gr,50; panacée mercurielle, 0gr,20 ; diagrède sulfuré, 0gr,60, pour faire, avec quantité suffisante de sirop de fleurs de pêcher, des capsules qu'on prendra à jeun et de suite. Deux heures après, boire une tisane préparée avec 15 grammes de séné bouilli dans 1 kilogramme d'eau, avec addition de 0gr,40 de sel de tartre. Une heure plus tard, un bouillon gras. La tisane purgative est continuée ou suspendue, suivant qu'il y a dévoiement ou constipation. Le soir, autre lavement de fougère.

Méthode de Mathieu. — Cette méthode consiste dans l'administration de deux électuaires. Le premier, composé de : limaille d'étain, 30 grammes; racine de fougère mâle récente, 24 grammes; *semen-contra*, 2 grammes; jalap et sulfate de potasse, de chaque, 4 grammes; miel, suffisante quantité. Le second, préparé avec : jalap et sulfate de potasse, de chaque, 2gr,40 ; scammonée, 1gr,20 ; gomme-gutte, 0gr,50 ; miel, quantité suffisante. On met d'abord le malade à un régime sévère; on ne le nourrit que de bouillons maigres, de viandes salées, de potages légers, de légumes; on administre toutes les deux heures une cuillerée à café du premier électuaire pendant deux ou trois jours; on donne ensuite le second, aussi par cuillerée à café et pendant le même espace de temps ; on alterne ainsi jusqu'à ce que le ver soit expulsé.

Méthode tenue secrète et achetée par le roi de Prusse ; publiée dans les éphémérides de Formey et le journal de Hufeland ; voy. aussi : *Rust magaz.* 8ter band, 2tes heft 1820, p. 352 (Bremser).

Méthode de Nouffer. — Cette méthode de traitement, pratiquée pendant vingt ans avec mystère à Morat, en Suisse, où les malades se rendaient de tous les pays, fut achetée en 1776 par le gouvernement français, moyennant 18000 francs.

La veille du traitement, panade composée de 60 grammes de pain, 90 grammes de beurre, un peu de sel et l'eau nécessaire ; on la mange à souper ; un quart d'heure après, on boit un gobelet de vin blanc avec un biscuit. Si le malade est constipé, il prend un lavement émollient avec un peu de sel et 60 grammes d'huile d'olive. Le lendemain, de bonne heure, il prend 12 grammes de fougère mâle en poudre dans 200 grammes de décoction de fougère ; si ce médicament est vomi, il faut prendre de nouveau la même dose. Deux heures après, en une ou plusieurs fois, prendre un bol composé de : panacée mercurielle, scammonée, de chaque 0gr,30 ; gomme-gutte, 0gr,35 : mêlez, et faites un bol en ajoutant la confection d'hyacinthe ; boire par-dessus une ou deux tasses de thé léger. Le malade se promènera ensuite dans sa chambre, et reprendra du thé à chaque purgation, jusqu'à ce que le ver soit rendu. Si quelque portion du bol a été vomie, ou si le ver ne sort pas, ce qui arrive assez fréquemment, on purge au bout de huit heures avec le sulfate de magnésie à la dose de 8 à 30 grammes. On le donne aussi pendant l'action du bol, si le ver reste suspendu à l'anus. On recommence le traitement le lendemain, si le premier a échoué.

Ce remède, d'après l'auteur, agit plus sûrement contre le bothriocéphale que contre le ténia ; il réussit mieux dans les temps frais que dans les chaleurs de l'été. D'après l'opinion des médecins français chargés de l'examen du remède de Nouffer, le bothriocéphale exigerait des remèdes moins actifs que le ténia ; la fougère, suivant eux, aurait une action presque spécifique contre le premier de ces vers. (*Précis du traitement contre les ténias ou vers solitaires, pratiqué à Morat en Suisse, examiné et éprouvé à Paris ; publié par ordre du roi.* A Paris de l'imprimerie royale, 1775. — *Journ. de méd. chir.*, etc., 1775, t. XLIV, p. 222. — Bloch, *ouvr. cit.*, p. 115.—Vieusseux, *Jour. de méd. Corvisart*, etc., an XI, t. V, p. 327. — Bremser, *ouvr. cit.*, p. 470.)

Méthode de Renaud. — Prendre avant le traitement un lavement d'eau chargée de savon; les cinq jours suivants, 4 grammes de racine de fougère mâle, dans l'eau de pourpier; peu de temps après, un bol composé de 0gr,30 de mercure doux, d'autant de jalap et de rhubarbe, incorporés dans du miel; la boisson ordinaire est la décoction de fougère mâle.

M. — GRENADIER.

Le grenadier est l'un des meilleurs anthelminthiques dont on se serve aujourd'hui. C'est l'écorce de la racine surtout qui possède la propriété vermifuge; celle de la tige la possède à un moindre degré; celle du fruit n'en est pas tout à fait dénuée.

La connaissance de la vertu anthelminthique du grenadier remonte à l'antiquité. Son usage était vulgaire au temps de Caton le Censeur (Cato, *De re rustica*, cap. CXXVI. *Le fruit macéré dans le vin*); — Sa propriété vermifuge est signalée par Pline (*op. cit.*, lib. XXIII, § 60. *La décoction de la racine tue le ténia*); — par Dioscoride (*op. cit.*, lib. II, cap. LXXI, p. 707, *la décoction de la racine*); — et par Marcellus Empiricus (*op. cit.*, cap. XXVIII, p. 373, *le suc de la racine, la décoction des feuilles contre le ténia*). — L'écorce de la racine de grenadier tue les vers plats, a dit Rhazès (*op. cit.*, p. 282).—Ce médicament est resté ensuite complétement dans l'oubli; c'est à peine s'il est mentionné par Leclerc (*ouv. cit.*, p. 409 et 436, *écorce de la racine*), et par Andry (*ouvr. cit.*, p. 612 et 613, *fruit, écorce*). Dans l'Inde, son usage est vulgaire de temps immémorial, et c'est de là qu'il est revenu en Europe.

Buchanan publia en 1807 la formule dont il faisait usage à Calcutta, en annonçant qu'elle lui avait constamment réussi (Francis Buchanan, *Indian cure of tapeworm; Edinb. med. surg. journ.*, vol. III, p. 22). —En 1814, un chirurgien au Bengale, Adam Burt, appela de nouveau l'attention sur ce médicament (voy. Pollock, *Case of tænia in an infant; Edinb. med. surg. journ.*, vol. X, p. 420). — Enfin en 1821, le docteur Breton, chirurgien aux Indes, publia plusieurs observations qui furent plus remarquées que les précédentes (voy. Roget, in *Med. chir. transact, of London*, vol. XI, 1821, p. 301).

En 1822, le docteur Gomez, médecin portugais, publia un mémoire important sur l'efficacité de l'écorce de la racine de grenadier dans le traitement du ténia (*Mem. sobre a virtude tænifuga do romero (grenadier) com observ.....* par B. A. Gomez, Lisboa, 1822). L'auteur rapporte quatorze observations de succès plus ou moins complet. Le mémoire de Gomez, traduit par Mérat et publié dans le *Journal complémentaire* en 1823 (t. XVI, p. 24), fit connaître en France la propriété de l'écorce de la racine de grenadier, et bientôt un grand nombre de faits vinrent en montrer l'efficacité.

On emploie indifféremment le grenadier sauvage ou le grenadier cultivé; la racine fraîche est préférable à celle qui est sèche. Si l'on prescrit la première, il est nécessaire d'observer que le grenadier, dans nos pays, se greffe quelquefois sur un pied d'une autre essence, et que, dans ce cas, on n'obtiendrait de la racine aucun effet vermifuge. Lorsque l'on se sert de la seconde, il faut choisir celle qui vient de Portugal et qui a été recueillie dans l'année même; il faut en outre, avant de la soumettre à la décoction, qu'elle reste en macération pendant douze ou vingt-quatre heures.

Mode d'administration.

Pour un adulte :

♃. Écorce de racine de grenadier.................... 60 grammes.
Eau.................................... 750 —

Faites macérer pendant douze heures, puis bouillir et réduire à 500 grammes; passez. — A prendre en trois fois de demi-heure en demi-heure.

Pour un enfant de six à quinze ans, la dose d'écorce de racine de grenadier sera de 30 à 45 grammes.

Pour un enfant de moins de six ans, la dose d'écorce sera de 15 grammes. Eau 250 à 300 grammes, réduite à moitié par l'ébullition.

Dans les deux cas, à prendre en trois fois comme chez l'adulte.

Méthode du docteur Bourgeoise. — Le matin ou le soir 45 à 60 grammes d'huile de ricin. — Diète sévère pendant toute la journée. Le lendemain matin prendre en trois fois, de demi-heure en demi-heure, le tiers de la décoction suivante :

♃. Écorce de racine de grenadier............... 60 grammes.
Eau.................................... 1000 —

Faites macérer pendant vingt-quatre heures, puis bouillir et réduire à 500 grammes.

Méthode de Deslandes. — ♃. Extrait aqueux et alcoolique de deux onces d'écorces de racine de grenadier.

Faites un électuaire, à prendre en trois ou quatre fois, de demi-heure en demi-heure, dans du pain azyme.

Mêmes effets qu'avec la décoction.

La dose d'écorce de racine de grenadier, pour un adulte, a été portée à 125 grammes, sans inconvénient; on peut la répéter le lendemain ou le surlendemain, si le ver n'est pas chassé, en se conformant toutefois aux préceptes que nous avons donnés p. 220. Suivant Mérat, il faut s'abstenir de purger le malade après l'administration de ce médicament.

L'ingestion de la décoction de grenadier n'est pas suivie d'accidents fâ-

(1) Léop. Deslandes, *Bull. thérap.*, t. IV, et *Archiv. gén. de méd.*, 1833, t. I, p. 120. Trois cas de succès sur quatre.

cheux ; quelques malades en rejettent une partie par le vomissement, d'autres ont seulement des nausées ; ils ont quelquefois des coliques, des borborygmes, des déjections alvines, des vertiges, un malaise général, quelquefois des syncopes ; mais ces phénomènes ne tardent pas à se calmer. La plupart des malades n'éprouvent point d'effet notable. Le ténia est généralement rendu le premier jour du traitement et quatre à six heures après l'administration du remède.

La décoction de grenadier est peut-être le remède le plus fréquemment efficace contre le ténia, cependant il échoue quelquefois; il ne paraît pas moins efficace contre le bothriocéphale.

PRINCIPAUX TRAVAUX PUBLIÉS SUR LE GRENADIER.

Boiti (*Ann. univers. di medic. da Omodei*, vol. XL, p. 559), — huit cas de guérison.

Bourgeoise (*Nouv. biblioth. méd.*, t. VI, 1824, p. 397), — cinq cas de succès.

Deslandes (*Nouv. biblioth. méd.*, t. VI, 1824, p. 342), — un cas de guérison.

Deslandes (*même recueil*, t. IX, 1825, p. 76), — deux cas de guérison; l'un ayant fait usage sans succès de la fougère.

Souza de Velho (*Nouv. biblioth. méd.*, t. VI, 1824, p. 344,—un cas de guérison.

Grimaud (*Gaz. de santé*, n° 27, 1824), — trente cas de succès avec la racine et l'écorce de la racine.

Husson (*Arch. gén. de méd.*, t. VI, p. 293 et t. VII, 1825, p. 603), — un cas de succès incomplet, un autre cas complet.

Wolff de Bonn (*Hufeland's journ.*, août 1825. — *Bull. sc. médic.*, t. VII, 1825, p. 239. — *Edinb. med. surg. journ.*, 1828. — *Archiv. de méd.*, t. XVIII, 1828), — dix cas traités par l'écorce indigène : trois succès; cinq incomplets; deux cas de diagnostic incertain.

Moulin (*Archiv. gén. de méd.*, 1827, t. XIV, p. 285 et 374 ; t. XV, p. 124), — un cas de guérison.

Raisin, de Caen (*Archiv. gén. de méd.*, 1828, t. XVI, p. 298 et t. XVII, p. 130), — un cas de guérison.

A.-L.-J. Bayle (*Biblioth. de thérap.*, Paris, 1828, t. I, p. 388), — neuf cas, huit guérisons. — Un cas de Kapeler, guérison. — Trente cas? de Moulin, tous guéris. — Chauffard (d'Avignon), deux cas de guérison. — Insuccès par Chomel, Duméril, Ollivier. — Gaube, observation d'épilepsie, datant de dix-sept ans, guérie par l'expulsion du ténia.

Lavalette, d'Aussonne (*Archiv. gén. de méd.*, 1829, t. XX, p. 597), — quatre cas de guérison.

De Fermon (*Bull. sc. méd.*, t. XIX, p. 116, 1829), — plusieurs cas de guérison cités.

Docteur Marchese (*Giorn. nap. med.*, vol. II, fac. 2), — trois cas de guérison.

Rullier (*Archiv. de méd.*, 1831, t. XXV, p. 570), — cas de guérison chez un enfant de trois ans.

F.-V. Mérat (*Du ténia et de sa cure radicale, par l'écorce de racine de grenadier*, in-8. Paris, 1832), — cent quarante-deux observations personnelles ou empruntées à divers auteurs.

Nous bornons ici cette revue bibliographique; les observations et les mémoires postérieurs à l'ouvrage de Mérat, n'ont fait que confirmer l'efficacité du grenadier déjà suffisamment établie.

N. — Huiles grasses.

Andry reconnaît une propriété vermifuge aux huiles d'amandes, d'olive et de noix, prises à jeun. Il cite un cas d'expulsion du ténia par un malade qui avait pris 60 grammes d'huile d'amandes douces; il préfère l'huile de noix contre les lombrics (1).

L'huile d'amandes douces a encore été recommandée par d'autres auteurs (2); mais l'huile de noix, suivie de l'ingestion de vin d'Alicante, a réussi plusieurs fois, dit-on, à chasser le ténia. La dose d'huile était de 150 grammes, et celle du vin d'Alicante de 120 grammes, prise deux heures et demie après l'huile (3).

L'huile de ricin a été surtout préconisée par Odier (de Genève). Ce médecin administrait cette huile à la dose de 15 grammes toutes les demi-heures, jusqu'à ce que le malade en eût pris 90 grammes; il rapporte plusieurs observations d'expulsion de bothriocéphale par ce moyen (4).

Le même médecin donnait encore l'huile de ricin en même temps que la poudre de fougère mâle.

O. — Kamala.

Le kamala ou kameela est une substance résineuse produite par les capsules du fruit du *rottlera tinctoria*, arbre qui croît dans l'Inde, en Chine, aux îles Philippines, etc.; il forme une poudre rouge employée dans l'Inde pour teindre la soie.

En médecine, on l'emploie à l'extérieur dans quelques maladies de la peau, et surtout à l'intérieur comme anthelminthique.

« Si nous nous rapportons à ce qui a été publié, dit le docteur Hunsbry, nous trouvons que les propriétés anthelminthiques du kamala ont été essayées par les docteurs Mackinnon, Anderson, Corbyn et Cardon.

» Les essais de ce remède, en Angleterre, n'ont encore été que fort peu nombreux. Le docteur Arthur Leared, qui a été un des premiers à le prescrire à Londres, a enregistré un cas suivi de succès, et depuis ce temps il m'a dit qu'il avait fait quatre autres tentatives non moins heureuses.

(1) Andry, *ouvr. cit.*, p. 507, 536.

(2) *Journ. de méd.*, 1760, t. XII, p. 506, et 1770, t. XXXIII, p. 347.

(3) Passerat de la Chapelle, *Journ. de méd.*, 1757, t. VI, p. 305. — Binet, *Journ. de méd.*, 1761, t. XV, p. 214. — Baumes, *Journ. de méd.*, 1781, t. LVI, p. 432.

(4) Odier, *Observ. sur l'usage de l'huile douce de ricin particulièrement contre le ver solitaire* (*Journ. de méd.*, 1778, t. XLIV, p. 44, 49, 333, 450, et 1788, t. LXXV, p. 416).

» Le docteur Mackinnon, chirurgien directeur du *Medical-Establishment*, au Bengale, ayant été conduit à user de ce remède, rapporte ce qui suit :

« Mon attention, dit-il, y fut d'abord appelée par un canonnier de la bri-
» gade affecté d'un ténia que ni la térébenthine, ni le kousso n'avaient réussi
» à expulser. Il disait qu'un de ses camarades atteint de ténia avait pris le
» kamala avec succès. J'en envoyai chercher immédiatement, et, sans pré-
» paration préalable du malade, je lui en administrai 12 grammes. C'était un
» homme robuste, chez lequel il ne se manifesta aucun effet ; aussi, quatre
» heures après, je lui fis prendre une dose semblable. Elle le purgea avec
» abondance et facilité ; et à la quatrième selle, un énorme ténia de 18 pieds
» fut rejeté. Le résultat était si satisfaisant que j'ai continué à faire usage
» de ce remède toutes les fois que le cas s'en est présenté ; et je l'ai employé
» aujourd'hui dans seize circonstances différentes, sans jamais éprouver d'in-
» succès. Autant que mon expérience me permet de l'affirmer, j'ai trouvé ce
» remède à la fois meilleur et plus certain que la térébenthine ou le kousso,
» et beaucoup moins désagréable à prendre que l'une et l'autre de ces deux
» substances.

» Dans tous les cas, à l'exception du premier, je n'ai jamais été au delà
» de 12 grammes. Cette quantité produit en général de cinq à six selles, et
» c'est vers la quatrième ou la cinquième que le ver est rendu mort.
» Dans deux des derniers cas où je l'ai administré à l'hôpital, mes deux
» malades se relevaient d'une fièvre qui les laissait encore très faibles, aussi
» la dose de 12 grammes les a-t-elle purgés très violemment de douze à qua-
» torze fois. Dans trois cas suivants je réduisis la dose à 6 grammes, et comme
» elle ne produisait aucune action sur les intestins, j'administrai, six heures
» après, une demi-once d'huile de ricin. Il y eut quatre ou cinq selles, et
» dans chaque cas le ver fut rendu mort.

» Dans presque tous les cas, le cou long et mince du ver paraissait
» se mouvoir. Je donnai à un enfant du pays, âgé de cinq ans, une dose de
» 2 grammes, et le ténia fut complétement expulsé. Le remède purge ordi-
» nairement avec rapidité. Dans une moitié des cas, à peu près, j'ai observé
» quelques nausées et de légères coliques ; dans l'autre moitié, aucun incon-
» vénient ne s'est fait ressentir, et quelques malades déclaraient que c'était
» la purgation la plus facile qu'ils eussent jamais prise de leur vie. »

» Le docteur Mackinnon résume ainsi ce que lui a appris l'expérience :

» 1° Le kamala est un remède sûr et efficace contre le ténia, et d'un usage
» plus certain que la térébenthine ou le kousso.

» 2° Un Européen vigoureux peut très bien en prendre une dose de
» 12 grammes.

» 3° Chez une personne d'une faible constitution, ou chez une femme, la
» dose doit être de 6 grammes, avec une demi-once d'huile de ricin en sus,
» s'il est nécessaire. »

» Depuis que le journal d'où nous venons d'extraire les lignes précédentes a été publié, le docteur Mackinnon a rapporté que dans d'autres essais du kamala faits sur une plus vaste échelle et où il l'a administré à plus de cinquante malades, il n'y a eu que deux cas où le ver n'a pas été expulsé.

Le docteur Anderson, chirurgien sous-aide au 43e régiment d'infanterie légère, rapporte que la présence du ténia est très commune chez les Européens qui servent dans le Punjab, ainsi que dans la population musulmane de cette province : « Les propriétés anthelminthiques du kamala, écrit le docteur Anderson, sont aussi marquées que celles des vermifuges le plus en réputation, » sans en excepter le remède abyssinien appelé *kousso*. La seule objection qu'on » puisse élever contre lui, c'est que l'emploi de la poudre détermine des nausées considérables, mais dont le nombre ne surpasse certainement pas » celles que produisent la préparation de la racine de grenadier, ou d'autres » ténifuges. Après avoir pris 3 drachmes de la poudre, le ver est ordinairement expulsé à la troisième ou quatrième selle. On le rend généralement » entier, presque toujours mort, et dans tous les cas que j'ai examinés (quinze » à peu près) il m'a été possible d'apercevoir la tête. Dans deux cas seulement, j'ignore si le ver avait été rendu vivant. L'avantage de la teinture » sur la poudre consiste en ce que son action est plus certaine et plus douce, » et en ce qu'elle occasionne rarement des nausées et des coliques. Dans deux » ou trois cas, la dose ordinaire ne fut suivie que de deux ou trois selles, et » à la seconde le ver fut expulsé. Chez un malade, une seule selle fut occasionnée par la médecine, et le ver fut rendu mort. »

» Le docteur Anderson fait allusion à quatre-vingt-quinze cas de ténia où l'on prescrivit le kamala, et dans ce nombre il n'en connaît que deux où le ver ne fut pas expulsé. Parmi ces quatre-vingt-quinze cas, quatre-vingt-six s'observaient chez des soldats européens, huit chez des musulmans natifs, et un sur un Hindou de la plus basse classe. Tous ces individus étaient dans l'habitude de s'adonner aux excès et constamment à une nourriture animale; aussi dans cette classe le ténia est-il commun. Ceux qui, au contraire, sont soumis à un régime moins succulent, sont aussi moins sujets au ténia ; et au dire du docteur Anderson, ce parasite est inconnu dans plusieurs régiments d'insulaires, chez les Hindous cipayes et chez les domestiques, qui tous font usage d'une alimentation entièrement végétale.

» Les expériences du docteur C.-A. Gordon sur l'efficacité du kamala concordent entièrement avec celles des docteurs Mackinnon et Anderson. Il observe « qu'avec le kamala, il n'y a point d'effet désagréable. Il n'est même » pas nécessaire de se préparer à l'effet du médicament par une purgation. » A part quelques nausées et coliques insignifiantes, on n'éprouve aucun effet » désagréable, et le grand nombre des personnes auxquelles on l'a administré » n'ont éprouvé, en aucune manière, plus d'inconvénient que ne leur occasionnerait une médecine ordinaire. »

» La dose de kamala peut être fixée de 2 à 12 grammes, suspendus dans l'eau. Une seule dose est ordinairement suffisante, et, en général, il n'est pas nécessaire d'employer d'autre médecine avant ou après. Dans quelques cas, cependant, où l'on n'a administré qu'une petite dose de kamala et ensuite de l'huile de ricin, on a produit un bon effet.

» Le docteur Gordon a prescrit le kamala à la dose de 4 grammes, répétée à intervalles de trois heures.

» Le kamala peut se donner aussi sous forme de teinture, et voici la formule que recommande le docteur Anderson :

℞. Kamala	180 grammes.
Alcool rectifié	380 —

Faites macérer pendant deux jours et passez.

» On peut préparer une teinture éthérée, identique comme efficacité; mais on dit qu'elle n'offre aucun avantage particulier sur la teinture alcoolique. La dose de teinture de kamala est de 4 à 16 grammes, diluée dans un peu d'eau aromatique (1). »

M. Moore, médecin à Dublin, vient de publier cinq nouveaux cas de guérison du ténia par le kamala; dans aucun cas, l'administration du médicament n'a causé d'accidents; ce médecin l'a trouvé également efficace contre les lombrics.

NOTES ET MÉMOIRES PUBLIÉS SUR LE KAMALA.

Hunsbry, *mém. cit.* — Anderson, *Edinb. new philosoph. journ.*, avril 1855. — Ramsgill, *Halfi-yearly abstrait*, etc., of Ranking et Radcliffe, 1859, t. I, p. 136.— Peacock, *Med. Times and Gaz.*, 1858, t. II, p. 472. — Leared, *ibid.*, 19 décemb. 1857 ; 15 janv. 1859. — Hosher, *ibid.*, 1859, t. I, p. 203. — Moore, *Dublin hospital Gazette*, 1er mai 1858 ; et *Dublin medical Press*, 6 juillet 1859 (*cités dans Archiv. gén. de méd.*, septembre 1859, p. 344).

P. — MOUSSE DE CORSE, CORALLINE OFFICINALE.

La mousse de Corse est devenue d'un usage vulgaire en France, depuis qu'un médecin de Marseille, Sumeire, l'eût fait connaître, en 1779 (2). Toutefois, au XVIe siècle déjà, Mercurialis en avait fait l'éloge (3), et Leclerc ainsi qu'Andry en parlent comme d'un excellent vermifuge (4).

La mousse de Corse, ou varec vermifuge, est formée par un mélange de plusieurs espèces d'algues. Le *fucus helminthocorton* entre environ pour un

(1) Hunsbry, *Note pharmacologique sur le kamala, nouvel agent ténifuge* (*Bull. thérap.*, 1858, t. LIV, p. 310. Extrait de la *Revue pharmac. de Dorvault*).

(2) La mousse de Corse, ou *helminthocorton*, était usitée en Corse de temps immémorial, lorsqu'un médecin grec qui avait été employé dans les hôpitaux militaires de cette île, la fit connaître à Sumeire (*Journ. de méd.*, 1779, t. II, p. 331).

(3) Mercurialis, *Hist. d'un remède inconnu aux anciens; Corallina ou muscus marinus*, in Schenck, lib. III, p. 364, *De lumbricis*.

(4) Matthiole et Brassavole en avaient aussi fait usage avec beaucoup de succès. Voy. Leclerc, p. 422, et Andry, p. 616.

tiers dans ce mélange, le reste étant composé de diverses plantes, entre autres de la *coralline officinale*. Celle-ci est quelquefois administrée isolément, mais elle a moins de vertu que le fucus ; on la prescrit aux mêmes doses et de la même manière que le varec.

MODE D'ADMINISTRATION.

L'infusion ou la décoction de mousse de Corse se fait dans la proportion de 4 grammes de mousse pour 30 grammes d'eau ou de lait. La durée de l'infusion doit être de douze heures, celle de la décoction de deux ou trois minutes (temps de l'ébullition).

La dose est de 4 à 6 grammes de varec pour les enfants de moins de sept ans.
— de 8 à 15 grammes pour les enfants de sept à quinze ans.
— de 15 à 30 grammes pour les adultes.

La mousse de Corse peut encore se donner en poudre à la dose de 1 à 4 grammes, incorporée dans du miel ; en gelée, à la dose de plusieurs cuillerées à café.

Ces diverses préparations doivent être administrées le matin à jeun, pendant plusieurs jours de suite.

La mousse de Corse est l'un des vermifuges les plus efficaces contre l'ascaride lombricoïde, mais il faut qu'elle ne soit pas altérée par une trop longue conservation ou par un mélange frauduleux. Assez souvent nous avons prescrit ce médicament sans obtenir aucun effet, et nous doutions même de sa grande vertu vermifuge, lorsque nous eûmes occasion de la reconnaître par un envoi qui nous a été fait directement de Corse (1).

Q. — MURIER.

Le mûrier, tombé complétement en désuétude, était, dans l'antiquité, un des anthelminthiques les plus fréquemment conseillés. Pline, Dioscoride, Galien, Oribase, etc., le placent à côté de la fougère et de la racine du grenadier (2). Andry employait l'écorce de la racine de mûrier recueillie avant la

(1) Je citerai entre autres le cas d'une petite fille, venant de la campagne, pâle et avec les yeux cernés, qui me fut adressée, il y a environ un an ; je trouvai dans les matières fécales un grand nombre d'œufs d'ascaride lombricoïde ; une dose de varec, venant de Corse, lui ayant été donnée, elle rendait bientôt après trois lombrics. Au bout de quelques jours, je m'assurai par l'inspection microscopique des matières fécales, qu'il ne restait plus de lombrics chez cet enfant. Depuis un an qu'elle habite Paris, il ne s'est plus montré d'œufs d'ascarides dans ses garde-robes et elle n'a plus rendu aucun de ces vers.

(2) Pline, *op. cit.*, lib. XXIII, § 70 : le suc du mûrier contre le ténia et les autres vers intestinaux. — Dioscoride, *op. cit.*, lib. II, cap. LXXI, p. 707 : mûrier contre le ver plat. — Galien, *op. cit.*, t. III, p. 87 verso. — Oribase, *op. cit.*, lib. II, p. 84 : la racine.

maturité du fruit, à la dose de 4 grammes (1); on la retrouve encore dans le remède de Lieutaud dont voici la formule :

♃. Diagrède, crème de tartre, de chaque, 0gr,60 ; — antimoine diaphorétique 0gr,50 ; — fougère mâle, écorce de racine de mûrier, de chaque 2 grammes.

A prendre en une fois; contre le ténia.

Desbois (de Rochefort) dit que la racine du mûrier blanc est aussi efficace contre le ténia que celle de fougère ; elle se donne en poudre à la même dose et de la même manière que ce dernier médicament ; on donne aussi la décoction à la dose de 90 à 125 grammes dans trois litres d'eau, réduits à un par l'ébullition. L'amertume de cette préparation fait préférer la poudre (2).

R. — Musenna.

« Parmi les huit ou dix remèdes les plus usités pour cette maladie (le ténia), on ne connaît en France, écrit M. d'Abbadie, que le *kosso.* C'est un purgatif drastique qui fatigue l'estomac et occasionne souvent des nausées si fortes que le patient ne peut le digérer ; d'ailleurs il doit être réitéré tous les deux mois, et enfin il n'effectue jamais de guérison radicale. En outre, j'ai vu l'usage du kosso produire des dysentéries toujours opiniâtres et quelquefois mortelles.

» Le musenna est exempt de tous ces inconvénients. C'est l'écorce d'un arbre qui croît près de la mer Rouge, dans les environs de Muçawwa. La dose est de 60 à 70 grammes, pulvérisés avec soin et administrés dans un véhicule demi-fluide, par exemple du miel ou de la bouillie de farine. On prend le remède deux ou trois heures avant le repas, et le ténia est *expulsé le lendemain*, généralement sans purgation, ni tranchées. Quelquefois la guérison n'a lieu que le deuxième ou troisième jour.

» Bien qu'en Abyssinie l'efficacité du musenna soit universellement admise, je n'ai pas voulu jusqu'ici en entretenir les savants de l'Europe, où la diète habituelle et l'hygiène diffèrent tant de celles des contrées intertropicales. Il fallait d'abord voir l'effet du nouveau médicament sur les Européens, et à cet effet j'ai donné plusieurs doses de musenna à M. le docteur Pruner-Bey, qui pratiquait au Caire et qui a constaté dix-neuf guérisons dues à ce remède (3). Dès mon retour en France, j'ai remis une dose de musenna à un membre distingué de notre diplomatie qui avait vainement et successivement essayé de tous les remèdes connus contre le ténia, sans même omettre le kosso. Ses essais infructueux l'avaient rendu très défiant, et il eut soin d'attendre plusieurs mois après l'usage du musenna avant de m'écrire qu'il se

(1) Dans Leclerc, *ouvr. cit.*, p. 417.

(2) Desbois de Rochefort, *Cours élém. de mat. méd.* Paris, 1789, t. II, p. 197.

(3) Pruner, *Nouveau spécifique contre le ténia ; écorce de l'arbre musenna* (*Neue medicin. chirurg. Zeitung*, et *Gaz. méd.*, Paris, décembre, 1851).

croyait radicalement guéri de sa longue et fâcheuse maladie. Malgré ce concours de témoignages, je n'ai garde d'affirmer l'efficacité constante de ce remède avant un nouveau et sincère examen dont je livre l'initiative à la savante sollicitude de l'Académie. A cet effet je lui adresse trois doses de musenna (1). »

Les doses de musenna, ayant été remises à M. Rayer, furent administrées à trois malades de son service, à la Charité.

1° Une fille, âgée de vingt-huit ans, née à Damery (Loiret), habitant Paris, éprouve des désordres dans sa santé depuis sept mois; il y a dix jours, elle rendit spontanément un long fragment d'un ver cestoïde; il y a trois jours, elle prit un remède contre le ténia, qui lui fit rendre de longs fragments d'un ver annelé. — Elle entre à la Charité le 7 février 1852.

Le 13, la malade est mise au bouillon et potage comme préparation. — Le 14, elle prend 15 *grammes de poudre de musenna* dans du sirop. Point de rapports ni de nausées, douleurs abdominales légères, pas de selles. Le soir, céphalalgie. — Le 15, 30 *grammes de musenna* pris avec dégoût; pas de vomissements, deux selles. — Le 16, au matin, la malade rend deux longs fragments de bothriocéphale, sans la tête.

La malade continue à se plaindre d'étourdissements, de battements de cœur, d'envies de vomir, de sensations désagréables dans la tête. Elle sort de l'hôpital le 28; elle n'a pas été revue.

2° Une femme, âgée de vingt-huit ans, habitant Paris depuis sept ans, est sujette à des attaques épileptiformes depuis vingt-deux mois. Traitée par la racine de grenadier et le Cousso, elle a rendu avec le premier de ces médicaments un fragment de ténia, elle n'en a jamais rendu d'autre. Elle entre à la Charité le 10 février 1852.

Le 13, la malade est mise au bouillon et potage, comme préparation. — Le 14, elle prend 15 *grammes de poudre de musenna*, sans dégoût et sans phénomènes consécutifs notables; pas de selle. — Le 15, 30 *grammes de musenna* dans du miel; pas de dégoût, pas de selle; étourdissements plus marqués que d'habitude. — Le 16, 60 *grammes de musenna en une fois;* une selle, trois dans la nuit suivante avec quelques coliques.— Le 17, huile de ricin, 4 selles. Aucun fragment de ténia n'a été rendu.

Le 26 la malade prend l'*huile éthérée de fougère mâle* et ne rend aucun fragment de ténia; elle sort de l'hôpital le 2 mars.

3° Une femme âgée de quarante-quatre ans, habitant Paris où elle est née, n'éprouvant point de désordres notables dans sa santé, rendit spontanément, il y a sept jours, un fragment de ténia solium, long de 50 centimètres environ. Elle entre à la Charité, le 26 avril 1852.

Le 28 avril, la malade prend 30 *grammes de poudre de musenna* dans du miel, avec beaucoup de répugnance. Douleurs épigastriques, vomissements, pas de selles. Le 29, huile de ricin 15 grammes; une selle le soir. Aucun fragment de ténia n'a été rendu.

(1) A. d'Abbadie, *Note sur un nouveau remède pour le ténia* (*Comptes rendus Acad. des sciences*, 1852, 1er sem., p. 167).

Le 7 mai, la malade prend la décoction de la racine de grenadier; le 15, l'huile éthérée de fougère mâle; aucun de ces remèdes n'a fait rendre de fragments de ténia. Cette femme sort de l'hôpital le 24 mai.

M. Küchenmeister a administré aussi sans succès le musenna; il l'avait reçu du professeur Martius. Chez son malade, des fragments ont été expulsés, mais le ver est resté; il a été chassé par la racine de grenadier (1).

Il se peut, comme le fait observer M. Küchenmeister que le musenna perde ses propriétés par une longue conservation.

S. — Nitrate d'argent.

Les lavements d'une solution de nitrate d'argent, à la dose de 0gr,50 à 0gr,75 sur 125 grammes d'eau distillée, sont, d'après M. Schultze (de Daidesheim), d'une grande efficacité contre les oxyures. Le premier lavement est ordinairement rendu immédiatement avec des oxyures morts ou encore vivants; les autres amènent les oxyures morts. Deux ou trois lavements suffisent ordinairement pour la guérison (2).

T. — Noix vomique.

Plusieurs médecins ont préconisé la noix vomique comme vermifuge; on en a porté la dose jusqu'à 0gr,50. On a employé avec succès contre les lombrics, l'*essence spiritueuse* à la dose de 50 gouttes quatre fois par jour (3).

U. — Papayer.

Le papayer (*carica papaya*) est un arbre originaire des Moluques, qui a été propagé dans les Indes et aux Antilles. Sa tige fournit un suc laiteux, amer et riche en substances azotées coagulables.

Chapotin dit que le suc laiteux du fruit du papayer est un bon vermifuge, très usité à l'île de France (4).—R. Dyer dit aussi que le lait de papaya, employé à l'île de France, est un excellent vermifuge et exempt de tout danger même lorsqu'il est pris à trop forte dose. Malheureusement ce médicament est très altérable et ne peut être exporté (5). Au dire de Levacher, la *racine* du papayer est en usage à Sainte-Lucie (Antilles) (6).

C'est principalement contre les lombrics qu'on fait usage de ce médicament. Il serait à désirer qu'on pût en isoler le principe actif.

V. — Panna.

Le panna est une espèce de fougère propre à l'Afrique australe; il est em-

(1) Küchenmeister, *ouvr. cit. trad.*, p. 156.

(2) *Deutsche Klinick* et *Revue de thérap. médico-chir.*, 1858, p. 629.

(3) Bayle, *Bibliothèque de thérap. cit.*, 1830, t. II, p. 134. — Voy. aussi *Journ. de méd.*, 1786, t. LXVIII, p. 356.

(4) Chapotin, *ouvr. cit.*, p. 144.

(5) R. Dyer, *Asc. lomb. Rech. sur les causes de leur fréquence et leur traitement à l'île Maurice* (*The London med. Gaz.*, et *Gaz. méd.*, Paris, 1834, t. II, p. 363).

(6) Levacher, *ouvr. cit.*, p. 97.

ployé par les Caffres pour expulser le ténia. Le docteur Behrens parle de 83 succès sur 90 cas.

Trois ou quatre jours avant le traitement on prescrit une demi-diète, l'abstention de mets farineux et de boissons fermentées. On administre la racine à la dose de 1 gramme, ou 1 gramme 50, dans un peu d'eau, à répéter de quart d'heure en quart d'heure jusqu'à la dose totale de 3 à 5 grammes. Deux heures après, on donne l'huile de ricin.

Ce médicament provoque quelquefois des vomissements ou des congestions de tête passagères, mais jamais d'accidents sérieux (1).

W. — Quinquina. — Sulfate de quinine.

Van Doeveren rapporte une observation de ténia et une autre de lombrics expulsés par le quinquina, sans pour cela attribuer à ce médicament une vertu anthelminthique très importante (2).

Le docteur Kunz (de Radebourg, Saxe) donne l'observation d'un homme atteint de fièvre intermittente qui, après l'administration du sulfate de quinine, rendit un *ténia* de plus de cent aunes de longueur, avec la tête. La présence de ce ver dans les intestins n'avait pas été soupçonnée (3).

Le docteur Delvaux (de Bruxelles) rapporte deux observations de bothriocéphales expulsés à la suite de l'administration du sulfate de quinine (4). Ces faits tendraient à établir que le sulfate de quinine jouit d'une vertu anthelminthique. Le médecin de Bruxelles affirme que ce médicament expulse complétement les lombrics, et qu'administré en lavements, il jouit des mêmes propriétés à l'égard des oxyures. Nous pouvons opposer à cette assertion le fait de M. Cruveilhier, rapporté ci-dessus (p. 211). Toutefois, l'observation du docteur Kunz, qui concerne peut-être le bothriocéphale, vu la grande longueur du ver, et celles du docteur Delvaux réunies, peuvent faire espérer que l'on rencontrera dans le sulfate de quinine un agent précieux contre le bothriocéphale.

X. — Santonine.

La santonine est une substance cristallisable qui existe dans plusieurs plantes du genre *artemisia*, et notamment dans celles qui donnent le *semen-contra ;* elle est inodore, presque insipide, presque insoluble dans l'eau pure.

La santonine a été découverte, en 1830, par Kahler, pharmacien à Düsseldorf, et d'un autre côté par Alms, de Mecklembourg (5). Bientôt après elle

(1) Behrens, *La racine de panna et son emploi en médecine* (*Deutsche Klinik*, 1856, et *Gaz. méd. de Paris*, 1857, p. 826).

(2) Van Doeveren, *ouvr. cit.*, p. 361.

(3) Kunz, *Du sulfate de quinine contre le ver solitaire* (*Journ. complém.*, 1832, t. XLIV, p. 224).

(4) Delvaux, *Presse méd. belge* et *Abeille méd.*, 1855, p. 152.

(5) *Buchner's Repert. für die Pharm.*, t. XXXVIII, et *Arch. gén. de méd.*, 1832, t. XXIX, p. 414.

a été étudiée au point de vue chimique par Trommsdorff et Liébig. Merk, de Darmstad, fit connaître ses propriétés vermifuges qui ont été proclamées aussi en France par M. Calloud, pharmacien à Annecy. L'usage de cette substance comme vermifuge se répandit rapidement en Allemagne, en Italie, puis en France; on s'en servit aussi comme fébrifuge.

MODE D'ADMINISTRATION.

La santonine se donne à la dose de 0gr,10 à 0gr,20 pour les enfants; de 0gr,25 à 0gr,30 pour les adultes, divisée en plusieurs prises.

On la fait prendre mêlée avec du sucre, en poudre ou en pastille. M. Küchenmeister s'est très bien trouvé de son administration, à la dose de 0gr,10 à 0gr,20, dans 30 grammes d'huile de ricin.

Le docteur Baylet, médecin français très distingué, qui pratique depuis dix ans la médecine au Brésil, dans la province de San-Pedro de Rio Grande du Sud, eut l'occasion d'expérimenter d'une manière très suivie l'efficacité des vermifuges habituellement usités; en effet, dans la province de San-Pedro, tous les habitants ont des vers, et les étrangers qui viennent se fixer dans le pays ne tardent pas à en être atteints. La santonine est le seul vermifuge qui ui donna contre les lombrics de effets constants et tout à fait satisfaisants.

Voici les formules auxquelles le docteur Baylet s'est arrêté:

Pour un enfant âgé de moins de trois ans:

℞. Santonine	0,10 centigrammes.	
Calomel à la vapeur	0,20	—

Divisez en huit paquets.

Pour un enfant de trois à douze ans:

℞. Santonine	0,20 centigrammes.	
Calomel à la vapeur	0,40	—

Divisez en huit paquets.

Pour un adulte:

℞. Santonine	0,40 centigrammes.	
Calomel à la vapeur	0,10	—
Poudre de jalap	0,20	—

Divisez en huit paquets.

Le malade prend un paquet chaque matin, à jeun, dans une cuillerée à café de miel; il boit immédiatement après une infusion légère d'une plante aromatique, comme la menthe poivrée. S'il survient, ce qui est très rare, un sentiment général de lassitude, une impression de froid, la sécheresse et la rougeur des lèvres, la co-oration en jaune des urines, la dose ordinaire est divisée en deux parties, pour être prise en deux fois, le matin et le soir. — Le quatrième jour, trois ou quatre heures après l'administration de la santonine, le malade prend un laxatif, l'huile de ricin de préférence à tout autre.

L'expulsion des lombrics commence généralement le deuxième jour du traitement; elle a lieu chaque jour jusqu'au sixième, au huitième, ou au dixième, époque à laquelle la guérison est ordinairement complète.

Les légers accidents mentionnés par M. Baylet, sont les seuls que détermine quelquefois la santonine administrée aux doses ordinaires. Dans des cas très rares, quelques médecins en ont noté de plus sérieux : chez un enfant âgé de quatre ans, qui avait pris le double de la dose prescrite, le docteur Spengler observa des vomissements, des coliques, des syncopes, de la dyspnée, des sueurs froides, etc. La chaleur appliquée à l'extérieur, du lait, de l'eau de Seltz furent les moyens de traitement; après une nuit très agitée, le petit malade entra en convalescence (1).

La santonine produit sur la vue et sur les urines des effets particuliers, qui ont été signalés par plusieurs médecins. Ces effets qui se produisent presque toujours lorsque le médicament est administré à forte dose, consistent, pour la vue, en une coloration jaune ou verte des objets, et pour les urines, dans la couleur jaune qu'elles acquièrent.

L'effet produit sur la vue a quelquefois été observé chez les malades qui faisaient usage de *semen-contra*; mais il se produit incomparablement plus souvent avec la santonine. Le docteur Schmidt a publié deux cas où les malades voyaient les objets colorés en vert; le docteur Martini, qui a fait une étude particulière de cet effet de la santonine, a signalé quelques variations dans les phénomènes. Dans la plupart des cas, les objets sont vus colorés en jaune-paille; ils le sont quelquefois en vert intense, quelquefois en bleu. La perception de ces colorations n'est pas permanente, elle cesse et revient par instants; la différence des doses la fait aussi parfois varier : un malade qui voyait les objets colorés en jaune, les vit, avec une dose double, colorés en rouge, puis en orangé (2).

Les urines qui acquièrent une couleur citron ou orangé, ne doivent pas cette coloration à la matière colorante de la bile, d'après les recherches du docteur Zimmermann (3). Ce médecin a supposé que l'effet produit sur la vue tient à la couleur jaune qu'acquerrait le sérum du sang ; le docteur Martini l'explique par un état nerveux particulier de la rétine.

La santonine possède une propriété anthelminthique très sûre et très prompte contre l'ascaride lombricoïde ; le docteur Spencer Wells lui attribue encore une action contre le ténia (4); mais cette assertion est infirmée par les recherches du docteur Baylet : « J'ai reconnu, nous écrit ce médecin, que

(1) *Bull. de thérapeutique*, **1851**, t. XLI, p. 183.

(2) Martini, *Comptes rendus Acad. des sciences*, séance du 9 août 1858.

(3) Zimmermann de Hamm, *Deutsche Klinik*, 1853, et *Gaz. méd.*, Paris, 27 mai 1854.

(4) *Un mot sur les propr. vermif. de la santonine et son mode de préparation* (*London med. Gaz.*, 1848, et *Bull. de thérap.*, 1848, t. XXXV, p. 140).

la santonine n'a aucune efficacité contre le ténia, ni contre les oxyures vermiculaires; son efficacité n'est évidente que contre l'ascaride lombricoïde; contre cet entozoaire, elle réussit toujours, et d'une manière complète. Je signalerai, entre autres, le cas dont j'ai été témoin, d'un mulâtre âgé de douze ans, auquel le docteur Pereira Goulart administra la santonine; en sept jours, cet enfant rendit 940 lombrics. »

Y. — SAORIA.

Le *saoria* (*sauarja*) est le fruit mûr et desséché du *maesa picta*. D'après M. Schimper (gouverneur à Adoa), on le trouve dans toute l'Abyssinie, à une hauteur de 7000 à 9000 pieds.

« Ces fruits, rapporte M. Schimper, frais ou desséchés, sont le meilleur et le plus sûr ténifuge; leur dose, à l'état de dessiccation, est de 32 à 44 grammes. On les réduit en poudre que l'on administre dans une purée de lentilles ou dans de la bouillie de farine. Ce médicament détermine des purgations, tue et expulse le ver en entier, et n'exerce que peu d'influence sur la santé, ce qui n'a pas lieu pour le cousso; ce dernier ne tue le ténia que rarement et ne l'évacue qu'en partie, quoique ce soit la presque totalité. Le cousso n'est pas répandu partout, le saoria existe dans toutes les parties de l'Abyssinie, à la hauteur indiquée, et pourrait probablement être cultivé en Europe et y devenir indigène (1). »

Par les soins de M. Hepp, le saoria a été administré à Strasbourg par plusieurs médecins à des malades atteints du ténia. Sur huit cas dans lesquels l'existence du ténia était bien constatée, huit fois ce ver a été expulsé, mais dans aucun la tête n'a été trouvée.

Les effets de l'ingestion du saoria se bornent, en général, à des nausées, à quelques coliques et à une purgation modérée, jamais suivie de diarrhée; quelquefois ces symptômes manquent. Très rarement on a à constater des accidents un peu sérieux tels qu'un malaise général, la petitesse du pouls, les douleurs vives de l'estomac et du pharynx.

Le saoria exerce une action spéciale sur l'urine; il la colore en violet, sans apporter de changement dans la quantité de ce liquide.

M. Strohl donne les conclusions suivantes: « Le saoria est un ténifuge plus sûr que nos ténifuges indigènes. Son action est douce, rarement accompagnée d'effets désagréables et il n'est pas difficile à avaler. On peut l'administrer sans crainte et facilement aux petits enfants, aux femmes et en général aux personnes à constitution détériorée et à tube digestif affaibli. Le temps seul pourra prononcer si son action est radicale ou simplement palliative. »

(1) Sthrohl, *Des principaux ténifuges actuellement employés, et de deux nouveaux médicaments de ce genre importés d'Abyssinie, le saoria et le tatzé* (*Mém. lu à la Soc. de méd. de Strasbourg*, le 6 avril 1854). *Gaz. méd.*, Paris, 1854, p. 405. — Reprod. dans *Bull. thérap.*, t. XLVII.

M. Küchenmeister a essayé deux fois ce médicament : dans un cas sans résultat aucun, la malade n'avait peut-être pas de ténia ; dans un autre cas, des fragments furent expulsés, mais non la tête ; cependant le malade parut guéri de son ver. Le docteur Zürn administra aussi le musenna à deux malades, une fois avec succès, une fois sans résultat (1).

Z. — SEMEN-CONTRA.

Le *semen-contra*, ou sementine, a été préconisé par les médecins arabes ; il est resté en usage depuis leur époque. Mélangé aux semences de tanaisie, d'aurone et de santoline, il constitue un médicament vermifuge connu sous le nom de *barboline*.

On le donne en poudre, à la dose de 2 à 8 grammes, incorporé dans du miel, dans un sirop, ou dans du pain d'épice. L'infusion, ayant un goût fort désagréable, n'est pas usitée.

Le semen-contra est un bon médicament contre les lombrics ; il agit aussi contre les oxyures. Le docteur Marchand le regarde comme un *remède curatif* de ces parasites, lorsqu'il est administré d'après la méthode suivante :

Prendre chaque jour, dans de l'eau, trois cuillerées à café de semen-contra fraîchement pulvérisé.
Extrait d'opium, q. s. pour amener une légère constipation. Régime animalisé.
Durée du traitement : dix à douze jours (2).

Le semen-contra a donné lieu quelquefois à des phénomènes semblables à ceux dont nous avons parlé à propos de la santonine ; le docteur Wittcke rapporte que tous les membres d'une famille composée du père, de la mère et de plusieurs enfants adultes, prirent le même jour, dans le but de se débarrasser des vers, une dose de semen-contra remarquable par sa belle couleur verte. « Outre l'évacuation de nombreux vers intestinaux, le remède produisit le phénomène de changer pour chaque membre de cette famille le rouge en orangé et le bleu en vert, effet qui cessa dès le lendemain (3). »

AA. — SPIGÉLIE.

La spigélie anthelminthique était vulgairement usitée, et de temps immémorial, au Brésil, où elle portait le nom de *Yerba de lombrices*. Le docteur Browne en obtint le secret des Américains (1748) et en fit un grand éloge dans son *Histoire de la Jamaïque*. Le docteur Linning, médecin à Charlestown, préconisa de son côté la spilégie de Maryland, dont il avait reçu le secret des sauvages, en 1754.

(1) Küchenmeister, *ouv. cit. trad.*, p. 154.
(2) Docteur Marchand de Sainte-Foix, *Revue de thérap. médico-chirur.*, 1857, p. 347.
(3) *Med. zeitung d. f. H. in Preusse*, et *Gazette des hôpitaux*, p. 547, 1856.

On donne la poudre des feuilles ou de la racine à la dose de 0gr,50 pour les enfants; en infusion à la dose de 2 grammes.

La spigélie a été souvent prescrite dans le siècle dernier : Bergius, Dahlberg, Brocklesby, Whytt en ont fait usage. Van Swieten proscrivit ce médicament comme très dangereux; il est aujourd'hui complétement abandonné (1). La spigélie de Maryland est moins vénéneuse que la spigélie anthelminthique et devrait lui être préférée.

BB. — TANAISIE.

La tanaisie, la santoline, l'absinthe, l'armoise jouissent de propriétés anthelminthiques, principalement contre les lombrics et les oxyures; l'infusion ou la décoction de ces plantes, prise en lavement, peut être surtout utile contre ces derniers vers. On se servirait peut-être avec avantage chez les petits enfants et chez quelques malades qui ne pourraient prendre les anthelminthiques à l'intérieur, de bains d'une infusion de ces plantes, ou de leurs feuilles en cataplasmes sur le ventre.

CC. — TATZÉ.

« Les fruits appelés *tatzé*, *zareh*, sont produits par un arbuste de la famille des myrsinées, le *myrsina africana*, L. Cette plante se trouve en Abyssinie, sur les roches humides du cap de Bonne-Espérance, aux îles Açores, en Algérie et dans d'autres parties de l'Afrique. D'après M. Schimper, on la rencontre en Abyssinie à une hauteur de 9000 pieds.....

« M. Schimper dit que ces fruits frais ou secs sont un ténifuge puissant. La dose ordinaire des fruits secs est de 15 grammes, tout au plus 24 grammes, réduits en poudre et délayés dans de l'eau. La dernière dose ne doit être donnée qu'à des personnes de constitution robuste. Cette plante est plus répandue que la précédente (saoria); on pourrait en avoir de grandes quantités presque dans toute saison, et elle s'acclimaterait probablement en Europe (2). »

Le tatzé a été administré à Strasbourg par différents médecins. D'après le résumé de six observations, M. Strohl conclut que le tatzé est pris avec plus de répugnance que le saoria, sa saveur étant plus âcre et plus persistante. Il a produit quelquefois des vomissements, jamais de coliques, une seule fois du malaise et de la céphalalgie sans gravité. Dans tous les cas le ténia a été expulsé.

DD.—TÉRÉBENTHINE.

« Le peuple, dit Rosen, se délivre du ténia dans Biœrneborg avec l'huile de térébenthine à forte dose (3). »

(1) Browne, *Gent. magaz. for.* 1751, p. 544 (H. Cloquet). — Linning, *Essays and observ. of Edinb.* vol. I, p. 436 (Cloquet). — Linné, *Amœn. acad.*, vol. V, p. 133. — Rosen, *ouvr. cit.*, p. 410. — Van Swieten, *ouvr. cit.*, t. IV, p. 656. — Gilibert, *Journ. gén. de méd.*, 1788, t. LXXV, p. 358.

(2) Strohl, *Mém. cit.*, p. 427.

(3) Rosen, *ouvr. cit.*, p. 431.

En 1804, un matelot anglais atteint du ténia, pensant se soulager de ses maux, imagina de prendre en une seule fois, 30 grammes d'essence de térébenthine; deux heures après, il rendit son ver entier et mort, sans éprouver aucun inconvénient du remède(1). J. Hall, témoin de la cure et atteint du même mal, suivit cet exemple et fut promptement débarrassé de son ténia ; il administra ensuite avec succès la térébenthine à cinq autres personnes. Le docteur Fenwick (de Durham) ayant appris les guérisons opérées par ce médicament, l'administra avec le même succès à plusieurs malades et fit part de ses observations, en 1809, à Matth. Baillie, président de la Société médico-chirurgicale de Londres. Un grand nombre de médecins anglais, plusieurs médecins de Genève essayèrent le nouveau médicament avec des succès divers, mais généralement favorables. Ce remède est encore aujourd'hui usité en Angleterre, et regardé comme l'un des meilleurs anthelminthiques.

MODE D'ADMINISTRATION.

L'huile essentielle de térébenthine s'administre à la dose de 15 à 90 grammes, mais plus généralement à la dose de 30 à 60 grammes, prise en une ou deux fois.

On la donne pure ou dans quantité égale d'huile d'amandes douces ou d'huile de noix.

Beaucoup de malades, à la suite de l'ingestion de ce médicament, ne ressentent point de mauvais effets ; mais quelques-uns éprouvent une sensation désagréable de chaleur à l'estomac, une sorte d'ivresse, des vertiges, etc.; quelquefois le médicament est vomi ; dans aucun cas on n'a noté des accidents sérieux. Généralement le ténia est rendu, au bout d'un temps très court, après une ou plusieurs selles; il est presque toujours mort, pelotonné et muni de sa *portion cervicale* filiforme. Rarement on retrouve la tête, néanmoins, dans la plupart des cas, la guérison est radicale. Ce remède paraît expulser aussi bien le bothriocéphale que le ténia.

D'après un relevé de M. Bayle, sur 89 cas de vers cestoïdes traités par l'essence de térébenthine, il y a eu 77 cas de guérison, 8 cas d'amélioration, 4 cas d'insuccès (2).

L'essence de térébenthine est également efficace contre l'ascaride lombricoïde, et, administrée en lavements, contre les oxyures.

Malgré l'efficacité remarquable de ce remède, on y a généralement re-

(1) Ce matelot, auquel on rapporte l'origine de l'usage de la térébenthine contre le ténia, avait, dit-on, l'habitude de se soulager de ses maux en buvant de l'esprit de genièvre. Un jour, il lui vint à l'idée d'essayer dans le même but l'essence de térébenthine. Lorsque ce matelot eut cette idée, il était en croisière dans la *mer Baltique;* n'est-il pas plus probable que cette idée lui a été communiquée par les habitants de la côte voisine, où Rosen nous apprend que la térébenthine était en usage contre le ténia.

(2) J. Bayle, *Travaux thérap. sur l'huile de térébenthine;* dans *Biblioth. de thérapeutique*, t. IV, p. 555.

noncé sur le continent, à cause de son goût détestable, et peut-être parce qu'il y est moins bien supporté qu'en Angleterre ; enfin parce que l'on possède d'autres vermifuges aussi bons et moins désagréables.

TRAVAUX SUR LA PROPRIÉTÉ ANTHELMINTHIQUE DE LA TÉRÉBENTHINE.

Fenwick, *Transact. of the medico-chir. soc. of London*, t. II, 1813. — *Cures of tænia by oil of turpentine*; in *Edinb. med. surg. Journ.*, vol. VI, p. 253.

J. Laird, *Case of tænia cured by oil of turpentine*; in *Edinb. med. surg. Journ.*, vol. VI, p. 376.

Th. Bateman, *Reports cit.*, p. 136, 146, 223, 258 ; et *Édinb. med. surg. Journ.*, vol. VII et IX.

R. Hartle, *Cases of tænia cured by spiritus terebinthinæ*; in *Edinb. med. surg. Journ.*, vol. XI, p. 299 ; vol. XIV, p. 481.

J. Clarke, *Edinb. med. surg. Journ.*, vol. VIII, p. 218.

Marcet, Aubert, Butini, Peschier, Maunoir, *Biblioth. de Genève*, t. LXX, p. 245, 1815. (Bayle.)

Lettsom, Hancock, Fothergill, Birbeck, Saner, in *Transact. of the medico-chirurg. Soc. of London*, t. I ; Extrait et trad. par L. Macartan, *Journ. gén. de méd. de Sédillot*, t. L, p. 426, 1814.

Cross, *Observ. et rapport par* Chaumeton ; *Journ. Corvisart, Leroux*, etc., t. XXXV, p. 147, 1816, et *Biblioth. méd. cit.*, t. LII, p. 225.

Marc, *Journ. Corvisart*, loc. cit. et *Biblioth. méd. cit.*, p. 229.

Anonyme, *The London Repository*, 1816, t. V.

Rob. Knox, *On the tænia solium*, etc., *Edinb. med. surg. Journ.*, vol. XVII, p. 384.

Wm Gibney, *On the employ. of oil of turpentine in Worms*; in *Edinb. med. surg. Journ.*, vol. XVIII, p. 358.

Ozanu, *Journ. d'Hufeland*, sept. 1816. (Bayle.)

Kennedy, *London med. Reposit.*, 1823, p. 126 et *Archiv. gén. de méd.*, t. III, p. 608.

Mérat et Delens, *Dict. de thérap.*, art. TÉRÉBENTHINE.

Merk, *mém. cit.*

ARTICLE III. — Remèdes.

Un grand nombre de remèdes, composés de substances anthelminthiques ou drastiques, ont joui pendant un certain temps ou jouissent encore d'une réputation plus ou moins justifiée ; beaucoup de ces remèdes tels que la poudre d'Amatus Lusitanus, celle de Simon Paul, de Nicolas Andry, de Jonston, l'essence de Scharff, l'huile abacuch (1), etc., ont été successivement dépossédés par d'autres, et sont tombés dans l'oubli. La plupart de ceux qui sont connus aujourd'hui ne méritent pas, sans doute, de leur survivre.

Plusieurs des méthodes de traitement que nous avons mentionnées à propos de l'étain, de la fougère, etc., auraient pu, vu l'adjonction d'un grand nombre de médicaments, être rapportées ici comme remèdes.

(1) Voyez Leclerc, *ouvr. cit.*, p. 416 et suiv.

Les médicaments simples dont l'efficacité est reconnue, et dont le nombre augmente chaque jour, feront sans doute disparaître de la pratique médicale ces méthodes compliquées de traitement, et les remèdes composés qui ont joui naguère ou qui jouissent encore d'une certaine réputation.

A. — Remède de Chabert.

℞. Huile empyreumatique de corne de bœuf ou de cerf. 500 grammes.
Essence de térébenthine...................... 1500 —

Mêlez et laissez en digestion pendant trois jours, puis distillez au bain de sable dans une cornue de verre pour retirer les trois quarts du mélange (1).

L'huile empyreumatique de Chabert est un excellent anthelminthique. Elle chasse tous les vers du canal intestinal et peut-être agirait-elle encore sur ceux des autres organes, comme le fait l'asa fœtida ; on possède du moins un exemple de distomes hépatiques, chez une jeune fille, expulsés au moyen de ce médicament, et d'un autre côté l'on sait que le lait des animaux auxquels on l'administre acquiert une saveur désagréable, saveur qui se communique sans doute aux autres sécrétions.

Bremser prescrivait l'huile empyreumatique contre le ténia chez l'homme, à la dose de deux cuillerées à café, deux fois par jour. Après dix à douze jours, il purgeait le malade, et si le ténia n'était pas chassé, il revenait à l'usage de l'huile empyreumatique.

Par ce moyen le ténia est tué et s'en va en détritus, dit Bremser ; on a quelquefois de la peine à le reconnaître dans les garderobes. Cet auteur affirme avoir traité par ce médicament plus de cinq cents personnes des deux sexes et de différents âges ; quatre seulement éprouvèrent une récidive de leur ténia (2).

Le goût détestable et l'odeur persistante de ce médicament ont fait abandonner son usage chez l'homme.

Voici de quelle manière Chabert donnait l'huile empyreumatique aux animaux chez lesquels c'est encore le vermifuge le plus généralement employé :

« Si vous soupçonnez des vers dans un *cheval*, de quelque espèce qu'il soit, mettez-le à la diète pour laisser vider son estomac et ses intestins, et faciliter l'action du remède ; abreuvez-le souvent ; donnez-lui peu de foin et d'avoine, point de son, car cet aliment favorise l'évolution des vers, ainsi que nous l'avons observé. Donnez quelques lavements d'eau chaude, et faites prendre, deux ou trois jours après ce régime, l'huile empyreumatique à la dose de quatre gros (16 grammes) pour un *bidet*, d'une once (32 grammes) pour un *cheval* de moyenne taille, et d'une once et demie à deux onces pour le cheval de la plus forte espèce (45 à 60 grammes), donnez ce médicament

(1) Chabert, *ouvr. cit.*, 1re édit., art. XLIII, p. 114.
(2) Bremser, *ouvr. cit.*, p. 486.

le matin, l'animal étant à jeun et n'ayant pas eu à souper la veille. Vous étendrez cette huile dans une cornée d'infusion de sarriette (1), et agiterez fortement ces deux liqueurs pour que le mélange soit exact; vous ferez prendre deux ou trois cornées de cette infusion par-dessus pour rincer la bouche de cet animal. Vous le laisserez sans manger un espace de quatre à cinq heures, et ne lui donnerez sa ration d'avoine, ou de foin ou de paille, qu'après qu'il aura rendu le lavement d'eau miellée que vous lui aurez administré trois heures après avoir pris l'huile empyreumatique; si le lavement restait sans effet, administrez en un second et même un troisième.

» Répétez ce traitement avec les mêmes précautions neuf à dix jours de suite, remettez alors les animaux à la nourriture et au travail ordinaires, car il est bon de les laisser reposer pendant ce traitement; si néanmoins vous ne pouvez vous dispenser de les faire travailler, employez-les, mais observez une diète moins sévère, et continuez plus longtemps l'usage du remède.

» Il est des chevaux qui se refusent à l'administration de tous breuvages quelconques; ils se gendarment, se fatiguent et se tourmentent plus ou moins cruellement; la contrainte, en pareil cas, pour leur faire prendre le liquide, est presque toujours suivie de danger, le breuvage passe dans la trachée-artère, les fait tousser et les suffoque; il faut, à l'égard de ces animaux, leur incorporer l'huile empyreumatique avec du son ou des poudres de plantes amères, et la leur faire prendre, sous forme d'opiat, par le moyen d'une spatule de bois; nous l'avons donnée ainsi avec succès à des chevaux de ce caractère, étant amalgamée avec la poudre d'aulnée.

» Observez le même soin pour le *mulet* et l'*âne;* la dose, pour celui-ci, sera de trois gros (12 grammes) pour ceux de la forte espèce, de deux gros (8 grammes) pour ceux de la moyenne, et d'un gros (4 grammes) pour les petits; celle des mulets est la même que pour les chevaux.

» Quant aux *poulains à la mamelle*, on ne leur en donnera qu'un demi-gros (2 grammes), même cinquante à soixante gouttes, étendues toujours dans une cornée d'infusion de sarriette; on leur continuera jusqu'à ce qu'ils ne rendent plus de vers et qu'ils aient donné des signes de rétablissement; il sera bon encore d'en faire prendre aux mères, pourvu toutefois que cette huile n'altère pas le goût du lait, ce qui pourrait dégoûter le petit; aussi fera-t-on bien de commencer par traiter le jeune sujet, et de ne l'administrer à la mère que lorsque sa production sera rétablie. Le jeune animal peut plus aisément alors supporter la diète qui ne peut être longue, le goût naturel du lait pouvant être rétabli le troisième jour après l'administration du remède. La dose pour les poulains de trois ans, sera de trois gros (12 grammes), on pourra même leur en donner quatre à cinq gros (16 à 20 grammes) s'ils sont de la forte espèce; cette huile leur sera administrée le matin, trois ou quatre heures avant de les mettre dans les pâturages.

(1) Au défaut de sarriette, on peut se servir de thym, d'hysope, de serpolet ou autre plante aromatique, mais la sarriette doit toujours être préférée lorsqu'il sera possible de s'en procurer.

» Nous observerons, au surplus, qu'on ne doit pas révoquer en doute l'efficacité du remède dans le cas où il ne ferait sortir aucun ver du corps des animaux; nous nous sommes assuré, par des expériences réitérées, que les vers qu'il tuait étaient très souvent digérés; on ne doit juger de l'effet de cet anthelminthique que par le rétablissement de l'animal, et non par la cessation de l'émission par l'anus.

» Les *veaux* seront traités de la même manière et auront même dose.

» Les *cochons* auront une dose un peu plus forte, à moins qu'ils ne soient très jeunes.

» Les *bœufs* et les *vaches* peuvent avoir des doses plus fortes que les chevaux, on leur en donnera quelques gros de plus, dans les proportions que nous avons indiquées pour ces premiers animaux.

» La dose de cette huile pour les *moutons* est d'un demi-gros (2 grammes) pour les forts, et de cinquante à cinquante-cinq gouttes pour les autres; il est bon aussi de l'étendre dans l'infusion de sarriette.

» Les *chiens* étant en général très irritables, sont de tous les animaux ceux qui exigent le plus de précautions dans l'emploi de ce remède. Leur taille variant à l'infini suivant leurs différentes espèces, on sent que la dose doit varier de même : on peut la donner depuis un gros (4 grammes) jusqu'à deux grains (0gr,10), toujours dans l'infusion de sarriette; au surplus, il vaut mieux avoir à augmenter la dose que de la donner trop forte; moins elle le sera, plus il faudra continuer longtemps, en l'augmentant peu à peu suivant la lenteur de ses effets.

» Une autre attention à avoir est le tempérament des animaux; plus ils sont fins, vifs, irritables, plus les doses doivent être ménagées et éloignées les unes des autres, suivant que l'effet du remède sera tumultueux; précautions qui sont surtout essentielles dans les chevaux, poulains, pouliches et dans les chiens; toutes les fois que ce remède sera suivi de mouvements désordonnés et de convulsions, il importe d'en diminuer la dose et de l'éloigner (1). »

B. — Remède de Clossius.

Administrer 4 grammes de térébenthine pour s'assurer de la présence du ver par la sortie de cucurbitins : dans ce cas, nourrir le malade pendant un mois avec du poisson salé, du fromage, du jambon, etc.; lui faire boire plus de vin que d'habitude; donner pendant plusieurs jours, le soir 0gr,05 d'opium, précédé d'une poudre composée de mercure doux, yeux d'écrevisse, de chaque, 0gr,60; spécifique céphalique 0gr,30. Le malade doit souper légèrement, puis avaler 30 grammes d'huile d'amandes douces. Le lendemain matin, étant au lit, il prend une dose de la poudre drastique suivante : gomme-gutte, 1gr,25; racine d'angélique, 0gr,40; chardon bénit, poudre épileptique, de chaque, 1gr,30; mêlez et divisez en trois paquets égaux. Elle cause deux ou trois vomissements et quelques selles que l'on facilite avec du thé faible; si deux heures après il n'y a rien dans les excréments,

(1) Chabert, *ouvr. cit.*, p. 168 à 175.

on fait prendre la seconde portion de la poudre, et deux heures et demie après, la troisième, s'il est besoin.

L'auteur assure que ce remède ne manque jamais de faire rendre le ver.

C. — Remède de Darbon.

On ignore quelle était la composition de ce remède; le possesseur est mort sans avoir divulgué son secret. Ce remède jouissait contre le ténia d'une efficacité réelle et il était facilement supporté par le malade (1); Mérat a pensé qu'il n'était autre chose que la racine de grenadier.

D. — Remède des demoiselles Garbillon.

℞. Semen-contra en poudre	120	grammes.
Aloès en poudre	15	—
Pignons d'Inde en poudre	8	—

Mêlez exactement.

Dose 1 à 4 grammes le soir et le matin, immédiatement avant la soupe, en bol ou délayé dans un peu d'eau.

Remède très usité à Chambéry, contre les lombrics (2).

E. — Remède de Richard de Hautesierck.

Le malade prend en une fois, et le réitère tous les huit jours, les deux bols suivants : gomme-gutte, 0gr,50 ; coloquinte, 0gr,15 ; une amande amère; triturez et mêlez avec suffisante quantité de sirop d'absinthe; pour deux bols. Matin et soir, les deux autres compositions suivantes : aloès, asa fœtida, de chaque, 30 grammes ; sel d'absinthe, 15 grammes; huile de romarin, 2gr,40 ; faites avec q. s. d'élixir de propriété, des bols du poids de 0gr,50. Boire par-dessus de la décoction de fougère mâle. Dans la journée, on administre un opiat fait avec étain et mercure coulant, de chaque 30 grammes; on fait liquéfier l'étain qu'on verse sur le mercure, et on triture jusqu'à ce que ce dernier soit éteint; on mêle cette poudre avec la conserve d'absinthe.

F. — Remède de Meyer.

L'auteur veut tuer le ténia par le dégagement du gaz acide carbonique. On fait prendre de 8 à 12 grammes de carbonate de magnésie en poudre, et aussitôt après du tartrate acidule de potasse; ce qui procure un dégagement considérable de gaz. On prend ces sels d'heure en heure, par cuillerée à café.

G. — Remède de Ratier.

℞. Sabine en poudre, 1 gramme; semences de rue, 0gr,75; mercure doux, 0gr,50; huile essentielle de tanaisie, 12 gouttes; sirop de fleurs de pêcher, q. s.

Le malade doit en prendre la moitié le matin, l'autre après dîner; il boira, après chaque dose, un bon verre de vin dans lequel on aura fait macérer des noyaux de pêche.

(1) Voy. Louis, *mém. cit.*, et *Expériences sur le remède de Darbon* (Description de l'apparence du remède et des phénomènes qu'il détermine), *Archiv. de méd.*, t. V, p. 157, 1824.

(2) *Bull. gén. de thérap.*, t. XLVIII, p. 168, 1855.

H. — Remède de Storck.

℞. Sulfate de soude, racine de valériane, jalap, de chaque, 4 grammes; oxymel scillitique, 125 grammes.

Incorporez les poudres au sirop, dont on donne 15 grammes quatre fois par jour aux adultes; 8 grammes aux enfants.

I. — Remède de Swaim.

℞. Semen-contra, 90 grammes; valériane, 45 grammes; rhubarbe, 45 grammes; Spigélie, 45 grammes; agaric blanc, 30 grammes; essence de tanaisie, 2 grammes; de girofle, 2 grammes.

Faites bouillir les cinq premières substances avec quantité suffisante d'eau pour obtenir 3 kilogrammes de décocté; dissolvez les essences dans 1 kilogramme d'alcool; ajoutez au décocté et filtrez.

Remède très usité en Amérique (1).

K. — Remède de Weigel.

On fait dissoudre 15 à 30 grammes de sel de Glauber dans 1000 grammes d'eau de fontaine et l'on en boit tous les soirs une tasse; le malade prend en outre, dans la journée, trente gouttes de l'élixir vitriolique de Mynsicht, ou dix gouttes d'élixir acide de Haller, dans une demi-tasse d'eau commune.

On continue ce traitement plusieurs mois, jusqu'à ce qu'on rende le ver.

(1) *Bull. thérap.*, t. XXXIX, 1850, p. 543.

FIN.

INDEX BIBLIOGRAPHIQUE

DES OUVRAGES, MÉMOIRES ET OBSERVATIONS CITÉS.

Cet index donne la page où se trouve *l'indication bibliographique* des ouvrages ou mémoires cités. Il a pour but principal de faire arriver facilement le lecteur au titre d'un travail qui n'est mentionné que par un *loco citato*.

Lorsque le nom de l'auteur est suivi de plusieurs indications de page, chacune correspond à un travail différent.

TABLE ALPHABÉTIQUE

DES MATIÈRES.

B

D

E

F

G

H

I

N

O

Q

R

S

FIN DE LA TABLE DES MATIÈRES.

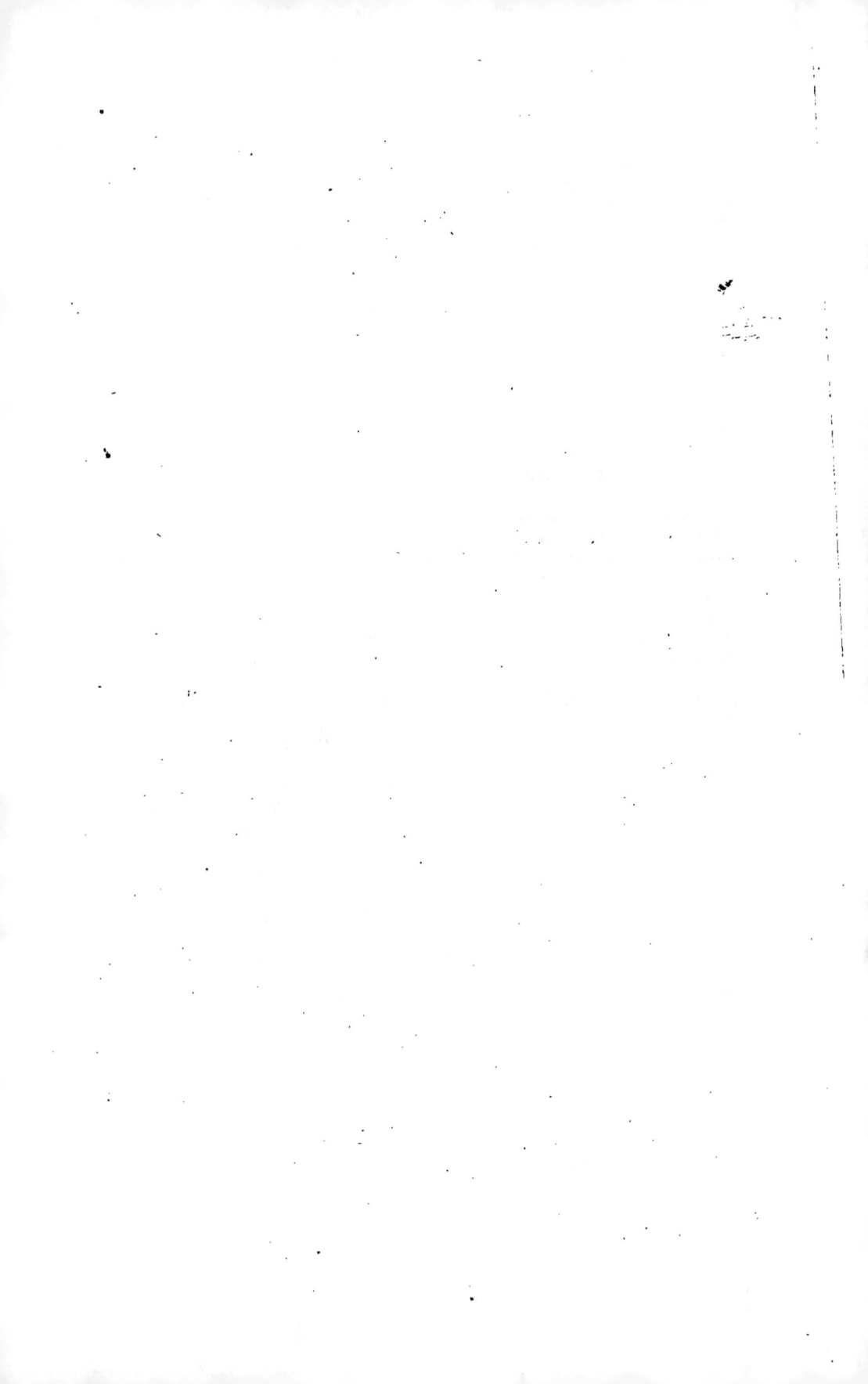